浙江省普通高校"十三五"新形态教材

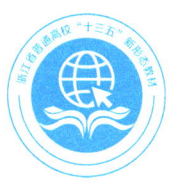

# 人体机能学

（第三版）

主　编　张　琦　王　珏

副主编　况　炜　仇　容　朱一亮

编　者（以姓氏笔画为序）

王　珏（杭州医学院）　　　　　　毛红娇（绍兴文理学院）
仇　容（杭州医学院）　　　　　　艾　恒（杭州医学院）
叶夷露（杭州医学院）　　　　　　朱一亮（杭州医学院）
汤碧娥（金华职业技术学院）　　　况　炜（宁波卫生职业技术学院）
张　琦（杭州医学院）　　　　　　陈　健（杭州医学院）
陈　群（宁波卫生职业技术学院）　陈晓明（金华职业技术学院）
陈紫微（浙江医药高等专科学校）　林益平（金华职业技术学院）
郑鸣之（杭州医学院）　　　　　　胡　珏（杭州医学院）
姜莉苑（衢州职业技术学院）　　　钱令波（杭州医学院）
潘晓燕（嘉兴学院）

浙江科学技术出版社

图书在版编目(CIP)数据

人体机能学 / 张琦,王珏主编. —3版. —杭州:浙江科学技术出版社,2020.12(2022.7重印)

ISBN 978-7-5341-9411-5

Ⅰ.①人… Ⅱ.①张… ②王… Ⅲ.①人体生理学-高等职业教育-教材 Ⅳ.①R33

中国版本图书馆CIP数据核字(2020)第253354号

| 书　　名 | 人体机能学(第三版) |
|---|---|
| 主　　编 | 张　琦　王　珏 |
| 出版发行 | 浙江科学技术出版社 |
| | 杭州市体育场路347号　邮政编码:310006 |
| | 办公室电话:0571-85176593 |
| | 销售部电话:0571-85176040 |
| | E-mail:zkpress@zkpress.com |
| 排　　版 | 杭州天一图文制作有限公司 |
| 印　　刷 | 浙江新华技术印刷有限公司 |
| 经　　销 | 全国各地新华书店 |
| 开　　本 | 787×1092　1/16　　　印　张　33.75 |
| 字　　数 | 820 000 |
| 版　　次 | 2020年12月第3版 |
| 印　　次 | 2022年7月第5次印刷 |
| 书　　号 | ISBN 978-7-5341-9411-5　　定　价　98.00元 |

**版权所有　翻印必究**

(图书出现倒装、缺页等印装质量问题,本社负责调换)

责任编辑　王巧玲　　　责任校对　张　宁
封面设计　金　晖　　　责任印务　田　文

# 前　言

《人体机能学》是将基础医学课程中生理学、病理生理学和药理学的基本内容按器官系统进行有机整合而成的整合课程教材。其内容按人体器官系统编排，每个系统先介绍生理功能，再介绍病理生理变化，最后介绍该系统疾病的治疗药物。本教材第一版是浙江省"十一五"重点建设教材，后于2012年对教材进行了修订和再版。本教材从第一版开始至今已使用了12年，获得了师生们的一致认可和好评，为推动基础医学课程整合改革发挥了应有的作用。

在现代教育信息技术高速发展，知识获取方式呈现多途径、全方位的背景下，创新教材形态，进一步推动整合课程教学改革，已势在必行。为此，我们申报了浙江省"十三五"新形态教材建设项目，通过融合互联网信息技术和资源，创新整合教材编写思路，探索建设线上线下相结合的新形态教材。

根据新形态教材建设要求，本书配备了丰富的线上数字化资源，充分拓展了传统教材内容。资源内容主要包括思维导图、课件、小案例、知识拓展、同步测试等，资源形式有图片、视频、文档等。学生可通过扫二维码的方式，自由选择相关学习内容，多元化、多渠道地接受知识信息，拥有一种新型立体化的学习体验。此外，我们也深入挖掘生理学、病理生理学和药理学中蕴含的爱国主义、职业道德、责任意识、科学精神等思政元素，融入教材的数字资源中，探索专业知识教学与思想政治教育有机融合的"课程思政"的基本路径与方法。

本书参编人员来自杭州医学院、宁波卫生职业技术学院、金华职业技术学院、绍兴文理学院、嘉兴学院、浙江医药高等专科学校、衢州职业技术学院，均为具有多年教学经验的一线教师。杭州医学院钟恺、李翔老师参与了微课视频等数字化资源的制作，在此表示感谢。

由于编者水平有限，教材中难免存在不足之处，恳请广大师生和读者提出宝贵意见，以便及时更正。

张　琦　王　珏

2020年3月

# 目 录

## 第一篇 绪论

### 第一章 人体机能学概述 ... 1
- 第一节 人体机能学的任务、研究内容及方法 ... 1
- 第二节 人体机能学与临床医学和护理学的关系 ... 2

### 第二章 人体机能的调节和控制 ... 4
- 第一节 人体与环境 ... 4
- 第二节 人体机能的调节 ... 5
- 第三节 体内的控制系统 ... 6

### 第三章 细胞的基本功能 ... 8
- 第一节 细胞的跨膜物质转运功能 ... 8
- 第二节 细胞的生物电现象 ... 13
- 第三节 细胞的跨膜信号转导 ... 17
- 第四节 肌细胞的收缩功能 ... 20

### 第四章 疾病概论 ... 30
- 第一节 健康与疾病 ... 30
- 第二节 病因学 ... 31
- 第三节 发病学 ... 33
- 第四节 疾病的转归 ... 35

### 第五章 药物治疗学基础 ... 37
- 第一节 药物效应动力学 ... 37
- 第二节 药物代谢动力学 ... 44
- 第三节 影响药物作用的因素 ... 50

## 第二篇 血液与造血系统

### 第一章 血液生理 ... 54
- 第一节 血液的组成和理化特性 ... 54
- 第二节 血细胞生理 ... 57
- 第三节 生理性止血 ... 63
- 第四节 血型和输血原则 ... 68

### 第二章 弥散性血管内凝血 ... 72
- 第一节 弥散性血管内凝血的病因 ... 72
- 第二节 弥散性血管内凝血的发病机制 ... 73
- 第三节 影响弥散性血管内凝血发生、发展的因素 ... 74
- 第四节 弥散性血管内凝血的分期和分型 ... 74
- 第五节 弥散性血管内凝血功能代谢变化和临床表现 ... 75

第六节　弥散性血管内凝血的防治原则 ·················· 78
第三章　作用于血液与造血系统的药物 ·················· 79
　　第一节　促凝血药 ·················· 79
　　第二节　抗凝血药 ·················· 82
　　第三节　纤维蛋白溶解药和抗血小板药 ·················· 84
　　第四节　抗贫血药 ·················· 85
　　第五节　血容量扩充药 ·················· 88

## 第三篇　循环系统

第一章　循环系统生理 ·················· 89
　　第一节　心脏的生物电活动 ·················· 89
　　第二节　心脏的泵血功能 ·················· 96
　　第三节　血管生理 ·················· 103
　　第四节　心血管活动的调节 ·················· 111
　　第五节　心、肺、脑循环的特点 ·················· 118
第二章　休克 ·················· 122
　　第一节　休克的病因和分类 ·················· 122
　　第二节　休克的分期与发病机制 ·················· 124
　　第三节　休克的细胞代谢改变及器官功能障碍 ·················· 129
　　第四节　休克的防治原则 ·················· 130
第三章　缺血-再灌注损伤 ·················· 132
　　第一节　缺血-再灌注损伤的原因及影响因素 ·················· 132
　　第二节　缺血-再灌注损伤的发生机制 ·················· 133
　　第三节　缺血-再灌注损伤时机体的功能、代谢变化 ·················· 135
　　第四节　缺血-再灌注损伤的防治原则 ·················· 137
第四章　心力衰竭 ·················· 139
　　第一节　心力衰竭的病因、诱因和分类 ·················· 139
　　第二节　心力衰竭时机体的代偿反应 ·················· 141
　　第三节　心力衰竭的发生机制 ·················· 142
　　第四节　心力衰竭时机体的功能、代谢变化 ·················· 144
　　第五节　心力衰竭的防治原则 ·················· 146
第五章　作用于心血管系统的药物 ·················· 147
　　第一节　抗心律失常药 ·················· 147
　　第二节　抗慢性心功能不全药 ·················· 152
　　第三节　抗心绞痛药 ·················· 157
　　第四节　调血脂药 ·················· 160
　　第五节　抗高血压药 ·················· 163

## 第四篇　呼吸系统

第一章　呼吸系统生理 ·················· 171

第一节　肺通气·································································· 172
　　第二节　肺换气和组织换气···················································· 177
　　第三节　气体在血液中的运输·················································· 180
　　第四节　呼吸运动的调节······················································· 183

第二章　缺氧·············································································· 187
　　第一节　概述····································································· 187
　　第二节　常用的缺氧指标······················································· 187
　　第三节　缺氧的原因和发病机制················································ 188
　　第四节　缺氧时机体的功能和代谢变化········································ 191
　　第五节　影响机体对缺氧耐受性的因素········································ 193
　　第六节　氧疗和氧中毒·························································· 193

第三章　呼吸衰竭········································································ 195
　　第一节　概述····································································· 195
　　第二节　呼吸衰竭的病因和发病机制··········································· 195
　　第三节　呼吸衰竭时机体主要机能和代谢变化································· 197
　　第四节　呼吸衰竭的防治原则·················································· 199

第四章　作用于呼吸系统的药物······················································· 201
　　第一节　镇咳药·································································· 201
　　第二节　祛痰药·································································· 202
　　第三节　平喘药·································································· 204

## 第五篇　消化系统

第一章　消化系统生理·································································· 208
　　第一节　消化道的功能概述···················································· 208
　　第二节　食物在口腔中的消化·················································· 210
　　第三节　食物在胃中的消化···················································· 212
　　第四节　食物在小肠中的消化和吸收·········································· 215
　　第五节　食物在结肠中的消化·················································· 222
　　第六节　排便····································································· 223
　　第七节　消化、吸收功能的调节················································· 224

第二章　作用于消化系统的药物······················································· 234
　　第一节　抗消化性溃疡药······················································· 234
　　第二节　消化功能调节药······················································· 238

## 第六篇　能量代谢、体温与发热

第一章　能量代谢与体温······························································· 243
　　第一节　能量代谢································································ 243
　　第二节　体温及其调节·························································· 250

第二章　发热·············································································· 258

| 第一节 | 发热的原因 | 258 |
| 第二节 | 发热的发病机制 | 259 |
| 第三节 | 发热的时相及热代谢特点 | 261 |
| 第四节 | 发热时机体功能和代谢特点 | 262 |
| 第五节 | 发热的生物学意义和处理原则 | 263 |

## 第七篇　泌尿系统

### 第一章　尿的生成与排出 264
- 第一节　肾的结构和血液循环的特征 264
- 第二节　尿生成过程 266
- 第三节　尿生成的调节 275
- 第四节　尿的浓缩和稀释 277
- 第五节　尿液及其排放 280

### 第二章　肾功能不全 283
- 第一节　急性肾功能不全 283
- 第二节　慢性肾功能不全 286
- 第三节　尿毒症 290

### 第三章　利尿药和脱水药 294
- 第一节　利尿药 294
- 第二节　脱水药 297

## 第八篇　水、电解质代谢和酸碱平衡

### 第一章　水、电解质代谢 299
- 第一节　正常水、钠代谢 299
- 第二节　水、钠代谢障碍 301
- 第三节　钾代谢障碍 307

### 第二章　酸碱平衡 314
- 第一节　酸碱平衡及其调节机制 314
- 第二节　反映酸碱平衡变化的指标及其含义 317
- 第三节　单纯型酸碱平衡紊乱 318
- 第四节　混合型酸碱平衡紊乱 325

## 第九篇　感觉器官

### 第一章　感受器及其一般生理特性 327
- 第一节　感受器、感觉器官的定义和分类 327
- 第二节　感受器的一般生理特性 327

### 第二章　眼的视觉功能 329
- 第一节　眼的折光系统及其调节 329
- 第二节　眼的感光换能系统 332
- 第三节　与视觉有关的几种生理现象 335

## 第三章　耳的听觉功能 337
 第一节　外耳和中耳的传音功能 337
 第二节　内耳的感音功能 338
 第三节　与听觉有关的若干生理现象 340

## 第四章　前庭器官的平衡感觉功能 342
 第一节　前庭器官的感受细胞和适宜刺激 342
 第二节　前庭反应 344

## 第五章　其他感受器的功能 346
 第一节　嗅觉器官 346
 第二节　味觉器官 346

# 第十篇　神经系统

## 第一章　神经系统生理 347
 第一节　神经元与神经胶质细胞的一般功能 347
 第二节　神经元间的信息传递 349
 第三节　神经系统的感觉分析功能 357
 第四节　神经系统对躯体运动的调节 361
 第五节　神经系统对内脏活动及本能行为和情绪反应的调节 369
 第六节　脑电活动与觉醒和睡眠 374
 第七节　脑的高级功能 377

## 第二章　肝性脑病 381
 第一节　概述 381
 第二节　肝性脑病的病因及分类 381
 第三节　肝性脑病的发病机制 382
 第四节　肝性脑病的影响因素 386
 第五节　肝性脑病的防治原则 386

## 第三章　应激 388
 第一节　概述 388
 第二节　应激反应的基本表现 389
 第三节　应激性损害和应激性疾病 392
 第四节　应激性损伤的防治原则 394

## 第四章　作用于神经系统的药物 395
 第一节　传出神经系统药物的作用方式和分类 395
 第二节　拟胆碱药 396
 第三节　抗胆碱药 400
 第四节　拟肾上腺素药 404
 第五节　抗肾上腺素药 408
 第六节　局部麻醉药 412
 第七节　镇静催眠药 414
 第八节　中枢兴奋药 418

第九节　抗癫痫药与抗惊厥药 ········· 421
　　第十节　抗帕金森病药 ············· 424
　　第十一节　抗精神失常药 ············ 426
　　第十二节　镇痛药 ················ 431
　　第十三节　解热镇痛抗炎药 ··········· 435

## 第十一篇　内分泌系统

**第一章　内分泌系统生理** ············· 440
　　第一节　概述 ·················· 440
　　第二节　下丘脑与垂体 ············· 443
　　第三节　甲状腺 ················· 446
　　第四节　肾上腺 ················· 449
　　第五节　胰岛 ·················· 451
　　第六节　甲状旁腺和甲状腺C细胞 ······· 452
　　第七节　其他内分泌 ·············· 453
**第二章　作用于内分泌系统的药物** ········ 455
　　第一节　肾上腺皮质激素类药物 ········ 455
　　第二节　甲状腺激素与抗甲状腺药 ······· 459
　　第三节　降血糖药 ················ 462
　　第四节　组胺与抗组胺药 ············ 466

## 第十二篇　生殖系统

**第一章　生殖生理** ················· 469
　　第一节　男性生殖 ················ 469
　　第二节　女性生殖 ················ 471
　　第三节　妊娠与避孕 ·············· 474
**第二章　作用于生殖系统的药物** ········· 477
　　第一节　子宫平滑肌兴奋药与抑制药 ····· 477
　　第二节　避孕药 ················· 479

## 第十三篇　化学治疗药

**第一章　抗菌药物概述** ··············· 481
**第二章　抗生素** ·················· 485
　　第一节　β-内酰胺类抗生素 ·········· 485
　　第二节　大环内酯类抗生素 ··········· 490
　　第三节　氨基糖苷类抗生素 ··········· 491
　　第四节　四环素类、氯霉素和其他抗生素 ··· 493
**第三章　人工合成抗菌药** ············· 498
　　第一节　喹诺酮类药 ·············· 498
　　第二节　磺胺类药 ················ 500

第三节　其他合成抗菌药 …………………………………………………………… 502
第四章　抗结核病药 ………………………………………………………………………… 504
　　第一节　常用抗结核病药 ………………………………………………………………… 504
　　第二节　抗结核病药的临床应用原则 …………………………………………………… 506
第五章　抗真菌药和抗病毒药 ……………………………………………………………… 508
　　第一节　抗真菌药 ………………………………………………………………………… 508
　　第二节　抗病毒药 ………………………………………………………………………… 509
第六章　抗寄生虫病药 ……………………………………………………………………… 512
　　第一节　抗疟药 …………………………………………………………………………… 512
　　第二节　抗阿米巴病药与抗滴虫病药 …………………………………………………… 515
　　第三节　抗血吸虫病药与抗丝虫病药 …………………………………………………… 517
　　第四节　抗肠道蠕虫病药 ………………………………………………………………… 518
第七章　抗恶性肿瘤药 ……………………………………………………………………… 520
　　第一节　概述 ……………………………………………………………………………… 520
　　第二节　常用抗恶性肿瘤药 ……………………………………………………………… 523
　　第三节　抗恶性肿瘤药临床用药原则 …………………………………………………… 527

# 第一篇　绪论

# 第一章　人体机能学概述

**学习要求**
1. 熟悉人体机能学的任务、研究内容及方法。
2. 了解人体机能学与临床医学和护理学的关系。

## 第一节　人体机能学的任务、研究内容及方法

课件

### 一、人体机能学的任务

人体机能学是研究人体的各种生理功能活动、疾病的发生发展规律及药物治疗原理的一门科学。它是一门综合生理学、病理生理学和药理学的基本内容而形成的基础医学课程。

人体机能学的主要任务是研究正常人体的生命活动产生过程、产生机制，以及机体内、外环境变化对它的影响；疾病的发生、发展规律和机制，以及药物与机体的相互作用及作用规律。

### 二、人体机能学的研究内容及方法

**(一)人体机能学的研究内容**

人体机能学的研究内容包括机体的生命活动及其规律，疾病状态下的机体功能变化及其机制，以及药物与机体的相互作用及作用规律。主要研究内容如下：

1. 研究机体的生命活动及其规律　机体是一切有生命个体的总称，包括动物、植物、人体等生物体。生命活动是指机体在形态结构基础上所表现的各种功能活动，如血液循环、呼吸、消化、运动、思维等。

2. 研究疾病的发生、发展规律和机制　通过研究患病机体的功能、代谢变化及其机制，探讨疾病的本质，为疾病的防治提供理论依据。

3. 研究药物与机体(包括病原体)的相互作用及作用规律　阐述药物的药理作用、临床应用、不良反应与应用注意事项，为临床合理用药、防治疾病提供理论依据。

**(二)人体机能学的研究方法**

人体机能学是一门实践性科学，其知识的积累主要来自生活实践、实验研究和临床实践。其实验课程都是以动物为主要实验对象，借助于一定的仪器、设备观察实验动物的正常功能、病理状态和药物的作用。

1. 动物实验　动物实验可以人为控制条件和多次重复，并能进行动态观察和实验性治疗，能获得无法从人体取得的研究资料。因此，动物实验是人体机能学的主要研究方法。动物实验可根据进程分为慢性实验和急性实验两大类。

(1)慢性实验：是指保持内、外环境处于相对稳定的条件下，在完整且清醒的动物身上进行各种实验的方法。如给实验动物实施外科无菌手术制备各种器官的瘘管，以及破坏、摘除或移植某些器官，研究该器官的生理功能等。通过在动物体内复制类似人类疾病的模型，对疾病的功能、代谢变化进行深入的动态观察，并在必要时对其进行实验药物治疗，探索疗效和机制。由于这种实验动物存活时间较长，故称为慢性实验。其优点是保存了各器官的自然联系和相互作用，便于观察某一器官的生理功能、病理状态、药物治疗效应及其与整体的关系。缺点是体内条件太复杂，对结果不易分析。

(2)急性实验：又可分为在体实验与离体实验。

1)在体实验：在麻醉状态或破坏实验动物脑的高级部位的条件下对动物进行手术，暴露要观察的器官，然后进行观察或实验，也称活体解剖实验方法。其优点是保存了被研究器官与其他器官的自然联系和相互作用，便于分析各器官之间的相互影响。

2)离体实验：从活的或刚被处死的动物身上取出所要研究的细胞、组织或器官，将它们置于一个类似于体内的人工环境中，使它们在一定时间内保持其生理功能，并建立病理模型，观察药物对病理模型的影响，研究药物治疗疾病的效果。这种方法的优点是排除了无关因素的影响、实验条件易于控制、结果便于分析；缺点是所获得的结果不能简单等同于或类推到体内的真实情况。

2. 临床观察　临床研究的主要对象是患病机体，在不损害患者健康的前提下，对患者进行周密细致的临床观察和必要的临床实验，研究患病机体功能、代谢的动态变化，探讨其变化的机制，为揭示疾病本质提供最直观的依据。

以健康志愿者或患者为研究对象，研究药物与人体相互作用的规律，即临床药理学方法。其研究内容包括临床药效学、临床药动学、新药临床药理研究与评价、药物不良反应监测及药物相互作用等。通过临床药理学研究为临床合理用药提供依据，提高药物治疗水平；对新药的有效性和安全性做出科学评价，促进新药开发；进行治疗药物监测，为制订和调整药物治疗方案提供依据；检测上市后药物的不良反应，保障药物临床应用的安全性。

3. 疾病的流行病学研究　为了探索疾病发生的原因和条件，疾病的发生、发展和转归的规律，有时需要在群体中进行一定的流行病学调查，从而为疾病的预防、控制和治疗提供依据。传染和非传染疾病的群体流行病学研究和分子流行病学研究已成为疾病研究中重要的方法和手段。

总之，人体机能学的研究方法与其他医学科学一样，包括了动物实验研究和临床研究，也包括了从整体水平、器官组织水平、细胞和分子水平的研究。微观的研究方法必须结合宏观的研究方法，才能得出正确的研究结论。

## 第二节　人体机能学与临床医学和护理学的关系

人体机能学与临床医学和护理学的关系非常密切。一方面，人体机能学知识是学习后续临床医学知识所必需的重要基础，只有熟悉和掌握了人体的正常状态、病理状态下人体的各种机能活动调节和改变,以及疾病的药物治疗原理,才能正确认识疾病的发生、发展规律和治疗策略,为在临床医疗和护理实践中有效地防治疾病和促进患者康复奠定理论基础;另一方面,人体机能学相关资料与临床医学和护理学的发展密切相关并相互促进。临床医疗和护理实践不断地为人体机能学相关资料提供新的研究课题,并推动其不断发展,而人体机能学相关资料的发展又对临床医学和护理学的发展起着极大的促进作用。因此,医学生学好人体机能学相关资料,掌握这一相关资料的基本理论、基本知识和基本技能,将有助于掌握正常器官的功能、疾病的发生发展规律及药物防治疾病的原理,指导我们的医疗和护理实践,并在实践中有所创新和发展。

**思考题**
1. 试述人体机能学的主要任务和研究内容。
2. 简述人体机能学的研究水平与方法。

(张 琦 玉 珏)

# 第二章　人体机能的调节和控制

**学习要求**
1. 掌握内环境及其稳态的概念及生理意义；反馈、正反馈、负反馈的概念及生理意义。
2. 熟悉机体生理功能调节方式。

## 第一节　人体与环境

思维导图

### 一、外环境

机体直接接触和生活的环境称为外环境，包括外界、大气环境等。人体与外环境之间存在两方面的关系：一方面是人的活动对外环境的影响；另一方面是外环境的变化对人的作用。对人类来说，外环境包括自然环境和社会环境。

自然环境的影响按性质可以分为：物理因素、化学因素和生物因素，包括气温、气压、光照等。

课　件

社会环境是影响人体功能的另一个重要方面，包括社会因素和心理因素。

### 二、内环境与稳态

微课视频

#### （一）体液和体液的分布

人体细胞内外含有大量液体，总称为体液（body fluid）。体液总量约占体重的60%，按其分布可分为细胞内液和细胞外液两大部分。细胞内的液体称为细胞内液（intracellular fluid），约占体液的2/3（约占体重的40%），细胞外

知识拓展

的液体称为细胞外液（extracellular fluid），约占体液的1/3（约占体重的20%）。细胞外液的1/4（约占体重的5%）为血浆，其余3/4（约占体重的15%）为组织液（interstitial fluid），还有少量淋巴液。胸膜腔、关节腔内液体及脑脊液也属于细胞外液。

#### （二）内环境

人体内绝大部分的细胞并不与外环境直接接触，而是生活在一个液体环境即细胞外液中。相对于外环境而言，由细胞外液构成的细胞生存的环境称为内环境（internal environment）。内环境对细胞的生存以及维持细胞的正常生理功能十分重要。

#### （三）稳态

美国生理学家Cannon首先提出稳态这一概念。正常机体，其内环境的理化性质如温度、渗透压、pH值、离子浓度等经常保持相对的稳定，这种内环境理化性质相对稳定的状态称为稳态（homeostasis）。在高等动物中，内环境的稳态是细胞维持正常生理功能的

必要条件,也是机体维持正常生命活动的必要条件。

内环境的稳态包含两方面的含义:

1. 指内环境理化性质总是在一定水平上保持相对恒定,不随外环境的变化而出现明显的变动。

2. 内环境的理化因素并不是静止不变的,在正常生理状态下有一定的波动,但其变动范围很小。因此,内环境稳态是一个动态的、相对稳定的状态。

小案例

## 第二节　人体机能的调节

机体对各种功能活动的调节方式主要有 3 种,即神经调节、体液调节和自身调节。

微课视频

### 一、神经调节

通过神经系统的活动对机体功能进行的调节称为神经调节(nervous regulation)。神经调节在机体的所有调节方式中占主导地位。神经调节的基本方式是反射(reflex)。反射是指在中枢神经系统的参与下,机体对刺激产生的规律性应答。反射活动的结构基础是反射弧(reflex arc),由 5 个基本成分组成(图 1-2-1),即感受器、传入神经、神经中枢、传出神经和效应器。

刺激 → 感受器 →传入神经→ 神经中枢 →传出神经→ 效应器 → 反应

图 1-2-1　反射弧的组成

人类和高等动物的反射可分为非条件反射和条件反射。

神经调节的特点是产生效应迅速、调节作用精确、作用时间较短暂。

### 二、体液调节

体液调节(humoral regulation)是指由内分泌细胞或某些组织细胞生成并分泌的特殊的化学物质,经由体液运输,到达全身或局部的组织细胞,调节其活动。化学物质有内分泌细胞分泌的激素、某些组织细胞分泌的肽类和细胞因子等。化学物质经血液-体液途径运输到达特定组织发挥作用是体液调节的主要方式。另外,一些内分泌腺也直接或间接地受到神经系统的调节,在这种情况下,体液调节便成为神经调节反射弧传出途径的延伸或补充,称为神经-体液调节(neuro-humoral regulation)(图 1-2-2)。例如,当交感神经兴奋时,它所支配的肾上腺髓质分泌肾上腺素,经血液运输,调节相应器官的功能活动。

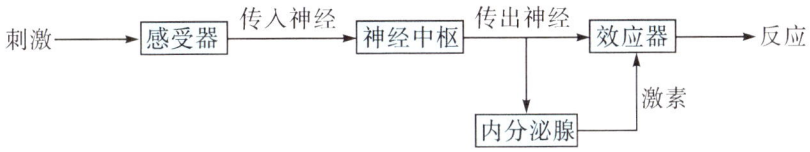

图 1-2-2　神经-体液调节

体液调节的特点是产生效应较缓慢、作用广泛、持续时间较长。

### 三、自身调节

自身调节(autoregulation)是指机体的器官、组织、细胞自身不依赖于神经和体液调节,而由自身对刺激产生适应性反应的过程。

自身调节是一种局部调节。自身调节的特点是调节幅度较小、灵敏度较低,但在某些器官和组织,仍具有重要的生理意义。

## 第三节 体内的控制系统

总的说来,生理功能调节的目的主要包括两个方面:一是维持内环境的稳态,二是使机体的生理功能适应机体活动的需要,使内环境在一定的水平保持稳态。前者主要通过反馈控制系统来实现,后者则由非自动控制系统、前馈控制系统和反馈控制系统共同完成。

### 一、非自动控制系统

非自动控制系统是一个开环控制系统,实际上就是单一的反射过程(图 1-2-3)。从感受器接受刺激到效应器产生动作是单方向一次性完成,其中枢不受效应器动作的反作用。

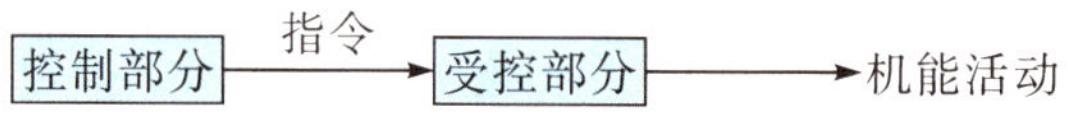

控制部分 —指令→ 受控部分 → 机能活动

**图 1-2-3 非自动控制系统**

如寒冷刺激作用于机体可引起下丘脑-腺垂体-甲状腺活动加强,使体内甲状腺激素升高,促使机体产热、体温增高,但体温增高不能改变寒冷刺激通过感受器传入中枢的输入信号对控制部分的影响。

在这种情况下,刺激决定着反应,而反应不能改变刺激。这种控制系统无自动控制的能力。

### 二、反馈控制系统

反馈控制系统(图 1-2-4)是一个闭环系统,即控制部分发出信号指示受控部分发生活动,受控部分则发出反馈信号返回到控制部分,使控制部分能根据反馈信号来改变自己的活动,从而对受控部分的活动进行调节。

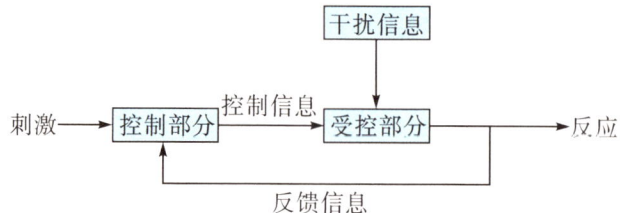

**图 1-2-4 反馈控制系统**

根据受控部分的反馈信息对控制部分的作用(原有效应)不同,可将反馈分为两种:负反馈和正反馈。

## (一)负反馈

反馈作用与原效应作用方向相反,使反馈后的效应向原效应的相反方向变化,称为负反馈(negative feedback)。所以,负反馈的作用是使系统保持相对稳定。负反馈的特点是可逆的,体内绝大多数生理功能活动的调节都是负反馈,如降压反射等。负反馈的缺点是波动大、滞后、容易矫枉过正。

## (二)正反馈

反馈作用与原效应作用方向一致,起到促进或加强原效应的作用,这种反馈称为正反馈(positive feedback)。正反馈的作用是使某种生理过程愈来愈强,直到完成。正反馈的特点是不可逆的,生理情况下体内只有少数活动属于正反馈,如血液凝固、排尿反射和分娩。

### 三、前馈控制系统

在生理功能的控制中,还有一种称为前馈(feed forward)的调节活动。在受控部分的状态尚未发生改变之前,机体通过某种监测装置得到信息,以更快捷的方式调整控制部分的活动,用以对抗干扰信号对受控部分稳态的破坏,这种调控称为前馈控制系统(图 1-2-5)。例如,神经系统对肌肉活动的调节。条件反射活动也是一种前馈控制活动,如冬泳时,在人体体温还未降低前,通过视觉、环境等刺激已提前发动了体温调节机制,使产热增加、散热减少。前馈控制的作用使机体的反应具有一定的超前性和预见性。前馈控制克服了负反馈波动大、滞后的缺点,但容易失误。如看到食物,消化液大量分泌,但未能进食,这时消化液的大量分泌就是一种失误。

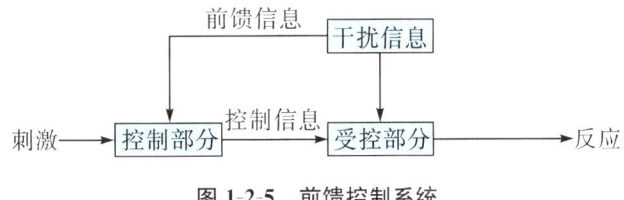

图 1-2-5 前馈控制系统

**思考题**

1. 何谓内环境和内环境稳态？有何生理意义？
2. 举例说明体内 3 种生理功能的调节方式,各有何特点？
3. 举例说明负反馈的概念和作用。

同步测试

(况 炜  汤碧娥)

# 第三章　细胞的基本功能

思维导图

课件

**学习要求**

1. 掌握细胞膜物质转运的形式及基本原理；细胞生物电的产生和兴奋传导原理；骨骼肌神经-肌接头处兴奋的传递；骨骼肌兴奋-收缩耦联的概念。
2. 熟悉骨骼肌兴奋-收缩耦联的步骤、收缩机制和收缩形式。
3. 了解细胞的跨膜信号转导功能；影响肌肉收缩的因素。

细胞是构成人体的最基本结构和功能单位。体内所有的生理功能和生化反应都是以细胞为基础进行的。因此，对细胞结构和功能的研究，能够揭示出众多的生命现象，并对人体和组成人体各部分的功能及其发生机制有更深入的理解和认识。

## 第一节　细胞的跨膜物质转运功能

细胞膜是包绕细胞内液的特殊的半透膜，是各种物质进出细胞的屏障。由于细胞膜的基本骨架是脂质双分子层，脂溶性的物质可以通过细胞膜，而水溶性物质则不能直接通过细胞膜，它们必须借助细胞膜上某些具有特殊功能的蛋白质的帮助才能通过。细胞膜转运物质的形式是多种多样的，现将常见的几种转运形式分别介绍如下。

### 一、单纯扩散

单纯扩散(simple diffusion)是指脂溶性物质通过细胞膜由高浓度一侧向低浓度一侧扩散的过程。细胞膜起到分隔细胞内液和外液的屏障作用，人体体液中的脂溶性物质(如氧气、二氧化碳、一氧化氮和甾体类激素等)可通过细胞膜的屏障，单纯依靠浓度差进行跨细胞膜转运。跨膜转运物质的多少以通量表示，其大小取决于两方面的因素：①细胞膜两侧该物质的浓度差，这是物质扩散的动力，浓度差愈大，扩散通量也愈大；②该物质通过细胞膜的难易程度，即通透性(permeability)的大小，细胞膜对该物质的通透性减小时，扩散通量也减小。

### 二、易化扩散

水溶性小分子或离子($Na^+$、$K^+$、$Ca^{2+}$等)在特殊膜蛋白的帮助下，由细胞膜的高浓度一侧向低浓度一侧扩散的过程，称为易化扩散(facilitated diffusion)。例如，细胞外液中的葡萄糖进入细胞；$Na^+$、$K^+$、$Ca^{2+}$等离子顺浓度差快速地进入或移出细胞。根据参加帮助的膜蛋白的不同，又可将易化扩散分为两种，即载体运输和通道运输。

1. **载体运输**　许多重要的营养物质，如葡萄糖、氨基酸、核苷酸等借助于载体蛋白的介导,顺浓度梯度的跨膜转运,称为载体运输。介导这一过程的膜蛋白称为载体蛋白或载体。细胞膜的载体蛋白在被转运物质浓度高的一侧与被转运物质结合,这一结合引起膜蛋白的构象变化,把物质转运到浓度低的另一侧,然后与物质分离。所以,在转运中载体蛋白并不消耗,可以反复使用(图 1-3-1)。

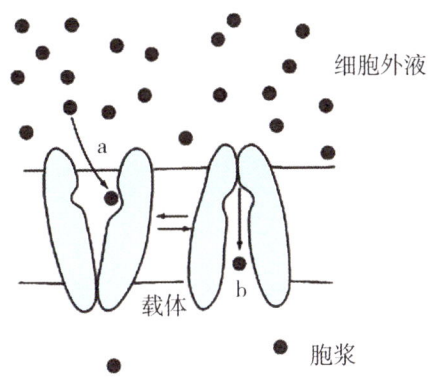

**图 1-3-1 载体运输示意图**
a:载体蛋白在膜的一侧与被转运物氨基酸结合
b:载体蛋白在膜的另一侧与氨基酸分离

载体运输具有以下特征:

(1)高度的结构特异性:即某种载体只选择性地转运某种物质分子。以葡萄糖为例,右旋葡萄糖的跨膜通量超过左旋葡萄糖,木糖不能被载运。

(2)饱和现象:即被转运物质在细胞膜两侧的浓度差超过一定限度时,扩散通量保持恒定。其原因是由于载体蛋白质分子的数目和(或)与物质结合的位点的数目固定,出现饱和。

(3)竞争性抑制:如果一个载体可以同时运载 A 和 B 两种物质,而且物质通过细胞膜的总量又是一定的,那么当 A 物质扩散量增多时,B 物质的扩散量必然会减少,这是因为量多的 A 物质占据了更多的载体的缘故。

2.通道运输 溶液中的 $Na^+$、$K^+$、$Ca^{2+}$、$Cl^-$ 等带电离子,借助于通道蛋白的介导,顺浓度梯度或电位梯度的跨膜转运,称为通道运输。中介这一过程的膜蛋白称为离子通道。通道蛋白像贯通细胞膜并带有闸门装置的一条孔道,开放时,离子从浓度高的一侧经过通道向浓度低的一侧扩散;关闭时,即使细胞膜两侧存在离子的浓度差,离子也不能通过细胞膜。当通道开放后,离子流动产生离子电流,可引起膜电位的改变。

通道运输具有以下特征:

(1)转运的高速度:离子经通道跨膜流动时无须与脂质双分子相接触,从而使通透性很低的带电离子能以极快的速度跨越细胞膜。据测定,经通道运输的跨膜转运速率可达每秒 $10^6 \sim 10^8$ 个离子,远大于载体的每秒 $10^3 \sim 10^5$ 个分子的转运速率,这也是通道与载体之间最重要的区别。

(2)离子选择性:即每种通道都对一种或几种离子有较高的通透能力,其他离子则不易或不能通过。因而细胞膜上的通道有 $Na^+$、$K^+$、$Ca^{2+}$、$Cl^-$ 和非选择性阳离子等通道之分。例如,钾通道对 $K^+$ 和 $Na^+$ 的通透性之比约为 100∶1;非选择性阳离子通道对小的阳离子,如 $Na^+$、$K^+$ 都高度通透,但不能通透 $Cl^-$。

（3）门控特性：一般来说，通道的开放（激活）或关闭（失活）是通过"闸门"来调控的，此称为门控。根据引起通道开放和关闭的条件不同，可大体将通道分成电压门控通道、化学门控通道和机械门控通道等（图 1-3-2）。

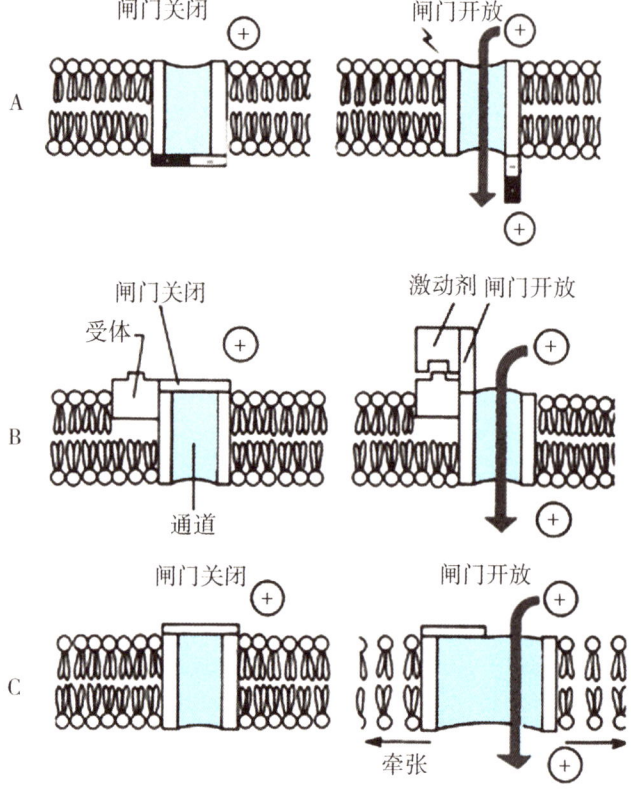

图 1-3-2　通道运输模式图
A：电压门控通道　B：化学门控通道　C：机械门控通道

需要指出的是，以单纯扩散和易化扩散的方式转运物质时，物质分子移动的动力是膜两侧存在的浓度差（或电位差）所含的势能，它不需要细胞另外提供能量，因而将这两类转运称为被动转运（passive transport）。

## 三、主动转运

主动转运（active transport）指细胞通过本身的耗能过程，将物质分子或离子由膜的低浓度一侧移向高浓度一侧的过程。介导这一过程的膜蛋白称为离子泵。主动转运按其利用能量形式的不同，可分原发性主动转运（primary active transport）和继发性主动转运（secondary active transport）。

### （一）原发性主动转运

物质的原发性主动转运中，以 $Na^+$、$K^+$ 的转运最重要，研究也最充分，其所需能量直接来自 ATP 的分解。钠泵是镶嵌在细胞膜中具有 ATP 酶活性的特殊蛋白质，其作用是主动转运 $Na^+$、$K^+$。在一般生理情况下，每分解一分子 ATP，可以逆电-化学梯度使 3 个 $Na^+$ 移到膜外，同时有 2 个 $K^+$ 移入膜内，保持了膜内高 $K^+$ 和膜外高 $Na^+$ 的不均衡离子分布（图 1-3-3）。钠泵是由 α 和 β 两种亚单位组成。α-亚单位有转运 $Na^+$、$K^+$ 和促使 ATP 分解的功能，β-亚单位为保持酶活性所必需的。

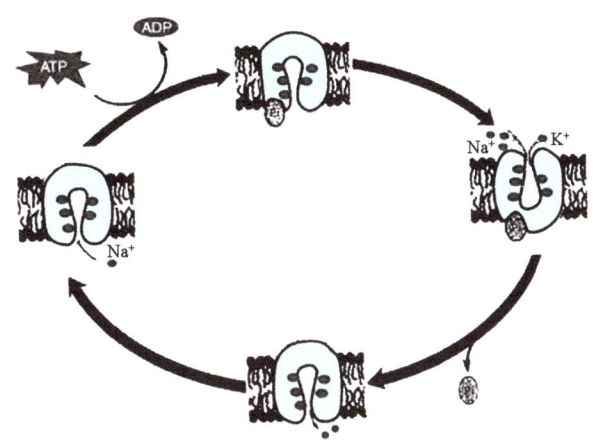

图 1-3-3 钠泵主动转运示意图

钠泵活动的意义主要是保持 $Na^+$、$K^+$ 在细胞内外的浓度差。而 $Na^+$、$K^+$ 在细胞内外的浓度差所形成的势能储备,是一些重要生理功能如生物电产生的物质基础。钠泵活动造成的势能储备,还可以促使某些物质进行逆浓度差的跨膜转运(即继发性主动转运)。例如,小肠内的葡萄糖,能够逆浓度差由肠腔内进入小肠上皮细胞,就是因为钠泵的持续活动,形成了膜外 $Na^+$ 的高势能,当 $Na^+$ 顺浓度差进入膜内时,所释放的势能可用于葡萄糖分子的逆浓度差转运。

生物体内除钠泵外,还有许多其他的离子泵,常以被它转运的物质命名,如转运 $Ca^{2+}$ 的钙泵、转运 $H^+$ 的质子泵等。这些离子泵活动时,细胞要为其运转提供能量,而能量来源于细胞的代谢过程,所以它与细胞的代谢紧密相关。如果细胞代谢障碍,离子泵的功能就会受到影响。

(二)继发性主动转运

小肠和肾小管上皮细胞等处葡萄糖和氨基酸转运过程的耗能,并不直接伴随供能物质 ATP 的分解,它们的跨膜转运决定于细胞外 $Na^+$ 的存在。现认为上皮管腔侧细胞膜上的转运葡萄糖载体蛋白有两个结合位点,分别与葡萄糖和 $Na^+$ 结合,因此,转运时两者一起进入细胞内,同时细胞又不断地依靠基底侧膜上的钠泵分解 ATP 提供能量,将 $Na^+$ 由细胞内泵出而形成 $Na^+$ 在细胞内浓度低、腔内浓度高的势能储备,势能储备又被用来驱动葡萄糖逆浓度梯度进入细胞。这里葡萄糖之所以能够主动转运,所得能量并不直接来自 ATP 的分解,而是来自细胞内外 $Na^+$ 的势能差,但造成势能差的钠泵活动是需要分解 ATP 的。因此,葡萄糖的主动转运所需的能量还是间接来自 ATP,为此人们把这种不直接利用分解 ATP 释放的能量,而利用膜内外势能差进行的主动转运称为继发性主动转运(图 1-3-4)。

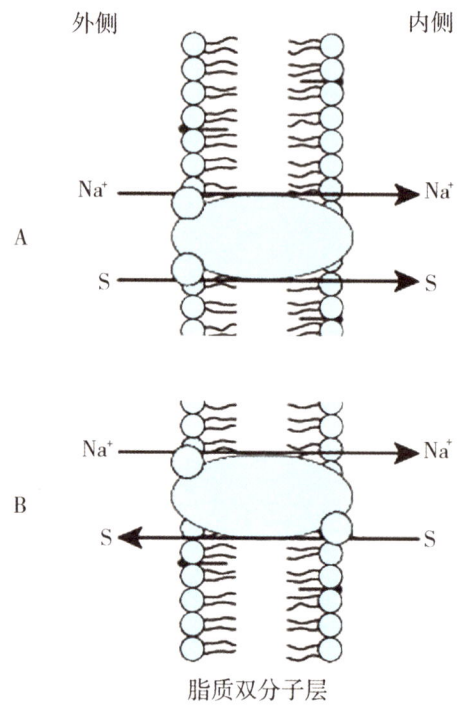

**图 1-3-4　两种继发性主动转运模式**
A:同向转运,被转运物质的方向与提供势能差物质 $Na^+$ 的转运方向相同
B:逆向转运,被转运物质的方向与提供势能差物质 $Na^+$ 的转运方向相反

## 四、出胞与入胞

一些大分子物质或固态、液态的物质团块进出细胞,可以通过膜的更为复杂的结构和功能改变进行,这些过程需要细胞提供能量。

### (一)出胞

出胞(exocytosis)是指大分子物质被排出细胞的过程。出胞过程主要见于细胞的分泌活动,如内分泌细胞分泌激素、外分泌腺分泌酶原颗粒和黏液,以及神经轴突末梢神经递质的释放等。各种蛋白性分泌物先在粗面内质网生物合成,在由内质网到高尔基复合体的输送过程中,逐渐被一层膜性结构包被,形成分泌囊泡。当分泌活动开始时,囊泡逐渐向质膜内侧移动,最后囊泡膜和质膜相互接触和融合,进而融合处破裂,将囊泡内容物一次性排放(图 1-3-5)。出胞过程由膜外的特殊化学信号或膜两侧电位改变引起,使局部膜 $Ca^{2+}$ 通道开放,$Ca^{2+}$ 内流触发囊泡的移动、融合和排放。

### (二)入胞

入胞(endocytosis)是指细胞外某些物质团块(如细菌、病毒、异物、大分子营养物质等)进入细胞的过程。入胞进行时,某些物质与细胞膜接触,引起质膜内陷,包被吞食物质,再出现膜结构的断离,异物包被进入细胞浆中(图 1-3-5)。

一些特殊物质进入细胞,是通过被转运物质与膜表面的特殊受体蛋白质相互作用而引起的,称为受体介导式入胞。被转运物质首先与膜上的受体相结合,膜受体存在于细胞膜上一些特化的凹陷区,其他部位的受体与转运物结合后也可移到凹陷区,当转运物质-受体复合物聚积到一定量时,该区进一步凹陷、离断,形成吞饮泡,完成入胞过程。已知通

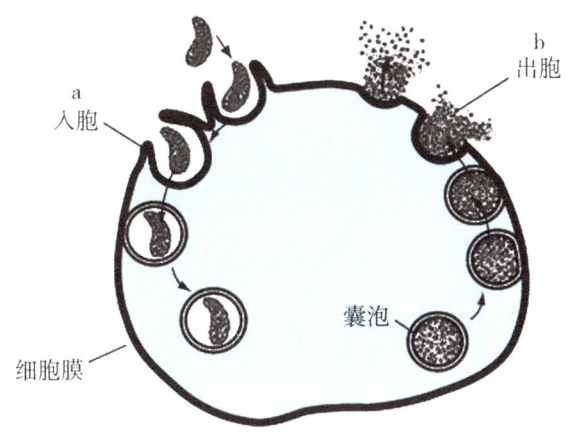

图 1-3-5　入胞和出胞示意图

过这种方式进入细胞的物质不下 50 种,如结合了 $Fe^{2+}$ 的运铁蛋白、低密度脂蛋白等。

## 第二节　细胞的生物电现象

一切活组织的细胞,不论在安静状态还是在活动过程中均表现有电的变化,这种电变化是伴随着细胞生命活动出现的,所以称为生物电。

生物电是一切活细胞都具有的基本生命现象。生物电已被广泛应用于医学的实验研究和临床。例如,临床上常用的心电图、肌电图、脑电图就是用特殊仪器将心肌细胞、骨骼肌细胞、神经细胞产生的电位变化,进行检测和处理后记录的图形,它们对相关疾病的诊断有重要的参考价值。就目前所知,人体和各器官所表现的电现象,是以细胞水平的生物电活动为基础。细胞水平的生物电现象主要有两种表现,即在安静时具有的静息电位和受刺激后产生的动作电位。

### 一、静息电位及其产生机制

#### (一)细胞的静息电位

静息电位(resting potential)是指细胞未受刺激时存在于细胞膜内外两侧的电位差(图 1-3-6)。绝大多数细胞的静息电位都是稳定的、分布均匀的负电位,范围在 -100～-10mV 之间,例如,高等哺乳动物的神经和骨骼肌细胞为 -90～-70mV,平滑肌细胞约为 -55mV,红细胞约为 -10mV。

#### (二)静息电位的产生机制

静息电位的产生与细胞膜内外离子的不均衡分布和细胞膜对各种离子的选择性通透有关。正常时细胞内 $K^+$ 浓度高于细胞外,细胞外 $Na^+$ 浓度高于细胞内。如果细胞膜在安静时只对 $K^+$ 有通透性,当 $K^+$ 外流时,膜内带负电荷的蛋白质($A^-$)因为不能通过细胞膜而留在细胞内,流出膜外的 $K^+$ 所产生的外正内负的电场力,将阻碍 $K^+$ 的继续外流,随着 $K^+$ 外流的增加,这种阻止 $K^+$ 外流的力量(膜两侧的电位差)也不断加大。当促使 $K^+$ 外流的浓度差与阻止 $K^+$ 外移的电位差的两种力量达到平衡时,膜内外不再有 $K^+$ 的净移动,此时膜内外的电位差称为 $K^+$ 的平衡电位。$K^+$ 的平衡电位的数值决定于膜两侧初始存在的 $K^+$ 浓度差的大小,它的精确数值可根据 Nernst 公式算出(37℃条件下):

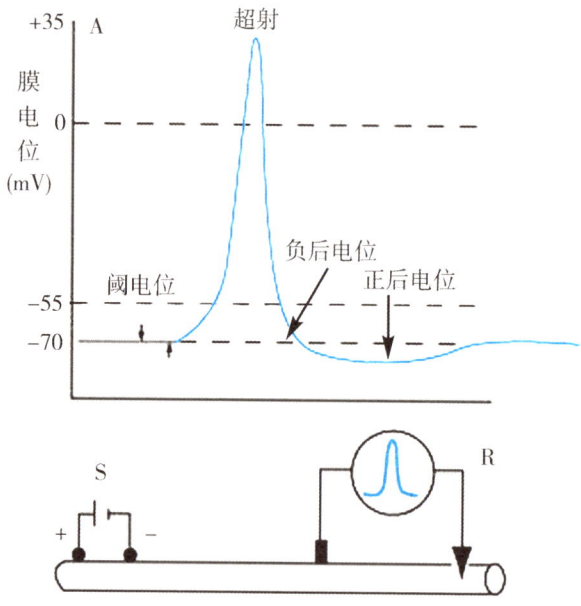

图 1-3-6 单一神经纤维静息电位和动作电位模式图
R 表示记录仪器　S 为电刺激器

当测量电极中的一个微电极刺入轴突内部时可发现膜内持续处于较膜外低 70mV 的负电位状态。当神经受到一次短促的外加刺激时,膜内电位快速上升到 +35mV 的水平,经 0.5～1.0ms 后再逐渐恢复到刺激前的状态

$$E_k = 60 \cdot \log \frac{[K^+]_o}{[K^+]_i} (mV)$$

式中 $E_k$ 表示 $K^+$ 的平衡电位,$[K^+]_o$ 和 $[K^+]_i$ 分别表示 $K^+$ 膜外和膜内的浓度。

计算的 $K^+$ 平衡电位数值与实际测得的静息电位数值非常接近,这提示静息电位主要是 $K^+$ 由膜内向膜外扩散所造成的。为了证明此点,在实验中人为地改变细胞外液中 $K^+$ 的浓度,也就改变了 $[K^+]_o/[K^+]_i$ 的值,结果发现,细胞静息电位的值也随着 $K^+$ 浓度的改变而改变,而且改变的情况基本上与根据 Nernst 公式计算所得的预期值相一致。这就说明,细胞内高 $K^+$ 浓度和安静时膜主要对 $K^+$ 有通透性,是大多数细胞产生和维持静息电位的主要原因。

静息电位存在时细胞膜内外两侧所保持的外正内负状态,称为极化(polarization)。静息电位与极化是一个现象的两种表达方式,它们都是细胞处于静息状态的标志。静息电位绝对值增大称为超极化(hyperpolarization);静息电位绝对值减小称为去极化(depolarization)。

## 二、动作电位及其产生和传导

### (一)细胞的动作电位

当神经或肌肉细胞受到刺激发生兴奋时,细胞膜在静息电位的基础上发生一次迅速而短暂的可向周围扩布的电位波动,这种电位波动称为动作电位(action potential)。例如,当神经纤维在安静情况下受到一次足够强度的刺激时,静息电位迅速减小(即去极化),并变成正电位,即膜内电位在短时间内可由原来的 −90～−70mV 变为 +20～+40mV,原来的内负外正变为内正外负,称

微课视频

为反极化。动作电位变化曲线的上升支,称为去极相。动作电位上升支中零电位以上的部分,称为超射值。但是,由刺激所引起的这种膜内电位的倒转只是暂时的,很快就出现膜内电位下降并恢复到刺激前原有的极化状态,即复极化(repolarization),构成了动作电位的下降支,称为复极相(参见图1-3-6)。由此可见,动作电位是细胞膜受到刺激后在原有的静息电位基础上发生的一次膜两侧的快速而可逆的倒转和复原。在神经纤维,它一般在0.5~2.0ms间完成,整个膜内电位变化的幅度为90~130mV。因此,动作电位的曲线呈尖锋状,故称为锋电位。

动作电位有如下特点:

1. "全或无"(all-or-none)现象 动作电位一旦产生就达到最大值,其变化幅度不会因刺激的加强而增大,也就是说,动作电位要么不产生(无),一旦产生就达到最大(全),称为"全或无"现象。

2. 不衰减性传导 动作电位一旦在细胞膜的某一部位产生,它就会立即向整个细胞膜传播,且它的幅度不会因为传播距离的增加而减小。

**(二)动作电位的产生机制**

在细胞静息时,细胞膜外$Na^+$浓度大于膜内,$Na^+$有向膜内扩散的趋势,而且静息时膜内外的电场力也吸引$Na^+$向膜内移动;但是,由于静息时膜上的$Na^+$通道多数处于关闭状态,膜对$Na^+$相对不通透,因此$Na^+$不可能大量内流。当细胞受到一个足够强度的刺激时,电压门控式$Na^+$通道开放,此时膜对$Na^+$的通透性突然增大,并且超过了膜对$K^+$的通透性,$Na^+$迅速大量内流,以至膜内负电位因正电荷的增加而迅速消失;由于膜外高$Na^+$所形成的浓度势能,使得$Na^+$在膜内负电位减小到零电位时仍可继续内移,进而出现正电位,直到膜内正电位增大到足以阻止由浓度差所引起的$Na^+$内流时为止,此时膜两侧的电位差称为$Na^+$的平衡电位。根据Nernst公式计算出$Na^+$平衡电位的数值,与实际测得的动作电位的超射值相接近。

然而,膜内电位并不停留在正电位状态,而是很快出现动作电位的复极相,这是因为$Na^+$通道开放的时间很短,它很快就进入失活状态,从而使膜对$Na^+$通透性变小。与此同时,电压门控式$K^+$通道开放,膜内$K^+$在浓度差和电位差的推动下又向膜外扩散,膜内电位由正值向负值发展,直至恢复到静息电位水平。

知识拓展

简而言之,动作电位的去极相主要是由于$Na^+$大量、快速内流所引起;动作电位的复极相主要是由于$K^+$外流形成。无论是去极时的$Na^+$内流还是复极时的$K^+$外流,此时的离子跨膜移动都是不耗能的易化扩散。细胞每兴奋一次或每产生一次动作电位,细胞内$Na^+$浓度的增加及细胞外$K^+$浓度的增加都是十分微小的变化,但是足以激活细胞膜上的钠泵,使钠泵加速运转,逆着浓度差将细胞内多余的$Na^+$主动转运至细胞外,将细胞外多余的$K^+$主动转运入细胞内,从而使细胞内外的$Na^+$、$K^+$分布恢复到原先的静息水平。

**(三)动作电位的产生与阈电位**

只要达到足够强度的刺激,就可以使细胞产生动作电位。在实验研究和临床上,常用易于控制的电刺激作为刺激方式。电刺激作用于细胞时,一对刺激电极的阳极下方的细胞膜内负电荷增加,静息电位增大,出现超极化;而阴极下方的细胞膜内正电荷增加,静息电位减小,引起去极化,当减小到某一临界值时,引起细胞膜上大量钠通道的开放,触发动作电位的产生。这个能触发动作电位的临界膜电位数值称为阈电位(threshold potential)。从静息电位去极化达到阈电位是产生动作电位的必要条件。阈电位的数值约比静息电位的绝对值小10~20mV,例如,神经细胞的静息电位为-70mV,阈电位约为-55mV。

小案例

兴奋性的概念可表述为细胞产生动作电位的能力。一般说来,细胞兴奋性的高低与细胞的静息电位和阈电位的差值呈反变关系,即差值愈大,细胞愈不容易产生动作电位,兴奋性愈低;差值愈小,细胞愈容易产生动作电位,兴奋性愈高。例如,超极化时静息电位增大,使它与阈电位之间的差值扩大(图1-3-7中的a),受刺激时静息电位去极化较不容易达到阈电位,所以超极化使细胞的兴奋性降低。可见,所谓阈强度,是作用于细胞使膜电位去极化到阈电位所需的最小刺激强度。刺激引起膜去极化,只是使膜电位从静息电位达到阈电位水平,而动作电位的爆发则是膜电位达到阈电位后其本身进一步去极化的结果,与施加给细胞刺激的强度没有关系。这也是动作电位表现为"全或无"现象的原因所在。

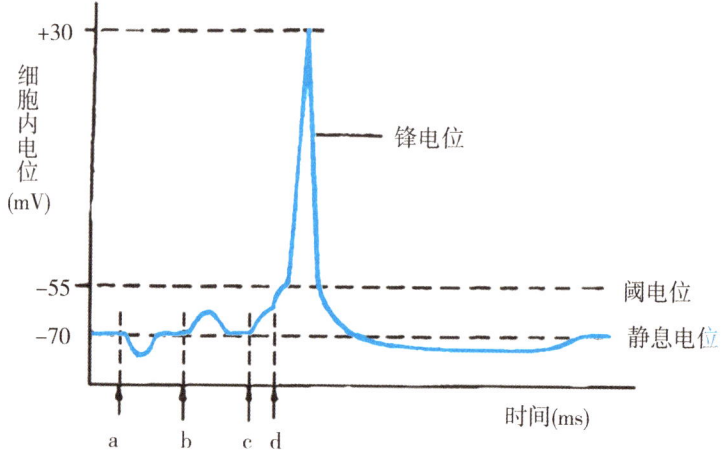

图1-3-7 刺激引起膜超极化、局部反应及其在时间上的总和效应
a:刺激引起膜超极化,与阈电位的距离加大
b:阈下刺激引起的局部反应,达不到阈电位,不产生动作电位
c、d:均为阈下刺激,但d在c引起的局部反应的基础上给予,产生总和效应,引发动作电位

刺激强度低于阈强度的阈下刺激虽不能触发动作电位,但它也会引起少量的$Na^+$内流,从而产生较小的去极化,只不过这种去极化的幅度不足以使膜电位达到阈电位的水平,而且只限受刺激的局部。这种产生于膜的局部、较小的去极化反应称为局部反应(local response)(图1-3-7中的b)。局部反应的特点是:①电位幅度小且呈衰减性传导,传播距离短;②非"全或无"式,局部反应可随阈下刺激强度的增强而增大;③总和效应,一次阈下刺激引起的一个局部反应固然不能引发动作电位,如果多个阈下刺激引起的多个局部反应在时间上(多个刺激在同一部位连续给予)或空间上(多个刺激同时在相邻的部位给予)叠加起来,就可能使膜的去极化达到阈电位,从而爆发动作电位(图1-3-7中的c和d)。因此,动作电位可以由一次阈刺激或阈上刺激引起,也可以由多个阈下刺激的总和引发。

**(四)动作电位的传导**

动作电位一旦在细胞膜的某一点产生,就会迅速沿着细胞膜向周围传播,直至整个细胞膜。这种动作电位在同一细胞上的传播称为传导(conduction)。如果发生在神经纤维上,传导的动作电位又称为神经冲动。

无髓神经纤维(图 1-3-8A)在膜的 a 点产生动作电位,细胞膜出现外负内正的反极化状态。这时兴奋的 a 点膜外侧为负,它相邻部位没有兴奋仍然为正;而膜内侧则相反,兴奋的 a 点为正,它的相邻部位为负。这样必然会产生由正到负的电流流动。其流动的方向是,在膜外侧,电流由未兴奋点流向兴奋点 a;在膜内侧,电流则由兴奋点 a 流向未兴奋点,这种在兴奋区域周围局部流动的电流称为局部电流(local current)。局部电流流动的结果,造成与 a 点相邻的未兴奋点膜内侧电位上升,膜外侧电位下降,即产生去极化,这种去极化如达到阈电位水平,即触发相邻未兴奋点爆发动作电位,使它转变为新的兴奋点。就这样兴奋膜与相邻未兴奋膜之间产生的局部电流不断地向前移动(图 1-3-8B),就会使产生在 a 点的动作电位迅速地传播,直到整个细胞膜都产生动作电位。可见,动作电位的传导是局部电流不断产生的结果。

有髓神经纤维外面包裹着一层既不导电又不允许离子通过的髓鞘。因此,动作电位只能在没有髓鞘的郎飞结处进行传导。传导时,出现在某一郎飞结的动作电位与它相邻的郎飞结之间产生局部电流,使相邻的郎飞结兴奋,表现为跨越一段有髓鞘的神经纤维而呈跳跃式传导(图 1-3-8C)。加上有髓神经纤维较粗,电阻较小,所以它的动作电位传导速度要比无髓神经纤维快得多。例如,人的粗大有髓神经纤维的传导速度超过 100m/s,而一些纤细的无髓神经纤维传导速度还不到 1m/s。

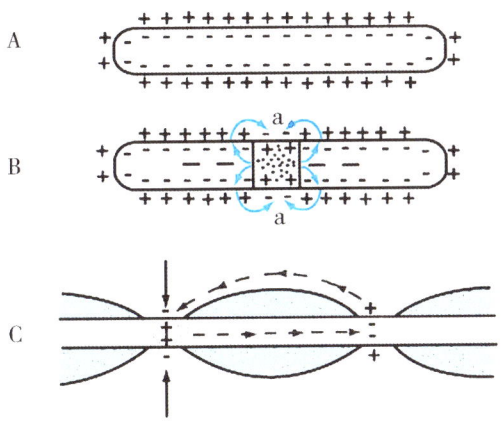

图 1-3-8 动作电位在神经纤维上的传导
A、B:动作电位在无髓神经纤维上依次传导
C:动作电位在有髓神经纤维上跳跃式传导

## 第三节 细胞的跨膜信号转导

细胞外液中的各种化学信息物质,大部分并不需要其自身进入它们的靶细胞后才起作用,它们常常是选择性地同靶细胞膜上特异性的受体相结合,再通过跨膜信号转导(transmembrane signal transduction)过程,最后才间接地引起靶细胞膜的电位变化或细胞内功能的改变。一般来说,脂溶性的类固醇激素、甲状腺素等可穿过细胞膜进入细胞内,与胞内受体结合,不需膜受体的转导。

跨膜信号转导途径从膜受体与化学信息物质结合开始,多数途径通过G-蛋白、催化生成第二信使的酶、第二信使、蛋白激酶,最终引起功能蛋白质或调节蛋白质的磷酸化。这些蛋白质被磷酸化后活性出现改变(激活或失活),从而引起较快速的生物效应或迟发而持久的基因表达。跨膜信号转导经膜通道跨膜信号转导途径和酪氨酸蛋白激酶途径中不需 G-蛋白参与。

### 一、由膜通道蛋白完成的跨膜信号转导

在突触传递和神经末梢与效应器细胞的化学传递中,神经末梢所释放的递质与位于突触后膜或效应器细胞膜上某种离子通道上的特异受体相结合,引起分子变构及离子通道开放,出现某种离子的跨膜流动,进而导致通道所在细胞膜电位改变,完成信号的跨膜转导过程(化学信号通过跨膜传递后转变为电信号)。

例如,运动神经纤维末梢引起它所支配的骨骼肌细胞兴奋的信息传递系统,是目前研究得比较清楚的,也是最早开始研究的。当神经冲动即动作电位到达神经末梢时,先是由末梢释放一定数量的乙酰胆碱分子,后者同肌细胞膜上终板处的受体相结合,引起终板膜产生电变化,最后引起整个肌细胞的兴奋和收缩。终板电位的出现,标志着乙酰胆碱这个化学信号在肌细胞膜跨膜信号转导的完成,因为肌细胞后来出现的兴奋和收缩都是以终板电位为起因的。

由于这种通道性结构只有在其中部分亚单位同乙酰胆碱分子结合时才开放,因而属于化学门控通道,称为乙酰胆碱门控通道。目前已经证明,一些氨基酸类递质,包括谷氨酸、门冬氨酸、γ-氨基丁酸和甘氨酸等,其信号的跨膜转导过程是通过类似于乙酰胆碱门控通道的方式完成的。

### 二、G-蛋白耦联的跨膜信号转导

在对激素作用机制的研究中,发现很多激素类物质作用于相应的靶细胞时,都是先同膜表面的特异性受体相结合,再引起膜内侧胞浆中环-磷酸腺苷(cAMP)含量的增加或减少,实现激素对细胞内功能的调节。如果把激素分子这类细胞外的化学信号看做第一信使,则把 cAMP 称为第二信使(second messenger)。

导致 cAMP 产生的膜结构内部的过程颇为复杂,它至少与膜中 3 类特殊的蛋白质有关。第一类是膜表面能与外来化学信号作特异性结合的受体蛋白质,其可激活膜内侧另一种蛋白质即 G-蛋白。第二类即 G-蛋白,是鸟苷酸结合蛋白(guanine nucleotide-binding protein)的简称,可对膜结构中的第三类称为膜的效应器酶的蛋白质起作用,即腺苷酸环化酶,该酶的激活(或被抑制)可以引起胞浆中第二信使物质 cAMP 的生成增加(或减少)。

许多化学信息物质与细胞膜受体结合后,有着类似的过程,即受体变构,激活 G-蛋白,后者再激活 G-蛋白效应器酶,第二信使的生成量改变,进而使蛋白激酶活性改变,调节细胞内的反应(图 1-3-9)。

在这一跨膜信号转导系统中,作为信息传递者的化学物质,除大部分是激素分子外,神经递质类物质和一些细胞因子也可以引起细胞产生第二信使。这一系统中的受体属于同一蛋白质家族,与膜上的 G-蛋白有功能耦联关系,因而这类受体也称为 G-蛋白耦联受体。

G-蛋白是存在于细胞膜上的一类蛋白质家族。不同的受体可激活不同的 G-蛋白,不同的 G-蛋白激活的效应器酶不同,引起的生理学效应也不同。

细胞外信号分子通过 G-蛋白耦联受体把信号转导至细胞内,并引发生物效应。大致可归纳为以下几条信号转导途径:

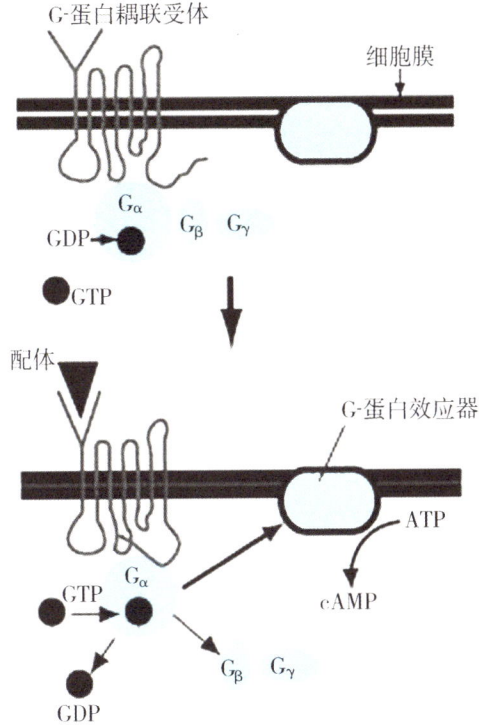

图 1-3-9 受体 G-蛋白效应器酶组成的跨膜信号转导系统示意图

1. 腺苷酸环化酶途径　激素等与细胞膜上的特异受体结合后,通过一种称为 Gs(兴奋性 G-蛋白)的 G-蛋白激活腺苷酸环化酶,使胞浆中的第二信使 cAMP 生成量增加,cAMP 可激活依赖 cAMP 的蛋白激酶 A,引起多种细胞内蛋白质的磷酸化,进而完成激素对细胞功能的调节。有些 G-蛋白(抑制性 G-蛋白,Gi)可抑制腺苷酸环化酶,使胞浆中的 cAMP 量减少。

2. 三磷酸肌醇、$Ca^{2+}$-钙调蛋白激酶途径　当激素、神经递质等与相应受体结合后,可通过 G-蛋白介导激活一种位于细胞膜上的磷脂酶 C,后者可将磷脂酰肌醇二磷酸水解成三磷酸肌醇(1,4,5-inositol triphosphate,$IP_3$)及甘油二酯(diacylglycerin,DG),两者都是第二信使。其中 $IP_3$ 可使内质网的内储 $Ca^{2+}$ 释入胞浆内,使胞浆内 $Ca^{2+}$ 浓度升高,激活 $Ca^{2+}$/钙调蛋白依赖性蛋白激酶,在体内发挥生理性调节作用。

3. DG-蛋白激酶 C 途径　如前述,当激素等与受体结合,产生 DG,可活化蛋白激酶 C,引起细胞内功能蛋白的磷酸化,调节细胞功能。

4. G 蛋白-离子通道途径　G-蛋白通过两种机制调节离子通道,一是直接调节离子通道的活动;二是通过第二信使调节离子通道的活动,实现信号转导(参见图 1-3-9)。

### 三、由酪氨酸激酶受体完成的跨膜信号转导

多种细胞因子和一些肽类激素(如胰岛素)是通过细胞膜中一类称为酪氨酸激酶受体(tyrosine kinase receptor)的特殊蛋白质完成跨膜信号转导的。这类受体对它们的相应配体有特异结合能力。当膜外的肽段(受体胞外区)同特定的化学信号结合后,可以直接激活膜内侧肽段的酪氨酸蛋白激酶活性,催化胞内区酪氨酸残基自身磷酸化,进而催化靶蛋白磷酸化,由此激活细胞内信号转导通路。这一跨膜信号转导途径没有 G-蛋白的参

与,也没有第二信使的产生。

### 四、由鸟苷酸环化酶完成的跨膜信号转导

鸟苷酸环化酶信号转导途径存在于心血管系统及脑内。生物组织中存在着膜结合型与可溶性鸟苷酸环化酶。尿钠肽等可与膜结合型鸟苷酸环化酶专一性受体功能域结合,可使环化酶活化。可溶性鸟苷酸环化酶可被气体性信使一氧化氮(NO)和一氧化碳(CO)激活。环化酶的活化可催化三磷酸鸟苷(GTP)转变为环-磷酸鸟苷(cGMP),促使细胞内 cGMP 水平升高。cGMP 可以调节 cGMP 门控通道、磷酸二酯酶和 cGMP 依赖性蛋白激酶的活性,引发生理效应。

## 第四节 肌细胞的收缩功能

人体各种形式的运动,主要是靠肌细胞的收缩活动来完成的。人体的肌细胞分为骨骼肌细胞、平滑肌细胞和心肌细胞 3 种,不同肌细胞在结构和功能上各有特点,但从分子水平来看,各种收缩活动都与细胞内所含的收缩蛋白,主要是肌凝蛋白和肌纤蛋白等的相互作用有关。肌细胞共同的基本功能是收缩。就收缩功能而言,3 种肌细胞并无原则上的差异。骨骼肌是体内最多的组织,约占体重的 40%。本节将对骨骼肌细胞的收缩功能作较详细的阐述。

### 一、骨骼肌细胞收缩的引起和收缩机制

#### (一)神经-肌肉接头处的兴奋传递

如图 1-3-10 所示,神经-肌肉接头处是由接头前膜、接头后膜和它们之间的接头间隙

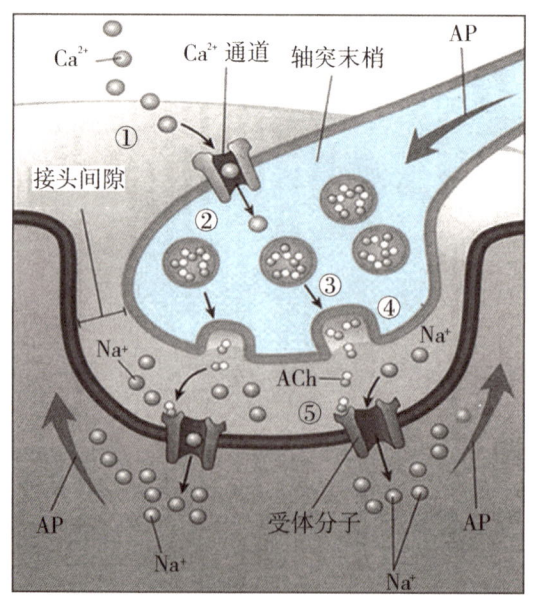

图 1-3-10 神经-肌肉接头的结构和化学传递过程示意图
AP:动作电位
①AP 到达神经轴突末梢;②细胞外 $Ca^{2+}$ 进入轴突末梢;③囊泡向接头前膜方向移动;④囊泡与接头前膜融合并破裂,释放乙酰胆碱(ACh);⑤ACh 进入接头间隙与接头后膜上的 ACh 受体通道结合

3部分组成。运动神经纤维到达骨骼肌细胞时,其末梢失去髓鞘,嵌入肌细胞膜,因此,接头前膜就是神经轴突的细胞膜。在轴突末梢的轴浆内含有很多囊泡,囊泡的直径约为50nm,内含乙酰胆碱。接头后膜(又称为终板膜)是与接头前膜相对应的肌细胞膜(肌膜),它有规则地向细胞内陷入,形成许多皱褶。接头前膜与接头后膜并不接触,它们之间形成一个充满细胞外液的间隙,即接头间隙。

当动作电位到达神经末梢时,接头前膜的电压门控 $Ca^{2+}$ 通道打开,可引起大量 $Ca^{2+}$ 由胞外进入。一次动作电位引起的 $Ca^{2+}$ 内流,可导致200～300个囊泡几乎同步地在接头前膜以胞吐形式将其中的乙酰胆碱分子释放到接头间隙。每一个乙酰胆碱囊泡中的乙酰胆碱分子数为5000～10000个。这种以囊泡为单位的"倾囊"释放被称为量子释放。

乙酰胆碱通过接头间隙到达接头后膜(终板膜)时,立即与接头后膜上乙酰胆碱门控通道蛋白结合,使通道开放,允许 $Na^+$、$K^+$ 等通过,但以 $Na^+$ 内流为主,因而引起终板膜静息电位减小,即产生终板膜的去极化,称为终板电位(endplate potential)。终板电位不是动作电位,属于局部反应,不表现"全或无",没有不应期,具有总和效应。它的大小与接头前膜释放的乙酰胆碱的多少呈正变关系。一次终板电位一般都大于相邻肌膜阈电位的3～4倍,所以它很容易引起邻近肌细胞膜爆发动作电位,也就是引起骨骼肌细胞的兴奋。接头前膜释放到接头间隙中的乙酰胆碱很快被存在于接头间隙中和接头后膜上的胆碱酯酶分解而失效,这样就保证了一次神经冲动仅引起一次肌细胞兴奋,表现为一对一的关系。否则,释放的乙酰胆碱在接头间隙中积聚起来,将使骨骼肌细胞持续地兴奋和收缩而发生痉挛。

与神经纤维动作电位的传导比较,神经-肌肉接头的传递有以下特点:①单向传递。兴奋在神经纤维上的传导是双向性的,但在神经-肌肉接头处则是单向的,兴奋只能由运动神经末梢传向肌细胞,这是由神经-肌肉接头的结构所决定的。②时间延搁。兴奋在神经纤维上传导速度较快,而在神经-肌肉接头处,由于递质的释放、扩散及其与受体结合而发挥作用,均需要时间,兴奋通过一个神经-肌肉接头至少需要0.5～1.0ms。③易受药物和其他环境因素的影响。这是由于神经-肌肉接头传递是一个复杂的电化学过程且接头间隙与细胞外液相交通之故。

**(二)骨骼肌细胞的微细结构**

骨骼肌细胞中含有大量的肌原纤维和丰富的肌管系统,它们有规律地排列,这是骨骼肌进行机械活动、耗能做功的基础。

1. 肌原纤维和肌小节　如图1-3-11所示,每个肌细胞(或肌纤维)都包含大量直径为1～2$\mu m$ 的纤维状结构,称为肌原纤维。它们平行排列,纵贯肌细胞全长。在显微镜下观察,肌原纤维呈明暗相间的节段,分别称为明带(I带)和暗带(A带)。明带中央有一条与肌原纤维垂直的横线称为Z线。暗带中央也有一条横线称为M线。M线两侧有相对透明的H带。两条相邻Z线间的节段就是一个肌小节(sarcomere),它是肌细胞收缩的基本功能单位。一个肌小节包括一个位于中间部位的暗带和其两侧各1/2的明带。肌细胞的收缩或舒张,实际上就是肌小节的缩短或延长。肌小节的明带和暗带是由不同的肌丝成分组成。暗带的长度固定,组成暗带的肌丝主要是粗肌丝,其中H带只有粗肌丝,在H带的两侧各有一个粗、细肌丝重叠区。而明带的长度是可变的,它只由细肌丝组成。由于明带的长度可变,肌小节的长度在不同情况下可变动于1.5～3.5$\mu m$ 之间,通常在体骨骼肌安静时肌小节的长度为2.0～2.2$\mu m$。M线是把许多粗肌丝联结在一起的结构,Z线是联结许多细肌丝的结构。由于细肌丝的一部分伸入相邻的粗肌丝之间,所以粗、细肌丝有一部分重叠。

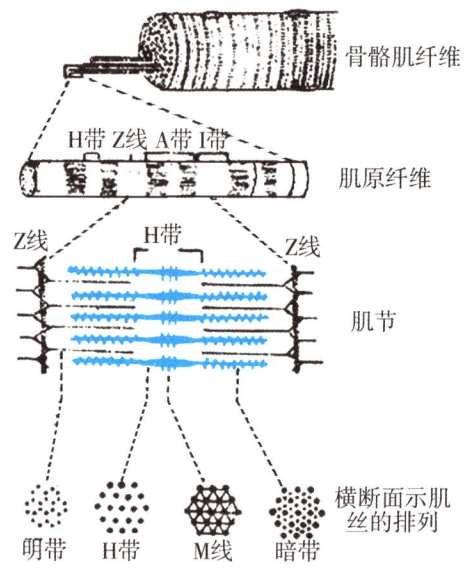

图 1-3-11 肌原纤维结构模式图

2.肌管系统　肌原纤维间有两种不同的肌管系统,即横管和纵管。这些肌管系统是骨骼肌兴奋引起收缩耦联过程的形态学基础(图 1-3-12)。横管位于明带与暗带的交界处或 Z 线处,形成包绕肌原纤维的垂直管道系统。它是由肌膜向细胞内凹陷形成的,所以横管实质上是肌膜的延续,管中的液体就是细胞外液。当动作电位在肌膜产生并传导时,能沿横管向肌细胞内部传播。纵管又名肌质网,分布在肌小节的中间部位,与肌原纤维平行排列,它们互相连通形成网状包绕肌原纤维,但不与细胞外液或胞浆沟通,只是在接近肌小节两端的横管时管腔出现膨大,称为终池。肌质网是细胞内储存 $Ca^{2+}$ 的场所,$Ca^{2+}$ 释放是引起肌细胞收缩的直接动因。每一横管和来自两侧肌小节的纵管终池,构成所谓三联体结构。横管和纵管的膜在三联体结构处并不接触,中间被胞浆隔开。三联体的作用是把从横管传来的电信息和终池的 $Ca^{2+}$ 释放连接起来,完成横管向肌质网的信息传递。

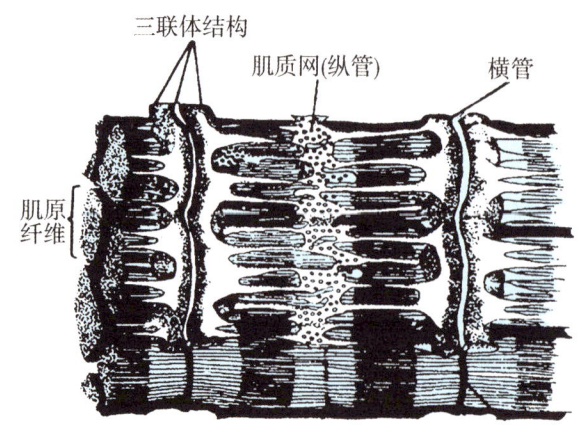

图 1-3-12 肌管系统结构模式图

## (三)骨骼肌收缩的分子机制

骨骼肌细胞是如何收缩的？目前用肌小节中粗、细肌丝的相对滑行来说明肌肉收缩的机制，被称为滑行学说(sliding theory)。滑行学说的主要内容是：肌肉的缩短是由于肌小节中细肌丝在粗肌丝之间的滑行，而肌丝的长度和结构不变，即当肌肉收缩时，由 Z 线发出的细肌丝在某种力量的作用下主动向暗带中央滑动，结果相邻的各 Z 线互相靠近，肌小节的长度变短，从而导致肌原纤维以至整条肌纤维和整块肌肉的缩短。

肌丝滑行的机制已基本上从组成肌丝的蛋白质分子结构的水平上得到阐明。粗肌丝主要由肌凝蛋白(myosin)组成，一个肌凝蛋白分子包括头部和杆部两部分。在粗肌丝内肌凝蛋白分子的杆部朝向 M 线，呈束状排列，而它的头部则规律地分布在粗肌丝表面，形成横桥(图 1-3-13)。横桥的主要特性有二：一是横桥在一定条件下可以和细肌丝上的肌纤蛋白分子呈可逆性的结合，同时出现横桥向 M 线方向的扭动；二是横桥具有 ATP 酶的作用，可以分解 ATP 而获得能量，作为横桥扭动和做功的能量来源。所以横桥在细肌丝滑行过程中有重要作用，是拉动细肌丝滑行的直接发动者。

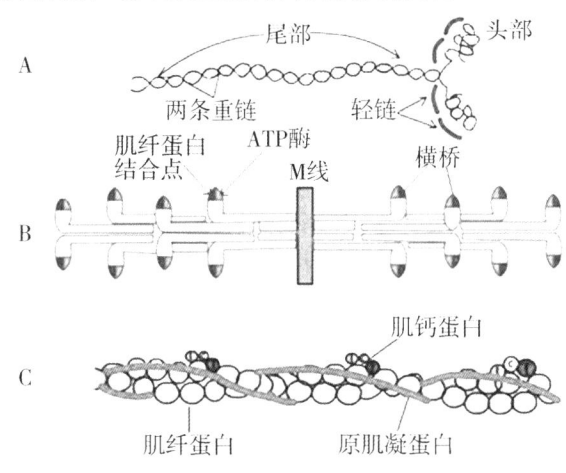

**图 1-3-13　肌丝分子结构示意图**

A:肌凝蛋白　B:粗肌丝(肌凝蛋白在其中的排列)　C:细肌丝及其组成的蛋白质分子

细肌丝由 3 种蛋白质分子组成，其中 60% 为肌纤蛋白(actin)，其余为原肌凝蛋白(tropomyosin)和肌钙蛋白(troponin)(图 1-3-14)。许多肌纤蛋白分子聚合成双螺旋状，构成细肌丝的主体。横桥如与肌纤蛋白结合，就产生细肌丝滑行；反之，如果与它分离，则滑行停止。肌纤蛋白与肌丝滑行有直接的关系，故和肌凝蛋白一同被称为收缩蛋白。但是横桥与肌纤蛋白是否结合则取决于原肌凝蛋白和肌钙蛋白。因为原肌凝蛋白在肌细胞静息时正好位于横桥与肌纤蛋白之间，起到将两者隔开并阻止它们结合的作用。如果原肌凝蛋白的这种隔开作用解除，横桥即能与肌纤蛋白结合而产生扭动。肌钙蛋白对胞浆中的 $Ca^{2+}$ 有很大的亲和力，当 $Ca^{2+}$ 增多时，可与肌钙蛋白结合，进而引起原肌凝蛋白分子的构象改变和位置变化，解除它对横桥与肌纤蛋白结合的阻碍作用。$Ca^{2+}$ 与肌钙蛋白结合使原肌凝蛋白分子构象改变，是 $Ca^{2+}$ 触发肌肉收缩的重要环节。原肌凝蛋白和肌钙蛋白虽然不直接参加肌细胞收缩，但是它们对收缩过程起着重要的调控作用，故被合称为调节蛋白。

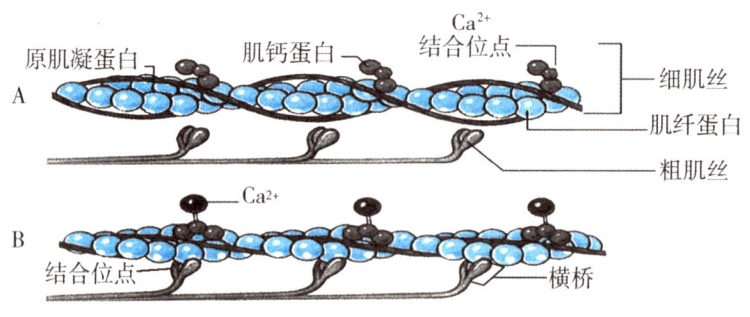

图 1-3-14 细肌丝滑行机制示意图
A:肌肉舒张　B:肌肉收缩

### (四)骨骼肌细胞的兴奋-收缩耦联

肌纤维的收缩总是在动作电位发生后数毫秒才开始出现。肌膜上的动作电位即兴奋过程通过某种中介环节引起以肌丝滑行为基础的肌肉收缩。以肌膜的电变化为特征的兴奋过程和以肌丝滑行为基础的收缩过程之间的中介过程称为兴奋-收缩耦联(excitation-contraction coupling)。$Ca^{2+}$在耦联过程中起了关键性作用。一般认为,兴奋-收缩耦联过程包括以下3个主要步骤:

1. **兴奋通过横管传导到肌细胞内部**　如前所述,横管是肌细胞膜的延续,具有与肌膜相似的特性。当肌膜产生以$Na^+$内流为基础的动作电位时,动作电位可沿着肌膜传导到横管,深入三联体结构。

2. **三联体结构处的信息传递**　横管膜上的动作电位可引起与其邻近的终池膜及肌质网膜上的大量$Ca^{2+}$通道突然开放,$Ca^{2+}$顺着浓度梯度从肌质网内腔流入胞浆,导致肌丝滑行。但横管膜上的电变化究竟以何种信息形式通过三联体传递到肌质网上并引起$Ca^{2+}$的释放？目前认为,横管膜上有一种类型的钙通道,它在胞浆侧的肽链结构正好和终池膜上另一种钙通道在胞浆侧的肽链部分两两相对。前者可能对后者的通道开口起着堵塞作用,只有当到达横管膜上的电信号引起膜中的钙通道出现变构时,才会使堵塞消除而使终池中的$Ca^{2+}$大量进入胞浆,引起肌丝滑行。

3. **肌质网对$Ca^{2+}$的储存、释放和再聚集**　肌质网膜上存在的钙泵,可将肌浆中的$Ca^{2+}$逆浓度梯度主动转运到肌质网内腔中储存,从而使肌浆$Ca^{2+}$浓度保持较低水平,而肌质网内$Ca^{2+}$浓度保持较高水平(大约比肌浆高10000倍)。当肌膜兴奋引起肌质网内的$Ca^{2+}$释放后,钙泵活动增强,导致$Ca^{2+}$在肌质网内的再聚集。由于肌浆中的$Ca^{2+}$浓度降低,最终引起肌肉舒张。因此,肌肉的舒张过程需要肌质网上的钙泵参与,钙泵的活动由ATP提供能量,所以肌肉的舒张与收缩过程一样,也是一种主动活动过程。

## 二、骨骼肌收缩的形式

骨骼肌的收缩可表现为肌肉长度或张力的机械变化,其收缩形式取决于外加刺激的条件和收缩时所遇负荷的大小以及肌肉本身的功能状态。

### (一)等长收缩与等张收缩

等长收缩(isometric contraction)是指当肌肉收缩时仅产生张力的增加而长度不变的收缩形式。在整体情况,试图移动一个大大超过肌肉本身张力的负荷时,肌肉即产生等长收缩。

等张收缩(isotonic contraction)是指当肌肉缩短和移动负荷时的收缩形式。肌肉在开始缩短前,先有肌张力的增加,当张力刚超过负荷时,才表现为肌肉的缩短,从肌肉开始缩短直至收缩结束,张力不再变化而保持恒定。

肌肉作等张收缩时,出现了长度的缩短,故可完成一定的机械外功;外功的大小等于位移与所移动负荷重量的乘积。等长收缩无位移,因此肌肉没有做功。

值得指出的是,整体情况下的肌肉收缩一般不表现单纯的等张收缩或等长收缩,而是两者兼有却有所侧重的复合形式。例如,维持身体姿势的肌肉及肌肉负重时,以张力变化为主,接近等长收缩;而四肢的运动往往以长度变化为主,接近等张收缩。

### (二) 单收缩与强直收缩

单收缩(single twitch)是指肌肉(整块肌肉或单个肌细胞)受到一次短促的有效刺激而产生的一次收缩(图 1-3-15)。单收缩的全过程可分为 3 个时期。

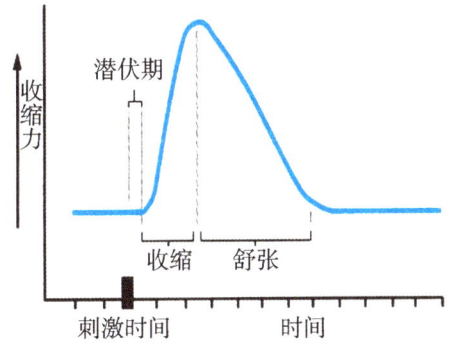

图 1-3-15 骨骼肌的单收缩曲线

1. **潜伏期** 指从刺激开始到肌肉开始收缩的一段时间,其中包括肌肉接受刺激后兴奋的产生、传导以及兴奋-收缩耦联所耗费的时间。

2. **收缩期** 指从肌肉开始收缩到肌肉收缩的顶峰点(长度最短或张力最大)的一段时间。

3. **舒张期** 指从收缩高峰开始到恢复原状的一段时间。收缩期的时间比舒张期短。在单收缩过程中,肌肉的动作电位先于收缩出现,且于收缩达峰值前结束。

单个刺激引起肌肉收缩与否以及收缩幅度的大小取决于刺激的强度。一块肌肉是由许多肌细胞组成,而每个肌细胞的阈值有高有低,如给予的刺激强度小于所有细胞的阈值,则肌肉不收缩;当给予一定强度的刺激时,达到阈值的肌细胞产生兴奋而收缩,未达到阈值的肌细胞则不产生兴奋所以也不收缩。随着刺激强度的加大,参加兴奋而收缩的肌细胞必然增多,从整块肌肉看,它的收缩力就会随之加强。但是,如果刺激强度大到这块肌肉所有肌细胞的阈值时,这块肌肉的全部肌细胞都会兴奋而收缩。此后,即使再加大刺激强度,这块肌肉的收缩力也不会再增强。

如果给肌肉的连续脉冲刺激频率较低时,每一个新的刺激出现在上一次刺激引起的单收缩全过程结束之后,产生一连串独立的单收缩;当刺激频率增加到一定程度时,每一个新刺激出现在前一次收缩的舒张期,则肌肉在自身尚处于一定程度收缩的基础上进行新的收缩,各种刺激引起的收缩发生不完全的互相融合,在记录曲线上呈锯齿形,称为不完全强直收缩(incomplete tetanus);如果刺激频率继续增加,使肌肉在前一收缩的收缩期即开始新的收缩,各次收缩的张力或长度变化可以融合而叠加起来,记录曲线上的锯齿形消失,称为完全强直收缩(complete tetanus)(图 1-3-16)。肌肉强直收缩产生的力大于单收缩,这可能与连续刺激肌肉时,从肌质网重复释放的 $Ca^{2+}$ 维持了横桥运动所需的 $Ca^{2+}$ 浓度,使横桥得以有较长的时间持续活动有关。在整体内,骨骼肌的收缩都属于强直收缩。

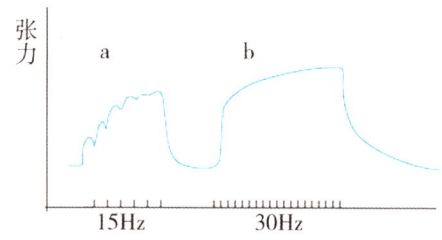

图 1-3-16 骨骼肌的强直收缩曲线
a:不完全强直收缩曲线 b:完全强直收缩曲线

### 三、影响骨骼肌收缩的主要因素

#### (一)前负荷

前负荷(preload)是指肌肉收缩前所承受的负荷。前负荷使肌肉在收缩前就处于某种被拉长的状态,使它在具有一定初长度(initial length)的情况下发生收缩。对肌小节来说,一定的前负荷使粗、细肌丝处于某种重叠状态。

如其他条件不变,逐渐增加前负荷,使初长度增加,测定收缩时肌张力的变化,可见当肌小节的长度在 $2.0\sim2.2\mu m$ 时,肌肉收缩产生的张力最大,这一长度称为最适初长度。大于或小于最适初长度,肌肉收缩产生的张力减小。在最适初长度时,粗、细肌丝间横桥的作用达到最大限度,收缩产生的张力最大;小于最适初长度时,细肌丝将过分伸入,形成细肌丝之间的重叠,妨碍了横桥的活动;而当大于最适初长度时,粗、细肌丝的重叠将减少,有些横桥,甚至全部横桥不能发挥作用。故小于或大于最适初长度,收缩产生的最大张力都会减少(图 1-3-17)。骨骼肌在体内的静息长度,正好是它的最适初长度。

#### (二)后负荷

后负荷(afterload)是指肌肉开始收缩时才遇到的负荷或阻力。后负荷不改变肌肉收缩前的初长度,但它是肌肉缩短的阻力。

肌肉在有后负荷的条件下收缩时,总是张力产生在前,缩短出现在后;且后负荷愈大,肌肉在缩短前必须产生的张力愈大,肌肉出现外部缩短的时间愈晚,缩短初速度和肌肉缩短的长度也愈小。如果把同一肌肉在不同后负荷条件下所产生的张力和它出现缩短时的初速度绘成坐标曲线,就所得到张力-速度关系曲线(图 1-3-18)。从张力-速度关系曲线可知,随着后负荷的增加,肌肉产生的张力增大,但相应的缩短速度减小,两者之间不呈直线关系而呈双曲线形。这说明,在一定后负荷范围内,肌肉收缩产生的张力与缩短初速度大致呈反比关系;并且当后负荷增加到某一数值时,肌肉产生的张力达到它的最大限度,而不出现肌肉缩短,缩短初速度为零,在图 1-3-18 中就是曲线与横坐标相交的点($P_0$)。此时,肌肉的收缩形式表现为等长收缩。在 $P_0$ 位置左侧的曲线上,当张力小于 $P_0$ 而大于零时的肌肉收缩形式则表现为等张收缩,随着后负荷的减小,等张收缩的张力愈来愈小,而缩短速度愈来愈快。因此理论上后负荷为零时,缩短速度达到最大值,这称为肌肉的最大缩短速度($V_{max}$)。

#### (三)肌肉收缩能力

肌肉收缩能力(contractility)是指影响肌肉收缩效果的肌肉内部功能状态,它与影响肌肉收缩的外部条件即前、后负荷无关。从肌肉收缩的机制分析,决定肌肉产生张力、缩

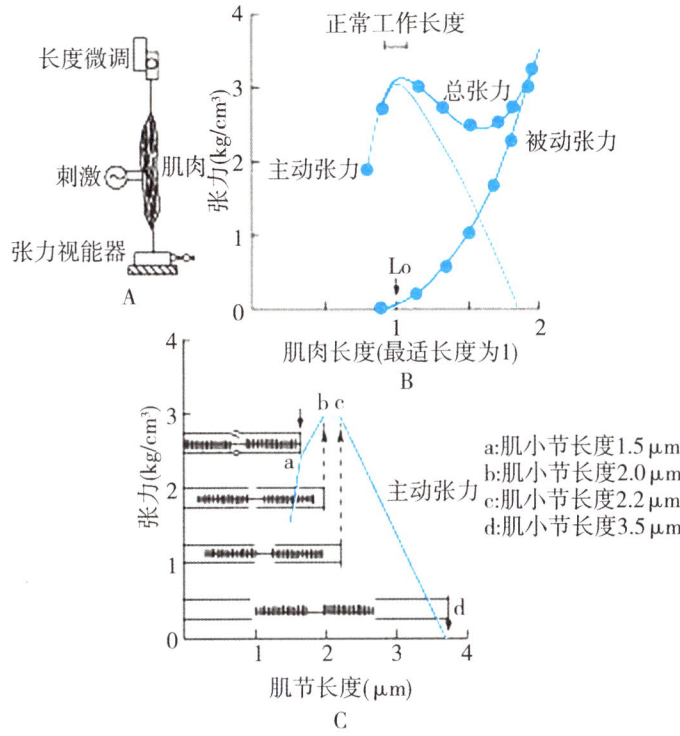

图 1-3-17 不同初长度时粗细肌丝的重合程度和收缩时产生的主动张力的关系示意图
A:实验布置　B:肌肉的长度-张力关系曲线,主动张力是由总张力和被动张力之差得到的
C:肌节的长度-张力关系曲线

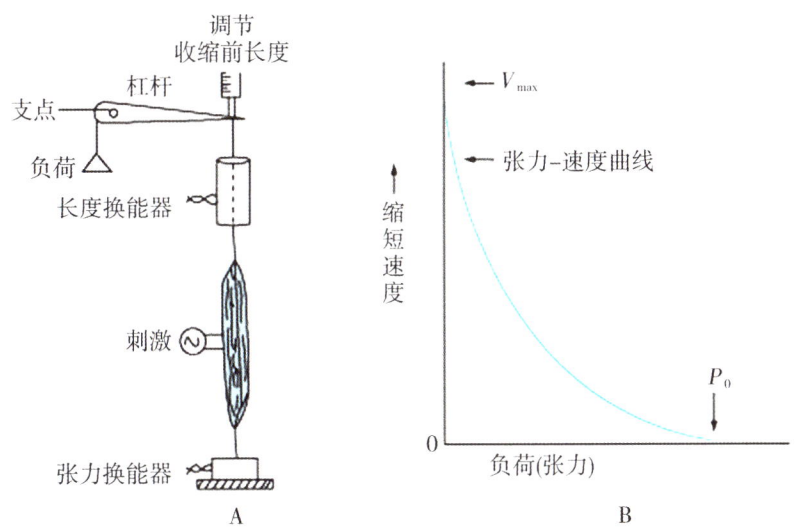

图 1-3-18 骨骼肌张力-速度关系曲线
A:实验布置　B:张力-速度关系曲线

短速度和程度以及作功能力等力学改变的内在因素主要有兴奋-收缩耦联过程中胞浆内 $Ca^{2+}$ 浓度、横桥头部的 ATP 酶活性等。如缺氧、酸中毒、肌肉中能源物质缺乏以及兴奋-收缩耦联、肌肉内蛋白质或横桥功能特性的改变,都可能降低肌肉收缩效果;而 $Ca^{2+}$、咖

啡因、肾上腺素等则可能通过影响肌肉的收缩能力而提高肌肉的收缩效果。

## 四、平滑肌的结构和生理特性

平滑肌广泛分布于人体的消化、呼吸、血管、泌尿和生殖等系统。与横纹肌不同,平滑肌是一组异质性结构,它们不论在形态学排列和生理学特性等方面,都表现出明显的不一致。如在胃肠道、血管、子宫、输精管等处,平滑肌排列成层,而在脾和某些腺体等处则以独立成分存在。有些器官的平滑肌(如胃肠道)具有自发产生兴奋的特性,而有些平滑肌则不产生自发兴奋。同一种体液因素对不同部位的平滑肌可能具有不同的作用。因此,很难对平滑肌的基本特性作出概括,但其在结构和生理特性方面具有某些基本的共同点。

### (一)平滑肌细胞的结构特点

平滑肌细胞一般呈梭形,直径 $2\sim5\mu m$,长度 $20\sim500\mu m$,均远较骨骼肌细胞小。平滑肌细胞膜不内凹形成横小管,但可形成烧瓶状凹陷;肌质网极不发达,其膜上钙泵的ATP酶活性低下,无三联体结构。平滑肌细胞内存在着粗、细肌丝,但排列不整齐,因此不表现显微镜下的横纹,也无肌小节结构。粗肌丝主要由肌凝蛋白组成,粗细不均,横桥头部的ATP酶活性低。细肌丝含有肌纤蛋白和原肌凝蛋白,无肌钙蛋白,但平滑肌细胞内存在着钙调蛋白,在功能上类似于肌钙蛋白。平滑肌中细肌丝与粗肌丝之比(12∶1～18∶1)大大超过骨骼肌和心肌(2∶1)。在平滑肌细胞内有许多致密体,为梭形结构,细肌丝排列成束插入致密体,位于两个相邻致密体之间的细肌丝中有粗肌丝重叠。这种收缩单位类似于骨骼肌,致密体可能起着骨骼肌中Z线的作用。

### (二)平滑肌的分类

尽管各种器官、组织的不同类型的平滑肌的特性很不相同,但一般可根据它们的形态与功能特性分为两类。但这种分类方法并不绝对,有些平滑肌兼有这两方面的特点而难于归入某一类。

1.单元平滑肌或内脏平滑肌 如胃肠道、子宫、输尿管等的平滑肌。这类平滑肌能自动产生节律性兴奋,由于细胞间存在着许多缝隙连接,兴奋可迅速传播到周围细胞,使许多平滑肌细胞像一个单元一样进行整体性收缩,功能上为一合体细胞。只有少量细胞受自主神经支配,能对牵拉起反应而产生主动张力。

2.多单元平滑肌 如竖毛肌、虹膜肌、睫状肌、大气管和大血管等的平滑肌。这类平滑肌常离散分布,一般细胞之间无直接联系,各细胞在活动时各自独立,并受自主神经纤维末梢的支配或体液因素的影响。

### (三)平滑肌细胞的生理特性

如前所述,平滑肌是一组形态和功能特性差异较大的异质性结构。但在生理特性上存在着一些共同点:①平滑肌收缩缓慢而持久。由于横桥头部的ATP酶活性低下,横桥与肌纤蛋白结合、解离、再结合的循环速率大大低于骨骼肌(为骨骼肌的 $1/300\sim1/10$)。因此仅需要 $1/300\sim1/10$ 的能量即可维持与骨骼肌同样的张力,收缩和舒张过程大多进行缓慢(一般需 $1\sim3s$,变化范围 $0.2\sim30s$)。②它们的神经支配全部是自主性神经。③对各种体液因素(如激素、外来药物、酸碱度和渗透性等)较骨骼肌敏感。

但是,不同平滑肌有其自己的一些特性。内脏平滑肌的主要特点有:①自动节律性和功能上的合胞体性。在没有神经或激素作用下,大多数内脏平滑肌细胞能自发地产生动作电位,这种肌源性兴奋通过缝隙连接在肌细胞之间迅速传播,引起所有平滑肌细胞的整体性收缩。②对牵拉刺激的敏感性。平滑肌细胞受到牵拉时,引起牵张激活通道开放,导致细胞膜去极化。如去极化达到阈电位,则也可使细胞产生动作电位并扩布,导致平滑肌收缩。

而多单元平滑肌通常没有或很少有自发活动,它们的活动常不是肌源性的,而是神经源性的,即由支配它们的自主神经冲动所引起,且细胞与细胞之间基本上无缝隙连接。这些细胞一般无产生动作电位的能力,当神经递质或体液因素作用于平滑肌细胞时,通过相应的受体使肌膜 $Na^+$ 或 $Ca^{2+}$ 通道开放,引起不同程度的去极化,即可产生不同程度的收缩;通过关闭 $Na^+$ 或 $Ca^{2+}$ 通道,引起不同程度的超极化,则产生不同程度的抑制(或兴奋性降低)。在有些平滑肌中,激素或药物引起的收缩和舒张甚至不出现膜电位的改变,可能的机制是,当体液因子与膜上受体作用后,并不开放膜上的离子通道,而是引起肌纤维的内部变化,如促进肌质网中 $Ca^{2+}$ 的释放,进而导致肌肉收缩;激活腺苷酸环化酶或鸟苷酸环化酶,导致 cAMP 或 cGMP 增加,再通过使引起肌肉收缩抑制的一些酶的磷酸化程度改变(如肌质网上的钙泵激活),细胞内 $Ca^{2+}$ 浓度降低,肌肉收缩抑制。

**思考题**

1. 何谓易化扩散?有哪两种类型?各有何特点?
2. 试述钠泵的化学本质、激活物、作用和生理意义。
3. 何谓静息电位?试述其产生机制。
4. 何谓动作电位?试述其产生机制。
5. 试述动作电位的引起、传导机制和特点。
6. 试述骨骼肌兴奋-收缩耦联的概念和步骤。
7. 试述骨骼肌的收缩机制。
8. 骨骼肌的收缩形式有哪几种?

同步测试

(况 炜  汤碧娥)

# 第四章 疾病概论

思维导图

课件

**学习要求**
1. 掌握健康和疾病的概念。
2. 掌握脑死亡的概念及意义。
3. 熟悉疾病的常见原因、疾病的发生、发展规律。
4. 熟悉疾病的经过和转归。

## 第一节 健康与疾病

健康(health)和疾病(disease)是一组相对应的概念,是机体生命活动中的两种状态,两者之间没有明确的判断界限,而是一个连续的动态过程。

### 一、健康的概念

世界卫生组织(World Health Organization,WHO)对健康的定义是:健康不仅仅是没有疾病,而且是躯体上、精神上以及社会适应上处于完好状态。这个概念说明根据现代医学模式,健康的人不仅是躯体健康,还必须具有良好的心理和精神状态,并有适应社会的能力。

健康的标准是相对的,在不同地区、不同群体、不同个体甚至同一个体不同的年龄段,健康的标准可以各不相同,而且随着社会的发展,健康的标准和内涵都会不断出现新的变化。

20世纪80年代以来,人们认为在健康和疾病之间存在着非健康和非患病的中间状态,即亚健康。处于亚健康状态的机体虽然没有出现疾病症状或症状轻微,但已有潜在的病理改变。由于人们不同的生活背景及个体差异,亚健康状态的表现也是错综复杂的。常见的表现有免疫力、反应力和适应能力降低,出现躯体易疲劳、易感冒、食欲下降、头痛、焦虑、失眠及性功能下降等。亚健康状态是不断发展变化的,既可向健康发展,也可向疾病转化。掌握亚健康概念,有利于及早采取预防措施,阻断其向疾病状态发展,提高人们的健康水平。

### 二、疾病的概念

疾病是机体在一定的病因作用下,自身稳态调节紊乱而发生的异常生命活动。在此过程中,体内出现一系列形态结构和功能代谢的变化,临床上则表现出不同的症状和体征,机体与外环境的协调也发生障碍。

应当指出,并不是所有的疾病都会出现临床症状、体征或社会行为异常。例如,早期癌症、早期结核病都没有明显的症状和体征,但已有轻微的病理变化存在。

病理过程是指存在于不同疾病中的一系列共同的功能、代谢和形态结构的病理性变化，如水、电解质代谢及酸碱平衡紊乱，发热、缺氧等都属于病理过程。

知识拓展

## 第二节 病因学

病因学研究疾病发生的原因和条件。

微课视频

### 一、疾病发生的原因

病因是指能引起疾病的特定因素，它决定着疾病的特异性。病因的种类很多，可来自机体内部和外界环境。一般分为以下几类。

**(一)生物性因素**

生物性因素是最常见的病因，主要包括病原微生物(病毒、细菌、支原体、衣原体、立克次体等)和寄生虫。这类病因的致病作用主要取决于病原微生物和寄生虫的种类、数量，以及产生的毒素、侵袭力大小和机体的免疫功能状态。病原微生物可以通过直接损伤、破坏机体免疫功能状态、形成机械梗阻等多种机制导致疾病的发生。此类病因致病往往有潜伏期，尤其是病原微生物侵入人体后常构成一定的传染过程。

**(二)理化因素**

1.物理性因素　包括机械力、温度、大气压、噪声、电离辐射等。例如，温度过高引起的烧伤、烫伤；低温引起的冻伤；机械暴力可导致创伤和骨折；电离辐射可致放射病等。此类病因的损伤因素取决于其作用于机体的强度、时间及范围等，多数只引起疾病的发生，在疾病的进一步发展中往往不起作用。

2.化学性因素　包括有机和无机化合物，动、植物毒性物质等，如强酸、强碱、重金属盐类、化学毒素和一些药物等。一般而言，强酸、强碱等可无选择性地作用于器官和组织，化学毒素则对组织器官有特定的选择性毒性作用。例如，一氧化碳与血红蛋白有很强的亲和力，可使红细胞失去携氧能力而致病；四氯化碳则主要作用于肝脏，引起肝细胞的损伤；一些抗肿瘤药物作用于骨髓造血系统，引起血细胞数量减少。

**(三)营养性因素**

各类营养物质缺乏或过剩可导致机体营养物质失衡。机体缺乏必需的营养物质，可导致功能和代谢的变化而致病。这些营养物质包括生命活动的基本物质(如氧、水)，各种营养素(糖类、蛋白质、脂肪、维生素、无机盐等)，微量元素(铁、碘、铜、锌等)。例如，当维生素K缺乏时，肝脏合成的凝血因子减少，导致机体凝血功能障碍；机体缺铁时，可致血红蛋白减少而出现贫血。

营养物质过剩也可致病。长期摄入高糖和高热量食物可引起肥胖病，并与动脉粥样硬化的发生密切相关。

**(四)遗传性因素**

1.直接致病作用　通过基因的突变或染色体的畸变发生。是由于亲代生殖细胞中某种遗传物质的缺陷遗传给子代所致。基因突变主要由基因的化学结构改变所引起，例如，甲型血友病是由于X染色体上基因突变造成凝血因子Ⅷ缺乏，导致凝血功能障碍。染色体畸变主要表现为染色体总数和结构的改变，如性染色体数目异常导致两性畸形。

**2. 遗传易感性** 由于某种遗传物质缺陷或某种基因多态性变异,在一定时间和环境下并不导致机体症状和体征的出现,但机体的功能、代谢和结构发生了某些潜在的异常变化,使机体对环境的适应能力下降,当机体遇到特定的环境、条件时,即可出现疾病。如精神分裂症、高血压病、糖尿病等,其发病往往有家族性。

### (五)先天性因素

先天性因素是指影响胚胎正常发育的有害因素。由先天性有害因素导致的婴儿出生时就已出现的疾病即先天性疾病。如母体在妊娠早期感染风疹或麻疹病毒可能导致先天性心脏病或无脑儿,这类先天性疾病不会遗传。但有些先天性疾病可以遗传,如先天愚型、多指(趾)等。另外,环境因素如碘缺乏、射线、高温、营养不良、食品污染、药物等也可作用于胎儿引起某种缺陷或畸形。

### (六)免疫性因素

正常的免疫功能对于机体防御疾病具有重要意义,但免疫反应过强、免疫缺陷或自身免疫反应等都可对机体造成损害。例如,异种血清、青霉素等导致的过敏性休克,这是由于免疫系统对某些抗原刺激发生异常强烈的反应造成的。人类免疫缺陷病毒(HIV)破坏了辅助性T淋巴细胞,导致获得性免疫缺陷综合征,容易发生致病微生物的感染和恶性肿瘤。机体若对自身抗原产生免疫反应,可导致自身组织损伤,如系统性红斑狼疮、类风湿性关节炎等。

### (七)精神、心理和社会因素

近年来,随着生物医学模式向生物—心理—社会医学的转换,精神、心理、社会因素引起的疾病越来越受到重视,应激性疾病、变态人格、身心疾病等逐渐增多。精神、心理因素在疾病的发生、发展中起着重要的作用,如长期精神紧张、精神创伤、焦虑忧伤等,可引起高血压病、溃疡病和神经官能症等。而社会因素也与疾病的发生有着密切的关系,这类因素包括社会环境、自然灾害、社交活动、家庭生活等,它们通过影响人体的精神、心理而导致躯体功能、代谢及形态变化。

## 二、疾病发生的条件

疾病发生的条件是指通过作用于机体或(和)病因加速或延缓疾病发生的各种因素,包括年龄、性别等个体因素,气温、地理环境等自然因素,以及经济状况、教育水平等社会因素。如在感染结核杆菌的人群中,由于某些条件(如营养不良、过度疲劳等)的影响,导致机体抵抗力降低,可促使结核病的发生;再如,小儿和老人由于自身抵抗力低下易患感染性疾病;女性易患乳腺、甲状腺疾病;男性则易患肺癌、肝癌及动脉粥样硬化等。

在疾病的发生条件中,能加强病因作用,促使疾病发生、发展的因素叫诱因。如情绪激动可诱发心绞痛;上消化道出血可诱发肝性脑病;高血压病是脑血管意外的病因,但寒冷刺激、酗酒等诱因的存在,往往可导致血压的突然上升使原来病变的脑血管发生破裂。

值得注意的是,有了病因,并不一定会发生疾病。例如,细菌、病毒在正常人的鼻咽部都存在,但并不是每个人都会发生呼吸道感染,疾病的发生还取决于条件的作用,如抵抗力的下降等。条件本身不能直接致病,但条件对于多数疾病的发生有重要的影响。条件的作用对象是机体或病因,它既可以增强或削弱病因的致病能力,也可以同样影响机体的抵抗力,起到促进或阻碍疾病发生的作用。

病因和条件的划分并不是绝对的,而是相对的。对于不同的疾病,同一个因素可以是某个疾病发生的原因,也可以是另一个疾病发生的条件。例如,营养不良不仅是营养缺乏症的发病原因,还是结核病的发病条件。夏季高温是中暑的发病原因,也是很多肠道传染性疾病的发生条件。

# 第三节　发病学

发病学(pathogenesis)是研究疾病发生、发展及转归的普遍规律和共同机制的科学。

## 一、疾病发生、发展的一般规律

### (一)损伤与抗损伤

损伤和抗损伤的斗争一直贯穿于疾病的始终,两者相互联系又相互斗争。这是构成疾病的各种临床表现,推动疾病发展的基本动力。

如果损伤反应较轻,通过各种抗损伤反应和适当的治疗,机体即可恢复健康;反之,如果损伤反应较重,抗损伤的各种反应无法抗衡损伤反应,又无恰当、及时的治疗,则病情就会恶化。因此可以说,损伤和抗损伤反应的力量对比常常影响疾病的发展方向和转归。以感冒为例,在受凉或疲劳时,机体抵抗力下降,病毒侵入人体,造成机体损伤;但此时机体免疫反应也随之增强,临床上可出现咽喉肿痛、鼻黏膜充血渗出、发热等一系列表现。此时发热就可以在一定程度上提高机体的抗感染能力,属于抗损伤因素。但一旦体温过高,又会对机体产生不利的影响,损害机体功能导致病情恶化。再如,外伤性出血引起血压下降、组织缺氧的同时,机体可出现血管收缩、心率加快、血凝加速等抗损伤反应,但若出血量大,即损伤反应过大,又无适当治疗,则可导致创伤性或失血性休克而死亡。

损伤和抗损伤反应在一定条件下可以相互转化。如上述外伤出血的例子中,血管收缩具有抗损伤意义,但持续时间如果过长则会加重组织缺氧从而引起酸中毒及肾功能不全等病理过程,原来的抗损伤因素变成了损伤因素。

在临床实践中,必须掌握疾病的发生、发展过程中损伤和抗损伤因素相互转化的规律,才能对病情作出正确的判断和处理。

### (二)因果转化

在疾病的发生、发展过程中,原因和结果之间可以相互交替和转化。当原始致病因素作用于机体后,机体可产生一定的变化,这些变化又会引起新的变化,这就意味着原始病因导致的结果在一定条件下可以转化为另一些变化的原因,这种因果交替的过程常是疾病发展的重要形式。

例如,外伤引起的大出血,可引起回心血量和心排出量减少,进一步导致血压下降,此时除出现心率加快、心收缩力加强,使心排出量增加、血压回升的作用外,也有可能会出现血管收缩、细胞缺氧、微循环障碍等损伤加重的反应。在因果交替规律的推动下,疾病向着不同的方向发展(图1-4-1)。

在不同的疾病或者疾病发生的不同阶段,因果交替的内容是不同的,通过正确认识疾病的因果交替规律,可以帮助我们及时采取正确的处理方式,对于正确治疗疾病和防止疾病恶化具有重要意义。

### (三)局部与整体

生物体是一个相互联系的整体,疾病几乎都是整体疾病,而各组织、器官的病理变化

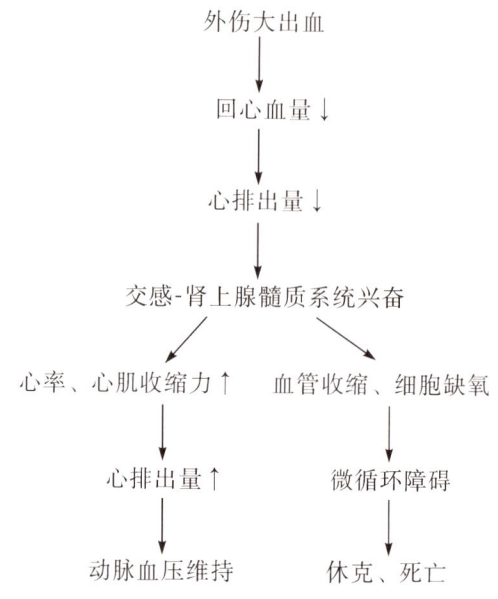

图 1-4-1 大出血因果交替示意图

是全身性疾病的局部表现。局部的病变可以通过神经、体液的途径影响整体,而机体的全身功能状态也可以通过这些途径影响病变的发展和经过。例如,肺结核的病变部位主要在肺,局部病变的表现为咳嗽、咯血等,同时还伴有发热、盗汗、乏力、消瘦等全身反应。另一方面,肺结核病又受全身功能状态的影响,当机体抵抗力增强时,肺部病灶可缩小甚至痊愈;反之,病灶则可扩大甚至导致病情恶化。疖肿在局部可引起充血、水肿等炎症反应,但是严重时局部病变可以通过神经、体液影响全身,从而引起白细胞升高、发热、寒战等全身性表现。而有时疖肿看似局部病变,给予单纯的局部治疗后无明显疗效,最终发现疖肿是全身性代谢疾病——糖尿病的局部表现,在治疗糖尿病后局部病变才得以控制。因此,在疾病过程中,局部和整体相互影响、相互联系,正确认识局部和整体的关系对疾病的诊治具有重要意义。

## 二、疾病发生的基本机制

疾病发生的基本机制是指参与很多疾病发病的共同机制,它不是个别疾病发生的特殊机制。原始病因作用于机体,可以通过以下一种或多种机制发生疾病。

### (一)神经机制

神经系统在调控人体的生命活动中起主导作用。神经机制参与了疾病的发病,疾病也时常有神经系统的变化。有些原始病因可以直接或间接地破坏神经系统的结构、功能和代谢,从而引发疾病。例如,脊髓因外伤、肿瘤压迫等原因可直接损伤神经系统;而乙型脑炎病毒具有高度嗜神经的毒性,通过血脑屏障损伤脑组织,引起脑炎。其次,致病因子也可通过神经反射引起相应器官组织的功能代谢变化,也可通过抑制神经递质的合成、释放和分解,影响神经传导作用。如长期精神紧张、焦虑,可引起大脑皮质功能、皮质下功能失调,导致内脏器官功能障碍。

### (二)体液因素

体液是维持机体内环境稳定的重要因素。疾病发生的体液机制是指致病因素引起体液的量和质的变化,以及体液调节紊乱从而导致疾病的发生。体液因子包括存在于血液或组织间液、淋巴液中的内分泌激素(如肾上腺皮质激素、性激素等)、化学介质(如组胺、前列腺素、补体、凝血及纤溶成分等)、细胞因子(如白细胞介素、肿瘤坏死因子、干扰素等),以及某些细胞分泌的起调节作用的信息分子,如神经元分泌的神经递质(如5-羟色胺、多巴胺等)。当致病因素作用于机体后,上述各种体液因子可发生变动,成为疾病发生的重要因素。体液因子通过内分泌、旁分泌和自分泌的方式作用于局部和全身,影响细胞的代谢和功能。

疾病的发生、发展中体液机制和神经机制常常同时发生,共同参与,故常称为神经体液机制。例如,精神长期处于高度紧张状态可导致大脑皮质和皮质下中枢特别是下丘脑功能紊乱,血管运动中枢的反应性持续增强,交感-肾上腺髓质系统兴奋,外周小血管收缩,血压上升;与此同时,肾小动脉收缩,可增加肾素释放,激活血管紧张素-醛固酮系统,最后在体液因素和神经因素的共同作用下使血压升高。

### (三)组织细胞机制

致病因素作用于机体后可以直接或间接作用于组织、细胞,造成细胞结构损伤以及功能、代谢障碍,导致细胞出现一系列的病理变化,构成疾病的细胞学基础。致病因素除直接破坏细胞外,主要引起细胞膜和细胞器的功能障碍,如细胞膜的各种离子泵($Na^+$-$K^+$-ATP酶、$Ca^{2+}$-$Mg^{2+}$-ATP酶)功能失调,细胞内外离子失衡,细胞内$Na^+$、$Ca^{2+}$积聚,细胞水肿甚至死亡。细胞器功能异常主要表现为线粒体功能障碍,能量供应不足。

### (四)分子机制

细胞的全部生命活动都是由分子来完成的。近年来,从分子(如基因、蛋白质)水平研究生命现象和疾病发生机制受到人们的广泛关注。它使我们对疾病的形态、功能、代谢变化的认识以及对疾病本身的认识进入了一个新阶段。这就是近年出现的分子病理学(molecular pathology)或分子医学(molecular medicine)。

分子病理学有广义和狭义之分。广义的分子病理学研究所有疾病的分子机制;狭义的分子病理学主要研究生物大分子(主要是核酸和蛋白质)在疾病机制中的作用。分子病是指由于DNA遗传性变异引起的一类以蛋白质异常为特征的疾病。主要有以下4类:酶缺陷所致的疾病、血浆蛋白和细胞蛋白缺陷所致的疾病、受体病以及膜转运障碍所致的疾病。

因此,从分子医学的角度看,疾病时形态功能的变化,是某些特定蛋白质结构和功能的变异,而这些蛋白质又是相应基因对细胞受体和受体后信号转导作出应答反应的产物,因此基因及其表达调控情况是决定健康和疾病的基础。

## 第四节 疾病的转归

疾病都有一个发生、发展的过程。多数疾病发展到一定阶段后终将结束,这就是疾病的转归。疾病的最终结局取决于机体受到致病因素作用后损伤和抗损伤的斗争,及时地诊断和治疗对疾病的转归有重要影响。疾病的转归有康复(rehabilitation)和死亡(death)两种形式。

### (一)康复

1. **完全康复** 即痊愈,是指致病因素已经清除或不起作用,疾病的损伤性变化完全消失,各种症状和体征消失,机体的稳态调节能力、对社会和外界的适应能力也完全恢复。

完全康复是疾病常见的最好结局,如感冒等疾病都可完全康复,而不少传染病(如天花等)痊愈后还能获得特异性免疫力。

2. 不完全康复  是指疾病的损伤性变化得到控制,症状和体征消失,但基本的病理变化未完全消失,需通过机体的代偿来维持机体内环境的相对稳定。若此时增加负荷超过机体代偿能力,可因代偿失调导致疾病再现。例如,心瓣膜病的导致心力衰竭经治疗后,心力衰竭的症状和体征可以消失,但心瓣膜病的病理变化依然存在。

### (二)死亡

小案例

长期以来,心跳、呼吸的永久性停止一直被认为是死亡的标志。传统的死亡观念把死亡分为濒死期、临床死亡期和生物学死亡期。近年来由于社会、法律和医学的需要,特别是复苏技术的提高和器官移植的开展,人们对死亡的概念和判断死亡的标准提出了新的看法。因此,近年来提出了脑死亡(brain death)的概念,即全脑功能的永久性停止。脑死亡是目前判断死亡的一个重要标准。

脑死亡的判断标准:

(1)自主呼吸停止:进行15min人工呼吸后仍无自主呼吸。

(2)不可逆昏迷和大脑无反应性:不可逆转的意识丧失;对外界刺激无反应性。

(3)颅神经反射消失:如对光反射、角膜反射、咳嗽反射、吞咽反射等脑干反射消失。

(4)瞳孔散大或固定。

(5)脑电波消失。

(6)脑血液循环完全停止:经脑血管造影证实脑循环停止是确诊脑死亡的最可靠指征。

同步测试

脑死亡一旦确立,就意味着在法律上已具备死亡的合法依据,可协助医务人员判断死亡时间和确定终止复苏抢救的界线,并也为器官移植创造了良好的时机和合法的根据。因此,用脑死亡作为判断死亡的标准是社会发展的需要。

**思考题**

1. 概述疾病发生的原因并各举一例说明。
2. 简述脑死亡的概念及其在医学上的意义。

(仇  容)

# 第五章 药物治疗学基础

药物(drug)是指作用于机体,用以预防、诊断、治疗疾病和计划生育的化学物质。根据来源可分为天然药物、合成药物和基因工程药物 3 类。药品分为处方药和非处方药。处方药(prescription drug,简称 Rx)是指必须凭执业医师或执业助理医师处方才能调配、购买和使用的药品,主要包括需特殊管理的药品(如麻醉药品、精神药品)、新药、毒性大的药品、所治疾病专属性强且病情严重而又需要医药人员监督指导使用的药品以及注射剂等。非处方药(nonprescription drug)在国外又称为柜台可买药物(over the counter,简称 OTC),是指不需要凭执业医师或执业助理医师处方可自行判断、购买及使用的药品。非处方药具有使用安全、疗效确切、质量稳定、应用方便、标签说明通俗易懂等特点。

药物治疗疾病的基础理论是药理学(pharmacology)。药理学是研究药物与机体(包括病原体)相互作用及作用规律的学科。其中,研究药物对机体的作用及作用机制的科学称为药物效应动力学(pharmacodynamics),研究机体对药物的处置过程及血药浓度随时间变化规律的科学称为药物代谢动力学(pharmacokinetics)。

## 第一节 药物效应动力学

**学习要求**

1. 掌握药物效应动力学、副作用、毒性反应、变态反应、常用量与极量、受体激动药与拮抗药、耐受性和依赖性的概念。

2. 熟悉治疗作用、对因和对症治疗、不良反应、后遗效应、三致反应、效价、效能、治疗指数和安全范围的概念。

3. 了解其他药物效应动力学概念。

思维导图

课　件

药物效应动力学(简称药效学)是研究药物对机体的作用及作用机制的科学。

### 一、药物作用的基本规律

药物作用(drug action)是指药物对机体的初始作用,是动因。药理效应(pharmacological effect)是指继发于药物作用之后的组织细胞功能变化,是药物作用的结果。如肾上腺素的初始作用是激动 α 受体,而药理效应是引起血管收缩、血压升高等。药物作用是动因,药理效应是结果,但两者在实际应用中常相互通用。

#### (一)药物的基本作用

药物的基本作用是指药物对机体原有功能活动的影响,包括兴奋作用和抑制作用。

1. **兴奋作用**　药物使原有功能活动增强的作用称为兴奋作用,如肾上腺素升高血压、咖啡因兴奋大脑皮层等。

2.抑制作用　药物使原有功能活动减弱的作用称为抑制作用,如吗啡镇痛、阿托品使腺体分泌减少等。

(二)药物作用的主要类型

1.局部作用和吸收作用　局部作用是指药物在被吸收入血之前,在用药局部产生的作用,如口服抗酸药的中和胃酸作用,碘酊的皮肤消毒作用。吸收作用是指药物被吸收入血后,随血流分布到各组织器官产生的作用,如阿司匹林的解热镇痛作用,阿托品的松弛胃肠平滑肌作用。

2.直接作用和间接作用　直接作用是指药物对接触的器官、组织直接产生的作用。间接作用是指由药物的直接作用而引发的其他作用。如去甲肾上腺素激动血管平滑肌上α受体使血管收缩、血压升高,属于直接作用;血压升高又可通过刺激压力感受器引起反射性心率减慢,则属于间接作用。

3.药物作用的选择性　药物在剂量适当时,只对某些组织器官有明显的作用,而对其他组织、器官无作用或作用不明显,称为药物作用的选择性。药物的选择作用是相对的,当剂量增大时其作用范围也扩大,选择性降低,如尼可刹米在治疗量时能选择性兴奋延髓呼吸中枢,过量则可引起中枢神经系统广泛兴奋,甚至惊厥。所以,临床用药时应注意掌握药物的剂量。药物作用的选择性是药物分类的基础,也是临床选药和制订治疗方案的主要依据。

(三)治疗作用与不良反应

1.治疗作用　凡符合用药目的或能达到防治疾病效果的作用称为治疗作用(therapeutic action)。治疗作用可分为对因治疗和对症治疗。

(1)对因治疗(etiological treatment):指用药目的在于消除原发致病因子的治疗,亦称治本。如应用抗生素杀灭体内致病菌治疗感染性疾病。

(2)对症治疗(symptomatic treatment):指用药目的在于改善疾病症状的治疗,亦称治标。如发热患者使用阿司匹林退热。

在治疗作用中,对因治疗固然重要,但对症治疗也不可忽视,如高热、休克、心力衰竭、脑水肿、惊厥时,必须立即采取有效的对症治疗才能挽救患者生命。临床药物治疗时,应根据患者的具体情况,按照"急则治其标,缓则治其本,标本兼治"的原则,妥善处理对因治疗与对症治疗的关系。

(3)补充治疗(supplementary therapy)或替代治疗(replacement therapy):指体内营养物质或代谢物质不足,而给予补充的治疗。

微课视频

2.不良反应　凡不符合用药目的或给患者带来痛苦甚至严重危害的反应称为不良反应(adverse reaction)。治疗作用与不良反应是药物本身固有的两重性作用。临床用药时,应根据需要权衡利弊,决定取舍,充分保证药物治疗的安全性和有效性。不良反应可分为以下几类:

(1)副作用(side action):是药物在治疗剂量时出现的与治疗目的无关的作用。具有以下特点:①与治疗作用同时出现,是药物固有的作用;②与药物选择性低有关;③因治疗目的不同,副作用和治疗作用有时可相互转化。如阿托品用于麻醉前给药时,其抑制腺体分泌的作用为治疗作用,而松弛胃肠平滑肌引起腹气胀则为副作用。当阿托品用于治疗胃肠绞痛时,松弛胃肠平滑肌的作用为治疗作用,抑制腺体分泌引起口干则为副作用;

④一般较轻微,停药后可恢复,危害性小;⑤可预知,可预防。

(2)毒性反应(toxic reaction):一般是药物用量过大或用药时间过长,或机体对药物敏感性过高时产生的对机体的危害性反应。短期内过量用药引起的毒性称为急性毒性反应,可造成呼吸、循环和中枢神经系统功能的损害;由于长期使用药物,使其在体内蓄积而逐渐产生的毒性称为慢性毒性反应,往往累及肝、肾、骨髓及内分泌系统。此外,药物的致突变(mutagenesis)、致畸(teratogenesis)和致癌(carcinogenesis)作用(简称三致反应)也属于慢性毒性反应。药物损伤细胞遗传物质(DNA),导致基因或染色体畸变称为致突变;基因突变发生于胚胎细胞可导致胎儿畸形称为致畸;突变发生于一般组织细胞则可致癌。

(3)后遗效应(residual effect):停药后,血浆药物浓度下降至阈浓度以下时残存的药理效应。这种效应有长有短,短者如服用巴比妥类催眠药后导致次晨困倦、乏力现象;长者如久用糖皮质激素后出现肾上腺皮质废用性萎缩。

(4)继发反应(secondary reaction):继发于药物治疗作用之后的不良反应。如长期应用广谱抗生素,导致肠道菌群紊乱,对药物敏感的细菌被抑制,从而引起霉菌或一些耐药菌大量繁殖,产生二重感染,即继发反应。

(5)变态反应(allergic reaction):药物引起的病理性免疫反应。临床表现为皮疹、药热、血管神经性水肿、哮喘、造血系统或肝肾功能损害,甚至出现过敏性休克而导致死亡。其特点如下:①常发生于过敏体质者;②与用药剂量无关,不易预知;③过敏性可持续很久,甚至终身;④结构相似的药物可有交叉过敏反应。对可致过敏反应的药物或过敏体质者,用药前应详细询问患者有无药物过敏史,并须做皮肤过敏试验(简称皮试)。对该药有过敏史或皮试阳性者应禁用。

(6)特异质反应(idiosyncrasy reaction):指少数特异质患者由于遗传因素对某些药物的反应发生了改变。特异质反应表现为对药物的反应特别敏感,或出现与正常人不同性质的反应,如葡萄糖-6-磷酸脱氢酶(G-6-PD)缺乏者,在用一些具有较强氧化作用的药物如伯氨喹、阿司匹林、磺胺类药物时,可致急性溶血反应及高铁血红蛋白血症。

(7)停药反应(withdrawal reaction):长期应用某种药物,突然停药后使原有疾病症状迅速重现或恶化的现象。如长期服用可乐定的高血压患者突然停药,可出现血压急剧升高现象。

(8)耐受性(tolerance)和耐药性(resistance):耐受性是指连续用药后机体对药物的敏感性降低,必须加大剂量才能保持原有的药理效应。有些患者首次用药就不敏感称为先天耐受性。耐药性是指反复用药后病原体或肿瘤细胞对药物敏感性降低,药物作用减弱甚至失效的现象。

(9)依赖性(dependence):是机体与药物相互作用所产生的一种强迫要求连续或定期使用该药的行为或其他反应。依赖性可分为精神依赖性(psychic dependence)和身体依赖性(physical dependence)。精神依赖性是指连续用药后使人产生愉快或欣快感,促使用药者有周期性定期用药的强烈欲望,停用后可有主观上的不适感,但不产生戒断症状。身体依赖性是指具有依赖性的药物反复使用所造成的一种适应状态,一旦停药,可导致一系列生理功能紊乱,即戒断综合征。易产生身体依赖性的药物有吗啡、哌替啶等,称为"麻醉药品"。对药物产生身体依赖者为继续用药,常不择手段,甚至丧失道德人格,对本人及社会造成严重损害。因此,国家颁布了《麻醉药品管理办法》和《精神药品管理办法》,医务人员必须掌握好使用原则,防止产生依赖性。

知识拓展

药物不良反应致使机体组织器官发生功能性或器质性损害而出现的一系列临床症状和体征称为药源性疾病,如药物性耳聋、药源性心肾功能不全、癌变、畸胎、药物性哮喘等。因此,医护人员在日常工作中,应密切观察药物的不良反应,避免药源性疾病的发生。

## 二、量效关系

在一定范围内,同一药物的剂量(或浓度)增加或减少,药物效应也相应增强或减弱,这种剂量(或浓度)与效应之间的关系称为量效关系(dose-effect relationship)。量效关系可以用剂量-效应曲线或浓度-效应曲线定量地反映药物作用特点。

药理效应按性质可分为量反应和质反应。量反应的强弱表现为量的变化呈连续性或线性,通过逐渐增加或减少药量测得,如血压或平滑肌张力的变化。质反应的强弱随药物剂量或浓度的增减表现为质的变化,以阳性或阴性、全或无的方式表现,呈不连续性,如存活或死亡、清醒或睡眠等。

**(一)量反应的量效曲线**

量反应的量效曲线常用多次实验测得的数据,计算其平均值和标准差作图。以药物剂量或血药浓度为横坐标,效应强度为纵坐标,绘制的曲线呈先陡后平的曲线;若以药物剂量或血药浓度的对数值为横坐标,效应强度为纵坐标,绘制的曲线呈近似对称的S形(图1-5-1)。S形曲线有利于对同类药物的性能进行比较。

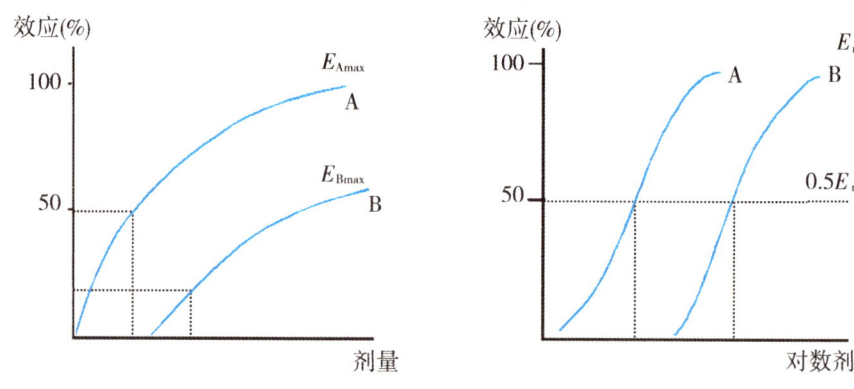

图1-5-1 量反应的量效曲线

量反应的量效曲线可以衍生出一系列在药理学中有重要意义的概念。

1. **斜率(slope)** 量效曲线在效应量16%~84%时大致呈直线,该段直线与横坐标夹角的正切值称斜率。同样大小的药量变化,斜率越大的药物,效应变化越大。因此,斜率的大小是确定临床用药剂量范围的依据之一。

2. **最小有效量(minimal effective dose)或最小有效浓度** 是指引起效应的最小药物剂量或最低药物浓度,亦称阈剂量或阈浓度。

3. **效能(efficacy)** 是指药物所能产生的最大效应,反映药物内在活性的大小。高效能药物产生的效能是低效能药物无论多大剂量也无法产生的。

4. **效价强度(potency)** 用于作用性质相同的药物之间的等效剂量的比较,达到等效时所用药量较小者效价强度大,所用药量大者效价强度小。能引起相同效应的药物,它们的效能和效价并不一定一致,如利尿药以每日排钠量为效应指标进行比较(图1-5-2),氢氯噻嗪的效价强度大于呋塞米,而呋塞米的效能大于氢氯噻嗪。因此,比较同效应的两种或两种以上药物时,应从效能和效价强度两项指标综合考虑。

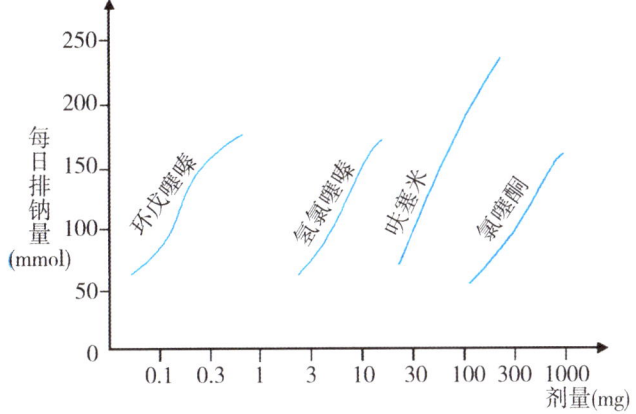

图 1-5-2　各种利尿药的效价强度及效能比较

**(二)质反应的量效曲线**

在实验中,常将动物按用药剂量分组,以阳性百分率为纵坐标,以剂量或浓度为横坐标作图,可得到质反应的量效曲线。若以对数剂量为横坐标,阳性率为纵坐标,则为对称的钟形曲线(正态分布曲线);当纵坐标为累加阳性率时,其曲线为对称的 S 形曲线(图 1-5-3)。S 形曲线是反映治疗效应和毒理效应的重要数据,如以疗效为指标,可测得半数有效量($ED_{50}$)、95% 有效量($ED_{95}$)等;以死亡为指标,可测得半数致死量($LD_{50}$)和 5% 致死量($LD_5$)。

治疗指数(therapeutic index,TI)即药物的半数致死量($LD_{50}$)与半数有效量($ED_{50}$)的比值,以 $LD_{50}/ED_{50}$ 来表达。通常情况下,治疗指数越大的药物安全性越大。但治疗指数并不能完全反映药物的安全性。故现在主张用 $LD_1/ED_{99}$ 的比值,即可靠安全系数(certain safety factor,CSF)或 $LD_5$ 与 $ED_{95}$ 之间的距离来衡量药物的安全性,认为比 TI 更为可靠。

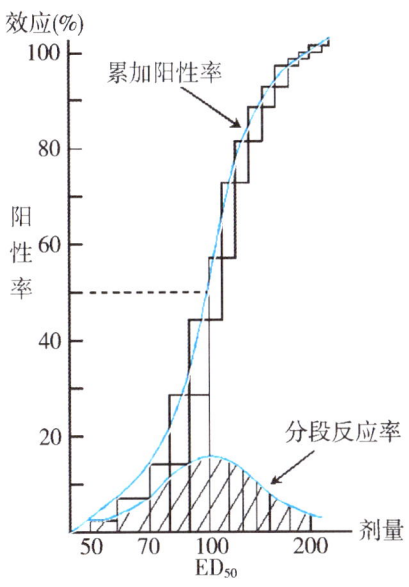

图 1-5-3　质反应的量效曲线

## (三)剂量的概念

剂量指用药的分量。剂量的大小决定血药浓度的高低,血药浓度又决定药理效应。在一定范围内增加或减少药物剂量,效应也随之增强或减弱,但超过一定范围,则会引起中毒甚至死亡(图 1-5-4)。因此,临床用药时应严格掌握用药的剂量。

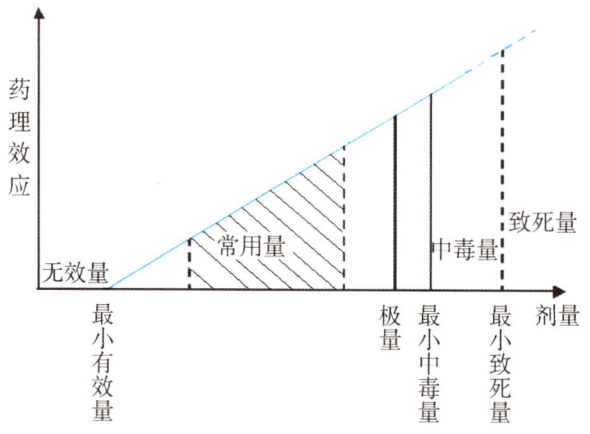

图 1-5-4　剂量与药理效应关系示意图

1. 无效量　指药物剂量过小,在体内达不到有效浓度,不能引起药效应的剂量。
2. 最小有效量　引起疗效的最小剂量。
3. 极量　是国家药典明确规定允许使用的最大剂量,医师处方一般不得超过此用量。
4. 治疗量　最小有效量与极量之间的量。
5. 常用量　临床为使药物疗效可靠而安全,常采用比最小有效量大、比极量小的量。
6. 最小中毒量　药物引起毒性反应的最小剂量。
7. 最小致死量　药物引起死亡的最小剂量。
8. 安全范围　是指药物最小有效量和最小中毒量之间的距离,它表示药物的安全性,其距离愈大愈安全。

## 三、药物作用机制

药物作用机制即药物作用原理。了解药物作用机制,有助于理解药理作用和不良反应的本质,为临床合理用药、安全用药提供理论依据。

### (一)药物作用于受体

1. 受体与配体　受体是一类存在于细胞膜或细胞内,能识别、结合特异配体(药物、递质、激素等),通过信号转导,产生特定生物效应的大分子物质。

受体占领学说认为,药物和受体结合产生效应,必须具备两个条件:一是药物和受体相结合的能力,即亲和力;二是药物与受体结合后产生效应的能力,即效应力,又称内在活性。因此,作用于受体的药物可分成 3 类:

(1)受体激动药(agonist):指对受体既有亲和力,又有较强内在活性的药物,如肾上腺素激动心脏 β 受体,产生兴奋心脏的作用。

(2)受体拮抗药(antagonist):指对受体有较强的亲和力,但无内在活性的药物。它能阻断激动药与受体的结合,拮抗激动药的效应。如普萘洛尔能与肾上腺素竞争 β 受体,产生拮抗肾上腺素的作用。

根据拮抗药与受体结合是否具有可逆性，可将其分为竞争性拮抗药和非竞争性拮抗药。竞争性拮抗药与受体产生可逆性结合，与激动药相互竞争同一受体，使其亲和力降低，而对内在活性无影响，随着拮抗药浓度逐渐加大，使激动药的量效曲线逐渐向右平移，但斜率和最大效应不变。非竞争性拮抗药与受体产生相对不可逆性结合，使激动药的亲和力与内在活性均降低，随着拮抗药浓度逐渐加大，使激动药的量效曲线右移，而且抑制其最大效应（图1-5-5）。

(3)部分激动药(partial agonist)：指药物对受体有较强亲和力，而内在活性较弱，单独应用时可产生较弱的药理效应，与激动药合用时，则呈现对抗激动药的作用。如喷他佐辛是阿片受体部分激动剂，单用时产生较弱的镇痛效应，但与吗啡等强镇痛药合用时，可拮抗吗啡等的镇痛作用。

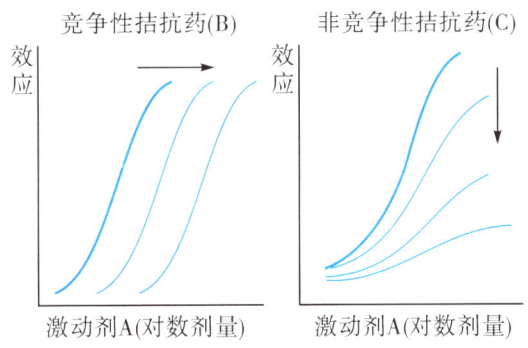

图1-5-5 竞争性拮抗药与非竞争性拮抗药

2.受体的调节

(1)向上调节(up regulation)：当激动药浓度低于正常或长期用拮抗药时，受体数目增多、亲和力增加或效应力增强，称为向上调节。如长期应用β受体阻断药普萘洛尔，突然停药，因β受体数目增多而对体内递质去甲肾上腺素产生强烈反应，引起心动过速、心律失常等。故向上调节也是造成某些药物停药后出现反跳现象的原因，临床用药时应予注意。

(2)向下调节(down regulation)：当激动药浓度过高、作用过强或长期激动受体时，受体数目减少、亲和力降低或效应力减弱。向下调节与长期用激动药后组织细胞对其敏感性下降或产生耐受性有关。

(二)药物的其他作用机制

1.改变理化环境　如氢氧化铝中和胃酸，治疗胃及十二指肠溃疡；甘露醇增加血浆渗透压导致脑组织脱水，用于治疗急性脑水肿等。

2.参与或干扰机体的代谢过程　如铁剂参与血红蛋白的合成，治疗缺铁性贫血。

3.改变酶的活性　如新斯的明抑制胆碱酯酶而产生拟胆碱作用；解磷定使胆碱酯酶复活，用于解救有机磷酸酯类中毒。

4.影响生物膜对离子的通透性　如硝苯地平阻滞血管平滑肌的$Ca^{2+}$通道，使血管扩张，用于治疗高血压。

5.影响核酸代谢　如叶酸、维生素$B_{12}$能促进核酸合成而治疗巨幼红细胞性贫血。

6.影响免疫功能　环孢素能抑制免疫功能，用于器官移植等。

**思考题**

1. 名词解释：治疗作用、副作用、毒性反应、变态反应、后遗反应、三致反应、常用量、极量、受体激动药、耐受性、效价、效能、治疗指数、安全范围。
2. 如何区别精神依赖性和身体依赖性？
3. 药物不良反应可分为哪几类？

## 第二节 药物代谢动力学

思维导图

课件

**学习要求**

1. 掌握药物代谢动力学、首关消除、生物利用度、血浆半衰期、药酶诱导剂和药酶抑制剂、肝肠循环、稳态血药浓度、血脑屏障的概念。
2. 熟悉 pH 值改变对弱酸性及弱碱性药物转运及排泄的影响。
3. 熟悉药物的吸收、分布、代谢、排泄等内容。
4. 了解其他药动学概念。

药物代谢动力学(简称药动学)是研究机体对药物的作用，即研究药物吸收、分布、代谢和排泄过程及血药浓度随时间变化规律的科学。

### 一、药物的跨膜转运

药物的体内过程如吸收、分布、排泄均需通过生物膜，这一过程称为药物的跨膜转运。药物的跨膜转运主要有被动转运和主动转运两种方式。

#### (一)被动转运

被动转运(passive transport)指药物由浓度高的一侧向浓度低的一侧进行的跨膜转运(顺差转运)。其转运特点是：①药物顺浓度差进行扩散，当膜两侧浓度达平衡时，转运即保持在动态稳定水平；②不消耗能量，主要方式有简单扩散、易化扩散等。

1. 简单扩散(simple diffusion) 是指药物通过溶解在脂质膜进行顺差跨膜转运的方式。这是药物最常见和最重要的转运方式。大多数脂溶性药物都通过此方式进行转运。

药物理化性质是影响简单扩散的主要因素，如分子量、脂溶性、极性及解离度等。由于大多数药物是弱电解质，体内以解离型和非解离型两种形式存在，非解离型脂溶性大，易跨膜转运。药物跨膜转运还与药物所处内环境的 pH 值和自身解离特性 pka 值有关。pka 值是指弱酸性或弱碱性药物在 50% 解离时溶液的 pH 值。各种药物有固定的 pka 值。同一药物所处体液的 pH 值有微小变化时，其解离度可发生显著变化，从而影响药物在体内转运。

一般规律是弱酸性药物在酸性体液中解离度小，脂溶性大，易跨膜转运；而在碱性体液中因解离度大，脂溶性小，难以跨膜转运。弱碱性药则相反。

2. 易化扩散(facilitated diffusion) 与简单扩散不同之处是其转运需载体参与，故此类转运具有选择性、竞争性抑制及饱和现象等特点，如铁剂、葡萄糖、氨基酸的转运。

#### (二)主动转运

主动转运(active transport)为耗能的逆浓度差转运，其特点是：①需要载体，载体对药物有高度特异性；②需要消耗能量；③受载体转运能力的限制，当载体转运能力达到最大时有饱和现象;④不同药物同时被同一载体转运时,存在竞争性抑制现象。如甲状腺细胞膜上的碘泵,可主动转运碘进入细胞内;青霉素可由肾小管上皮细胞主动转运至肾小管腔由尿排出。

## 二、药物的体内过程

药物进入机体到药物从机体消除的全过程称为药物的体内过程,包括药物的吸收、分布、代谢和排泄(图1-5-6)。代谢和排泄都是药物在体内逐渐消失的过程,统称为消除(elimination)。

微课视频

### (一)药物的吸收

药物从给药部位进入血液循环的过程称为吸收。药物吸收的快慢和多少直接影响药物作用的快慢和强弱。吸收快而完全的药物显效快、作用强;反之则显效慢、作用弱(图1-5-7)。

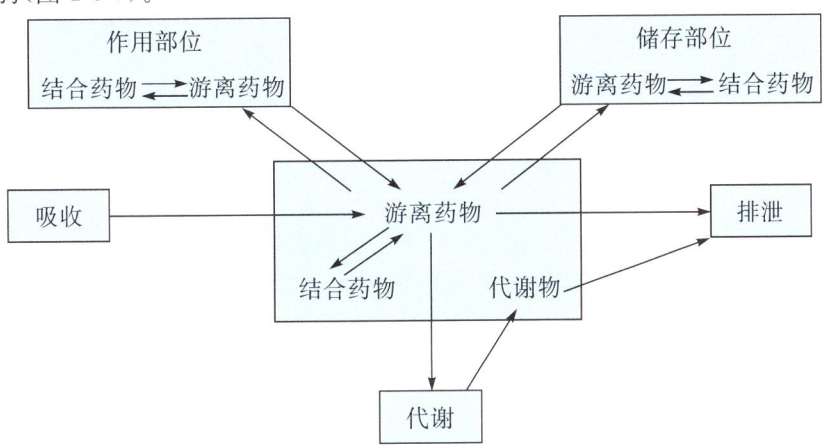

图1-5-6 药物的吸收、分布、代谢及排泄

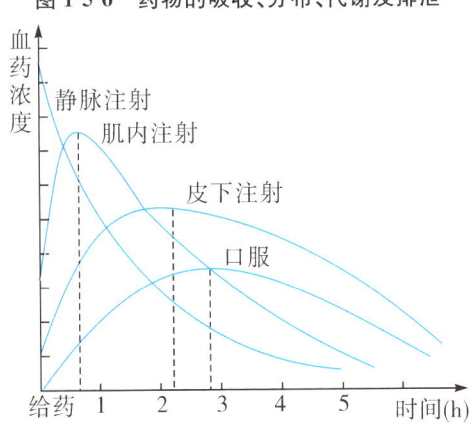

图1-5-7 不同给药途径的药-时曲线

1.吸收部位及特点

(1)口服给药:是最常用且安全的给药方法。吸收部位主要为小肠,因小肠壁绒毛多,吸收面积大,肠壁血流丰富,且肠腔内pH值接近中性,适合于大多数药物的溶解与吸收。弱酸性药物在胃中可有少量吸收。

(2)注射给药:常用有静脉注射(i.v)、静脉滴注(i.v.gtt)、肌内注射(i.m)、皮下注射

(i.h)等。静脉注射和静脉滴注无吸收过程。皮下或肌内注射后,药物通过毛细血管进入血液循环,其吸收速度主要与局部组织血流量及药物的剂型有关。由于肌肉组织血流较皮下组织丰富,故肌内注射比皮下注射吸收快。休克时,因周围循环不良,皮下和肌内注射吸收速度均大大减慢,需静脉给药才能达到急救的目的。

(3)吸入给药:药物可迅速经肺泡吸收。气体及挥发性药物可直接进入肺泡;一些药物溶液或粉末则需喷雾器分散为微粒(直径约5μm)雾化吸入才能到达肺泡吸收。吸入给药吸收快,排泄也快。

(4)舌下给药:舌下黏膜血流丰富,但吸收面积较小,适用于少数用药量小而脂溶性大的药物,如硝酸甘油等。该方法吸收迅速,给药方便,且可避开首关消除。

(5)直肠给药:栓剂或溶液剂经直肠给药后由直肠黏膜吸收,虽然吸收面积不大,但血流丰富,药物吸收较快,也可避开首关消除。适用于少数刺激性强或不宜口服的药物。

(6)经皮给药:完整的皮肤吸收能力很差,皮肤薄的部位吸收略强于皮肤厚的部位。可将药物与促皮吸收剂制成贴剂,通过皮肤吸收而产生局部或全身作用,称经皮给药,如硝苯地平贴皮剂。

2.影响药物吸收的因素

(1)药物的理化性质:一般来说药物分子量小、解离度小、脂溶性高、溶解度大者易被吸收;反之则难以吸收。

(2)药物的剂型:口服给药时,液体制剂较片剂或胶囊剂等固体制剂吸收快。皮下或肌内注射时,药物的水溶液吸收迅速,而混悬剂和油剂在注射部位吸收较慢,故显效慢,作用维持时间长。

(3)首关消除(first pass elimination),又称首过消除。指部分药物口服给药后,在通过胃肠黏膜和肝脏时,部分被代谢灭活,使进入体循环的药量减少而降低疗效。如硝酸甘油、利多卡因均有明显的首关消除现象,故不宜口服给药。

(4)吸收环境:口服给药时,胃的排空速度、肠蠕动的快慢、pH值、肠内容物的多少和性质均可影响药物的吸收。如胃排空延缓、肠蠕动过快或肠内容物过多等均不利于药物的吸收。

(二)药物的分布

药物的分布是指药物从血液循环进入各组织体液的过程。多数药物在体内的分布是不均匀的,有些组织器官分布浓度较高,有些组织器官分布浓度较低。影响药物分布的因素有以下几种:

小案例

1.药物与血浆蛋白结合　多数药物可不同程度地与血浆蛋白结合,与血浆蛋白结合的称为结合型药物,未结合的称为游离型药物。药物与血浆蛋白的结合率是决定药物在体内分布的重要因素。药物与血浆蛋白结合后具有以下特点:①结合是可逆的;②暂时失去药理活性;③结合后分子体积增大,不易透出血管壁,也不能被代谢、排泄;④药物之间具有竞争蛋白结合的置换现象。如服用血浆蛋白结合率为99%的华法林后,再服用血浆蛋白结合率为98%的保泰松,可使血液中华法林浓度成倍增加,其抗凝作用增强,甚至造成自发性出血。

2.药物与组织亲和力　有些药物对某些组织有特殊的亲和力,因而在该组织的浓度较高。如碘在甲状腺中的浓度远高于其他组织;抗疟药氯喹在肝中浓度是血浆浓度的700倍左右。

3.体内特殊屏障

(1)血脑屏障(blood-brain-barrier):是血液与脑组织、血液与脑脊液、脑脊液与脑组织 3 种屏障的总称,其中前两者对药物的通过具有重要的屏障作用。这是因为脑部毛细血管内皮细胞连接比较紧密,基底膜外尚有一层星状胶质细胞包绕,大多数药物较难通过,只有脂溶性大、分子量较小的药物可以通过血脑屏障进入脑组织。当发生脑部感染或中枢其他疾病时,应使用易于通过血脑屏障的药物才能使药物发挥作用。新生儿血脑屏障发育不完善,中枢神经系统易受药物的影响,应慎用药物。

(2)胎盘屏障(placental-barrier):是胎盘绒毛与子宫血窦间的屏障,对胎儿来说是一种保护性屏障。所有药物均能通过胎盘屏障进入胎儿体内,仅是程度、快慢不同,故妊娠期禁止使用对胎儿发育有影响的药物。

4.器官血流量和体液 pH 值  血流量大的器官如脑、心、肝、肾等药物分布多;而血流量少的肌肉、皮肤、脂肪等分布速度慢,药量也少。改变体液 pH 值可影响药物的解离度和脂溶性,从而影响其分布。如细胞内液 pH 为 7.0,细胞外液约为 7.4,弱酸性药在细胞内液中浓度低于外液;弱碱性药则相反。

(三)药物的代谢

药物在体内发生化学结构的改变称为代谢(metabolism)或生物转化。肝脏是药物代谢的主要器官。大多数药物经代谢后失去药理活性成为代谢物排出体外,称为灭活。

药物代谢方式有氧化、还原、水解、结合。药物的代谢必须在酶的催化下才能进行,这些催化药物代谢的酶统称为药物代谢酶(drug metabolizing enzymes,简称药酶)。药酶按照在细胞内的存在部位分为微粒体酶系(非专一性酶)和非微粒体酶系(专一性酶)。微粒体酶系指存在于肝细胞微粒体内的混合功能氧化酶系,简称肝药酶。其具有以下特点:①专一性低,能催化多种药物代谢;②变异性大,可受遗传、年龄、营养、机体状态、疾病等影响;③活性可变,一些药物可改变其活性。非微粒体酶系是催化特定底物的特异性酶,如胆碱酯酶选择性水解乙酰胆碱。

长期应用某些药物可使酶的活性增强,这类药物称为药酶诱导剂(enzyme inducer),如苯巴比妥、苯妥英钠、利福平等。当这些药与其他药物合用时,因药酶活性增强,可使其本身及合用药物代谢加快,药效减弱。反之,能减弱药酶活性的药物,称为药酶抑制剂(enzyme inhibiter),如氯霉素、西咪替丁、异烟肼等。当其与其他药物合用时,因药酶活性降低,对药物代谢减慢而使药效增强。

(四)药物的排泄

排泄(excretion)是指药物及其代谢产物经机体的排泄器官或分泌器官排出体外的过程。机体的排泄或分泌器官主要是肾脏,其次有胆道、肠道、唾液腺、乳腺、汗腺、肺等。

1.肾排泄  药物及其代谢物经肾排泄有肾小球的滤过、肾小管重吸收和肾小管主动分泌 3 种方式。药物及其代谢物经肾小球滤过后,又部分被肾小管重吸收,重吸收的多少与药物的脂溶性、尿量和尿液 pH 值有关。尿液 pH 值能影响药物的解离度,从而影响药物的重吸收。弱酸性药物在碱性尿液中解离多,重吸收少,排出增加。如弱酸性药物巴比妥类中毒时,静脉滴注碳酸氢钠可以碱化尿液,促进药物的解离,加快排泄,达到解救中毒的目的。弱酸性药物在酸性尿液中解离少,重吸收多,排出减少;弱碱性药物则相反。

有些药物由肾小管主动分泌排泄,药物相互之间有竞争性抑制现象。如丙磺舒与青霉素同用,两药竞争肾小管细胞上的有机酸载体转运系统,丙磺舒可抑制青霉素主动分泌,提高青霉素血药浓度,延长作用时间。

2.胆汁排泄　有些药物及其代谢物可经胆汁排泄进入肠道,随粪便排出。随胆汁排泄的抗菌药物如红霉素、利福平等,可用于治疗胆道感染。有些药物随胆汁排入肠腔,再被肠壁吸收再次进入体循环的过程,称为肝肠循环(hepato-enteral circulation)。肝肠循环多的药物血药浓度下降慢,作用维持时间长,如洋地黄毒苷、地高辛等。

3.其他途径　一些药物可通过肺、乳汁、唾液、肠道、汗腺等排泄。乳汁中药物浓度过高,可对哺乳儿产生影响。

### 三、药物的动力学过程

药物在体内的转运和转化形成了药物的体内过程,从而产生了药物在不同组织器官和体液间的浓度变化,并且是一个药物浓度随时间变化而变化的动态过程,称为动力学过程(kinetic process),或称速率过程(rate process)。为了准确描述这种动态变化,需要绘制曲线图、建立数学模型和方程、计算药动学参数。这些参数能够定量地反映药物在体内动态变化的过程,是临床制订和调整给药方案的重要依据。

(一)药时曲线

给药后体内药物浓度随时间迁移发生变化,这种变化以药物浓度为纵坐标,以时间为横坐标绘制曲线图,称为药物浓度时间曲线图(concentration-time curve),简称药时曲线(图1-5-8)。

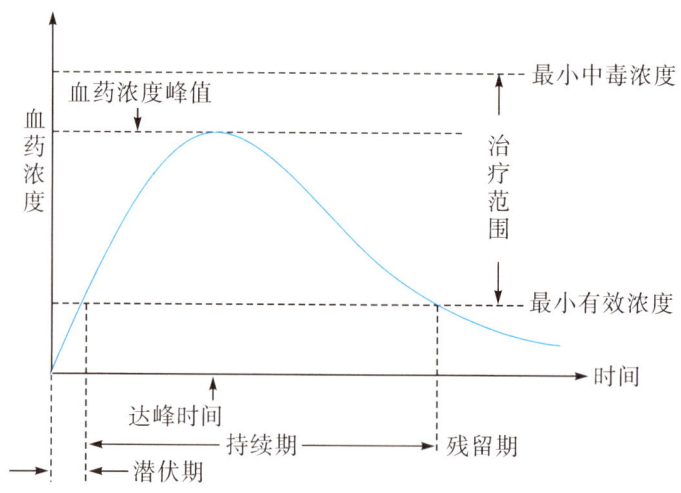

**图1-5-8　非静脉给药的药时曲线**

由图1-5-8可见,血管外单次给药后的药时曲线反映了药物在体内吸收、分布、代谢和排泄的动态关系。曲线上升支反映药物的吸收速度大于消除速度;曲线峰值表示吸收和消除速度达动态平衡;下降支则表明药物的消除大于吸收速度。药物在体内必须达到最小有效浓度(minimal effective concentration,MEC)时才能产生有效的作用,但超过最小中毒浓度(minimal toxic concentration,MTC)时则可能引起中毒。临床用药时,血液浓度应该维持在MEC与MTC之间。另外,从图中可测出药物的潜伏期、达峰时间、作用持续时间、残留期及曲线下面积等。曲线下面积(area under curve,AUC)是指坐标轴与药时曲线围成的面积,表示一段时间内吸收到血液中的药物的相对累积量。

## (二)动力学类型

药物在体内经分布、代谢和排泄,血药浓度水平逐渐下降的过程,称为药物的消除。药物消除分两种类型,恒比消除和恒量消除。

1. 恒比消除　单位时间内体内药量以恒定比例消除,又称一级动力学消除。血药浓度高,单位时间内消除药量多。临床大多数药物在体内按恒比消除方式消除。

2. 恒量消除　单位时间内体内药量以恒定数量消除,又称零级动力学消除。血中药物消除与血药浓度无关。机体消除功能低下或用药剂量过大,超过了机体最大消除能力时,以恒量消除方式消除。当血药浓度下降至最大消除能力以下时,可转为恒比消除方式消除。

## (三)药动学参数

由房室模型的函数方程可以计算出药物在体内吸收、分布、消除各环节的参数。它们可以分别定量描述药物的体内过程。现列举几个重要的参数介绍如下:

1. 生物利用度(bioavailability,$F$)　指血管外给药后能被吸收进入体循环的分数或百分数。药物吸收程度可通过测定给药后的药时曲线下面积($AUC$)来估算。吸收量越大,$AUC$ 也越大。生物利用度计算公式为:

$$绝对生物利用度 \ F = \frac{AUC(血管外给药)}{AUC(血管内给药)} \times 100\%$$

$$相对生物利用度 \ F = \frac{AUC(供试药)}{AUC(对照药)} \times 100\%$$

意义:①生物利用度是评价药物吸收率、药物制剂质量或生物等效性的一个重要的指标;②绝对生物利用度用以评价同一种药物不同给药途径时的吸收情况;③相对生物利用度用来评价同种药物的不同制剂、不同批号、不同厂家药品的吸收情况。

2. 表观分布容积(apparent volume of distribution,$Vd$)　是假定药物均匀分布于机体所需要的理论容积,即药物在机体分布平衡时体内药量($D$)与血药浓度($C$)之比值。计算公式为 $Vd = D/C$。

$Vd$ 并非药物在体内真正占有的体液容积,仅反映所测药物在组织中分布的范围、结合程度的高低。$Vd$ 大小取决于药物的脂溶性、药物与血浆蛋白的结合率和药物与组织的亲和力。如体重 70kg 的正常人 $Vd$ 在 5L 左右,表示药物基本分布于血浆;若 $Vd$ 为 10~20L 时,则表示药物分布于细胞外液;若 $Vd$ 为 40L,表示药物分布于全身体液;若 $Vd$ 为 100L 以上,则表示药物集中分布于某器官内或大范围组织内,如肌肉或脂肪组织等。

3. 半衰期(half-life,$t_{1/2}$)　血浆药物浓度下降一半所需的时间,称为血浆半衰期。极大多数药治疗量时以恒比消除方式进行消除,其半衰期为恒定值 $t_{1/2} = 0.693/k$,$k$ 为消除速率常数。半衰期长表明药物消除慢,半衰期短则表明消除快,故半衰期是药物消除速度的反映。半衰期具有重要的临床意义:①药物分类的依据(长效还是短效);②确定给药间隔时间;③预测达到稳态血药浓度的时间;④停用后可估计药物在体内基本消除的时间(经 4~5 个半衰期)。当肝、肾功能不全时,可使半衰期延长而致药物蓄积中毒。

4. 稳态血药浓度(steady state plasma concentration,$Css$)　药物在恒比消除时,以连续恒速滴注给药或按半衰期的时间间隔恒量给药,经 4~5 个半衰期后,血药浓度可维持在一个基本稳定的水平,称稳态血药浓度(又称坪值)。此时,药物的吸收与消除速度可达动态平衡(图 1-5-9)。稳态血药浓度的高低取决于每次恒量给药时的剂量。剂量过大,超过最小中毒浓度,则引起药物中毒;剂量过小则达不到最小有效浓度而起不到治疗作用。

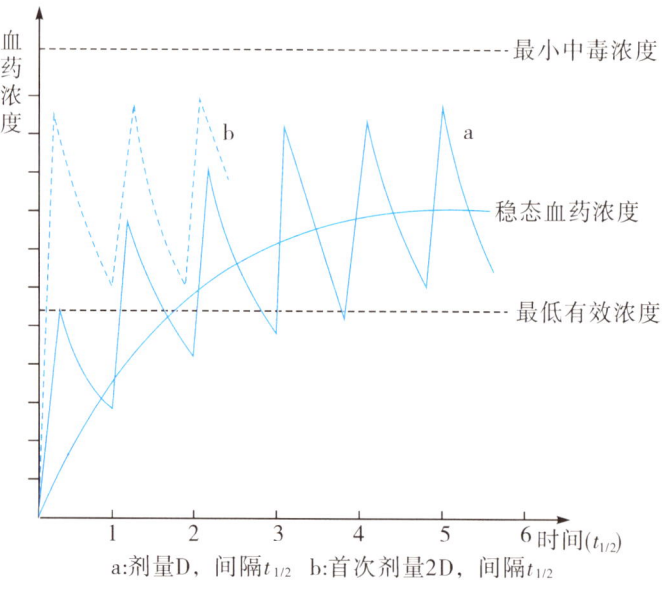

图 1-5-9　按半衰期连续给药的药时曲线图

多次给药后达稳态血药浓度时,血药浓度也有波动。其高峰值用 $C_{max}$ 表示,其低谷值用 $C_{min}$ 表示,两者之距离即为波动范围。如以连续恒速静脉滴注药物,则不出现峰谷值。如加快滴注速度,单位时间内进入血液的药量增多,血药浓度水平就升高。临床上在治疗某些感染性疾病时为迅速产生药效,可采用"首次剂量加倍(首剂加倍)"的方法,只需 1 个半衰期即可达坪值。

**思考题**

1. 名词解释:血脑屏障、首关消除、生物利用度、药酶诱导剂、肝肠循环、稳态血药浓度。

2. 何为血浆半衰期?简述其临床意义。

3. 试述尿液 pH 值对弱酸性药物重吸收的影响。

## 第三节　影响药物作用的因素

思维导图

**学习要求**

1. 熟悉药物相互作用、协同作用和拮抗作用的概念。
2. 了解其他影响药物作用的因素。

课件

### 一、机体方面的因素

**(一)年龄**

1. 儿童　特别是婴幼儿的各种组织器官尚未发育完善,在药物的吸收、分布、代谢、排泄方面与成人有很大差异,对药物的处理能力差而敏感性高,可导致蓄积中毒。如新生儿应用氯霉素后,由于缺乏葡萄糖醛酸转移酶,造成血中游离的氯霉素增多,使新生儿发生灰婴综合征；应用氨基糖苷类抗生素经肾排泄慢，血药浓度增高可导致耳聋。新生儿血脑屏障发育不完善，药物易通过血脑屏障进入脑内，产生不良反应。

2. 老人　老年人的组织器官及其功能处于逐渐衰退状态，在药效学和药动学方面产生变化，故老年人用药量约为成人的 3/4。老年人对心血管药、利尿药、中枢神经系统药物的敏感性高，易出现血压升高、心律失常、低血糖、低血钾、抑郁症等，应慎用。

老年人易健忘，经常重复服药或服错药，不仅可导致治疗失败，更可导致不良反应。因此医护人员有必要对他们进行用药指导，提高他们用药的依从性。

### (二) 性别

除性激素外，性别对药物的反应无明显差别，但女性在月经、妊娠、分娩、哺乳等特殊生理阶段的用药需特别注意。在月经期应避免使用强效泻药和抗凝血药，以免引起月经过多、痛经等。妊娠期，尤其是妊娠前 3 个月，应避免使用引起畸胎或流产的药物，如抗甲状腺药、抗肿瘤药等。哺乳期妇女应注意某些药物可通过乳汁进入乳儿体内引起不良反应，如吗啡、氨茶碱等在乳汁中含量高，可致乳儿中毒。

### (三) 精神因素

患者的精神状态和心理活动与药物的效应有十分密切的关系。焦虑、恐惧和悲观失望的消极情绪，可使病情加重，使药物难以发挥应有的治疗作用。心理活动对药物治疗效果有较大的影响，如医护人员的语言、表情、态度、暗示性、工作经验等可影响药物的疗效。因此，临床医护人员应高度重视患者的精神因素，富有同情心，关爱和体贴患者，鼓励患者战胜疾病，使药物发挥更好的疗效。

目前，新药临床试验研究常采用安慰剂(placebo)对照试验法，以排除精神因素对药物效应评价的影响。安慰剂是指不含药理活性成分而仅含赋形剂，在外观和口味上与有药理活性成分药物完全一样的制剂。

### (四) 病理因素

病理状态可使效应器对药物的敏感性或药物的体内过程发生改变，从而影响药理效应。如胰岛功能完全丧失的糖尿病患者，用磺酰脲类药物无降血糖作用；有机磷酸酯类严重中毒患者对阿托品的耐受性增强，阿托品用量允许超过极量；肝、肾功能不全者，一些经肝代谢或经肾排泄的药物消除减慢，半衰期延长，影响药物的效应。

### (五) 遗传因素

在年龄、性别、体重相同的情况下，大多数人对药物的反应是相似的，但少数人也存在质和量的差异，即个体差异。量的差异表现为高敏性和耐受性。机体对某些药物特别敏感，应用较小剂量即可产生较强的作用，称为高敏性；反之，称为耐受性。

质的差异有变态反应和特异质反应，后者与遗传缺陷有关，如先天性 G-6-PD 缺乏者，使用伯氨喹、磺胺类等药物时可产生溶血反应及高铁血红蛋白血症。

## 二、药物方面的因素

### (一) 药物的理化性质

药物的理化性质如分子量、溶解度、解离度、脂溶性等均可影响药物的体内过程，对药物起效快慢、作用强弱和维持时间的长短产生影响。每种药物都有保质期，过期的药物发生性质改变而失效，故应用前务必注意药物的保质期。即使在保质期内，如发现药片有潮解、硬结、变色，注射液有沉淀物、絮状物、霉变等，应及时与药房人员联系，确保用药安全。

## (二)药物剂型

药物剂型多种多样,由于药物崩解、溶解速率不同,生物利用度有明显差异,因而药物起效快慢、作用强弱、维持时间长短也有显著差别。不同厂家生产的同种药物制剂由于制剂工艺不同,药物的吸收和药效也有差异。

随着生物制剂学的发展,近年来临床上出现了一些新的制剂,如缓释剂、控释剂。缓释剂是指药物按一级动力学缓慢释放,可较长时间维持有效血药浓度而产生持久疗效。有的缓释剂以缓慢释放为主,称为延迟释放剂;有的缓释剂将不同释放速率的药物组合在一起,达到迅速起效和较长时间维持药效的效果,称为持续释放剂。控释制剂是指药物按零级动力学缓慢释放,使血药浓度稳定在有效浓度水平,产生持久药效。使用控释剂、缓释剂时不能咬碎,否则不但降低疗效,而且可造成刺激,出现恶心、呕吐等症状。靶向药物制剂是指借助载体(如脂质体、纳米粒)将药物选择性地浓集定位于靶点发挥作用,可提高疗效、减轻不良反应,适用于肿瘤的治疗。透皮贴剂是把药物贴敷于皮肤,经皮肤吸收进入体循环,发挥治疗作用,如硝酸甘油透皮贴剂。

## (三)给药途径

给药途径不同,药物起效快慢、作用强弱、作用持续时间长短均有明显的差异,甚至出现作用性质也会不同。

1. 口服给药　优点是方便、安全、经济;缺点为起效较慢,易受胃肠内容物干扰,有些药有首关消除,部分药物口服不吸收。口服给药不适合急救、昏迷和呕吐患者。

2. 注射给药　具有剂量准确,药物吸收快且完全,可避免消化液对药物的影响,无首关消除等优点。适用于危急和不能口服患者,但技术操作要求较高。常用的注射方法有皮下注射、肌内注射、静脉注射和静脉滴注,此外尚有皮内注射、鞘内注射、穴位注射等。

3. 其他　吸入给药、舌下给药、直肠给药、经皮给药等。

## (四)给药时间及间隔

1. 给药时间　给药时间不同,不仅可影响药物的疗效,而且可影响药物的不良反应。如催眠药应在睡前服用;助消化药需在饭前或饭时服用;对胃刺激性强的药物宜饭后服用;胰岛素及磺酰脲类降血糖药宜饭前服用;有明显时间节律变化的药物应按其节律用药,如糖皮质激素长期应用宜在上午 8 时左右服用。

2. 给药间隔　一般以药物的半衰期作为给药间隔的参考依据。肝、肾功能不全者可使半衰期延长,应适当调整给药间隔时间。使用抗菌药物时,有抗菌后效应,尽管血药浓度低于最小抑菌浓度,但此时细菌尚未恢复活力,故给药间隔可适当延长。如青霉素的半衰期为 30min,因有抗菌后效应,每天 1 次也能达到有效的抗菌作用。

## (五)药物相互作用

两种或两种以上药物同时或先后应用所出现的原有药物效应增强或减弱的现象,称为药物相互作用(drug interaction)。使原有药效增强或相加称为协同作用(synergism);使原有药效减弱称为拮抗作用(antagonism)。联合用药的目的在于:①提高疗效;②减少不良反应;③延缓病原菌耐药性产生;④治疗患者并存的多种疾病。但配伍不当反会降低疗效或增加不良反应。

1. 药物在体外的相互作用　指药物在体外配伍时所发生的物理性或化学性相互作用,并有可能使疗效降低或毒性增大的现象。如采用两种或两种以上药物混合静脉滴注时发生变色、沉淀或肉眼觉察不到的变化,使药效减退甚至失效,或产生毒性物质。产生配伍禁忌的主要因素有：①药液pH值改变。如pH为3.2～5.5的25%葡萄糖液与pH为10.0～11.0的硫喷妥钠配伍可产生混浊。②溶媒改变。如氯化钾注射液以水为溶媒，而氢化可的松以乙醇为溶媒，两者混合时可析出氢化可的松沉淀。③发生化学变化。如氯化钙注射液与碳酸氢钠注射液混合，生成难溶性碳酸钙沉淀。④离子间相互作用。通常阳离子型药物与阴离子型药物配伍，可能发生沉淀或结晶。⑤盐析作用。如两性霉素B和红霉素用生理盐水溶解可发生盐析沉淀。因此，护士在用药前应参照静脉输液配伍表，以免发生配伍禁忌。

小案例

2. 药动学方面药物相互作用　是指药物在体内过程中被其他药物干扰而致药效的改变。主要表现如下：

(1) 吸收方面：改变胃肠蠕动功能可影响药物的吸收而影响药效，如抑制胃肠蠕动的抗胆碱药阿托品，可使某些药物吸收增加，作用增强，毒性增大；而促进胃肠蠕动药如多潘立酮、甲氧氯普胺等，可使多数药物吸收减少，疗效减弱；四环素可与二、三价阳离子络合而减少吸收。

(2) 分布方面：血浆蛋白结合率高的药物合用，可发生置换，如保泰松与华法林合用，使华法林游离型增多，抗凝血作用增强，甚至产生出血反应。

(3) 代谢方面：药酶诱导剂或抑制剂与另一些药物合用，前者可使另一些药物疗效降低，后者可使另一些药物疗效增强，甚至出现中毒。

(4) 排泄方面：改变尿液pH值就可影响一些药物的排泄速度，如弱酸性药物阿司匹林、巴比妥类等在酸性尿液中解离度小，脂溶性大，易被肾小管重吸收而减少排出；弱碱性药物氨茶碱、阿托品，在酸性尿液排出增加。

3. 药效学方面药物相互作用

(1) 生理性拮抗或协同：如服用催眠药后再用具有中枢兴奋作用的咖啡因，抑制胃肠蠕动药阿托品与促胃肠动力药多潘立酮合用，均可出现生理性拮抗；镇静催眠药有中枢抑制作用，与氯丙嗪合用，中枢抑制加重。

(2) 受体水平的拮抗：如普萘洛尔与沙丁胺醇合用，因竞争$\beta_2$肾上腺素受体而使沙丁胺醇松弛支气管平滑肌的作用减弱。

(3) 联合应用作用于同一代谢过程的不同环节的药物，可使药物作用增强或减弱。如磺胺类药物可阻断二氢叶酸合成酶，甲氧苄啶阻断二氢叶酸还原酶，两者合用，可在同一叶酸代谢过程的不同环节起到双重阻断作用，抗菌作用增强数倍甚至数十倍。

知识拓展

**思考题**

1. 名词解释：药物相互作用、协同作用和拮抗作用。
2. 简述影响药物作用的因素中药物方面的因素有哪些？
3. 比较口服给药与注射给药的优、缺点。

同步测试

（张　琦　叶夷露）

# 第二篇 血液与造血系统

# 第一章 血液生理

思维导图

课件

**学习要求**

1. 掌握血液的组成和基本功能、血浆渗透压的生理作用、血液凝固及其基本步骤、血量、ABO血型系统和输血原则、交叉配血的意义。

2. 熟悉全血、血浆和血细胞比容概念,渗透压对红细胞形态的影响,血细胞的正常值,红细胞的生成部位、原料,促凝和抗凝因素。

3. 了解血浆pH值、生理止血、内源性和外源性凝血的概念以及纤溶过程、Rh血型系统。

## 第一节 血液的组成和理化特性

### 一、血液的组成

血液(blood)是流动于心血管系统中的红色流体组织,它借助心脏收缩运动提供的能量,在心血管内周而复始循环流动。血液由血细胞(blood cells)和血浆(plasma)组成,合称为全血。血细胞悬浮于血浆中,包括红细胞、白细胞和血小板3类,其中红细胞数量最多。血浆是血细胞的细胞外液。

血浆的基本成分包括水和溶解于其中的血浆蛋白、晶体物质、气体。水占血浆总量的91%～92%,营养物质、代谢产物等溶解于水中进行运输。

血浆蛋白可分为白蛋白、球蛋白和纤维蛋白原3类。应用电泳法又可将球蛋白分为$\alpha_1$、$\alpha_2$、$\beta$及$\gamma$球蛋白。血浆白蛋白、$\alpha$和$\beta$球蛋白、纤维蛋白原由肝脏合成,$\gamma$球蛋白则在淋巴组织中合成。各种血浆蛋白具有不同的生理功能:①运输功能。多种物质可与血浆蛋白结合成复合物而被运输,如脂类物质和糖类物质可与血浆白蛋白结合成脂蛋白、糖蛋白而转运。②免疫功能。补体和免疫球蛋白都属于球蛋白,这些蛋白是机体体液免疫中的重要成分。③形成血浆胶体渗透压,保持部分水于血管内。④缓冲功能。白蛋白及其钠盐组成的缓冲对,能够缓冲血浆酸碱度变化。⑤血液凝固和纤维蛋白溶解功能。绝大多数凝血因子都是血浆蛋白,生理抗凝物质以及溶解纤维蛋白的物质也是血浆蛋白。

血浆中含有多种无机盐,主要以离子状态存在,故称为电解质。正离子以$Na^+$为主,其次还有$K^+$、$Ca^{2+}$、$Mg^{2+}$等。负离子主要是$Cl^-$,此外还有$HCO_3^-$、$HPO_4^{2-}$、$SO_4^{2-}$等。无机盐在形成血浆晶体渗透压、维持酸碱平衡和神经肌肉的兴奋性等方面都有重要作用。

血浆在机体内、外环境的联系和沟通中起着重要作用,正常情况下血浆的成分保持相对稳定。测定血液中各成分及理化性质的变化,可及时反映机体内环境和各组织器官功能活动的变化。血液的组成见图 2-1-1。

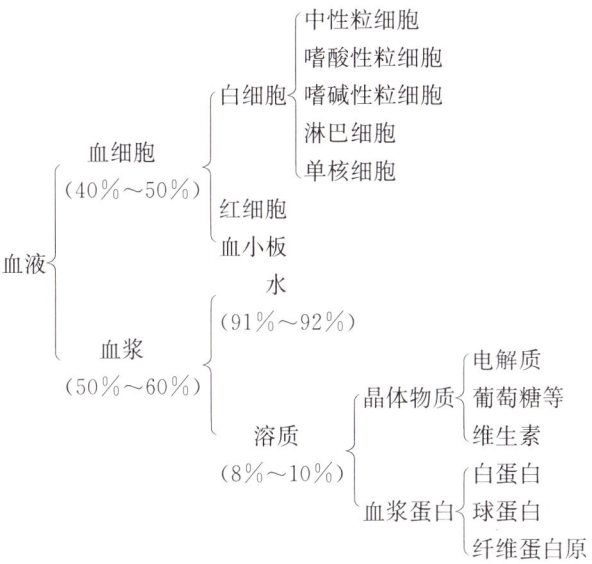

图 2-1-1 血液的组成

## 二、血量

体内血液的总量称血量(blood volume),正常成人总血量占体重的 7%～8%,一个体重为 50kg 的成人,其血量为 3.5～4.0L。通常人体 90% 的血量在心血管内循环流动,称循环血量;另有 10% 的血量滞留在肝、肺、肠系膜、皮下静脉丛等处,流动缓慢,称为储存血量。机体在剧烈运动、情绪激动或大量失血时,储存血量可以及时释放出来,以弥补循环血量的不足。

从静脉血管中抽出一定量的血液,放入含有适量抗凝剂(如柠檬酸钠、草酸钾等)的比容管内混匀,经离心或放置一定时间后,使血细胞下沉,其上层淡黄色的液体称为血浆,中间一薄层灰白色的是白细胞和血小板,下层呈红色的是红细胞。血细胞在血液中所占的容积百分比称为血细胞比容(hematocrit value)。血细胞比容正常值:男性为 40%～50%,女性为 37%～48%。由于血细胞中绝大多数是红细胞,故血细胞比容又称红细胞比容。

## 三、血液的理化特性

### (一)血液的颜色

血液呈红色,这是因为红细胞内含有红色的血红蛋白之故。动脉血中血红蛋白含氧较多,呈鲜红色;静脉血中血红蛋白含氧量较少,呈暗红色。血浆呈淡黄色,是由于含有少量胆红素的缘故。

### (二)血液的黏滞性

血液的黏滞性一般是指血液与蒸馏水相比的相对黏滞性,血液的黏滞性为蒸馏水的 4～5 倍,血浆的黏滞性为蒸馏水的 1.6～2.4 倍。液体的黏滞性来自液体内部各分子之间的摩擦力,由于血液中的红细胞和血浆蛋白分子的颗粒数目较多,因此血液的黏滞性主要取决于红细胞的数量,而血浆的黏滞性则主要取决于血浆蛋白的数量。当血管内水分减少或血流速度缓慢时,红细胞易发生叠连或聚集,此时血液的黏滞性将大大增加,从而使血流阻力增加。在发生严重脱水、大面积烧伤时,血液的黏滞性常增加。

### (三)血液的比重

血液的比重为 1.050~1.060,血浆的比重为 1.025~1.030。全血的比重大于血浆,说明血细胞的比重大于血浆,据测定红细胞的比重约为 1.090。因此,全血的比重主要取决于红细胞的数量,而血浆的比重主要取决于血浆蛋白的数量。

### (四)血浆酸碱度

血浆酸碱度以 pH 值来表示,正常值为 7.4±0.05。这是保证细胞进行正常新陈代谢的最佳值,过低引起酸中毒,过高则引起碱中毒。血浆酸碱度的高低与血浆缓冲对的缓冲作用、肺的呼吸功能和肾的泌尿功能有密切的关系,其中血浆缓冲对在维持血浆酸碱度的相对稳定中有重要作用。血浆中共有 $NaHCO_3/H_2CO_3$、$Na_2HPO_4/NaH_2PO_4$、蛋白质钠盐/蛋白质 3 对缓冲对,其中最重要的是 $NaHCO_3/H_2CO_3$。若 $NaHCO_3/H_2CO_3$ 的比值能保持在 20∶1,则血浆 pH 值便可维持在正常范围。

### (五)血浆渗透压

渗透压(osmotic pressure)是一切溶液所具有的特性,是一种能够吸引水分子透过半透膜,从低渗透压溶液一侧向高渗透压溶液一侧移动的力量。渗透压的高低取决于溶液中溶质的颗粒数目的多少,而与溶质颗粒大小无关,水分子透过半透膜的方向和量则取决于膜两侧溶液的渗透压差。渗透压单位有两种:一是毫摩尔每升(mmol/L),二是千帕(kPa)。1mmol/L 约等于 2.56kPa。

血浆渗透压由血浆晶体渗透压和血浆胶体渗透压两部分组成,血浆渗透压正常值约为 300mmol/L 或 770kPa。血浆晶体渗透压(crystalloid osmotic pressure)由电解质、葡萄糖、氨基酸等小分子晶体物质构成,主要物质是 $Na^+$、$Cl^-$ 构成的渗透压,正常值约为 298.7mmol/L 或 766.7kPa。血浆胶体渗透压(colloid osmotic pressure)是由大分子血浆蛋白构成的渗透压,其中主要物质是白蛋白,正常值约为 1.3mmol/L 或 3.3kPa。由此可见,血浆晶体渗透压占血浆渗透压的 99% 以上,是形成血浆渗透压的主要部分。

1. 血浆晶体渗透压的生理作用 由于血浆中的电解质(包括 $Na^+$、$K^+$、$Ca^{2+}$、$Mg^{2+}$、$Cl^-$、$HCO_3^-$、$HPO_4^-$ 等,绝大多数呈离子化状态,其中阳离子主要是 $Na^+$,阴离子主要是 $Cl^-$、$HCO_3^-$)、葡萄糖等物质的分子量较小,可以自由通过毛细血管壁,所以其血浆浓度与组织液中的浓度相同。细胞膜对水溶性小分子物质的通透性不同,大多数小分子晶体物质不能自由透过细胞膜。细胞外液和细胞内液的溶质分子构成虽有差异,两者渗透压却基本相等,使水分子的移动保持平衡。当血浆晶体渗透压升高时,可吸引红细胞内水分透过细胞膜进入血浆,引起红细胞皱缩。反之,当血浆晶体渗透压下降时,可使进入红细胞内的水分增加,引起红细胞膨胀,甚至红细胞膜破裂而致血红蛋白逸出,引起溶血。由此可见,血浆晶体渗透压保持相对稳定,对于调节细胞内外水分的交换,维持红细胞的正常形态和功能具有重要的生理作用。

2. 血浆胶体渗透压的生理作用 由于血浆蛋白分子量较大,难以透过毛细血管壁,而且血液中血浆蛋白浓度远高于组织间液。因此,血浆胶体渗透压明显高于组织液胶体渗透压,能够吸引组织间液的水分透过毛细血管壁进入血液,维持血容量。当血浆蛋白浓度下降,导致血浆胶体渗透压降低时,进入毛细血管的水分减少,易引起水肿。由此可见,血浆胶体渗透压对于调节血管内外水分的交换,维持血容量具有重要的生理作用。

3.等渗溶液与等张溶液　在临床或生理实验室工作中常将与血浆渗透压相等的溶液称为等渗溶液,如0.9%氯化钠溶液、5%葡萄糖溶液、1.9%尿素溶液等。高于或低于血浆渗透压的溶液称为高渗溶液或低渗溶液。将能使悬浮于其中的红细胞保持正常形态和体积的盐溶液,称等张溶液。这里所指的"张力"是指溶液中不能透过红细胞膜的颗粒所形成的渗透压。一般而言,将红细胞置于等渗溶液中,可保持其形态的正常不至于发生溶血。但红细胞并非在所有的等渗溶液中均可保持完整。例如,由于NaCl不能自由透过红细胞膜,所以0.85%氯化钠溶液既是等渗溶液,又是等张溶液。而1.9%尿素溶液虽是等渗溶液,但由于尿素分子可自由通过红细胞膜,红细胞置于其中将立即发生溶血,所以1.9%尿素溶液不是等张溶液。

### 四、血液的生理功能

血液具有运输、缓冲、防御保护和调节等基本功能。

#### (一)运输功能

血液因其在心血管内循环流动而具有重要的运输功能,其中红细胞有运输$O_2$和$CO_2$的功能,血浆有运输营养物质、代谢产物的功能。通过血液的运输,将营养物质运送到组织细胞,同时将代谢产物运送到排泄器官排出体外,从而保证组织细胞新陈代谢的正常进行。

#### (二)缓冲功能

血液中存在缓冲物质,在酸碱物质进入血液时,通过它们的缓冲作用、肺的呼吸以及肾的排泄功能,维持血浆的酸碱平衡。

#### (三)防御保护功能

血浆中的球蛋白,血细胞中的淋巴细胞有着免疫作用;白细胞中的粒细胞、单核细胞对外来微生物和机体坏死组织有着吞噬和分解作用;血小板和血浆中凝血因子在机体因损伤而发生出血时参与止血和凝血过程。这些功能活动均说明血液对机体具有防御保护功能。

#### (四)调节功能

内分泌腺所分泌的激素,通过血液运送到相应组织细胞而发挥调节作用。在机体的体温调节活动中,通过血液的流动,将机体深部热量带至体表而散发;通过皮肤血流量的变化改变皮肤温度,控制机体散热量,维持体温相对稳定。

## 第二节　血细胞生理

### 一、血细胞生成的部位和一般过程

人出生后,血细胞生成的主要部位在红骨髓。红骨髓的造血干细胞具有多向分化功能,它能分化成不同血细胞的造血祖细胞,从而生成各种血细胞。血细胞发生的过程分为3个连续的阶段:原始阶段、幼稚阶段(又分为早、中、晚3期)和成熟阶段。在这过程中,血细胞在形态上发生的变化规律有:①胞体从大变小,而巨核细胞是由小变大;②胞质由少渐渐增多,红细胞胞质内的血红蛋白和粒细胞的特殊颗粒,从无到有;③胞核与胞质的比例,由大于1到等于1直到小于1;④胞核由大变小,粒细胞的核有分叶,红细胞的核逐渐消失,核仁消失;⑤血小板的发生,原巨核细胞经幼巨核细胞发育成巨核细胞,巨核细胞胞质突起、膨大、脱落下来形成血小板,血小板无核。

## 二、红细胞生理

### (一)红细胞的形态和数量

微课视频

1.红细胞的形态　人类成熟的红细胞(erythrocyte,red blood cell,RBC)呈双凹圆盘形,无核,因含有大量血红蛋白(hemoglobin,HB)而呈红色。红细胞直径为 7~8μm,周边最厚处为 2.5μm,中央最薄处为 1μm。正常红细胞体积约为 90μm³,表面积约为 140μm²,红细胞的双凹圆盘形明显增加了其表面积,即红细胞的表面积与容积之比大大增加,它的这一形态特征,使细胞膜具有可塑变形性、悬浮稳定性和渗透脆性等生理特征,并有利于红细胞实现其生理功能。

2.红细胞的数量　我国正常成年男性为 $(4.0\sim5.5)\times10^{12}/L$,女性为 $(3.5\sim5.0)\times10^{12}/L$。红细胞内的主要成分为血红蛋白,它由珠蛋白和亚铁血红素构成,正常成年男性为 120~160g/L,女性为 110~150g/L。新生儿血红蛋白浓度可达 200g/L 以上,出生后 6 个月降至最低,1 岁后又逐渐升高,至青春期达到成人范围。若成人红细胞数量或血红蛋白浓度低于正常值的下限,称贫血。

### (二)红细胞的生理特征和功能

1.红细胞的生理特征　红细胞具有通透性、可塑变形性、悬浮稳定性和渗透脆性等生理特征。

(1)通透性:红细胞膜与其他细胞膜一样以脂质双分子层为基本骨架,$O_2$、$CO_2$、尿素等脂溶性小分子物质可以自由通透,而非脂溶性物质如 $Na^+$、$K^+$ 则不易通透。红细胞膜外 $Na^+$ 浓度远高于膜内,而膜内 $K^+$ 浓度则远高于膜外,这种浓度差的形成和维持主要依赖 $Na^+$ 泵的耗能性主动转运。在低温环境下储存较久的血液其血浆中的 $K^+$ 浓度较高,主要是低温环境下 $Na^+$ 泵的转运被抑制,细胞内 $K^+$ 外溢所造成的。

(2)可塑变形性:红细胞双凹圆盘形的特点,使细胞膜可以产生很大的变形,在通过口径小于其直径的毛细血管或血窦孔隙时,红细胞将发生变形,并在通过后恢复原状,这种变形称为红细胞可塑变形性。衰老的红细胞因其变形能力降低,所以在通过脾血窦孔隙时容易受损或滞留而被巨噬细胞所吞噬。

(3)悬浮稳定性:虽然红细胞的比重远大于血浆,但红细胞在血浆中下沉却较为缓慢,能较长时间保持悬浮状态,这一特征称红细胞的悬浮稳定性(suspension stability)。红细胞悬浮稳定性通常可用红细胞沉降率(erythrocyte sedimentation rate,ESR,简称血沉)来反映,即将抗凝全血置于血沉管中,垂直静置 1h,观察其中血浆层的高度。如用魏氏法测定,在第 1 小时末的 ESR,正常成年男性为 0~15mm,女性为 0~20mm。血沉率增加,可表示红细胞悬浮稳定性降低。

红细胞双凹圆盘形的特点,使其表面积与容积之比较大,红细胞与血浆之间产生的摩擦也较大,阻碍了红细胞的下沉。当血浆中球蛋白、纤维蛋白原及胆固醇增多时,易使红细胞彼此以凹面相贴发生叠连,红细胞的表面积与容积之比减小,与血浆之间的摩擦也减小,此时血沉率加快。月经期、妊娠期妇女和某些临床疾病如风湿热、结核病、恶性肿瘤等患者的血沉常加快。

(4)渗透脆性:由于红细胞膜表面积与容积之比较大,将红细胞置于渗透压稍低的溶液中,水分子可渗入红细胞内。此时红细胞表面积与容积之比减小,但细胞膜仍保持完整。随着溶液渗透压的逐渐下降,进入红细胞内的水分子也逐渐增多,红细胞开始膨胀直至破裂发生溶血。这表明红细胞膜对低渗溶液具有一定的抵抗力,这一特征称红细胞的渗透脆性(osmotic fragility)。红细胞膜对低渗溶液所具有的抵抗力越大,红细胞在低渗溶液中越不容易发生溶血,即红细胞渗透脆性越小。渗透脆性试验可反映红细胞渗透脆性的大小,正常红细胞在0.8%～0.6%NaCl溶液中,虽然发生膨胀,但不会破裂,在0.45%～0.40%NaCl溶液中开始出现部分溶血,在0.35%～0.30%NaCl溶液中出现完全溶血。

2.红细胞的功能  红细胞的主要功能有以下两点:

(1)运输 $O_2$ 和 $CO_2$。红细胞的双凹圆盘形特点使其气体交换的面积较大,由细胞中心到细胞表面的距离较短,有利于红细胞运输气体功能的实现。红细胞运输气体的功能主要是由血红蛋白来完成,血液中的 $O_2$ 约有98.5%是以氧合血红蛋白($HbO_2$)的形式来运输的。需要指出的是,红细胞运输气体的功能依赖于血红蛋白数量、存在部位和功能的正常与否。如严重贫血者极易引起缺氧;血红蛋白只有存在于红细胞内才能发挥作用,一旦红细胞膜破裂,血红蛋白逸出到血浆中发生溶血,将丧失其运输气体的功能。

(2)红细胞内有4对缓冲对(血红蛋白钾盐/血红蛋白、氧合血红蛋白钾盐/氧合血红蛋白、$K_2HPO_4/KH_2PO_4$、$KHCO_3/H_2CO_3$),能缓冲血液中酸碱度的变化。

小案例

近年来的研究发现,红细胞能合成某些生物活性物质,如抗高血压因子,对心血管活动具有一定的调节作用。此外,红细胞膜表面存在补体 $C_{3b}$ 受体,能吸附抗原-补体(抗体)形成免疫复合物,由吞噬细胞吞噬,这表明红细胞还参与机体的免疫活动。

(三)红细胞的生成与破坏

1.红细胞的生成  在机体生长过程的不同阶段,红细胞生成的部位有所不同。胚胎时期分别在卵黄囊、肝、脾和骨髓,出生以后主要在红骨髓生成。随着个体的生长发育,长骨骨干的骨髓组织逐渐被脂肪组织填充,只有胸骨、肋骨、髂骨和长骨近端等骨髓组织具有造血功能。若骨髓造血功能受物理因素(X射线、放射性同位素等)或化学因素(苯、有机砷、抗肿瘤药、氯霉素等)影响而抑制时,将使红细胞与血红蛋白含量减少,同时白细胞和血小板数量也减少,表现为全血细胞减少,引起再生障碍性贫血。

通常发育成熟的红细胞进入周围血流,但亦有少量网织红细胞,有$(25\sim75)\times10^9/L$进入血流。红细胞合成血红蛋白所需的原料主要是铁和蛋白质,在发育成熟过程中,需要维生素 $B_{12}$ 和叶酸作为辅酶参与。

(1)造血原料:蛋白质和铁($Fe^{2+}$)是血红蛋白的基本成分,是合成红细胞的主要原料。正常饮食中蛋白质和铁的供应量均能满足需要。正常成人每天需铁20～30mg用于血红蛋白的合成,其中约95%来自体内铁的再生利用,再利用的铁主要来自衰老破坏了的红细胞。衰老的红细胞被巨噬细胞吞噬后,血红蛋白被分解而释放出血红素中的铁($Fe^{2+}$),$Fe^{2+}$ 与血浆中的铁蛋白结合后成为高铁($Fe^{3+}$),聚集成铁黄素颗粒,储存于巨噬细胞内。合成血红素时,$Fe^{3+}$ 先还原为 $Fe^{2+}$,并与铁蛋白分离,然后与血浆中的转铁蛋白结合,将 $Fe^{2+}$ 转运至幼红细胞合成新的血红素。若食物中长期缺铁(外源性铁缺乏)或长期慢性失血(内源性铁缺乏),均可导致体内缺铁,使血红蛋白合成减少,引起缺铁性贫血,其特征是红细胞色素淡而体积小,也称小细胞低色素性贫血。

(2)成熟因子:维生素 $B_{12}$ 和叶酸是红细胞发育成熟过程中 DNA 合成所不可缺少的辅酶,一旦缺乏,DNA 合成受阻,红细胞的分裂增殖和成熟发生障碍,红细胞数量减少,导致巨幼红细胞性贫血,其特征是红细胞体积大而幼稚。维生素 $B_{12}$ 是一种含钴的 B 族维生素,多存于动物类食品中,胃黏膜壁细胞分泌的内因子,可与其结合形成维生素 $B_{12}$-内因子复合物,保护维生素 $B_{12}$ 不被胃肠消化液破坏,并与回肠末端上皮细胞膜上特异受体结合,促进维生素 $B_{12}$ 的吸收。当胃大部切除或胃黏膜受损时,可因内因子缺乏引起维生素 $B_{12}$ 吸收减少。食物中的叶酸进入体内后被还原和甲基化成为四氢叶酸,进入细胞内转变为多谷氨酸后,作为多种一碳基团的传递体参与 DNA 的合成。叶酸的活化需维生素 $B_{12}$ 的参与,因此,维生素 $B_{12}$ 缺乏可引起叶酸的利用率下降。

2.红细胞的破坏 红细胞在血液中的平均寿命约 120 天,每小时约有 0.8% 的红细胞进行更新。衰老或受损红细胞的变形能力减弱而脆性增加,在通过骨髓、脾等处的微小孔隙时,易发生滞留而被巨噬细胞所吞噬,此为红细胞的血管外破坏;也可因受湍急血流的冲击而破损,此为红细胞的血管内破坏。红细胞在血管内破坏后释放的血红蛋白立即与血浆中的 $\alpha_2$ 球蛋白-触珠蛋白结合,并被肝摄取,血红素转变为胆色素,铁则以铁黄素的形式沉着于肝细胞内。在脾内被吞噬的衰老红细胞中的铁可被再利用。当发生严重溶血,血浆中的血红蛋白达到 1.0g/L 时,血浆中的血红蛋白不能全部与触珠蛋白结合,此时游离的血红蛋白将经肾随尿排出体外,形成血红蛋白尿。

(四)红细胞生成的调节

红细胞的生成与破坏呈动态平衡,这还与其生成的调节有关。红细胞生成主要受体液因素的调节,包括爆式促进因子(burst promoting activator,BPA)、促红细胞生成素(erythropoietin,EPO)和雄激素。

目前已经证明前两种体液因素分别调节两个不同发育阶段红系祖细胞的增殖活动。爆式促进因子是一类分子量为 25000~40000 的糖蛋白,主要作用于早期红系祖细胞,使早期红系祖细胞增殖活动加强,从而使血液中红细胞生成数量增加。

促红细胞生成素主要由肾皮质管周细胞(如成纤维细胞、内皮细胞)产生,其他组织如肝脏亦能合成分泌少量促红细胞生成素,是一种分子量为 34000 的糖蛋白。当机体缺氧时,肾脏产生的促红细胞生成素增多。促红细胞生成素能够促进晚期红系祖细胞增殖和分化,加速红系前体细胞的增殖分化,并促进红骨髓释放网织红细胞,同时,它对早期红系祖细胞的增殖分化亦有促进作用。当红细胞生成数量增加,血液运氧能力增强时,缺氧得到改善,此时血氧分压升高可负反馈抑制肾脏促红细胞生成素分泌,从而使红细胞数量保持相对稳定。红细胞生成调节见图 2-1-2。

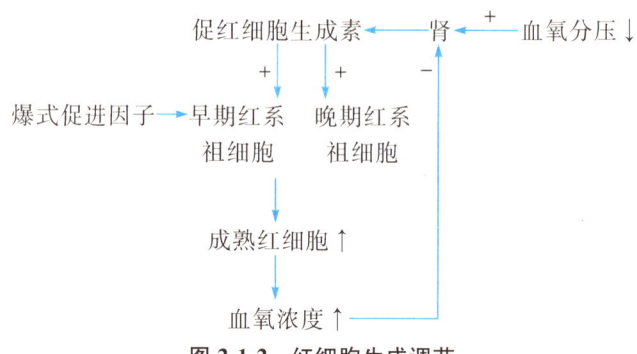

图 2-1-2 红细胞生成调节

在青春期前,男性与女性在红细胞数量和血红蛋白含量上并不存在差异。男性进入青春期后,雄激素一方面可直接增强红骨髓内有关血红蛋白合成酶系的活性,加速血红蛋白的合成和有核红细胞的分裂。另一方面可促进肾脏分泌促红细胞生成素,从而促进红骨髓造血。这可能是青春期后,男性红细胞数与血红蛋白含量高于女性的原因。

### 三、白细胞生理

#### (一)白细胞形态和数量

白细胞为有核圆球形,体积一般比红细胞大。血细胞中白细胞数量最少。我国健康成人外周血白细胞(leukocyte,white blood cell,WBC)总数为$(4.0\sim10.0)\times10^9/L$。白细胞数量生理变动较大,如婴幼儿、妊娠、运动、情绪激动等情况下,白细胞数量均可发生变化。

分别计数各类白细胞占白细胞总数的百分比,称白细胞分类计数。其正常值为:嗜中性粒细胞为50%~70%、嗜酸性粒细胞为1%~5%、嗜碱性粒细胞为0~1%、单核细胞为2%~8%、淋巴细胞为20%~40%。

#### (二)白细胞的生理特性和功能

白细胞的生理功能主要有:一是除淋巴细胞外,白细胞都具有伸出伪足作变形运动的能力,通过变形运动,白细胞可穿过血管壁进入组织,这一活动过程称为白细胞渗出;二是白细胞具有吞噬侵入机体的病原微生物、异物、自身坏死组织和衰老组织的能力,其中中性粒细胞和单核细胞能力最强;三是白细胞具有趋向某些物质游走的特性,称为趋化性。体内具有趋化作用的物质有细菌毒素、细菌、寄生虫、衰老和坏死的组织碎片、人体细胞的降解产物、抗原-抗体复合物等,白细胞因趋化性游走到这些物质周围,并通过入胞作用将其吞噬。

1. 中性粒细胞 血管内的中性粒细胞约有一半随血流循环,称循环粒细胞,可反映在白细胞分类计数中。另一半则不随血液流动而附着在小血管壁上,称边缘池粒细胞。此外,在骨髓中尚储存有$2.5\times10^9/L$个成熟的中性粒细胞,称储存粒细胞。当机体需要时,边缘池粒细胞和储存粒细胞可转变为循环粒细胞,使周围血液中的中性粒细胞数量大大增加。中性粒细胞在血管内停留的时间仅6~8h,其较强的变形运动能力,使它得以很快穿过毛细血管进入组织而发挥作用。循环血液中的中性粒细胞,其细胞核一般可分3~5叶,分叶数随其老化而增加。若血液中出现大量分叶少的中性粒细胞,称细胞核左移,常提示可能有严重感染。

中性粒细胞具有非特异性细胞免疫功能,其吞噬能力虽不及单核细胞,但其数量多、变形能力强,处于机体抵抗微生物病原体,尤其是化脓性细菌的第一线,在急性化脓性炎症时,其数量常明显增加。当炎症发生时,中性粒细胞受细菌或细菌毒素等趋化性物质的吸引,游走到炎症部位吞噬细菌,并利用细胞内含有的大量溶酶体酶分解细菌。当体内中性粒细胞减少至$1\times10^9/L$时,机体对化脓性细胞的抵抗力将明显下降,极易引发感染。此外,中性粒细胞还可吞噬衰老受损的红细胞和抗原-抗体复合物。

2. 嗜酸性粒细胞 嗜酸性粒细胞变形和吞噬能力较弱,缺乏溶菌酶,故基本上无杀菌作用。其主要功能为:与过敏反应有关。嗜酸性粒细胞可抑制嗜碱性粒细胞合成和释放生物活性物质;吞噬嗜碱性粒细胞所释放的活性颗粒;破坏嗜碱性粒细胞所释放的组胺等活性物质,从而限制嗜碱性粒细胞的活性;另外,它还参与蠕虫感染时的免疫反应。嗜酸性粒细胞可通过释放碱性蛋白和过氧化物酶损伤蠕虫体。当机体发生速发型过敏反应、蠕虫感染时，其数量常增加。

3. 嗜碱性粒细胞　嗜碱性粒细胞能合成并释放组胺、过敏性慢反应物质，可使毛细血管壁通透性增加、细支气管平滑肌收缩，引起荨麻疹、哮喘等过敏症状；嗜碱性粒细胞释放的趋化因子能吸引嗜酸性粒细胞聚集于局部以限制嗜碱性粒细胞在过敏反应中的作用；释放肝素具有抗凝血作用。

4. 单核细胞　单核细胞在血液中停留2～3天后迁移到周围组织，细胞体积继续增大，直径可从1.5～30μm增大到50～80μm，细胞内所含溶酶体数目增多，并进一步成熟为巨噬细胞（单核-巨噬细胞），并使其吞噬能力大大增强。单核-巨噬细胞的主要功能有：单核细胞内含有大量的非特异性酯酶并具有更强的吞噬能力，在某些慢性炎症时，其数量常常增加。如吞噬结核杆菌等侵入机体的有害物；传递抗原信息、激活淋巴细胞的特异免疫功能；识别肿瘤细胞，并释放多种细胞因子，如肿瘤坏死因子、干扰素等，杀伤肿瘤细胞；清除衰老与受损伤细胞。

5. 淋巴细胞　淋巴细胞具有后天获得性特异性免疫功能，在免疫应答反应过程中起核心作用。其中主要在胸腺发育成熟的淋巴细胞（T细胞）可通过产生多种淋巴因子完成细胞免疫；主要在骨髓发育成熟的淋巴细胞（B细胞）可通过产生免疫球蛋白（抗体）完成体液免疫。此外，还有第三类淋巴细胞，又称自然杀伤细胞（NK细胞），具有抗肿瘤、抗感染和免疫调节等作用。

**（三）白细胞的生成和破坏**

白细胞起源于红骨髓的造血干细胞，发育并分化为各类白细胞。由于粒细胞与单核细胞主要在组织中发挥作用，淋巴细胞经常往返于血液-组织液-淋巴液之间，因此各类白细胞的寿命较难准确判断。一般来说，衰老的白细胞主要由肝、脾内的巨噬细胞吞噬和分解，还有部分白细胞由消化道、呼吸道和泌尿道渗出，随分泌物一起排出体外。

## 四、血小板生理

血小板（platelets，thrombocyte）是从红骨髓成熟的巨核细胞浆裂解脱落下来的，无色、无核、呈椭圆形、具有生物活性的小块胞质，正常成人血小板的数量为$(100～300)\times 10^9/L$。正常人血小板的数量可随季节、昼夜和部位而发生变化，如冬季高于春季、午后高于清晨、静脉高于毛细血管，其变化幅度一般在6%～10%。

**（一）血小板的生理特性**

血小板的功能与其生理特性有密切关系。

1. 黏附　血小板与非血小板表面的黏着，称血小板黏附。参与血小板黏附的主要成分包括血小板膜糖蛋白、内皮下组织和血浆成分。当血管受损后，血管壁下的胶原纤维暴露，血浆中的某些成分首先与胶原纤维结合，再与血小板膜糖蛋白结合，形成胶原-血浆成分-血小板，使血小板黏附于血管壁。血小板黏附这一特性是其参与生理止血过程的重要开始步骤。

2. 聚集　血小板彼此黏附、聚合的现象称血小板聚集。引起血小板聚集的因素统称为致聚剂，如二磷酸腺苷（ADP）、肾上腺素、5-羟色胺、组胺、胶原、凝血酶等，其中ADP是引起血小板聚集的最重要物质。血小板聚集可分为两个时相：第一时相为可逆性聚集，在血管壁受损胶原纤维暴露引起血小板黏附的同时，由受损伤组织释放的ADP引起，血小板聚集能迅速解聚。第二时相为不可逆聚集，在$Ca^{2+}$和纤维蛋白原的参与下，由血小板释放的内源性 ADP 引起，聚集的血小板不能解聚。聚集的血小板可出现释放反应。某些药物如阿司匹林可抑制血小板的聚集。

3. 释放　血小板受刺激或聚集后，将储存在致密颗粒、α-颗粒或溶酶体内的物质排出的现象，称血小板的释放。血小板所释放的物质主要有：ADP、ATP、5-羟色胺、血小板因子 3（$PF_3$）、纤维蛋白原、$Ca^{2+}$ 等。血小板释放的物质使血小板产生相应的生理活动，如血小板释放的 5-羟色胺、儿茶酚胺可使小动脉收缩，有助于止血，释放内源性 ADP 可使血小板发生不可逆聚集。

4. 收缩　血小板含有收缩蛋白 A 和 M，具有 ATP 酶的活性，在 $Ca^{2+}$ 的参与下可发生收缩。当血凝块形成后，血凝块中的血小板伸出伪足，当伪足中的收缩蛋白发生收缩时，可使血凝块回缩，挤出血清，并使血凝块缩小变硬，加强止血效果。

5. 吸附　在血小板膜表面可吸附一些凝血因子，如凝血因子Ⅰ、Ⅴ、Ⅺ、Ⅻ 等。当血管破损时，大量血小板可黏着、聚集于血管破损处，使局部凝血因子浓度升高，有利于血小板发挥其参与血液凝固的功能。

(二) 血小板的生理功能

1. 维持血管内皮的完整性　血小板对毛细血管内皮细胞有营养和支持作用。用放射性同位素标记血小板示踪和电子显微镜观察，发现血小板可以融入血管内皮细胞，成为血管壁的一个组成部分，表明血小板对血管内皮的修复具有重要作用。当血小板数量减少至 $50×10^9$/L 以下时，血管内皮的完整性常受破坏，微小创伤或血管内压力稍有升高，便可使皮肤、黏膜下出现出血点，甚至出现大片的紫癜或淤斑。

2. 促进生理性止血　当小血管破损时，通过血小板黏附、聚集、释放和收缩，在破损血管处形成止血栓，实现止血目的。生理性止血是机体的一种重要保护功能。

3. 参与血液凝固　前已述及，血小板可释放出与血液凝固有关的物质参与血凝过程，其中最重要的物质是 $PF_3$，它能使血浆中的一些凝血因子吸附在血小板膜表面。当发生血管破损时，血小板的黏附、聚集，可使局部凝血因子的浓度升高，可大大提高凝血酶原的激活速度，加速血液凝固的进程。正常血液凝固的时间为 4~12min。

(三) 血小板的生成和破坏

生成血小板的巨核细胞也来源于骨髓的造血干细胞，血小板的平均寿命为 7~14 天，衰老的血小板主要被肝、脾的巨噬细胞吞噬和破坏。

## 第三节　生理性止血

生理情况下，小血管破损后血液流出，经数分钟后出血自然停止，这种现象称生理性止血（hemostasis）。临床上常用小针刺破指尖或耳垂使血液自然流出，测定出血的延续时间，称出血时间，正常为 1~4min。出血时间的长短可反映生理性止血功能的状态。

### 一、生理性止血的基本过程

生理性止血的基本过程主要包括血管收缩、血小板止血栓和纤维蛋白血凝块的形成 3 个环节。

在正常的血液循环中，血小板不黏附于血管壁。只有当小血管破损，血管壁下的胶原纤维暴露时，血小板通过形成胶原-血浆成分-血小板，黏附于血管壁。聚集的血小板可出现释放反应,释放一些缩血管物质,如5-羟色胺、儿茶酚胺等,使血管破损口缩小或封闭;同时血管内膜下组织激活血小板,使血小板黏着、聚集于血管破损处,形成松软的血小板止血栓堵塞破损口,实现初步止血;与此同时,止血栓血小板膜表面吸附的凝血因子和血管破损暴露的组织因子,可启动血浆中的血液凝固系统,使血浆中纤维蛋白原转变为纤维蛋白,网罗血细胞形成血凝块。血凝块中的血小板内收缩蛋白在 $Ca^{2+}$ 的参与下发生收缩,使血凝块回缩变硬,形成牢固的止血栓,从而达到有效止血的目的。血小板数量减少或功能有缺陷时,出血时间常延长。

## 二、血液凝固

### (一)血液凝固的概念

血液由流动的液体状态转变为不能流动的凝胶状血块的过程,称为血液凝固(blood coagulation),简称血凝。血液凝固的实质是血浆中可溶性纤维蛋白原转变为不可溶性的纤维蛋白(血纤维),血纤维网罗血细胞形成血凝块。

### (二)血液凝固的过程

目前认为血液凝固过程是由凝血因子参与的一系列酶促反应过程。

1. **凝血因子** 血液和组织中直接参与血液凝固的化学物质统称为凝血因子(blood clotting factors)。根据凝血因子被发现的先后顺序,按照国际命名法,以罗马数字Ⅰ~ⅩⅢ编号,对凝血因子统一命名。后来发现因子Ⅵ为血清中活化的因子Ⅴa,故取消因子Ⅵ编号,所以目前被发现的凝血因子总共有12种,见表2-1-1。在凝血因子中除因子Ⅳ为钙离子外,其余因子均为蛋白质。因子Ⅱ、Ⅸ、Ⅹ、Ⅺ、Ⅻ、ⅩⅢ等均以无活性的酶原形式存在于血浆中,其右下方标a(active)表示已被激活。因子Ⅶ以活性形式存在于血浆中,但需与因子Ⅲ结合后才能发挥作用。由于因子Ⅲ存在于血浆外,故因子Ⅶ在血浆中一般不发挥作用。肝是合成凝血因子的重要器官,其中因子Ⅱ、Ⅶ、Ⅸ、Ⅹ在合成过程中需要维生素K的参与。

表2-1-1 凝血因子一览表

| 因子编号 | 同义名 | 因子编号 | 同义名 |
| --- | --- | --- | --- |
| Ⅰ | 纤维蛋白原 | Ⅷ | 抗血友病因子 |
| Ⅱ | 凝血酶原 | Ⅸ | 血浆凝血激酶 |
| Ⅲ | 组织凝血激酶 | Ⅹ | 斯图亚特因子 |
| Ⅳ | 钙离子 | Ⅺ | 血浆凝血激酶前质 |
| Ⅴ | 前加速素 | Ⅻ | 接触因子 |
| Ⅶ | 前转变素 | ⅩⅢ | 纤维蛋白稳定因子 |

2. **血液凝固基本过程** 20世纪70年代中期形成了凝血因子相互作用的接力式连续酶促反应的"瀑布学说",即认为血液凝固是一系列凝血因子相继被激活的过程,其最终结果是凝血酶和纤维蛋白形成。血液凝固基本过程大致分为凝血酶原激活物形成、凝血酶形成、纤维蛋白形成3个阶段。血液凝固基本过程见图2-1-3。

(1)凝血酶原激活物形成:凝血酶原激活物是由因子Ⅹa、因子Ⅴ、$Ca^{2+}$ 和 $PF_3$ 共同形

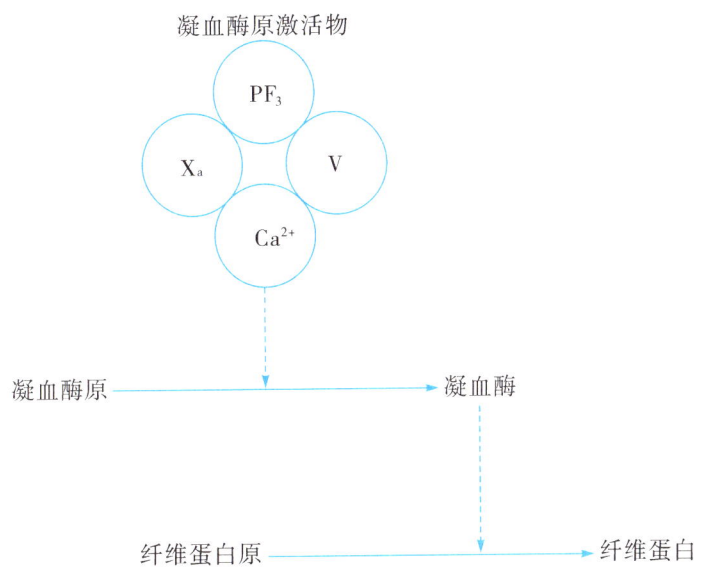

图 2-1-3 血液凝固的基本步骤
→ 变化方向　--→ 作用方向

成的复合物,其中根据因子 X 被激活过程的不同,可分为内源性凝血和外源性凝血两条途径来形成凝血酶原激活物。内源性凝血和外源性凝血的途径见图 2-1-4。

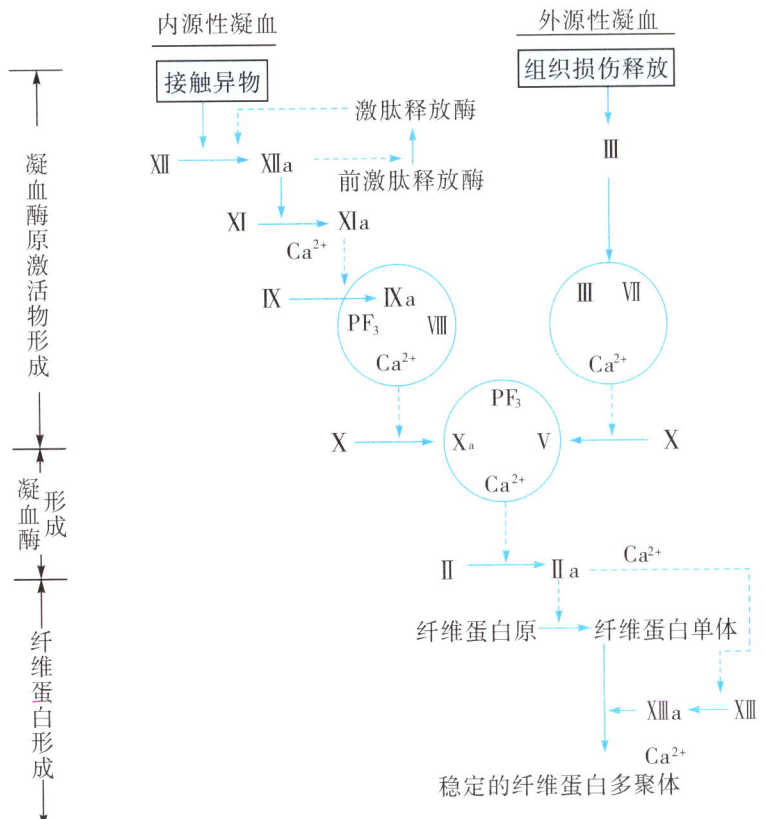

图 2-1-4 内源性凝血和外源性凝血途径
→ 变化方向　--→ 催化方向

1)内源性凝血途径:是指由因子Ⅻ被激活而发动起来的血液凝固过程,参与凝血的因子全部来自血液。当血管内皮受损后,血液中的凝血因子Ⅻ与受损血管壁下所暴露的胶原纤维接触,导致因子Ⅻ的激活而启动内源性凝血,这一过程又称为表面激活。因子Ⅻa形成后,一方面可使因子Ⅺ激活为因子Ⅺa;另一方面还可激活前激肽释放酶为激肽释放酶,后者以正反馈方式进一步促进因子Ⅻa的形成。因子Ⅺa形成后使因子Ⅸ激活形成因子Ⅸa,这一过程需 $Ca^{2+}$ 参与。因子Ⅸa形成后再与因子Ⅷ、$PF_3$ 和 $Ca^{2+}$ 结合成复合物,即可激活因子Ⅹ,使之成为因子Ⅹa。因子Ⅸa与因子Ⅷ、$PF_3$、$Ca^{2+}$ 结合形成复合物是血液凝固过程中一个极为重要的调速步骤,在有因子Ⅷ存在的条件下,因子Ⅸa激活因子Ⅹ为因子Ⅹa的速度可提高20万倍。当因子Ⅹa生成后,与因子Ⅴ、$PF_3$ 和 $Ca^{2+}$ 形成凝血酶原酶激活物,其后的凝血过程内源性与外源性激活途径成为同一途径。临床发现,缺乏因子Ⅷ、因子Ⅸ和因子Ⅺ的患者,血液凝固十分缓慢,微小创伤亦可引起出血不止,临床上将这几种凝血因子缺乏引起的疾病,分别称为甲型、乙型和丙型血友病(hemophilia A,B,C)。

2)外源性凝血途径:是指由因子Ⅲ启动的血液凝固过程,因子Ⅲ广泛存在于血管外组织,尤其在脑、肺和胎盘组织中含量丰富。在组织损伤血管破裂时,组织因子Ⅲ与血液接触,并与因子Ⅶ结合形成复合物,在 $Ca^{2+}$ 存在的条件下,迅速激活因子Ⅹ,成为因子Ⅹa。激活过程中因子Ⅶ作为蛋白酶而发挥对因子Ⅹ的激活作用,而组织因子Ⅲ则起辅因子作用,可使因子Ⅶ的催化效力提高1000倍。因子Ⅹa形成后又可正反馈激活因子Ⅶ,生成更多的因子Ⅹa,与因子Ⅴ、$PF_3$ 和 $Ca^{2+}$ 形成凝血酶原酶激活物,其后的凝血过程与内源性激活途径相同。

(2)凝血酶形成:经过内源性或外源性凝血途径生成的因子Ⅹa,在 $PF_3$ 提供的磷脂膜上形成因子Ⅹa-因子Ⅴ-$Ca^{2+}$ 凝血酶原酶激活物,激活凝血酶原(Ⅱ)为凝血酶(Ⅱa)。而生成的凝血酶又可激活因子Ⅴ、因子Ⅶ、因子Ⅺ、因子Ⅻ、因子ⅩⅢ,从而使凝血过程不断加强。

(3)纤维蛋白形成:凝血酶形成后可催化血浆中可溶性纤维蛋白原转变为纤维蛋白单体,在因子ⅩⅢa和 $Ca^{2+}$ 的作用下,形成不可溶性的纤维蛋白多聚体(血纤维),并网罗血细胞形成凝胶状的血凝块。

血液凝固1~2h后血凝块回缩,析出淡黄色透明的液体,即为血清(serum)。血清与血浆的区别在于血清中不含在凝血过程中被消耗的凝血因子,如纤维蛋白原、因子Ⅱ、因子Ⅴ、因子Ⅷ、因子ⅩⅢ等,但增添了在血液凝固过程中由血管内皮和血小板所释放的化学物质,如ADP、$PF_3$ 等。

### 三、抗凝与促凝

#### (一)体内抗凝活动

在生理情况下,血浆中虽含有多种凝血因子,但血液不会在血管中凝固,在血管损伤发生出血而引起血液凝固时,凝血过程仅限于受损伤局部,不会发生血管内广泛的凝血现象,其原因主要有:正常血管的血液中存在一些重要的抗凝物质,使血液始终能够保持流体状态而不阻碍全身血液循环;血液中的抗凝系统主要包括细胞抗凝系统和体液抗凝系统。

1.细胞抗凝系统 细胞抗凝系统通过单核-巨噬细胞系统对凝血因子的吞噬灭活作用、血管内皮细胞的抗血栓形成作用,限制血液凝固的形成和发展。单核-巨噬细胞系统能吞噬灭活凝血因子、组织因子、凝血酶原激活物、可溶性纤维蛋白单体;血管内皮细胞能抑制血小板的黏着和聚集，能合成血栓调制素和蛋白质 S，从而活化蛋白质 C，灭活因子Ⅴ、因子Ⅷ。

2. 体液抗凝系统

(1) 组织因子途径抑制物 (tissue factor pathway inhibitor, TFPI)：TFPI 主要来自小血管内皮细胞，是一种相对稳定的糖蛋白。目前认为，TFPI 是体内主要的生理性抗凝物质，其主要作用是与因子Ⅹa 结合，抑制因子Ⅹa 的催化活性；并在 $Ca^{2+}$ 存在的情况下，转而与因子Ⅶa-因子Ⅲ复合物结合，形成因子Ⅹa-TFPI-因子Ⅶa-因子Ⅲ四合体，抑制因子Ⅶa-因子Ⅲ复合物的活性，对外源性凝血途径产生负反馈抑制作用。

(2) 抗凝血酶Ⅲ (antithrombin Ⅲ)：由肝细胞和血管内皮细胞分泌，其结构中的精氨酸残基部位与凝血酶、因子Ⅸa、因子Ⅹa、因子Ⅺa、因子Ⅻa 活性部位的丝氨酸残基相结合，从而使这些凝血因子失去活性，产生抗凝作用。在正常情况下，抗凝血酶Ⅲ的直接抗凝作用非常缓慢而且较弱，但它与肝素结合后，其抗凝作用可增强约 2000 倍。

(3) 肝素 (heparin)：是一种酸性黏多糖，主要由肥大细胞和嗜碱性粒细胞产生。肝素的抗凝机制主要有：肝素与抗凝血酶Ⅲ结合后，可使后者与凝血酶的亲合力增强约 100 倍，抗凝作用大大增强；抑制血小板的黏着、聚集和释放反应；刺激血管内皮细胞释放 TFPI 和其他抗凝物来抑制凝血过程。

(4) 蛋白质 C 系统：包括蛋白质 C、凝血酶调制素、蛋白质 S 和蛋白质 C 的抑制物。蛋白质 C 由肝脏合成，其合成需要维生素 K 的参与。蛋白质 C 以酶原形式存在于血浆中，在血液凝固过程中被激活，主要作用有：在磷脂和 $Ca^{2+}$ 存在的情况下，使因子Ⅴa 和因子Ⅷa 失活；阻碍因子Ⅹa 与血小板上的磷脂结合，削弱因子Ⅹa 对凝血酶原的激活作用；增强纤溶酶的活性，促进纤维蛋白溶解。

(二) 体外血液凝固的加速与抗凝

1. 抗凝或延缓血凝的方法　$Ca^{2+}$ 在血液凝固的全过程中起着重要作用，若去除血浆中的 $Ca^{2+}$，则血液不会凝固。在实验室工作中常用的抗凝剂草酸盐，可与血浆中游离的 $Ca^{2+}$ 结合，形成不易电离的草酸钙而沉淀，使血浆中游离的 $Ca^{2+}$ 浓度降低；抗凝剂枸橼酸钠与血浆中游离的 $Ca^{2+}$ 结合成可溶性的络合物，能降低血浆中游离的 $Ca^{2+}$ 浓度，达到抗凝的目的。由于血液凝固是一系列酶促反应过程，因而适当降温可以使血凝延缓。将血液置于光滑容器内，可减少因子Ⅻ的激活和血小板的聚集、释放反应，从而延缓血液凝固过程。

2. 加速血液凝固的方法　在血液凝固的酶促反应过程中，适当加温可提高酶的活性，促进酶促反应，加速血液凝固。利用粗糙面可促进凝血因子的激活，促进血小板的聚集和释放，从而加速血液凝固。外科手术时，临床医师用温热盐水纱布压迫创面，可以促进生理性止血和凝血，以减少手术创面的出血。此外，手术前注射维生素 K，可促进患者肝脏合成凝血因子，以改善其凝血功能。

## 四、止血栓的溶解

在生理止血过程中，小血管内的止血栓填塞了这段血管。出血停止、血管损伤愈合后，在血浆纤维蛋白溶解系统（简称纤溶系统）的作用下，构成止血栓的血纤维又可逐渐溶解，使血管恢复通畅。纤维蛋白和血浆中纤维蛋白原被溶解液化的过程，称纤维蛋白溶解（简称纤溶）。纤溶系统包括纤维蛋白溶解酶原（简称纤溶酶原）、纤溶酶、纤溶酶原的激活物和抑制物。纤溶可分为两个基本过程，即纤溶酶原的激活和纤维蛋白的降解（图 2-1-5）。

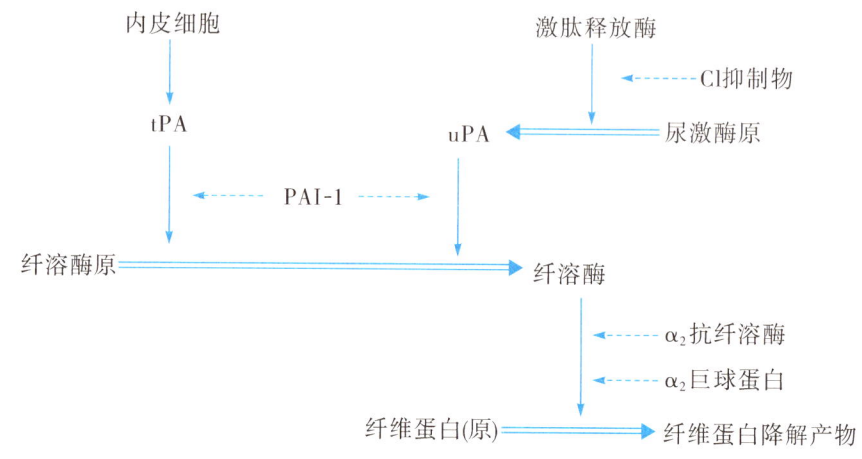

图 2-1-5 纤维蛋白溶解系统示意图

→催化方向　⇒变化方向　--▶抑制作用

tPA:组织纤溶酶原激活物　uPA:尿激活物　PAI-1:纤溶酶原激活物抑制剂-1

### (一)纤溶酶原的激活

纤溶酶原(plasminogen)在肝、骨髓、嗜酸性粒细胞和肾内合成,然后进入血液,成年人血浆中浓度为 100~200mg/L。正常情况下,血浆中纤溶酶原无活性,在激活物作用下生成有活性的纤溶酶。纤溶酶原的激活物主要有:①血管激活物。在小血管的内皮细胞合成(如组织纤溶酶原激活物)后释放入血。②组织激活物。存在于很多组织细胞中,以子宫、甲状腺和淋巴结等组织中含量最高,肺和卵巢次之。③依赖因子Ⅻa 的激活物。是通过内源性凝血系统中的有关凝血因子,如因子Ⅻa,被因子Ⅻa 激活生成的激肽释放酶,使纤溶酶原转变成纤溶酶。④尿激活物。由肾及泌尿道上皮细胞释放的尿激酶,使纤溶酶原变为纤溶酶。

### (二)纤溶抑制物

人体内抑制纤溶系统活动的物质称为纤溶抑制物。纤溶抑制物主要有:①血小板或内皮细胞分泌的纤溶酶原激活物抑制剂-1,它能抑制组织型纤溶酶原激活物、尿激酶的活性;②补体 $C_1$ 抑制物,主要灭活因子Ⅻa、激肽释放酶;③$\alpha_2$ 抗纤溶酶和 $\alpha_2$ 巨球蛋白,能抑制纤溶酶的活性。

### (三)纤维蛋白(原)的降解

纤溶酶原被激活成纤溶酶后,它的主要作用是使纤维蛋白或纤维蛋白原分子裂解成许多可溶性的小肽,称为纤维蛋白降解产物。该产物一般不再发生凝固,其中一部分还具有抗凝作用。

正常情况下,纤溶活动与血凝活动处于动态平衡状态,平衡一旦被破坏则会发生病理变化,如纤溶过强或血凝有障碍,机体止血功能减弱;如纤溶过弱,可导致血栓形成。

## 第四节　血型和输血原则

### 一、血型与红细胞凝集

血细胞膜表面特异抗原的类型,称为血型(blood group)。人类有许多血型系统,包括红细胞血型、白细胞血型和血小板血型,1995年国际输血协会认可的红细胞血型有23个。

在红细胞ABO血型系统中,已知红细胞膜上分布有两种不同的抗原,分别称为A凝集原(A抗原)和B凝集原(B抗原),在血浆(或血清)中还含有两种与抗原相对应的抗体,分别称为抗A凝集素(抗A抗体)和抗B凝集素(抗B抗体)。在输血工作中发现,红细胞膜表面的特异性凝集原(抗原)遇到血浆中的特异性凝集素(抗体),可发生特异性抗原-抗体免疫反应,使红细胞凝集成簇,即发生红细胞凝集反应。红细胞的凝集将导致溶血。例如,将A型血红细胞与B型血浆相混合,则A凝集原与抗A凝集素相遇,即发生红细胞凝集反应,导致溶血。因此在输血时应当选择合适的血型,避免发生凝集反应。

### 二、红细胞血型

在临床实践中意义最大的是ABO血型系统,其次是Rh血型系统。

#### (一)ABO血型系统

ABO血型是以红细胞膜表面A、B凝集原的有无及其种类来作为其分类依据的。凡红细胞膜上只有A凝集原的为A型;只有B凝集原的为B型;A、B凝集原均有的为AB型;A、B凝集原均无的为O型。人类ABO血型系统中,还有溶解在血浆中的不同的凝集素。但ABO血型系统中不含有能使自身红细胞发生凝集的凝集素。A型血血浆中含抗B凝集素;B型血血浆中含抗A凝集素;O型血血浆中含抗A和抗B凝集素;AB型血血浆中既不含有抗A也不含有抗B凝集素(表2-1-2)。

表2-1-2  ABO血型系统中的凝集原和凝集素

| 血型 | | 红细胞上的凝集原 | 血清中的凝集素 |
| --- | --- | --- | --- |
| A型 | $A_1$ | $A+A_1$ | 抗B |
| | $A_2$ | A | 抗B+抗$A_1$ |
| B型 | | B | 抗A |
| AB型 | $A_1B$ | $A+A_1+B$ | 无 |
| | $A_2B$ | $A+B$ | 抗$A_1$ |
| O型 | | 无A,无B | 抗A+抗B |

在ABO血型系统中还存在着亚型,其中与临床较为密切的是A型血的$A_1$、$A_2$亚型。$A_1$型:红细胞膜上有A和$A_1$凝集原,血浆中只含抗B凝集素。$A_2$型:红细胞膜上有A凝集原,无$A_1$凝集原,血浆中含抗B和抗$A_1$凝集素。同样AB型血也可分为$A_1B$型和$A_2B$型。虽然我国汉族人群中$A_2$、$A_2B$型在A型血和AB型血中不超过1%,但在临床输血时仍需注意。

#### (二)Rh血型系统

1940年,有人将恒河猴(Rhesus monkey)的红细胞注入家兔体内,引起家兔产生抗恒河猴红细胞的凝集素,该凝集素除能凝集恒河猴的红细胞外,还能凝集大多数人的红细胞,表明人类红细胞膜上有与恒河猴红细胞相同的抗原,称Rh抗原(也称Rh因子)。Rh血型系统是红细胞血型中最为复杂的一个系统,已发现40多种Rh抗原,与临床关系密切的是D、E、C、c、e 5种,在5种抗原中抗原性最强的是D抗原。通常将红细胞膜上含有

D抗原的,称为Rh阳性;而将红细胞膜上缺乏D抗原的,称为Rh阴性。Rh血型有明显的种族差异,我国汉族人Rh阳性率达99%,少数民族Rh阳性率低于汉族,如维吾尔族为95.3%,乌孜别克族为91.24%,苗族为87.7%,塔塔尔族为84.2%。

Rh血型的特点是无论Rh阳性还是Rh阴性者,其血浆中均不存在天然的(先天性)的抗Rh抗体。但Rh阴性者接受Rh阳性者红细胞后,可产生后天获得性抗Rh抗体,凝集Rh阳性红细胞。

Rh血型的临床意义是:①Rh血型不合引起输血溶血。由于Rh阴性受血者血浆中不存在抗Rh抗原的天然抗体,因此在第一次接受Rh阳性供血者的红细胞时,不发生因Rh血型不合而引起的凝集反应。但供血者的Rh阳性红细胞进入受血者体内,可通过体液免疫刺激机体产生抗Rh抗体,当Rh阴性受血者再次接受Rh阳性供血者的红细胞时,其体内的抗Rh抗体可与供血者红细胞发生凝集反应而发生溶血。②Rh血型不合引起新生儿溶血。Rh阴性的母亲第一胎孕育了Rh阳性的胎儿,因为母亲体内无天然抗Rh抗体,此胎儿不会发生因Rh血型不合而引起的新生儿溶血。但在分娩过程中胎盘与子宫的剥离面血管破裂,胎儿的Rh阳性红细胞可进入母体的血液,刺激母体产生抗Rh抗体。当母亲第二胎又孕育了Rh阳性的胎儿时,母体内的抗Rh抗体属不完全抗体IgG,分子量较小,可通过胎盘进入胎儿的血液,引起胎儿的红细胞凝集反应而发生溶血,严重时可导致胎儿死亡。若Rh阴性母亲在生育第一胎后,能够及时注射特异性抗D免疫球蛋白,可以防止胎儿Rh阳性红细胞致敏母体。

### 三、输血的原则

生理情况下,血量的相对稳定可使血管保持一定的充盈度以维持血压,保证细胞、组织和器官的血液供应,对机体正常生命活动的进行具有重要意义。若某人一次失血量达总血量的20%时,血压下降,机体各种生命活动将受到影响。若一次失血达总血量的30%以上时,如不及时抢救,将危及生命。输血是临床上治疗疾病、抢救生命的有效方法。

**(一)ABO血型各型之间的输血关系**

由于红细胞膜表面的特异性凝集原遇到血浆中的相应的凝集素,会使红细胞凝集成簇,即发生红细胞的凝集,导致溶血。因此,在输血时应当以避免供血者红细胞被受血者血浆中的凝集素所凝集为前提,选择合适的血型。ABO血型系统各型之间的输血关系如表2-1-3。

表2-1-3 ABO血型各型之间的输血关系

| 供血者红细胞 | 受血者血清(凝集素) | | | |
| :---: | :---: | :---: | :---: | :---: |
| (凝集原) | O型(抗A抗B) | A型(抗B) | B型(抗A) | AB型(无) |
| O型 | − | − | − | − |
| A型 | + | − | + | − |
| B型 | + | + | − | − |
| AB型 | + | + | + | − |

注:+表示有凝集反应;−表示无凝集反应。

从上表可见,同型血可以相互输血;A型与B型异型血不能相互输血;由于O型供血者红细胞膜上不含有 A、B 凝集原,因而其红细胞不会被受血者血浆中凝集素所凝集,O 型血可输给其他各型血;同样,AB 型受血者血浆中不含有抗 A、抗 B 凝集素,因而不会使供血者红细胞发生凝集,AB 型可接受其他各型血。但应注意,异型输血一次输入的量不宜过多,速度不宜过快。

(二)输血原则

为了保证输血的安全,避免由于输血误差造成对患者的严重损害,必须注意遵守输血原则。

1. 鉴定血型　在准备输血时首先必须进行血型鉴定,选择相同的血型,保证供血者与受血者的血型相合,以免因血型不相容而引起严重的输血反应。

2. 交叉配血试验　在输血时为避免供血者红细胞被受血者血浆中的凝集素所凝集,输血前必须做交叉配血试验,根据结果决定能否输入及输入的量和速度。交叉配血试验是将供血者的红细胞与受血者的血清相混合(主侧),同时将受血者的红细胞与供血者的血清相混合(次侧),交叉配血试验见图 2-1-6。凡主侧凝集的为配血不合,禁止输入。主侧不凝集、次侧凝集的一般也不宜输入。

为了防止亚型不合,同型血尤其是 A 型或 AB 型之间输血,也须做交叉配血试验。同一供血者重复输血仍须做交叉配血试验,以防止 Rh 血型不合引起的输血反应。

3. 在遇紧急情况而无同型血时,可采用适宜的异型血相输　适宜的异型血必须符合供血者的红细胞不被受血者的血清所凝集,输入的量不宜过多,一般一次不超过 300ml,速度不宜过快。

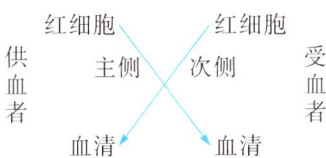

图 2-1-6　交叉配血试验示意图

随着医学和科学技术的发展,输血疗法从原来的单纯输全血发展为成分输血,如红细胞、粒细胞、血小板、血浆等分别制备成高纯度或高浓度的血液制品,实行按需输入即成分输血。这样既可提高疗效,减少不良反应,又可节约血源。因此,目前输血技术已发展为一个相对独立的学科。

**思考题**

1. 试述血浆晶体渗透压和血浆胶体渗透压的形成和作用。
2. 试述生理性止血过程。
3. 试述血液凝固基本过程,内源性凝血和外源性凝血有何不同?
4. 说明 ABO 血型系统的分型依据和输血关系。
5. 为什么输血前要做交叉配血试验?

同步测试

(汤碧娥　王　珏)

# 第二章　弥散性血管内凝血

思维导图

课　件

微课视频

**学习要求**

1. 掌握 DIC 的概念，DIC 时出血和休克的机制。
2. 熟悉 DIC 的原因、诱因、发病机制，DIC 时脏器功能障碍和贫血的机制。
3. 了解 DIC 的分型和防治原则。

弥散性血管内凝血（disseminated or diffuse intravascular coagulation, DIC）是指在某些致病因子的作用下，凝血因子和血小板被激活，大量促凝物质入血，引起以广泛微血栓形成并相继出现凝血功能障碍为主要特征的病理过程。微血栓形成中消耗了一系列凝血因子和血小板，继而出现继发性纤维蛋白溶解功能增强。临床上，DIC 患者主要表现为出血、休克、器官功能障碍和溶血性贫血。DIC 是一种危重的临床综合征。

## 第一节　弥散性血管内凝血的病因

引起 DIC 的病因很多，常见的有严重感染性疾病、恶性肿瘤、产科意外、大手术和创伤等（表 2-2-1）。对存在易发 DIC 基础性疾病的患者，如果出现无法以现有临床证据解释的出血时，应当警惕 DIC 的发生。

表 2-2-1　DIC 常见病因

| 分类 | 主要疾病 |
| --- | --- |
| 感染性疾病 | 细菌感染、内毒素血症、败血症等；急性肝炎、流行性出血热等 |
| 恶性肿瘤 | 消化、呼吸和泌尿系统恶性肿瘤，尤其多见于转移性肿瘤 |
| 妇产科疾病 | 胎盘早剥、羊水栓塞、腹腔妊娠、宫内死胎等 |
| 手术和创伤 | 大手术、大面积烧伤、严重软组织创伤等 |

以上疾病存在能够激活凝血系统的因素，故可导致 DIC 的发生和发展。这些因素就是 DIC 的触发因素，主要包括：①细菌内毒素；②病毒或其他病原微生物；③组织受损，释放组织因子；④血管内皮细胞受损；⑤抗原-抗体复合物；⑥颗粒或胶体物质；⑦蛋白水解酶等。

## 第二节 弥散性血管内凝血的发病机制

DIC的起始环节为大量促凝物质入血,激活凝血系统启动凝血反应。凝血是一系列凝血因子被相继激活的过程,包括血管内皮细胞受损和因子Ⅻ活化启动的内源性凝血系统及严重组织损伤释放组织因子启动的外源性凝血系统。近年来研究表明,外源性凝血系统在凝血过程中起到主要作用。

凝血系统活化既存在链式反应的特征,又存在正、负反馈作用。只要引起凝血瀑布链不同环节凝血因子的活化,就可以通过凝血链式反应的正反馈放大作用和(或)抗凝血作用降低,引起过度凝血反应。

DIC时引起凝血系统激活的主要机制可以归纳为以下4个方面。

### (一)组织严重损伤

在外科手术、严重创伤、烧伤、产科意外(如胎盘早剥、宫内死胎等)、恶性肿瘤或实质性器官组织的大量坏死等情况下均有严重的组织损伤或坏死,大量组织因子释放入血,通过外源性凝血系统的启动引起凝血。

### (二)血管内皮细胞损伤

细菌、病毒、抗原-抗体复合物、缺氧、酸中毒、败血症时的细菌内毒素等,都可损伤血管内皮细胞。血管内皮细胞损伤,暴露的内皮下组织可直接激活因子Ⅻ启动凝血系统,同时,损伤的血管内皮细胞表达、释放大量组织因子,激活凝血系统导致DIC的发生。其次,内皮损伤还可激活血小板,产生黏附、聚集和释放反应而加剧微血栓的形成。

### (三)血细胞大量破坏,血小板被激活

1. 红细胞大量破坏 异型输血、疟疾、阵发性睡眠性血红蛋白症时,红细胞大量破坏,尤其在伴有较强的免疫反应时,红细胞释出的ADP引起血小板的释放、黏附、聚集,导致凝血。同时,红细胞膜内的磷脂可浓缩,局限Ⅶ、Ⅸ、Ⅹ及凝血酶等凝血因子,导致大量的凝血酶生成,促进DIC的发生。

2. 白细胞破坏或激活 急性早幼粒细胞性白血病患者在放疗、化疗时,大量白细胞被破坏,可释放组织因子样物质而促进DIC的发生。血液中的中性粒细胞、单核细胞在内毒素、白细胞介素(IL-1)、肿瘤坏死因子(TNFα)等的刺激下,可以诱导表达组织因子而启动凝血反应。

3. 血小板的激活 在DIC的发生、发展中,血小板的激活、黏附、聚集起着重要的作用,但多为继发性作用;只有在少数情况,如血栓性血小板减少性紫癜时,可能是原发性作用。

### (四)其他促凝物质入血

产科意外,如羊水栓塞时,羊水具有类凝血活酶、组织因子和类血小板因子作用,有较强的促凝能力,可以激活因子Ⅹ而引起血液凝固;产后感染时,子宫内的组织因子进入血液引起DIC;宫内死胎也可释放组织因子进入血液而启动凝血系统活化。急性坏死性胰腺炎时,胰蛋白酶大量进入血液,激活凝血酶原,促进凝血酶生成。蜂毒、蛇毒为外源性促凝血物质,可直接激活因子Ⅹ、凝血酶原或直接使纤维蛋白原转变为纤维蛋白单体。

## 第三节　影响弥散性血管内凝血发生、发展的因素

### (一)单核-巨噬细胞系统功能障碍

单核吞噬细胞系统具有吞噬及清除血液中的凝血酶、纤溶酶、纤维蛋白、纤维蛋白降解产物(FDP)以及内毒素等物质的作用。因此，单核-巨噬细胞系统的严重功能障碍或吞噬了大量坏死组织、细菌等使其功能处于"封闭"状态，则可以促进 DIC 的形成。如实验性全身性 Shwartzman 反应时，由于第一次内毒素注射后使单核-巨噬细胞系统功能被"封闭"，第二次注射内毒素就容易引起 DIC。

### (二)肝功能严重障碍

凝血因子Ⅸa、Ⅹa、Ⅺa 等在肝脏灭活，抗凝物质如蛋白质 C、纤溶酶原和抗凝血酶Ⅲ(AT-Ⅲ)等由肝细胞产生。当肝功能严重障碍时，凝血、抗凝及纤溶过程就会失调。引起肝功能障碍的某些病因，如某些药物、病毒等可以激活凝血因子。当肝细胞大量坏死，也可释放组织因子等促凝物质。这些因素都可促进 DIC 的发生、发展。

### (三)血液呈高凝状态

妊娠后 3 周起，孕妇血液中血小板和多种凝血因子(因子Ⅰ、Ⅱ、Ⅴ、Ⅶ、Ⅸ、Ⅹ及Ⅻ等)逐渐增多，而抗凝血酶Ⅲ、纤溶酶原活化素降低，胎盘产生的纤溶酶原活化素抑制物增多，血液逐渐趋向高凝状态，因此产科意外(如胎盘早期剥离、宫内死胎、羊水栓塞等)时 DIC 的发生率较高。

酸中毒除了直接损伤血管内皮细胞引起 DIC 外，还可以使某些凝血因子的酶活性升高、血小板的凝集性增强、肝素的抗凝活性减弱等，使血液处于高凝状态，促进 DIC 的发生、发展。

### (四)微循环障碍

正常微循环血流速度较快，微血管内皮完整光滑，不容易形成纤维蛋白沉积。微循环障碍时，常有血流缓慢、淤滞，红细胞聚集，血液浓缩，再加上局部内皮细胞损伤与酸中毒，这些因素均促进了 DIC 的发生。

### (五)不恰当地应用抗纤维蛋白溶解药

过多地使用抗纤维蛋白溶解药，如氨甲苯酸、氨甲环酸等，会造成纤溶系统的过度抑制及血液黏度增高，促进 DIC 的形成。

### (六)其他

DIC 的发生、发展与促凝物质进入血液的数量、速度和途径也有关。促凝物质进入血液少而慢时，如机体单核-居噬细胞系统等代偿功能健全，可以不发生 DIC 或仅表现为症状不明显的慢性 DIC；促凝物质过多、过快地进入血液，超过机体代偿能力时，就会引起急性 DIC。另外，DIC 的定位与促凝物质进入血液的途径有重要关系。

## 第四节　弥散性血管内凝血的分期和分型

### 一、分期

根据 DIC 的病理生理学特点和发展过程，典型的 DIC 可经过以下 3 期：

1. 高凝期 由于病因的作用,体内凝血系统被激活,血浆凝血酶含量增高,微循环内形成大量的微血栓。此阶段主要表现为血液的高凝状态。

2. 消耗性低凝期 在大量凝血酶产生而形成微血栓的过程中,凝血因子和血小板被消耗而减少,又有继发性纤溶系统被激活,血液处于低凝状态,常伴有出血。

3. 继发性纤溶亢进期 纤溶系统被激活而产生大量纤溶酶,进而又有纤维蛋白降解产物形成,使纤溶和抗凝作用增强。此期主要表现是出血明显。

## 二、分型

### (一)按 DIC 发生的速度分型

DIC 发生的快慢主要与致病因素的作用方式、强度及持续时间长短有关。当 DIC 病因作用强烈而迅速时,表现为急性型;反之,则表现为亚急性型或慢性型。

1. 急性型 DIC 可在数小时或 1~2 天内发生,常见于严重感染、异型输血、重度创伤、急性移植排斥反应、羊水栓塞等。患者病情迅速恶化,分期不明显,临床表现以休克和出血为主。实验室检查:血小板和血浆凝血因子明显降低,3P 试验阳性。

2. 亚急性型 DIC 在数天内逐渐形成,常见于恶性肿瘤、早幼粒性白血病、宫内死胎等,其表现常介于急性型和慢性型之间。实验室检查:血小板和血浆凝血因子轻度降低。

3. 慢性型 病程长达数月,常见于恶性肿瘤、胶原病、慢性溶血性贫血等,临床表现不明显,常以局部栓塞导致某器官功能不全为主。实验室检查:血小板和纤维蛋白原有时减少,FDP 有时增多,凝血因子则少有异常。

### (二)按 DIC 代偿的情况分型

在 DIC 发生、发展过程中,一方面血浆凝血因子和血小板不断被消耗;另一方面,肝脏合成凝血因子和骨髓生成血小板增多而起代偿作用。根据凝血物质的消耗与机体代偿情况,将 DIC 分为以下 3 型:

1. 代偿型 此型凝血因子和血小板的消耗与生成之间基本保持平衡,常见于轻度 DIC。患者无明显临床症状,或仅有轻度出血和微血栓形成症状。实验室检查:血小板和血浆凝血因子正常,3P 试验弱阳性。

2. 失代偿型 特点是凝血因子和血小板的消耗超过生成,常见于急性型 DIC。患者常有明显的出血和休克等。实验室检查:血小板和纤维蛋白原等血浆凝血因子明显减少,3P 试验阳性。

3. 过度代偿型 此型患者代偿功能较好,血小板和血浆凝血因子代偿性生成迅速,甚至超过消耗,常见于慢性 DIC 或者 DIC 恢复期。出血或栓塞症状不明显。实验室检查:纤维蛋白原等血浆凝血因子暂时性升高,血小板减少不明显。

## 第五节 弥散性血管内凝血功能代谢变化和临床表现

DIC 时,各种典型病理变化及临床表现主要发生在急性及严重的 DIC。形成这些变化的主要基础是凝血酶生成增加、某些凝血因子和血小板的激活、消耗,纤维蛋白-血小板性微血栓形成,以及继发性纤溶的增强。因此其病理与临床表现复杂多样,并因原发疾病的不同而异,但主要表现以出血及微血栓的形成最为突出。

## 一、出血

出血是DIC患者最初的也是最常见的临床表现。据统计,70%~80%的患者在发病初期出现不同程度的出血症状。其出血形式多种多样,如皮肤淤点、淤斑、皮下血肿;伤口或注射部位渗血不止;消化道出血、咯血、血尿、阴道出血及鼻出血等。DIC出血的特点有:①多部位同时出血,而且往往难以用原发病解释;②出血常常比较突然,可以同时伴有DIC其他临床表现;③用一般止血药无效。

DIC引起出血的机制,主要有以下3个方面:

1. 凝血物质的大量消耗　广泛微血栓的形成消耗了大量的凝血因子和血小板,使血液凝固性降低。

2. 纤溶系统的激活　血液中因子Ⅻ激活为Ⅻa的同时,激肽系统也被激活而产生激肽释放酶,激肽释放酶可以使纤溶酶原变成纤溶酶而激活纤溶系统。子宫、前列腺、肺等器官富含纤溶酶原激活物,当其微血管内形成大量的微血栓而发生缺血、缺氧、变性坏死时,可释放大量纤溶酶原激活物,激活纤溶系统。另外,应激时,在肾上腺素的作用下,血管内皮细胞合成、释放纤溶酶原激活物增加。缺氧或其他原因使血管内皮细胞损伤时,内皮细胞释放纤溶酶原激活物增加,激活纤溶系统,生成大量纤溶酶。纤溶酶活性较强,除了可以降解纤维蛋白,还可水解凝血因子,如因子Ⅴ、因子Ⅷ、凝血酶及因子Ⅻ等。

知识拓展

3. 抗凝物质的形成　纤维蛋白(原)在纤溶酶的作用下,形成一系列相对分子质量由大到小的降解碎片,为FX、FY、FD、FE,通称为纤维蛋白降解产物(fibrin degradation product,FDP)。FDP具有抗凝作用:①抑制凝血酶对纤维蛋白的作用;②与纤维蛋白单体形成复合物,抑制纤维蛋白单体聚合;③抑制血小板黏附、聚集。FDP的这些作用可以使凝血过程中断来对抗DIC,但同时又通过其强烈的抗凝作用而引起出血。

## 二、休克

DIC与休克可互为因果,形成恶性循环。急性DIC常常伴发休克,其主要机制是:

1. 广泛的微血栓形成堵塞了微循环通路,组织灌流量不足,回心血量减少。

2. 广泛出血引起血容量减少。

3. 心肌内发生DIC可引起心肌缺血、缺氧,使心肌收缩性减弱,心排出量减少,组织灌流量进一步减少。

4. 凝血系统、激肽系统和补体系统激活产生大量的血管活性物质,如组胺和激肽等,能增强微血管的通透性并具有强烈的扩血管作用。

5. FDP、各种补体成分也能扩血管或增强微血管的通透性。

以上这些都可使全身微循环障碍,促进休克的发生、发展。

## 三、脏器功能障碍

广泛的微血栓形成使相应部位的微循环血流受阻,造成多发性脏器栓塞,受损脏器因缺血、缺氧而发生功能障碍。常见累及的器官有以下几种。

### (一)肾

肾脏最容易受累,往往发生双侧肾皮质坏死和肾小管坏死。患者出现少尿、无尿、血尿、蛋白尿、氮质血症等急性肾衰竭的表现。

(二)肺

肺内广泛微血栓形成可引起肺淤血、出血、水肿、透明膜形成、肺不张。患者表现为呼吸困难及血氧分压进行性降低,即发生急性呼吸窘迫综合征。

(三)脑

脑血管内广泛微血栓形成,可引起脑淤血、出血、水肿及颅内压增高。患者表现为神志不清、嗜睡、昏迷、惊厥等。

(四)消化系统

当消化系统发生DIC时,患者可出现恶心、呕吐、腹泻、消化道出血。肝内微血管栓塞可引起门静脉高压和肝功能障碍,患者出现消化道淤血、水肿及黄疸等。

(五)其他

微血管栓塞可引起肾上腺皮质出血性坏死,造成急性肾上腺皮质功能衰竭,出现明显休克症状和皮肤大片淤斑等体征,称华-佛综合征(Waterhouse-Friderichsen syndrome);垂体缺血坏死可引起席汉综合征(Sheehan's syndrome);另外,皮肤、黏膜微血管栓塞常常导致多发性皮肤、黏膜坏死。

## 四、微血管病性溶血性贫血

DIC有时可伴发一种特殊类型的贫血,即微血管病性溶血性贫血(microangiopathic hemolytic anemia)。患者外周血涂片中可检出较多的红细胞碎片,其外形呈盔甲形、星形、新月形及各种不规则的形状(图2-2-1)。

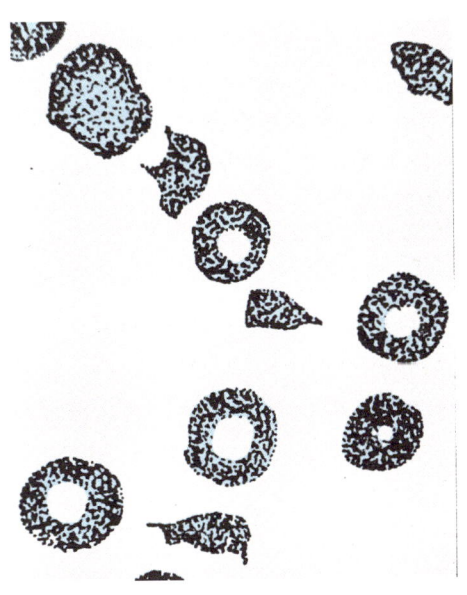

图 2-2-1 微血管病性溶血性贫血血涂片中的裂体细胞

产生红细胞碎片的主要机制为(图2-2-2):在微血管内纤维蛋白微血栓形成早期,纤维蛋白丝在微血管腔内形成细网,当循环中的红细胞流过时,常会黏着、滞留或悬挂在纤维蛋白网丝上,加上血流的不断冲击,引起红细胞破裂。当微血流通道受阻时,红细胞还可能从微血管内皮细胞间的裂隙"挤"到血管外,从而发生扭曲、变形。畸形的红细胞脆性大,容易破裂发生溶血。这种由微血管病变引起的贫血称为微血管病性溶血性贫血。微血管病性溶血性贫血主要发生于慢性或亚急性 DIC。患者可有发热、黄疸、血红蛋白尿、少尿等溶血症状和面色苍白、乏力等贫血症状。

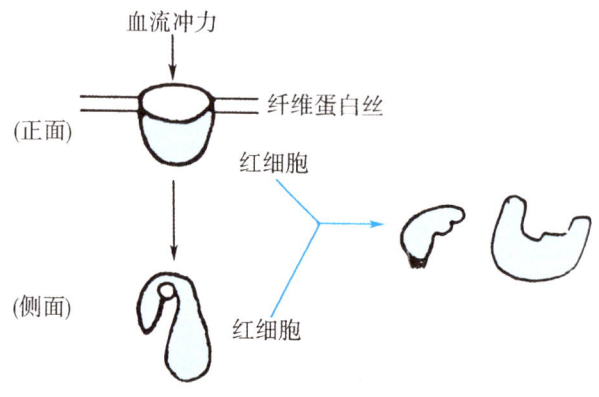

图 2-2-2　产生红细胞碎片的机制

## 第六节　弥散性血管内凝血的防治原则

### 一、防治原发病

预防和迅速去除引起 DIC 的病因是提高 DIC 救治率的根本措施。如积极有效控制感染、恰当处理产科意外、积极开展抗休克治疗等。

### 二、改善微循环

DIC 时广泛微血栓的形成严重影响组织器官的微循环,所以要及时纠正微循环障碍,疏通微循环,增加微循环的血液灌流量。通常采取的措施有补充血容量、解除血管痉挛、溶栓及防止新的微血栓形成等。

### 三、重新建立凝血和纤溶间的动态平衡

DIC 时由于促凝因素的作用,血液凝固性增高,继而纤溶系统被激活,纤溶加强,血液凝固性降低。这两方面的变化常常交错在一起。在治疗上应该以抗凝为主,即使后期以纤溶为主的患者也不可单独使用抗纤溶药,否则可能促进微血栓的形成而使病情恶化。在病情得以控制后的恢复期,可以酌情输入新鲜全血、冰冻血浆或纤维蛋白原等,以利于凝血与纤溶之间恢复新的平衡。

**思考题**

1. 肝功能严重障碍为何能促发 DIC?
2. 简述 DIC 出血的基本机制。
3. DIC 时为什么会发生休克?

同步测试

(潘晓燕)

# 第三章 作用于血液与造血系统的药物

血液中存在着生理性凝血与抗凝血、纤溶与抗纤溶两种对立统一的机制,保证血液在血管内正常流动。当血管或组织受损,启动内源性或外源性凝血,经一系列凝血因子的连锁反应生成以因子Ⅹa为主的凝血酶原激活物(其中有的步骤需 $PF_3$ 和 $Ca^{2+}$),使凝血酶原(因子Ⅱ)转变为凝血酶(因子Ⅱa),后者使可溶性纤维蛋白原(因子Ⅰ)转变为不溶性的纤维蛋白(因子Ⅰa),使血凝块形成而止血。在纤维蛋白溶解酶的作用下,纤维蛋白降解液化,溶解血凝块。血液中还存在 ATⅢ 等抗凝血物质,能灭活凝血因子Ⅸa、Ⅹa、Ⅺa、Ⅻa 和凝血酶等(图2-3-1)。

思维导图

课件

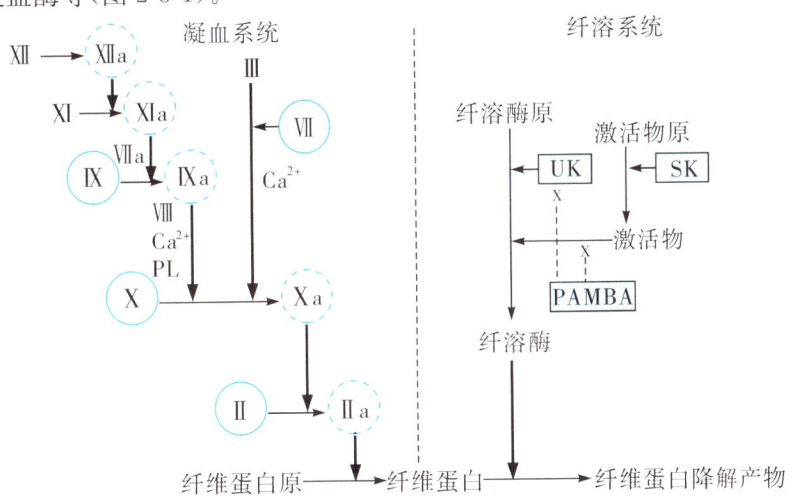

**图 2-3-1 血液凝固和血凝块溶解过程及药物作用环节**

○ 内为维生素K促进生成的凝血因子　　◯ 内为肝素促进灭活的凝血因子

⬅ 激素或促进　　X--- 抑制

PL:血小板磷脂　UK:尿激酶　SK:链激酶　PAMBA:氨甲苯酸

## 第一节　促凝血药

**学习要求**
1. 掌握维生素K的药理作用、临床应用、不良反应及应用注意事项。
2. 熟悉氨甲苯酸的药理作用和临床应用。
3. 了解垂体后叶素、酚磺乙胺的临床应用。

促凝血药主要用于防治出血。引起出血的原因很多,而促凝血药的作用机制也各异,故应合理选用。如维生素K可用于防治低凝血酶原所致的出血;氨甲苯酸可用于纤维蛋白溶解亢进所致的出血;酚磺乙胺可用于毛细血管渗血;垂体后叶素能使小动脉、小静脉和毛细血管收缩,常用于治疗肺咯血。

## 一、促进凝血因子生成药

### 维生素K

微课视频

知识拓展

维生素K(vitamin K)广泛存在于自然界。维生素$K_1$存在于苜蓿和菠菜等绿色植物中,维生素$K_2$由肠道细菌合成,它们呈脂溶性,经肠道吸收,需胆汁协助;人工合成的维生素$K_3$、维生素$K_4$是水溶性的,不需胆汁协助即可吸收。

【药理作用】 维生素K的氢醌型作为羧化酶的辅酶,参与凝血因子Ⅱ、Ⅶ、Ⅸ、Ⅹ的活化。上述因子前体物中的谷氨酸残基必须在羧化酶作用下形成γ-羧谷氨酸,才能与$Ca^{2+}$连接磷脂表面,从而使这些因子具有凝血活性。在此羧化反应中氢醌型维生素K则转变为环氧型,后者经还原型辅酶Ⅰ还原成氢醌型,继续参与羧化反应。维生素K缺乏时,上述凝血因子停留于前体状态,导致凝血障碍,凝血酶原时间延长,从而引起出血。

【临床应用】

1. 防治维生素K缺乏引起的出血 维生素K缺乏常见于:①维生素K吸收障碍:梗阻性黄疸、胆瘘及慢性腹泻等,因肠道中缺乏胆汁,致使维生素K吸收障碍;②维生素K合成障碍:早产儿、新生儿及长期服用广谱抗生素患者,肠道缺乏大肠埃希菌而使维生素K合成减少;③长期应用香豆素类和水杨酸类等引起的出血,前者抑制环氧型维生素K的还原,后者可抑制肝内凝血酶原的合成。

2. 胆绞痛 维生素$K_1$或维生素$K_3$肌内注射有解痉、止痛作用。

3. 大剂量用于解救灭鼠药"敌鼠钠"中毒引起的出血。

【不良反应及应用注意事项】

1. 维生素$K_1$静脉注射过快可出现面部潮红、出汗、胸闷等,甚至可因血压剧降而死亡,故以肌内注射为宜。如急需时可缓慢静脉注射,注射速度不得超过5mg/min。

2. 溶血性贫血。较大剂量维生素$K_3$和维生素$K_4$可致新生儿高铁血红蛋白血症、溶血性贫血,故新生儿应慎用。对G-6-PD缺乏者,维生素K可诱发急性溶血性贫血。临产妇女大剂量用药时可使新生儿出现溶血、黄疸或胆红素血症。

3. 胃肠道反应。口服常引起恶心、呕吐等胃肠道反应,饭后服用可减轻。

4. 本药对光敏感,需避光保存,静脉滴注时也要避光;用药期间应定期测定凝血酶原时间以调整其用量及给药间隔;肝硬化及晚期肝病患者出血用本药无效。

## 二、抗纤维蛋白溶解药

### 氨甲苯酸

氨甲苯酸(aminomethylbenzoic acid,PAMBA)又名止血芳酸。

【药理作用与临床应用】 本药能竞争性抑制纤溶酶原激活因子,使纤溶酶原不能转变为纤溶酶,从而抑制纤维蛋白的降解而达到止血目的。临床主要用于纤溶亢进引起的出血,如肺、肝、脾、甲状腺、前列腺、子宫、肾上腺等手术时的过多出血及产后出血;也可用于链激酶、尿激酶过量所致的出血;弥漫性血管内凝血后期应用可防止纤溶亢进引起的出血。

【不良反应及应用注意事项】

1. 可见头痛、头晕、恶心、呕吐、胸闷、食欲减退等,快速静脉注射可产生低血压,故宜缓慢静脉注射,以防低血压、心律失常的发生。

2. 泌尿科手术后、肾扭伤患者应慎用或禁用,以免在输尿管内形成血凝块造成尿路堵塞。

3. 对非纤溶亢进所引起的出血无明显止血效果,故不可滥用。

4. 用量过大可促进血栓形成,甚至诱发心肌梗死。有血栓形成倾向或有血栓栓塞病史者禁用。

氨甲环酸(tranexamic acid,止血环酸)的作用及临床应用与氨甲苯酸相同,但作用较强,不良反应较多,可出现头晕、恶心、呕吐、嗜睡等。

### 抑肽酶

抑肽酶(aprotinin)既能抑制纤溶酶原激活因子,又能直接抑制纤溶酶。适用于防治各种纤溶亢进引起的出血,还可用于防治胰腺炎。毒性小,偶见变态反应。

## 三、促血小板生成药

### 酚磺乙胺

酚磺乙胺(etamsylate)又名止血敏。

【药理作用与临床应用】 本药可促进血小板增生,增强血小板聚集和黏附性,促进凝血活性物质释放;并能增强毛细血管抵抗力,降低毛细血管渗透性,减少血液渗出。临床用于防治手术前后出血、内脏出血、血小板减少性紫癜及过敏性紫癜。

【不良反应及应用注意事项】

1. 可见恶心、头痛、皮疹、暂时性低血压等;静脉注射偶见过敏反应。

2. 本药静脉滴注或静脉注射时宜用生理盐水或等渗葡萄糖注射液稀释,不宜与碱性药液配伍,否则可致药物氧化、变色而失效。

3. 本药与右旋糖酐合用时可使本药的促凝血作用减弱,应避免合用。

## 四、作用于血管的促凝血药

### 垂体后叶素

垂体后叶素(pituitrin)含缩宫素和加压素(抗利尿激素),本节主要介绍后者的药理作用与临床应用。

【药理作用与临床应用】

1. 止血作用　垂体后叶素所含加压素能直接作用于血管平滑肌,收缩肺及肠系膜小动脉,使肺及门静脉血流量减少,降低门静脉压力而达到止血目的。临床主要用于肺咯血和门脉高压引起的上消化道出血。

2. 抗利尿作用　加压素能增加肾远曲小管和集合管对水的重吸收,使尿量减少,适用于尿崩症的治疗。

【不良反应及应用注意事项】 由于血管收缩,可出现面色苍白、心悸、胸闷、血压升高等;对胃肠道平滑肌有兴奋作用,可引起腹痛、腹泻及恶心等;可引起过敏反应如出汗、心悸、胸闷等。禁用于高血压、冠心病及心功能不全患者。

**思考题**

1. 维生素 K 的主要作用及临床应用有哪些？
2. 氨甲苯酸可用于何种原因引起的出血？其作用机制是什么？

## 第二节 抗凝血药

**学习要求**

1. 掌握肝素、香豆素类的药理作用、临床应用、不良反应及应用注意事项。
2. 了解枸橼酸钠的临床应用。

抗凝血药（anticoagalants）是能抑制凝血过程的不同环节，从而阻止血液凝固的药物，临床主要用于防止血栓形成和已形成血栓的进一步发展。

### 一、体内、外抗凝血药

**肝素**

肝素（heparin）是从动物小肠黏膜或肺中提取的带有大量负电荷的大分子物质，不易通过生物膜，口服不吸收。皮下注射血药浓度较低，肌内注射易致局部血肿，故一般采用静脉给药。

【药理作用】 肝素在体内、外均有迅速而强大的抗凝作用。其作用机制是激活抗凝血酶Ⅲ，使其与凝血因子Ⅱa、Ⅸa、Ⅹa、Ⅺa、Ⅻa 等形成复合物并灭活这些因子。生理状态下时，这些凝血因子灭活过程相当缓慢，肝素可加速这一反应达 1000 倍以上。静脉给药时抗凝作用会在 10min 内发生。此外，肝素还具有降血脂、抗炎、抗血管内膜增生和抑制血小板聚集等作用。

知识拓展

【临床应用】

1. 血栓栓塞性疾病 如心肌梗死、脑栓塞、深静脉血栓等，可防止血栓形成与扩大，但不能溶解血栓。
2. 弥散性血管内凝血（DIC） 早期使用可防止因凝血因子及纤维蛋白原耗竭而发生继发性出血。DIC 低凝期禁用，避免加重出血。
3. 其他 体外循环、心血管外科手术、血液透析、心导管检查时用作体内、外抗凝。

【不良反应及应用注意事项】

1. 自发性出血 过量应用易引起自发性出血，如淤斑、便血、黏膜出血等。医护人员要告诉患者及时报告任何活动性出血情况，一旦发生，立即停药，严重者可静脉注射鱼精蛋白（protamine）解救。1mg 鱼精蛋白可中和 100U 肝素。阿司匹林、双嘧达莫等抗血小板药与肝素合用，可增加出血的危险。
2. 过敏反应 偶见皮疹、发热、哮喘等过敏反应。为防止严重过敏反应，可先注射小剂量以观察有无发热、荨麻疹等。
3. 其他 可发生血小板减少；长期应用可引起暂时性脱发、骨质疏松和自发性骨折；用于孕妇可引起早产及胎儿死亡。
4. 用药过程要定期测定部分凝血活酶时间（aPTT），使其维持在正常值的 1.5～2.5 倍。

肝、肾功能不全,出血性疾病及有出血倾向者,如血友病、活动性溃疡病患者及孕妇禁用。肝素与碱性药物有配伍禁忌。

### 低分子量肝素

低分子量肝素(low-molecular-weight heparin,LMWH)是肝素经化学或酶法解聚的小分子片段。其选择性高,抗凝血因子Ⅹa活性强,抗血栓作用与致出血作用分离,降低了出血的危险;抗凝血作用强;半衰期较长,每天只需皮下注射1次;比较安全,引起出血的不良反应少。本类药逐渐取代普通肝素用于血栓栓塞性疾病的防治,尤其是预防。目前临床使用的替地肝素(tedelparin)、达替肝素(dalteparin)和依诺肝素(enoxaparin)均为低分子量肝素。

## 二、体内抗凝血药

### 香豆素类

本类药物有华法林(warfarin)、双香豆素(dicoumarol)、醋硝香豆素(acenocoumarol)等,目前临床上以华法林多用。

【药理作用与临床应用】 本类药物口服吸收完全、起效慢、作用久,仅在体内有抗凝作用。作用机制为竞争性拮抗维生素K由环氧型转变为氢醌型,干扰凝血因子Ⅱ、Ⅶ、Ⅸ、Ⅹ在肝内活化,使这些因子停留于无凝血活性的前体阶段,从而发挥抗凝作用,但对已合成的凝血因子无效。口服后需12~24h才能发挥抗凝作用,停药后作用尚可维持数天。与其他香豆素类抗凝药相比,华法林起效快,副作用小。

主要用于防治血栓栓塞性疾病,可防止血栓形成与发展。口服有效,作用时间较长。但显效慢,难以应付紧急需要,作用过于持久,不易控制。故一般开始时与肝素并用,经1~3天充分发挥作用后停用肝素。

【不良反应及应用注意事项】

1. 自发性出血。过量可致出血,发生率约为5%,与剂量偏大有关。早期可见轻度牙龈出血和鼻衄,也可见血尿、便血、皮肤淤斑、伤口及溃疡出血,严重者用维生素K救治。用药期间应定期测定凝血酶原时间(控制在25~30s,正常值12s)。医护人员应告诉患者该药有出血可能,并加强观察,以便及时处理。禁忌证同肝素。

2. 肝药酶诱导剂如苯巴比妥、苯妥英钠等,可加快香豆素类代谢,减弱其抗凝作用;肝药酶抑制剂如氯霉素、西咪替丁、甲硝唑、丙咪嗪等可抑制华法林代谢,使其血药浓度增高;阿司匹林、水合氯醛、甲磺丁脲等可将华法林从血浆蛋白中置换出来,使其游离型增加,抗凝作用增强。

## 三、体外抗凝血药

### 枸橼酸钠

【药理作用与临床应用】 枸橼酸钠(sodium citrate)中的枸橼酸根离子与血浆中的$Ca^{2+}$形成难解离的可溶性络合物,使血中游离$Ca^{2+}$浓度降低而发挥抗凝作用。用于体外血液保存,每100ml全血中加入2.5%枸橼酸钠10ml可防止血液凝固。

【不良反应及应用注意事项】 大量输血(超过1000ml)或输血速度太快,可使血中游离$Ca^{2+}$浓度降低,导致手足抽搐、心功能不全、血压降低,新生儿及幼儿特别容易发生,应立即静脉注射适量钙盐解救。

**思考题**

1. 肝素、华法林的主要作用特点及临床应用各有哪些？有何共同不良反应？过量时如何选用解救药？

2. 临床输血抗凝为什么选用枸橼酸钠而不用华法林？

## 第三节　纤维蛋白溶解药和抗血小板药

**学习要求**

1. 熟悉链激酶的药理作用、临床应用、不良反应及应用注意事项。
2. 了解噻氯匹啶、双嘧达莫的临床应用。

### 一、纤维蛋白溶解药

#### 链激酶

链激酶（streptokinase,SK,溶栓酶）是从溶血性链球菌培养液中提取的一种蛋白质，现已能用 DNA 重组技术生产，如重组链激酶（recombinant streptokinase）。

【药理作用与临床应用】　本药能使纤溶酶原激活因子的前体活化为激活因子，激活因子使纤溶酶原转变为纤溶酶，降解纤维蛋白从而溶解血栓。临床用于急性血栓栓塞性疾病，如急性心肌梗死、肺栓塞、脑栓塞、深静脉栓塞等。应早期使用（血栓形成 6h 内），否则不能发挥溶栓作用。

【不良反应及应用注意事项】

1. 自发性出血　因本药选择性低，可引起全身纤溶系统激活，一般于注射部位出现血肿。一旦发生严重出血，必须立即停药，救治应选用输鲜血、静脉注射纤维蛋白原或抗纤维蛋白溶解药氨甲苯酸等方法。

2. 过敏反应　本药有抗原性，可引起皮疹、畏寒、发热，甚至过敏性休克。在用药前 30min 使用异丙嗪或氢化可的松可减轻或防止严重过敏反应发生。

3. 溶解链激酶时不得剧烈振摇；溶解后在冰箱内（5℃）保存不得超过 12h，本药常作静脉注射，注射后应压迫针眼处；避免皮下或肌内注射。

4. 近 3 个月内有活动性出血、近期要手术者，以及有出血倾向、消化性溃疡、严重高血压及癌症患者禁用。

#### 尿激酶

尿激酶（urokinase,UK）由人肾细胞合成，自尿中分离而得。能直接激活纤溶酶原而溶解新鲜血栓。无抗原性，但价格昂贵，用于对链激酶过敏或耐受者。对纤维蛋白溶解选择性也不强，易致出血。禁忌证同链激酶。

#### 重组组织型纤溶酶原激活剂

重组组织型纤溶酶原激活剂（recombinant tissue-type plasminogan activator,rt-PA）用 DNA 重组技术制备，能选择性激活血栓中已与纤维蛋白结合的纤溶酶原，对循环血液中的纤溶系统作用较弱。临床用于急性心肌梗死和肺栓塞。过量也可引起出血。

## 二、抗血小板药

### 噻氯匹啶

噻氯匹啶(ticlopidine)为强效抑制血小板聚集药,其作用是抑制 ADP 诱导的血小板聚集,对花生四烯酸、胶原、凝血酶和血小板活化因子等所引起的血小板聚集亦有不同程度的抑制作用。临床用于预防急性心肌再梗死、脑缺血性疾病及冠状动脉栓塞性疾病。

不良反应有出血、恶心、腹泻、胃肠不适或皮疹等,停药可消失。偶可引起骨髓抑制,故用药期间应勤查血常规。近期出血、活动性消化性溃疡、对本药过敏及血小板减少患者禁用。

### 双嘧达莫

双嘧达莫(dipyridamole)又名潘生丁,能抑制血小板聚集。机制为抑制磷酸二酯酶,使 cAMP 降解减少;抑制腺苷的摄取,激活腺苷酸环化酶,使 cAMP 浓度增高。临床用于防治血栓栓塞性疾病,与阿司匹林合用可增强疗效。

每日用量达 400mg 时易发生头痛、恶心、呕吐等;静脉注射不得超过 5mg/min,以免引起低血压;不宜与葡萄糖液以外的其他药物混合注射。

### 依前列醇

依前列醇(epoprostenol,$PGI_2$)又名前列环素,能激活腺苷酸环化酶而使 cAMP 浓度增高。既能抑制多种诱导剂引起的血小板聚集与释放,又能扩张血管,有抗血栓形成作用。用于急性心肌梗死、外周闭塞性血管疾病等。

### 阿司匹林

阿司匹林(aspirin)是解热镇痛药,能抑制血小板聚集,产生抗血栓作用。临床用于预防手术后血栓形成及心肌梗死等,疗效较好。

### 利多格雷

利多格雷(ridogrel)是强大的 $TXA_2$ 合成酶抑制药和中度的 $TXA_2$ 受体拮抗药,能降低再栓塞、反复心绞痛及缺血性脑卒中的发生率。

**思考题**
1. 链激酶在临床主要用于什么疾病的治疗?应用时应注意哪些问题?
2. 常用抗血小板药物有哪些?临床主要用于哪些疾病?

# 第四节　抗贫血药

**学习要求**
1. 掌握铁制剂的药理作用、临床应用、不良反应及应用注意事项。
2. 熟悉叶酸、维生素 $B_{12}$ 的药理作用和临床应用。

贫血是指循环血液中红细胞数、血红蛋白含量或红细胞比容低于正常的一种病症。贫血的类型主要有缺铁性贫血、巨幼红细胞性贫血和再生障碍性贫血等。缺铁性贫血最为常见,主要选用铁剂如硫酸亚铁治疗;巨幼红细胞性贫血和恶性贫血,前者以叶酸缺乏为主,后者以维生素 $B_{12}$ 缺乏为主,可分别补充叶酸或维生素 $B_{12}$ 治疗;再生障碍性贫血主要由骨髓造血功能减退或衰竭而引起,治疗比较困难。

### 铁剂

小案例

常用的铁剂有硫酸亚铁(ferrous sulfate)、富马酸亚铁(ferrous fumarate)、葡萄糖酸亚铁(ferrous gluconate)、右旋糖酐铁(iron dextran)等。

口服铁剂或食物中外源性铁都以 $Fe^{2+}$ 形式在十二指肠和空肠上段吸收。胃酸、维生素C、食物中的果糖、半胱氨酸等有助于 $Fe^{3+}$ 的还原,可促进吸收。胃酸缺乏和服用抗酸药不利于 $Fe^{2+}$ 的形成,影响铁的吸收。茶叶及含鞣酸的植物药,高钙、高磷酸盐食物(如牛奶),可使铁沉淀,也可妨碍铁的吸收。四环素等可与铁络合,也不利于铁的吸收。成年男性每日摄入铁1mg已能满足需要;育龄妇女因月经丢失铁,故每日需摄入铁2mg,孕妇和儿童需铁量更多。

【药理作用与临床应用】 铁参与构成血红蛋白、肌红蛋白和含铁的酶。铁缺乏可引起缺铁性贫血,此时由于红细胞体积小,血红蛋白减少,故又称小细胞低色素性贫血。血红蛋白为红细胞中主要携氧者。肌红蛋白系肌肉细胞贮存氧的部位,以备肌肉运动时供氧需要。人体内与三羧酸循环有关的大多数酶均含铁,或仅当铁存在时才能发挥作用。所以对缺铁患者积极补充铁剂后,除血红蛋白合成加速外,与组织缺铁和含铁酶活性降低的有关症状(如生长迟缓、行为异常、体力不足、黏膜组织变化等)也能逐渐得到纠正。临床主要用于慢性失血(如钩虫病、痔疮、月经过多等)、需铁量增加(如小儿生长期、妇女妊娠期等)和吸收障碍(如慢性腹泻、萎缩性胃炎等)引起的缺铁性贫血。血红蛋白含量恢复正常值需1~3个月,此后铁剂需减半量再用2~3个月,使体内铁储存恢复正常。

【不良反应及应用注意事项】

1. 胃肠道反应 常见胃部不适、恶心、呕吐、腹泻,长期服用可引起便秘,饭后服可减轻。

2. 黑便 铁使大便发黑,较大剂量时可干扰大便隐血检查,应注意与上消化道出血相区别;口服溶液剂或糖浆剂易致牙齿变黑,服后宜漱口,以保护牙齿。

3. 急性中毒 小儿误服铁剂1g以上可致急性中毒,表现为坏死性胃肠炎症状,甚至休克、呼吸困难而致死。急救用磷酸盐或碳酸盐溶液洗胃,并用特效解毒药去铁胺(deferoxamine)注入胃内以结合残存的铁。

4. 右旋糖酐铁供深部肌内注射用,仅限用于严重贫血又不能口服者,应正确计算给药量,严防过量应用以免中毒。

血红蛋白沉着症、肝肾功能严重损害和对铁剂过敏者禁用。

### 叶酸

叶酸(folic acid)广泛存在于动、植物性食物中,新鲜蔬菜中叶酸含量最多,人体每日至少需从食物摄取 $50\mu g$ 叶酸才能满足机体需要。

【药理作用与临床应用】 叶酸在体内还原为具有活性的四氢叶酸,后者参与传递一碳单位,参与嘌呤核苷酸和脱氧胸苷酸的合成,以及某些氨基酸的互变,并与维生素 $B_{12}$ 共同促进红细胞的生成和成熟。叶酸缺乏,上述代谢障碍,使DNA合成受阻,细胞有丝分裂减少,可造成巨幼红细胞性贫血,其他增殖迅速的组织上皮细胞增殖受抑制,可出现舌炎、腹泻等症状。

临床主要用于各种原因引起的巨幼红细胞性贫血,辅以维生素 $B_{12}$ 效果更好。叶酸拮抗药如甲氨蝶呤等引起的贫血,因二氢叶酸还原酶被抑制,叶酸不能转变为四氢叶酸,故需用亚叶酸钙(甲酰四氢叶酸钙)治疗。孕妇服用叶酸可预防胎儿发生神经管畸形。恶性贫血服用大剂量叶酸可纠正贫血,但不能改善神经症状,故应以维生素 $B_{12}$ 为主,叶酸为辅。

【不良反应及应用注意事项】

1. 长期服用可产生厌食、恶心、呕吐等胃肠道反应。
2. 营养性巨幼红细胞性贫血常伴有缺铁,应注意同时补充铁剂、蛋白质及 B 族维生素;苯妥英钠可抑制叶酸吸收,故不可同服。
3. 维生素 C 可增强本药疗效,但两者的注射液不可混合同注,因维生素 C 可使本药破坏失效。

## 维生素 $B_{12}$

维生素 $B_{12}$ (vitamin $B_{12}$)广泛存在于动物肝、蛋黄中,为一类含钴化合物。它必须与胃壁细胞分泌的内因子结合,才能免受肠液消化,有利于在肠道吸收。人体的生理需要量为每日 $1\sim2\mu g$。

【药理作用与临床应用】

1. 促进叶酸的循环利用　维生素 $B_{12}$ 促使同型半胱氨酸转变为甲硫氨酸的过程中,使 5-甲基四氢叶酸转变为四氢叶酸,后者再发挥传递一碳单位作用。维生素 $B_{12}$ 缺乏,可产生叶酸缺乏症状。
2. 维持有髓鞘神经纤维功能　维生素 $B_{12}$ 参与甲基丙二酰辅酶 A 变为琥珀酰辅酶 A 进入三羧酸循环的过程,对神经髓鞘中脂质形成非常重要。缺乏时则使神经髓鞘完整性受损,出现神经损害症状。

临床主要用于恶性贫血,与叶酸合用治疗巨幼红细胞性贫血,还可用于神经炎、神经萎缩、神经痛等。

【不良反应及应用注意事项】

1. 恶性贫血患者口服本药无效,必须肌内注射,并终身使用。
2. 本药无毒性,偶可致过敏反应,甚至过敏性休克。有过敏史者禁用。
3. 本药遇重金属盐类及微生物均能失效,需在避光、无菌的条件下保存。

## 重组人红细胞生成素

重组人红细胞生成素(recombinant human erythropoietin, rhEPO)为基因工程药物,与人体内源性红细胞生成素(EPO)的生物效应相同,其主要作用在于与红系干细胞的表面受体结合,促进红细胞生长和分化,促进红细胞成熟,增加红细胞数和血红蛋白含量。主要用于慢性肾衰性贫血和晚期肾病所致的贫血。

主要不良反应为血压升高,用药期间应严格监测患者血压。少数患者可产生过敏反应,如皮肤瘙痒、发热等。偶可诱发脑血管意外或癫痫样发作。注射部位可形成血栓。高血压、白血病患者及孕妇禁用。

**思考题**

1. 哪些因素可促进或妨碍铁剂的吸收?铁剂不良反应有哪些?
2. 巨幼红细胞性贫血和恶性贫血患者如何选用抗贫血药?

## 第五节　血容量扩充药

*学习要求*
了解不同分子量右旋糖酐的药理作用、临床应用、不良反应及应用注意事项。

大量失血或失血浆(如烧伤)可引起血容量降低,导致休克。迅速补足以至扩充血容量是抗休克的基本疗法。除全血和血浆外,也可应用人工合成的血容量扩充药。其特点是能比较持久地维持血浆胶体渗透压,不具有抗原性及热原性等。目前最常用的是右旋糖酐。

### 右旋糖酐

右旋糖酐(dextran)是蔗糖经细菌发酵后生成的高分子葡萄糖聚合物。临床应用的有中分子(相对分子质量为 70 000)、低分子(相对分子质量为 40 000)和小分子(相对分子质量为 10 000)右旋糖酐。分别称右旋糖酐 70、右旋糖酐 40 和右旋糖酐 10。

【药理作用与临床应用】

1. 扩充血容量　中分子和低分子右旋糖酐分子量较大,静脉给药后不易渗出血管,可提高血浆胶体渗透压而扩充血容量,维持血压。临床用于防治各种原因引起的低血容量性休克。

2. 抑制红细胞和血小板聚集　低分子和小分子右旋糖酐能使已聚集的红细胞和血小板解聚,且扩充血容量后血液稀释,降低血液黏滞性,可防止血栓形成。临床用于血栓栓塞性疾病及各种休克的辅助治疗,亦可用于 DIC 的治疗。

3. 渗透性利尿　小分子右旋糖酐易经肾排泄,使肾小管腔内渗透压升高,水的重吸收减少而利尿。临床用于防治急性肾衰竭。

【不良反应及应用注意事项】

1. 过敏反应　少数人用药后可出现皮肤瘙痒、荨麻疹等皮肤过敏反应,严重者可出现过敏性休克,应立即停药并及时抢救。本药使用前需询问过敏史、做皮试;初次静脉滴注时应严密观察 5～10min,以便及时发现症状。

2. 用量过大易致出血　如鼻出血、牙龈出血、皮肤黏膜出血、创面渗血等,故用量不宜超过 1000～1500ml/d。大剂量应用还可致低蛋白血症。

3. 与双嘧达莫、维生素 C、维生素 K、维生素 $B_{12}$ 混合可发生变化,故不宜混合使用。

4. 血小板减少症及出血性疾病患者禁用,充血性心力衰竭、肝肾功能不全者慎用。

*思考题*
不同分子量右旋糖酐的临床应用有何不同?

(张　琦　叶夷露)

同步测试

# 第三篇 循环系统

# 第一章 循环系统生理

**学习要求**

1. 掌握心脏的泵血功能和机制；动脉血压形成原理及影响因素；微循环、组织液及淋巴生成及其影响因素；肾上腺素、去甲肾上腺素和血管紧张素对心血管活动的影响。

2. 熟悉心肌细胞的跨膜电位及其形成机制；心肌电生理特性；正常心电图的波形及意义；颈动脉窦、主动脉弓压力感受性反射的反射过程和生理意义。

3. 了解心音的特点及产生原因；颈动脉体、主动脉体化学感受性反射及其生理意义；局部体液因素对心血管活动的影响；心、肺、脑循环的特点。

知识拓展

循环系统由心脏和血管共同组成，血液在其中按一定的方向周而复始地流动，称为血液循环。血液循环的主要功能是完成体内的营养物质、气体和代谢产物的运输，保证机体新陈代谢的需要；机体分泌的激素或其他体液因素通过血液的运输作用于相应的靶细胞，实现机体功能活动的体液调节；机体内环境稳态的维持和血液的防御功能的实现也都依赖于血液循环。

## 第一节 心脏的生物电活动

心脏是推动血液流动的动力器官，心脏不停地进行收缩和舒张交替的活动，舒张时容纳静脉血返回心脏，收缩时把血液射入动脉，为血液流动提供能量。通过心脏的这种节律性活动以及由此而引起的瓣膜的启闭，推动血液沿单一方向循环流动。而心肌细胞的动作电位则是触发心肌收缩和泵血的动因。

思维导图

心肌细胞根据组织学特点、电生理特性以及功能上的区别，可以分为两大类：一类为工作细胞，包括心房肌和心室肌，主要执行收缩功能；另一类为特殊分化了的心肌细胞，组成心脏的特殊传导系统，包括 P 细胞和浦肯野细胞等，它们基本无收缩功能，主要是产生和传播兴奋，具有自律性。另外，根据动作电位中 0 期去极化形成的离子不同，心肌细胞又可以分为快反应细胞和慢反应细胞。快反应细胞 0 期去极化的形成与 $Na^+$ 通道活动有关；慢反应细胞 0 期去极化的形成主要与 $Ca^{2+}$ 通道活动有关。

课 件

微课视频

## 一、心肌细胞的跨膜电位及其形成机制

与骨骼肌相比,心肌细胞的跨膜电位及其形成机制要复杂得多,而且不同类型的心肌细胞的跨膜电位在幅度和持续时间上也各不相同,同时它们形成的离子基础也有一定的差别。

### (一)工作细胞的跨膜电位及其形成机制

**1. 静息电位** 人和哺乳动物心室肌细胞的静息电位约为－90mV,工作细胞的静息电位形成机制与神经细胞、骨骼肌细胞基本相同,即在静息状态下,细胞膜对$K^+$的通透性较高,而对其他离子的通透性较低,故$K^+$外流所达到的$K^+$平衡电位是构成静息电位的主要成分。

**2. 动作电位** 心室肌细胞的动作电位由去极化和复极化两个过程组成,由于其复极化过程比较复杂,持续时间比较长,整个过程可以分为0、1、2、3、4共5个时期(图3-1-1)。

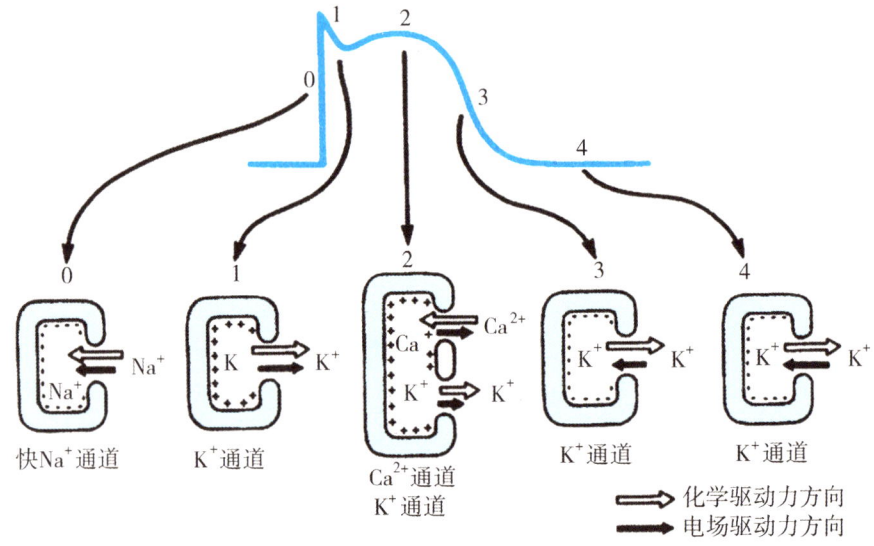

图 3-1-1  心室肌细胞动作电位和主要离子流

0期(去极期):心肌细胞受到适宜刺激而兴奋时,膜内电位由静息状态下的－90mV迅速升高到＋30mV左右,即膜两侧原有的极化状态消除而呈反极化状态,构成动作电位的上升支。人和哺乳动物心室肌细胞动作电位的0期很短暂,仅1~2ms,去极幅度很大可达到120mV,其最大去极化速率可以达到200~400V/s。

0期形成机制:在外来刺激的作用下,心肌细胞膜部分$Na^+$通道打开,引起少量$Na^+$内流,细胞膜去极化。当去极化达到阈电位水平(－70mV)时,膜上$Na^+$通道开放率和开放数量明显增加,出现再生性$Na^+$内流,从而使细胞膜进一步去极化,膜内电位向正电性转化,导致细胞0期去极化。0期去极化的$Na^+$通道是一种快通道,它不仅激活时开放速度快,而且激活后很快失活,开放时间仅为1~2ms。0期去极化达到0mV左右时,快钠通道失活。河豚毒(TTX)能将其特异性阻断。

1期(快速复极初期):此期细胞膜内电位由＋30mV迅速恢复到0mV左右,历时约10ms。0期和1期构成尖锋形状,被合称为锋电位。

1期的形成机制:瞬时性外向$K^+$通道的激活引起快速$K^+$外流。

2期(缓慢复极期):此期又称平台期,曲线比较平坦,复极过程十分缓慢,膜内电位停滞于0mV左右,持续时间为100~150ms,是整个心室肌细胞动作电位持续时间长的主要原因,也是心室肌细胞动作电位区别于神经和骨骼肌细胞的主要特征。

2期的形成机制:是由于该期外向电流($K^+$)和内向电流($Ca^{2+}$)同时存在,造成了心室肌动作电位的复极化过程缓慢。在平台期的早期,外向电流和内向电流两者处于平衡状态,$Ca^{2+}$的内流和$K^+$的外流所负载的跨膜正电荷量相当,从而使膜电位稳定于0mV左右;此后,外向电流逐渐增强,内向电流逐渐减弱,致使膜电位缓慢复极化,形成平台期的晚期。这种$Ca^{2+}$通道可以被$Mn^{2+}$和多种$Ca^{2+}$通道阻滞药所阻断。

3期(快速复极末期):此期细胞膜复极速度再度加快,膜电位从0mV下降到-90mV,完成复极化过程,占时100~150ms。

3期的形成机制:由于$Ca^{2+}$通道失活关闭,内向离子流停止,而细胞膜对于$K^+$通透性增高,外向$K^+$流进一步加强,导致细胞膜的快速复极,直至复极化完成。

4期(静息期):此期心室肌细胞复极完毕,膜电位稳定在-90mV左右,但实际上膜内外的离子分布尚未恢复到静息状态。必须把细胞内多余的$Na^+$和$Ca^{2+}$排出,并摄入细胞外多余的$K^+$,从而恢复细胞内外离子的正常分布以保持心脏正常的兴奋性。$Na^+$、$K^+$浓度的恢复依赖$Na^+$-$K^+$泵的作用。$Ca^{2+}$的转运依赖于$Na^+$-$Ca^{2+}$交换体和$Ca^{2+}$泵的作用。

### (二)自律细胞的跨膜电位及其形成机制

自律细胞动作电位的特点是3期复极末膜内电位达最低水平(即最大复极电位)后,立即开始发生自动去极化,当去极化达到阈电位时产生动作电位。这种现象周而复始,从而使动作电位不断产生,这种4期自动去极化是产生自动节律性兴奋的基础。不同类型的自律细胞跨膜电位形成机制不同(图3-1-2)。

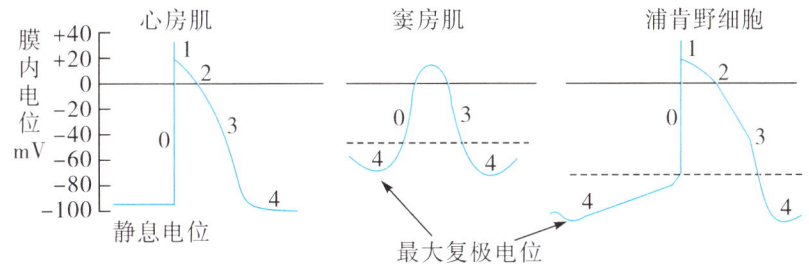

**图3-1-2 不同类型心肌细胞的动作电位**

1.窦房结细胞的跨膜电位及其形成机制 窦房结细胞是一种慢反应自律细胞,其动作电位有不同于心室肌细胞的鲜明特点:①0期去极化结束时膜内电位为0mV左右,不出现明显的反极化;②去极化幅度小(70mV左右),时程长(7ms左右),去极化速率较慢(10v/s左右);③没有明显的复极1期和2期;④最大复极电位为-70mV,阈电位为-40mV;⑤4期自动去极化速度快(约0.1v/s)。

窦房结细胞形成0期的离子流与心室肌细胞不同,它是由$Ca^{2+}$缓慢内流引起的。而3期复极化的形成原因是$K^+$通道开放,$K^+$外流引起的。在4期自动缓慢去极化过程中起主要作用的离子是进行性衰减的$K^+$外流、进行性增强的内向离子流(主要是$Na^+$流)以及$Ca^{2+}$通道激活和$Ca^{2+}$内流。

2.浦肯野细胞跨膜电位及其形成机制 浦肯野细胞是一种快反应自律细胞,除了4期以外,动作电位各期的形态和离子基础均与心室肌细胞相似。在浦肯野细胞4期表现的自动去极化主要是由于随时间而逐渐增强的内向电流($I_f$)所引起。$I_f$ 通道主要允许 $Na^+$ 通过(也有少量 $K^+$ 通过)。$I_f$ 可被铯(Cs)所阻断,但不能被河豚毒所阻断。

## 二、心肌电生理特性

心肌细胞具有兴奋性、自律性、传导性和收缩性四大生理特性,其中,前三者都是建立在生物电活动的基础上的,因此称为电生理特性。而收缩性是以心肌的肌丝滑行为基础的机械特性。

### (一)兴奋性

心肌细胞同其他可兴奋细胞一样,在有效刺激的作用下能够产生动作电位,即具有兴奋性。其兴奋性的高低也可以用阈值来衡量。

1.影响兴奋性的因素

(1)静息电位或最大复极电位与阈电位之间的差距:在一定范围内,静息电位或最大复极电位与阈电位之间的差距越大,兴奋性越低,例如静息电位或最大复极电位绝对值增大,或者阈电位水平上移;而静息电位或最大复极电位与阈电位之间的差距越小,兴奋性越高。例如,静息电位或最大复极电位绝对值减小,或者阈电位水平下移。

(2)$Na^+$ 通道的性状:$Na^+$ 通道具有激活、失活和备用 3 种状态,$Na^+$ 通道的激活是快反应细胞兴奋产生的前提。$Na^+$ 通道所处的状态取决于当时的膜电位以及动作电位的时间进程。当膜电位处于静息电位时,$Na^+$ 通道处于备用状态。此时 $Na^+$ 通道具有双重特性:一方面它是关闭的,另一方面当膜电位去极化达到阈电位水平时它可被激活,从而开放,导致 $Na^+$ 大量内流。$Na^+$ 通道激活后便迅速失活,$Na^+$ 通道关闭,$Na^+$ 内流停止。处于失活状态的 $Na^+$ 通道不能被再次激活,直到膜电位恢复到静息水平时,$Na^+$ 通道才能重新恢复到备用状态,此过程称为复活。可见,静息电位水平是决定 $Na^+$ 通道处于或复活到备用状态的关键,而 $Na^+$ 通道是否处于备用状态又是心肌细胞能否接受刺激产生动作电位的关键。$Na^+$ 通道在不同状态下对刺激的反应不同,即膜的兴奋性不同。

2.心肌兴奋过程中兴奋性周期性变化　同其他可兴奋细胞一样,心肌细胞发生一次兴奋时,其兴奋性也发生一系列周期性变化,历经有效不应期、相对不应期和超常期(图 3-1-3)。

(1)有效不应期:心肌细胞从 0 期去极化开始直至复极化 3 期膜电位到 $-55mV$ 时,任何刺激都不能使其产生反应,即兴奋性等于零,这段时期被称为绝对不应期。从复极 $-55mV$ 到复极至 $-60mV$,足够强大的刺激可以引起局部反应,但不能产生可扩布的动作电位,故不能引起心肌的兴奋,这段短暂的时期被称为局部反应期。所以,从去极化开始直到复极至 $-60mV$ 的这段时间被称为有效不应期(effective refractory period),历时 $200\sim300ms$。有效不应期的产生是由于 $Na^+$ 通道完全失活(绝对不应期)或刚开始复活(局部反应期),但还远没有达到可以被再度激活的备用状态。

(2)相对不应期:在有效不应期之后,膜电位从 $-60mV$ 复极到 $-80mV$,这段时期内给予阈刺激,心肌细胞仍然不能产生动作电位,但用阈上刺激可以产生可扩布的动作电位,这段时期被称为相对不应期(relative refractory period)。这一时期 $Na^+$ 通道已经逐渐复活,可以部分开放,但还未恢复到正常水平,所以 $Na^+$ 内流引起的动作电位的速度和幅度都小于正常。

(3)超常期:膜电位由 $-80mV$ 到 $-90mV$ 这段时间,$Na^+$ 通道已经基本复活到备用

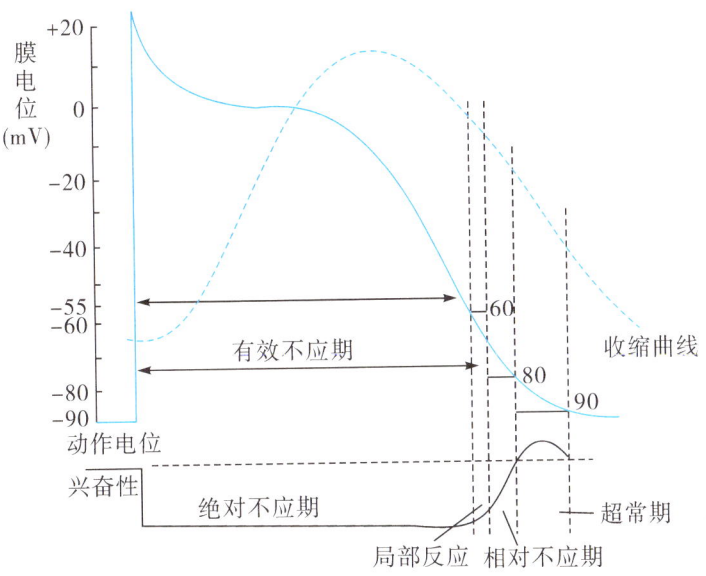

图 3-1-3 心室肌动作电位期间兴奋性周期性变化

状态,由于此时膜电位和阈电位的水平比较接近,故兴奋性高于正常状态,称为超常期(super-normal period)。在此期内给予阈下刺激就可以产生动作电位,但 0 期去极化的速度和幅度仍低于正常。

心肌细胞的兴奋性周期性变化与心肌的收缩活动密切相关。心肌细胞的有效不应期特别长,一直持续到机械反应的舒张期开始,相当于在整个收缩期和舒张早期不能再接受刺激产生第二次收缩。这个特点使得心肌不会产生完全强直收缩,保证心肌能收缩和舒张交替进行,完成心脏的泵血功能。

3. 期前收缩和代偿性间歇　在正常情况下,整个心脏是按窦房结发出的兴奋节律进行活动的,但在某些情况下,如果在有效不应期之后,心室受到一次人工或病理状态下的额外的刺激,可产生一次提前出现的收缩,称为期前收缩。期前收缩本身也存在着有效不应期,当期前兴奋后紧接着窦房结的兴奋传到心室,正好落在期前收缩的有效不应期内,则不能引起心室兴奋和收缩,形成一次"脱失",必须要等到下一次窦房结的兴奋传来才能引起心室的收缩。这样,在期前收缩之后往往出现一段较长时间的舒张期,称为代偿性间歇(图 3-1-4)。

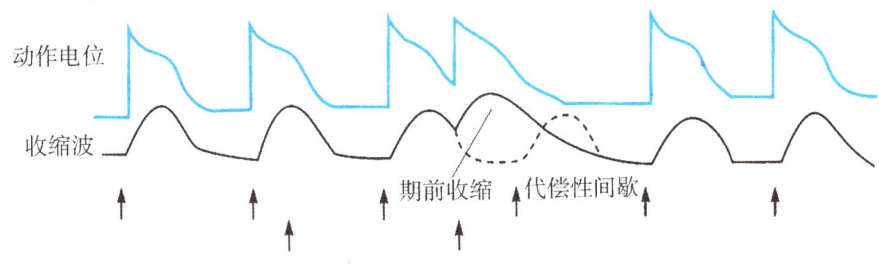

图 3-1-4 期前收缩和代偿性间歇

### (二)自动节律性

组织、细胞在没有外来刺激的条件下,自动地发生节律性兴奋的特性,称为自动节律性(auto-rhythmicity),简称自律性。具有自律性的组织或细胞称为自律组织或自律细

胞。衡量自律性的高低可用兴奋频率作为指标。

1. **自律细胞与心肌自律性的关系** 心脏特殊传导组织大多数细胞均具有自律性,但其自律性有差别,其中窦房结细胞自律性最高(100 次/分钟),浦肯野纤维自律性最低(25 次/分钟),房室交界(50 次/分钟)。在正常情况下,由于窦房结的自律性最高,所以心脏各部分都接受由窦房结传来的冲动,窦房结成为控制心脏活动的正常起搏点(pacemaker),由窦房结所控制的心律称为窦性心律。其他部位的自律组织由于自律性低,受控于窦房结的节律之下,其自律性不表现出来,称潜在起搏点。在某些异常的情况下,如窦房结起搏活动障碍时,潜在起搏点可以取代窦房结成为异位起搏点,控制一部分或整个心脏的跳动,产生异位心律。

2. **影响自律性的因素**

(1) 最大复极电位与阈电位之间的差距:最大复极电位绝对值减小或阈电位下移,均使两者之间的差值减小,4 期自动去极化达到阈电位水平所需的时间缩短,自律性增高;反之,自律性降低。

(2) 4 期自动去极化速度:在其他因素不变的条件下,4 期自动去极化速度快,达到阈电位所需的时间短,单位时间内产生的兴奋次数多,自律性就高;反之,4 期自动去极化速度慢,自律性低(图 3-1-5)。

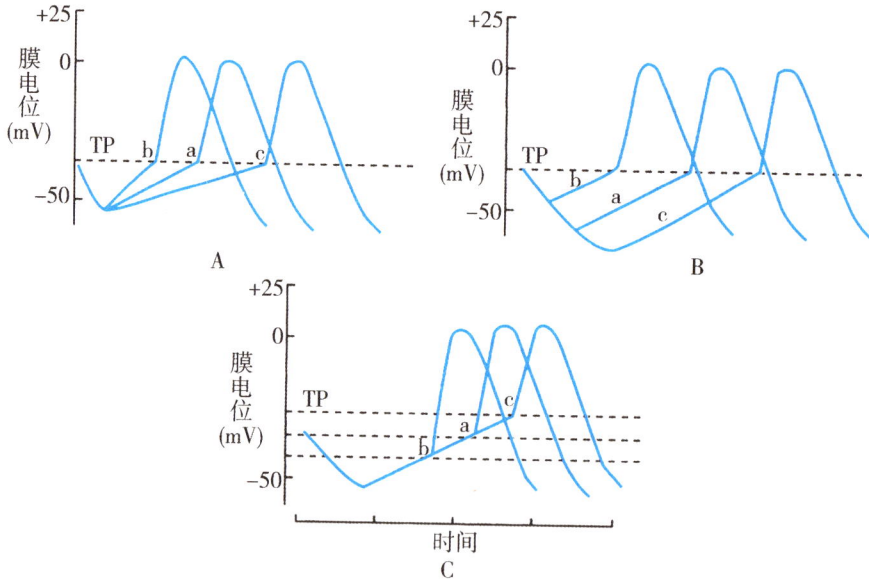

**图 3-1-5　影响自律性的因素**

A:4 期自动去极化速度(a. 对照、b. 4 期除极速度↑、c. 4 期除极速度↓)
B:最大复极电位(a. 对照、b. 最大复极电位↓、c. 最大复极电位↑)
C:阈电位 TP(a. 对照、b. 下移、c. 上移)

### (三)传导性

所有心肌都具有传导性,心肌细胞在任何部位产生的兴奋均可以通过闰盘传递到另一个细胞,从而引起整个心肌的兴奋和收缩,所以心肌细胞可以在功能上被看成是合胞体。

1. **心脏内兴奋传播的途径和特点** 心脏内兴奋沿传导系统的传播严格遵循特定的顺序和路径,保证心脏各部分电兴奋和机械活动的时空有序性。正常的兴奋由窦房结产生,通过心房肌传遍左、右心房,同时沿着心房肌组成的优势传导通路迅速传到房室交界区,经过房室束及左右束支、浦肯野纤维网到达心室肌,引起整个心室兴奋。由于各种心肌细胞的传导性高低不同,兴奋在心脏各部分的传导速度也存在着差异。一般心房肌的传导速度较慢(约0.4m/s);优势传导通路的传导速度较快(1.0~1.2m/s),窦房结的兴奋可以由此通路较快地传到房室交界;在心室内,普通心室肌传导速度约为1m/s,而心室内的传导组织的传导速度快得多,其中浦肯野纤维的传导速度可以达到4m/s,使兴奋从房室交界可以迅速地传遍左、右心室,保证心室肌的同步收缩,形成的合力最大,达到最好的射血效果。房室交界区细胞的传导性很低,传导速度仅为0.02m/s,这样兴奋经房室交界从心房传到心室需要约0.1s,这一现象称为房室延搁。房室延搁使心室在心房收缩完毕后才开始收缩,而不致于产生心房、心室收缩的重叠现象。由此可以看到,心脏内兴奋传播途径的特点和传导速度的不同,对于心脏各部分有序、协调地活动具有十分重要的生理意义。

2.影响传导性的因素  心肌的传导性取决于它的结构特点和电生理性质。

(1)结构因素:细胞直径与细胞内的电阻成反比关系,细胞内的直径越大,胞内纵向电阻值低,兴奋时局部电流或电紧张扩布的作用距离远,传导速度就快。因此,各部分心肌细胞的直径和传导速度依次为:浦肯野细胞>心室肌>心房肌>窦房结>房室交界结区。

(2)电生理性质:心肌的电生理特性是影响传导性的主要因素。

0期去极化的速度和幅度:0期去极化的速度越快,局部电流形成越快,兴奋传导也越快;0期去极化的幅度越大,兴奋和未兴奋部位之间的电位差越大,形成局部电流越强,兴奋传导也越快。

邻近未兴奋部位的兴奋性:邻近未兴奋部位的静息电位与阈电位的差距增大时,兴奋性降低,同时膜去极化达到阈电位水平所需的时间延长,传导速度减慢。如果邻近膜的兴奋性为0,则传导阻滞;如果邻近膜钠通道处于部分失活状态,则产生的动作电位0期去极化缓慢而且幅度小,传导减慢。

### 三、体表心电图

正常的心脏生物电活动严格地按照一定的途径和时空顺序,控制心脏的机械活动周期和节律。这种生物电变化不仅能在心肌细胞表面、完整的心脏表面记录到,而且可以通过周围的导电组织和体液,传播到身体表面。用测量电极置于体表一定部位记录到的心电变化的波形,称为心电图(electrocardiogram,ECG)。心电图反映心脏兴奋的产生、传导和恢复过程中的生物电变化。心电变化可以实时地反映心脏电生理状况,对于心脏疾患的临床诊断具有重要价值。由于测量电极安放的位置和连线方式不同,心电图的波形也会有不同。现仅就正常体表心电图基本特征和意义作一概要的叙述(图3-1-6)。

正常心电图由P波、QRS波群和T波及各波之间的时程关系所组成。

1.P波  反映两心房的去极化过程,波形小而圆钝,波幅不超过0.25mV,时程为0.08~0.11s。

2.QRS波群  反映左、右心室去极化过程的电变化。典型的QRS波群,包括3个紧密相连的电位波动:一个向下的Q波、一个向上高尖的R波和一个向下的S波组成。在不同的导联中它们不一定都出现,且波幅变化较大。但历时均为0.06~0.1s。如果时间延长,往往代表心室肥厚、扩张或传导阻滞。

3.T波  反映心室复极化过程中的电变化,波幅为0.1~0.8mV,历时0.05~0.25s。一般T波不低于R波的1/10,其方向与QRS波的主波方向一致。如果T波过低或倒置

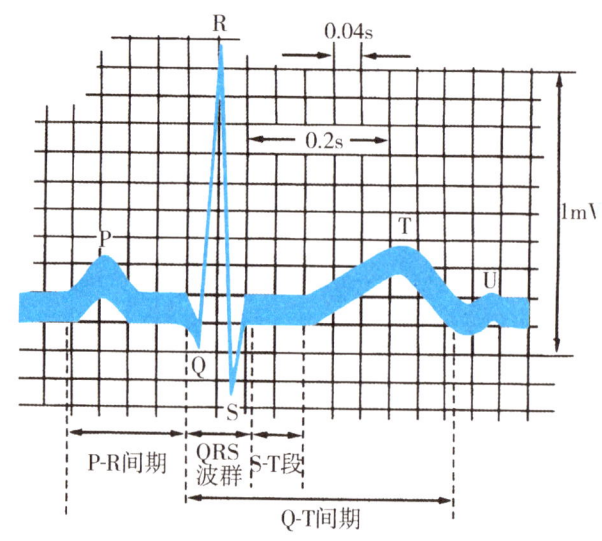

图 3-1-6　正常人体表心电图模式图

则表明心肌缺血或心肌损伤。

4. P-R 间期（或 P-Q 间期）　从 P 波起点到 QRS 波起点，反映由窦房结产生的兴奋经心房、房室交界和房室束、左右束支和浦肯野纤维网到达心室所需要的时间，即房室传导时间，P-R 间期历时 0.12～0.20s。房室传导阻滞，P-R 间期延长。

5. Q-T 间期　从 QRS 波的起点到 T 波终点，反映心室肌去极化和复极化的总时间。

6. S-T 段　从 QRS 波的终点到 T 波的起点，反映心室各部分已经全部去极化，进入复极化的 2 期，各部分之间没有明显的电位差。S-T 段若偏离正常基线，升高或降低超过一定范围时，表示心肌缺血或损伤。

## 第二节　心脏的泵血功能

思维导图

课件

心脏是由心肌细胞构成的肌性空腔器官，心脏不断地做收缩和舒张交替的活动，使得心腔内压力、容积发生周期性的变化，心脏舒张时接受静脉回流的血液，收缩时把血液射入动脉，为血液流动提供能量。心脏的这种节律性活动及由此引起的瓣膜规律性的开启和关闭，推动着血液沿单一方向循环流动，同时还伴发心音的改变。

### 一、心肌收缩的特点

与骨骼肌细胞一样，心肌细胞产生兴奋后，通过兴奋-收缩耦联同样能产生收缩，但由于结构上和电生理特性上的不同，心肌细胞的收缩具有自身的特点。

1. "全或无"式的收缩　心肌细胞之间由大量的闰盘相联系，而闰盘的电阻很低，兴奋很容易通过，所以整个心房或心室可以被看成功能合胞体，即左、右心房或左、右心室可以发生几乎同步的兴奋和收缩。这种收缩被称为"全或无"式的收缩。这种收缩产生最大的收缩反应，提高了泵血效应。

2. 不发生强直收缩　由于心肌细胞的有效不应期特别长，相当于心肌收缩过程的整个收缩期和舒张早期，因此它不会像骨骼肌那样产生完全强直收缩，这一特性保证了心肌收缩和舒张交替进行,对于心室的射血和充盈非常有利。

3. 对细胞外液的 $Ca^{2+}$ 依赖大　肌肉兴奋-收缩耦联的中介是 $Ca^{2+}$,但心肌细胞肌质网不发达,终池储钙量少。故在收缩过程中依赖于细胞外 $Ca^{2+}$ 的内流。细胞外 $Ca^{2+}$ 的流入,一方面可以直接提高胞浆中 $Ca^{2+}$ 的浓度,另一方面能触发终池释放 $Ca^{2+}$,最终使得胞浆中的 $Ca^{2+}$ 浓度升高而触发心肌收缩。故而当细胞外液 $Ca^{2+}$ 浓度升高时,心肌收缩力加强;反之,心肌收缩力减弱。当细胞外液 $Ca^{2+}$ 浓度极低时出现兴奋-收缩脱耦联现象。

## 二、心脏的泵血过程和机制

### (一)心动周期

心脏收缩和舒张一次构成的一个机械活动周期,称为心动周期(cardiac cycle)。在一个心动周期中,心房和心室各自均具有收缩和舒张的时期。心动周期可作为分析心脏机械活动的基本单元。

心动周期的持续时间与心律密切相关。以成年人每分钟75次的心率计算,一个心动周期历时0.8s。在一个心动周期中,两心房收缩0.1s,两心房舒张0.7s;两心室收缩0.3s,两心室舒张0.5s。其中,心室舒张的前0.4s,心房也处在舒张状态,称为全心舒张期(图3-1-7)。可见在一个心动周期中,心房、心室均按照一定的时间进程各自进行收缩和舒张的活动。当心率加快时,心动周期缩短,心房或心室收缩和舒张期均缩短,但舒张期缩短得更明显,所以心率加快时,心肌工作的时间相对延长,而休息的时间相对缩短,这样对于心脏的持久活动是不利的。

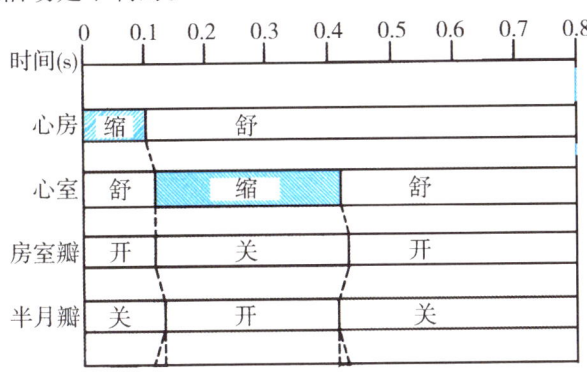

图3-1-7　心动周期中的心房、心室活动顺序和时间关系

### (二)心脏的泵血过程和机制

在心脏的射血和充盈活动中,心室起主要作用,两心室的活动过程和原理基本相似,下面就以左心室为例说明心脏的泵血过程(图3-1-8)。

1. 心室收缩期　心室收缩期包括等容收缩期、快速射血期和减慢射血期。

微课视频

(1)等容收缩期:当心房进入舒张状态时心室开始收缩,此时心室内压逐渐升高,心室内压高于房内压,房室瓣关闭,血液因而不能反流入心房。而此时室内压仍然低于主动脉压,动脉瓣仍处于关闭状态。此时心室处于密闭状态,其间充满了不可压缩的血液,心肌的强烈收缩使心室内压急剧升高。此期心室的容积保持不变,故称为等容收缩期(period of isovolumic contraction)。此期历时0.05s。

知识拓展

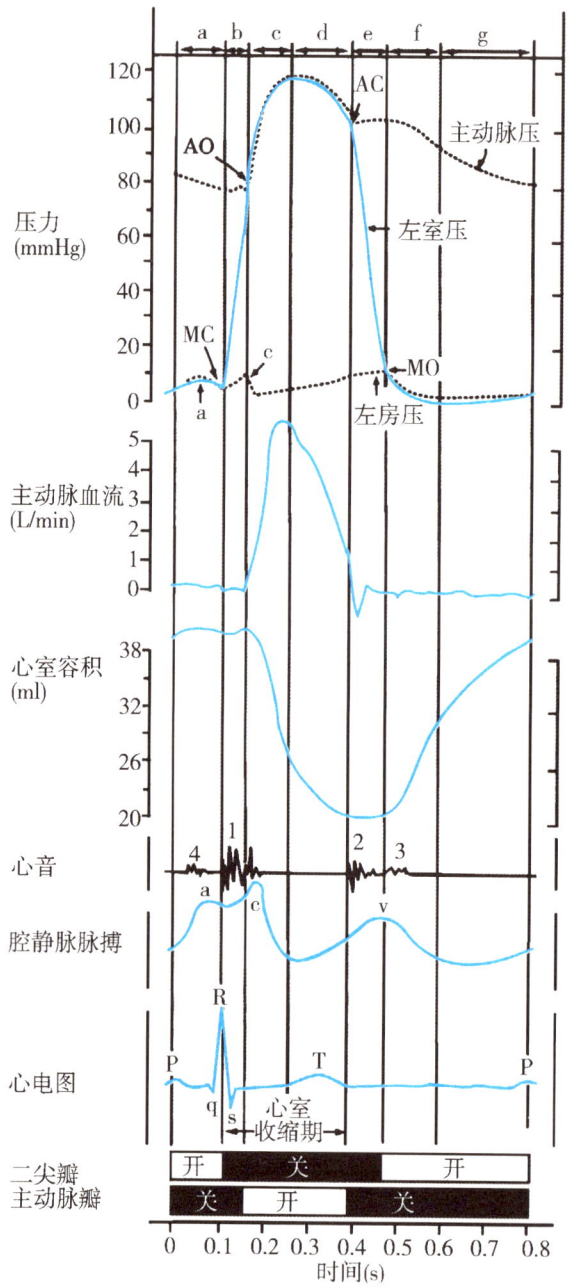

图 3-1-8 犬心动周期各时相中心脏(左侧)内压力、容积和瓣膜等的变化
a. 心房收缩期  b. 等容收缩期  c. 快速射血期  d. 减慢射血期
e. 等容舒张期  f. 快速充盈期  g. 减慢充盈期
AO 和 AC：分别表示主动脉瓣开启和关闭  MO 和 MC：分别表示二尖瓣开启和关闭
(1mmHg=0.133kPa)

(2)快速射血期：随着心室肌进一步收缩，室内压继续升高，并超过主动脉压，此时血液冲开主动脉瓣，从心室射向主动脉。此期因射血的速度快、射血的量大，被称为快速射血期(period of rapid ejection)。此期，室内压随着心室肌的收缩而达到峰值，心室的容积

也随着血液的射出而明显减少。快速射血期历时0.1s,射血量占总射血量的2/3。

(3)减慢射血期:快速射血期后,随着心室内血液射入主动脉,心室肌的收缩力量逐渐减弱,而主动脉压相应增高,射血速度逐渐减慢,此时称为减慢射血期(period of reduced ejection)。此时心室内压已略低于主动脉压,但由于心室内血液因心室的收缩而赋予的较大的动能,依靠惯性作用继续流入主动脉。此期心室容积缩小到最小值,历时0.15s。

2. 心室舒张期　心室舒张期包括等容舒张期、快速充盈期、减慢充盈期和心房收缩期。

(1)等容舒张期:心室开始舒张后室内压急剧下降,此时室内压低于主动脉压,主动脉内的血液反流,冲击主动脉瓣使其关闭。但室内压仍高于房内压,房室瓣仍然关闭,心室再度处于密闭状态。心室内血液和心室容积保持不变。此期称为等容舒张期(period of isovolumic relaxation),历时0.06~0.08s。

(2)快速充盈期:等容舒张期后心室进一步舒张,室内压继续降低,当室内压低于房内压时,房室瓣被血液冲开,心房和大静脉内的血液顺着房室压力梯度被"抽吸"进入心室,心室的容积随之增大,此期称为快速充盈期(period of rapid filling)。此期进入心室的血量约占总流入量的2/3,为充盈过程的主要阶段,历时0.11s。

(3)减慢充盈期:快速充盈期后,随着心室内血液不断充盈,心房、心室和大静脉间的压力梯度逐渐减小,血液充盈速度较为缓慢,心室的容积继续增大。此期称为减慢充盈期(period of slow filling),历时0.22s。

(4)心房收缩期:在心室充盈期末,此时心室仍在舒张,室内压很低,而心房开始收缩,房内压升高,心房内的血液继续被挤入心室,心室的充盈量继续增加。此期增加的心室充盈量占心室总充盈量的10%~30%,历时0.1s。

上述心室射血和充盈过程的描述可以说明,心室舒缩所引起的室内压的升降,是导致心房和心室间、心室和动脉间压力梯度形成的原因,同时压力梯度又是血液流动和瓣膜启闭的直接动力。瓣膜的启闭不仅在血液的单向流动中起关键作用,而且对室内压的急剧变化也起到重要作用。在一个心动周期中,心室的收缩和舒张是主要变化,它所引起的压力、瓣膜、血流和容积的改变,决定了心脏射血和充盈交替进行。

(三)心音

在心动周期中,心肌收缩、瓣膜开闭、血液流动等因素所引起的机械振动,通过周围组织传导到胸壁,将听诊器放置在胸壁的某些部位听到的特定声音,称为心音(heart sound)。如用换能器将这些机械振动转换成电信号记录下来,就是心音图(phonocardiogram)。

一个心动周期可以听到两个心音:第一心音和第二心音。在正常人偶尔可以听到第三心音和第四心音。

1. 第一心音　第一心音出现在心室收缩期,音调低、音量大、持续时间较长。第一心音是由于心室肌收缩、房室瓣关闭以及心室射出的血液冲击动脉壁引起振动所产生的。可作为心室收缩的标志。

2. 第二心音　第二心音出现在心室舒张期,音调高、音量小、持续时间较短。第二心音的产生是由于心室开始舒张,室内压迅速降低引起的心室壁的振动,以及与心室舒张时引起的主动脉瓣和肺动脉瓣关闭有关。第二心音标志着心室开始舒张。

3. 第三心音　第三心音出现在快速充盈期末,是一种低频、低振幅的心音。是由于心室充盈减慢而引起的心室壁和瓣膜振动产生的。

4.第四心音 第四心音出现在心房收缩期,是心房收缩时血液流入心室引起心室壁的振动产生的声音,故又称为心房音。

### 三、心脏泵血功能的评定

微课视频

心脏的主要功能是泵血,并能进行适当调节以满足机体新陈代谢的需要。因此对于心脏泵血功能的评价,具有重要的临床实用价值。

(一)心排出量

1.每搏输出量与射血分数 一侧心室每次收缩所泵出的血液量,称为每搏输出量(stroke volume),简称搏出量。通常情况下左、右心室的搏出量大致相等。搏出量等于心室舒张末期与心室收缩末期容积之差,正常成人在安静状态下搏出量为60~80ml,平均70ml。搏出量占心室舒张末期容积的百分比,称为射血分数(ejection fraction)。在静息状态下健康成人的射血分数为55%~65%。它对于判断心脏射血功能有一定意义。例如,在心室功能减退、心室扩大的情况下,虽然搏出量没有明显的改变,但射血分数显著下降。

2.每分输出量与心指数 每分钟一侧心室泵出的血液量,称为每分输出量,或称为心排出量(cardiac output),等于心率与搏出量的乘积。例如,健康成年男性心率为75次/分钟,搏出量为60~80ml,则心排出量为4.5~6.0L/min,平均5L/min。女性的心排出量略低于男性,老年人低于青年人,心排出量在剧烈运动时显著增加,而麻醉时减小。

心排出量是以个体为单位计算的。由于个体身材的不同,导致了新陈代谢总量的差异,因此,用心排出量作为指标进行不同个体间心功能的比较,是不全面的。由于心排出量与体表面积成正比,故以单位体表面积计算的心排出量,称为心指数(cardiac index)。中等身材的成年人体表面积为$1.6~1.7m^2$,安静和空腹情况下心排出量为5~6L/min,心指数为$3.0~3.5L/(min·m^2)$。因此,将安静和空腹状态下的心指数称为静息心指数,它是分析比较不同个体心功能时常用的评定指标。

(二)心脏作功量

血液在血管内流动过程中所消耗的能量,是由心脏作功所提供的,换句话说,心脏作功不仅仅用来维持心排出量,而且还赋予血液能量以维持血压和推动血液流动。故心脏作功也可作为评价心功能的重要指标。

心室一次收缩所作的功,称为每搏功。它主要用于射血和维持一定的血压,可以用搏出的血液所增加的动能和压强能来表示。心脏射血所具有的动能在整个搏功中所占的比例很小,可以忽略不计。而搏出的血液压强能是指心脏将静脉内较低的血压变成了动脉内较高的血压所消耗的能量。

搏功=搏出量×(平均动脉压-平均心房压)

每分功=搏功×心率

右心室的搏出量与左心室基本相同,但肺动脉平均压仅为主动脉平均压的1/6,所以右心室作的功也只有左心室的1/6。

在动脉血压较高的情况下,心脏要射出与原先同等量的血液就必须要加强收缩;如果此时心肌收缩的强度不变,那么,搏出量就将会减少。也就是说,心肌收缩释放的能量主要用来维持血压。由此可见,作为评定心泵血功能的指标,心脏作功量要比单纯的心排出量更为全面。

### 四、心脏泵血功能的储备

健康成人静息时的心排出量为 5L 左右,而剧烈运动和重体力劳动时的心排出量可达到 25～30L,是静息时的 5～6 倍。这种心排出量随机体代谢需要而增加的现象称为心力储备(cardiac reserve)。心力储备来自搏出量变化和心率变化两方面。

1. 搏出量储备　健康成人静息时搏出量为 70ml,剧烈运动时可以增加到 150ml 左右。搏出量的储备包括收缩期储备和舒张期储备两方面。一方面,在通常情况下心室射血期末,心室内容量约为 75ml,当心肌收缩能力增加时,能射出更多的血液,提高射血分数,使心室内剩余血液不足 20ml,这样就充分动用了收缩期储备,使搏出量增加 55～65ml。另一方面,心室舒张末期的容积为 145ml,由于心肌伸展性较小,心室容积最大只能达到 160ml,故舒张期储备只有 15ml 左右。

2. 心率储备　成人在静息时心率为 75 次/分钟左右,在剧烈运动时可以加快到180～200 次/分钟。此时虽然心率增快很多,但不会因为心舒期的缩短而使心排出量减少。这是由于在剧烈运动或重体力劳动时,静脉回流大大加速,心室充盈速度也加快。所以动用心率储备是提高心排出量的主要途径,如果充分动用可以使心排出量增加 2～2.5 倍。

心力储备在很大程度上反映了心功能状况。坚持体育锻炼可以使心肌纤维变粗,心肌收缩能力变强,心率储备和搏出量储备均增加。运动员的心排出量可以增加到安静时的 8 倍。因此,进行体育锻炼可以增进心脏健康,提高心力储备。

### 五、心脏泵血功能的调节

心脏泵血功能具体体现为心排出量。心排出量能随着人体生理状态而随时调整,这种及时精确的调整主要是通过神经和体液因素的调节而实现的。心排出量取决于搏出量和心率,机体通过搏出量和心率两方面的调节来改变心排出量。

1. 影响搏出量的因素　搏出量的多少取决于心肌收缩强度和速度,其收缩的强度和速度取决于前负荷、后负荷和心肌收缩性。

(1)前负荷:心肌的前负荷为心肌收缩前所承受的负荷,它决定着心肌的初长度,而初长度可影响心肌的收缩功能。心肌的初长度取决于心室舒张期末充盈量或充盈压。在一定范围内,前负荷增大,心肌的初长度增加,心室舒张末期容积增大、压力增高,心肌收缩力也随之增强,从而导致搏出量增多;反之,前负荷减少,心肌的收缩力也减小。以心室舒张末期的压力或容积为横坐标,左心室搏功或搏出量为纵坐标绘制的曲线,称为心功能曲线(ventricular function curve)或称为 Starling 曲线(图 3-1-9)。心功能曲线反映了左心室舒张末期容积或充盈压与心室搏功的关系。心功能曲线显示:充盈压在 1.6～2.0kPa(12～15mmHg)时心室具有最适前负荷,在达到最适前负荷之前,搏功随着初长度的增加而增加;当充盈压超过最适前负荷后,心室的搏功基本不变或轻度减少。这种由于心肌细胞本身初长度的改变引起的心肌收缩强度改变的调节方式称为异长自身调节(heterometric autoregulation)。

在整体中,心室前负荷是由于心室舒张末期充盈量决定的,因此凡是影响充盈量的因素均可以改变心室舒张末期的容积。而心室舒张末期容积的大小主要与静脉回流量有关。静脉回流量多则心室舒张末期容积或压力大,反之则小。除此之外静脉回流的速度、心率、射血分数等因素均可影响心室舒张末期的容积或压力。

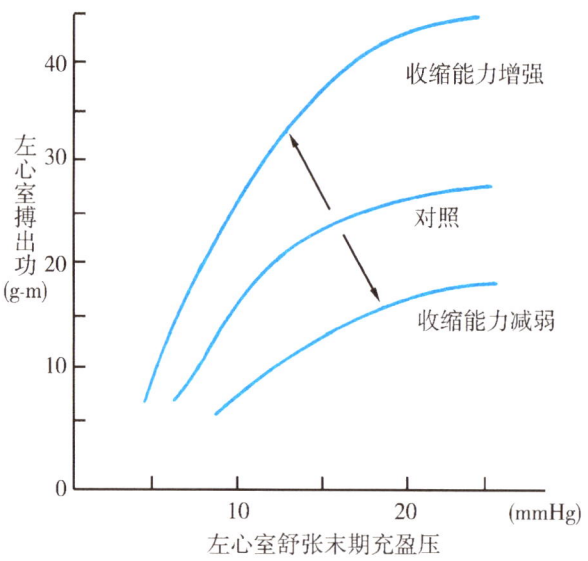

图 3-1-9　心室功能曲线

（2）后负荷：后负荷指的是肌肉开始收缩后才遇到的负荷。对心室而言是指心室收缩射血过程的负荷，即心脏射血时遇到的阻力，也就是大动脉血压。在其他条件都不变的情况下，动脉血压增高导致后负荷增大，从而引起等容收缩期延长而射血期缩短；同时射血期心肌纤维缩短速度和程度均减小，搏出量暂时减少。然而搏出量的减少，使得心室收缩末期的剩余血量增加，充盈量增加，前负荷增加，通过异长自身调节搏出量又可恢复到正常水平。所以，如果动脉血压持续升高，机体将通过增加心肌收缩力量，保证适当的心排出量。这种心排出量的维持是以增加心肌收缩力为代价的，久而久之，将出现心室肥厚的病理表现，最终引起泵血功能减退。在其他因素不变的情况下，当大动脉血压降低时，心排出量增加，临床上用舒血管药物降低后负荷从而提高心排出量，就是这个原理。

（3）心肌收缩性：心肌收缩性（cardiac contractility）是在前、后负荷都不变的情况下，心肌本身的特性。它反映在心肌缩短的速度、程度和心肌张力等方面。心肌的收缩性越强，心肌的收缩效率越高，表现在心肌缩短的速度快、程度大、张力增加快。相反，心肌收缩性减弱，心脏工作能力降低。心肌收缩性的强弱可受到许多因素的影响，如儿茶酚胺浓度增加、交感神经兴奋能够增强心肌的收缩性；乙酰胆碱、酸中毒、缺氧等均使心肌的收缩性减弱。

这种与心肌初长度的变化无关，而是通过心脏收缩性的改变来调节心脏泵血功能的方式称为等长自身调节（homometric autoregulation）。这一调节过程主要受兴奋-收缩耦联过程中兴奋时胞浆中的钙离子浓度、横桥与肌纤蛋白联结体的数量和横桥 ATP 酶的活性等各个环节的影响。

2. 心率对心排出量的影响　正常成人安静时，心率为 60～100 次/分钟。心率是决定心排出量的基本因素之一。在搏出量不变的情况下，心率越快，心排出量越大。然而当心率加快时，心动周期缩短，心舒期缩短，充盈量减少，故搏出量也随之减少。在一定范围内，心率加快可使心排出量增加，但是心率过快（大于 170～180 次/分钟），搏出量的减少不足以弥补心率的加快，故心排出量降低。而当心率过慢（低于 40 次/分钟）时，虽然心舒期延长,但是心室充盈量不能无限制增加,故心排出量也降低。可见心率适宜时心排出量最大,过快、过慢均导致心排出量降低。

生理条件下心率取决于窦房结活动的节律性,而窦房结的节律性受到神经、体液、代谢、温度等多种因素的影响。

## 第三节 血管生理

血管与心脏一起构成了一个密闭的循环管道,主要起到运输、分配血液和物质交换的作用。心室射出的血液流经动脉、毛细血管和静脉互相串联构成的血管系统,再回到心房。在体循环、供应各种器官的血管相互间又成并联的排列方式。这样有利于机体对各种不同器官的血流量进行调节从而适应生理活动的需要。各类血管结构不尽相同,从而使血液流经其间表现出不同的血流特点。

思维导图

血液在心血管系统内流动的力学称为血流动力学,其中研究的基本问题是血流量、血流阻力和血压及其它们之间的关系。

单位时间内流过血管某一横截面积的血量称为血流量(blood flow),也称为容积速度。血液中的一个质点在血管内流动的直线速度,称为血流速度。血液在循环系统中流动时,在同一段血管中血流量与血流速度成正比。根据流体力学规律,血流量($Q$)与血管两端的压力差($\Delta P$)成正比,与血流阻力($R$)成反比,即 $Q=\Delta P/R$。

课件

循环系统是一个封闭的系统,因此在各个截面中血流量是相等的,都等于心排出量。对于体循环而言,$R$ 是体循环的血流阻力,外周阻力 $\Delta P$ 即主动脉血压与右心房的压力差,由于右心房的压力为 0,所以 $\Delta P$ 基本接近于主动脉压,所以上式可以写为 $Q=P/R$。由于实际上灌注各个器官的动脉血压均基本相同,故决定器官流量的主要因素是器官内的血流阻力。

血流阻力是血液在血管内流动所遇到的阻力,主要是由于血液流动时内部各成分的摩擦以及血液与血管壁间的摩擦所产生的。其公式为:$R=8\eta L/\pi r^4$。这一公式表明血流阻力($R$)与血液黏滞度($\eta$)、血管长度($L$)成正比,与血管半径($r$)的 4 次方成反比。由于血管长度变化很小,所以血流阻力主要取决于血管口径和血液黏滞度。由于血流阻力与血管半径的 4 次方成反比,当血管半径减小 1 倍时,血流阻力增加 16 倍,所以血管口径成为血流阻力的主要因素。血液黏滞度主要取决于红细胞比容,红细胞比容越大,血液黏滞度越高,血流阻力就越大。

在体循环的总阻力中,大、中动脉约占 19%,小动脉、微动脉约占 47%,毛细血管约占 27%,静脉约占 7%。从以上数据中可以看到,小动脉、微动脉是产生血流阻力的重要部分,所以被称为阻力血管,其舒缩活动对血流阻力的影响最显著。

血压(blood pressure)是指血管内流动的血液对于单位面积血管壁的侧压力,即压强。计量单位为千帕(kPa)或毫米汞柱(mmHg)。血压形成的前提是心血管系统内有足够的血液充盈,血管内血液充盈量应较大于血管床的容积,这样才能产生一定的充盈压。而充盈压的高低则取决于血管内血液充盈量和血管床容积之间的关系。

心室收缩射血和外周阻力也是血压形成的重要因素,心室收缩的能量一部分表现为血压,另一部分表现为血流动力。血压在各部分血管内降落是不均匀的,由于小动脉、微动脉血流阻力最大,此段血压降落的幅度也最大(图 3-1-10)。

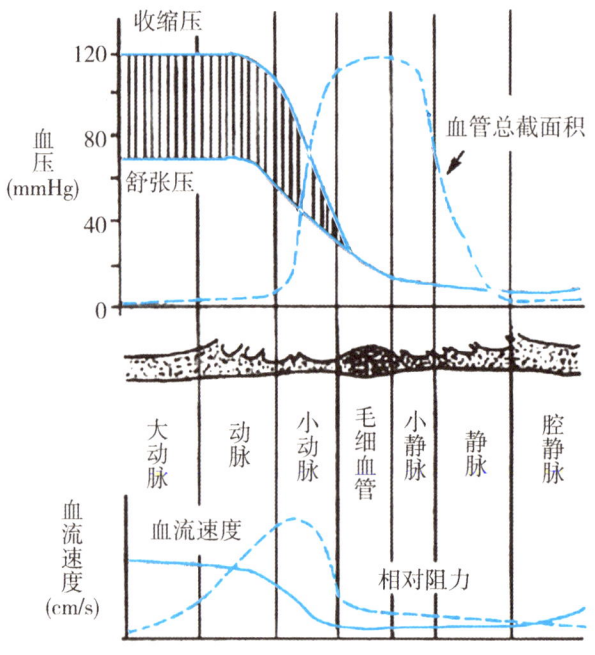

图 3-1-10　各段血管血压、血流速度与血管总面积关系

## 一、动脉血压和动脉脉搏

### (一)动脉血压

微课视频

1. 动脉血压及其正常值　动脉血压(arterial blood pressure)是指流动的血液对于单位面积动脉管壁的侧压力。一般所说的动脉血压指的是主动脉内的血压。因为血压在大动脉内降落很少,所以通常将上臂测得的肱动脉压代表主动脉压,即通常所说的血压。在一个心动周期中,动脉血压随心脏的射血发生周期性的变化。心室收缩,动脉血压急剧升高,所达到的最高值称为收缩压(systolic pressure)。心室舒张,动脉血压下降,所达到的最低值称为舒张压(diastolic pressure)。收缩压和舒张压之差称为脉搏压(pulse pressure),简称脉压。一个心动周期中动脉血压的平均值称为平均动脉压(mean arterial pressure)。平均动脉压约等于舒张压加 1/3 脉压。

我国健康青年人在安静状态时的收缩压为 13.3～16.0kPa(100～120mmHg),舒张压为 8.0～10.6kPa(60～80mmHg),脉压为 4.0～5.3kPa(30～40mmHg),平均动脉压为 13.3kPa(100mmHg)左右。

动脉血压存在个体、年龄、性别的差异。通常女性在更年期前动脉血压比同龄男性低,而更年期后则升高。动脉血压随年龄的增长而逐渐升高,其中收缩压比舒张压升高更为显著。新生儿的收缩压为 5.3kPa(40mmHg)左右,第一个月末就可达到 10.6kPa(80mmHg),12 岁时约为 14kPa(105mmHg),在青春期,收缩压升高较快,17 岁时可达到 16.0kPa(120mmHg)。以后收缩压随年龄增长缓慢升高,60 岁时,收缩压可达到 18.6kPa(140mmHg)。正常人体动脉血压保持相对稳定具有重要生理意义。一定水平的动脉血压是推动血液循环、保证各个器官有足够血流量的重要保障。血压过高、过低都对健康不利。

2. **动脉血压的形成**　动脉血压形成的前提是心血管系统中有足够的血液充盈。循环系统中血液的充盈程度可以用平均充盈压来表示。这一数值的高低取决于血量和循环系统容量之间的关系。在这个前提下,心室射血和外周阻力也是形成动脉血压的基本因素。心室收缩时释放的能量可以分为两部分:一部分成为推动血液流动的动能,另一部分对动脉管壁形成侧压力,使血管扩张,这部分成为势能,表现为血压。外周阻力是来自小动脉和微动脉的血流阻力。如果没有外周阻力的存在,心室射出的血液全部进入外周,即心室收缩释放的能量完全表现为推动血液流动的动能,就不会形成动脉血压。通常情况下,由于外周阻力的存在,心缩期内大约只有1/3的血液流到外周,其余约2/3被暂时储存在主动脉和大动脉内,使主动脉压也随之升高。在动脉血压的形成中,大动脉管壁的弹性缓冲作用也是一个重要的因素。由于主动脉、大动脉管壁的弹性储器作用,在心室收缩时可将其释放的一部分能量以势能的形式储存在大动脉中。心室舒张时,射血停止,原本被扩张的动脉管壁弹性回位,推动动脉内的血液继续向前流动,使心室的间断射血变为动脉内的持续血流。同时大动脉管壁的弹性还能够缓冲收缩压,维持舒张压,使动脉血压的变动幅度减小(图3-1-11)。

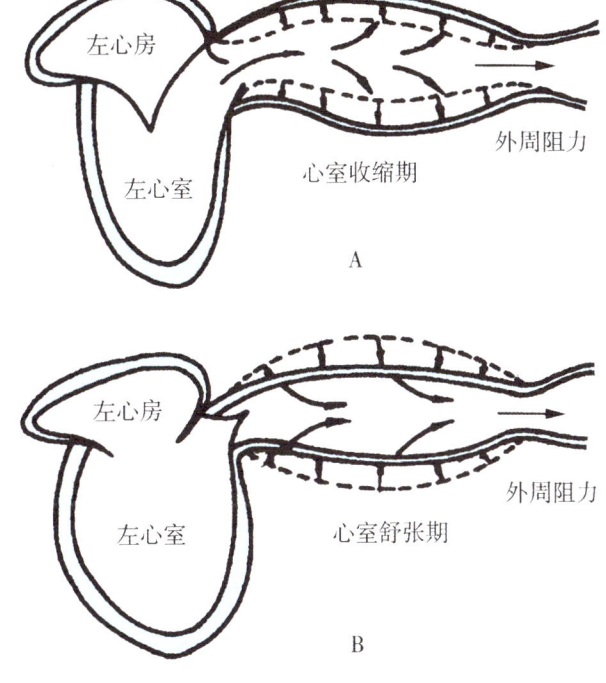

图3-1-11　主动脉弹性作用示意图

3. **影响动脉血压的因素**　凡是影响动脉血压形成的各种因素,都能影响到动脉血压。

(1)每搏输出量:每搏输出量增大,心缩期射入主动脉的血量增多,主动脉和大动脉内的血量增加显著,所以收缩压显著升高。由于动脉血压升高,血流速度加快,收缩期内增多的这部分血液仍可以在心舒期内流入外周。到心舒末,存留在大动脉内的血量和搏出量的增加相比,虽有增加但不多。因此当搏出量增加引起动脉血压升高,主要表现为收缩压的明显升高,而舒张压的升高不大,脉压增大。反之,当搏出量减少,收缩压明显降低,脉压减小。因此可见搏出量的变化主要影响收缩压,收缩压的高低也主要反映心脏搏出量的多少。

(2) 心率:在其他因素不变的情况下,心率加快,心排出量增加,动脉血压升高,舒张压升高明显。当心率加快时,心动周期缩短,其中心舒期缩短更明显,心舒期末流到外周的血液量减少,存留下来的增多,所以舒张压显著升高。由于动脉血压升高可使血流速度加快,在心缩期内有较多的血液流到外周,故收缩压升高不如舒张压升高明显,脉压减小。反之,当心率减慢时,舒张压降低的幅度比收缩压大,因此脉压增大。

(3) 外周阻力:当其他因素不变时,外周阻力增大,流到外周的血液量减少,存留在大动脉内的增多,血压升高。当外周阻力增大时,心舒期内血流速度减慢,心舒期末存留在大动脉中的血液量增多,舒张压明显升高。在心缩期,由于动脉血压升高致使血流速度加快,所以收缩压的升高不如舒张压的升高明显,脉压减小。可见外周阻力主要影响舒张压,所以,在心率不变的情况下,舒张压的高低主要反映外周阻力的大小。

(4) 大动脉管壁弹性:主动脉和大动脉具有弹性储器作用,可以缓冲动脉血压,使动脉血压的波动幅度明显减小。老年人动脉管壁硬化,大动脉的弹性储器作用减弱,收缩压升高,舒张压降低,脉压增大。但是,由于老年人往往伴随有不同程度的中、小动脉硬化,导致外周阻力增大,使舒张压升高,所以总体舒张压变化不明显。

(5) 循环血量与血管容积比:循环血量和血管容积保持一定比例才能使心血管系统具有足够的充盈度,产生体循环平均充盈压,而这是动脉血压形成的前提条件。任何原因引起循环血量相对减少或是血管容积相对增大,都会使循环系统平均充盈压下降,使动脉血压降低。反之,血压升高。

以上对于影响动脉血压因素的叙述,均是在假设其他因素不变的前提下的单因素分析。实际上在各种不同的生理情况下,上述各种影响因素往往是相互作用,同时产生的。

**(二) 动脉脉搏**

在一个心动周期中,动脉血压随心室收缩和舒张活动而发生周期性波动,同时伴随有动脉管壁的扩张与回缩的起伏,这种血管随压力变化而搏动的现象称为动脉脉搏(arterial pulse)。在动脉浅表部位可以摸得动脉的搏动,桡动脉是临床上常用的检测部位。

用脉搏描记仪可以记录到的浅表部位的脉搏波形,称为脉搏图。脉搏图可以因描记方式和部位的不同而有差异,但一般都包括一个上升支和一个下降支。下降支中间有一个小波,称为降中波,位于降中波左侧的切迹称为降中峡(图3-1-12)。

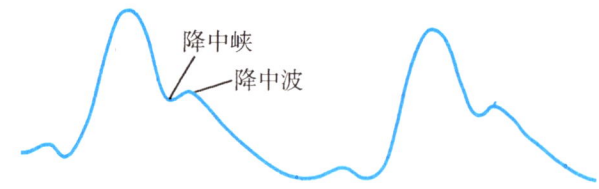

图3-1-12 正常颈总动脉脉搏波形

1. 上升支  上升支由心室快速射血时动脉血压快速上升,导致管壁骤然扩张所形成。上升支的斜率和幅度受心排出量、射血速度和外周阻力等因素的影响。如果心排出量小、射血速度慢、外周阻力大,则斜率小,幅度低。反之,则斜率大,幅度高。

2. 下降支  下降支的前端是由于心室射血后期,射血速度减慢,动脉血管开始回缩所形成的。随后,心室舒张,动脉血压继续降低,形成了下降支的其余部分。降中峡发生在主动脉关闭的瞬间,心室舒张,室内压迅速下降导致主动脉内的血液向心室方向反流,并撞击在关闭的主动脉瓣上被弹回,致使动脉血压再次略微升高,管壁稍有扩张,故在降中峡后形成了一个短暂向上的降中波。下降支的波形可以反映外周阻力的大小。外周阻力大时,下降速率较慢,降中峡的位置较高。反之,则下降速率较快,降中峡位置较低,其后的下降支较为平坦。

### 二、微循环

微循环(microcirculation)是指微动脉和微静脉之间的血液循环。血液和组织之间的物质交换是微循环最基本的功能。微循环使组织液得以更新,内环境稳态得以保持,组织细胞的新陈代谢能够顺利完成。微循环的组成在不同的组织、器官中略有差别,典型的微循环包括微动脉、后微动脉、毛细血管前括约肌、通血毛细血管、真毛细血管网、动静脉吻合支和微静脉(图 3-1-13)。

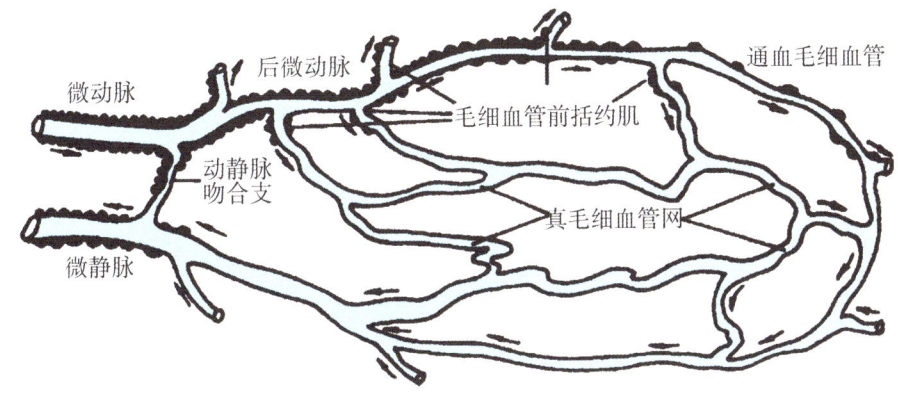

图 3-1-13 微循环模式图

**(一)微循环的通路**

血液流经微循环的通路有 3 条:

1. **迂回通路** 血液流经微动脉、后微动脉、毛细血管前括约肌、真毛细血管网汇集到微静脉。由于这条通路中真毛细血管管壁薄,通透性好,血管迂回曲折,相互交错,在各个细胞间隙穿行,故称为迂回通路。此通路血流缓慢,血管交替开放,是组织液与血液间进行物质交换的主要场所,所以又称为营养通路。

2. **直捷通路** 血液流经微动脉、后微动脉、通血毛细血管,回到微静脉。这条通路血流速度快,很少进行物质交换,它的功能是使一部分血液能够迅速通过微循环由静脉回流入心,保证了一定的回心血量,这条通路经常处于开放状态。

3. **动-静脉短路** 血液由微动脉直接经动静脉吻合支流入微静脉。这条通路血流速度快,管壁厚,没有任何物质交换功能,故又称为非营养通路。人体某些部分的皮肤和皮下组织,特别是手指、足底、耳郭等处这类通路较多。主要在调节体温方面发挥作用。当环境温度升高时,开放量增大,皮肤血流增加,皮肤温度升高,有利于散热;当环境温度降低时,则关闭,皮肤血流减少,温度降低,有利于保持体温。

**(二)微循环血流量的调节**

微动脉和微静脉主要受交感神经的支配,而后微动脉和毛细血管前括约肌主要受体液因素的调节。

通常情况下,微动脉在交感神经的作用下,保持一定的紧张性,维持微循环有足够的血流量。当交感神经兴奋时,血管平滑肌收缩,血管口径减小,导致该血管后面的微循环中的血流量减少,毛细血管血压下降。而当交感神经抑制时,刚好相反,导致血流量增多,毛细血管血压升高。故微动脉在功能上起到控制微循环血流量"总闸门"的作用。

毛细血管前括约肌起到"分闸门"的作用,它的舒缩决定着进入真毛细血管的血流量,血液中的缩血管物质,如肾上腺素、去甲肾上腺素、血管紧张素可使其收缩,而舒血管物质,如 $CO_2$、乳酸、组胺等局部代谢产物可使其舒张。真毛细血管是交替开放的,受毛细血管前括约肌的控制。当真毛细血管关闭一段时间后,该处的局部代谢产物增多,引起毛细血管前括约肌舒张,毛细血管网开放,血流量增加,代谢产物被运走后,毛细血管前括约肌又收缩,使毛细血管网关闭,如此反复进行,从而导致了毛细血管网交替开闭的现象。通常交替开闭5～10次/分钟。在安静时,肌肉中只有20%～35%的真毛细血管处在开放状态。

微静脉是微循环中的"后闸门",它的舒缩决定了微循环中血液的流出量,即毛细血管后阻力的大小。

### (三)血液和组织液之间的物质交换

组织、细胞之间的空间称为组织间隙,其中充满了组织液。血液和组织细胞之间的物质交换就是以组织液为中介的。组织细胞通过细胞膜与组织液进行物质交换,组织液与血液之间则通过毛细血管壁进行物质交换。血液和组织液之间的物质交换主要通过以下形式:

1. 扩散　毛细血管内外物质交换的最主要方式是扩散。它是溶质分子顺浓度梯度发生净移动而不耗能的过程。毛细血管内外的溶质分子,只要直径小于毛细血管壁的孔隙就可以通过管壁进行扩散,其中脂溶性的 $O_2$ 和 $CO_2$ 可以直接通过毛细血管的内皮细胞进行扩散,$Na^+$、$Cl^-$、葡萄糖、尿素等可通过毛细血管管壁的小孔道进行扩散。

2. 吞饮　大分子的物质如血浆蛋白等,可以通过吞饮的方式,从毛细血管内皮细胞的一侧包围并吞饮入细胞内,形成吞饮囊泡,运送至细胞另一侧,排出细胞外。

3. 滤过和重吸收　滤过是指液体由于静水压和胶体渗透压的差异,由毛细血管内向组织间隙移动的现象。重吸收则方向相反,是由于这两方面力量的差异由组织间隙回流入毛细血管的现象。在这个过程中液体中的溶质分子也随之进出毛细血管。

## 三、组织液的生成、回流与淋巴循环

微课视频

存在于组织、细胞间隙的液体称为组织液,其绝大部分呈胶冻状,不能自由流动,因此不会受重力作用流到身体的低垂部分。组织液是由血浆滤过毛细血管壁而来的,故除了蛋白质浓度明显低于血浆外,其他各种成分与血浆基本相同。

### (一)组织液的生成与回流

组织液的生成和回流是在毛细血管壁固有通透性的前提下的一种物理现象。液体通过毛细血管壁的滤过和重吸收取决于有效滤过压。有效滤过压由4个因素组成,即毛细血管血压、组织液胶体渗透压、血浆胶体渗透压和组织液静水压。其中毛细血管血压和组织液胶体渗透压是促使毛细血管内液体滤出、组织液生成的力量;而血浆胶体渗透压和组织液静水压是推动液体重吸收回血管内的力量。因此,有效滤过压＝(毛细血管血压＋组织液胶体渗透压)－(血浆胶体渗透压＋组织液静水压)。可见当有效滤过压为正值时,组织液生成;负值时,组织液回流。

一般情况下,人的毛细血管动脉端血压约为 4.0kPa(30mmHg),毛细血管静脉端血压约为 1.6kPa(12mmHg),组织液胶体渗透压约为 2.0kPa(15mmHg),血浆胶体渗透压约为 3.3kPa(25mmHg),组织液静水压约为 1.3kPa(10mmHg)。由此可见,动脉端有效滤过压为 1.3kPa(10mmHg),静脉端为 －1.1kPa(－8mmHg)。可见组织液在动脉端不断生成,在静脉端回流。在毛细血管动脉端形成的组织液有 90% 在静脉端被重吸收回到血液,其余约 10% 进入毛细淋巴管,形成淋巴液(图 3-1-14)。

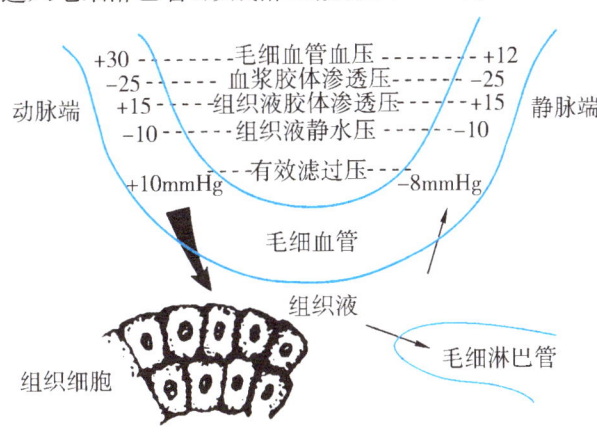

**图 3-1-14　组织液生成与回流示意图**
＋代表使液体滤出毛细血管的力量　－代表使液体吸收回毛细血管的力量

### (二)影响组织液生成的因素

在正常情况下,组织液生成和回流保持动态平衡,从而维持体液的正常分布。如果这种平衡遭到破坏,组织液生成增多而回流减少就会导致组织水肿。因此影响组织液生成的因素有以下几种:

小案例

1. **毛细血管血压**　在其他条件不变的情况下,当毛细血管血压升高,有效滤过压增高,组织液生成增多,回流减少,引起水肿。例如,右心衰竭时,静脉回流受阻,导致毛细血管压升高,组织液生成增多,产生水肿现象。除此之外微动脉扩张、肌肉运动或炎症均可引起毛细血管血压升高。

2. **血浆胶体渗透压**　通常情况下,血浆胶体渗透压没有明显变化,而在某些病理情况下,如肾脏疾病时,引起肾小球滤过膜通透性增大,致使血浆蛋白随尿液排出;肝脏疾病时,蛋白质合成减少,以及蛋白质摄入过少、营养不良的情况下,使血浆胶体渗透压降低,有效滤过压升高,组织液生成增多,出现组织水肿现象。

3. **毛细血管壁的通透性**　通常情况下,蛋白质通过毛细血管的数量非常少,因此血浆胶体渗透压高于组织液胶体渗透压,但在病理情况下,如烧伤或过敏反应时,毛细血管壁通透性增大,血浆蛋白渗出,致使血浆胶体渗透压降低,而组织液胶体渗透压升高,引起组织液生成增多,产生水肿。

4. **淋巴回流**　由于约有 10% 的组织液必须通过淋巴系统回流入血,因此当淋巴回流受阻时,组织液积聚在受阻淋巴管以前的组织间隙中,形成局部水肿。

### (三)淋巴液的生成和回流

1. **淋巴液的生成**　组织液进入淋巴管,即称为淋巴液(lymph)。淋巴液的成分与组织液非常接近。在毛细淋巴管的起始端,内皮细胞的边缘成瓦片状相互覆盖,形成向管腔内开启的单向活瓣。毛细淋巴管的通透性较大,当组织液积聚到一定程度时即渗入到毛细淋巴管内形成淋巴液。全身的淋巴液经淋巴管收集,最后经右淋巴管和胸导管流入静脉。

2.淋巴液回流的生理意义  淋巴液回流的生理意义主要是调节血浆与组织液间的液体平衡,维持体液的正常分布;将组织液中的蛋白质分子带回到血液中;运输脂类和其他营养物质;清除组织中的红细胞、细菌和其他异物,起到防御和免疫功能。

### 四、静脉血压与血流

静脉是血液回流入心的通道,静脉与其相当的动脉比较,具有管壁薄、管腔大、易扩张等特点。作为容量血管的静脉,在血液储存方面起重要作用。同时,静脉的舒缩有效地调节着回心血量和心排出量,使循环功能适应机体不同情况的需要。

#### (一)静脉血压

静脉血压远低于动脉压,并且越靠近心脏越低。血液在血管中流动时,不断克服阻力,消耗很多能量,当到达静脉时血压已经降到了 $2.0 \sim 2.7 kPa$($15 \sim 20 mmHg$),右心房作为体循环的终点,血压最低,接近于零。通常把右心房或胸腔内大静脉的压力称为中心静脉压(central venous pressure,CVP)。中心静脉压的正常值为 $4 \sim 12 cmH_2O$,中心静脉压的高低取决于心脏射血能力和静脉回流量之间的关系。心脏射血能力强,能及时将回流到心的血液射出,中心静脉压就低;反之,心脏射血能力减弱,血液将积聚在右心房和胸腔大静脉中,中心静脉压就高。临床上对于中心静脉压的测定有助于对心血管功能的判断,并作为控制补液量和补液速度的参考。通常情况,如果中心静脉压偏低,提示输液量不足;而过高则表明输液过快或心脏射血功能不全。

各个器官和肢体的静脉血压称为外周静脉压(peripheral venous pressure)。外周静脉压也可以反映心脏功能状态,成为判断心脏射血功能的指标之一。

#### (二)静脉回心血量及其影响因素

单位时间内静脉回心血量取决于外周静脉压和中心静脉压之差,以及静脉对血流的阻力。因此,凡是能影响外周静脉压、中心静脉压和静脉阻力的因素均能影响静脉回流。

1.体循环平均充盈压  体循环平均充盈压是反映血管系统充盈程度的指标。体循环平均充盈压升高,如循环血量增加或容量血管收缩时,静脉回心血量增多;反之,体循环平均充盈压降低时,静脉回流量减少。

2.心脏的收缩力量  心脏的收缩力量是决定静脉血流的原动力。当心脏收缩力量增强时,搏出量增加,射血分数增加,心舒期存留于心室的血量减少,内压较低,对心房和静脉内血液的抽吸力量增大,所以回心血量增多。相反,心脏收缩力量减弱时,射血量减少,心舒期中室内压升高,静脉回心血量减少。临床上右心衰竭时,患者可出现颈外静脉怒张、肝充血肿大、下肢浮肿等体征。而左心衰竭时,左心房和肺静脉压升高,出现肺淤血和肺水肿。

3.重力和体位改变  当人从卧位变为立位时,由于重力作用,使身体下垂部分的静脉扩张,约多容纳500ml血液,故而静脉回心血量减少。导致心排出量相应减少,可引起身体上部的脑供血不足,出现暂时性的头晕甚至昏厥。长期卧床的患者,由于静脉紧张性较低,易扩张,加上腹壁和下肢肌肉收缩力量减弱,对静脉的挤压减小,这种现象尤为明显。

4.骨骼肌的挤压作用　骨骼肌收缩的挤压作用能够促使静脉回流。骨骼肌收缩时，其间的静脉受到挤压，回流加速，同时由于大部分静脉内都有静脉瓣，所以能够防止血液逆流。而当骨骼肌舒张时，又有利于微静脉和毛细血管的血液流到静脉，使静脉充盈。因此，骨骼肌的舒缩对于静脉回流起着类似于"泵"的作用，被称为"肌肉泵"。

5.呼吸运动　呼吸运动也可影响静脉回流。吸气时，胸内负压增大，可使胸腔内大静脉和右心房更为扩张，中心静脉压降低，这样增大了外周静脉压和中心静脉压之间的差距，从而加速静脉回流。呼气时则相反，静脉回流减少。

## 第四节　心血管活动的调节

在不同的生理状态下，机体各个器官组织的新陈代谢水平不同，对于血流量的需求也不同。机体通过神经和体液调节，影响心血管的活动，从而适应机体不同活动的需要。

思维导图

课　件

小案例

### 一、神经调节

心肌和血管平滑肌受自主神经支配。机体对心血管活动的神经调节是通过各种心血管反射来实现的。

**(一)心脏和血管的神经支配**

1.心脏的神经支配　心脏受到心交感神经和心迷走神经的双重支配(图3-1-15)。

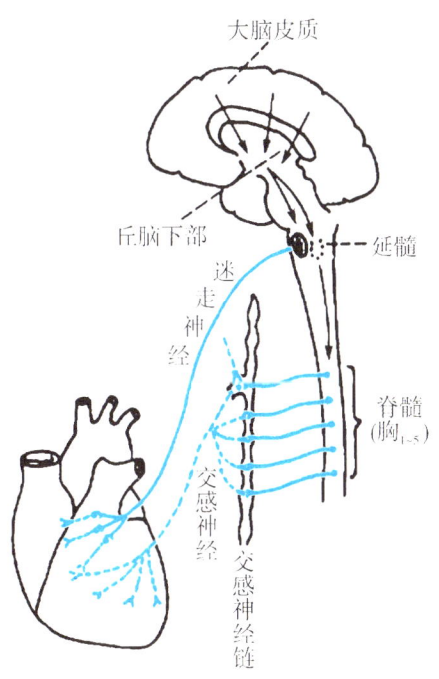

图3-1-15　心脏的神经支配

(1)心交感神经及其作用：心交感神经的节前神经元起源于脊髓第1～5胸段的中间外侧柱，在星状神经节或颈交感神经节换元。换元后的节后神经元的轴突组成心脏神经丛，进入心脏，分布到窦房结、房室交界、房室束、心房肌以及心室肌。左、右两侧心交感神经在心脏分布上是不对称的,其中支配窦房结的交感神经主要是右侧心交感神经,支配房室交界的主要是左侧心交感神经。

心交感神经节后纤维释放的递质为去甲肾上腺素,主要与心肌细胞膜上的 $β_1$ 受体结合,引起心率加快,心肌收缩能力加强,房室传导速度加快,即正性变时、正性变力和正性变传导作用。β受体阻断药如普萘洛尔可阻断心交感神经对心脏的兴奋作用。

(2)心迷走神经及其作用:心迷走神经的节前神经元起源于延髓的迷走神经背核和疑核,其轴突下行进入胸腔,与心交感神经节后纤维一起组成心脏神经丛,并与交感神经伴行进入心脏。心迷走神经节后纤维支配窦房结、心房肌、房室交界、房室束及左右束支,仅有极少数的纤维支配到心室肌。与心交感神经类似,两侧心迷走神经对心脏的支配也不相同,右侧主要影响窦房结的活动,左侧主要影响房室交界的功能。

心迷走神经节后纤维释放的递质是乙酰胆碱,它作用于心肌细胞膜的 M 胆碱受体,可引起心率减慢,心肌收缩力减弱,房室传导速度减慢,即负性变时、负性变力和负性变传导作用。M 胆碱受体阻断药阿托品可以阻断心迷走神经对心脏的抑制作用,故而使心率加快。

2. 血管的神经支配　除真毛细血管外,血管壁都有平滑肌分布,其中绝大多数血管平滑肌都受自主神经支配。支配血管平滑肌的神经纤维可以分成缩血管神经纤维和舒血管神经纤维两大类。

(1)缩血管神经纤维:由于缩血管神经纤维均属于交感神经,故又称为交感缩血管神经。交感缩血管纤维起源于脊髓胸、腰段的中间外侧柱内,节后神经元位于椎旁和椎前神经节内,其末梢释放去甲肾上腺素。血管平滑肌分布有 α 和 β 两类肾上腺素受体。去甲肾上腺素与 α 受体结合导致血管平滑肌收缩,与 β 受体结合则导致血管平滑肌舒张。而去甲肾上腺素与 α 受体的结合能力比与 β 受体的结合能力强得多,所以缩血管神经纤维兴奋时主要引起缩血管效应。

机体中绝大多数血管平滑肌都受缩血管纤维支配,但在不同部位的血管中,其分布密度有所不同。其中皮肤血管中缩血管纤维分布密度最高,骨骼肌和内脏血管次之,心、脑血管中分布较少。在同一器官中其分布密度也存在着差异,动脉的分布密度高于静脉,微动脉中分布最高,但到毛细血管前括约肌已经没有神经纤维分布了。

人体内大多数血管只接受交感缩血管纤维的单一支配。在安静状态下,交感缩血管纤维发放1~3次/秒的低频冲动,称为交感缩血管紧张。这种紧张性活动使血管平滑肌保持一定的收缩状态。当交感缩血管紧张增强时,血管平滑肌收缩程度增强;当交感缩血管紧张减弱时,血管平滑肌收缩程度减弱,即血管扩张。当支配某一器官的交感缩血管纤维兴奋时,可以引起该器官血管床的血流阻力增高,该器官的血流量减少,同时毛细血管前、后阻力的比值增大,毛细血管血压下降,有效滤过压下降,组织液生成减少,重吸收增加;该器官的容量血管收缩,器官血容量减少。

(2)舒血管神经纤维:体内部分血管除了接受交感缩血管纤维支配外,还接受舒血管纤维的支配。机体中舒血管神经纤维主要有以下两种:①交感舒血管神经纤维。交感舒血管神经纤维常与缩血管纤维同行于一根神经干,主要分布于骨骼肌微动脉中,其末梢释放的递质为乙酰胆碱,与血管平滑肌上的 M 胆碱受体结合,使血管舒张。交感舒血管纤维只有在机体处于情绪激动状态或剧烈运动时才发挥作用,使骨骼肌血管舒张,血流量增多。②副交感舒血管神经纤维。机体中仅少数器官如脑膜、消化腺和外生殖器等的平滑肌接受副交感舒血管纤维的支配。其末梢释放的递质是乙酰胆碱,能与血管平滑肌上的M胆碱受体结合,使血管扩张。副交感舒血管纤维的活动只对器官组织的血液起局部调节作用,对循环系统总外周阻力的影响很小。

### (二)心血管中枢

在中枢神经系统内,控制心血管活动有关的神经元的集中部位被称为心血管中枢。这些神经元分布在从脊髓到大脑皮层的各级水平上,各具不同的功能,又相互密切联系,从而使整个心血管系统的活动协调一致,并适应整个机体的活动。

1. 延髓心血管中枢　通常认为延髓是心血管活动的基本中枢。动物实验中在延髓与脊髓之间横断脑干后,动脉血压降低至 5.3kPa(40mmHg),心血管反射基本消失;而在延髓上缘横断脑干后,动物血压并无明显变化,一些心血管反射仍然存在。可见,只要保留延髓及其以下中枢的完整性,就可以维持心血管正常的紧张性活动,并且完成基本的心血管反射。因此,延髓被称为心血管的基本中枢。

延髓心血管中枢神经元是指位于延髓内的心迷走神经元、控制心交感神经和交感缩血管神经活动的神经元。这些神经元在平时就有紧张性活动,分别被称为心迷走紧张、心交感紧张和交感缩血管紧张,表现为心迷走神经纤维、心交感神经纤维和交感缩血管神经纤维持续的低频放电活动。

2. 延髓以上的心血管中枢　在延髓以上的脑干、下丘脑、小脑和大脑中,都存在与心血管活动有关的神经元。它们在心血管活动调节中起到更高级的作用,主要表现为对心血管活动和机体其他功能之间的整合作用。如下丘脑是一个十分重要的功能整合部位,在对体温调节、摄食、水平衡及情绪反应的整合中都包含了相应的心血管活动的变化。再如,大脑的一些部位,特别是边缘系统的结构能影响下丘脑和脑干其他部位的心血管神经元活动,并和机体各种行为的改变相协调。大脑新皮层运动区兴奋时,除了能引起相应的骨骼肌收缩外,还能引起该骨骼肌的血管舒张。刺激小脑的一些部位也可以引起心血管活动的反应。

### (三)心血管反射

神经系统对于心血管活动的调节是通过各种心血管反射来实现的。当机体处于不同的生理状态时可以引起各种心血管反射,改变心脏和各器官的血管舒缩状态,影响动脉血压,以适应机体所处的状态或环境的变化。

微课视频

1. 颈动脉窦和主动脉弓压力感受性反射　当动脉血压升高时,可以引起压力感受性反射,其效应是使心率减慢,心肌收缩力减弱,血管舒张,外周阻力降低,血压回降。这一反射也被称为降压反射。

(1)动脉压力感受器:动脉压力感受器主要位于颈动脉窦和主动脉弓血管外膜下,是对牵张敏感的感觉神经末梢(图 3-1-16)。动脉压力感受器的适宜刺激是血管壁的机械牵张。当动脉血压升高时,动脉管壁被牵张的程度增加,压力感受器发放的神经冲动增多。在一定范围内压力感受器的传入冲动频率与动脉管壁的扩张程度成正比。在一个心动周期中,窦神经的传入冲动频率随着动脉血压的波动而变化。

(2)传入神经和中枢联系:颈动脉窦压力感受器的传入神经纤维组成窦神经。窦神经合并入舌咽神经进入延髓孤束核。主动脉弓压力感受器的传入神经组成主动脉神经,行走于迷走神经干内进入延髓孤束核。压力感受器的传入神经冲动到达孤束核后,可通过延髓内的神经通路使延髓头端腹外侧部的心交感和交感缩血管中枢的紧张性下降,使交

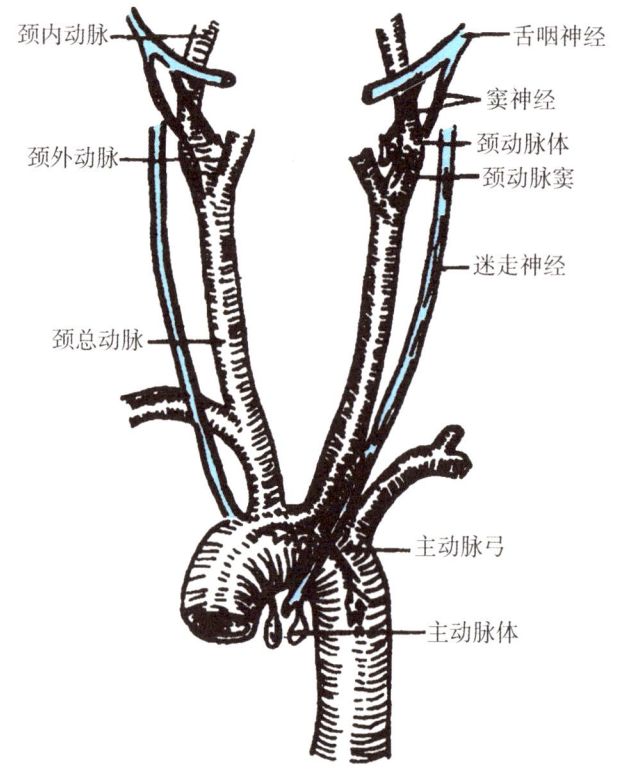

图 3-1-16 颈动脉窦区、主动脉弓区压力感受器与化学感受器

感神经紧张性减弱。孤束核神经元还与延髓内其他神经核团以及下丘脑等高级的心血管中枢发生联系,使交感神经紧张性减弱。同时,使位于迷走背核、疑核的心迷走中枢的紧张性活动增强,使迷走神经的活动加强。

(3)传出神经和反射效应:中枢紧张性活动的改变经心交感神经、心迷走神经和交感缩血管神经,将信息传到心脏和血管。当动脉血压突然升高时,通过中枢机制使心迷走神经紧张加强,心交感神经和交感缩血管神经紧张减弱,致使心率减慢,心肌收缩力减弱,心排出量减少,外周血管阻力降低,动脉血压下降。反之,当动脉血压降低时,压力感受器传入冲动减少,心迷走神经紧张性减弱,心交感和缩血管神经紧张性加强,使心率加快,心肌收缩力加强,心排出量增多,外周血管阻力升高,动脉血压升高。

在动物实验中,可将颈动脉窦区和体循环分隔开来,保留窦神经与中枢神经的联系,然后人为地改变颈动脉窦内的灌注压,就可以得到颈动脉窦内压力和主动脉压力之间的关系,称为压力感受性反射功能曲线(图 3-1-17)。当灌注压在 8~21.3kPa(60~160mmHg)的范围内波动时,动脉血压的变化接近于线性,即动脉血压随着灌注压的升高而降低。当灌注压超过 24kPa(180mmHg)时,动脉血压不再下降;而当灌注压低于 8kPa(60mmHg)时,动脉血压不再升高。这表明压力感受性反射的效应范围是在窦内压 8~24kPa(60~180mmHg)之间,当窦内压在正常平均动脉压水平 13.3kPa(100mmHg)变动时,该段曲线最陡,压力感受性反射最敏感,纠正偏离正常水平的血压的能力最强;当窦内压偏离正常血压水平越多,压力感受性反射纠正异常血压的能力越弱。

(4)压力感受性反射的生理意义:压力感受性反射属于负反馈调节,其生理意义主要在于:在心排出量、外周血管阻力、血量等突然发生变化的情况下,快速调节动脉血压,使

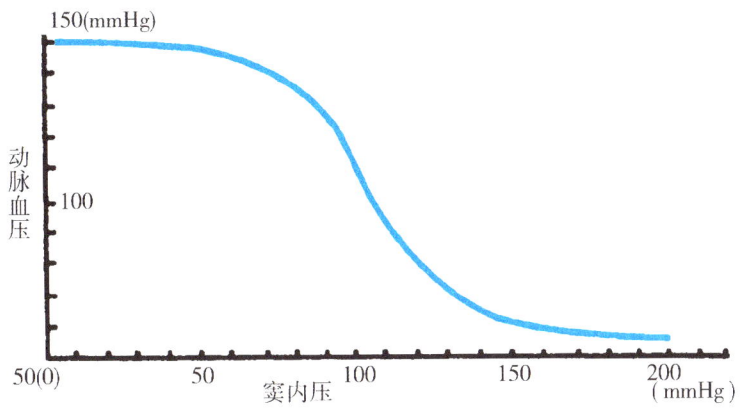

图 3-1-17　压力感受性反射的功能曲线

动脉血压不致发生过大的波动,保持相对稳定。因此,生理学中将动脉压力感受器的传入神经称为缓冲神经。在压力感受性反射功能曲线上有一个点,其在两个坐标上的数值相等,即平均动脉压和窦内压的数值相等,这个点称为压力感受性反射的调定点。在通常情况下,平均动脉压就处在调定点水平。而在慢性高血压患者中,压力感受性反射的曲线右移,调定点上移,即在较正常高的血压水平进行调节,而无法回到正常水平。

2. 心肺感受器引起的心血管反射　在心房、心室和肺循环大血管壁存在许多感受器,调节着心血管活动,它们总称为心肺感受器。引起心肺感受器兴奋的适宜刺激主要有两大类:一类是牵张刺激,当心房、心室或肺循环大血管中压力升高或血管容量增多时,感受器兴奋。另一类是某些化学物质,如前列腺素、缓激肽等。

大多数心肺感受器受到刺激时引起的反射效应表现为交感紧张降低、心迷走紧张加强,心率减慢,心排出量减少,外周血管阻力降低,血压下降。心肺感受器的传入冲动可以抑制血管升压素的释放,影响肾脏对水的重吸收。表明心肺感受器引起的反射在对血量和体液量及其成分的调节中具有重要的生理意义。

3. 颈动脉体和主动脉体化学感受性反射　在颈内外动脉的分叉处、主动脉弓区域存在一些对血液中 $CO_2$ 分压、$H^+$ 浓度以及 $O_2$ 分压等化学因素敏感的感受装置,称为颈动脉体和主动脉体化学感受器(参见图 3-1-16)。颈动脉体和主动脉体兴奋,其信号分别由颈动脉窦神经和迷走神经传入延髓孤束核,换元后传入延髓呼吸中枢和心血管中枢,改变它们的活动。化学感受器的主要作用是使呼吸加深加快,其次表现出冠脉舒张,骨骼肌、内脏和皮肤血管收缩,外周阻力增大,血压升高。

化学感受性反射在平时主要是调节呼吸运动,对心血管活动没有明显的影响。只有在低氧、窒息、失血、酸中毒、动脉血压过低时才发挥比较明显的作用。故化学感受性反射主要参与应急状态下的循环功能调节。

## 二、体液调节

心血管活动的体液调节是指血液和组织液中一些化学物质对心肌和血管平滑肌活动的调节作用,包括内分泌细胞分泌的激素、组织细胞的代谢产物和血管活性物质。在这些体液因素中,有些通过血液运输,广泛作用于心血管系统;有些则作用于局部的血管,调节局部组织的血流量。

### (一)肾上腺素和去甲肾上腺素

肾上腺素和去甲肾上腺素在化学结构上都属于儿茶酚胺类。血液中的肾上腺素和去甲肾上腺素主要来自肾上腺髓质,其中肾上腺素约占释放量的80%,去甲肾上腺素约占20%。而由交感神经节后纤维释放的去甲肾上腺素只有一小部分进入血液循环。这两种激素对于心脏和血管均有一定的兴奋作用,但不完全相同。这是由于这两种激素对不同的肾上腺素受体的结合能力不同,其中肾上腺素与α和β两类肾上腺素受体结合能力均较强,而去甲肾上腺素与α受体的结合能力最强,与β受体、特别是$β_2$受体的结合能力较弱。

1. 肾上腺素对心血管的作用　在心脏中,肾上腺素与$β_1$受体结合,使心率加快、传导加速、心肌收缩力增强、心排出量增加。在血管中肾上腺素的效应取决于α和β两类受体的相对数量与反应特性。在皮肤、肾脏和胃肠道血管中,通过与α受体结合,使这些血管收缩;在骨骼肌、肝脏和冠状血管中,β受体在数量上占优势,小剂量肾上腺素以兴奋β受体为主,引起血管舒张,大剂量则作用于血管上的α受体,使血管收缩。因此,在生理浓度下,肾上腺素对血管的舒张作用稍大于收缩作用,故外周阻力稍有下降,舒张压降低,由于心排出量的增多,收缩压升高,平均动脉压没有显著变化。在临床上肾上腺素可作为强心药。

2. 去甲肾上腺素对心血管的作用　去甲肾上腺素主要与α和$β_1$受体结合,但与$β_2$受体的作用较小。因此,去甲肾上腺素可以使全身大多数血管收缩,从而外周阻力增加,舒张压和收缩压均显著升高。而去甲肾上腺素对于心脏的作用则有离体和在体的区别。对于离体心脏,去甲肾上腺素可以使心脏收缩力加强,心率加快;对于完整的机体则表现出心率减慢。这是由于去甲肾上腺素使血管广泛收缩,外周阻力增加,血压升高,从而通过压力感受器反射使心率减慢而掩盖了去甲肾上腺素对心脏的直接效应。在临床上,去甲肾上腺素可作为升压药。

### (二)肾素-血管紧张素系统

肾素是由肾近球细胞分泌的一种酸性蛋白酶,经肾血管进入血液循环,可作用于血浆中由肝脏合成和释放的血管紧张素原,使之转变成血管紧张素Ⅰ。血管紧张素Ⅰ再经转化生成活性更高的血管紧张素Ⅱ和血管紧张素Ⅲ。血管紧张素中最重要的是血管紧张素Ⅱ。血管紧张素Ⅱ的作用有以下几种:

1. 作用于血管平滑肌,使全身微动脉收缩,血压升高;使微静脉收缩,回心血量增加。
2. 作用于交感缩血管纤维末梢上的血管紧张素受体,使交感神经末梢释放递质增多。
3. 作用于中枢神经系统,使交感血管紧张增强。
4. 强烈刺激肾上腺皮质球状带细胞合成和释放醛固酮,其可促进肾小管对$Na^+$的重吸收,使循环血量增加。

在某些病理情况下,如失血、$Na^+$浓度降低时,肾素-血管紧张素系统的活动加强,对循环功能起重要调节功能。

### (三)血管升压素

血管升压素又称为抗利尿素,是由下丘脑视上核和室旁核的神经元合成的,由下丘脑垂体束运至垂体后叶储存,在适宜的刺激作用下由垂体后叶释放入血。

血管升压素可以作用于血管平滑肌上的受体,引起血管平滑肌强烈收缩,是已知的最强的缩血管物质之一。同时,血管升压素可以提高肾远曲小管和集合管对水的通透性,使水的重吸收增多,尿量减少。生理剂量的血管升压素只出现抗利尿效应,只有大剂量时,才引起血管收缩,血压升高。可见血管升压素在正常血压调节中可能并不起重要作用。但是,当机体处于失血、失水等状态时,容量感受器传入冲动减少,血管升压素释放增加,从而保持循环血量和维持动脉血压。

### (四)血管内皮生成的血管活性物质

内皮细胞可以生成并释放一些血管活性物质,引起血管平滑肌舒张或收缩。

1. 血管内皮生成的舒血管物质　血管内皮合成和释放多种舒血管物质,如前列环素(prostacyclin,PGI)、内皮舒张因子(endothelium-derived relaxing factor,EDRF)、内皮超极化因子等。目前认为 EDRF 可能就是一氧化氮,它可使血管平滑肌内的鸟苷酸环化酶激活,cGMP 浓度升高,游离 $Ca^{2+}$ 浓度降低,产生舒血管效应。血管内的搏动性血流对内皮产生的切应力可使内皮释放 $PGI_2$,从而使血管舒张。

2. 血管内皮生成的缩血管物质　血管内皮可以产生多种缩血管物质,统称内皮缩血管因子(endothelium-derived vasoconstrictor factor,EDCF),其中内皮素(endothelin)得到了较为深入的研究。内皮素是由内皮细胞合成和释放的、由 21 个氨基酸组成的多肽。在生理情况下,血管内血流对内皮产生的切应力可使内皮细胞合成和释放内皮素,与血管平滑肌上相应的受体结合,促进肌质网释放 $Ca^{2+}$,使血管平滑肌收缩加强。

### (五)激肽释放酶-激肽系统

激肽释放酶是体内的一类蛋白酶,可以分解激肽原为激肽。激肽具有舒血管活性,可参与对血压和局部组织血流的调节。

激肽释放酶可分成两大类:一类存于血浆,称为血浆激肽释放酶;另一类存在于肾、唾液腺、胰腺等器官组织内,称为腺体激肽释放酶或组织激肽释放酶。在血浆中,血浆激肽释放酶水解高分子量的激肽原,生成缓激肽。组织激肽释放酶作用于血浆中低分子量的激肽原,产生血管舒张素。实验证实,缓激肽和血管舒张素是已知的最强烈的舒血管物质。在一些腺体器官中生成的激肽可以使局部血管舒张,血流量增加。

### (六)心房钠尿肽

心房钠尿肽(atrial natriuretic peptide,ANP)又称心钠素,是由心房肌细胞合成和释放的一类多肽。心房钠尿肽可以使血管舒张,外周阻力降低,搏出量减少,心率减慢。心房钠尿肽可作用于肾脏的相应受体,使肾排水量和排钠量增多,抑制肾素、醛固酮和血管升压素的释放,从而使细胞外液量减少,血压降低。

### (七)前列腺素

前列腺素是广泛存在于动物和人体内的一种重要的脂肪酸衍生物。全身各部分组织都存在生成前列腺素的前体及酶,可以合成分子结构略有差别的多种前列腺素。各种前列腺素对平滑肌的作用不同,有舒血管作用的如 $PGE_2$ 和 $PGI_2$,有缩血管作用的如 $PGF_2$。

### (八)组胺

许多组织,特别是皮肤、肺和肠黏膜的肥大细胞中还有大量的组胺。组织损伤、炎症、过敏反应时均可释放组胺。组胺有强烈的舒血管作用,同时使毛细血管和微静脉管壁的通透性增大,血浆漏入组织,导致局部水肿。

## 三、局部血流调节

器官血流量在去除了神经、体液因素的情况下,还存在着局部组织的自身调节。当血压在一定范围内变动时,器官血流量保持相对稳定。

### (一)肌源性自身调节机制

血管平滑肌本身经常保持一定的紧张性收缩,称为肌源性活动。当血管平滑肌受到牵张时,肌源性活动增强。所以当器官的灌注压升高时,血管平滑肌受到牵张刺激,肌源性活动加强,血管口径缩小,血流阻力增大,器官血流量并不因灌注压的升高而增加。反之,当灌注压降低时,血管口径增大,器官血流量并不因灌注压的降低而减少。这种调节使得器官的血流量保持相对稳定,但是调节范围较小。

### (二)代谢性自身调节机制

当组织代谢活动加强时,局部组织相对缺氧,并产生多种代谢产物,这些产物使局部的微动脉、毛细血管前括约肌舒张,局部血流量增多,从而向组织供氧,并带走代谢产物。这种代谢产物自身调节局部血管舒张的效应可使组织局部血流量与局部氧和代谢产物的浓度相适应。

## 四、社会心理因素对心血管活动的影响

人体的心血管活动除了受到神经、体液因素的影响外,还受到了社会心理因素的影响。在社会生活中,社会环境、人际关系等各种社会因素均能作用于人体中枢神经系统,影响人的生理功能,尤其是对心血管系统的活动产生较大的影响。研究表明,能对心血管活动产生影响的社会心理因素主要有以下几方面:

1. 社会环境　稳定和谐的社会环境,使人心情愉快,心血管活动协调有序;相反,不良的社会环境,使人烦躁、焦虑,引起心血管功能的紊乱。

2. 人格特征　不同行为类型的人对应激事件的反应不同,对心血管活动的影响也不相同。如A型行为类型者,对应激事件易产生紧张、激动、愤怒等情绪反应,心血管活动可表现为心率加快,心肌收缩力加强,血压升高等。

3. 生活事件与心理应激　一些生活事件所引起的喜、怒、哀、乐等应激性心理和情绪反应,均伴有心血管活动的变化,此变化如长期得不到解除,可引起心血管疾病。

# 第五节　心、肺、脑循环的特点

思维导图

机体中某一器官的血流量取决于灌注这一器官的动、静脉之间的压力差,也取决于该器官阻力血管的舒缩状态。由于各器官的功能特点不同,因此血流量的调节除了上述特点外,还有其本身特点。下面主要介绍心、肺、脑器官的血液循环特点。

课件

## 一、冠状动脉循环

### (一)冠状动脉循环的解剖特点

心肌的血液供应来自于左、右冠状动脉(简称冠脉)。左、右冠脉起自主动脉根部,主干行走于心脏表面,其小分支以与心脏表明垂直的方向进入心肌深层,并在心内膜下层分支成网。心肌的毛细血管网分布极为丰富,毛细血管数和心肌纤维数的比例为1∶1,使心肌和冠脉血液之间的物质交换可以很快地进行。左冠脉主要供应左心室的前部,右冠脉主要供应左心室的后部和右心室。冠脉侧支之间有吻合支,但较为细小,

血流量也很少,若发生冠状血管阻塞,侧支循环要经过较长的时间才能建立,极易发生心肌梗死。但是,如果冠脉阻塞是缓慢形成的,侧支随之扩大,从而建立新的侧支循环,起到代偿作用。

(二)冠脉循环的血流特点

1. 冠脉循环血流量大、摄氧率高　心脏占体重的0.5%,但机体在安静状态下冠脉的血流量可达到225ml/min,占心排出量的4%~5%。剧烈运动时还能增加4~5倍。心脏的耗氧量也属首位,但是从氧储备来看,心脏比较小,即当人体运动时,能够再增加氧供应量的潜力很小,主要通过舒张冠脉、增加冠脉血流量来满足心肌对氧的需求。

2. 冠脉循环途径短、流速快、压力高　由于冠脉起源于主动脉根部,血流途径短,整个循环仅需几秒钟的时间,因此冠脉循环的血压较高。即使在较细的分支处,血压仍然维持在较高水平。

3. 冠脉循环的血流受心肌节律性收缩的影响　由于冠脉大部分分支都深埋于心肌内,心肌收缩时对埋在其内的血管会产生压迫。心肌开始收缩后,心室壁肌肉的张力随之增加,能将各肌纤维间的小血管压闭,导致血流减少,甚至出现暂停或倒流。心肌舒张时,对冠脉的压迫逐渐减轻直到解除,才能使血流量增加。通常情况,左心室在收缩期血流量只有舒张期的20%~30%。因此,影响冠脉血流量的主要因素是动脉舒张压的高低和心舒期的长短。当心率加快、心动周期缩短,特别是心舒期缩短,冠脉血流量减少;当外周阻力增大时,动脉舒张压升高,冠脉血流量增多(图3-1-18)。

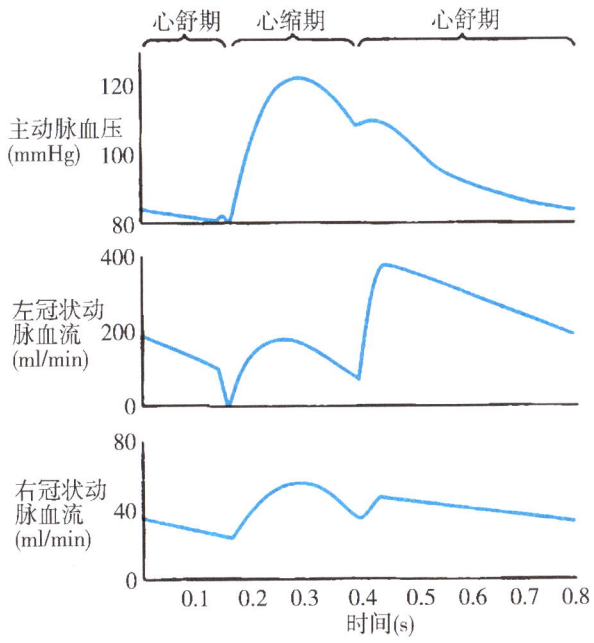

图3-1-18　心动周期中左、右冠脉血流量的变化情况

(三)冠脉血流量的调节

根据冠脉的结构和功能特点,决定冠脉血流量的主要因素是心肌本身的代谢水平,而神经、激素对于冠脉血管平滑肌的调节也起到一定的作用。

1. 心肌代谢水平对冠脉血流量的影响　心肌收缩的能量来源几乎全部地依靠有氧代谢,故心肌的耗氧量很大。即使在安静状态下,心肌对单位血液氧的摄取率也已达到

65%～70%。因此，在运动、紧张等情况下，心肌代谢活动增强，耗氧量增加。此时，机体主要通过冠脉舒张，即增加冠脉血流量来满足心肌对氧的需求。冠脉血流量和心肌代谢水平成正比。心肌代谢水平增强使得代谢产物随之增加，它们具有直接舒张冠脉的作用。在这些代谢产物中，腺苷的作用最强，具有强烈的舒血管作用。而腺苷在生成后，在几秒钟内就被破坏，所以不会引起其他器官血管的舒张。此外，心肌的其他代谢产物如 $H^+$、$CO_2$、乳酸等，也能使冠脉舒张。

2.神经调节　冠脉受迷走和交感神经的支配。迷走神经兴奋对于冠脉的直接作用是引起冠脉舒张，但迷走神经兴奋又使心率减慢，心肌的代谢率降低，从而抵消了迷走神经对冠脉的舒张作用。交感神经兴奋时，对冠脉的直接作用是使血管收缩。但交感神经兴奋时引起心率加快，心肌收缩力加强，耗氧量增加，心肌代谢产物增加，因此继发性地引起冠脉舒张。总体来说，神经因素对冠脉血流的影响在很短时间内就会被心肌代谢改变所引起的血流变化掩盖。

3.激素调节　肾上腺素和去甲肾上腺素可以通过增强心肌的代谢活动和耗氧量使冠脉血流量增加；甲状腺素也可使心肌代谢加强，冠脉舒张；血管紧张素Ⅱ和大剂量的血管升压素可使冠脉收缩，冠脉血流量减少。

## 二、肺循环

肺循环的功能是使血液在流经肺泡时和肺泡之间进行气体交换。呼吸性小支气管以上的呼吸道组织的营养物质由体循环的支气管动脉供应。

### (一)肺循环的生理特点

1.血流阻力小、血压低　由于肺动脉的顺应性较高，对血流阻力较小，所以虽然左右两心室的心排出量相等，但肺动脉压远远低于主动脉压。肺动脉平均压约为 1.7kPa (13mmHg)。

2.肺血容量变化大　肺部的血容量约为 450ml，约占全身血量的 9%。由于肺组织和肺血管的可扩张性大，故肺部血容量随呼吸运动变动范围较大，肺血容量在用力呼气时减少，而在深吸气时增加。每一个呼吸周期中，肺循环的血容量发生周期性的变化，并影响左心室输出量和动脉血压。这种因呼吸引起的血压波动，称为动脉血压的呼吸波。

3.无组织液生成　肺循环毛细血管压力低，所以肺组织间隙内呈负压状态，无组织液的生成，肺泡内也没有液体积聚，有利于肺泡和血液之间的气体交换。在某些病理情况下，如左心衰竭时，肺静脉压升高，肺循环毛细血管压也随之升高，导致液体积聚在肺泡或肺组织间隙中，形成肺水肿。

### (二)肺循环血流量的调节

1.肺泡气的氧分压　肺泡气的氧分压对肺部血管的舒缩活动有明显的影响。肺泡气低氧能使肺部血管收缩，血流阻力增大。在肺泡气 $CO_2$ 分压升高时，肺泡气低氧引起的肺部血管收缩更加显著。肺血管缺氧收缩反应的意义是：通气不好的肺泡处血流量也相应减少，使得较多的血液流经通气好、氧分压高的肺泡，有利于气体在肺的交换。当吸入气体中氧分压过低时，可引起肺循环微动脉广泛收缩，肺血流阻力加大，肺动脉压明显升高，常发生肺动脉高压，并导致肺心病。长期居住在高海拔地区的人常因右心负荷加重而导致右心肥厚。在有些慢性肺部疾病的患者，也可因肺动脉高压而导致右心衰竭。

2.神经、体液调节　肺循环血管受交感神经和迷走神经的支配。交感神经兴奋引起肺血管的收缩,迷走神经兴奋引起肺血管的舒张。肾上腺素、去甲肾上腺素、血管紧张素Ⅱ、血栓素 $A_2$ 等能使肺循环微动脉收缩。组胺、5-羟色胺也能使肺循环微动脉收缩,乙酰胆碱使肺血管舒张,但流经肺循环后即分解失活。

### 三、脑循环

脑的血液供应来自颈动脉及椎动脉,脑组织耗氧量大,占整个机体耗氧量的20%。

#### (一)脑循环的特点

脑、脑血管和脑脊液都处在颅腔内,而骨性的颅腔是固定的。所以脑血流量不会有很大变化。

正常毛细血管血浆成分与脑组织液不同,脑组织和血液之间存在着可限制物质自由交换的血-脑屏障。脑组织中星状胶质细胞通过血管周足将毛细血管和神经细胞联系在一起,通过胶质细胞进行物质交换。

#### (二)脑血流量的调节

1. 脑血管的自身调节　脑血流量主要取决于动-静脉的压力差和脑血管的血流阻力。影响脑血流量的主要因素是颈动脉压。通常当平均动脉压在 $8\sim18.6\text{kPa}$($60\sim140\text{mmHg}$)的范围内变动时,脑血管可以通过自身调节使脑血流量保持恒定。在此范围内,血压升高则脑血管收缩,血压降低则脑血管舒张。

2. $CO_2$ 和 $O_2$ 分压对于脑血流量的影响　$CO_2$ 分压升高时,脑血管扩张,血流量增加;反之,过度通气时 $CO_2$ 呼出过多,动脉血中 $CO_2$ 分压过低,脑血流量减少,可引起头晕等症状。血液 $O_2$ 分压降低时,也能使脑血管舒张。

3. 脑的代谢对脑血流的影响　在同一时间内脑的不同部位血流量是不同的。脑各部分的血流量与该部分脑组织的代谢活动程度相关。当脑的某一部位活动加强时,该部分的血流量就增多。代谢活动加强引起局部脑血流量增加的机制,可能是由于代谢产物如 $H^+$、$K^+$、腺苷、$CO_2$ 分压的增加和 $O_2$ 分压的降低,引起脑血管舒张。

4. 神经调节　脑血管受交感缩血管神经纤维和副交感舒血管神经纤维支配,还有血管活性肠肽等神经纤维末梢分布。但神经对脑血管活动的调节作用不是很明显。在心脑血管反射中,脑血流量的变化一般都较小。

**思考题**

1. 试述在一个心动周期中,左心室内压力、容积、瓣膜活动和血流变化。
2. 试述影响心排出量的因素。
3. 比较窦房结P细胞(自律细胞)与心室肌细胞(非自律细胞)动作电位的异同点。

同步测试

4. 试述动脉血压的形成及其影响因素。
5. 应用组织液的生成和回流原理分析水肿产生的机制。
6. 正常人的血压是怎么维持相对稳定的?
7. 当人体急性出血的时候,可能出现哪些代偿性的反应?
8. 试述肾上腺素、去甲肾上腺素对心血管活动的调节。

(王　珏　陈晓明)

# 第二章　休克

思维导图

课　件

微课视频

**学习要求**
1. 掌握休克的概念、分类及发病机制。
2. 熟悉休克时机体的功能代谢变化。
3. 了解休克的治疗原则。

休克一词是"shock"的译音，其原意为"震荡"或"打击"。休克是临床上常见的危重病症之一，作为一种基本的病理过程，可在内科、外科、妇科、儿科等的多种疾病中发生，其发病机制还没有完全阐明。目前认为休克（shock）是各种强烈致病因子作用于机体引起的急性循环衰竭，其特点是微循环障碍、重要脏器的灌流不足和细胞功能代谢障碍，是全身性的危重病理过程。

## 第一节　休克的病因和分类

### 一、休克的病因

#### （一）失血与失液

大量失血又不能得到及时补充，可引起失血性休克。常见于外伤大出血、消化道大出血、肝或脾破裂、妇科疾病等引起的出血等。休克的发生取决于血量丢失的速度和丢失的量，一般 15min 内失血少于全血量的 10% 时，机体可通过代偿使血压和组织灌流量保持稳定；若快速失血量超过总血量的 20% 左右，即可发生休克；超过总血量的 50% 则导致迅速死亡。剧烈呕吐、腹泻、肠梗阻、大汗淋漓导致的失液，也可引起有效循环血量的锐减，从而发生失液性休克。

#### （二）烧伤

大面积烧伤体液大量外渗，伴有血浆大量丢失，可引起烧伤性休克。烧伤性休克早期与疼痛及低血容量有关，晚期可继发感染，发展为败血症性休克。

#### （三）创伤

常见于严重的外伤，如骨折、挤压伤、战伤、外科手术创伤等，创伤较重或面积较大往往伴发休克，尤其是在战争时期多见。在合并一定量失血、疼痛或伤及重要生命器官时更易发生休克。

以上 3 种休克的共同环节都有血容量降低，属于低血容量性休克。

#### （四）感染

细胞、病毒、立克次体等感染均可引起感染性休克（infectious shock）。严重感染特别是革兰阴性菌感染常可引起感染性休克。常见于细菌性痢疾、流行性脑脊髓膜炎、泌尿道和胆道感染引起的败血症,故又称败血症性休克(septic shock)。在革兰阴性菌引起的休克中,细菌内毒素起着重要作用。

#### (五)过敏

过敏性休克的发病机制与 IgE 及抗原在肥大细胞表面结合,引起细胞的脱颗粒导致组胺和缓激肽大量释放入血,造成血管床容积扩张,毛细血管通透性增加有关。给过敏体质的人注射某些药物(如青霉素)、血清制剂或疫苗可引起过敏性休克,这类休克属 I 型变态反应。过敏性休克和部分感染性休克都有血管床容量增加,其原因是休克时血管扩张,血管床面积增加,有效循环血量相对不足,导致组织灌流及回心血量减少。

#### (六)急性心力衰竭

大面积急性心肌梗死、急性心肌炎、心包压塞及严重的心律紊乱,均可引起心排出量明显减少,使有效循环血量和灌流量下降,导致心源性休克。

#### (七)强烈的神经刺激

剧烈疼痛、高位脊髓麻醉或损伤,抑制了交感神经缩血管功能,不能维持动、静脉血管张力,引起一过性的血管扩张、静脉血管容量增加和血压下降,即神经源性休克。

## 二、休克的分类

#### (一)按病因分类

按病因可分为失血性休克、烧伤性休克、创伤性休克、感染性休克、过敏性休克、心源性休克、神经源性休克等。按病因分类有利于及时地针对病因进行治疗,因此,临床常采用此分类法。

#### (二)按发生休克的起始环节分类

尽管休克的原始病因不同,但微循环的有效灌流量减少是多数休克发生的共同基础。造成有效循环血量减少的决定因素有 3 个:①血容量减少;②血管床容量扩大;③心泵功能障碍。这 3 个因素被称为休克发生的始动环节。根据始动环节的不同可将休克分为 3 类:

1. 低血容量性休克(hypovolemic shock) 由于血容量减少引起的休克称为低血容量性休克,它是快速大量失血、大面积烧伤所致的大量血浆丧失及大量出汗、严重腹泻或呕吐等所引起的大量体液丧失而使血容量急剧减少导致静脉回流不足,心排出量下降,血压下降。由于减压反射受到抑制,交感神经兴奋,外周血管收缩,组织灌流量进一步减少。

2. 血管源性休克(vasogenic shock) 由于外周血管扩张、血管容量扩大带来血液分布的异常,大量血液淤滞在扩张的小血管内,使有效循环血量减少而引起的休克称为血管源性休克。休克时由于组织长期缺血、缺氧、酸中毒,以及组胺及一氧化氮等活性物质的释放,使小血管特别是腹腔内脏的小血管扩张,加上白细胞、血小板在微静脉端黏附,造成微循环血液淤滞,毛细血管开放数增加,使有效循环血量锐减,导致休克。过敏性休克时,主要是由于组胺、激肽、补体、慢反应物质作用,使后微动脉扩张,微静脉收缩,微循环淤血,通透性增加。

3. 心源性休克(cardiogenic shock) 由于急性心泵功能衰竭或严重的心律紊乱(心室颤动等),心排出量急剧减少,使有效循环血量和微循环灌流量下降所导致的休克,称心源性休克。心源性休克发病的中心环节是心排出量迅速下降,血压可显著下降。心源性休克的发生可以因为心肌源性的原因所致,也可以因为非心肌源性的原因引起。心肌源性原因常见于大面积心肌梗死、心肌病、严重心律失常、瓣膜性心脏病及其他严重心脏病的晚期。非心肌源性原因包括压力性或阻塞性的原因,如急性心包压塞、张力性气胸或肺血管栓塞及肺动脉高压等。

### (三)按休克时血流动力学的特点分类

休克按其血流动力学的特点分为低排高阻型休克(指以心排出量低,外周阻力高为特征的休克)和高排低阻型休克(指以心排出量高或正常,而外周阻力低为特征的休克)。

## 第二节 休克的分期与发病机制

以典型的失血性休克为例,根据血流动力学和微循环变化的规律可将休克的发生、发展过程分为3个时期。

### 一、休克Ⅰ期

休克Ⅰ期又称休克早期、休克代偿期或缺血性缺氧期。

#### (一)微循环灌流变化

在休克早期微循环灌流变化的特点以缺血为主。全身的小血管,包括小动脉、微动脉、后微动脉、毛细血管前括约肌和微静脉、小静脉都持续收缩或痉挛,口径明显变小,其中主要是毛细血管前阻力(由微动脉、后微动脉和毛细血管前括约肌组成)增加显著,微血管运动增强;同时大量真毛细血管网关闭,此时微循环内血流速度显著减慢,开放的毛细血管减少,毛细血管血流限于直捷通路,动-静脉吻合支回流,这样组织灌流量减少,出现少灌少流、灌少于流的情况,所以该期为缺血性缺氧期(图 3-2-1)。

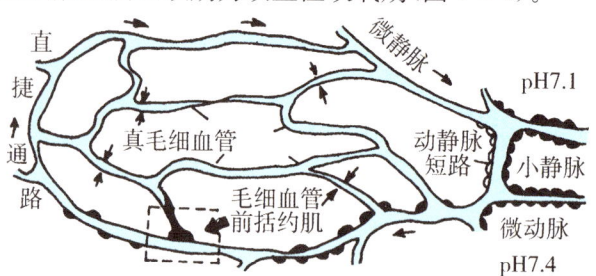

图 3-2-1 休克早期微循环变化图

#### (二)微循环障碍的机制

引起微循环缺血的关键性变化是交感-肾上腺素髓质系统兴奋。交感-肾上腺素髓质系统兴奋,使儿茶酚胺大量释放入血,休克时血中儿茶酚胺含量比正常高几十倍甚至几百倍,这是休克早期引起小血管收缩或痉挛的主要原因。然而对于不同器官的血管,交感神经兴奋和儿茶酚胺增多的作用却有很大的差别。皮肤、腹腔内脏和肾的血管,由于具有丰富的交感缩血管纤维支配而α受体又占优势,因而在交感神经兴奋、儿茶酚胺增多时,这些部位的小动脉、小静脉、微动脉、微静脉和毛细血管前括约肌都发生收缩,其中以微动脉和毛细血管前括约肌的收缩最为强烈,因为微动脉的交感缩血管纤维分布最密,毛细血管前括约肌对儿茶酚胺的反应性最强,结果是毛细血管的前阻力明显升高,毛细血管前、后阻力比值增大,微循环灌流量急剧减少,毛细血管的平均血压显著降低,只有少量血液经直捷通路和少数真毛细血管流入微静脉,该处的组织因而发生严重的缺血缺氧。脑血管的交感神经缩血管纤维的分布最少，α受体密度也低，故交感神经兴奋、儿茶酚胺增多时，脑血管的口径并无明显的改变。心脏冠脉虽然也有交感神经支配，也有α受体和β受体，但交感神经兴奋和儿茶酚胺增多却可通过心脏活动增强，代谢水平提高以致血管代谢产物特别是腺苷的增多而使冠脉扩张。

此外休克时体内产生其他体液因子，如血管紧张素Ⅱ、血管加压素、血栓素$A_2$、白三烯类物质以及小分子肽心肌抑制因子等，这些物质除主要引起腹腔内脏小血管收缩外，有些还可引起冠状血管和脑血管的收缩。

### (三)微循环变化的意义

休克Ⅰ期一方面引起了皮肤、肾、腹腔内脏、骨骼肌等许多器官的缺血缺氧，心脏活动加强也可使心肌耗氧量增加而引起相对的冠脉流量不足，以致心肌也可发生一定程度的缺氧；但另一方面，却也有重要的代偿意义。其代偿意义表现在以下几个方面：

1. 动脉血压的维持

(1)回心血量增加：儿茶酚胺等缩血管物质的大量释放也可使肌性微静脉和小静脉收缩，可以迅速而短暂地增加回心血量，减少血管床容量，以利于动脉血压的维持。因为静脉系统属于容量血管，可容纳总血量的60%～70%，这种代偿起到"自身输血"的作用，是休克时增加回心血量的"第一道防线"。

(2)组织液回流入血：由于微动脉、后微动脉和毛细血管前括约肌比微静脉对儿茶酚胺更敏感，导致毛细血管前阻力增加比后阻力增加更大，毛细血管中流体静压下降，使组织液进入血管，起到"自身输液"的作用，具有重要的代偿意义。

(3)肾素-血管紧张素-醛固酮系统的激活：可促进钠、水潴留；血容量减少所引起的抗利尿激素分泌的增多，又可使肾重吸收水增多，这也是循环血量增多的原因。

(4)心排出量增多：交感神经兴奋和儿茶酚胺增多，可使心率加快，心收缩力加强而使心排出量增加。

(5)外周阻力增高：多个部位器官组织的微、小动脉收缩可增加外周阻力，有助于动脉血压的维持。

2. 血液重新分布　由于儿茶酚胺对不同器官、不同部位的血管作用不同所导致的血管收缩效应也不同。如前所述，皮肤、内脏、肾的血管α受体密度高，对儿茶酚胺的敏感性较高，收缩更甚；而脑动脉和冠脉血管则无明显改变，平均动脉压在7～18kPa(53～135mmHg)范围内，微血管可进行自我调节，使灌流量稳定在一定水平。这种微循环反应的不均一性，保证了心、脑等重要生命器官的血液供应。

### (四)临床表现

休克Ⅰ期患者的临床表现为脸色苍白、四肢冰凉、出冷汗、脉搏细速、脉压减少、尿量减少、神志清楚、烦躁不安。该期血压可骤降(如大失血)，也可略降，甚至正常(代偿)或升高，但是脉压可有明显减小，因此血压下降并不是判断早期休克的指标。由于血液的重新分布，心、脑灌流可以正常，所以早期休克的患者，神志一般是清楚的(图3-2-2)。

小案例

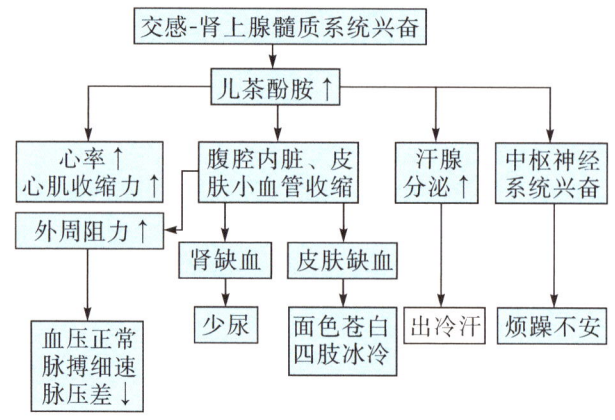

图 3-2-2　休克早期的临床表现

## 二、休克Ⅱ期

休克Ⅱ期又称休克期、淤血性缺氧期或可逆性失代偿期。

### (一)微循环及组织灌流改变

本期微循环的特征是淤血。微动脉和毛细血管前括约肌的收缩逐渐减退甚至舒张；微静脉血流缓慢，红细胞、血小板聚集，血黏度增加，引起毛细血管的后阻力大于前阻力，组织血液供应灌入多而流出少。毛细血管中血流淤滞，故又称为淤血性缺氧期。终末血管床对儿茶酚胺的反应性降低，微动脉和后微动脉痉挛也较前减轻，此时血液不再局限于通过直捷通路，而是经过毛细血管前括约肌大量涌入真毛细血管网，内脏微循环血液灌流出现灌多而少流，呈淤滞状态。该期真毛细血管开放数目虽然增多，但血流更慢，甚至"泥化"样淤滞，组织处于严重的低灌流状态，缺氧更加严重(图 3-2-3)。

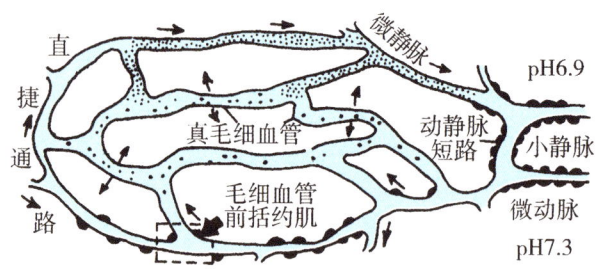

图 3-2-3　休克期微循环变化图

### (二)微循环淤血的机制

1. 酸中毒　休克早期微循环的持续性缺血和缺氧引起组织氧分压下降、$CO_2$ 和乳酸堆积，发生酸中毒。因为微动脉和毛细血管前括约肌对酸中毒的耐受性较差，所以对儿茶酚胺等缩血管物质的反应性首先丧失而开始松弛；而微静脉、小静脉对酸中毒的耐受性较强，所以在缩血管物质的作用下继续收缩。结果是，毛细血管网大量开放，微循环处于灌多于流的状态，大量血液淤积在毛细血管中，回心血量急剧减少，再加上外周阻力因微动脉等阻力血管的扩张而降低，因而动脉血压显著降低。动脉血压的降低，一方面将使心、脑的血液供应严重不足，另一方面将使全身各器官微循环的动脉灌流量进一步减少，因而缺氧、酸中毒更加严重，如此形成恶性循环，使病情不断恶化。

2. 局部扩血管产物增多　严重的缺血、缺氧及酸中毒刺激肥大细胞脱颗粒释放组胺增多;ATP分解的产物腺苷增多;细胞分解时释出的$K^+$增多,组织间液渗透压增高;激肽类物质生成增多,这些都可以造成血管扩张。

3.内毒素作用　内毒素和其他毒素可通过激活巨噬细胞、使一氧化氮生成增多等多种途径引起血管扩张,导致持续性低血压。

4.血液流变学的改变　近年来的研究表明,血液流变学的改变,在休克期微循环淤血的发生、发展中起着非常重要的作用。

(1)血小板流态的改变:休克时,当血小板受到内毒素、创伤及多种体液性因素或血流速度加快、血细胞的碰撞等因素作用后可被激活、聚集,引起血小板黏附性与聚集性增高,从而阻塞微血管,加重微循环的障碍。

(2)红细胞流态的变化:休克时红细胞流态最早出现的变化是红细胞聚集。严重时红细胞聚集成大团块,可以堵塞微血管,使相应的微循环缺少血液灌流。

(3)白细胞流态变化:休克期白细胞滚动、贴壁、黏附于内皮细胞上,甚至嵌塞于毛细血管,加大了毛细血管的后阻力,血流变慢,甚至停止。

(4)血浆流态改变:休克时,尤其是严重创伤或烧伤引起的休克,一方面由于应激反应,机体合成纤维蛋白原增多;另一方面,由于休克时有血液浓缩,纤维蛋白原浓度也随之增高,这不仅影响血流速度和组织血液灌流,而且可以促进红细胞聚集。

### (三)休克期属可逆性失代偿期

此期交感-肾上腺髓质系统更为兴奋,血液灌流量进行性下降,组织缺氧日趋严重。本期微循环血管床大量开放,血液分隔并淤滞在内脏器官,如肠、肝和肺,造成有效循环血量的锐减,静脉充盈不良,回心血量减少,心排出量和血压进行性下降,形成恶性循环。如前所述,毛细血管后阻力大于前阻力,血管内流体静压升高,自身输液停止,血浆外渗到组织间隙。此外,由于组胺、激肽、前列腺素E和心肌抑制因子等引起毛细血管通透性增高,促进了血浆外渗,加上组织间液亲水性增加,出现血管外组织间水分被封闭和分隔在组织间隙,引起血液浓缩,血细胞压积上升,血液黏滞度进一步上升,促进了红细胞聚集,造成有效循环血量进一步减少,加重了恶性循环。

休克时,毛细血管内皮细胞间隙加大显著。它对毛细血管通透性影响较大,因为此时体内出现了较多的组胺、5-羟色胺、缓激肽,并且出现了酸性增强、渗透压明显增高等变化。

由于回心血量的进行性减少,血压进行性下降,当平均动脉压<7kPa(53mmHg)时,心脑血管失去自身调节,冠脉和脑血管灌流不足,出现心脑功能障碍,甚至衰竭。

### (四)临床表现

由于上述改变,本期的主要临床表现是:血压进行性下降,可低于7kPa(53mmHg),心搏无力,心音低钝,因脑血流量不足患者神志由淡漠转入昏迷,肾血流量严重不足,而出现少尿甚至无尿,脉搏细弱频速,静脉塌陷,皮肤发绀,可出现花斑。

## 三、休克Ⅲ期

休克Ⅲ期又称微循环衰竭期、DIC期,属于不可逆期。

休克Ⅱ期持续较长时间以后,休克进入难治期或不可逆期。Ⅱ期时出现的某些脏器的微循环淤滞更加严重,并且出现细胞、器官的功能障碍。

### (一)微循环的变化

本期微循环中血流更加缓慢,血液进一步浓缩,血细胞聚集,血管内皮细胞严重受损,大量微血栓阻塞微循环;随后由于凝血因子耗竭,纤溶活性亢进,而血流停止,处于不灌不流的状态,组织得不到足够的氧气和营养物质供应,可出现多部位不同程度的出血,微血管麻痹性扩张,对血管活性物质失去反应,因此又称 DIC 期或微循环衰竭期(图 3-2-4)。

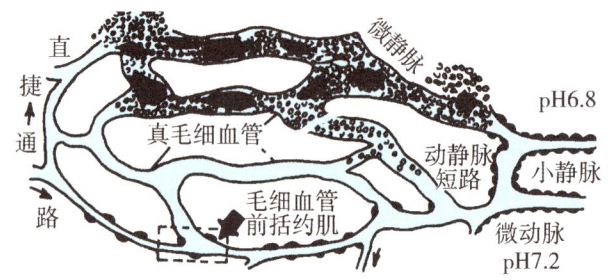

图 3-2-4　休克晚期微循环变化图

### (二)微循环改变的机制

休克晚期发生 DIC 的机制主要与如下因素有关:

1. 血流流变学的改变　微循环淤血的不断加重,血液浓缩,血浆黏度增大,导致微循环中血流更加缓慢,使血小板和红细胞较易于聚集形成团块等。这些血流流变学的改变,不仅加重微循环障碍和组织缺氧,而且还促进 DIC 的发生。

2. 血管内皮细胞损伤　严重缺氧、酸中毒或内毒素等都可损伤血管内皮细胞,暴露胶原纤维,从而激活内源性和外源性凝血系统。

3. 组织因子释放入血　创伤、烧伤等所致的休克,常有大量组织破坏,使组织因子释放入血,激活外源性凝血系统;感染性休克时,内毒素也可使中性粒细胞合成并释放组织因子,因而也可启动外源性凝血系统。

4. 其他促凝物质释放　例如,异型输血导致休克时,红细胞大量破坏而释放出的 ADP 可触动血小板释放反应,使血小板第三因子大量入血而促进凝血过程。

5. $TXA_2$-$PGI_2$ 平衡失调　休克时组织缺氧以及补体系统的激活等可促使血中合成血栓素 $A_2$($TXA_2$)增多;同时由于血管内皮细胞因缺氧、酸中毒或内毒素作用而受损,故血管内皮细胞生成前列腺素($PGI_2$)减少。$TXA_2$ 具有促进血小板聚集作用,而 $PGI_2$ 具有抑制血小板聚集作用。因此,此期 $TXA_2$-$PGI_2$ 的平衡失调,促进 DIC 的发生。

### (三)微循环改变的后果

1. DIC 及其后果　休克一旦并发 DIC,将使休克病情进一步恶化,并对微循环和各器官功能产生严重影响,这是因为:①微循环的阻塞进一步加重微循环障碍,并使回心血量锐减;②凝血物质消耗、纤溶系统的被激活等因素引起出血,使循环血量更加减少而加重循环障碍;③纤维蛋白(原)降解产物和某些补体成分增加血管通透性,加重了微血管舒缩功能紊乱;④器官栓塞、梗死及出血,加重了器官急性功能衰竭,这样就给治疗造成极大的困难。

2. 重要器官功能衰竭　此期的休克患者,由于微循环淤血的不断加重和 DIC 的发生,以及全身微循环灌流量的严重不足,全身性缺氧和酸中毒也愈严重,使细胞受损乃至死亡,各重要器官包括心、脑、肝、胰、肾的功能和代谢障碍愈加严重;休克时的许多体液因子,尤其是溶酶体酶、活性氧和细胞因子的释放,进一步加重重要生命器官发生不可逆损伤,甚至发生多系统器官衰竭(multiple system organ failure, MSOF)。

休克发展到 DIC 或生命重要器官功能衰竭时会给临床治疗带来极大的困难,通常称该期为"不可逆"性休克或难治性休克。

**(四) 临床表现**

临床上,本期患者除了血压进一步下降等表现外,还有出血、休克、器官功能障碍、微血管病性溶血性贫血等 DIC 的临床表现。

## 第三节 休克的细胞代谢改变及器官功能障碍

休克时,细胞既可因微循环障碍引起继发性损伤,也可由休克动因如内毒素作用造成原发性损伤,从而使细胞代谢、结构发生障碍。

### 一、细胞代谢障碍

**(一) 能量代谢障碍**

严重的组织缺氧,致使细胞的有氧氧化受到抑制,无氧酵解增强,ATP 生成显著减少,并因此影响蛋白质的合成,从而影响一系列代谢活动。ATP 含量的减少使细胞膜上 $Na^+$-$K^+$ 泵转运失灵,钠进入细胞内,钾则外逸,导致血钠降低,血钾增高。

**(二) 酸中毒**

休克时,糖酵解加强,乳酸堆积是造成局部酸中毒的主要原因,同时肝脏摄取乳酸进行代谢的能力降低,以及微循环障碍不能及时清除酸性产物,也加剧了酸中毒。

### 二、细胞结构的损伤

**(一) 细胞膜损伤**

休克时,在缺氧、酸中毒、ATP 减少及溶酶体酶释放等因素作用下,细胞膜最先受损,其表现为通透性增加、细胞内外离子分布异常,细胞膜上离子泵功能也发生障碍,水、钠内流,造成细胞水肿。

**(二) 线粒体损伤**

休克过程中,细胞内线粒体肿胀,嵴消失,造成氧化磷酸化障碍,能量生成进一步减少。

**(三) 溶酶体损伤**

溶酶体膜在缺氧、酸中毒时稳定性降低,膜破裂释放出溶酶体酶,其主要危害是引起细胞自溶,组织损伤,并可产生心肌抑制因子等毒性多肽,加重休克的病理过程。

### 三、重要器官的变化

**(一) 心泵功能的变化**

除心源性休克伴有原发性心泵功能障碍外,在其他类型休克的早期,由于冠脉本身的特点及机体的代偿作用,心泵功能一般无明显变化。但是,随着休克过程的发展,将会出现不同程度的心泵功能障碍,甚至发生心力衰竭,而且休克持续时间愈长,心力衰竭往往愈严重。

**(二) 脑功能的变化**

在休克早期,血液重新分布使脑血流量基本正常,但由于交感神经兴奋,患者表现为烦躁不安。随着休克的发展,血压的进行性下降,脑内 DIC 形成,患者可因脑血流量减少而出现神志淡漠、反应迟钝、嗜睡,甚至昏迷。严重者由于脑能量代谢障碍,可出现脑水肿和颅内高压。

### (三)肾功能的变化

休克早期,由于肾血管收缩,肾血流量减少,肾小球滤过率降低,可发生功能性肾衰竭(functional renal failure),不伴有肾小管坏死,表现为少尿、无尿、氮质血症等。休克后期,肾小管持续缺血、缺氧而发生坏死,肾小球、肾间质毛细血管中由于微血栓形成而滤过功能严重障碍,从而发生器质性肾衰竭(parenchymal renal failure),出现严重的内环境紊乱,使休克进一步恶化。

### (四)肺呼吸功能的变化

在休克早期,休克动因通过延髓血管运动中枢间接兴奋呼吸中枢,使呼吸增强,甚至通气过度,从而引起低碳酸血症和呼吸性碱中毒。如果休克持续较久,患者肺组织可出现水肿、出血、充血、血栓形成、肺不张以及肺泡内透明膜形成等病理变化,具有这些特征的肺称为休克肺(shock lung),属于急性呼吸窘迫综合征(acute respiratory distress syndrome,ARDS)。上述休克肺的病理改变可影响肺的通气功能,妨碍气体弥散,改变部分肺泡通气和血流比例,引起进行性低氧血症和呼吸困难,从而导致呼吸衰竭甚至死亡。

### (五)多器官功能衰竭

多器官功能衰竭(multiple organ failure,MOF)是指在严重感染、失血、创伤或休克过程中,在短时间内出现两个或两个以上的重要器官功能衰竭。休克晚期常并发 MOF。MOF 是休克致死的重要原因,而且衰竭的器官越多,死亡率也越高。

## 第四节 休克的防治原则

### 一、病因学防治

积极防治引起休克的原发病,如控制感染、止血、镇痛等,可减少休克的发生率。

### 二、发病学治疗

#### (一)补充血容量

各种原因引起的休克均不同程度地存在着血容量绝对不足或相对不足,特别是休克期,血管容量扩大,血液淤积于微循环中,以及液体向血管外渗出,使有效循环血量减少,最终导致组织微循环血液灌流量严重不足。因此,除心源性休克外,补充血容量是提高心排出量和改善微循环灌流的根本措施,也是适当选用血管活性药物、提高治疗效果的基础。

#### (二)应用血管活性药物

适当选用血管活性药物有利于改善组织微循环血液灌流量。血管活性药物必须在血容量充分补充的前提下应用。

#### (三)纠正酸中毒

休克过程中缺血、缺氧必然导致乳酸酸中毒,酸中毒能加重微循环障碍,抑制心肌收缩性,引起高钾血症,而且直接影响血管活性药物的疗效,故防治休克时,必须纠正酸中毒。

### (四)防治细胞损伤

改善微循环,去除休克动因是保护细胞功能的根本措施,此外还可用稳定细胞膜和细胞器膜、补充能量等方法。

### (五)防治器官功能衰竭

应针对不同器官功能障碍的严重程度,采用适当的治疗措施。

知识拓展

**思考题**

1. 休克初期的微循环有哪些变化?其机制如何?
2. 为何休克晚期与DIC的发生有关?

同步测试

(陈 健 仇 容)

# 第三章　缺血-再灌注损伤

思维导图

课件

**学习要求**
1. 掌握缺血-再灌注损伤的概念、原因及影响因素。
2. 熟悉缺血-再灌注损伤机体的功能、代谢变化。
3. 了解缺血-再灌注损伤的发病机制、防治原则。

近年来广泛开展的动脉搭桥术、溶栓疗法、经皮腔内冠脉血管成形术、心脏外科体外循环和心肺脑复苏等治疗的目的均在于恢复对缺血组织器官的再灌注。多数情况下,缺血后再灌注可使组织器官代谢、功能甚至结构得到恢复,但有时缺血后再灌注,不仅没有减轻缺血性损伤,反而扩大了缺血性损伤的范围,或者使缺血组织器官由可逆性损伤转化为不可逆性损伤。这种在缺血基础上恢复血流后组织损伤反而加重,甚至发生不可逆性损伤的现象称为缺血-再灌注损伤(ischemia-reperfusion injury)。

## 第一节　缺血-再灌注损伤的原因及影响因素

凡是能引起重新恢复血流而导致组织损伤的因素,都可能成为再灌注损伤的发生原因。但并非所有缺血的器官在血液恢复后都会发生缺血-再灌注损伤,许多因素可以影响其发生及导致损伤的严重程度。

### 一、缺血-再灌注损伤的原因

1. 组织器官缺血后恢复血液供应　如休克时微循环的疏通、冠状动脉痉挛的缓解等。
2. 一些新的医疗技术的应用　如动脉搭桥术、溶栓疗法、经皮腔内冠脉血管成形术等。
3. 体外循环下心脏手术,心脏骤停后心、肺、脑复苏。
4. 断肢再植和器官移植。

### 二、缺血-再灌注损伤的影响因素

1. 缺血时间　缺血时间短,恢复血供后可无明显的再灌注损伤;缺血时间长,恢复血供则易导致再灌注损伤。若缺血时间过长,缺血器官会发生不可逆性损伤甚至坏死,反而不会出现再灌注损伤。
2. 侧支循环　缺血后侧支循环容易形成者,可因缩短缺血时间和减轻缺血程度,不易发生再灌注损伤。
3. 对氧的需求程度　因氧易接受电子,形成氧自由基增多,因此,对氧需求高者,容易发生再灌注损伤,如心、脑等。

4. 再灌注的条件　再灌注时的压力大小、灌注液的温度以及电解质的浓度都与再灌注损伤密切相关。再灌注压力愈高,造成的再灌注损伤愈严重;适当降低再灌注液温度,则能减轻再灌注损伤;减少灌注液中的$Ca^{2+}$、$Na^+$含量,或适当增加$K^+$、$Mg^{2+}$含量,有利于减轻再灌注损伤。

## 第二节　缺血-再灌注损伤的发生机制

缺血-再灌注损伤的发生机制尚未明确,目前认为主要与自由基和钙超载等的作用有关。

### 一、自由基的作用

#### (一)自由基的概念和分类

自由基(free radical)是外层电子轨道上有一个或多个不配对电子的原子、原子团和分子的总称。为表达不配对电子,常常在其分子式后方或上方加一个点(如OH·)。自由基的化学性质极为活泼,易于失去电子(氧化)或夺取电子(还原),特别是其氧化作用强,故具有强烈的引发脂质过氧化作用。自由基的种类很多,主要有:

1. 氧自由基　由氧诱发的自由基称为氧自由基,包括超氧阴离子($O_2^-$)和羟自由基(OH·),属于非脂性自由基。单线态氧($^1O_2$)及过氧化氢($H_2O_2$)不属于自由基,但氧化作用很强,与氧自由基一起被称为活性氧。

2. 脂性自由基　指氧自由基与不饱和脂肪酸作用后生成的中间代谢产物,包括烷自由基(L·)、烷氧自由基(LO·)、烷过氧自由基(LOO·)等。

3. 其他　如氯自由基(Cl·)、甲基自由基($CH_3$·)、一氧化氮(NO)等。

#### (二)自由基引起缺血-再灌注损伤的机制

缺血-再灌注时,通过黄嘌呤氧化酶的形成增多、中性粒细胞聚集及激活、线粒体功能受损、儿茶酚胺增加和氧化等多种途径引起氧自由基生成增多,氧自由基与膜磷脂、蛋白质、核酸等多种细胞成分发生反应,破坏细胞的结构和功能,造成细胞结构损伤甚至死亡(图3-3-1)。

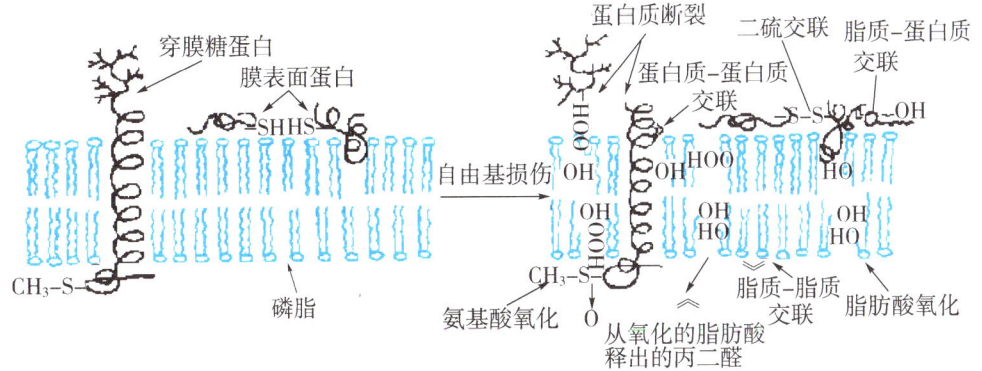

图3-3-1　自由基对生物膜的损伤

1. 膜脂质过氧化增强　自由基同膜脂质不饱和脂肪酸作用引发脂质过氧化反应,使膜结构受损、功能障碍。表现为：

(1) 破坏膜的正常结构　脂质过氧化使膜不饱和脂肪酸减少，不饱和脂肪酸/蛋白质的比例失调，细胞膜及细胞器(如线粒体、溶酶体等)的膜液态性、流动性降低及通透性升高，细胞外 $Ca^{2+}$ 内流增加。

(2) 间接抑制膜蛋白功能　脂质过氧化使膜脂质发生交联、聚合，从而间接抑制膜蛋白如钙泵、钠泵及 $Na^+/Ca^{2+}$ 交换系统等的功能，导致胞浆 $Na^+$、$Ca^{2+}$ 浓度升高，造成细胞肿胀、钙超载；另外，脂质过氧化可抑制膜受体、G蛋白与效应器的耦联，引起细胞信号转导功能障碍。

(3) 促进自由基及其他生物活性物质生成　膜脂质过氧化可激活磷脂酶C、磷脂酶D，进一步分解膜磷脂，催化花生四烯酸代谢反应，在增加自由基生成和增强脂质过氧化的同时，形成多种生物活性物质如前列腺素、血栓素、白三烯等，促进再灌注损伤发生。

(4) 减少ATP生成　线粒体膜脂质过氧化导致线粒体功能抑制，ATP生成减少，细胞能量代谢障碍加重。

2. 蛋白质功能抑制　在自由基作用下，由于脂质过氧化作用，胞浆及膜蛋白和某些酶交联形成二聚体或更大的聚合物，直接抑制蛋白质的功能。

3. 核酸及染色体破坏　自由基对细胞的毒性作用主要表现为染色体畸变、核酸碱基改变或DNA断裂。

## 二、钙超载的作用

正常时细胞外钙浓度高出细胞内约万倍，这种细胞内外的 $Ca^{2+}$ 浓度差的维持是由于细胞 $Ca^{2+}$ 转运(图 3-3-2)。各种原因引起的细胞内钙浓度明显增多并导致细胞结构损伤和功能代谢障碍的现象称为钙超载(calcium overload)。

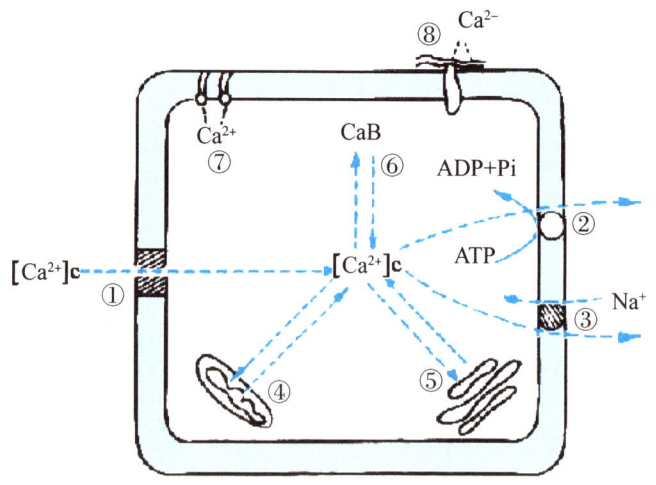

图 3-3-2　细胞 $Ca^{2+}$ 转运模式图

①电压依赖性钙通道；②质膜钙泵 ATP 酶；③$Na^+/Ca^{2+}$ 交换；④线粒体；⑤肌质网；⑥细胞内蛋白或阴离子结合的 $Ca^{2+}$；⑦膜磷脂的极性头部；⑧结合于质膜糖被的 $Ca^{2+}$

### (一) 缺血-再灌注时钙超载的发生机制

再灌注时钙超载的发生机制目前尚未完全清楚,可能与下列因素有关:

1. 细胞内高 $Na^+$ 对 $Na^+/Ca^{2+}$ 交换蛋白的直接激活作用  缺血使细胞内 ATP 生成减少,钠泵活性降低,造成细胞内 $Na^+$ 含量增高。再灌注时缺血细胞重新获得氧及营养物质供应,细胞内高 $Na^+$ 除激活钠钾泵外,还迅速激活 $Na^+/Ca^{2+}$ 交换蛋白,以反向转运的方式加速 $Na^+$ 向细胞外转运,同时将大量 $Ca^{2+}$ 转入细胞内,造成细胞内 $Ca^{2+}$ 超载。

2. 生物膜损伤  生物膜包括细胞膜及细胞器膜,其结构与功能完整是维持细胞内外离子平衡的重要保证。生物膜损伤可使其通透性增强,细胞外 $Ca^{2+}$ 顺浓度差进入细胞,或使细胞内 $Ca^{2+}$ 分布异常,加重细胞功能紊乱与结构破坏。

### (二) 钙超载引起缺血-再灌注损伤的机制

细胞内钙超载引起再灌注损伤的机制目前尚未完全清楚,可能与以下因素有关:

1. 促进氧自由基生成  细胞内 $Ca^{2+}$ 增多可增强钙依赖性蛋白酶活性,从而促使黄嘌呤脱氢酶转变为黄嘌呤氧化酶,使氧自由基生成增多。

2. 加重酸中毒  细胞内 $Ca^{2+}$ 浓度升高可激活某些 ATP 酶,导致细胞高能磷酸盐水解。释放大量 $H^+$,加重细胞内酸中毒。

3. 破坏细胞(器)膜  细胞内 $Ca^{2+}$ 增加可激活磷脂酶,促使膜磷脂降解,造成细胞膜及细胞器膜结构受损。

4. 线粒体功能障碍  聚集在细胞内的 $Ca^{2+}$ 被肌质网、线粒体摄取过程中消耗大量 ATP,同时进入线粒体的 $Ca^{2+}$ 与含磷酸根的化合物结合,形成不溶性磷酸钙,干扰线粒体的氧化磷酸化,从而加重细胞能量代谢障碍,ATP 生成减少。

5. 激活其他酶的活性  如激活蛋白酶,促进细胞膜和结构蛋白的分解;激活核酶,引起染色体的损伤。

## 第三节  缺血-再灌注损伤时机体的功能、代谢变化

缺血-再灌注损伤表现为再灌注组织器官的代谢紊乱、功能障碍及结构损伤的变化。而损伤的程度与缺血程度、再灌注时的条件及组织器官的不同有关。研究发现,机体内许多器官如心、脑、肾、肝、肺、胃肠和皮肤都可发生缺血-再灌注损伤,其中对心脏的再灌注损伤研究最多。

### 一、心肌缺血-再灌注损伤

心肌的缺血-再灌注损伤最为常见,其功能、代谢和结构均发生明显变化。

#### (一) 再灌注对心功能的影响

短期缺血后再灌注心功能可得到恢复,若阻断冠脉 1h 后再灌注,血流动力学常常进一步恶化。早在 20 世纪 70 年代就发现,夹闭狗冠状动脉 15min 并不引起心肌坏死,但缺血-再灌注后心肌收缩功能抑制可持续 12h。这种短期缺血早期恢复灌注时,心肌收缩功能不能迅速恢复,在较长一段时间内(数天到数周),心肌收缩功能低下,甚至处于无功能状态,称为心肌顿抑。心肌顿抑是缺血-再灌注损伤的表现形式之一,其发病机制与自由基爆发性生成和钙超载有关。

### (二) 再灌注对心肌代谢的影响

短期的缺血-再灌注，可使心肌代谢迅速改善并恢复正常，但缺血时间较长后再灌注反而使心肌代谢障碍更为严重，ATP/ADP 的比值进一步降低，ATP 和磷酸肌酸含量迅速下降，氧化磷酸化发生障碍，线粒体不再对 ADP 反应。这是因为再灌注时自由基和钙超载等对线粒体的损伤使心肌能量合成减少；加之再灌注血流的冲洗，ADP、AMP 等物质含量比缺血期降低，造成合成高能磷酸化合物的底物不足。

### (三) 再灌注对心肌超微结构的影响

再灌注损伤心肌的超微结构变化与单纯缺血心肌的变化性质基本相同，但前者程度更为严重。基底膜部分缺失，质膜破坏，损伤迅速扩展到整个细胞，使肌原纤维结构破坏（出现严重收缩带、肌丝断裂、溶解），线粒体出现损伤（极度肿胀、嵴断裂、溶解，空泡形成，基质内致密物增多），表明再灌注引起了快速的结构破坏过程，既破坏膜磷脂，也破坏蛋白质大分子及肌原纤维。

## 二、脑缺血-再灌注损伤

脑是对缺氧最敏感的器官，它的活动主要依靠葡萄糖有氧氧化提供能量，因此一旦缺血时间较长，即可引起严重的不可逆性损伤。

### (一) 再灌注对脑功能的影响

脑缺血-再灌注也可造成脑功能严重受损。脑缺血时脑细胞生物电发生改变，出现病理性慢波，缺血一定时间后再灌注，慢波持续并加重。如在夹闭双侧椎动脉和双侧颈总动脉的兔脑缺血再灌注损伤模型中发现，颞叶组织内神经递质性氨基酸代谢发生明显变化，即兴奋性氨基酸（谷氨酸和天门冬氨酸）随缺血-再灌注时间延长而逐渐降低，抑制性氨基酸（丙氨酸、γ-氨基丁酸、牛黄酸和甘氨酸）在缺血-再灌注早期明显升高。缺血-再灌注损伤时间越长，兴奋性递质含量越低，脑组织超微结构改变越明显。

### (二) 再灌注对脑代谢的影响

脑缺血后，ATP、磷酸肌酸、葡萄糖、糖原等均在短时间内减少，乳酸在短时间内明显增加；再灌注后，缺血时脑组织中含量已升高的 cAMP 含量进一步增加，而 cGMP 含量则下降。提示了缺血-再灌注时脑发生了较强的过氧化反应。脑是一个富含磷脂的器官，再灌注后 cAMP 含量上升可激活磷脂酶，使膜结构中磷脂降解，游离脂肪酸生成增多。这样，再灌注生成的大量氧自由基一方面可直接同膜中不饱和脂肪酸发生反应；另一方面还可同游离脂肪酸反应，生成大量的脂质过氧化物。

### (三) 再灌注对脑超微结构的影响

脑缺血-再灌注后，线粒体肿胀，有钙盐沉积，并可见线粒体嵴断裂、核染色质凝集，内质网高度肿胀、结构明显破坏，星形细胞肿胀，Nissl 小体完整性破坏，胶质细胞、血管内皮细胞肿胀，周围间隙增大并有淡红色水肿液，白质纤维间隙疏松，血管内有微血栓、髓鞘分层变性，呈现不可逆损伤。

## 三、肺缺血-再灌注损伤

肺缺血-再灌注期间，光镜下可见肺不张伴不同程度肺气肿，肺间质增宽、水肿，炎症细胞浸润，肺泡内较多红细胞渗出。电镜下可见肺内毛细血管内皮细胞肿胀，核染色质聚集并靠核膜周边分布，胞核呈固缩倾向，核间隙增大；I 型肺泡上皮细胞内吞饮小泡较少；

Ⅱ型肺泡上皮细胞表面微绒毛减少,线粒体肿胀,板层小体稀少,出现较多空泡;肺泡隔水肿,肺泡隔及毛细血管内炎症细胞附壁,以中性粒细胞为主。

### 四、肠缺血-再灌注损伤

肠缺血时,液体通过毛细血管滤出而形成间质水肿;缺血后再灌注时,肠壁毛细血管通透性更加升高,肠黏膜损伤加重,并出现广泛上皮和绒毛分离,上皮坏死,固有层破损,肠壁出血及溃疡形成。同时,肠腔大量有毒物质,如内毒素、氨、硫醇等,经肠壁吸收增多。

### 五、肾缺血-再灌注损伤

肾缺血-再灌注时,血清肌酐浓度明显增高,表明肾功能严重受损。再灌注时肾组织损伤较单纯缺血明显加重,表现为线粒体高度肿胀、变形、嵴减少、排列紊乱,甚至崩解,空泡形成等。

### 六、肝缺血-再灌注损伤

肝缺血-再灌注时,血清谷丙转氨酶、谷草转氨酶及乳酸脱氢酶活性明显增高,表明肝功能严重受损。再灌注时肝组织损伤较单纯缺血明显加重,主要表现为光镜下肝细胞肿胀、脂肪变性、空泡变性及点状坏死。电镜下线粒体高度肿胀、变形、嵴减少、排列紊乱,甚至崩解,空泡形成等;内质网明显扩张;毛细胆管内微绒毛稀少等。

### 七、其他

骨骼肌缺血-再灌注可导致肌肉微血管和细胞损伤,自由基生成增多,脂质过氧化增强。广泛的缺血-再灌注损伤还可引起多器官功能障碍综合征。

小案例

## 第四节 缺血-再灌注损伤的防治原则

缺血-再灌注损伤的发生机制目前尚未明确,其防治也尚处于实验研究和临床实验观察阶段。目前认为,缺血-再灌注损伤的防治有以下几个方面:

### 一、消除缺血原因,尽量缩短缺血时间

这是预防再灌注损伤的首要环节。针对缺血原因,采取有效措施,尽可能缩短组织器官的缺血时间,尽早恢复血流,避免严重的再灌注损伤。

### 二、控制再灌注条件

采用适当低压、低流、低温、低 pH、低钙、低钠及高钾液灌注,可显著减轻再灌注损伤。

### 三、改善缺血组织代谢

缺血组织有氧代谢低下,酵解过程增强,因而补充糖酵解底物如磷酸己糖有保护缺血组织的作用;外源性 ATP 作用于细胞表面与 ATP 受体结合,或使细胞膜蛋白磷酸化,有利于细胞膜功能恢复,并可穿过细胞膜进入细胞直接供能;针对缺血时线粒体损伤所致的氧化磷酸化受阻,可以应用氢醌、细胞色素 C 等进行治疗,延长缺血组织的可逆性改变期限。

### 四、清除自由基

自由基的产生既然是有机体在正常或病理条件下的常见现象,因此,在进化过程中也就形成了一系列对抗自由基、防止其损伤的系统。这一防护系统主要有两大类:低分子自由基清除剂及酶性自由基清除剂。

### 五、减轻钙超载

以往实验证明,在再灌注前或再灌注即刻使用钙通道阻滞剂,如维拉帕米等,可减轻损伤时细胞内钙超载和维持细胞的钙稳态。近年来研究表明,应用 $Na^+$-$H^+$ 交换蛋白及 $Na^+$-$Ca^{2+}$ 交换蛋白抑制剂可以更有效地防止钙超载的发生。

### 六、缺血预处理

知识拓展

同步测试

以往研究表明,缺血预处理对缺血-再灌注损伤脏器有一定的保护作用,而且它的保护作用具有器官普遍性。

**思考题**
1. 试述自由基引起缺血-再灌注损伤的机制。
2. 目前认为,缺血-再灌注损伤的防治应从几个方面着手?

(陈　健)

# 第四章　心力衰竭

**学习要求**
1. 掌握心力衰竭的概念、病因和诱因。
2. 熟悉心力衰竭的发病机制、代偿方式及临床表现。
3. 了解心力衰竭的防治原则。

思维导图

课件

血液在血管内不停地循环流动,在提供组织、细胞代谢所需的氧气和营养物质的同时也带走各种代谢产物,使机体新陈代谢不断进行,生命活动得以维持。血液循环的动力来自心脏的协调收缩和舒张,犹如水泵的作用,故称心泵功能。在各种致病因素作用下,心脏的收缩和(或)舒张功能发生障碍,使心排出量绝对或相对减少,即心泵功能减弱,以至不能满足机体代谢需要的病理生理过程或综合征称为心力衰竭(heart failure)。

心功能不全(cardiac insufficient)包括代偿阶段和失代偿阶段,心功能不全的代偿阶段是否出现临床症状和体征取决于机体的代偿程度,如果代偿是完全的,患者可不出现明显的症状和体征;而心力衰竭属于失代偿阶段,因而患者可有明显的临床症状和体征。

## 第一节　心力衰竭的病因、诱因和分类

### 一、心力衰竭的病因

导致心力衰竭的基本原因是心肌本身的舒缩功能障碍或心脏负荷过度。

**(一)原发性心肌舒缩功能障碍**

1. 心肌病变　可由于心肌本身的结构损害导致,如冠心病引起的心肌梗死、心肌炎、心肌病等。

2. 心肌能量代谢障碍　心肌缺血、缺氧和严重的维生素 $B_1$ 缺乏等引起心肌能量代谢障碍,导致心肌收缩、舒张功能降低。

**(二)心脏负荷过度**

1. 压力负荷过度　压力负荷又称后负荷,指心室射血所要克服的阻力,即心脏收缩时所承受的阻力负荷。左心室压力负荷过度主要见于高血压、主动脉瓣狭窄等;右心室压力负荷过度主要见于肺动脉高压、肺动脉狭窄、慢性阻塞性肺疾患等。

2. 容量负荷过度　又称前负荷,指心脏收缩前所承受的负荷,相当于心室舒张末期容量。左心室容量负荷过度主要见于二尖瓣或主动脉瓣关闭不全;右心室容量负荷过度主要见于室间隔缺损、三尖瓣或肺动脉瓣关闭不全。而高动力循环状态如严重贫血、甲状腺功能亢进、维生素 $B_1$ 严重缺乏及动-静脉瘘等,也可造成左、右心室容量负荷长期加重。

## 二、心力衰竭的诱因

临床上有许多因素可在心力衰竭病因作用的基础上诱发心力衰竭,它们通过不同的途径和作用方式诱发心力衰竭。心力衰竭的诱因是指能增加心脏负荷和加重心肌损害的因素。常见的引起心力衰竭的诱因有以下几种。

### (一)感染

感染可以通过多种途径加重心脏负荷,削弱心肌的舒缩功能。例如:①发热时交感神经兴奋,心率加快,代谢率增高,心肌耗氧量增加;②病原体产生的内毒素直接抑制心肌的收缩功能;③呼吸道感染使肺循环阻力增加,加重右心负荷,影响心肌供血、供氧。

### (二)水、电解质代谢和酸碱平衡紊乱

水、电解质代谢和酸碱平衡紊乱均可诱发心力衰竭。如过多、过快输液可使血容量剧增,心脏负荷加大;而酸中毒时 $H^+$ 可竞争性抑制 $Ca^{2+}$ 与心肌肌钙蛋白结合,同时 $H^+$ 抑制肌球蛋白 ATP 酶活性,使心肌收缩力减弱;此外,高钾血症、低钾血症等除可影响心肌收缩力外,还可引起心肌电生理异常,诱发心律失常。

### (三)心律失常

心律失常尤其是快速型心律失常,一方面由于舒张期缩短冠脉血流不足,可使心肌处于不同程度的缺血、缺氧状态;另一方面,由于心率加快,导致心肌耗氧量增加,心脏负荷加重。

### (四)妊娠和分娩

妊娠和分娩时心率加快,心肌耗氧量增加;妊娠期血容量增加;而分娩时由于疼痛和精神紧张,可使交感-肾上腺髓质系统兴奋,促使静脉回流增多和外周血管阻力升高,增加心脏前、后负荷和心肌耗氧量。

### (五)其他

过度劳累、温度骤变、情绪强烈变化、外伤和手术等均可加重心脏负荷,诱发心力衰竭。

## 三、心力衰竭的分类

心力衰竭有多种分类方法,常见的有以下几种。

### (一)根据心力衰竭的发生部位分

1. 左心衰竭　常见于高血压性心脏病、冠脉粥样硬化性心脏病、风湿性心脏病、心肌病、主动脉瓣狭窄及二尖瓣关闭不全等。由于左心室排血功能障碍,左心压力增高,血液从肺静脉回流到左心受阻,故在心排出量下降的同时,可出现肺淤血甚至肺水肿。

2. 右心衰竭　常见于各种原因引起的肺动脉高压、三尖瓣或肺动脉瓣病变以及某些先天性心脏病。衰竭的右心不能将体循环回流的血液充分排出,故导致体循环淤血、静脉压升高而引起下肢、肝脏甚至全身性水肿。

3. 全心衰竭　左、右心室同时或先后发生衰竭。

### (二)按心排出量的高低分

1. 低输出量性心力衰竭　心排出量低于正常。可见于高血压病、冠心病、心瓣膜病、心肌炎等。

2. 高输出量性心力衰竭　因血容量增加,静脉回流增多,心脏过度充盈,代偿阶段其

心排出量明显高于正常,属于高动力循环状态。主要见于贫血、妊娠、甲状腺功能亢进、动-静脉瘘等。

### (三)按心力衰竭发生的速度分

1. 急性心力衰竭　起病急,发展迅速。心排出量在短期内迅速下降,机体代偿来不及动员。

2. 慢性心力衰竭　起病缓慢。机体有充分时间启动代偿机制。

## 第二节　心力衰竭时机体的代偿反应

当心泵功能降低导致心排出量下降、组织器官供血不足时,机体会出现神经-体液的适应性变化以调节血流动力学改变。以此为基础,机体通过心脏本身以及心脏以外的多种代偿方式进行代偿以缓解心排出量的不足。

### 一、心脏代偿反应

心脏本身的代偿包括心率增快、心肌紧张源性扩张和心肌肥大。

1. 心率增快　是一种快速代偿反应。其发生机制是:①当心排出量减少引起动脉血压下降时,主动脉弓和颈动脉窦的压力感受器冲动减少,心脏交感神经兴奋,心率加快。②心室舒张末期容量增大,刺激容量感受器,也引起交感神经兴奋。

一定范围内的心率加快可提高心排出量,对于维持动脉血压,增加冠脉血流量,保证重要器官的供血有着积极的意义。但这种代偿也有一定的局限性,如心肌耗氧量增加,可进一步加重病情;当心率加快到一定的程度(>180次/分钟),会使心脏舒张期缩短,冠脉和心室充盈不足,心排出量下降。

2. 心肌紧张源性扩张　心力衰竭时心脏的扩张方式有两种,一是心肌拉长不伴有收缩力增强的心脏扩张称为肌源性扩张;另一种是心脏容量扩张伴有收缩力增强的心肌紧张源性扩张。

根据 Frank-Starling 定律,在一定范围内,心肌收缩力随心肌纤维初长度的增加而增加,即心室舒张末期容量越大,心肌收缩力越强,心脏搏出量越多。当肌节长度达到 $2.2\mu m$ 时,粗、细肌丝处于最佳重叠状态,有效横桥的数目最多,产生的收缩力最大。心力衰竭时,由于心排出量降低,心室舒张末期容量增加及钠水潴留导致回心血量增多,心室的前负荷增加,均可使心肌纤维初长度增大。当肌节长度不超过 $2.2\mu m$ 时,心肌收缩力增强,代偿性增加心排出量。但这种心肌紧张源性扩张的代偿能力是有限的,当心肌初长度过长,肌节>$2.2\mu m$ 时,收缩力明显下降,导致心排出量降低转为失代偿。当肌节长度达到 $3.6\mu m$ 时,粗、细肌丝不能重叠而失去收缩能力。此即肌源性扩张丧失了代偿意义。

3. 心肌肥大　心肌肥大是指心肌细胞体积增大,重量增加,是心脏长期负荷过度的情况下逐渐发展起来的一种慢性代偿方式。心肌肥大包括向心性肥大和离心性肥大两个基本类型。

如果心脏后负荷长期增大,如高血压病,可引起心肌向心性肥大,此时心肌纤维呈并联性增生,肌纤维变粗,心室壁厚度增加,心腔无明显扩大,室腔直径与室壁厚度的比值小于正常。如果心脏前负荷长期增加,如主动脉瓣关闭不全,可引起心肌离心性肥大,此时心肌纤维呈串联性增生,肌纤维长度增加,心腔明显扩大,室腔直径与室壁厚度的比值等于或大于正常。

心肌肥大的代偿作用可表现为:①增加心肌收缩力,维持心排出量;②降低心室壁张力、减少心肌耗氧量,有助于减轻心脏负担。

### 二、心外代偿反应

心功能下降时,除了心脏本身发生代偿以外,另一方面也启动心外代偿活动。心外代偿包括呼吸、血液、神经系统的代偿以及组织摄氧和利用氧的能力加强等。

1. 血容量增加　心力衰竭时血容量增加的机制有:①心排出量和有效循环血量减少,引起交感神经兴奋,肾血流量下降,使近曲小管重吸收水钠增多;②交感神经兴奋和肾血流减少可刺激近球细胞分泌肾素,导致醛固酮分泌增多,促进远曲小管和集合管对水钠的重吸收;③随着肾血流量减少,抗利尿激素的分泌和释放也增加,也会促进远曲小管和集合管对水钠的重吸收。

一定范围内的血容量增加可提高心排出量和组织灌流量,但长期过度的血容量增加则会加重心脏负荷,使心排出量下降而加重心力衰竭。

2. 血流重新分布　心力衰竭时,由于交感-肾上腺髓质系统兴奋,使外周血管收缩,引起全身血流重新分布。表现为皮肤、肾与内脏器官的血流量减少,而心、脑血流量不变或略增加。这样既能防止血压下降,又保证了心、脑血管的血流量。

3. 红细胞增多　心力衰竭时,体循环淤血和血流速度减慢可引起循环性缺氧,缺氧则可刺激肾间质细胞合成红细胞生成素增加,后者促进骨髓造血功能,使红细胞和血红蛋白增多,以提高血液携氧能力,改善机体缺氧。

4. 组织细胞利用氧的能力增强　心力衰竭时,由于血液循环系统对周围组织的供氧减少,组织细胞通过自身机能、结构、代谢的调整来加以代偿,以克服供氧不足带来的不利影响。

## 第三节　心力衰竭的发生机制

各种病因都可以通过削弱心肌舒缩功能从而引起心力衰竭,这是心力衰竭最基本的发病机制(图 3-4-1)。

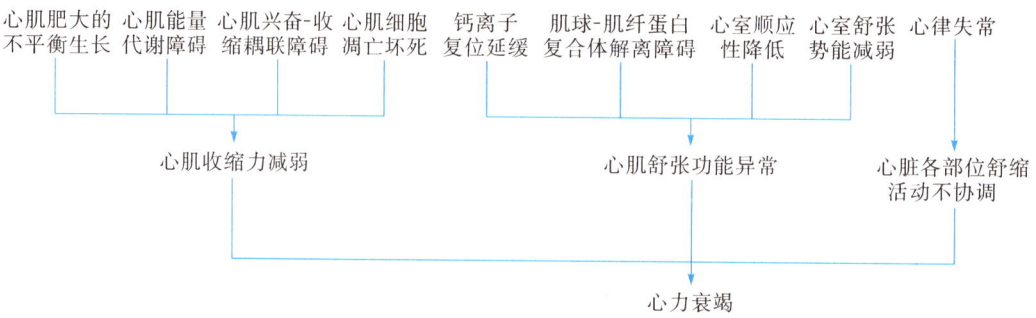

图 3-4-1　心力衰竭的发生机制

## 一、心肌收缩力减弱

### (一)心肌结构破坏

各种原因引起的心肌细胞死亡均可造成原发性心肌收缩力降低。心肌细胞死亡分坏死(necrosis)和凋亡(apoptosis)两种形式。

1. 心肌细胞坏死　当心肌细胞受到各种损伤性因素如严重的缺血缺氧、细菌病毒感染、中毒等作用后,心肌细胞发生坏死,溶酶体破裂,大量溶酶体酶释放,引起细胞自溶,与收缩功能相关的蛋白质也被破坏,心肌收缩功能严重受损。

2. 心肌细胞凋亡　这是老年人心肌细胞数量减少的主要原因。心肌细胞的凋亡与多种因素有关,如长期缺血缺氧、氧化应激、细胞钙稳态失衡、线粒体功能异常等。

### (二)心肌能量代谢障碍

心肌收缩过程中所需的能量主要来源于心肌细胞氧化所产生的 ATP。心肌收缩是一个主动耗能的过程。心肌能量代谢包括能量的生成、储存和利用3个环节,任何一个环节发生障碍,都有可能导致心肌收缩力减弱。

1. 能量生成障碍　凡能引起心脏缺血和(或)缺氧的因素,如冠心病、休克、严重贫血、心肌肥大等,均可使心脏有氧氧化障碍,能量生成减少,使心肌收缩力下降。维生素 $B_1$ 缺乏可引起丙酮酸氧化脱羧障碍,使 ATP 生成减少。此外,心肌缺血缺氧时酸性代谢产物堆积导致的酸中毒也可抑制心肌的收缩力。

2. 能量利用障碍　心肌对能量的利用是把 ATP 的化学能转化成为心肌机械收缩做功的过程。这种转换是通过肌球蛋白头部 ATP 酶对 ATP 的水解实现的。当心肌因长期负荷过重而产生心肌肥大时,肌球蛋白头部 ATP 酶活性降低,ATP 水解障碍,心肌收缩力因而减弱。

### (三)心肌兴奋-收缩耦联障碍

心肌的活动是电活动,而收缩是机械活动,将两者耦联在一起的是 $Ca^{2+}$。任何影响 $Ca^{2+}$ 转运、分布的因素都会影响心肌的兴奋-收缩耦联。

1. 肌质网摄取、储存和释放 $Ca^{2+}$ 障碍　心力衰竭时心肌缺血缺氧,ATP 供应不足,肌质网 $Ca^{2+}$-ATP 酶活性下降,使肌质网摄取和储存 $Ca^{2+}$ 的量减少,心肌收缩力降低;酸中毒时,由于 $Ca^{2+}$ 与肌质网中的钙结合比与蛋白结合更为牢固,引起 $Ca^{2+}$ 释放障碍,影响心肌收缩性。

2. 细胞外 $Ca^{2+}$ 内流障碍　长期心脏负荷过重及心肌缺血缺氧时,都会出现 $Ca^{2+}$ 内流障碍,其发生机制为:①过度肥大的心肌细胞上 β 受体密度相对下降;②心肌内去甲肾上腺素含量下降;③酸中毒同时也降低了 β 受体对肾上腺素的敏感性。

3. 肌钙蛋白与 $Ca^{2+}$ 结合障碍　酸中毒时,$H^+$ 与 $Ca^{2+}$ 竞争肌钙蛋白的结合位点,使肌纤蛋白作用点不能暴露,肌球-肌纤蛋白复合体(横桥)无法形成;同时 $H^+$ 增多还增加了肌质网与 $Ca^{2+}$ 的亲和力,除极化使 $Ca^{2+}$ 释放速度减慢。

## 二、心肌舒张功能异常

心肌舒张功能正常是心室有足够血液充盈的基本保证。若出现心肌舒张功能异常可使心室血液充盈量不足,降低心排出量。其可能的机制为:

1. 钙离子复位延缓　心肌缺血时由于 ATP 供应不足和 $Ca^{2+}$-ATP 酶活性降低,使心肌细胞收缩后$Ca^{2+}$不能迅速下降到与肌钙蛋白脱离的水平,从而引起心肌舒张功能降低,导致心室舒张延缓。

2. 肌球-肌纤蛋白复合体解离障碍　由于ATP缺乏及$Ca^{2+}$与肌钙蛋白亲和力增加,肌球-肌纤蛋白复合体解离困难,影响心室舒张充盈。

3. 心室顺应性下降　指心室在单位压力变化下所引起的容积改变,其倒数为心室僵硬度。当心肌肥大引起室壁增厚、心肌水肿、炎症、纤维化等都可引起心室顺应性下降。

4. 心室舒张势能减少　心室舒张的势能来自心室的收缩。当心肌收缩力降低时,产生的心室舒张势能也降低,导致心室舒张功能障碍。

### 三、心脏各部位舒缩活动不协调

正常心排出量的维持,需要心肌正常的舒缩功能,还必须保证心房和心室、左心和右心舒缩活动的协调。一旦心脏舒缩活动的协调性被破坏,将无法维持心泵功能而使心排出量下降。引起心力衰竭的各种疾病如高血压心脏病、肺心病、冠心病、心肌梗死及心肌炎等,其病变区和非病变区的心肌在兴奋性、自律性、传导性和收缩性方面发生差异,在此基础上可引起心律失常,使心脏各部位舒缩活动的协调性遭到破坏,导致心排出量明显下降。

知识拓展

## 第四节　心力衰竭时机体的功能、代谢变化

心力衰竭时,心脏泵血功能下降,致使心排出量减少和组织灌流减少,静脉淤血,因而各器官和组织发生淤血、水肿和缺氧,从而引起器官功能障碍和代谢改变。此时两个主要的血流动力学异常就是低排血量综合征和静脉淤血综合征。

### 一、低排血量综合征

#### (一)心脏泵血功能降低

1. 心排出量减少和心指数降低　心排出量是评价心脏泵血功能的重要指标之一。心指数是单位体表面积的心排出量。在低排出量性心力衰竭时两者均降低。

2. 射血分数降低　射血分数是心搏出量占心室舒张末期容积的百分比,是评价心室射血分数效率的指标,能较好地反映心肌收缩力的变化。心力衰竭时射血分数降低。

3. 心室充盈受损　由于射血分数降低,心室射血后剩余血量增多,使容量负荷增大,心室充盈受限。

4. 心率增快　由于交感神经兴奋,心力衰竭早期即有心率加快。随着心搏出量的进行性下降,心排出量的维持对心率增快的依赖程度增大。但心率过快反而可使心排出量降低,使心肌缺血缺氧从而加重心肌损害。

5. 动脉血压的变化　急性心力衰竭时,心排出量急剧减少,使动脉血压下降,组织灌流减少,甚至发生心源性休克。慢性心力衰竭时,机体可通过各种代偿措施使外周血管收缩、心率加快、血容量增多等,维持血压在正常范围。

6. 淤血、静脉压升高和水肿　心力衰竭时因水钠潴留和舒张末期室内压升高,使静脉回流受阻,引起静脉淤血;静脉淤血和交感神经兴奋,血管收缩,可使静脉压升高。左心衰竭可引起肺淤血和肺静脉压及肺毛细血管压升高,出现肺水肿及呼吸困难;右心衰竭可引起体循环静脉淤血和压力升高,出现颈静脉怒张、肝肿大和全身性水肿等。

**(二)器官血流重新分配**

由于各脏器的血管对交感神经兴奋的反应不一致,因而可发生血流的重新分配。心力衰竭时,肾脏的血流减少最显著,其次是皮肤和肝脏等。由于交感神经兴奋时脑血管并不收缩而冠脉反而有所舒张,故脑和心脏的血液供应可不减少。这种血液的重新分布具有重要的代偿意义。

## 二、静脉淤血综合征

**(一)肺循环淤血**

当左心衰竭时,可引起不同程度的肺循环淤血,表现为各种形式的呼吸困难和肺水肿。

1.呼吸困难

(1)劳力性呼吸困难:是随患者体力活动而发生的呼吸困难,休息后可减轻或消失。其发生机制是:①体力活动时四肢血流量增加,回心血量增多,肺淤血加重;②体力活动时心率加快,舒张期缩短,左心充盈减少,肺循环淤血加重;③体力活动时机体需氧量增加,衰竭的左心不能相应地提高心排出量,因此机体缺氧进一步加重,刺激呼吸中枢,出现呼吸困难。

(2)端坐呼吸:严重心力衰竭的患者,在安静情况下也感到呼吸困难,平卧时更明显,需被迫采取坐位或半卧位来减轻呼吸困难的症状,称端坐呼吸。其机制是:①端坐位时下肢静脉血液回流减少,肺淤血减轻;②膈肌下移,胸腔容积增大,肺活量增加;③端坐位时可减轻下肢水肿液的吸收,肺淤血减轻。

(3)夜间阵发性呼吸困难:心力衰竭患者夜间入睡后突感气闷而被惊醒,在端坐咳喘后缓解,称夜间阵发性呼吸困难。这是因为:①平卧位时下肢静脉回流增多,加重肺淤血;②平卧时胸腔容积减少,不利于通气;③入睡后迷走神经相对兴奋,支气管收缩,气道阻力增大;④入睡后神经反射敏感性降低,当肺淤血程度较为严重,动脉血氧分压降低到一定程度时,方可刺激呼吸中枢,使患者感到呼吸困难而惊醒。若患者在气促咳嗽的同时伴有哮鸣音,则称为心性哮喘。

2.肺水肿　是急性左心衰竭最严重的表现。其发生是由于肺循环严重淤血引起毛细血管内压升高、毛细血管通透性增高、血浆渗出到肺间质与肺泡。此时患者可出现发绀、气促、端坐呼吸、咳嗽、咳粉红色泡沫痰等症状和体征。

**(二)体循环淤血**

1.静脉淤血和静脉压升高　右心衰竭使上、下腔静脉受阻,静脉淤血充盈过度,出现体循环淤血征,临床表现为颈静脉怒张、肝-颈静脉回流征阳性等。

2.心性水肿　水肿是全心衰竭,特别是右心衰竭的主要表现之一。静脉压升高使毛细血管内压升高,组织液生成大于回流;心排出量减少,引起水、钠潴留。表现为下肢水肿、腹腔积液和胸腔积液等。

3.肝及胃肠道变化　肝脏淤血肿大,上腹部不适,肝功能障碍。长期淤血,肝细胞变性、坏死、纤维组织增生,发展为心源性肝硬化。下腔静脉淤血导致胃肠道淤血,可引起食欲不振、消化不良等症状。

小案例

# 第五节　心力衰竭的防治原则

## 一、防治原发病及消除诱因

要采取积极有效的措施预防导致心力衰竭的原发性心脏疾患。如冠脉搭桥术解除冠脉堵塞,用合理的药物治疗控制高血压等。同时还要积极寻找消除导致心力衰竭的诱因,如控制感染、避免劳累、纠正水和电解质紊乱等。

## 二、改善心脏泵血功能

1. 增强心肌收缩力,改善心肌舒张顺应性　可用正性肌力的药物如强心苷类改善心肌收缩力的减弱;而舒张功能下降的患者,可选用钙通道阻滞药、β受体阻断药和磷酸二酯酶抑制药等。

2. 减轻心脏的前、后负荷　选用扩张静脉的药物如硝酸甘油可减少回心血量,减轻心脏前负荷;使用合适的动脉血管扩张药如肼屈嗪、血管紧张素转换酶抑制药、钙通道阻滞药等可降低心脏后负荷;硝普钠能同时扩张动脉和静脉,有效降低心脏的前、后负荷。

3. 降低血容量,控制水肿　适当控制钠盐的摄入;选用合适的利尿剂以排出多余水钠,降低血容量。

4. 改善组织供氧和心肌代谢　给氧;给予能量合剂、葡萄糖、氯化钾等改善心肌代谢。

同步测试

**思考题**
1. 简述心力衰竭的常见原因和诱因。
2. 试述心肌肥大的发生机制及病理生理意义。

（陈　健　仇　容）

# 第五章　作用于心血管系统的药物

## 第一节　抗心律失常药

**学习要求**

1. 掌握利多卡因、普萘洛尔、维拉帕米的药理作用、临床应用、不良反应及应用注意事项。
2. 熟悉抗心律失常药的分类、代表药和抗心律失常药的基本作用。
3. 了解其他抗心律失常药的作用特点与临床应用。

思维导图

课件

心律失常是心搏节律和频率的异常,可分为缓慢型心律失常和快速型心律失常两类。前者包括窦性心动过缓、房室传导阻滞等,常用异丙肾上腺素或阿托品治疗。后者包括各种期前收缩、阵发性室上性和室性心动过速、心房扑动、心房颤动、心室扑动、心室颤动等。本节主要讨论治疗快速型心律失常的药物。

### 一、心律失常的形成机制

1. **自律性升高**　窦房结、房室结和浦肯野纤维都具有自律性。窦房结自律性最高,正常心脏兴奋来自于窦房结,房室结和浦肯野纤维自律性较低,为潜在起搏点。当交感神经活性增高、低血钾、心肌细胞受到机械牵张时,动作电位 4 期斜率增加,自律性升高,潜在起搏点可以取代窦房结成为异位起搏点,产生异位心律。非自律性心肌细胞如心室肌细胞,在缺血缺氧条件下也会出现异常自律性,这种异常自律性向周围组织扩布也会发生心律失常。

2. **折返**　指一次冲动下传后,又可顺着另一环行通路折回再次兴奋原已兴奋过的心肌,是引发快速型心律失常的重要机制之一(图 3-5-1)。单次折返形成一次期前收缩,连续多次折返则引起阵发性心动过速,甚至扑动或颤动。

3. **后除极**　后除极是指在一个动作电位中继 0 期自动去极化之后所发生的除极,其频率较快,振幅较小,膜电位不稳定,易引起异常冲动发放,即触发活动。后除极分早后除极和迟后除极。前者是一种发生在完全复极之前的后除极,多发生在复极 2、3 期中,动作电位时程(APD)过度延长时易发生;后者是发生在动作电位完全复极或接近完全复极时的一种短暂的振荡性除极,主要由细胞内 $Ca^{2+}$ 超载而诱发 $Na^+$ 短暂内流所致。

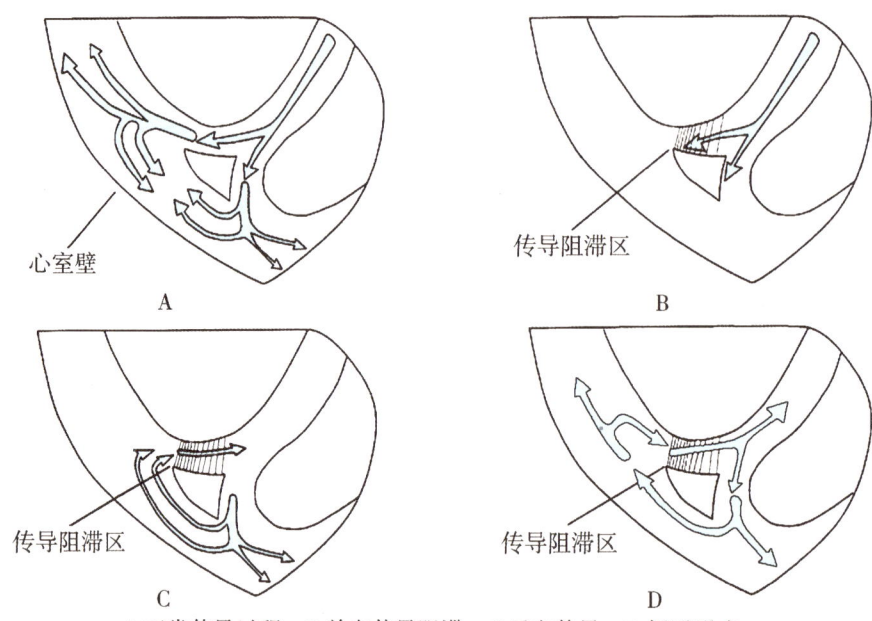

A:正常传导过程  B:单向传导阻滞  C:反向传导  D:折返形成

图 3-5-1  折返形成示意图

## 二、抗心律失常药的基本作用及药物分类

### (一)抗心律失常药的基本作用

抗心律失常药能选择性作用于心肌细胞膜的离子通道,干扰 $Na^+$、$K^+$、$Ca^{2+}$ 转运,改变心肌细胞电生理特性,从而抑制异常冲动形成或异常冲动传导。其基本作用有以下几种:

1. **降低自律性**  药物抑制心肌快反应细胞 4 期 $Na^+$ 内流或抑制慢反应细胞 4 期 $Ca^{2+}$ 内流,均可降低自律性。药物促进 $K^+$ 外流而增大静息电位绝对值,也可降低自律性。

2. **减少后除极**  迟后除极的发生与细胞内 $Ca^{2+}$ 超载和诱发 $Na^+$ 短暂内流有关。药物阻止 $Ca^{2+}$ 内流或 $Na^+$ 内流,均可减少迟后除极的发生;早后除极的发生与 APD 过度延长有关,缩短 APD 的药物可减少早后除极。

3. **消除折返**  主要通过减慢传导速度,使单向传导阻滞变为双向传导阻滞,或加快传导速度消除单向传导阻滞而中断折返,也可通过绝对或相对延长有效不应期(ERP),增加逆向冲动落入 ERP 的机会或提高邻近心肌细胞 ERP 的均一性,使冲动同步下传而消除折返。

### (二)抗心律失常药的分类

根据药物对心肌细胞膜离子通道影响,将抗心律失常药分为 4 类(表 3-5-1)。

表 3-5-1  抗心律失常药的分类

| 分类 | 代表药 | 临床应用 |
| --- | --- | --- |
| Ⅰ类  钠通道阻滞药 | | |
| Ⅰa 类  适度阻滞 $Na^+$ 内流 | 奎尼丁 | 室上性及室性心律失常 |
| Ⅰb 类  轻度阻滞 $Na^+$ 内流 | 利多卡因 | 室性心律失常 |
| Ⅰc 类  重度阻滞 $Na^+$ 内流 | 普罗帕酮 | 室上性及室性心律失常 |

续表

| 分类 | 代表药 | 临床应用 |
|---|---|---|
| Ⅱ类 β受体阻断药 | 普萘洛尔 | 窦性心动过速 |
| Ⅲ类 延长动作电位时程药 | 胺碘酮 | 室上性及室性心律失常 |
| Ⅳ类 钙通道阻滞药 | 维拉帕米 | 室上性心动过速 |

## 三、常用抗心律失常药

### (一)钠通道阻滞药

#### 奎尼丁

奎尼丁(quinidine)是由金鸡纳树皮中提取的一种生物碱,是奎宁的右旋体,但其抗疟作用较弱,而对心脏的作用较强。口服吸收快而完全,心肌中的分布浓度较高。主要经肝代谢,10%~20%原形经肾排泄。

知识拓展

微课视频

【药理作用与临床应用】

1. 降低自律性  抑制4期$Na^+$内流及后除极$Ca^{2+}$内流,降低心房肌、心室肌和浦肯野纤维的自律性。对正常窦房结自律性影响微弱,但对病态窦房结综合征(简称病窦综合征)者可明显降低其自律性。

2. 减慢传导速度  抑制0期$Na^+$内流,减弱心房肌、心室肌和浦肯野纤维的膜反应性,使单向传导阻滞转变为双向传导阻滞,从而消除折返。

3. 延长ERP  抑制$K^+$外流,延长心房肌、心室肌和浦肯野纤维的APD和ERP,绝对延长ERP,并使心肌细胞ERP趋于均一,减少折返的形成。

奎尼丁为广谱抗心律失常药,因安全性问题已很少应用。临床仅用于其他药物无效的心律失常,如心房颤动和心房扑动的复律治疗。

【不良反应及应用注意事项】  安全范围小,不良反应多而严重。

1. 胃肠反应  常见厌食、恶心、呕吐、腹泻等。
2. 金鸡纳反应  表现为头痛、头晕、耳鸣、腹泻、恶心、视力模糊等。
3. 心脏毒性  表现为:①治疗量可减慢心室内传导;②高浓度可致各种心律失常和传导阻滞;③奎尼丁晕厥,是最严重的毒性反应,出现尖端扭转性室性心动过速,表现为意识丧失、四肢抽搐、呼吸停止、阵发性室性心动过速甚至心室颤动。应立即进行人工呼吸、心脏按摩和电复律等,同时使用异丙肾上腺素、乳酸钠等药物治疗。
4. 禁忌证  重度房室传导阻滞、强心苷中毒、肝肾功能不全、低血压、心动过缓者禁用。

#### 普鲁卡因胺

普鲁卡因胺(procainamide)为局麻药普鲁卡因的衍生物,具有奎尼丁样作用,能降低自律性,减慢传导,延长APD和ERP,其作用快、较弱,毒性较低。主要用于治疗室性心律失常,静脉注射或静脉滴注可抢救危重病例。长期应用可出现胃肠道反应、红斑狼疮样综合征;高浓度静脉注射可致低血压、窦性心动过缓、房室传导阻滞等。

#### 利多卡因

利多卡因(lidocaine)口服首过消除明显,宜静脉给药。

【药理作用】

1. 降低自律性  选择性作用于浦肯野纤维,抑制4期$Na^+$内流、促进$K^+$外流,提高兴奋阈值,降低自律性。

2. 相对延长 ERP　促进 $K^+$ 外流,缩短浦肯野纤维和心室肌 APD 和 ERP,且缩短 APD 更显著,相对延长 ERP,有利于消除折返。

3. 改善传导　当心肌缺血时,缺血部位细胞外 $K^+$ 浓度升高,利多卡因可抑制浦肯野纤维 $Na^+$ 内流,减慢传导,使单向传导阻滞变为双向传导阻滞而消除折返。相反,细胞外 $K^+$ 浓度低或心肌组织损伤使部分心肌去极化时,利多卡因可促使 $K^+$ 外流,引起超极化而加速传导,通过改善单向传导阻滞而中止折返。

【临床应用】　主要用于室性心律失常,是治疗室性期前收缩、室性心动过速及心室颤动的首选药之一,如心脏手术、心导管术、急性心肌梗死或强心苷中毒所致的室性心动过速或心室颤动。

【不良反应及应用注意事项】　毒性较小,主要表现为嗜睡、眩晕,大剂量引起语言障碍、惊厥,甚至呼吸抑制。Ⅱ度以上房室传导阻滞、癫痫、严重肝肾功能不全及对本药有过敏史者禁用。

### 苯妥英钠

【药理作用与临床应用】　苯妥英钠(phenytoin sodium)药理作用与利多卡因相似,并可与强心苷竞争 $Na^+$-$K^+$-ATP 酶,抑制强心苷中毒所致的迟后除极。临床用于:①强心苷中毒引起的室性心律失常,常作为首选药;②心肌梗死、电转律术、麻醉、胸心手术等所致室性心律失常,疗效不如利多卡因。

【不良反应及应用注意事项】　口服可见恶心、呕吐、嗜睡等反应。注射剂为强碱性(pH 为 10.4),刺激性强,宜用注射用水稀释后缓慢静脉注射,静脉注射过快可出现低血压、心动过缓、房室传导阻滞,甚至心跳骤停、呼吸抑制。本药为药酶诱导剂,与奎尼丁、美西律、利多卡因合用可加速这些药代谢而降低疗效。孕妇、窦性心动过缓、Ⅱ度以上房室传导阻滞者禁用。

### 美西律

美西律(mexiletine)化学结构及药理作用均与利多卡因相似,但口服有效,作用持久。可用于各种室性心律失常,尤其是对急性心肌梗死引起的室性心律失常疗效好,常用以维持利多卡因的疗效。不良反应有恶心、呕吐,久用可产生嗜睡、眩晕、震颤、共济失调等神经症状。

### 普罗帕酮

普罗帕酮(propafenone)重度阻滞 $Na^+$ 内流,可降低自律性、减慢传导、延长 APD 和 ERP,此外,还有轻度 β 受体拮抗作用。主要用于室上性和室性心律失常。

不良反应主要有恶心、呕吐等胃肠道反应和低血压、房室传导阻滞等心血管反应;偶见粒细胞缺乏和红斑狼疮样综合征。心力衰竭、休克、严重房室传导阻滞者禁用。

### (二)β 受体阻断药

本类药主要通过阻断 β 受体而发挥抗心律失常作用,同时还具有阻滞 $Na^+$ 内流,促进 $K^+$ 外流、缩短复极过程等作用,能降低窦房结和异位起搏点的自律性,减慢传导,绝对或相对延长 ERP。常用药物有普萘洛尔、美托洛尔、阿替洛尔等。

### 普萘洛尔

【药理作用】　普萘洛尔(propranolol)能降低窦房结、心房和浦肯野纤维的自律性,减慢房室结传导,明显延长房室结 ERP。治疗量能缩短浦肯野纤维 APD 和 ERP,相对延长 ERP,较大剂量则绝对延长 ERP。

【临床应用】 主要用于室上性心律失常,对交感神经兴奋、甲状腺功能亢进和嗜铬细胞瘤等所致窦性心动过速有显著疗效。对心房颤动、心房扑动及阵发性室上性心动过速,常与强心苷或钙通道阻滞药合用,以减慢房室结传导而控制心室率。

【不良反应及应用注意事项】 可引起窦性心动过缓、房室传导阻滞、低血压、心力衰竭和哮喘等不良反应。长期应用对脂质代谢和糖代谢有不良影响,故高脂血症、糖尿病患者应慎用。突然停药可产生反跳现象。

### 阿替洛尔

阿替洛尔(atenolol)为选择性 $\beta_1$ 受体阻断药,能降低窦房结和房室结自律性,明显减慢房室结传导。临床主要用于室上性心律失常,对室性心律失常亦有效。不良反应与普萘洛尔相似,由于选择性作用于 $\beta_1$ 受体,可用于糖尿病和哮喘患者,但剂量不宜过大。

(三)延长动作电位时程药

### 胺碘酮

胺碘酮(amiodarone)又名乙胺碘呋酮。口服吸收缓慢而不完全,生物利用度约为50%,一般 4~7h 起效,停药后仍可维持疗效数十天。

【药理作用与临床应用】 对 $Na^+$、$K^+$、$Ca^{2+}$ 等多种离子通道均有抑制作用,降低窦房结和浦肯野纤维的自律性,减慢房室结及旁路、浦肯野纤维的传导速度,显著延长心房肌、心室肌和浦肯野纤维的 APD 和 ERP,绝对延长 ERP 而消除折返。此外,还可阻断 $\alpha$、$\beta$ 受体,扩张冠脉和外周血管,增加冠脉流量,降低心肌耗氧量。作为广谱抗心律失常药,可用于心房扑动、心房颤动、室上性心动过速和室性心动过速。

【不良反应及应用注意事项】 常见食欲减退、恶心、呕吐和便秘等胃肠道反应;也可出现窦性心动过缓、房室传导阻滞及 Q-T 间期延长等心血管反应,偶见尖端扭转型室性心动过速;用药数周可致角膜黄褐色微粒沉着,轻度影响视力,停药后可自行恢复;少数患者发生甲状腺功能亢进或减退及肝坏死;个别患者出现间质性肺炎或肺纤维化,长期应用必须定期监测肺功能,进行肺部 X 线检查并监测 $T_3$、$T_4$。应避免与钙通道阻滞药和 $\beta$ 受体阻断药合用,以免加重心动过缓、房室传导阻滞以及心脏抑制。因本药不良反应与剂量大小和用药时间长短成正比,故不宜大剂量长期应用。甲状腺疾患及对碘过敏者禁用。

(四)钙通道阻滞药

### 维拉帕米

维拉帕米(verapamil)又名异搏定。

【药理作用】 选择性阻滞心肌细胞膜 $Ca^{2+}$ 通道,抑制 $Ca^{2+}$ 内流,降低窦房结和房室结自律性,减少后除极所引发的触发活动。抑制动作电位 0 期最大上升速率和振幅,减慢窦房结、房室结传导速度,并延长窦房结、房室结的 ERP,消除折返。

【临床应用】 主要治疗室上性心律失常,为房室结折返所致的阵发性室上性心动过速的首选药,口服可预防发作。对房性心动过速、心房颤动或心房扑动,可减慢房室传导而控制心室率。

【不良反应及应用注意事项】 可见眩晕、头痛、恶心、便秘、视物模糊等;静脉给药可引起低血压、暂时窦性停搏。与 $\beta$ 受体阻断药或奎尼丁合用可增加心脏毒性。病窦综合征、严重房室传导阻滞、心功能不全患者禁用。

同步测试

**思考题**
1. 试述抗心律失常药的分类,并写出每类的代表药物。
2. 简述抗心律失常药物的基本作用。
3. 比较利多卡因、普萘洛尔、维拉帕米的临床用途。

(朱一亮 林益平)

## 第二节 抗慢性心功能不全药

思维导图

课 件

微课视频

**学习要求**
1. 掌握强心苷类的药理作用、临床应用、不良反应及应用注意事项。
2. 熟悉血管紧张素Ⅰ转化酶抑制药、利尿药的作用特点与临床应用。
3. 了解其他抗慢性心功能不全药的作用特点与临床应用。

慢性心功能不全又称充血性心力衰竭(congestive heart failure,CHF),是指由于心肌收缩力降低,心脏负荷加重,心室舒张期顺应性下降,使心脏排出量绝对或相对减少,不能满足全身组织器官代谢需要的一种临床综合征。临床上以组织器官血液灌注不足及肺循环和(或)体循环淤血为主要特征。目前,药物治疗仍是治疗CHF的主要手段。

### 一、治疗慢性心功能不全药物的分类

根据药物的作用及作用机制,治疗CHF的药物可分为以下几类:
1. 强心苷类 地高辛等。
2. 肾素-血管紧张素-醛固酮系统抑制药
(1)血管紧张素Ⅰ转化酶抑制药:卡托普利等。
(2)血管紧张素Ⅱ受体($AT_1$)拮抗药:氯沙坦等。
(3)醛固酮拮抗药:螺内酯等。
3. 利尿药 氢氯噻嗪、呋塞米等。
4. β受体阻断药 美托洛尔、卡维地洛等。
5. 其他治疗CHF的药物
(1)血管扩张药:硝普钠、硝酸异山梨醇酯、肼屈嗪、哌唑嗪等。
(2)钙通道阻滞药:氨氯地平等。
(3)非苷类正性肌力药:米力农等。

### 二、强心苷类

强心苷是一类具有强心作用的苷类化合物,常用制剂有地高辛(digoxin),其他尚有洋地黄毒苷(digitoxin)、毒毛花苷K(strophanthin K)等,其体内过程特点见表3-5-2。

表 3-5-2　各类强心苷制剂的体内过程特点

| 分类 | 药物 | 给药途径 | 口服吸收率（%） | 肝肠循环（%） | 血浆蛋白结合率（%） | 肾排泄（%） | 半衰期 |
|---|---|---|---|---|---|---|---|
| 慢效 | 洋地黄毒苷 | 口服 | 90～100 | 26 | 97 | 10 | 5～7d |
| 中效 | 地高辛 | 口服 | 60～85 | 7 | 25 | 60～90 | 36h |
| 速效 | 毒毛花苷K | 静脉注射 | 2～5 | 少 | 5 | 100 | 19h |

【药理作用】

1. 正性肌力作用（加强心肌收缩力）　治疗量的强心苷能选择性作用于心脏，增强其收缩力，对衰竭心脏作用更为显著。其作用特点是：

(1) 增加心肌血供：强心苷能加快心肌收缩速度，使心肌收缩敏捷，相对延长舒张期，有助于静脉血液回流，也有利于心脏本身获得较长时间的休息和较充分的冠脉血液灌流。

(2) 降低衰竭心脏心肌耗氧量：强心苷的正性肌力作用可使心脏射血更加充分，心室内残余血量减少，心室壁张力降低，导致心肌耗氧量减少，从而抵消或超过由心肌收缩力增强所致耗氧量增加，使心肌总的耗氧量降低。

(3) 增加衰竭心脏的心排出量：强心苷通过正性肌力作用，反射性兴奋迷走神经，降低交感神经张力，使外周血管扩张，心脏后负荷下降，心排出量增加。

一般认为，治疗量强心苷的正性肌力作用是通过增加心肌细胞内 $Ca^{2+}$ 浓度而实现的。其机制是强心苷与心肌细胞膜上的 $Na^+$-$K^+$-ATP 酶特异性结合并抑制其活性，使钠泵功能部分受阻，心肌细胞内 $Na^+$ 量增多，$K^+$ 量减少。通过 $Na^+$-$Ca^{2+}$ 双向交换机制，最终使心肌细胞内 $Ca^{2+}$ 浓度升高，从而使心肌收缩力加强。

2. 负性频率作用（减慢心率）　治疗量的强心苷通过加强心肌收缩力，使心排出量增加，增强了对主动脉弓和颈动脉窦压力感受器的刺激，从而反射性兴奋迷走神经，引起心率减慢。

3. 负性传导作用（减慢房室传导）　因兴奋迷走神经而减少房室结 $Ca^{2+}$ 内流，使房室传导减慢。中毒量时，可直接抑制 $Na^+$-$K^+$-ATP 酶，使细胞内失钾，最大舒张电位减小，出现各种心律失常，以室性早搏、室性心动过速多见。

4. 其他　强心苷对心力衰竭患者尚具有利尿和扩血管作用。

【临床应用】

1. 慢性心功能不全　强心苷控制心力衰竭的疗效随病因和心力衰竭程度而异。对心瓣膜病、某些先天性心脏病、高血压等引起的心功能不全疗效较好；对继发于甲状腺功能亢进、严重贫血、维生素 $B_1$ 缺乏症所致的高排血量性心功能不全疗效较差；对肺源性心脏病、活动性心肌炎或严重心肌损伤，不但疗效较差，而且易发生中毒；对严重二尖瓣狭窄、缩窄性心包炎等疾病所致的心功能不全疗效不佳，宜采用外科治疗。

知识拓展

2. 某些心律失常

(1) 心房颤动：系心房各部位发生过多紊乱而细弱的纤维性颤动，简称房颤，可达350～550次/分钟。心房的过多冲动下传到心室，引起心室率过快，妨碍心室排血，可导致循环障碍。强心苷通过抑制房室传导，使心室率减慢，增加心排出量，从而缓解循环障碍。

(2) 心房扑动：心房扑动时，源于心房的冲动与房颤时相比较少而强且规则，可达250～300次/分钟，更易传入心室，使心室率过快且难以控制。强心苷通过缩短心房不应期,使心房扑动转为心房颤动,然后再发挥治疗房颤的作用。某些患者在转为房颤后,停用强心苷,可恢复窦性节律。

(3)阵发性室上性心动过速:强心苷可通过兴奋迷走神经的作用,控制阵发性室上性心动过速发作。

【给药方法】

1. 全效量后再用维持量  这是强心苷传统给药方法。即先在短期内用足量强心苷,以达到全效量或"洋地黄化"量,再每日给予小剂量以维持疗效。此法显效快,但中毒发生率高,现已少用。

2. 每日维持量疗法  对病情轻缓的心功能不全,现倾向于维持量疗法,即采用小剂量地高辛逐日恒量(0.125～0.25mg)给药法,经4～5个半衰期可达到稳态血药浓度而产生治疗作用,且可明显降低强心苷中毒发生率。

【不良反应及应用注意事项】  本类药物安全范围小,一般治疗量已接近中毒量的60%,且生物利用度及对强心苷敏感性个体差异大,故易发生毒性反应。

1. 消化道反应  较为常见,是强心苷中毒的早期表现之一。表现为厌食、恶心、呕吐、腹泻等。应注意与心力衰竭未被控制所致的胃肠道症状相鉴别,后者由胃肠道淤血所引起。

2. 神经系统症状  表现为眩晕、头痛、乏力、失眠、谵妄等,其中黄视、绿视等视觉异常是强心苷中毒的先兆症状,可作为停药的指征。

3. 心脏毒性  包括原有心力衰竭症状的加重和各种类型心律失常的发生。最常见及最早出现的心律失常是室性期前收缩,其次为房室传导阻滞和窦性心动过缓,严重者可出现室性心动过速,应立即抢救,否则可导致心室颤动。

4. 中毒的防治  首先应去除诱发中毒的各种因素如低血钾、高血钙、低血镁、心肌缺氧等,若出现室性期前收缩、窦性心动过缓及视觉异常,应及时停药。快速型心律失常者可口服或静脉滴注钾盐,严重室性心动过速及心室颤动者宜用苯妥英钠或利多卡因;心动过缓或房室传导阻滞宜用阿托品治疗;严重中毒时,可选用地高辛抗体的Fab片段作静脉注射。

5. 药物相互作用  糖皮质激素和排钾利尿药可引起低血钾,诱发强心苷中毒,与强心苷合用时应注意补钾;奎尼丁能将组织中的地高辛置换出来,使地高辛的血药浓度提高一倍,两者合用应减少地高辛用量的30%～50%,否则易发生中毒;胺碘酮、维拉帕米、普罗帕酮等也可提高地高辛血药浓度,合用时注意减量;钙剂与强心苷有协同作用,合用毒性增强。

### 三、肾素-血管紧张素-醛固酮系统抑制药

血管紧张素Ⅰ转化酶抑制药(ACEI)和血管紧张素Ⅱ受体($AT_1$)拮抗药不仅能缓解心力衰竭患者的临床症状、提高生活质量、降低患者的病死率,而且具有逆转或延缓心室重构、提高心脏和血管的顺应性的作用,是目前治疗CHF的主要药物之一。

**(一)血管紧张素Ⅰ转化酶抑制药**

临床常用于治疗CHF的ACEI有卡托普利(captopril)、依那普利(enalapril)、西拉普利(cilazapril)、培哚普利(perindopril)、雷米普利(ramipril)、福辛普利(monopril)等。

【药理作用】

1. 抑制ACE的活性  ACEI可抑制体循环及局部组织中的ACE,减少血管紧张素Ⅱ

(AngⅡ)的含量,减弱 AngⅡ的收缩血管等作用,使全身阻力血管和容量血管扩张,心脏前、后负荷降低,增加心排出量,从而缓解或消除 CHF 患者的症状;也可增加肾血流量,改善肾功能;抑制缓激肽的降解,使缓激肽增加,促进一氧化氮(NO)和前列腺素生成,产生扩血管作用。

2. 抑制心肌肥厚及血管重构　AngⅡ是促进心肌细胞增生的主要因素。AngⅡ可收缩血管,增加心脏负荷,并可直接刺激心肌导致心肌肥大、心肌及血管胶原含量增加,心肌间质成纤维细胞和血管壁细胞增生,发生心肌和血管的重构。重构的心肌纤维化,顺应性降低,最终导致心肌收缩功能下降。长期应用 ACEI 可减少组织内 AngⅡ及醛固酮形成,阻止或逆转心室和血管重构,改善心功能。

3. 保护血管内皮细胞　ACEI 能逆转血管内皮细胞的功能损伤,抗氧自由基损伤,改善血管舒张功能,发挥抗心肌缺血、防止心肌梗死和保护心肌的作用,有利于 CHF 的治疗。

4. 抑制交感神经活性　AngⅡ通过作用于交感神经突触前膜 $AT_1$ 受体,促进 NA 释放,并可促进交感神经节的神经传递功能和中枢交感神经的冲动传递,进一步加重心肌负荷及心肌损伤。ACEI 通过抗交感作用,降低全身血管阻力,使心排出量增加,并能扩张冠脉,改善心功能。

【临床应用】　广泛用于各种原因引起的 CHF。常与利尿剂、地高辛合用。

(二)血管紧张素Ⅱ受体($AT_1$ 受体)拮抗药

本类药物能直接阻断 AngⅡ与其受体结合,发挥拮抗 AngⅡ作用,故能预防和逆转心脏和血管的肥厚和重构。其抗 CHF 的作用与 ACEI 相似,亦能降低 CHF 者的病死率,不良反应较少,不易引起咳嗽、血管神经性水肿等。常用药物有氯沙坦(losartan)、缬沙坦(valsartan)及伊贝沙坦(irbesartan)等。

(三)醛固酮拮抗药

### 螺内酯

螺内酯(spionolactone)为保钾排钠的弱效利尿药,最近的研究表明,其可拮抗醛固酮,阻断醛固酮在 CHF 过程中的不利影响,减轻或逆转 CHF 时的心血管重构,降低 CHF 的病死率,显示了良好的应用前景。可与氢氯噻嗪、ACEI 或 $AT_1$ 受体阻断药等联合应用治疗 CHF。

### 四、利尿药

利尿药能促进钠、水排泄,减少血容量,降低心脏的前、后负荷,消除或缓解静脉淤血及其所引起的肺水肿和外周水肿,降低心室壁张力,改善心内膜下血液灌流,改善左心室功能。

对轻度 CHF,单独应用噻嗪类利尿药即可获得良好疗效;对中度 CHF,可口服高效利尿药或与噻嗪类和留钾利尿药合用;对严重 CHF、慢性 CHF 急性发作、急性肺水肿或全身浮肿者,宜静脉注射大剂量呋塞米,连续静脉注射呋塞米的效果优于间歇给药。严重 CHF 伴腹水者,常用利尿药与 ACEI 及地高辛合用。但应定期监测血钾,必要时补充钾盐或合用留钾利尿药。长期大剂量应用利尿药可引起糖代谢紊乱、高脂血症等。因此,目前推荐的利尿药使用方法为小剂量给药,同时合用小剂量地高辛、ACEI 及 β 受体阻断药。

### 五、β 受体阻断药

传统的观念认为,β 受体阻断药有负性肌力作用而禁用于心功能不全,但现在认为

β受体阻断药在CHF治疗中具有重要地位。大量研究证明，$β_1$受体阻断药若无禁忌证，可与地高辛、ACEI等合用，能改善CHF症状，提高患者生活质量，降低死亡率且不良反应少。常用药物有美托洛尔(metoprolol)、比索洛尔(bisoprolol)、卡维地洛(carvedilol)等。

【药理作用与临床应用】　$β_1$受体阻断药治疗CHF的作用机制是：①阻断$β_1$受体，降低交感张力，使心率减慢，心脏负荷降低，心肌耗氧减少，心功能明显改善；②抑制肾素-血管紧张素-醛固酮系统，使心室重构逆转，心功能进一步改善；③防止过量儿茶酚胺所致的心肌细胞内$Ca^{2+}$超负荷，减少心肌细胞损伤和死亡；④长期使用可上调心肌的$β_1$受体数量，提高$β_1$受体对儿茶酚胺的敏感性，改善心肌收缩性能。

临床主要适用于缺血性心脏病、高血压性心脏病及扩张型心肌病所致的心功能不全。

【应用注意事项】

1. 从小剂量开始，剂量递增要慢，如开始剂量偏大可导致病情加重。

2. 用药后观察时间比较长，一般心功能改善的平均奏效时间为3个月，心功能改善与治疗时间成正相关。

3. 用药过程中可根据病情与其他抗心功能不全药联合应用，如出现水钠潴留、心功能失代偿等可与利尿剂、ACEI、地高辛等合用。

4. 严重心动过缓、严重左室功能衰竭、重度房室传导阻滞、低血压及支气管哮喘者慎用或禁用。

### 六、其他抗慢性心功能不全药

#### (一)血管扩张药

血管扩张药通过舒张静脉，减少静脉回心血量，降低心脏前负荷，缓解肺部淤血症状；扩张小动脉，降低外周阻力，降低心脏后负荷，增加心排出量，增加动脉供血，缓解组织缺血症状，发挥治疗CHF作用。目前认为，某些扩血管药不仅能改善心力衰竭症状，而且能降低病死率，提高患者的生活质量。

1. 主要扩张小动脉药　如肼屈嗪、硝苯地平、氨氯地平等。通过扩张小动脉降低外周阻力，降低心脏后负荷，进而改善心功能，增加心排出量，增加动脉供血。主要用于外周阻力高，心排出量明显减少的CHF患者。

2. 主要扩张小静脉药　如硝酸酯类。通过扩张静脉，减少回心血量、降低心脏前负荷，进而降低左心室舒张末压、肺楔压，缓解肺淤血症状。用药后可明显减轻呼吸急促和呼吸困难。常选用硝酸甘油，也可选用硝酸异山梨醇酯。

3. 扩张小动脉和小静脉药　如硝普钠、哌唑嗪等。通过舒张动、静脉血管，降低心脏前、后负荷，改善心功能。其中硝普钠静脉滴注对急性心肌梗死及高血压所致CHF效果较好，哌唑嗪对缺血性心脏病的CHF效果较好。

#### (二)非苷类正性肌力药

1. 磷酸二酯酶抑制药　磷酸二酯酶-Ⅲ(PDE-Ⅲ)是cAMP降解酶，抑制此酶活性将增加细胞内cAMP的含量，发挥正性肌力作用和扩张动、静脉血管作用。常用药物有米力农(milrinone)和维司利农(vesnarinone)。两者均可抑制PDE-Ⅲ，增强心肌收缩力，扩张阻力血管，从而增加心排出量，减轻心脏负荷，降低心肌耗氧量，改善心功能，缓解CHF症状。

主要用于CHF患者作短时间的支持疗法，尤其是对强心苷、血管扩张药、利尿药效果不佳的患者。不良反应可见低血压、心动过速，甚至诱发室性心律失常。维司利农为口服有效的正性肌力药,并兼有中等程度的扩血管作用。

2. 拟交感神经药　本类药物通过兴奋心脏 $β_1$ 受体、血管平滑肌上 $β_2$ 受体和多巴胺受体,产生正性肌力和血管扩张作用,能短期改善 CHF 患者的血流动力学,但长期观察并不能提高患者的生存率。仅用于对强心苷疗效不佳或禁忌者,更适用于伴有心率减慢或传导阻滞的患者。该类药物有多巴酚丁胺和异波帕胺。

#### 多巴酚丁胺

多巴酚丁胺(dobutamine)选择性地激动心脏的 $β_1$ 受体,使心肌细胞内 cAMP 浓度升高,促进 $Ca^{2+}$ 从肌质网释放,使心肌细胞内 $Ca^{2+}$ 增多,心肌收缩力增强,心排出量增多。治疗量对心率影响较小,很少引起心律失常。对 $β_2$ 受体和 α 受体作用较弱,但可激动血管的 $β_2$ 受体,使血管扩张,降低心脏后负荷。主要用于强心苷疗效不佳的严重左心室功能不全和心肌梗死后心功能不全者,但不宜用于血压明显下降者。

#### 异波帕胺

异波帕胺(ibopamine)可激动 $D_1$、$D_2$、$β_1$、$β_2$ 受体,具有正性肌力作用,可增加心排出量;舒张肾血管,增加肾血流量,产生利尿作用;扩张外周血管,降低心脏前、后负荷,改善 CHF 症状,提高运动耐力。因其可激动 β 受体增强交感神经活性,仅用于心力衰竭的短期治疗,早期应用可减缓病情恶化,但不能作长期常规用药。不良反应轻微,口服后有胃烧灼感,无致心律失常作用。

**思考题**

1. 抗慢性心功能不全药分哪几类?各类的代表药有哪些?
2. 简述强心苷的主要不良反应及防治措施。
3. 试述血管紧张素Ⅰ转化酶抑制药的主要药理作用与临床应用。

同步测试

(朱一亮　林益平)

## 第三节　抗心绞痛药

**学习要求**

1. 掌握硝酸甘油、普萘洛尔、维拉帕米的药理作用、临床应用、不良反应及应用注意事项。
2. 熟悉抗心绞痛药的基本作用。
3. 了解其他抗心绞痛药的作用特点与临床应用。

思维导图

课　件

心绞痛是冠脉狭窄或痉挛导致冠脉供血不足,心肌急剧、短暂的缺血缺氧所引起的临床综合征。其主要病理生理机制是心肌供氧与心肌耗氧失衡和血栓形成。心肌供氧取决于动静脉的氧分压差及冠脉的血流量,其影响因素包括冠脉阻力、灌注压、侧支循环和心室舒张时间,其中冠脉阻力的影响最为重要。影响心肌耗氧的主要因素包括心室壁张力、心率和心肌收缩力。心肌供氧不足或心肌耗氧过多均可导致心绞痛发作。

微课视频

根据世界卫生组织"缺血性心脏病的命名及诊断标准",临床上将心绞痛分为3种类型:①劳累性心绞痛。其特点是常由劳累、情绪激动或其他增加心肌耗氧量的情况所诱发,通过休息或舌下含服硝酸甘油而缓解,包括稳定型心绞痛、初发型心绞痛及恶化型心绞痛。②自发性心绞痛。常无明显诱因,多发生于安静状态,发作时疼痛较重,持续时间长,且不易被硝酸甘油所缓解,包括卧位型、变异型、梗死后心绞痛及中间综合征。③混合型心绞痛。其特点是患者既可在心肌需氧量增加时发生心绞痛,也可在心肌需氧量无明显增加时发生心绞痛。临床常将初发型、恶化型及自发性心绞痛称为不稳定型心绞痛。

抗心绞痛药是一类能恢复心肌氧供需平衡的药物,增加心肌供血供氧、降低心肌耗氧是其药理作用的基础。一般通过下列途径发挥作用:①舒张小静脉和小动脉,减轻心脏前、后负荷,降低室壁张力,降低心脏耗氧量;②舒张冠脉,解除冠脉痉挛或促进侧支循环形成而增加心肌供氧;③减慢心率,减弱心肌收缩力,降低心肌耗氧量;④抑制血小板聚集和血栓形成。目前常用的抗心绞痛药包括硝酸酯类、β受体阻断药和钙通道阻滞药。

## 一、硝酸酯类

硝酸酯类包括硝酸甘油、硝酸异山梨酯、单硝酸异山梨酯,其中硝酸甘油最常用。

### 硝酸甘油

知识拓展

硝酸甘油(nitroglycerin)口服首过消除明显,故常舌下含服,起效快(1~2min),作用持续时间短(20~30min)。也可经皮肤吸收,用2%硝酸甘油软膏睡前涂抹在前臂皮肤或贴膜剂贴在胸部皮肤,作用可持续较长时间。

【药理作用】

1. 降低心肌耗氧量 最小有效量硝酸甘油能扩张静脉,减少回心血量,使心脏容积缩小,心室壁张力降低,心肌耗氧量下降;较大剂量时扩张动脉,降低了心脏的射血阻力,减少左心室后负荷和心室壁张力,降低心肌耗氧量。

2. 增加缺血区心肌供血 硝酸甘油能解除冠脉痉挛,增加供血,并能舒张较大的心外膜血管及动脉狭窄部位的侧支血管,此作用在冠脉痉挛时更为明显。用药后可使血液由输送血管经侧支血管流向缺血区,从而改善缺血区的供血。

3. 重新分配冠脉血流 心内膜下血管由心外膜血管垂直穿过心肌延伸而来,血流易受心室壁肌张力及室内压力的影响。心绞痛急性发作时,左心室舒张末压力增高,心内膜下区域缺血最为严重。硝酸甘油能降低左心室舒张末压,舒张心外膜血管及侧支血管,使血液易从心外膜区域向心内膜下缺血区灌流,从而增加心肌缺血区的血流量。

4. 保护心肌细胞 硝酸甘油释放NO,促进内源性$PGI_2$、降钙素基因相关肽等物质生成与释放,这些物质对心肌细胞具有直接保护作用。可减轻缺血损伤,缩小心肌梗死范围,改善左心室重构,提高室颤阈,改善房室传导,减少心肌缺血合并症。

5. 抑制血小板聚集 硝酸甘油释放NO,激活血小板中鸟苷酸环化酶,使cGMP生成增多,降低血小板聚集性。

【临床应用】

1. 心绞痛 硝酸甘油舌下含服能迅速缓解各型心绞痛发作,常作为首选药应用。软膏、缓释膜等局部用药可预防发作。与β受体阻断药合用可提高疗效。

2. 急性心肌梗死 对急性心肌梗死不仅能减少耗氧量,尚有抗血小板聚集和黏附作用,使坏死的心肌得以存活或使梗死面积缩小,但应限制用量,以免过度降压使舒张期冠脉灌注压降低,加重心肌缺血。

3. 心功能不全　扩张动、静脉,降低心脏前、后负荷,用于治疗重度和难治性心功能不全。

【不良反应及应用注意事项】

1. 血管舒张反应　主要为血管扩张所致的搏动性头痛、颜面潮红,大剂量可致直立性低血压,并反射性引起心率加快、心肌收缩力增强,而使心肌耗氧量增加。

2. 高铁血红蛋白症　表现为呕吐、发绀等,常见于用量过大或频繁用药时。

3. 快速耐受性　连续用药2～3周即可产生耐受性,硝酸酯类之间有交叉耐受性,停药1～2周后可恢复敏感性。调整给药次数和剂量,采用间歇给药法,从小剂量开始应用,补充含巯基的药物,均可阻止耐受性的发生。

4. 应告知患者将此药放入密闭避光和拿取方便的有色瓶内,及时更换接近失效期的药片。

5. 乙醇可抑制其代谢,故用药期间宜禁酒;与肝素合用可降低肝素的抗凝血作用。颅内高压和青光眼患者禁用。

### 二、β受体阻断药

β受体阻断药可使心绞痛发作次数减少,改善缺血性心电图特征,增加患者运动耐量,降低心肌耗氧量,缩小心肌梗死范围,是治疗心绞痛的常用药物。包括普萘洛尔(propranolol)、吲哚洛尔(pindolol)、噻吗洛尔(timolol)、阿替洛尔(atenolol)、美托洛尔(metoprolol)等。

【药理作用】

1. 降低心肌耗氧量　通过阻断 $β_1$ 受体,使心率减慢,收缩力减弱,从而降低心肌耗氧量。

2. 改善缺血区心肌的供血　心肌耗氧量减少,通过冠脉的自身调节作用,非缺血区的血管阻力增高,促使血液向缺血区已舒张的阻力血管流动,从而增加缺血区的供血。其次,由于心率减慢,舒张期延长,冠脉的灌流时间也相对延长,有利于血液从心外膜血管流向易缺血的心内膜区。此外,也可增加缺血区侧支循环,增加缺血区血液灌注量。

3. 改善心肌代谢　能提高心肌缺血区对葡萄糖的摄取,保护缺血区心肌细胞线粒体的结构和功能,维持缺血区ATP和能量供应;还能促进氧合血红蛋白的解离而增加全身组织包括心肌的供氧,从而改善心肌能量代谢。

【临床应用】　主要用于稳定型和不稳定型心绞痛,对合并高血压或心律失常患者更为适用。也可用于心肌梗死,能缩小梗死范围。不宜用于变异型心绞痛。

小案例

β受体阻断药与硝酸酯类合用,两药能协同降低心肌耗氧量,同时β受体阻断药能对抗硝酸酯类引起的反射性心率加快和心肌收缩力增强,硝酸酯类可对抗β受体阻断药所致的心室容积增大,两药合用可相互取长补短,减少不良反应和用药剂量。但应注意两类药均可降压,如血压下降过多,冠脉流量减少,对心绞痛不利。

【不良反应及应用注意事项】　不良反应详见第十篇第三章第五节。应用注意事项如下:①剂量个体差异大,宜从小剂量开始逐渐增量。②久用应逐渐减量停药,以防反跳现象加剧心绞痛发作,甚至出现室性心律失常、心肌梗死或猝死;心动过缓、低血压、严重心功能不全者禁用。③长期应用对血脂有不良影响,禁用于血脂异常患者。

### 三、钙通道阻滞药

常用于抗心绞痛的钙通道阻滞药有硝苯地平(nifedipine)、维拉帕米(verapamil)、地尔硫䓬(diltiazem)等。

【药理作用】

1. 降低心肌耗氧量　通过阻滞 $Ca^{2+}$ 通道,抑制 $Ca^{2+}$ 内流,使心肌收缩力降低,心率减慢,心肌耗氧量降低;舒张外周阻力血管,降低心脏后负荷,从而降低心肌耗氧量。

2. 增加缺血心肌的供血　对冠脉中较大的输送血管和小的阻力血管均有扩张作用,使冠脉阻力降低,增加缺血远端的灌注;还可增加侧支循环,改善缺血区心肌供血供氧。

3. 保护缺血心肌细胞　心肌缺血时细胞内 $Ca^{2+}$ 超负荷,可引起线粒体肿胀而失去氧化磷酸化的功能。钙通道阻滞药可抑制 $Ca^{2+}$ 内流,减轻心肌细胞内 $Ca^{2+}$ 超负荷,保护心肌细胞线粒体结构与功能,降低缺血对心肌细胞的损害。

4. 抑制血栓形成　心肌缺血时,血流减慢,血栓易于形成,可加重心肌缺血。本类药物有抑制血小板聚集作用,可降低血液黏滞度,改善心肌缺血组织血流。

【临床应用】　主要用于变异型心绞痛,也可用于稳定型和不稳定型心绞痛。对急性心肌梗死尚能促进侧支循环,缩小梗死面积。对伴有室上性心动过速、心房颤动、心房扑动的心绞痛患者,宜选用维拉帕米和地尔硫䓬;对伴高血压者宜选硝苯地平。

【不良反应及应用注意事项】　常见颜面潮红、头痛、恶心等。维拉帕米和地尔硫䓬可引起房室传导阻滞及心肌收缩力下降,故禁用于严重心力衰竭及中、重度房室传导阻滞者。硝苯地平的常见不良反应是低血压。应告诉患者严格按医嘱用药,不可遗漏或任意增减药量、延长间歇时间等。

同步测试

**思考题**

1. 简述抗心绞痛药的分类及代表药。
2. 分析硝酸甘油和 β 受体阻断药合用治疗心绞痛的优、缺点。
3. 硝酸甘油的主要不良反应及应用注意事项有哪些?

（叶夷露　姜莉苑）

## 第四节　调血脂药

思维导图

**学习要求**

1. 熟悉他汀类和苯氧酸类的药理作用、临床应用、不良反应及应用注意事项。
2. 了解其他调血脂药的作用特点与临床应用。

课件

血脂即血浆或血清中所含的脂质,是以胆固醇酯(CE)和三酰甘油(TG)为核心,外包胆固醇(Ch)和磷脂(PL)构成球形颗粒;再与载脂蛋白(apo)相结合,形成脂蛋白溶于血浆进行转运与代谢。Ch 分为胆固醇酯(CE)和游离胆固醇(FC),两者相加为总胆固醇(TC)。人体血浆中的脂蛋白可分为乳糜微粒(CM)、极低密度脂蛋白(VLDL)、中间密度脂蛋白(IDL)、低密度脂蛋白(LDL)、高密度脂蛋白(HDL)和脂蛋白(a)6种。高脂血症主要是指血浆LDL、VLDL、CM增加,临床可分为6型(表3-5-3)。

表 3-5-3  高脂蛋白血症的分型

| 分型 | 脂蛋白变化 | 血脂变化 |
| --- | --- | --- |
| Ⅰ | CM↑ | TG↑↑↑ TC↑ |
| Ⅱa | LDL↑ | TC↑↑ |
| Ⅱb | VLDL、LDL↑ | TG↑↑ TC↑↑ |
| Ⅲ | IDL↑ | TG↑↑ TC↑↑ |
| Ⅳ | VLDL↑ | TG↑↑ |
| Ⅴ | CM、VLDL↑ | TG↑↑↑ TC↑ |

血脂异常是动脉粥样硬化重要的易患因素之一,凡血浆中VLDL、LDL、IDL及apo B浓度增高或HDL、apo A浓度过低,均易致动脉粥样硬化。对血脂异常者,首先要调节饮食,戒烟、酒并加强锻炼。如血脂仍不正常,再用药物治疗。

知识拓展

## 一、主要降低 TC 和 LDL 的药物

### (一)他汀类

他汀类即羟甲基戊二酸单酰辅酶A(HMG-CoA)还原酶抑制剂,适用于高胆固醇血症为主的高脂血症。常用药物有洛伐他汀(lovastatin)、普伐他汀(pravastatin)、辛伐他汀(simvastatin)、氟伐他汀(fluvastatin)等。

【药理作用与临床应用】 能竞争性抑制肝细胞合成胆固醇的限速酶HMG-CoA还原酶,减少内源性胆固醇合成,代偿性地增加肝细胞膜的LDL受体数量并提高其活性,摄取大量的LDL,同时VLDL的合成及释放减少。明显降低血浆TC和LDL。患者每天服用10~40mg,血浆TC与LDL可下降20%~40%。如与胆汁酸结合树脂合用,作用更强,也可使VLDL明显下降,对TG作用较弱,可使HDL轻度上升。

主要用于高胆固醇血症为主的高脂血症,是伴有胆固醇升高的Ⅱ、Ⅲ型高脂血症的首选药。

【不良反应及应用注意事项】 约10%患者有轻度胃肠道反应、头痛或皮疹。少数患者有血清氨基转移酶、碱性磷酸酶、肌磷酸激酶升高和肌肉触痛、横纹肌溶解症等,故长期用药时应定期检查肝功能。孕妇及哺乳期妇女禁用。

### (二)胆汁酸结合树脂(胆酸螯合剂)

为一类碱性阴离子交换树脂,包括考来烯胺(colestyramine)和考来替泊(colestipol)。本类药物不溶于水,不易被消化酶破坏,进入肠道后不被吸收,能与胆汁酸牢固结合,妨碍胆汁酸的肝肠循环。由于胆汁酸减少,促使肝中胆固醇向胆汁酸转化。肠腔中胆汁酸的减少,也影响胆固醇吸收。同时肝细胞表面LDL受体数量增加,促进血浆中LDL向肝中转移,导致血浆LDL和TC浓度下降。与他汀类联合应用,有协同作用。适用于高胆固醇血症为主的高脂血症,主要用于治疗Ⅱa型及Ⅱb型高脂血症。

常见的不良反应是胃肠道症状,如腹胀、便秘等。长期应用可引起脂溶性维生素缺乏,应适当补充脂溶性维生素和钙盐。可妨碍噻嗪类、香豆素类、洋地黄类等药物的吸收,应避免同时服用。

## 二、主要降低 TG 和 VLDL 的药物

### (一) 贝特类

最早应用的贝特类药物为氯贝丁酯(clofibrate),其降脂作用明显,但不良反应多而严重。新型的苯氧酸类药作用强、毒性低,包括吉非贝齐(gemfibrozil)、苯扎贝特(bezafibrate)、非诺贝特(fenofibrate)和环丙贝特(ciprofibrate)等。

【药理作用与临床应用】 本类药物能明显降低患者血浆 TG、VLDL、IDL 含量,升高 HDL。此外,还有抗血小板聚集、抗凝血和降低血浆黏滞度、增加纤溶酶活性等作用。

主要用于Ⅱb、Ⅲ、Ⅳ型高脂血症,尤其对家族性Ⅲ型高脂血症效果更好;对 HDL 下降的轻度高胆固醇血症也有较好疗效。

【不良反应及应用注意事项】 有轻度腹痛、腹泻、恶心等胃肠道反应,饭后服用可减轻。偶见皮疹、脱发、视物模糊、血常规异常、血清谷丙转氨酶增高等,故用药期间嘱咐患者定期检查肝功能和血常规,若有异常应停药。肝肾功能不全、孕妇及哺乳期妇女慎用。

### (二) 烟酸与烟酸酯类

#### 烟酸

烟酸(nicotinic acid)又名尼克酸,为广谱调血脂药。

【药理作用与临床应用】 大剂量烟酸能使 VLDL 和 TG 浓度下降,用药后 1~4 天生效,作用程度与原 VLDL 水平有关。用药 5~7 天后,LDL 也下降。降脂作用可能与抑制脂肪组织中脂肪分解、抑制肝脏 TG 酯化等因素有关。本药能使细胞 cAMP 浓度升高,有抑制血小板和扩张血管作用,也可使 HDL 浓度增高。

对Ⅱ、Ⅲ、Ⅳ、Ⅴ型高脂血症均有效,其中对Ⅱ、Ⅳ型患者最佳;也可用于心肌梗死。与考来烯胺合用,降 LDL 作用增强。

【不良反应及应用注意事项】 口服可出现胃肠刺激症状如恶心、呕吐、腹泻等;皮肤血管扩张作用可引起皮肤潮红、瘙痒等;大剂量可引起血糖升高、尿酸增加、肝功能异常,故长期应用应定期检查血糖、肝肾功能。消化性溃疡、糖尿病患者禁用。

#### 阿西莫司

阿西莫司(acipimox)为烟酸衍生物。具有良好的调脂作用,对血浆 TG 和 Ch 均有降低作用,并可升高 HDL,抑制 VLDL 和 LDL 脂蛋白的合成。不良反应较烟酸少见,临床替代烟酸用于Ⅱ、Ⅲ、Ⅳ、Ⅴ型高脂血症及高血脂伴有糖尿病和痛风患者。

同步测试

**思考题**
1. 调血脂药有哪几类?说出它们的代表药。
2. 简述他汀类调血脂药的主要药理作用和临床应用。

(叶夷露 姜莉苑)

## 第五节 抗高血压药

思维导图

课 件

微课视频

**学习要求**

1. 掌握常用抗高血压药的药理作用、临床应用、不良反应及应用注意事项。
2. 理解抗高血压药的分类及代表药;抗高血压药的合理用药原则。
3. 了解其他抗高血压药的作用特点与临床应用。

高血压是严重危害人类健康的常见病,世界各国人群高血压的发病率高达15%～20%。高血压是一种以收缩压≥18.7kPa(140mmHg)或舒张压≥12.0kPa(90mmHg)为主要表现的临床综合征,可分为原发性高血压和继发性高血压。高血压在持续进展过程中可累及心、脑、肾、血管等靶器官,其损害程度与血压水平成正相关。

抗高血压药是一类能降低血压,减轻靶器官损害的药物。合理应用抗高血压药物,不仅能控制血压,还能减少或防止心、脑、肾等并发症的发生,降低死亡率,延长寿命,提高生活质量。多数高血压患者最终需长期服药以控制症状,若能配合低盐饮食、禁烟、禁酒、控制体重等,可取得更好的效果。

### 一、抗高血压药物的分类

根据抗高血压药的作用部位及作用机制,可将其分为如下几类(表3-5-4)。

表3-5-4 抗高血压药物分类

| 药物分类 | 常用药物 |
| --- | --- |
| 利尿药 | 氢氯噻嗪、吲达帕胺 |
| 钙通道阻滞药 | 硝苯地平、尼群地平、氨氯地平 |
| 肾上腺素受体阻断药 | |
|    $\alpha_1$受体阻断药 | 哌唑嗪 |
|    β受体阻断药 | 普萘洛尔、美托洛尔、阿替洛尔 |
|    α和β受体阻断药 | 拉贝洛尔 |
| 血管紧张素Ⅰ转化酶抑制药 | 卡托普利、依那普利、雷米普利 |
| 血管紧张素Ⅱ受体阻断药 | 氯沙坦、缬沙坦 |
| 血管扩张药 | 肼屈嗪、硝普钠 |
| 交感神经抑制药 | |
|    中枢性交感神经抑制药 | 可乐定、莫索尼定 |
|    去甲肾上腺素能神经末梢抑制药 | 利血平 |

目前我国临床常用的抗高血压药包括利尿药、钙通道阻滞药、β受体阻断药、血管紧张素Ⅰ转化酶抑制药和血管紧张素Ⅱ受体阻断药等。

## 二、常用抗高血压药

### (一)利尿药

#### 氢氯噻嗪

**【药理作用与临床应用】** 氢氯噻嗪(hydrochlorothiazide)降压作用温和而持久,长期用药无明显耐受性。用药初期主要通过排钠利尿造成体内钠、水负平衡,使细胞外液和血容量下降而降压。长期用药的降压机制是:①因排钠而降低小动脉壁细胞内 $Na^+$ 的含量,并通过 $Na^+$-$Ca^{2+}$ 交换机制,使血管平滑肌细胞内 $Ca^{2+}$ 减少,血管平滑肌松弛;②降低血管平滑肌细胞对 NA 等缩血管物质的敏感性;③诱导动脉壁产生扩血管物质,如激肽、前列腺素等。限制钠盐摄入量,能增强其降压效果。

单独应用可治疗轻度高血压,与其他抗高血压药合用可治疗中、重度高血压。

**【不良反应及应用注意事项】**

1. 水、电解质紊乱 如低血钾、低血镁等,其中低血钾最常见,本药可增加强心苷的心脏毒性。为避免发生低血钾,给药应从小剂量开始,视情况逐渐增加,并采用间歇给药,同时患者宜多食含钾丰富的食物如香蕉、土豆、柠檬汁等或合用留钾利尿药。

2. 高尿酸血症 本药可使尿酸排出减少,对痛风患者可使症状加重,应慎用,与阿司匹林合用可诱发痛风。

3. 高血糖 因抑制胰岛 B 细胞分泌胰岛素和影响对葡萄糖的利用而升高血糖,并能减弱降血糖药的作用,故糖尿病患者慎用。

4. 其他 可引起高血脂、尿素氮升高、过敏反应及胃肠道反应等。肾功能不全者慎用。

#### 吲哒帕胺

吲哒帕胺(indapamide)为非噻嗪类吲哚衍生物。口服吸收完全,半衰期13h,主要经肝代谢。

**【药理作用与临床应用】** 本品为新型强效、长效抗高血压药,具有利尿和钙拮抗作用,对血管平滑肌有较高选择性,使外周血管扩张,血压下降,降压机制主要为抑制血管平滑肌 $Ca^{2+}$ 内流,利尿作用弱。不引起直立性低血压、颜面潮红和心动过速。

临床适用于轻、中度高血压,尤其是伴有肾功能不全、糖尿病及高脂血症的高血压患者。可与 β 受体阻断药合用。

**【不良反应及应用注意事项】** 可有上腹不适、恶心、食欲减退、头痛、嗜睡、腹泻、皮疹等,长期应用可使血钾降低。严重肝、肾功能不全者慎用。

### (二)钙通道阻滞药

钙通道阻滞药能选择性地阻断 $Ca^{2+}$ 通道,抑制细胞外 $Ca^{2+}$ 内流,松弛血管平滑肌,降低外周血管阻力,使血压下降。由于周围血管扩张,可引起交感神经活性反射性增强而使心率加快。降压的同时不降低重要器官的血流量,不引起脂质代谢紊乱及葡萄糖耐受性的改变。用于治疗高血压的有硝苯地平、尼群地平、氨氯地平等。

#### 硝苯地平

硝苯地平(nifedipine)为二氢吡啶类钙通道阻滞药。口服易吸收,1~2h作用达高峰,持续6~8h。

**【药理作用与临床应用】** 通过抑制 $Ca^{2+}$ 的内流,使血管平滑肌松弛。其降压作用主要是扩张小动脉,降低外周血管阻力所致。降压作用显著,降压的同时不减少冠脉、肾、脑血流量。此外,还可抑制内皮素诱导的肾血管收缩。

可用于治疗轻、中、重度高血压,可单独使用,也可与利尿药及β受体阻断药合用。亦适用于合并有心绞痛或肾脏疾病、糖尿病、哮喘、高脂血症及恶性高血压患者。短效制剂血药浓度波动大,目前推荐使用缓释或控释片剂,其使用方便,不良反应较小,适用于高血压的长期治疗。

【不良反应及应用注意事项】 常见头痛、面部潮红、眩晕、心悸、踝部水肿、咳嗽等。其引起的踝部水肿为毛细血管前括约肌扩张,而不是水钠潴留所致,停药后可自行消退。本药的短效制剂可能加重心肌缺血,长期大量应用能提高心性猝死率,故不宜用于伴心肌缺血的高血压患者。此外,降压时可反射性引起心率加快、心排出量增加以及血浆肾素活性增高,与β受体阻断药合用可减轻。

### 氨氯地平

氨氯地平(amlodipine)可抑制血管平滑肌细胞的 $Ca^{2+}$ 内流,导致小动脉扩张;也可扩张冠脉和肾动脉,降低心脏负荷,逆转左心室肥厚。降压作用缓慢、平稳,持续时间较硝苯地平显著延长。无直立性低血压及耐受性,对血糖、血脂及血清电解质无不良影响。

临床用于治疗各型高血压,与噻嗪类利尿药、β受体阻断药或 ACEI 合用疗效更好。是目前治疗高血压的常用药。

### (三) β受体阻断药

β受体阻断药均有良好的降压作用,广泛用于各种程度的高血压。以普萘洛尔(propranolol)为代表,还有阿替洛尔(atenolol)、美托洛尔(metoprolol)、纳多洛尔(nadolol)等。

### 普萘洛尔

【药理作用与临床应用】 降压作用缓慢而持久,对立、卧位降压作用相同,不引起直立性低血压。长期应用不引起水、钠潴留,也无耐受性,合用利尿药作用更显著。其降压机制是:①阻断心脏 $β_1$ 受体,使心排出量减少;②阻断肾脏 $β_1$ 受体,肾素释放减少;③阻断突触前膜β受体,抑制递质 NA 释放;④阻断中枢β受体,使外周交感神经活性降低。

临床用于轻、中度高血压,对伴有心排出量多、肾素活性偏高者疗效较好,高血压伴有心绞痛、心动过速及偏头痛者也较适合。可单独应用,也可与其他抗高血压药合用,以提高疗效,相互抵消不良反应。长期应用可降低心、脑血管并发症的发生率和病死率。

【不良反应及应用注意事项】 长期应用后突然停药,可使心率加快,并可使血压反跳超过治疗前水平,故长期应用β受体阻断药停药时,必须逐渐减量(减药过程10~14天)。

### (四) 血管紧张素 I 转化酶抑制药

血管紧张素 I 转化酶抑制药(ACEI)可抑制 ACE,减少 AngⅡ生成和缓激肽的降解,使阻力血管及容量血管舒张,血压下降,并减轻或逆转血管和心室重构,对靶器官具有保护作用(图3-5-2)。与其他降压药比较具有以下特点:①降压时不伴有反射性心率加快,对心排出量无明显影响;②可减轻或逆转心血管重构;③增加肾血流量,改善肾功能;④能改善胰岛素抵抗;⑤不影响脂质代谢,不引起直立性低血压,不产生耐受性。常用药物包括卡托普利、依那普利、雷米普利、赖诺普利和培哚普利等。

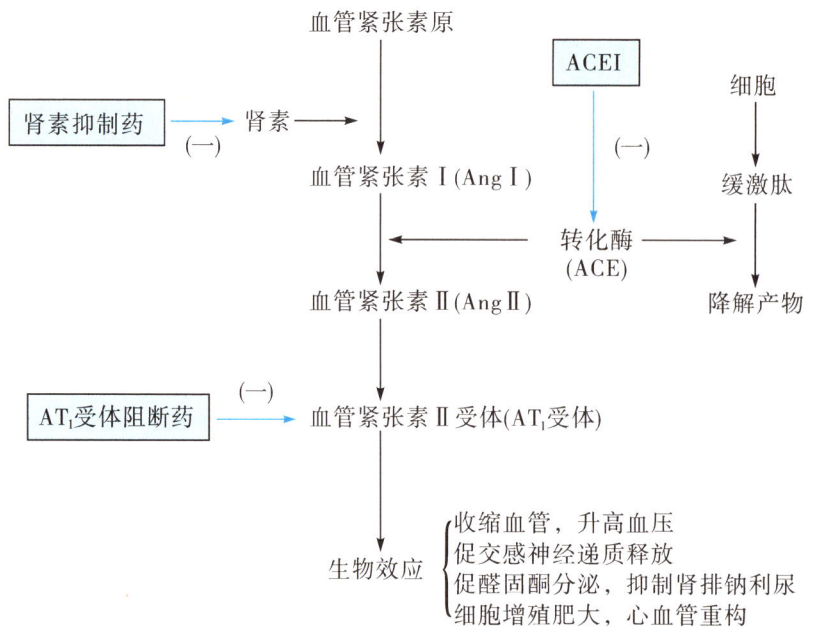

图 3-5-2　RAS 及其拮抗药的作用环节

(一)表示抑制

## 卡托普利

卡托普利(captopril)又名巯甲丙脯酸。

**【药理作用与临床应用】**　卡托普利具有轻至中度降压作用,可抑制 ACE,降低外周血管阻力,增加肾血流量,不伴有反射性心率加快。适用于各型高血压,尤其是合并有糖尿病及胰岛素抵抗、左心室肥厚、心力衰竭、急性心肌梗死的高血压患者,可明显改善生活质量且无耐受性。与利尿剂及 β 受体阻断药合用可增强疗效,用于治疗重度或顽固性高血压。

**【不良反应及应用注意事项】**

1. 低血压　常见于初始用量过大时,宜从小剂量开始使用。

2. 咳嗽　主要为频繁性干咳,常在用药后 1 周至 6 个月内出现,停药后可自行消失。

3. 部分可发生高血钾,偶有血管神经性水肿、中性粒细胞缺少、蛋白尿等,肾功能不全者慎用。用药期间注意检查尿常规。

4. 久用可致血锌降低而引发皮疹、味觉和嗅觉缺损、脱发等,补充锌可以减轻。能影响胎儿发育,孕妇禁用。

5. 因食物会减少其吸收,宜空腹服药。

## 依那普利

依那普利(enalapril)为不含巯基的长效、高效 ACEI。口服吸收迅速,且不受饮食影响。作用出现缓慢,但强而持久,降压作用约为卡托普利的 10 倍,可维持 24h 以上。主要用于各型高血压及心功能不全。不良反应与卡托普利相似但较少。因其化学结构不含巯基,故白细胞减少、蛋白尿、味觉障碍等反应均较少见。

### (五)血管紧张素Ⅱ受体阻断药

血管紧张素Ⅱ受体阻断药通过阻断 $AT_1$ 受体,产生扩张血管、抑制醛固酮分泌、逆转心血管重构等作用。其作用选择性较 ACEI 更强,对 AngⅡ效应的拮抗作用更完全,且不抑制激肽酶,故无咳嗽等不良反应。临床常用的药物有氯沙坦(losartan)、缬沙坦(valsartan)、伊贝沙坦(irbesartan)和坎地沙坦(candesartan)等,其中坎地沙坦作用强大、应用剂量小、维持时间长、谷峰比值高(>80%),是目前这类药之最优者。

知识拓展

### 氯沙坦

【药理作用与临床应用】 氯沙坦(losartan)为强效选择性的 $AT_1$ 受体阻断药,降压作用平稳、持久,但起效缓慢,用药3~6周可达最佳效果。基础血压越高降压幅度越大,停药后不易产生反跳现象。临床主要用于不能耐受 ACEI 的高血压患者,对高肾素型高血压疗效尤佳。对伴有糖尿病、肾病和慢性心功能不全患者有良好疗效。与利尿药、钙通道阻滞药合用,可增强降压疗效。

【不良反应及应用注意事项】 不良反应较 ACEI 少,可引起低血压、高血钾,并可影响胎儿发育,但不引起咳嗽和血管神经性水肿。个别患者可出现胃肠道不适、头痛、头晕等。孕妇、哺乳期妇女禁用。

## 三、其他抗高血压药

### (一)中枢性交感神经抑制药

#### 可乐定

【药理作用与临床应用】 可乐定(clonidine)的降压作用主要是通过激动延髓腹外侧区的咪唑啉受体,从而降低外周交感神经张力;也可激动外周交感神经突触前膜的 $\alpha_2$ 受体,反馈性减少 NA 的释放。

适用于中度高血压,常在其他降压药无效时应用;尚能抑制胃肠道蠕动和胃酸分泌,故适用于伴有溃疡病的高血压患者。一般口服给药,急进型高血压宜静脉注射或肌内注射。

【不良反应及应用注意事项】 常见口干、便秘、嗜睡、头痛、腮腺痛、阳痿等,停药后多自行消失。久用可致水、钠潴留,与利尿药合用可减轻。长期用药后宜逐渐减量停药,以防血压反跳。

#### 莫索尼定

莫索尼定(moxonidine)为第二代中枢性降压药,可激动延髓腹外侧区的咪唑啉受体。口服易吸收,血浆半衰期为2h,但其生物半衰期较长,可每日给药1次。临床适用于治疗轻、中度高血压。口干、嗜睡等不良反应少见。

### (二)去甲肾上腺素能神经末梢抑制药

#### 利血平

利血平(reserpine)是印度萝芙木中所含的一种生物碱。降压灵是从国产萝芙木中分离出的总生物碱,其主要成分为利血平。降压机制为耗竭外周去甲肾上腺素能神经递质,降压作用缓慢、温和、持久。不良反应较多,长期应用可致抑郁、消化性溃疡,故很少单独应用,常与其他药物组成复方制剂,如复方降压片等,用于治疗轻、中度高血压。

不良反应主要是鼻塞、乏力、胃酸分泌增多、腹泻、心率减慢等副交感神经功能亢进反应,也可出现如镇静、嗜睡、情绪低落等中枢抑制反应,严重者可致精神抑郁。有溃疡病或精神抑郁病史者禁用。

### (三)$\alpha_1$ 受体阻断药

#### 哌唑嗪

哌唑嗪(prazosin)是人工合成的喹唑啉类衍生物。口服易吸收,2h 内血药浓度达峰值,生物利用度为60%,半衰期为2.5～4h,作用可持续10h,与血浆蛋白结合率达97%,主要在肝脏代谢。

【药理作用与临床应用】 哌唑嗪选择性地阻断血管平滑肌 $\alpha_1$ 受体,使全身小动脉和小静脉均舒张,外周阻力下降而降压。其降压特点是:①降压作用快而较强;②可改善脂质代谢和胰岛素抵抗;③松弛尿道括约肌,减轻前列腺增生;④对心率、心排出量、肾素释放影响不大。

主要用于治疗轻、中度高血压,尤适用于伴有高脂血症的高血压患者及高血压合并前列腺增生者。与利尿剂、β受体阻断药合用可增强疗效。

【不良反应及应用注意事项】

1. 首剂现象　多在首次用药1h内出现严重的直立性低血压、晕厥、心悸等。直立体位、疲劳、饥饿时较易发生,尤其是与利尿药或β受体阻断药合用时更易发生。将首剂减为0.5mg,睡前服药可避免发生。

2. 其他反应　可见头痛、眩晕、心悸、口干、乏力等,停药后可自行消失。

(四)血管扩张药

### 硝普钠

硝普钠(sodium nitroprusside)口服不吸收,需静脉滴注给药,30s内起效,2min达最大降压效应,停药后5min血压回升,调整静脉滴注速度,使血压维持于所需水平。

【药理作用与临床应用】 硝普钠在血管平滑肌内代谢产生NO,后者激活鸟苷酸环化酶,促进cGMP的生成,从而产生血管扩张作用。主要用于高血压危象、高血压脑病、恶性高血压及难治性心衰。

【不良反应及应用注意事项】

1. 常见呕吐、出汗、头痛、心悸等反应,均为血压过低所致。故静脉滴注时应严格控制滴速,一般按 $3mg/(kg \cdot min)$ 滴注,通过调整滴注速度,以保持血压于所需水平。

2. 本药代谢物为硫氰酸盐,主要从肾排泄,当肾衰竭、用量过大或连用数日时,可致血中氰化物蓄积中毒,应予注意,必要时用硫代硫酸钠防治。

3. 本药遇光易被破坏,故滴注的药液应新鲜配制并注意避光。孕妇禁用,肾功能不全及甲状腺功能低下者慎用。

### 肼屈嗪

肼屈嗪(hydralazine)可直接扩张小动脉平滑肌,使外周阻力降低,血压下降。降压的同时能反射性兴奋交感神经,出现心率加快、心排出量增加、血浆肾素活性增高和水、钠潴留加重等不良反应,因此一般不宜单用,多在复方制剂中使用。

常见头痛、直立性低血压、心悸、眩晕等不良反应,甚至诱发心绞痛和心力衰竭。大剂量可引起全身红斑狼疮样综合征及类风湿性关节炎,故每日剂量不得超过200mg,并定期检查抗核抗体。

### 二氮嗪

二氮嗪(diazoxide)能直接舒张血管平滑肌而降压。其降压机制部分是通过激活平滑肌细胞对ATP敏感的钾通道,促进钾外流,使细胞膜超极化,钙通道失活,$Ca^{2+}$ 内流减少所致。临床上静脉注射用于高血压危象及高血压脑病。由于不良反应多,常被硝普钠替代。

### 四、抗高血压药的合理用药原则

高血压病是一种慢性疾病。一般认为,发病3～6个月以内的轻度高血压患者(收缩压高于正常,舒张压不高;或舒张压升高,但在90～100mmHg以内),可以首先采用饮食和心理等非药物治疗,并定期检查血压变化。如果经非药物治疗效果不佳或发病后舒张压持续高于105mmHg以上者,则需要在饮食和心理治疗的基础上采用降压药治疗。高血压药物治疗的目标不仅是有效降低血压,更重要的是改善靶器官功能或保护靶器官,降低心脑血管等并发症的发生率和死亡率,提高生活质量,延长患者生命。由于抗高血压药物种类繁多、各有特点,疗效存在很大的个体差异,故用药前要了解患者血压程度,肝肾功能及有无并发症等。使用抗高血压药一般应遵循:

1. **根据高血压程度选用药物**　轻、中度高血压初始采用单药治疗,一般推荐六大类第一线降压药,如ACEI、$AT_1$受体阻断药、利尿药、钙通道阻滞药、β受体阻断药和$α_1$受体阻断药。长效抗高血压药物优于短效制剂,其益处是患者依从性好,降压持续、平稳,可减少血压剧烈波动,对心、脑有保护作用。单药治疗效果不理想时,可采用二联用药,如以利尿药为基础,加用其他一线药物,如ACEI、$AT_1$受体阻断药、钙通道阻滞药、β受体阻断药。若仍无效,则三联用药,即在二联用药的基础上加用中枢降压药或直接扩血管药。目前研究表明,对靶器官保护作用比较好的药物是ACEI、$AT_1$受体阻断药和长效钙通道阻滞药。

2. **根据病情特点选用药物**　①高血压合并窦性心动过速者,年龄在50岁以下者,宜用β受体阻断药;②高血压合并心功能不全或支气管哮喘者,宜用利尿药,ACEI、哌唑嗪等,不宜用β受体阻断药;③高血压合并心绞痛者,宜用钙通道阻滞药、β受体阻断药;④高血压合并肾功能不全者,宜用ACEI、钙通道阻滞药;⑤高血压合并消化性溃疡者,宜用可乐定,不宜用利血平;⑥高血压合并糖尿病或痛风者,宜用ACEI、钙通道阻滞药和$α_1$受体阻断药,不宜用噻嗪类利尿药;⑦高血压危象及脑病时,宜静脉给药以迅速降低血压,可选用硝普钠,也可用高效利尿药如呋塞米;⑧老年高血压,第一线抗高血压药物均可应用,避免使用能引起直立性低血压的药物($α_1$受体阻断药、大剂量的利尿药等)和影响认知能力的药物(如可乐定等)。

3. **抗高血压药物的联合用药**　抗高血压药物联合用药的目的是提高降压疗效,减少不良反应,增加对靶器官的保护。原则是将不同作用机制的药物联合应用。多数起协同作用,故两药用量应减少,使副作用得以减少。如氢氯噻嗪与β受体阻断药或ACEI合用,后两者可消除氢氯噻嗪激活RAAS作用。又如β受体阻断药与肼屈嗪合用,β受体阻断药可减慢心率、抑制肾素分泌,可取消肼屈嗪加快心率与促肾素分泌作用。

4. **平稳降压**　临床与基础研究表明,高血压患者的血压波动性也是靶器官损伤的重要因素。因此,在降压的同时要保持血压平稳,根据患者的基础血压水平、年龄大小和有无合并症等情况调整血压至合适水平,坚持长期用药。药物宜从小剂量开始,逐渐增加剂量,达到满意效果后改维持量以巩固疗效,避免降压过快,造成重要器官灌流不足。一般来说,无心、脑、肾合并症的高血压患者,血压降至140mmHg/90mmHg为适;年轻人可以将血压降至120/80mmHg;老年高血压患者血压降至<150/90mmHg;有心、脑、肾合并症者应将降至150～170/100～110mmHg,或将血压降至原来血压值的70%～80%。在此基础上根据患者症状改善情况调整药物剂量。保持血压相对稳定,不可突然停服降压

药物或使血压骤降。

5.个体化治疗　高血压药物治疗应个体化,主要根据患者的年龄、性别、种族、病情程度、并发症等情况制定治疗方案。在选药个体化的同时,要注意剂量个体化,不同患者病情相似,因药物代谢酶受遗传因素的影响,所需的药物剂量不同,即使同一患者处在不同病程时期,所需的药物剂量也不同。所以,应根据"最好疗效最少不良反应"的原则,对每一患者选择最适宜剂量。

小案例

**思考题**
1.简述抗高血压药的分类,列举各类的代表药。
2.试述氢氯噻嗪的不良反应及应用注意事项。
3.ACEI与其他降压药比较具有哪些特点?

同步测试

（郑鸣之　陈　群）

# 第四篇 呼吸系统

# 第一章 呼吸系统生理

**学习要求**

1. 掌握呼吸的概念和环节,胸内负压的概念及形成原理和生理意义,潮气量、肺活量、时间肺活量、每分肺通气量、肺泡通气量和无效腔的概念及正常值,气体交换的动力,影响肺换气的因素,血液中 $CO_2$、$H^+$ 和缺 $O_2$ 对呼吸运动的影响。

2. 熟悉肺通气动力、呼吸运动形式、肺通气阻力的来源、肺顺应性概念、$O_2$ 和 $CO_2$ 在血液中的运输形式。

3. 了解平静呼吸时肺内压和胸膜腔内压的变化、肺泡表面活性物质的来源和生理意义、氧解离曲线及其生理意义、肺牵张反射概念及其生理作用。

思维导图

课件

人体在生命活动过程中,需要不断地从外界环境获取 $O_2$,并排出 $CO_2$,这种机体与环境之间的气体交换称为呼吸(respiration)。呼吸的意义在于维持机体内环境中 $O_2$ 和 $CO_2$ 含量的相对稳定,以保证组织细胞新陈代谢和生理功能的正常进行。

呼吸的全过程由 3 个同时进行而又相互衔接的环节构成:①外呼吸。是指外界环境与机体肺部血液之间的气体交换,包括肺通气和肺换气。②气体在血液中的运输。包括 $O_2$ 从肺部到组织和 $CO_2$ 从组织到肺部之间的血液运输。③组织换气或内呼吸。是指组织毛细血管血液与组织细胞之间的气体交换。呼吸全过程见图 4-1-1。

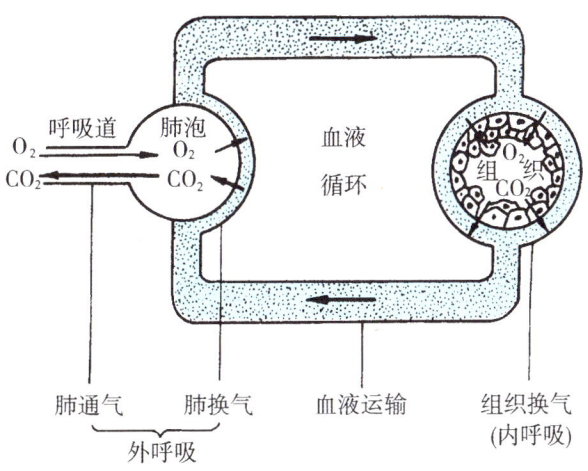

图 4-1-1 呼吸全过程

## 第一节　肺通气

肺通气(pulmonary ventilation)是指肺泡与外界环境之间气体交换的过程。实现肺通气的结构有呼吸道、肺泡、胸廓和胸膜腔等。气体进出肺泡取决于两方面因素的相互作用,一是推动气体流动的动力;二是阻止气体流动的阻力。动力必须克服阻力才能实现肺通气。

### 一、肺通气的动力

小案例

微课视频

#### (一)肺通气的直接动力和原动力

气体进出肺泡,与大气和肺泡气之间的压力差有关。气体总是从气压高处向气压低处扩散。当肺内压低于大气压时,气体进入肺泡;反之,肺内压高于大气压时,气体从肺泡流向外界大气中。所以,气体进出肺泡的直接动力是大气压与肺内压之差。在呼吸过程中,大气压通常是相对恒定的,而肺内压可随肺容积的变化而变化。肺位于胸腔内,本身无主动舒张和收缩的能力。肺容积的变化是由胸廓的扩大和缩小引起的,而胸廓的扩大和缩小又是由呼吸肌的收缩和舒张造成的。可见,呼吸肌的舒缩活动是肺通气的原动力。

#### (二)呼吸运动形式

由呼吸肌收缩和舒张引起的胸廓节律性扩大和缩小,以及腹壁的起伏称为呼吸运动(respiratory movement)。它包括吸气运动和呼气运动。在不同生理状态下,人体的呼吸运动可以有不同的形式。

人体在安静状态下,平稳而均匀的呼吸运动称为平静呼吸(eupnea)。正常成人平静呼吸12~18次/分钟,主要由吸气肌节律性收缩和舒张形成的。平静吸气时,膈肌收缩,膈顶下降,可使胸廓上下径增大;而肋间外肌收缩,肋骨上举并外展,胸骨也随之上举和前移,可使胸廓前后径和左右径增大。因此,膈肌和肋间外肌的收缩能使胸廓容积扩大,肺容积也随之扩大。此时,肺内压低于大气压,于是形成吸气。吸气运动需要肌肉收缩做功,因此吸气是主动过程。平静呼气时,膈肌和肋间外肌舒张,膈顶、肋骨及胸骨复位,使胸廓及肺的容积也趋于恢复。此时,肺内压高于大气压,于是发生呼气。呼气运动不需要肌肉收缩做功,因此呼气是被动过程。

人在劳动或运动时,呼吸运动加深加快,发生用力呼吸(labored breathing)或深呼吸(deep breathing)。用力吸气时,除膈肌和肋间外肌收缩外,胸锁乳突肌、胸大肌等辅助吸气肌也收缩,使胸廓和肺容积进一步扩大,因而能吸入更多的气体;用力呼气时,除吸气肌群舒张外,肋间内肌和腹肌等呼气肌也收缩,使胸廓和肺容积进一步缩小,所以能呼出更多的气体。用力呼吸时,吸气和呼气都是主动过程。

如前所述,呼吸运动包括膈运动和胸廓运动。膈运动时,由于腹腔内脏器的位移,可造成腹部起伏,以膈运动为主的呼吸称为腹式呼吸(abdominal breathing);而胸廓运动时,主要表现为胸部的起伏,所以,以胸廓运动为主的呼吸称为胸式呼吸(thoracic breathing)。不论正常人体处于平静呼吸或是用力呼吸,其呼吸运动均表现为胸腹式混合呼吸。但是,婴儿因其胸廓不发达或胸膜炎、胸腔积液的患者胸廓活动受限,故以腹式呼吸为主;妊娠后期的妇女、腹腔巨大肿块患者、腹水患者则以胸式呼吸为主。

(三)呼吸周期中肺内压和胸膜腔内压的变化

1. 肺内压(intrapulmonary pressure)  是指肺泡内的压力。肺内压在呼吸周期中可发生规律性变化。平静吸气初,由于胸廓扩大,肺容积也增大,因此,肺内压逐渐降低,可降至低于大气压 0.133~0.267kPa(1~2mmHg),于是外界空气进入肺泡。吸气末胸廓停止扩张,肺内压与大气压相等,气体暂时停止流动。平静呼气初,肺容积随胸廓而缩小,肺内压逐渐升高,可升至高于大气压 0.133~0.267kPa(1~2mmHg),于是肺内气体被呼出。呼气末胸廓停止缩小,肺内压再次与大气压相等(图 4-1-2)。可见,肺内压与大气压之间的压力差是肺通气的直接动力。临床上对某些呼吸暂停的患者施行人工呼吸,就是利用上述原理,通过人工的方法使胸廓被动地节律性扩大和缩小,或间断规律地向肺内正压输气,以维持肺通气。

2. 胸膜腔内压  肺与胸廓在结构上互不联结,但肺能随胸廓运动而张缩,这与胸膜腔的结构及其腔内的压力有关。胸膜腔是由胸膜脏层与胸膜壁层围成的密闭的潜在腔隙,胸膜腔内的压力称为胸膜腔内压。由于它通常低于大气压,故称为胸膜腔负压(intrapleural pressure,简称胸内负压)。正由于此胸内负压,加之胸膜腔内存在少量浆液,才使得胸膜脏层与壁层紧紧地贴在一起。所以,肺能随胸廓运动而张缩。吸气和呼气时肺内压、胸膜腔内压及呼吸气容积的变化见图 4-1-2。

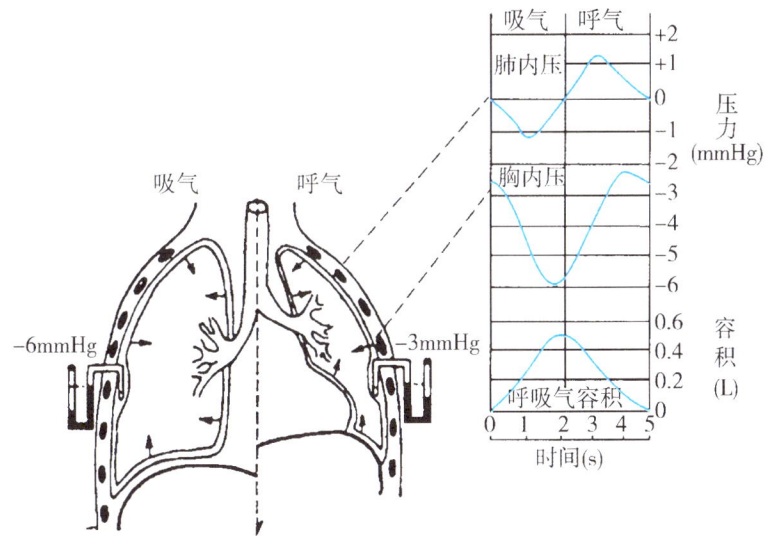

图 4-1-2  吸气与呼气时肺内压、胸膜腔内压及呼吸气容积的变化和胸膜腔内压直接测量的示意图

(1mmHg=0.133kPa)

人体在生长发育过程中,由于胸廓的生长速度比肺快,因此胸廓的自然容积大于肺的自然容积;而且肺位于胸廓内,由于肺比胸廓更容易变形,所以人出生后的肺始终处于扩张状态。处于扩张状态的肺有向其自然容积回缩的趋势,即存在肺回缩力。胸膜腔内压主要受肺回缩力的影响;同时,胸膜腔内压也受肺内压的影响。由肺回缩力引起的肺回缩压使肺缩小,而肺内压则使肺扩张,两者作用方向相反,因此:

胸膜腔内压=肺内压-肺回缩压

在呼气末或吸气末,气流停止,此时肺内压等于大气压,上式可改写为:

胸膜腔内压=大气压-肺回缩压

若大气压以 0 计算,则:

$$胸膜腔内压 = -肺回缩压$$

因此,胸内负压主要由肺回缩压所造成。肺泡扩张程度越大,则肺回缩压越大,胸内负压也越大,即越负。平静吸气末胸膜腔内压为 $-1.33 \sim -0.67$ kPa($-10 \sim -5$ mmHg);而平静呼气末胸膜腔内压为 $-0.67 \sim -0.40$ kPa($-5 \sim -3$ mmHg)。但在上呼吸道阻塞或剧烈咳嗽而用力呼气时,胸膜腔内压可变为正压。

胸膜腔负压的生理意义在于:①维持肺泡的扩张状态,并使肺能够随胸廓运动而张缩;②有利于扩张胸腔内的腔静脉和胸导管,促进静脉血和淋巴液回流。如果胸膜破裂,气体进入胸膜腔内,则形成气胸。发生气胸时,胸内负压减小或消失,可造成肺不张,严重时不仅影响呼吸功能,也影响循环功能,甚至危及生命。

## 二、肺通气的阻力

知识拓展

知识拓展

肺通气的阻力有弹性阻力和非弹性阻力两类,前者包括肺弹性阻力和胸廓弹性阻力,是平静呼吸时的主要阻力,约占肺通气总阻力的 70%;后者包括气道阻力、惯性阻力和黏滞阻力,约占总阻力的 30%,其中以气道阻力为主。

### (一)弹性阻力

弹性组织在受外力作用发生变形时,具有对抗变形或回位的力称为弹性阻力(elastic resistance)。弹性阻力的大小一般用顺应性来度量。顺应性(compliance)是指弹性组织扩张的难易程度,容易扩张即顺应性大,不易扩张则顺应性小。弹性阻力小则容易扩张,弹性阻力大则不易扩张。顺应性与弹性阻力成反比关系,即:

$$顺应性 \propto \frac{1}{弹性阻力(R)}$$

肺和胸廓的顺应性,可用单位压力变化($\Delta P$)所引起的容积变化($\Delta V$)来衡量(单位是 L/cmH$_2$O),可用下式表示:

$$顺应性 = \frac{容积变化(\Delta V)}{压力变化(\Delta P)} \text{L/cmH}_2\text{O}$$

式中容积变化(肺或胸廓)可用肺量计测定,而压力变化则是指跨肺压或跨壁压变化。跨肺压是指肺内压与胸膜腔内压之差,而跨壁压则为胸壁外大气压与胸膜腔内压之差。正常成年人的肺顺应性约为 0.2L/cmH$_2$O(2.0L/kPa),胸廓顺应性也为 0.2L/cmH$_2$O(2.0L/kPa)。在某些病理情况下,如肺充血、肺水肿和肺纤维化等,弹性阻力增大,肺顺应性减小,可导致吸气困难;相反,肺气肿时,因弹性组织破坏,肺顺应性增大,肺回缩力减小,也可导致呼吸困难。可见,顺应性增大不一定表示肺通气功能良好。

1.肺弹性阻力 主要来自两个方面:一是肺泡表面液体层形成的肺泡表面张力,约占肺弹性阻力的 2/3;二是肺弹性纤维的弹性回缩力,约占肺弹性阻力的 1/3。

(1)肺泡表面张力:肺泡内表面覆盖着一薄层液体,与肺泡内气体形成液-气界面。由于液体分子间的引力大于液体与气体分子间的引力,因而产生使肺泡趋于缩小的力,称为肺泡表面张力。根据 Laplace 定律,肺泡内压($P$)与表面张力($T$)成正比,而与肺泡半径($r$)成反比,即 $P = 2T/r$。由于肺泡大小不等且彼此相通,可以想象,在张力相同的情况下,小肺泡因半径小而更趋缩小,甚至萎缩(图 4-1-3);而大肺泡则因半径大而更趋扩张,甚至破裂。但实际情况并非如此,这是因为在肺泡液-气界面存在肺泡表面活性物质,它可以降低肺泡表面张力。

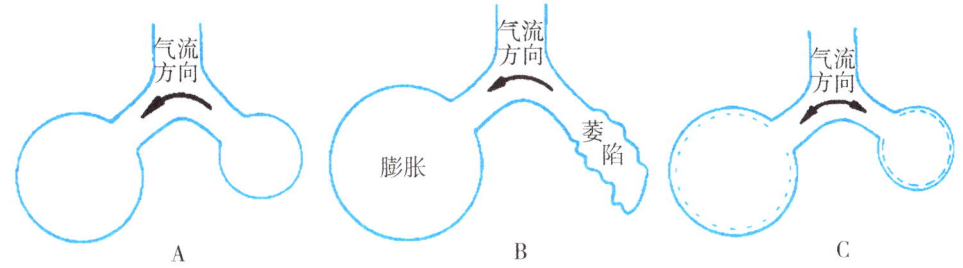

**图 4-1-3 肺泡表面活性物质对大小肺泡容积维持相对稳定**

A:大小肺泡在无肺表面活性物质时,表面张力相同　B:为 A 的结果　C:大肺泡表面活性物质分布密度小,表面张力大。小肺泡肺表面活性物质分布密度大,表面张力小,大小肺泡容积相对稳定

肺泡表面活性物质(alveolar surfactant)是由肺泡Ⅱ型上皮细胞合成和分泌的一种复杂的脂蛋白混合物,其主要脂质成分是二棕榈酰卵磷脂。它以单分子层分布于液-气界面,由于二棕榈酰卵磷脂分子之间的吸引力较小,因而可减少液体分子之间的引力,从而大大降低肺泡表面张力。肺泡表面活性物质的这一作用具有重要的生理意义:①减少吸气阻力,有利于肺的扩张,使吸气省力;②减少肺间质内组织液生成,阻止液体渗入肺泡,使肺泡内保持干燥,有利于肺泡内气体交换;③有助于维持肺泡容积的稳定性。当吸气时,肺泡表面积增大,肺泡表面活性物质散开,密度减小,降低表面张力的作用减弱,肺泡回缩力增大,从而防止肺泡的过度扩张;当呼气时,肺泡表面积缩小,肺泡表面活性物质浓集,密度增大,降低表面张力的作用增强,肺泡回缩力减少,从而防止肺泡萎缩。成年人患肺炎、肺血栓等疾病时,若损害肺泡Ⅱ型上皮细胞,则肺泡表面活性物质分泌减少,可导致吸气阻力增大,呼吸困难,甚至发生肺不张和肺水肿。新生儿患呼吸窘迫综合征,出现肺表面活性物质缺乏,是由于Ⅱ型上皮细胞发育不完善所致。

(2)弹性回缩力:肺组织内含有弹性纤维,其弹性回缩力是形成肺弹性阻力的重要组成部分。在一定范围内,肺扩张得越大,回缩力也越大,吸气阻力也越大。肺气肿时,弹性纤维大量破坏,弹性阻力减小,吸入的气体不易被呼出,使肺内残余气体量增大,也不利于肺通气。

2.胸廓弹性阻力　胸廓的弹性阻力主要来自弹性成分。与肺弹性阻力相比,胸廓弹性阻力有其特殊性。在平静吸气末,胸廓处于其自然位置,此时肺容量约为肺总量的67%,胸廓回位力为零,即不表现有弹性阻力。当肺容量大于肺总容量的67%时,胸廓弹性阻力向内,成为吸气的阻力、呼气的动力;而当肺容量小于肺总容量的67%时,胸廓小于其自然位置,胸廓弹性阻力向外,成为吸气的动力、呼气的阻力。可见,判断胸廓弹性阻力究竟是肺通气的阻力还是动力,应该根据胸廓的大小或位置而定。

### (二)非弹性阻力

非弹性阻力(non-elastic resistance)主要来源于气道阻力。气道阻力是指气体通过呼吸道时,气体分子之间以及气体分子与气道之间产生的摩擦。影响气道阻力的因素有呼吸道口径、长度、气流速度和气流形式等。其中,气道口径最为重要。当气流为层流时,气道阻力与气道半径的4次方成反比。可见,气道口径变小,气道阻力将明显增大。虽然气道阻力仅占通气总阻力的1/3左右,但它是临床上发生通气障碍最常见的原因之一。

健康人平静呼吸时，管径大于2mm的大气道，特别是主支气管以上气道（鼻、咽喉、气管），由于总横截面积小，气流速度快，因而是产生气道阻力的主要部位。管径小于2mm的小气管，总横截面积大约为大气道的30倍，气流速度慢，因而产生的阻力小，约占总气道阻力的10%。但当小气道平滑肌收缩时，小气道的阻力可成为重要的气道阻力来源。小气道平滑肌受到交感神经和副交感神经双重支配，交感神经兴奋时，平滑肌舒张，气道口径增大，气道阻力减少；而副交感神经兴奋时，平滑肌收缩，气道口径减小，气道阻力增大。一些体液因素也可影响气道平滑肌的收缩，如儿茶酚胺能使平滑肌舒张，临床上对支气管哮喘的患者，可用拟交感神经药来解除支气管平滑肌痉挛而缓解症状。相反，5-羟色胺、组胺、前列腺素$F_{2a}$（PG $F_{2a}$）、缓激肽等则可引起气道平滑肌收缩，增加气道阻力。

### 三、肺通气功能的评价

微课视频

肺通气是呼吸过程的第一环节，对实现肺泡与外界环境之间的气体交换，更新肺泡气体具有重要的意义。呼吸时肺容量和肺通气量的变化，是评价肺通气功能的基本指标。

#### （一）肺容量

肺容量是指肺所能容纳的气体量。肺容量可随呼吸运动而发生变化，其变化幅度与呼吸的深浅程度有关（图4-1-4）。

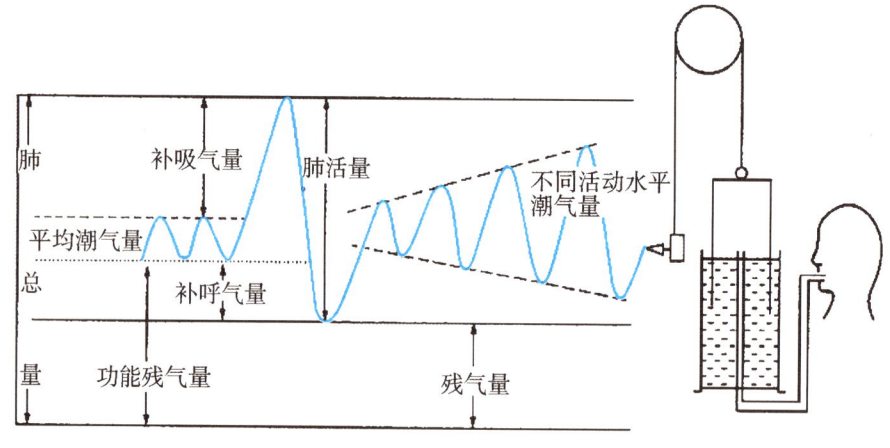

图 4-1-4　肺容量

1. **潮气量（tidal volume）**　平静呼吸时，每次吸入或呼出的气体量称为潮气量。正常成年人潮气量为0.4~0.6L，平均约为0.5L，运动时增大。

2. **补吸气量（inspiratory reserve volume）和深吸气量**　平静吸气末再尽力吸气，所能吸入的气体量称为补吸气量。正常成年人补吸气量为1.5~2.0L，它反映吸气储备能力的大小。补吸气量与潮气量之和称为深吸气量，它是衡量最大通气潜力的重要指标之一。

3. **补呼气量（expiratory reserve volume）**　平静呼气末再尽力呼气，所能呼出的气体量称为补呼气量。正常成年人补呼气量为0.9~1.2L，它可反映呼气储备能力的大小。

4. **肺活量（vital capacity）和时间肺活量（timed vital capacity）**　一次最大吸气后，再尽力呼气，所能呼出的最大气体量称为肺活量。它是潮气量、补吸气量和补呼气量之和。正常成年男性平均约3.5L，女性约2.5L。肺活量反映了一次呼吸所能达到的最大肺通气量，是测定静态肺通气功能的指标。但此值有较大的个体差异，它与年龄、身材、性别、体位和呼吸肌收缩等因素有关,因此仅适合于自身比较。而且,更为重要的是测量肺活量没有时间的限制,因此,如有气道狭窄或肺弹性下降,在延长呼气时间的情况下,肺活量仍可在正常范围。因而单纯测量肺活量将不能真实反映肺通气功能的好坏。

为了弥补上述测量单纯肺活量的不足,有人提出测量动态肺通气功能的指标即时间肺活量。它是指尽力吸气后作尽力尽快呼气的头几秒钟内呼出的气体量,通常以它所占肺活量的百分数来表示。正常成年人第一秒末呼出的气体量约占肺活量的83%,第二秒末约占96%,第三秒末约占99%。其中第一秒末的时间肺活量最有意义。时间肺活量是一项较好的肺通气功能指标,目前已为临床广泛采用。它不仅能反映肺活量的大小,而且能反映呼吸阻力的变化。

5. 残气量(residual volume)与功能残气量(functional residual capacity)  最大呼气末尚存留于肺内不能呼出的气体量称为残气量,正常成年人为1.0~1.5L。肺通气功能不良、肺弹性减弱时,残气量增大。功能残气量是指平静呼气末,余留在肺内的气体量,它是补呼气量与残气量之和,正常成人约为2.5L。功能残气量具有缓冲肺泡内$O_2$和$CO_2$分压的变化幅度、保持肺泡气体交换的连续性的作用。

6. 肺总量(total lung capacity)  肺能够容纳的最大气量称为肺总量。它是肺活量与残气量之和。正常成年男性约为5.0L,女性约为3.5L。

(二)肺通气量

1. 每分通气量(minute ventilation volume)  是指每分钟进或出肺的气体总量,它等于潮气量和呼吸频率的乘积。正常成年人平静呼吸时,潮气量平均为0.5L,呼吸频率为12~18次/分钟,故每分通气量可达6~9L。每分通气量随性别、年龄、身材和活动量的不同而有差异。

最大限度地作深而快的呼吸,每分钟所能吸入或呼出的气量称为每分最大通气量。它是一项反映肺通气功能储备能力的指标。人进行强体力劳动或剧烈运动时,最大通气量可达到70~120L。

2. 无效腔和肺泡通气量  呼吸运动时,每次吸入的气体总有部分留在呼吸道内,不能参加肺泡与血液之间的气体交换,存留这部分气体的呼吸道容积称为解剖无效腔(anatomic dead space),其容积约为0.15L。此外,进入肺泡的气体,由于各种原因,也有部分未能与血液进行交换,这部分未能发生气体交换的肺泡容积称为肺泡无效腔。解剖无效腔和肺泡无效腔合称为生理无效腔。

肺泡通气量(minute alveolar ventilation volume)指的是每分钟肺的有效通气量,即吸入肺泡的新鲜空气量,等于潮气量与无效腔气量之差乘以呼吸频率。正常成年人平静呼吸时,潮气量为0.5L,无效腔为0.15L,则每次吸入的新鲜空气为0.35L,如果呼吸频率为12次/分钟,则肺泡通气量为4.2L。

## 第二节  肺换气和组织换气

### 一、气体交换的原理

呼吸气体的交换包括肺换气和组织换气。不论是肺换气还是组织换气,都是以气体扩散的方式进行的。各种气体无论处于气体状态,还是溶解状态,气体分子总是从压力高处向压力低处移动,直至两处压力相等为止。气体扩散的动力是气体的分压差,分压差越大,气体扩散速率越快。气体扩散的条件是呼吸膜和细胞膜对气体分子的通透性。

### (一)气体的分压差

气体的分压(partial pressure)是指混合气体中某种气体成分所占大气总压力中的部分压力。某种气体成分的分压等于混合气体的总压力乘以该气体成分所占的容积百分比。例如,大气的总压力为 101.3kPa(760mmHg),$O_2$ 的容积百分比约为 21%,则 $O_2$ 分压($PO_2$)为 101.3kPa(760mmHg)×21%=21.2kPa(159mmHg)。气体的分压差是指两个相邻区域之间某种气体分压的差值,如肺泡气和肺毛细血管血液之间的 $O_2$ 分压差和 $CO_2$ 分压($PCO_2$)差等。

气体分子不断地溶解于液体,而液体中的气体分子不断从液体中逸出。溶解的气体分子从溶液中逸出的力,称为张力。张力就是指液体中的气体分压。肺泡气、血液和组织中的气体分压(张力)值列于表 4-1-1,可见,各不同部位之间存在着 $PO_2$ 和 $PCO_2$ 差。

表 4-1-1 肺泡气、血液和组织液中 $PO_2$ 和 $PCO_2$ kPa(mmHg)

|  | 肺泡气 | 静脉血 | 动脉血 | 组织 |
|---|---|---|---|---|
| $PO_2$ | 13.8(104) | 5.3(40) | 13.3(100) | 4.0(30) |
| $PCO_2$ | 5.3(40) | 6.1(46) | 5.3(40) | 6.7(50) |

### (二)气体的扩散速率

单位时间内气体扩散的容积称为气体扩散速率。气体扩散速率除受分压差影响外,还受该气体溶解度、相对分子量影响。其关系式如下:

$$气体扩散速率(D) \propto \frac{分压差 \times 溶解度}{\sqrt{相对分子量}}$$

$CO_2$ 在血浆中的溶解度约为 $O_2$ 的 24 倍,$CO_2$ 的相对分子量为 44,$O_2$ 的相对分子量为 32,肺泡与血液间 $O_2$ 分压差是 $CO_2$ 分压差的 10 倍。根据上式计算,$CO_2$ 在肺部扩散速率约为 $O_2$ 的 2 倍。

## 二、肺换气

### (一)肺换气过程

肺换气是指肺泡气与肺泡毛细血管血液之间的气体交换过程。如表 4-1-1 所示,肺泡气中的 $PO_2$ 13.8kPa(104mmHg)大于静脉血中的 $PO_2$ 5.3kPa(40mmHg),而肺泡气中的 $PCO_2$ 5.3kPa(40mmHg)则小于静脉血中的 $PCO_2$ 6.1kPa(46mmHg)。所以,当静脉血流经肺泡毛细血管时,在分压差的推动下,$O_2$ 由肺泡扩散入血液,$CO_2$ 则由静脉扩散入肺泡,从而完成肺换气过程(图 4-1-5)。$O_2$ 和 $CO_2$ 的扩散速度极快,仅需 0.3s 即可达到平衡。通常情况下,血液流经肺毛细血管的时间约为 0.7s,所以当血液流经肺毛细血管全长的 1/3 时,肺换气过程已经基本上完成。肺换气的结果使静脉血变成动脉血。

### (二)影响肺换气的主要因素

1.气体扩散速率 凡能影响气体扩散速率的因素,如前所述,气体的分压差、溶解度和相对分子质量的平方根等都能影响肺换气。由于 $CO_2$ 的扩散速率较 $O_2$ 高,所以临床上缺 $O_2$ 比 $CO_2$ 潴留更为常见。

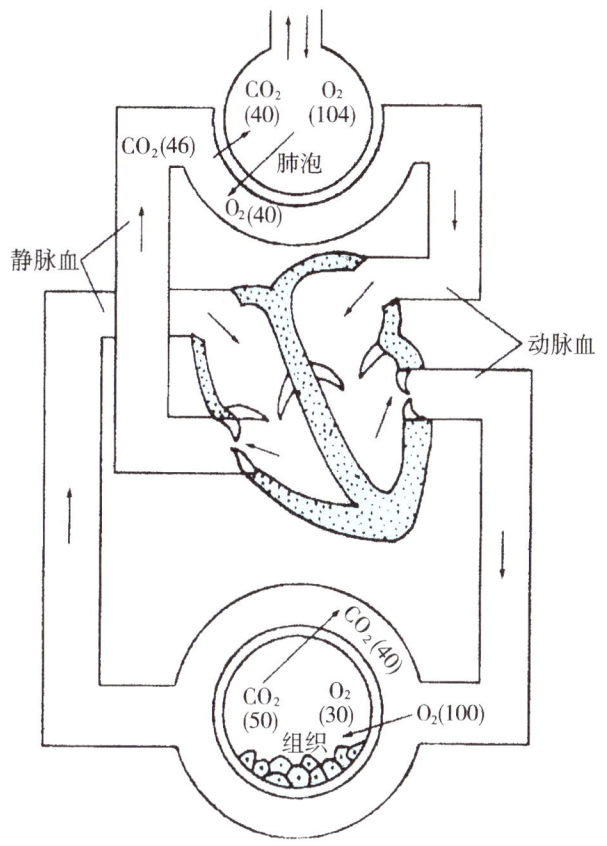

**图 4-1-5 肺换气和组织换气过程**
数字代表气体分压,单位为 mmHg,1mmHg=0.133kPa

2. **呼吸膜的厚度和面积** 正常呼吸膜总厚度不到 $1\mu m$,气体分子极易透过此膜而进行扩散(图 4-1-6)。气体扩散量与呼吸膜的厚度成反比,与呼吸膜的面积成正比。但在病理情况下,如肺纤维化、肺水肿等,由于呼吸膜增厚,即扩散距离加大,因而气体扩散速率降低,气体扩散量减少。正常成年人肺的总扩散面积约有 $70m^2$,安静状态下,呼吸膜的扩散面积约有 $40m^2$,因此有相当大的储备面积。运动时,肺毛细血管开放数量和开放程度增加,扩散面积也增大。肺不张、肺实变、肺气肿或肺毛细血管阻塞均可使呼吸面积减少,肺换气减少。

3. **通气/血流比值**(ventilation/perfusion ratio,简称 $V/Q$ 比值) 是指每分钟肺泡通气量与肺血流量的比值。正常成年人安静时,肺泡通气量约为 4.2L,而肺血流量相当于心排出量,约为 5.0L,因此 $V/Q$ 比值为 4.2/5.0=0.84。只有当肺泡通气量与肺血流量相匹配时,即 $V/Q$ 比值适宜时,才能实现高效率的肺换气。$V/Q$ 比值=0.84 时,静脉血流过肺毛细血管,全部变为动脉血,肺换气的效率最高。如果 $V/Q$ 比值增大,意味着肺泡通气过度或肺血流量不足,此时有部分肺泡气未能与血液实现换气,致使肺泡无效腔增大,如部分肺血管栓塞者。反之,如果 $V/Q$ 比值减小,则意味着通气不足或血流过剩,同样使部分静脉血得不到充分的气体交换,犹如发生了功能性动-静脉短路,可见于哮喘发作者。因此,$V/Q$ 比值增大或减小,均将降低肺换气效率,导致机体缺 $O_2$ 或 $CO_2$ 潴留。

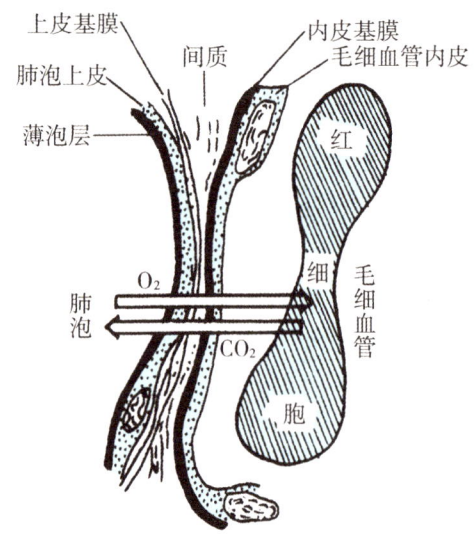

图 4-1-6　呼吸膜结构模式图

### 三、组织换气

组织换气是指细胞与组织毛细血管血液之间气体交换的过程。在组织内,细胞因新陈代谢而不断消耗 $O_2$ 并产生 $CO_2$,造成组织内 $PO_2$ 4.0kPa(30mmHg) 明显低于动脉血 $PO_2$ 13.3kPa(100mmHg),而 $PCO_2$ 6.7kPa(50mmHg) 高于动脉血 $PCO_2$ 5.3kPa(40mmHg)。因此,当动脉血流经组织毛细血管时,$O_2$ 顺着分压差由血液向组织细胞扩散,而 $CO_2$ 则由细胞向血液扩散。组织换气的结果使动脉血变成静脉血(参见图 4-1-5)。

影响组织换气的因素主要有组织细胞代谢及血液供应情况两个方面。当组织细胞代谢活动增强时,一方面,由于耗氧量和 $CO_2$ 产生量增多,组织细胞与血液之间的 $O_2$ 及 $CO_2$ 分压差增大,因而气体交换增多;另一方面,局部代谢产物增多则能使毛细血管大量开放,血流量增多,也将有利于气体交换。

## 第三节　气体在血液中的运输

$O_2$ 和 $CO_2$ 在血液中的运输形式有两种,即物理溶解和化学结合。物理溶解的量较少,但是很重要,因为气体交换时,进入血液的 $O_2$ 和 $CO_2$ 都必须先溶解于血液中,以提高其分压,而后才能发生化学结合;$O_2$ 和 $CO_2$ 从血液释放时,结合的气体解离后,也必须先溶解于血液中,然后再逸出血液。气体在血液中的运输,是实现肺换气和组织换气的重要中间环节。

### 一、氧的运输

在动脉血中,溶解状态的 $O_2$ 约占血液 $O_2$ 总含量的 1.5%,而进入红细胞与血红蛋白结合运输的 $O_2$ 约占 98.5%。因此,$O_2$ 的运输以化学结合为主。

#### (一)$O_2$ 与血红蛋白的结合

$O_2$ 能够与血红蛋白中的 $Fe^{2+}$ 结合,形成氧合血红蛋白($HbO_2$),这是一种不需要酶催化、疏松、可逆的结合,称为氧合。氧合的速度取决于 $PO_2$ 的高低。当血液流经 $PO_2$ 较高的肺部时，$O_2$ 从肺泡扩散入血液，使血液 $PO_2$ 升高，$HbO_2$ 生成增多；而当血液流经 $PO_2$ 较低的组织时，$HbO_2$ 解离成 Hb 和 $O_2$，释放出的 $O_2$ 扩散入组织细胞。脱氧后的血红蛋白，称为去氧血红蛋白（Hb）。Hb 和 $O_2$ 的可逆结合表示为：

$$Hb+O_2 \xrightleftharpoons[PO_2低（组织）]{PO_2高（肺部）} HbO_2$$

每克 Hb 最多可结合 1.34ml 的 $O_2$。健康成年人血液中 Hb 的含量约为 150g/L，因此，1L 血液能够结合 $O_2$ 的最大量约为 0.2L。在 1L 血液中，Hb 能够结合的最大 $O_2$ 量称为氧容量（oxygen capacity）。但在实际上，血液的含 $O_2$ 量并非都能达到最大值。1L 血液中，Hb 实际结合的 $O_2$ 量称为氧含量（oxygen content）。氧含量占氧容量的百分比，称为 Hb 的氧饱和度。

氧合血红蛋白呈鲜红色，去氧血红蛋白呈紫蓝色。如果血液中含氧合血红蛋白多，则血液呈鲜红色，如动脉血。如果血液中含去氧血红蛋白多，则血液呈暗红色，如静脉血。如果毛细血管床血液含去氧 Hb 达 50g/L 以上，则口唇、甲床出现青紫色，称发绀。通常，出现发绀表示机体缺氧。但是，在严重贫血患者缺氧时，因为 Hb 总量太少，以至于毛细血管床血液中去氧 Hb 少于 50g/L，患者并不出现发绀。反之，某些红细胞增多的患者，虽然不缺氧，但因为 Hb 总量增多，毛细血管床血液中去氧 Hb 量超过 50g/L，也会表现出发绀。此外，CO 能够与 $O_2$ 竞争结合 Hb，而且 CO 与 Hb 的结合能力是氧的 210 倍，因此 CO 中毒时，也会发生缺氧，但此时去氧 Hb 并不增多，因此不出现发绀，而是口唇呈现樱桃红色。

### （二）氧解离曲线

氧解离曲线（oxygen dissociation curve）是表示血 $PO_2$ 和 Hb 氧饱和度关系的曲线。曲线表示在不同 $PO_2$ 下 $O_2$ 和 Hb 结合的情况，也能反映在不同 $PO_2$ 下 $O_2$ 和 Hb 解离的情况。在一定范围内，Hb 的氧饱和度与 $PO_2$ 成正相关，即 Hb 的氧饱和度随着 $PO_2$ 增减而增减。但两者关系并非完全呈线性，而是呈近似 S 形的曲线关系（图 4-1-7）。

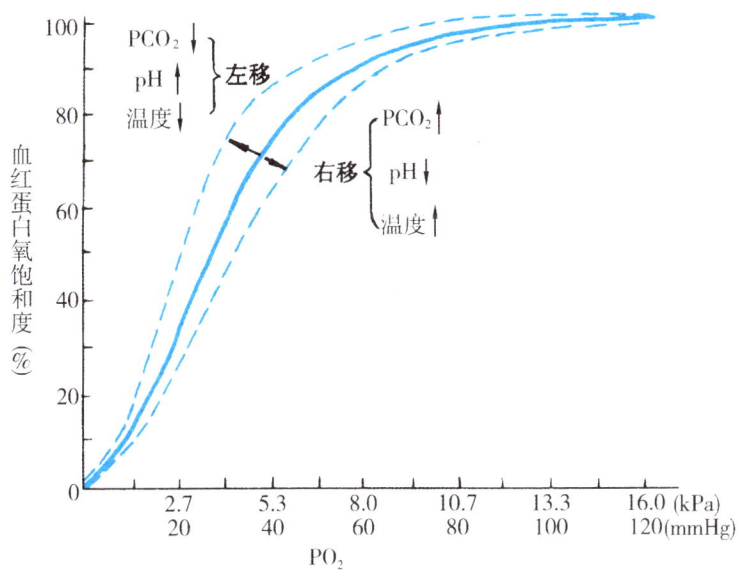

图 4-1-7　氧解离曲线及其主要影响因素

这种 S 形曲线具有重要生理意义：①曲线上段，即 $PO_2$ 在 8.0～13.3kPa（60～

100mmHg)范围内变化的曲线,其特点是比较平坦,表明$PO_2$变化对Hb的氧饱和度影响不大。血液$PO_2$在13.3kPa(100mmHg)时,Hb氧饱和度为97.4%,血$O_2$含量约为19.4%;而血液$PO_2$在8.0kPa(60mmHg)时,Hb氧饱和度仍保持在90%以上。表明机体在肺泡$PO_2$适当降低的情况下,如在高空、高原活动时,轻度呼衰者不至于发生明显的低氧血症。该段曲线表明了正常动脉血中$PO_2$与Hb氧饱和度的关系。②曲线中段,即$PO_2$在5.3~8.0kPa(40~60mmHg)范围内变化的曲线,这段曲线较陡,表明随血液$PO_2$的降低,可有较多$O_2$被释放出,供组织利用。③曲线下段,相当于$PO_2$在2.0~5.3kPa(15~40mmHg)范围内变化的曲线,是最陡的一段,表示血液$PO_2$略有下降,$HbO_2$就会释放大量的$O_2$。当组织细胞活动加强时,耗氧量增多,血液$PO_2$的改变即进入曲线的这一段,因而组织细胞可获得比安静时更多的$O_2$。这段曲线体现了$HbO_2$具有较强的释放$O_2$能力。

影响氧解离曲线的主要因素有血液中的$PCO_2$、pH值和温度。$PCO_2$升高、pH值降低、体温升高时,曲线发生右下移,此时Hb与$O_2$的结合力降低,促使$HbO_2$解离和释放$O_2$;反之,血液中$PCO_2$降低、pH值升高、体温降低时,曲线将发生左上移,Hb与$O_2$的结合力增高,$HbO_2$形成增多而$O_2$释放减少。

## 二、二氧化碳的运输

血液中物理溶解的$CO_2$约占$CO_2$总运输量的5%,化学结合的$CO_2$约占95%。化学结合的形式主要是碳酸氢盐和氨基甲酸血红蛋白两种,其中前者约占$CO_2$总运输量的88%,后者占7%。

### (一)碳酸氢盐

组织代谢产生的$CO_2$进入血液后,很快扩散到红细胞内,在红细胞内的碳酸酐酶的催化下,与水反应生成$H_2CO_3$,$H_2CO_3$又迅速解离成$HCO_3^-$和$H^+$。因为血浆中碳酸酐酶量含量极少,该反应主要在红细胞内进行,反应速度比血浆快5000倍。红细胞膜对负离子通透性极高,随着红细胞内解离的$HCO_3^-$不断增加,大部分的$HCO_3^-$顺着浓度差向红细胞外扩散,与血浆中的$Na^+$结合成$NaHCO_3$被运输,它是体内$CO_2$运输的主要形式,也是血液中重要的碱储备形式。在$HCO_3^-$向红细胞外扩散的同时,血浆中的$Cl^-$扩散入红细胞内,这种现象称为氯转移,它维持了$HCO_3^-$外流后,红细胞内外的电位平衡。红细胞内还有少部分$HCO_3^-$与$K^+$结合成$KHCO_3$被运输。由于红细胞膜对正离子通透性极小,因此红细胞内解离的$H^+$与$HbO_2$结合,生成HHb,同时促使了$HbO_2$释放$O_2$,供给组织利用(图4-1-8)。血液中$HCO_3^-$的形成和分解是可逆的,其反应方向取决于$PCO_2$的高低。在肺部,由于$PCO_2$较低,反应过程与上述方向相反进行,促使血浆中$HCO_3^-$进入红细胞转变成$CO_2$,后者再透过呼吸膜由肺呼出体外。

### (二)氨基甲酸血红蛋白

$CO_2$能直接与Hb上的自由氨基($-NH_2$)结合,形成氨基甲酸血红蛋白(HbNHCOOH),其反应式如下:

$$CO_2 + HbNH_2 \xrightleftharpoons[\text{肺部}]{\text{组织}} HbNHCOOH$$

此反应无需酶的催化,结合和解离都可迅速完成。调节这一反应的主要因素是氧合作用。在组织毛细血管处,$O_2$的解离促进了Hb与$CO_2$的结合(参见图4-1-8);而在肺泡毛细血管中,$O_2$与Hb的结合,促进了$CO_2$与氨基甲酸血红蛋白的解离。

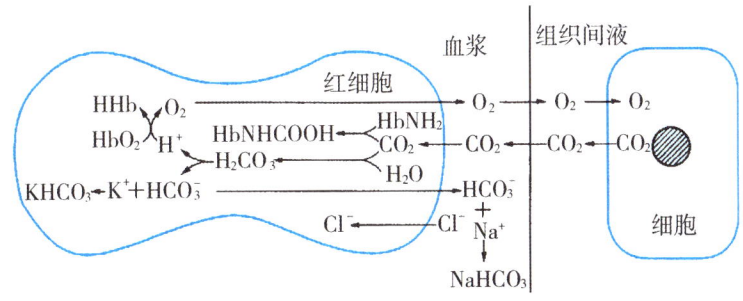

图 4-1-8　$CO_2$ 从组织进入血液以及在血中运输

## 第四节　呼吸运动的调节

微课视频

呼吸运动是一种自主性的节律活动,其深度和频率可随机体内、外环境的改变而发生变化,以适应机体代谢水平变化的需要。此外,呼吸运动也受大脑意识控制,在某些特殊情况下,如吞咽、说话、排便、潜水时,可暂时屏住呼吸,以保证这些活动的正常进行。根据机体调节方式的不同,呼吸运动有自主性呼吸和随意性呼吸两种,本节主要介绍的是自主性呼吸调节。

### 一、呼吸中枢与呼吸节律的形成

#### (一)呼吸中枢

呼吸中枢(respiratory center)是指中枢神经系统内产生和调节呼吸运动的神经细胞群。正常的呼吸运动是在各级呼吸中枢的相互配合、相互制约和各种外周传入冲动的调节下完成的。动物实验表明,在脊髓与延髓之间离断(图 4-1-9)时,呼吸运动立即停止。说明产生节律性呼吸运动的中枢不在脊髓,脊髓只是联系脊髓以上脑区与呼吸肌之间的中继站和整合某些呼吸反射的初级中枢。

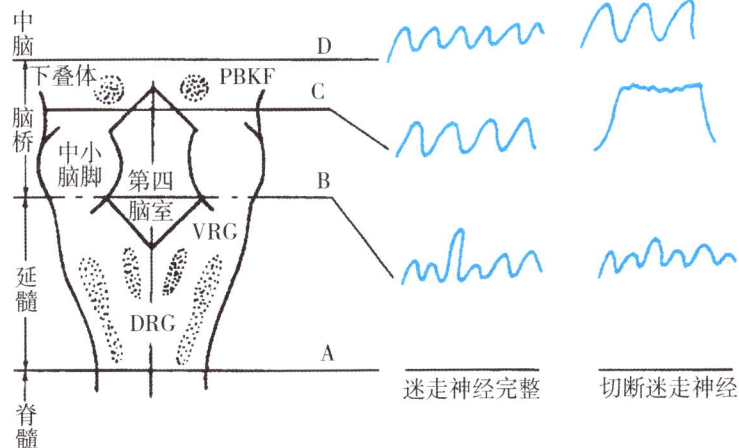

图 4-1-9　脑干内有关呼吸核团和在不同平面横切脑干后呼吸的变化
A、B、C、D 为不同平面横切面

1. 延髓　利用微电极记录神经元放电的方法,发现中枢神经系统内存在与呼吸运动同步放电的神经元,称为呼吸神经元。它们大体分两组,即延髓的背侧呼吸组和腹侧呼吸组。背侧呼吸组主要集中在孤束核的腹外侧,大多数属于吸气神经元,这群神经元具有自发性放电的特性,并且能够接受来自肺、咽喉和外周化学感受器传入纤维的投射。腹侧呼吸组含有吸气神经元和呼气神经元,后者主要集中在后疑核和面神经后核,其功能可能是在呼气期间,使吸气神经元抑制和引起用力呼气。

若在动物的延髓与脑桥之间横断,虽然动物有呼吸,但是呼吸节律变得不规则(参见图4-1-9),说明延髓有调节呼吸运动的基本中枢,而正常的节律性呼吸运动还需要高一级的中枢参与调节。

2. 脑桥　在脑桥上1/3处,呼吸神经元相对集中的臂旁内侧核(NPBM)与相邻的Kolliker-Fuse(KF)核,两者合称为PBKF核群。若刺激该区,可以使动物的呼吸由吸气向呼气转变,同时呼吸频率增快;相反,若在脑桥上、中处切断脑桥(参见图4-1-9),同时切断双侧迷走神经(以消除肺牵张感受器传入冲动,详见后文),可见吸气延长,呼吸频率变慢。这表明在此区有抑制吸气,使吸气向呼气转变的功能,该区域称为脑桥呼吸调整中枢。在动物的中脑与脑桥之间横断脑干(参见图4-1-9),呼吸节律正常,这说明正常的呼吸节律产生于延髓和脑桥的共同调节作用。

3. 高位脑　呼吸运动还受下丘脑、边缘系统、大脑皮层等部位的调节。大脑皮层可随意控制呼吸,在一定限度内可随意屏气或加强加快呼吸,如潜水、咳嗽、唱歌时,因而属于随意呼吸系统;而低位脑干则属于不随意的自主呼吸节律调节系统,两个系统各有其不同的下行通路。临床上有时可观察到自主呼吸和随意呼吸分离的现象,当自主呼吸通路受损而使自主节律呼吸功能丧失时,患者觉醒时可依靠随意呼吸维持肺通气,如未进行人工呼吸,一旦入睡,即可发生呼吸停止。而当大脑皮层受损时,随意呼吸调节功能障碍,但是自主性呼吸运动仍能进行。

### (二)呼吸节律的形成

自主呼吸节律的形成机制至今尚未完全阐明,目前被多数学者接受的是局部神经元回路反馈控制假说。假说认为,在延髓背外侧呼吸组有中枢吸气活动发生器,它能自发地兴奋,产生吸气;延髓中还存在由多种神经元组成的吸气切断机制,后者兴奋时能反过来切断吸气而发生呼气。吸气活动发生器主要通过以下3条途径来兴奋吸气切断机制的活动:①兴奋脊髓吸气运动神经元而引起吸气,吸气时肺扩张,再通过肺牵张反射而兴奋吸气切断机制;②兴奋脑桥呼吸调整中枢,转而加强吸气切断机制的活动;③直接兴奋吸气切断机制的神经元。当吸气切断机制被激活后,它能够负反馈地抑制中枢吸气活动发生器,抑制吸气,使吸气转为呼气。

## 二、呼吸的反射性调节

凡来自呼吸器官本身活动改变和血液中化学成分改变的刺激,都能反射性地影响呼吸运动。

### (一)肺牵张反射

由肺的扩张或缩小引起的反射性呼吸变化,称为肺牵张反射(pulmonary stretch reflex)。它包括肺扩张反射和肺缩小反射两种。

肺牵张反射的感受器分布在支气管和细支气管的平滑肌层中,称为肺牵张感受器。吸气使肺扩张到一定程度时,肺牵张感受器兴奋,发放冲动频率增高,冲动沿迷走神经传入延髓,兴奋吸气切断机制,抑制吸气神经元,使吸气转为呼气,此过程为肺扩张反射。通常肺牵张反射主要是指肺扩张反射。其生理意义在于防止吸气过深及加快呼吸节律。切断迷走神经后，该反射途径被破坏，使吸气延长，呼吸变得深而慢。正常成人在平静呼吸时，肺扩张反射不参与呼吸调节，仅在深呼吸(潮气量>0.8L)时，或病理情况下如肺充血、肺水肿、肺炎等，才能引起该反射，使呼吸变浅变快。呼气时肺缩小，对肺牵张感受器的刺激减弱，传入冲动减少，解除了对吸气的抑制，再次发生吸气，此过程为肺缩小反射，其生理意义是阻止呼气过深和肺不张。其在平静呼吸的调节中意义不大。

**(二)化学感受性呼吸反射**

1. 化学感受器　血液中某些化学物质通过刺激化学感受器，可以反射性地调节呼吸运动。根据感受器分布的部位不同，有外周化学感受器和中枢化学感受器两种。

(1)外周化学感受器：颈动脉体和主动脉体是调节呼吸和循环两种功能的外周化学感受器。动脉血中$PO_2$降低、$PCO_2$或$H^+$浓度升高可刺激外周化学感受器，使其传入冲动增加，冲动沿着窦神经和迷走神经传入呼吸中枢，反射性引起呼吸加深加快。

(2)中枢化学感受器：位于延髓腹外侧浅表部位，左右对称，分为头、中、尾区。头、尾区有化学感受性，脑脊液和局部细胞外液中的$H^+$是有效刺激物，能反射性地兴奋呼吸中枢，调节呼吸运动。

2. $PCO_2$、$PO_2$和$H^+$对呼吸运动的调节　动脉血或脑脊液中的$PCO_2$、$PO_2$和$H^+$浓度的改变，可以刺激化学感受器，反射性地引起呼吸活动改变；而呼吸活动的改变，则对维持血液中各种化学成分的相对稳定具有重要的生理意义。

(1)$CO_2$对呼吸的影响：动脉血中$PCO_2$升高能有效地加强呼吸运动，使呼吸加深加快，肺通气量增多；而动脉血中的$PCO_2$则受吸入气中$CO_2$浓度的影响。空气中$CO_2$的正常浓度约为0.04%。当吸入气体中$CO_2$的浓度增加到1%时，肺通气量开始增加；若吸入气体中$CO_2$的浓度达4%时，肺通气量可增加1倍以上。但是，吸入气体中$CO_2$的浓度超过7%时，则会出现头昏、头痛等症状；达到15%~20%时，将会引起呼吸中枢麻痹，导致呼吸抑制，肺通气量减少，甚至出现惊厥、昏迷。相反，当动脉血中$PCO_2$过低时，呼吸活动也会减弱，如人在过度通气时，由于血中$PCO_2$降低，可出现呼吸暂停。所以，$CO_2$是维持正常呼吸的有效生理性刺激。临床上，对于肺气肿、肺心病等缺氧患者给予输氧时，不能让患者吸入纯氧，以防止吸入纯氧造成患者呼吸停止。

$CO_2$兴奋呼吸主要是通过刺激位于延髓外侧浅表部的中枢化学感受器而实现的。血液中$CO_2$能迅速透过血-脑屏障，在碳酸酐酶作用下，与水结合成$H_2CO_3$，$H_2CO_3$再解离出$H^+$，$H^+$对中枢化学感受器有很强的兴奋作用，中枢化学感受器兴奋后，再经一定的纤维投射，使呼吸中枢兴奋，从而导致呼吸运动增强。$CO_2$也可以刺激位于颈动脉体和主动脉体外周化学感受器，兴奋经窦神经和主动脉神经传入延髓呼吸中枢，反射性引起呼吸运动加深加快。

(2)$H^+$对呼吸的影响：当动脉血中$H^+$浓度增高时，呼吸加深加快，肺通气量增加；而$H^+$浓度降低时，呼吸则受到抑制。动脉血中$H^+$浓度对呼吸运动的调节途径与$CO_2$相似，但由于$H^+$不易透过血-脑屏障，故对中枢化学感受器的刺激作用很弱，它主要是通过刺激外周化学感受器，引起呼吸中枢兴奋，使呼吸加强。临床上可观察到糖尿病、肾衰竭或代谢性酸中毒患者，因血液中$H^+$浓度增高而出现的深大呼吸现象。

(3)缺氧对呼吸的影响：吸入气体中$PO_2$略有下降时，对呼吸没有明显的影响，只有当吸入气中氧的含量降低10%以上，血液$PO_2$降到8.0kPa(60mmHg)以下时，才能反射性地加强呼吸,使肺通气量增大。低$O_2$兴奋呼吸主要是通过刺激外周化学感受器而引起的。若摘除外周化学感受器,低$O_2$对呼吸的兴奋作用消失,呼吸反而抑制,这是因为低$O_2$对呼吸中枢有直接抑制作用,通常在轻中度低$O_2$情况下,来自外周化学感受器的传入冲动可对抗低$O_2$对中枢的抑制作用,使呼吸中枢兴奋,反射性增强呼吸运动;但在严重缺$O_2$时,则不能对抗低$O_2$对呼吸中枢的抑制作用,因而使呼吸运动减弱,甚至可以引起呼吸暂停。临床上,严重肺气肿、肺心病患者,由于长期肺换气障碍而导致低$O_2$和$CO_2$潴留,此时中枢化学感受器对$CO_2$的刺激作用发生适应而敏感性降低,外周化学感受器对低$O_2$刺激的适应则很慢,故此时低$O_2$对外周化学感受器的刺激已成为驱动呼吸的主要刺激。维持这种患者一定程度的低$O_2$十分重要,若给予纯$O_2$吸入,则可因突然取消低$O_2$对外周化学感受器的有效刺激而导致呼吸暂停。

### 三、周期性呼吸

周期性呼吸是异常的呼吸形式,表现为呼吸增强增快与减弱减慢交替出现。最常见的有陈-施呼吸和比奥呼吸。

陈-施呼吸的特点是呼吸逐渐增强增快再逐渐减弱减慢与呼吸暂停交替出现,每个周期约45s至3min。目前认为,陈-施呼吸产生的基本机制是因为某种原因使呼吸受到刺激,肺通气量增加,呼出过多的$CO_2$,低$PCO_2$的血液到达脑部,呼吸因缺少$CO_2$的刺激而受到抑制,于是变慢变浅甚至停止。呼吸抑制又使血液$PCO_2$升高,高$PCO_2$的血液到达脑部后,又刺激呼吸,呼吸又复变快变深,再次使$PCO_2$下降,呼吸再次受到抑制。上述过程周期性进行而产生陈-施呼吸。在心力衰竭导致肺-脑循环时间延长时,以及低$O_2$或某种脑干损伤时,可出现陈-施呼吸。

比奥呼吸的特点是一次或多次强呼吸后,继以长时间呼吸停止,之后又再次出现数次强的呼吸。比奥呼吸的周期持续时间变动较大,短的仅10s,长的可达1min。比奥呼吸见于脑损伤、颅内压升高、脑膜炎、安眠药中毒等疾病,常是死亡前出现的危急症状,其发生的原因尚不清楚,可能疾病已侵及延髓,损害了呼吸中枢。

同步测试

**思考题**
1. 呼吸全过程包括哪些环节?呼吸有何生理意义?
2. 试述呼吸运动时,肺内压和胸膜腔内压的变化。
3. 胸膜腔内负压的形成原因及其生理意义有哪些?
4. 试述肺通气的弹性阻力和非弹性阻力来源。
5. 试述血液中$O_2$、$CO_2$、$H^+$浓度的变化对呼吸运动的影响。

(汤碧娥 王 珏)

# 第二章 缺氧

**学习要求**
1. 掌握缺氧的概念和发病机制。
2. 熟悉缺氧时机体的功能代谢变化。
3. 了解缺氧时的处理原则。

## 第一节 概述

氧是维持生命活动必需的物质。因供氧减少或利用氧障碍引起的机体功能、代谢甚至形态结构发生异常改变的病理过程称为缺氧(hypoxia)。氧的获得和利用是个复杂的过程,它是由许多环节共同协调完成的。氧从外界进入组织细胞被利用可有4个基本环节:①肺通气。外界气体与肺泡之间的气体交换。②肺换气。肺泡与毛细血管之间的气体交换。③气体在血液中的运输。④组织细胞与血液之间的气体交换及被组织细胞利用。其中任何一个环节出现障碍均会导致缺氧。在静息状态下,正常成年人每分钟的耗氧量约250ml,剧烈运动时可增加8~9倍,而体内储存的氧量仅1.5L。因此,呼吸、心跳一旦停止,数分钟内就可能死于缺氧。

临床上常用缺氧指标反映组织供氧和耗氧量的变化。

思维导图

课件

微课视频

## 第二节 常用的缺氧指标

### (一)血氧分压

血氧分压($PaO_2$)是指物理状态溶解于血液中的氧所产生的张力,又称血氧张力。正常人动脉血氧分压约为13.3kPa(100mmHg),静脉血氧分压约为5.32kPa(40mmHg),其高低主要取决于吸入气体的氧分压和外呼吸功能状态。

### (二)血氧容量

血氧容量($CO_2\,max$)是指氧分压为20kPa(150mmHg)、二氧化碳分压为5.32kPa(40mmHg)、温度为38℃的标准条件下,100ml血液中的血红蛋白被氧充分饱和时的最大带氧量,取决于血红蛋白的质和量。它的高低反映血液携带氧的能力。正常值为200ml/L。

### (三)血氧含量

血氧含量($CO_2$)为100ml血液的实际带氧量,包括结合于血红蛋白中的氧量和血浆中溶解的氧。由于溶解的氧量仅有3ml/L,故血氧含量主要指100ml血液中血红蛋白所结合的氧量,主要取决于血氧分压和血红蛋白的质和量。动脉血氧含量($CaO_2$)约为

19ml/dl,静脉血氧含量($CvO_2$)约为 14ml/dl。

### (四)血氧饱和度

血氧饱和度($SO_2$)是指血红蛋白与氧结合的百分数,主要取决于血氧分压,可用下列公式表示:

$$SO_2 = (血氧含量-溶解氧量)/血氧容量 \times 100\%$$

正常血氧饱和度为 95%~97%,静脉血氧饱和度为 75%。$P_{50}$为反映血红蛋白与氧亲和力的指标,指血红蛋白氧饱和度为 50%时的氧分压,正常值为 3.5~3.6kPa(26~27mmHg)。

### (五)动-静脉血氧含量差

动-静脉血氧含量差指动脉血氧含量与静脉血氧含量的差值,反映组织的摄氧量。由于各器官组织耗氧量不同,各器官动-静脉血氧含量存在差异,平均为 60~80ml/L。

## 第三节 缺氧的原因和发病机制

空气中的氧气经过外呼吸进入血液,并随血液运送到组织细胞,经内呼吸为细胞利用。整个呼吸过程中的任一环节发生障碍,都可以导致缺氧。根据缺氧的原因和血氧变化的特点,可将缺氧分成 4 种类型。

### 一、低张性缺氧

低张性缺氧(hypotonic hypoxia)是指氧分压降低,引起组织供氧不足的缺氧,又称乏氧性缺氧。

#### (一)原因与机制

1. 吸入气氧分压过低　多发生于海拔 3000m 以上的高原和高空;也可发生在通风不良的矿井和坑道。因吸入气体的氧分压降低使进入肺泡的氧减少,导致组织供氧不足。

2. 外呼吸功能障碍　见于肺通气和换气功能障碍所致的缺氧。常见的疾病有慢性支气管炎、急慢性肺炎、肺气肿、肺结核和肿瘤等。此型因肺呼吸功能障碍,使动脉血氧分压和血氧含量不足,导致组织细胞缺氧。

3. 静脉血分流入动脉　某些先天性心脏病患者,如室间隔缺损伴肺动脉狭窄或法洛四联症等,因右心室的压力较左心室的压力高,可出现右向左分流,未经氧合的静脉血可直接进入左心动脉血中,导致氧分压降低。

#### (二)血氧变化的特点

低张性缺氧时氧分压降低,动脉血氧含量和血氧饱和度降低,动-静脉血氧含量差减少。因为血红蛋白与氧的结合能力未改变,血氧容量正常。如果是慢性缺氧,红细胞和血红蛋白代偿性增加而使血氧容量增加,此时组织利用氧的能力代偿性增强,则动-静脉血氧含量差可变化不明显。

当氧分压减低,可使毛细血管血液中脱氧血红蛋白的浓度增高,当脱氧血红蛋白达到 50g/L 时,皮肤和黏膜呈青紫色,称为发绀(cyanosis)。发绀是缺氧的一种表现,但要注意:缺氧的患者不一定都有发绀,如血液性缺氧的患者可无发绀;有发绀的患者也并不一定是缺氧的患者,如红细胞增多症患者。因此临床上应注意鉴别,以防误诊。

## 二、血液性缺氧

由于血红蛋白质或量的改变,以致血液携带氧的能力降低而引起的缺氧称为血液性缺氧(hemic hypoxia)。

### (一)原因和机制

1. 贫血　严重贫血时血红蛋白含量减少,血液携带氧量降低,供给组织的氧不足。

2. 一氧化碳中毒　CO可与血红蛋白结合,称为碳氧血红蛋白,而且CO与血红蛋白的亲和力是氧的210倍。碳氧血红蛋白无携带氧的能力。只要吸入气体中含0.1%的CO就有近50%的血红蛋白形成碳氧血红蛋白而失去携氧能力。同时,CO还能抑制红细胞内糖酵解,使2,3-DPG生成减少,氧离曲线左移,进一步加重组织缺氧。

3. 高铁血红蛋白血症　血红蛋白中的二价铁,在氧化剂的作用下氧化成三价铁,形成高铁血红蛋白血症。高铁血红蛋白中的三价铁与羟基牢固结合而丧失携带氧的能力,以致氧离曲线左移,使组织缺氧。当食用含亚硝酸盐的腌菜后,或硝酸盐经肠道细菌作用还原为亚硝酸盐,后者为氧化剂,可使血红蛋白中的二价铁氧化成三价铁,导致高铁血红蛋白血症。

### (二)血氧变化的特点

血液性缺氧时,主要是血红蛋白的质和量的异常变化,吸入气体的氧分压及外呼吸功能正常,故血氧的变化的特点是血氧分压、血氧饱和度正常,血氧容量及血氧含量减低,动-静脉氧差减少。

此型缺氧患者皮肤、黏膜的颜色变化根据病因的不同各有特点。如严重贫血的患者面色苍白;CO中毒患者因血中碳氧血红蛋白颜色使皮肤、黏膜呈樱桃红色;高铁血红蛋白血症患者皮肤、黏膜呈现咖啡色或青石板色。

## 三、循环性缺氧

循环性缺氧(circulatory hypoxia)是指因组织血流量减少使组织供氧量不足所致的缺氧,又称低动力性缺氧。

### (一)原因和机制

1. 组织缺血　全身血液循环障碍,常见于休克与心力衰竭等,因患者心排出量减少造成全身组织供血不足;局部血液循环障碍,多见于动脉粥样硬化、脉管炎、血栓形成及栓塞等,因血管阻塞或受压,引起局部组织缺血性缺氧。

2. 组织淤血　静脉压升高可使血液回流受阻,造成淤血。如右心衰竭导致右心房压力升高,大静脉特别是下腔静脉回流受阻,广泛的毛细血管床淤血;而静脉炎或者静脉栓塞可引起局部静脉回流障碍,造成淤血性缺氧。

### (二)血氧变化的特点

若循环性缺氧不累及肺循环,氧可进入肺毛细血管并与血红蛋白结合,故$PaO_2$、血氧容量、血氧含量和血氧饱和度均正常。但由于缺血或淤血造成血流缓慢,血液流经毛细血管的时间延长,细胞摄取氧量增多,造成动-静脉血含量差增大。由于供应组织的血液总量降低,弥散到组织细胞的总量不能满足组织的需要。缺血性缺氧时,因供应组织的血量不足,皮肤可苍白。而淤血性缺氧的患者,血液淤积在毛细血管床形成更多的脱氧血红蛋白,可出现发绀。

若出现左心衰竭或肺动脉栓塞引起广泛的肺淤血或缺血时,可因肺泡气和血液交换失衡而合并呼吸性缺氧,此时血氧分压、动脉血氧含量和血氧饱和度可降低。

### 四、组织性缺氧

由于组织细胞不能利用氧进行新陈代谢,使生物有氧氧化过程受阻引起的缺氧称组织中毒性缺氧(histogenous hypoxia)。正常情况下,细胞内80%～90%的氧在线粒体内通过氧化磷酸化过程还原成水并产生能量,其余10%～20%的氧在羟化酶和加氧酶的催化作用下,参与核、内质网和高尔基体内的生物合成、物质降解和解毒反应。

#### (一)原因和机制

1. 抑制细胞氧化磷酸化　细胞色素分子中的铁通过可逆性氧化还原反应进行电子传递,这是细胞氧化磷酸化的关键步骤。各种氰化物如HCN、KCN、NaCN、$NH_4CN$等进入人体,分解出$CN^-$。$CN^-$迅速与氧化型细胞色素氧化酶的$Fe^{3+}$合成氰化高铁细胞色素氧化酶,使之不能还原为$Fe^{2+}$的还原型细胞色素氧化酶,从而失去传递电子的功能,以致呼吸链受阻,组织不能利用氧;砷化物如三氧化二砷(砒霜)、五氧化二砷等,主要通过抑制细胞色素氧化酶、呼吸链酶复合物、丙酮酸氧化酶等蛋白质巯基使细胞利用氧障碍;甲醇通过其氧化产物甲醛与细胞色素氧化酶结合,导致呼吸链中断。另外,许多药物和硫化物也能抑制呼吸链的酶类而影响氧化磷酸化过程。因毒性物质抑制细胞生物氧化引起的缺氧又称组织中毒性缺氧。

2. 线粒体损伤　细菌毒素、严重缺氧、钙超载、大剂量的放射线照射和高压氧等均可抑制线粒体呼吸功能或造成线粒体结构损伤,引起细胞生物氧化障碍。

3. 维生素缺乏　维生素$B_1$是丙酮酸脱氢酶的辅酶成分,脚气病患者可因丙酮酸氧化脱羧障碍,影响细胞有氧氧化过程。维生素$B_2$是黄素酶的辅酶成分,维生素PP是辅酶Ⅰ和辅酶Ⅱ的组成成分,均参与氧化还原反应。维生素严重缺乏,可抑制生物氧化,引起氧利用障碍。

#### (二)血氧变化的特点

组织性缺氧时,血氧分压、动脉血氧含量、血氧容量和血氧饱和度均正常。由于细胞生物氧化过程受损,不能充分利用氧,故静脉血氧含量高于正常,动-静脉血氧含量差减小。因氧合血红蛋白增多,使患者皮肤、黏膜呈现玫瑰红色。

以上各型缺氧的血氧变化特点见表4-2-1。但在临床上有些患者往往发生混合性缺氧。例如,心力衰竭主要表现为循环性缺氧,但若合并肺水肿则又可出现低张性缺氧;失血性休克可因循环血量大量丢失引起循环性缺氧,又可因复苏过程中大量输液使血液过度稀释引起血液性缺氧。

表4-2-1　各型缺氧的血氧变化特点

| 缺氧类型 | 动脉血氧分压 | 动脉血氧饱和度 | 血氧容量 | 动脉血氧含量 | 动-静脉血氧含量差 |
| --- | --- | --- | --- | --- | --- |
| 低张性缺氧 | ↓ | ↓ | N | ↓ | ↓或N |
| 血液性缺氧 | N | ↓或N | ↓或N | ↓或N | ↓ |
| 循环性缺氧 | N | N | N | N | ↑ |
| 组织性缺氧 | N | N | N | N | ↓或N或↑ |

注:↓表示降低,↑表示升高,N表示正常。

# 第四节 缺氧时机体的功能和代谢变化

缺氧对机体的影响可因缺氧的原因、速度和病患的反应性不同而异。机体在不同的条件下对缺氧的耐受性不同。轻度缺氧以激发机体的代偿反应为主,而重度缺氧则可造成细胞的功能代谢障碍甚至结构破坏。急性缺氧时机体往往来不及充分发挥代偿作用而以损伤表现为主;而慢性缺氧时则是机体的代偿反应和缺氧的损伤并存。下面以低张性缺氧为例,介绍缺氧对机体的影响。

## 一、呼吸系统的变化

### (一)代偿性反应

当 $PaO_2$ 降低到 8kPa(60mmHg)以下时,可刺激颈动脉体和主动脉体的外周化学感受器,反射性地引起延髓呼吸中枢兴奋,呼吸加深加快,使肺泡通气量代偿性增加。呼吸增强的代偿意义在于:①增加肺泡通气量和肺泡气 $PO_2$,进而增加 $PaO_2$,同时增加 $CO_2$ 排出;②呼吸增强又因胸腔负压加大,故回心血量增多,肺血流量和心排血量也增多,有利于氧的摄取和运输。

呼吸的改变与缺氧持续的时间有关。持续时间短的缺氧使肺泡通气量即刻增加,同时 $CO_2$ 排出增多,引起低碳酸血症和呼吸性碱中毒,这对呼吸中枢有抑制作用;缺氧持续时间过长,肺泡通气量又逐渐下降,导致外周化学感受器的敏感性降低,肺通气反应减弱,呼吸运动减弱。

血液性缺氧、循环性缺氧和组织性缺氧的患者,如果不合并 $PaO_2$ 降低,呼吸系统的代偿不明显。

### (二)呼吸功能障碍

严重的急性缺氧若 $PaO_2$ 过低可直接抑制呼吸中枢,表现为呼吸节律和呼吸频率的不规则,肺通气量的减少,出现周期性呼吸、潮式呼吸、间歇呼吸等。当 $PaO_2<4kPa(30mmHg)$ 时,可发生中枢性呼吸衰竭。

知识拓展

人在进入海拔 4000m 高原后 1~4 天内,出现头痛、胸闷、咳嗽、发绀、呼吸困难、血性泡沫痰,甚至神志不清,肺部听诊可闻及湿啰音,此为高原肺水肿。目前发病机制不清,可能与肺动脉高压有关。

## 二、循环系统的变化

### (一)代偿性反应

低张性缺氧引起的循环系统代偿性反应主要表现为心排出量增加、血流分布改变、肺血管收缩及毛细血管增生。

1. 心排出量增加　心排出量增加可提高全身组织的供氧量,对急性缺氧有代偿意义。其发生机制是:①心率加快。$PaO_2$ 降低时可使呼吸活动加强,反射性兴奋交感神经,使心率加快。②心肌收缩力加强。交感神经兴奋,作用于心肌细胞肾上腺素受体,使心肌收缩力增强。③回心血量增多。乏氧性缺氧时胸廓活动度增大,有利于增加回心血量。

2. 血流分布改变　缺氧时,心和脑供血量增多而内脏、皮肤、骨骼肌和肾的组织血流量减少,这跟后者的缩血管作用占优势,使血管收缩有关。而此时心、脑受局部组织代谢产物的扩血管作用使血流增加。

3. 肺血管收缩　缺氧可使肺血管收缩,是导致肺动脉高压以致肺源性心脏病的重要原因。缺氧引起血管收缩的机制较复杂,目前认为可能与交感神经兴奋、血管活性物质增多以及缺氧对血管平滑肌的直接作用有关。

4. 毛细血管增生　慢性缺氧时组织中毛细血管增生,尤其以心、脑血管增生更为显著。

### (二)循环功能障碍

1. 肺动脉高压　慢性阻塞性肺疾患和久居高原可引起 $PaO_2$ 降低。慢性缺氧可使肺小动脉持续收缩,导致肺循环阻力增加,右心后负荷增加。久之还可引起血管平滑肌细胞和成纤维细胞的肥大增生,血管壁胶原和弹性纤维沉积,使血管壁增厚变硬,形成肺动脉高压,最终导致右心室肥大甚至右心衰竭。

2. 心肌舒缩功能降低　缺氧时心肌舒缩功能障碍的发生机制是:①缺氧使心肌 ATP 生成减少;②ATP 不足使心肌细胞膜和肌浆网钙转运功能障碍,心肌钙转运和分布异常;③慢性缺氧使红细胞代偿增多,血液黏滞度增高,心肌射血阻力增大;④心肌缺氧可造成心肌收缩蛋白破坏;⑤缺氧所致的酸中毒,抑制心肌收缩力。

小案例

## 三、血液系统的变化

### (一)代偿性反应

血液系统对缺氧的代偿是通过增加红细胞的数量和氧离曲线的右移实现的。

1. 红细胞增多　常见于慢性缺氧。低氧血流经肾脏时,刺激肾小管旁间质细胞,促使生成并释放促红细胞生成素,加速血红蛋白的合成,能使骨髓内的网织红细胞和红细胞释放入血。红细胞和血红蛋白增多可增加血液的氧容量和氧含量,使组织的供氧得到改善。

2. 氧离曲线右移　2,3-二磷酸甘油酸(2,3-DPG)是红细胞内酵解过程的中间产物,其主要功能是调节血红蛋白的运氧功能。缺氧时,红细胞内 2,3-DPG 增加,使氧离曲线右移,血红蛋白与氧的亲和力降低,有利于将结合的氧向细胞内释放。

### (二)血液系统功能障碍

红细胞过度增加,可引起血液黏滞度增高,血流阻力增大,心脏的后负荷增高,这是发生心力衰竭的重要原因之一。在吸入气 $PaO_2$ 明显降低的情况下,红细胞内过多的 2,3-DPG 将妨碍血红蛋白和氧结合,使动脉血氧含量降低,供应组织的氧严重不足。

## 四、中枢神经系统的变化

脑所需的能量主要来自葡萄糖的有氧氧化,脑耗氧量约为总耗氧量的 23%,而脑内储备的葡萄糖和氧很少,所以脑对缺氧很敏感。急性缺氧可出现头痛、情绪激动,思维力、记忆力、判断力降低或丧失,以及运动不协调,严重者甚至可出现惊厥和昏迷。缺氧的形态学变化可以是脑细胞肿胀及变性、坏死、脑水肿等,这些损伤在缺氧几分钟内即可发生且不可逆。

缺氧引起中枢神经系统功能障碍的机制目前认为主要是与神经膜电位降低、神经递质合成减少、ATP 生成不足及酸中毒、细胞水肿、结构破坏等因素有关。

## 五、组织细胞的变化

### (一)代偿性反应

在缺氧的情况下,组织细胞可以通过增强利用氧的能力和无氧酵解的过程来进行代偿。

1. 组织细胞用氧能力增强　此时细胞内线粒体的数目和膜的表面积增加,呼吸链中酶活性增高,使细胞利用氧的能力增强。

2. 糖无氧酵解增强　缺氧时 ATP 生成减少,可激活磷酸果糖激酶,使糖酵解增强,从而补偿能量的不足。

3. 肌红蛋白增加　久居高原的人肌红蛋白含量增多。肌红蛋白可从血液中摄取更多的氧,增加氧在体内的储存。

4. 低代谢状态　缺氧可使细胞的耗能过程减弱,有利于对缺氧的耐受。

### (二)缺氧时细胞的损伤

缺氧时细胞的损伤主要为细胞膜、线粒体及溶酶体的改变。

1. 细胞膜的损伤　细胞膜是缺氧时最早发生损伤的部位。主要是因为细胞膜离子泵功能障碍、膜通透性增加、膜流动性下降和膜受体功能障碍。

2. 线粒体的损伤　严重缺氧可损伤线粒体的功能及氧化过程,甚至可使线粒体的超微结构发生改变。

3. 溶酶体的变化　严重缺氧时 ATP 生成减少,细胞内酸中毒,可使溶酶体膜稳定性降低,通透性升高,使溶酶体肿胀、破裂和大量溶酶体释出,导致组织和细胞溶解。

## 第五节　影响机体对缺氧耐受性的因素

影响机体对缺氧耐受性的因素很多,包括年龄、机体功能代谢状态、营养及机体代偿适应能力等。可以归纳为代谢耗氧率和机体的代偿能力。

### (一)代谢耗氧率

机体代谢率高,耗氧量大,需氧量也多,对缺氧的耐受就差。另外,寒冷、体力活动、情绪激动等增加机体耗氧量,也可使缺氧耐受降低。但是,中枢神经抑制、人工低温等则可降低脑的耗氧量,使机体对缺氧的耐受增强。

### (二)机体的代偿能力

机体通过呼吸、循环和血液系统的代偿反应,增加组织的耗氧量及提高组织细胞利用氧的能力。老年人或者心、肺功能差的患者对缺氧的耐受性低。但适当的体育锻炼可提高心、肺功能以及血液的运氧能力,增强机体对缺氧的耐受性。

## 第六节　氧疗和氧中毒

### 一、氧疗

低张性缺氧时,吸氧可以提高肺泡气氧分压,促进氧的弥散和交换,提高动脉血氧分压和氧饱和度,增加动脉血氧含量,使组织的供氧增加,氧疗效果最好。但静脉分流引起的低张性缺氧,因吸入的氧无法与经动-静脉短路流入左心的血液起氧合作用,所以吸氧效果较差。

血液性缺氧和循环性缺氧患者动脉血氧分压和氧饱和度均正常,此时氧疗可通过提高动脉血氧分压,改善对组织的供氧,有一定的治疗效果。组织性缺氧无供氧障碍,组织用氧能力降低,氧疗效果欠佳。

## 二、氧中毒

氧中毒(oxygen intoxication)是指吸入气氧分压过高或长时间吸入高浓度氧,引起细胞损害、器官功能障碍的临床综合征。可分为肺型氧中毒和脑型氧中毒,分别以肺或神经系统的病变和症状为主。

同步测试

**思考题**
1. 简述缺氧的分型依据及其类型。
2. 试述低张性缺氧的原因及其血氧变化的特点。

(仇　容)

# 第三章 呼吸衰竭

**学习要求**
1. 掌握呼吸衰竭的概念、常见原因及发病机制。
2. 熟悉呼吸衰竭时机体的功能代谢变化。
3. 了解呼吸衰竭的防治原则。

思维导图

## 第一节 概 述

我们通常将机体吸入氧气,呼出二氧化碳的气体交换过程称为呼吸。呼吸过程包括外呼吸、气体运输和内呼吸3个阶段。外呼吸是指外界与血液在肺部进行的气体交换,包括肺通气和肺换气;气体运输是氧和二氧化碳经血液携带和运送的过程;内呼吸是血液与组织细胞之间的气体交换,以及细胞内生物氧化的过程。

课件

呼吸功能不全(respiratory insufficiency)是指由于外呼吸功能障碍,以致机体在静息状态下呼吸空气时 $PaO_2$ 降低或同时伴有 $PaCO_2$ 升高的病理过程。呼吸衰竭(respiratory failure)是呼吸功能不全的严重阶段,其诊断标准是 $PaO_2<8kPa(60mmHg)$ 或同时伴有 $PaCO_2>6.7kPa(50mmHg)$。呼吸衰竭必定有 $PaO_2$ 降低。根据是否有 $PaCO_2$ 升高,可将呼吸衰竭分为低氧血症型(Ⅰ型)和伴有低氧血症的高碳酸血症型(Ⅱ型)。

微课视频

## 第二节 呼吸衰竭的病因和发病机制

维持正常的呼吸功能需要良好的肺通气和肺换气功能,需要肺泡通气量与血流之间的正常比例。其间任何环节发生障碍,都可导致呼吸功能不全甚至呼吸衰竭。

### 一、肺通气功能障碍

肺通气是指通过呼吸运动使肺泡气与外界气体进行交换的过程。正常成年人静息状态的有效通气量约4L/min,当肺通气功能障碍使肺泡通气不足时可发生呼吸衰竭。肺通气障碍包括限制性和阻塞性通气不足。

#### (一)限制性通气不足

限制性通气不足是指吸气时肺泡扩张受限引起的肺泡通气不足。常见的原因有:①呼吸中枢抑制。见于麻醉药、镇静药摄入过量或中枢神经病变如颅脑外伤、感染、脑血管意外、颅内肿瘤等。②周围神经受损。脊髓灰质炎、脊髓高位损伤和多发性神经炎都可引起呼吸肌收缩无力。③收缩肌本身收缩功能障碍。见于呼吸肌疲劳、重症肌无力、缺氧、低钾血症和酸中毒等。④胸廓及肺的顺应性降低。胸廓顺应性降低见于胸廓骨骼病变或胸膜病变,如严重胸廓畸形或胸膜纤维化等;肺的顺应性主要取决于肺的弹性回缩力,如严重的肺纤维化或肺泡表面活性物质减少可降低肺的顺应性。⑤胸腔积液和气胸。胸腔大量积液或张力性气胸压迫肺,使肺扩张受限。

### (二)阻塞性通气不足

阻塞性通气不足是指气道狭窄或阻塞导致的通气障碍。影响气道阻力的因素有气道内径、长度和形态、气流速度和形式等,其中最主要的是气道内径。生理情况下气道阻力 80% 以上在直径 >2mm 的支气管和气管,不足 20% 位于直径 <2mm 的外周小气道。因此,气道阻塞可分为中央性和外周性。

1. 中央性气道阻塞 是指气管分叉以上的气道阻塞。根据阻塞部位不同,可分为胸外和胸内气道阻塞。胸外气道阻塞由声带麻痹、炎症、喉头水肿、气管异物等引起。吸气时阻塞下端的气道内压显著低于大气压,气道狭窄更为严重,临床表现为吸气性呼吸困难;呼气时阻塞下端的气道内压大于大气压,气道扩张,阻塞减轻。胸内气道阻塞由气管炎症、肿瘤等引起,吸气时气道内压大于胸内压,气道扩张,阻塞减轻;呼气时,气道内压小于胸内压,气道进一步缩窄,临床表现为呼气性呼吸困难。

2. 外周性气道阻塞 常发生于内径 <2mm 的细支气管。多见于慢性阻塞性肺部疾病患者。由于呼气时小气道狭窄加重或气道闭合导致呼气性呼吸困难。

无论是哪种类型的通气障碍,氧气吸入和二氧化碳排出均受阻,因此患者血气变化既有 $PaO_2$ 降低,又有 $PaCO_2$ 升高。

## 二、肺换气功能障碍

肺换气功能障碍包括弥散障碍、肺泡通气与血流比例失调和解剖分流增加。

### (一)弥散障碍

肺泡内气体和毛细血管内气体通过呼吸膜进行交换的过程称为弥散过程。弥散障碍是指由于肺泡膜面积减少、肺泡膜厚度异常或弥散时间明显缩短所引起的气体交换障碍。

1. 肺泡膜面积减少 正常成年人肺泡总面积约 $80m^2$。静息时参与换气的面积为 $35\sim40m^2$,运动时增大。只有当弥散面积减少一半以上时,才可能因为弥散面积过少而发生呼吸衰竭。常见于肺实变、肺叶切除、肺不张、肺水肿等。

2. 肺泡膜厚度异常 肺泡膜由肺泡上皮、毛细血管内皮及两者共有的基底膜构成。当肺水肿、肺纤维化、肺透明膜形成时,因弥散距离增宽使弥散速度减慢。

3. 血液与肺泡接触时间过短 肺泡膜面积减少、厚度增加的患者,在静息情况下一般不出现血气异常,但当体力负荷增加时心排出量增加,肺血流速度加快,血液和肺泡接触时间缩短,可导致低氧血症。

因为 $CO_2$ 的弥散系数是 $O_2$ 的 21 倍,$CO_2$ 弥散速度大约比 $O_2$ 大 1 倍,因此 $CO_2$ 能较快地弥散入肺泡。所以单纯的弥散障碍只会导致 $PaO_2$ 降低而没有 $PaCO_2$ 升高,甚至可因低氧血症引起代偿通气过度而使 $PaCO_2$ 低于正常。

### (二)肺泡通气与血流比例失调

肺泡通气量和肺血流量的比值,也是决定肺泡与血液之间气体交换的重要因素之一(图 4-3-1)。正常成人在静息状态下,肺泡每分钟通气量约 4L,每分钟肺血流量约 5L,两者的比率是 0.8。

1. 部分肺泡通气不足　慢性支气管炎、支气管哮喘、阻塞性肺气肿等引起的气道阻塞和肺纤维化、肺水肿等引起的限制性通气障碍,可导致肺泡严重通气不足。此时,流经该部分肺泡的静脉血未经充分氧合就掺入动脉血中,导致低氧血症,称静脉血掺杂,又称功能性分流。

2. 部分肺泡血流不足　肺动脉栓塞、肺动脉炎、弥散性血管内凝血、肺动脉收缩等,都可使肺泡血流减少,通气血流比显著大于正常,患者血流少而通气多,肺泡通气不能充分利用,称为死腔样通气。无论是功能性分流还是死腔样通气,均主要引起 $PaO_2$ 降低,$PaCO_2$ 可正常或降低,也可高于正常,这3种情况取决于血流量不足的肺泡与正常肺泡的比例以及代偿的情况。

(三)解剖分流增加

生理情况下,肺内有一小部分静脉血经支气管静脉和肺内动-静脉吻合支直接流入肺静脉,称解剖分流。解剖分流的血液完全未经肺氧合即流入肺循环动脉血中,故又称真性分流。

因解剖分流主要引起换气障碍,故仅有 $PaO_2$ 降低,$PaCO_2$ 可正常。解剖分流者吸入纯氧而 $PaO_2$ 无明显提高,而功能性分流吸入纯氧则能明显提高 $PaO_2$,这是鉴别功能性分流和解剖分流的一种方法。

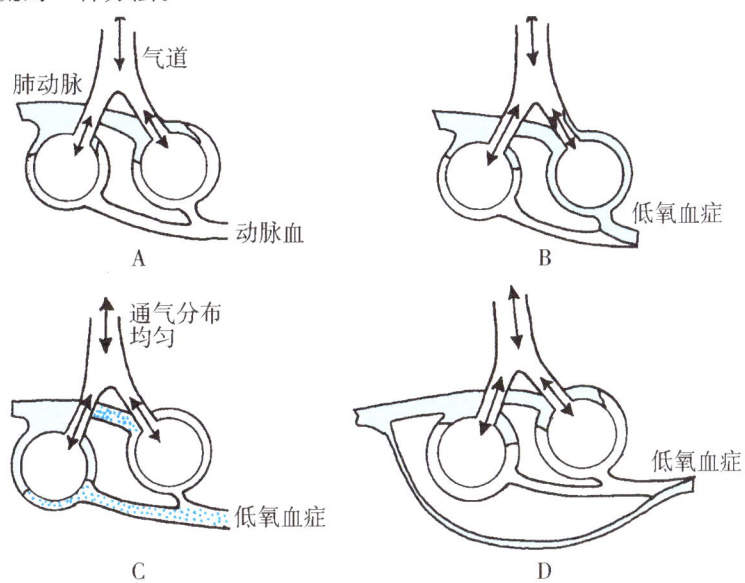

图 4-3-1　肺泡通气与血流关系模式图
A:正常　B:功能性分流　C:死腔样通气　D:解剖分流

值得注意的是,在呼吸衰竭的发病机制中,单纯通气不足、单纯弥散障碍、单纯肺内分流增加或单纯死腔通气的情况较少,往往是几个因素同时存在或相继发生。

知识拓展

## 第三节　呼吸衰竭时机体主要机能和代谢变化

呼吸衰竭可引起全身各系统、器官的功能和代谢变化,其共同基础是低氧血症及部分患者伴随出现的高碳酸血症。

## 一、酸碱平衡及电解质变化

### (一)酸碱平衡紊乱

1. 代谢性酸中毒　所有的呼吸衰竭患者都有 $PaO_2$ 降低,可使组织细胞缺氧,无氧代谢增强,乳酸等酸性代谢产物增多,或因功能性肾衰竭使肾脏排酸保碱功能减弱,从而导致代谢性酸中毒。

2. 呼吸性酸中毒　由于通气功能障碍,Ⅱ型呼吸衰竭患者同时伴有 $PaCO_2$ 升高,大量二氧化碳潴留,可造成呼吸性酸中毒。

3. 呼吸性碱中毒　Ⅰ型呼吸衰竭患者若因缺氧造成肺通气过度,$CO_2$ 排出过多,可发生呼吸性碱中毒。

呼吸衰竭虽可引起单纯性酸碱平衡紊乱,但常见的多为混合性酸碱平衡紊乱。

### (二)电解质紊乱

由于酸中毒使细胞内 $K^+$ 外移以及肾脏排 $K^+$ 减少,常常导致高钾血症。若以呼吸性碱中毒为主,则使细胞外 $K^+$ 内移,导致低钾血症。

## 二、呼吸系统变化

主要表现为呼吸频率和节律的改变。在早期 $PaO_2$ 降低作用于外周化学感受器颈动脉体和主动脉体,$PaCO_2$ 升高作用于中枢化学感受器,反射性引起呼吸加深加快。晚期呼吸衰竭严重时,当 $PaO_2<4kPa(30mmHg)$ 时,缺氧对呼吸中枢的抑制作用就超过外周的反射性兴奋作用,而 $PaCO_2$ 超过 $10.7kPa(80mmHg)$ 时,就不再兴奋而是抑制呼吸中枢,此时呼吸可变得浅慢。

引起呼吸衰竭的呼吸系统疾病本身也会导致呼吸运动的变化。如中枢性呼吸衰竭时呼吸浅而慢,可出现潮式呼吸、间歇呼吸、抽泣样呼吸、叹气样呼吸等呼吸节律紊乱。在肺顺应性降低引起的限制性通气障碍,由于牵张感受器或肺毛细血管旁感受器受刺激而反射性引起呼吸浅慢。阻塞性通气障碍时,因气流排出的阻力增大,使呼吸运动深慢,由于阻塞部位不同而表现为吸气性呼吸困难或呼气性呼吸困难。当呼吸肌疲劳时,因呼吸肌收缩力减弱,使呼吸浅而快。

## 三、循环系统变化

一定程度的 $PaO_2$ 降低和 $PaCO_2$ 升高,可兴奋交感神经和心血管中枢,引起心率加快、心肌收缩力增强,使心排出量增加。同时可使体内血流重新分配,以保证心脑血管供应。但严重的低氧血症和高碳酸血症可直接抑制心血管中枢和心脏活动,扩张血管,导致血压下降、心收缩力下降、心律失常等严重后果。

呼吸衰竭时循环系统的影响主要是引起右心肥大和衰竭,即慢性肺源性心脏病,其主要发病机制如下:①肺泡缺氧和 $CO_2$ 潴留可致血液中的 $H^+$ 浓度过高,引起肺小动脉收缩,使肺动脉压升高,增加右心后负荷;②慢性缺氧引起肺小动脉增生、肥大、肌层增厚,造成管腔狭窄,阻力增高引起肺动脉高压;③肺气肿或肺泡壁萎缩断裂,使毛细血管受压或破坏,肺毛细血管床减少,肺循环阻力增加;④长期缺氧使促红细胞生成素增多,红细胞生成增多,血液黏滞度增高,也会增加肺血流阻力和加重右心负荷;⑤缺氧、酸中毒等均可损害心肌,使心肌收缩力降低。

## 四、中枢神经系统变化

中枢神经系统对缺氧最敏感。当 $PaO_2$ 降至 8kPa(60mmHg)时,可出现智力、视力轻度减退。若 $PaO_2$ 降至 5.3~6.7kPa(40~50mmHg),就会引起一系列精神症状,如头痛、定向力和记忆障碍、精神错乱、嗜睡以及惊厥、昏迷。当 $CO_2$ 潴留超过 10.7kPa(80mmHg),可引起头痛、头晕、烦躁不安、言语不清、扑翼样震颤、精神错乱、嗜睡、抽搐、呼吸抑制等,称为二氧化碳麻醉(carbon dioxide narcosis)。

小案例

由呼吸衰竭引起的脑功能障碍称为肺性脑病(pulmonary encephalopathy)。其发病机制如下:

1. 酸中毒和缺氧对脑血管的作用　酸中毒和缺氧都可使脑血管扩张,血管内皮通透性增加,导致脑间质水肿。脑充血、水肿使颅内压增高,压迫脑血管,更加重脑缺氧,由此形成恶性循环,严重时形成脑疝。

2. 酸中毒和缺氧对脑细胞的作用　正常脑脊液的缓冲作用较血液弱,其 pH 值较血液低而 $PaCO_2$ 较血液高。呼吸衰竭时脑脊液的 pH 值变化比血液更明显。神经细胞内酸中毒,一方面增强谷氨酸脱羧酶活性,使 γ-氨基丁酸生成增加,引起中枢抑制;另一方面,增加磷脂酶活性,使溶酶体酶释放,导致神经细胞和组织损伤。

## 五、肾功能变化

呼吸衰竭也可能影响肾功能。轻者尿中出现蛋白、红细胞、白细胞及管型,严重时可导致急性功能性肾衰竭,引起少尿和氮质血症。其发生机制主要为缺氧和高碳酸血症反射性引起肾血管收缩,使肾血流量显著减少,肾小球滤过率降低。

## 六、胃肠道变化

严重缺氧使胃壁血管收缩,因而降低胃黏膜的屏障作用。$CO_2$ 潴留可增加胃壁细胞碳酸酐酶活性,使胃酸分泌增多。故呼吸衰竭时可出现胃肠黏膜糜烂、出血、坏死与溃疡形成。

# 第四节　呼吸衰竭的防治原则

(一)积极防治原发病

如慢性阻塞性肺病患者应注意预防感冒与急性支气管炎,一旦发生呼吸道感染应积极进行抗感染治疗。

(二)改善肺通气

临床通常采用的方法有清除呼吸道分泌物;解除支气管痉挛;抗感染治疗减轻气道黏膜的肿胀和分泌;使用呼吸中枢兴奋剂,必要时采用气管插管或使用机械通气。

(三)吸氧

呼吸衰竭必定存在缺氧,应尽快将 $PaO_2$ 提高到 6.7kPa(50mmHg)以上。Ⅰ型呼吸衰竭患者只有缺氧而无 $CO_2$ 潴留,可吸入较高浓度的氧(一般不超过 50%)。Ⅱ型呼吸衰竭患者的吸氧浓度不宜超过 30%,以低浓度、低流量给氧为宜,以免缺氧完全纠正使呼吸更加抑制,病情更恶化。

## (四)改善内环境和支持重要器官的功能

纠正酸碱平衡紊乱及电解质代谢紊乱。积极预防和治疗慢性肺源性心脏病、肺性脑病等。

同步测试

**思考题**

1. 试述阻塞性肺气肿并发呼吸衰竭的发生机制。
2. 简述肺通气障碍的类型及发生机制。

（仇　容）

# 第四章　作用于呼吸系统的药物

咳、痰、喘是呼吸系统疾病的三大常见症状。在治疗呼吸系统疾病时,除及时使用镇咳药、祛痰药、平喘药控制症状外,还应使用抗感染、抗过敏等对因治疗药,以减轻患者痛苦,防止支气管扩张、肺气肿及肺源性心脏病的发生。临床治疗中应针对患者的主要症状选择药物,或几种药物联合使用,以取得协同的治疗效果。

思维导图

## 第一节　镇咳药

课件

**学习要求**

1. 熟悉可待因、右美沙芬的镇咳作用、临床应用、不良反应及应用注意事项。
2. 了解苯丙哌林和苯佐那酯的镇咳特点与临床应用。

咳嗽是呼吸道的一种保护性反射活动,可将呼吸道内痰液及异物排出。但剧烈咳嗽不仅给患者带来痛苦,还可引起多种并发症,因此合理使用镇咳药有积极的治疗意义。根据药物作用于咳嗽反射弧的环节不同,可分为中枢性镇咳药和外周性镇咳药。

### 一、中枢性镇咳药

#### 可待因

可待因(codeine)又名甲基吗啡。

【药理作用与临床应用】　本药的作用与吗啡相似而较弱,镇咳作用是吗啡的1/4,镇痛作用是吗啡的1/12。其作用机制是直接抑制延髓咳嗽中枢产生迅速而强大的中枢性镇咳作用。主要用于无痰剧烈干咳,也可用于中等强度疼痛,对胸膜炎干咳伴有胸痛者尤为适宜。

【不良反应及应用注意事项】　偶见恶心、呕吐、便秘等。一次剂量>60mg时可出现兴奋或烦躁不安,小儿中毒可发生惊厥。久用可成瘾,应控制使用。多痰、呼吸功能不良和呼吸衰竭患者禁用或慎用。

#### 右美沙芬

右美沙芬(dextromethorphan)又名美沙芬。口服吸收好,15～30min起效,作用持续3～6h,是目前临床应用最广的镇咳药。

【药理作用与临床应用】　本药的镇咳强度与可待因相当,但无成瘾性,也无镇痛作用。通过直接抑制延髓咳嗽中枢产生镇咳作用。临床用于上呼吸道感染、急慢性支气管炎、咽喉炎等所致的无痰性干咳。

【不良反应及应用注意事项】 偶有头晕、嗜睡、口干、便秘等。本药与单胺氧化酶抑制剂合用,可引起高热和死亡等严重不良反应。孕妇及有精神病史者禁用,痰多者慎用。

### 喷托维林

喷托维林(pentoxyverine)又名咳必清。

【药理作用与临床应用】 为人工合成的非成瘾性镇咳药。对咳嗽中枢有直接抑制作用,强度为可待因的1/3;同时具有阿托品样作用和局麻作用,能松弛支气管平滑肌和抑制呼吸道感受器,呈现较弱的外周性镇咳作用。常用于呼吸道感染所致的无痰干咳及百日咳。

【不良反应及应用注意事项】 偶见轻度头晕、恶心、口干、腹胀及便秘等。痰多者宜与祛痰药合用。本药与氯化铵等合用,可减轻局部刺激,增强止咳效果。青光眼患者禁用。

## 二、外周性镇咳药

### 苯丙哌林

苯丙哌林(benproperine)又名咳快好。

【药理作用与临床应用】 本药为兼有外周和中枢镇咳作用的强效镇咳药。外周主要作用于肺及胸膜的牵张感受器,抑制迷走神经反射,且有平滑肌解痉作用。其镇咳作用比可待因强,口服后10~20min起效,作用持续4~7h。适用于多种原因引起的刺激性干咳。

【不良反应及应用注意事项】 有轻度口干、头晕、乏力、胃部烧灼感和皮疹等不良反应。切勿嚼服,以免引起口腔麻木。

### 苯佐那酯

苯佐那酯(benzonatate)又名退嗽,为丁卡因的衍生物。

【药理作用与临床应用】 有较强的局部麻醉作用,通过抑制肺的牵张感受器及感觉神经末梢,阻止咳嗽反射冲动的传入而镇咳。用于干咳或阵咳,也可用于支气管镜等检查前预防咳嗽。

【不良反应及应用注意事项】 有轻度嗜睡、头晕、头痛、鼻塞等,偶见过敏性皮炎。服用时勿将药丸咬碎,以免引起口腔麻木。

**思考题**

1. 可待因临床主要用于哪些疾病?使用时应注意什么?
2. 简述右美沙芬的镇咳作用特点与临床应用。

## 第二节 祛痰药

**学习要求**

了解氯化铵、乙酰半胱氨酸和溴己新的祛痰作用特点与临床应用。

能使痰液变稀或黏稠度降低而易于排出的药物称祛痰药。痰液刺激气管黏膜可引起咳嗽,黏痰积聚于小气道内可使气道狭窄而致喘息。因此,祛痰药还有间接的镇咳、平喘作用。

## 一、痰液稀释药

### 氯化铵

【药理作用与临床应用】 氯化铵(ammonium chloride)口服后刺激胃黏膜,反射性引起呼吸道腺体分泌增加。此外,部分自呼吸道黏膜排出,因高渗作用而带出水分,稀释痰液。常与其他药物配成复方制剂,用于急、慢性呼吸道炎症所致痰多而又不易咳出者。此外,还可酸化体液、尿液以增强四环素类药的抗菌作用,并用于促进碱性药物的排泄和纠正代谢性碱中毒。

【不良反应及应用注意事项】 可引起恶心、呕吐、胃痛等不良反应,故宜饭后服用。过量或长期服用易致高氯性酸血症,应予监测。肝肾功能不全、代谢性酸血症及消化性溃疡患者禁用。

## 二、黏痰溶解药

### 乙酰半胱氨酸

乙酰半胱氨酸(acetylcysteine)又名痰易净。

【药理作用与临床应用】 本药化学结构中的巯基(—SH)能使黏痰中连接黏蛋白肽链的二硫键(—S—S—)断裂,降低痰液黏度;还能使脓痰中的DNA纤维断裂,对白色黏痰和脓性痰均有较强的溶解作用。适用于大量黏痰阻塞气道引起的呼吸困难及术后咳痰困难者。紧急时可气管内滴入,能迅速使黏痰变稀利于吸痰器吸出,但气管滴入或注入仅在急救时应用,不能作为常规给药。此外,本药尚可用于对乙酰氨基酚中毒的解救。

【不良反应及应用注意事项】

1. 本药有特殊臭味,可引起恶心、呕吐,甚至支气管痉挛,加用β受体激动药可减轻。支气管哮喘患者慎用。

2. 与铁、铜等金属及橡胶接触可发生不可逆结合而失效,故喷雾器宜用玻璃或塑料制品。

3. 不宜与青霉素、头孢菌素、四环素混合,以免降低它们的抗菌作用。溶液应临用前配制,用后严封并储存于冰箱中,需在48h内用完。

### 溴己新

溴己新(bromhexine)又名必嗽平。

【药理作用与临床应用】 本药可裂解黏痰中黏多糖纤维,抑制酸性黏多糖的合成,使痰液的黏稠度降低。还可促进呼吸道纤毛运动,以利于痰液排出。适用于急慢性支气管炎、支气管扩张等痰液黏稠不易咳出者。

【不良反应及应用注意事项】 偶有恶心、胃部不适及转氨酶升高,餐后服用可降低胃肠道反应。给药期间,应定期检查肝功能,如有明显异常,应立即停药。消化性溃疡、肝功能不良者慎用。

### 羧甲司坦

羧甲司坦(carbocisteine)又名羧甲半胱氨酸。

【药理作用与临床应用】 本药能直接作用于支气管腺体,使低黏度的唾液黏蛋白分泌增加,高黏度的岩藻黏蛋白生成减少,降低黏痰的黏稠度而易于咳出。适用于各种呼吸道疾病引起的痰液黏稠及术后咳痰困难者。

【不良反应及应用注意事项】 有轻度头晕、恶心、胃部不适、腹泻、皮疹等。消化道溃疡患者慎用。

**思考题**

1. 氯化铵的药理作用及临床应用是什么？应用时应注意什么？
2. 溴己新和乙酰半胱氨酸是如何产生祛痰作用的？有何临床用途？

## 第三节 平喘药

**学习要求**

1. 掌握特布他林、氨茶碱的药理作用、临床应用、不良反应及应用注意事项。
2. 熟悉平喘药的分类、代表药及气雾吸入糖皮质激素的优点和不良反应。
3. 了解其他平喘药的特点。

哮喘是一种以气道慢性炎症和气道高反应性为特征的疾病。喘息症状是因支气管痉挛或支气管黏膜充血水肿引起气道狭窄所致。

微课视频

近年来，人们认为哮喘是由包括肥大细胞、嗜酸性粒细胞、T 淋巴细胞等多种细胞和细胞组分参与的气道慢性炎症性疾病。在此基础上又伴随气道高反应性和气道重构。气道重构后导致气道阻塞的可逆性降低。目前的治疗策略强调以解除支气管平滑肌痉挛、减轻气道炎症和减少气道重构作为主要治疗原则。常用平喘药分 3 类：①支气管扩张药；②抗炎平喘药；③抗过敏平喘药。

### 一、支气管扩张药

支气管扩张药是常用的平喘药，包括 β 肾上腺素受体激动药、茶碱类和 M 胆碱受体阻断药等。

#### (一) β 肾上腺素受体激动药

本类药物激动支气管平滑肌上的 $β_2$ 受体，激活腺苷酸环化酶，使细胞内的 cAMP 水平提高，松弛支气管平滑肌而平喘，同时兼有抑制过敏性介质释放。其中非选择性 β 受体激动药如肾上腺素、异丙肾上腺素、麻黄碱等，除能扩张支气管外，尚可兴奋 $β_1$ 受体引起心血管反应，现已少用。选择性 $β_2$ 受体激动药则心血管反应等副作用少，是目前首选的哮喘对症治疗药物之一。

#### 沙丁胺醇

沙丁胺醇(sulbutamol)又名舒喘灵。

【药理作用与临床应用】 本药舒张支气管作用与异丙肾上腺素相近，心脏兴奋作用是异丙肾上腺素的 1/10，故心悸等副作用轻。使用方便，可口服、气雾吸入及静脉给药，作用维持久(口服维持 4~6h)。临床一般采用气雾吸入给药，对哮喘急性发作可迅速缓解症状；口服给药用于慢性哮喘控制症状或预防发作；静脉给药仅用于急需缓解呼吸道痉挛的患者。

【不良反应及应用注意事项】

1. 骨骼肌震颤 好发部位为四肢和颜面部，部分患者开始时明显，随着用药时间延长逐渐减轻或消失。

2. 心脏反应 过量可致心动过速,但一般不严重。

3. 耐受性 长期使用可形成耐受性,不仅疗效降低,还有加重哮喘的危险。

4. 过量应用或与糖皮质激素合用时,可能引起低血钾,导致心律失常,必要时应补充钾盐。

5. 心功能不全、高血压、甲状腺功能亢进及糖尿病患者慎用。

### 特布他林

特布他林(terbutaline)选择性激动 $\beta_2$ 受体,松弛支气管平滑肌,作用较沙丁胺醇弱。用于支气管哮喘及其他伴有支气管痉挛的肺部疾病。本药应用方便,既可口服、气雾吸入,又可皮下注射,且作用持久。口服 30~60min 起效,持续 5~8h;气雾吸入 5~10min 起效,持续 4h;皮下注射 5~15min 起效,持续 1.5~5h。不良反应有震颤、强制性痉挛、心悸等。

### 克仑特罗

克仑特罗(clenbuterol)为强效选择性 $\beta_2$ 受体激动药,松弛支气管平滑肌,作用为沙丁胺醇的 100 倍,有增强纤毛运动、溶解黏液的作用,而对心血管的影响微弱,很少见心悸。用于支气管哮喘。口服后 10~20min 起效,作用持续时间为 6~8h;气雾吸入 5~10min 起效,作用持续时间为 2~4h;直肠给药对哮喘夜间发作者效果较好,约 10~30min 起效,作用持续时间为 24h。

同类药物还有氯丙那林(clorprenaline)、丙卡特罗(pocaterol)、沙美特罗(slmeterol)和福莫特罗(formoterol)等,其中长效制剂如沙美特罗、福莫特罗尤适用于哮喘夜间发作者。

知识拓展

(二) 茶碱类

### 氨茶碱

氨茶碱(aminophylline)是茶碱和二乙胺的复盐。

【药理作用与临床应用】

1. 平喘 其作用强度约为异丙肾上腺素的 1/3。平喘作用通过抑制磷酸二酯酶、促进内源性儿茶酚胺释放、阻断腺苷受体及增强呼吸肌收缩力等实现,并有一定的抗炎作用。临床主要用于支气管哮喘、喘息型支气管炎及慢性阻塞性肺疾患,对重症哮喘或哮喘持续状态可静脉给药。

2. 强心利尿 本药能增强心肌收缩力,增加心排出量,舒张冠脉;并能增加肾血流量和肾小球滤过率,抑制肾小管对 $Na^+$、$Cl^-$ 的重吸收,表现为强心利尿作用。临床用于心源性哮喘及肾性、心性水肿的辅助治疗。

3. 松弛胆道平滑肌 本药具有松弛胆道平滑肌的作用,可用于缓解胆绞痛。

【不良反应及应用注意事项】 氨茶碱的缺点是代谢不稳定和治疗指数狭窄,需要小心用药,有条件时应监测血药浓度,当血药浓度超过治疗水平($>20\mu g/ml$),易发生中毒。

1. 局部刺激 口服可致恶心、呕吐、上腹疼痛、食欲不振等,饭后服用可减轻;静脉注射易致静脉炎。

2. 中枢兴奋 表现为烦躁不安、失眠,剂量过大可致谵妄、惊厥等,可用镇静催眠药对抗。小儿应慎用。

3. 心血管反应 静脉注射过量、过快,可兴奋心脏,引起心悸、心律失常、血压骤降等,故应稀释后缓慢注射(每次注射不得少于20min)。

4. 与西咪替丁、环丙沙星、红霉素等合用时,抑制肝药酶,代谢减慢,故氨茶碱剂量应减少;与卡马西平、利福平、苯妥英钠合用时,诱导肝药酶,代谢加快,氨茶碱剂量需增加。静脉给药时不可与维生素C、氢化可的松、去甲肾上腺素、胰岛素等配伍应用。

5. 保留灌肠用于口服不能耐受的患者,为使吸收良好,应先作清洁灌肠或大便后给药。

6. 急性心肌梗死、低血压、休克患者禁用。

### (三)M胆碱受体阻断药

#### 异丙托溴铵

异丙托溴铵(bromide ipratropinum)又名异丙托品。

【药理作用与临床应用】 本药通过阻断M胆碱受体,抑制鸟苷酸环化酶,使cAMP/cGMP比值增高而平喘。常用气雾剂,吸入后5min起效,持续4~6h。主要用于防治喘息型慢性支气管炎,也适用于不能耐受β受体激动药的支气管哮喘患者,对老年性哮喘尤为适用。

【不良反应及应用注意事项】 不良反应少,不影响痰液的分泌和眼内压,心血管作用也不明显。偶有口干、喉部不适等。应嘱患者每次吸入后应反复用温水漱口,以免产生口腔和咽部不适。青光眼患者和对阿托品类过敏者禁用。

同类药物有氯托溴铵(oxitropium)和泰乌托品(tiotropium)等。

## 二、抗炎平喘药

### 糖皮质激素

糖皮质激素具有强大的抗炎作用,抑制多种参与哮喘发作的炎症细胞向炎症部位移动;抗过敏作用,阻止过敏介质释放和降低过敏介质活性;同时还可使小血管收缩、渗出减少。糖皮质激素是目前防治支气管哮喘最有效的药物。近年来多应用吸入疗法充分发挥其抗炎作用,避免全身不良反应。但支气管哮喘急症时,糖皮质激素宜全身用药,选用氢化可的松、地塞米松等。

### 倍氯米松

倍氯米松(beclomethasone)为地塞米松的衍生物,其局部抗炎作用比地塞米松强数百倍。气雾吸入可直接作用于气道而发挥抗炎平喘作用,作用维持4~6h,疗效好且无全身不良反应。主要用于轻、中度哮喘发作的防治,还能减少激素依赖性哮喘患者的全身用药量,重度哮喘宜合用β₂受体激动药或茶碱类以增强平喘作用。少数患者可有口干、声音嘶哑,长期吸入可发生口腔及咽部真菌感染,如鹅口疮,吸入后宜漱口。应教会患者正确使用气雾剂以取得较好疗效。应嘱患者不可擅自多用药和超量用药,也不可擅自骤然停药。

### 布地奈德

布地奈德(budesonide)为不含卤素的糖皮质激素类药物,脂溶性高,局部活性强。吸入治疗可对抗气道炎症而无全身不良反应,对支气管哮喘疗效良好。喷吸后需2~3天才能充分发挥药效。副作用轻微,偶可引起咽部轻度刺激和声嘶。

## 三、抗过敏平喘药

抗过敏平喘药主要通过抗过敏和轻度抗炎作用而发挥疗效。其平喘作用起效较慢,不宜用于哮喘急性发作期的治疗,临床主要用于预防哮喘的发作。本类药物包括肥大细胞膜稳定药如色甘酸钠、$H_1$ 受体阻断药如酮替芬和抗白三烯药物扎鲁司特等。

(一)肥大细胞膜稳定药

### 色甘酸钠

【药理作用与临床应用】 色甘酸钠(sodium cromoglicate)能稳定肥大细胞膜,防止过敏介质如组胺、白三烯等释放,从而防止支气管收缩,又可降低支气管哮喘患者对非特异性刺激的敏感性,减少支气管痉挛的发生。但不能直接松弛支气管平滑肌,故起效慢。主要用于预防各型哮喘的发作,对外源性哮喘效果好,也可用于过敏性鼻炎、春季卡他性角膜炎、溃疡性结肠炎等。

【不良反应及应用注意事项】 吸入给药少数人可因粉末刺激而引起呛咳、气急,甚至诱发哮喘,与少量沙丁胺醇同时吸入可避免。因喷雾胶囊是以乳糖作载体的,对乳糖不能耐受者可能产生不良反应。

(二)$H_1$ 受体阻断药

### 酮替芬

【药理作用与临床应用】 酮替芬(ketotifen)是一种口服强效抗过敏平喘药,除能抑制肥大细胞释放过敏介质外,还有较强的抗组胺作用及拮抗 5-羟色胺作用。对多种原因所致的哮喘均有预防作用,尤其对外源性哮喘效果好。对小儿疗效优于成人,对已发作的哮喘无效。此外,对过敏性鼻炎、皮炎、瘙痒症、慢性荨麻疹也有一定疗效。

【不良反应及应用注意事项】 不良反应较轻,可有嗜睡、乏力、头晕、口干等。

(三)抗白三烯药物

半胱氨酰白三烯(cysteinyl leukotrienes, Cys $LT_1$)是哮喘发病过程中的一种重要的炎症介质。肺组织受抗原攻击时多种炎症细胞,如嗜酸性粒细胞、巨噬细胞、肥大细胞等能释放 Cys $LT_1$,引起支气管黏液分泌,降低支气管纤毛功能,增加气道微血管通透性,引起气道水肿和嗜酸性粒细胞浸润,促进神经纤维末梢释放缓激肽,引起气道炎症反应。

白三烯受体拮抗剂扎鲁司特(zafirlukast)、孟鲁司特(montelukast)和普鲁司特(pranlukast)等能竞争性阻断白三烯受体,有较强的抗炎活性,能有效预防和抑制白三烯导致的血管通透性增加及支气管痉挛。适用于 12 岁以上小儿和成人哮喘的长期预防治疗,但不适用于哮喘发作期的解痉治疗。服药时偶有头痛和胃肠道反应。

小案例

**思考题**

1. 氨茶碱有哪些药理作用和临床应用?
2. 平喘药分为哪几类?各类举出一个常用药物。
3. 简述特布他林、倍氯米松的作用特点及临床应用。

同步测试

(陈紫微 胡 珏)

# 第五篇 消化系统

# 第一章 消化系统生理

课件

**学习要求**

1. 掌握胃液、胰液、胆汁的性质、成分和作用；小肠在吸收中的重要地位。
2. 理解消化道平滑肌的生理特性；胃肠道运动的形式及其生理意义；主要营养物质的吸收方式；自主神经系统对消化活动的作用。
3. 了解胃肠激素对消化活动的作用。

## 第一节 消化道的功能概述

人体新陈代谢必须从外界摄取营养物质。营养物质主要来自食物，包括蛋白质、脂肪、糖类、维生素、水和无机盐等，其中维生素、水和无机盐可以直接被吸收利用，而蛋白质、脂肪和糖类属于结构复杂的大分子物质，必须先在消化管内分解成为结构简单的小分子物质，才能透过消化管黏膜进入血液循环。食物在消化管内被分解为小分子物质的过程称为消化（digestion）。消化后的小分子物质以及水、无机盐和维生素通过消化管黏膜，进入血液和淋巴循环的过程，称为吸收（absorption）。消化和吸收是两个相辅相成、紧密联系的过程。通过吸收摄取食物精华，最后将不能被吸收的食物残渣，形成粪便排出体外。

消化系统的主要功能是对食物进行消化和吸收，为机体新陈代谢提供物质和能量来源。此外，还有内分泌功能和免疫功能。

### 一、消化的方式

食物的消化方式有两种：一种是机械消化（mechanical digestion），即通过消化道的运动，将食物磨碎，并使其与消化液充分混合，同时将其向消化管远端推送。另一种是化学消化（chemical digestion），即通过消化酶的各种化学作用，将食物中大分子的营养物质分解为可被吸收的小分子物质。通常这两种消化方式同时进行，相互配合。

### 二、消化腺的分泌和消化液的功能

消化腺包括存在于消化道黏膜内许多散在的腺体和附属于消化道的唾液腺、肝脏和胰腺。每日向消化管内分泌的各种消化液总量达6～8L（表5-1-1）。消化液主要由有机物、无机物和水组成。消化液的功能主要有：①分解食物中的各种成分；②为各种消化酶提供适宜的pH环境；③稀释食物，使其渗透压与血浆的渗透压接近，以利于营养物质的吸收；④保护消化管黏膜免受理化因素的损伤。

消化腺分泌消化液是腺细胞的主动活动过程,包括从血液中摄取原料,在细胞内合成分泌物,以及将分泌物排出等一系列复杂的过程。腺细胞膜上存在多种受体,当不同的刺激物与相应的受体结合时,通过不同的受体后信号转导机制,引起细胞内一系列反应,最终以出胞方式排出分泌物。

表 5-1-1　消化液的成分

| 消化液名称 | 分泌量(L/d) | pH | 主要成分 |
| --- | --- | --- | --- |
| 唾液 | 1.0~1.5 | 6.6~7.1 | 黏液、α-淀粉酶 |
| 胃液 | 1.5~2.5 | 0.9~1.5 | 黏液、盐酸、胃蛋白酶(原)、内因子 |
| 胰液 | 1.0~2.0 | 7.8~8.4 | $HCO_3^-$、胰淀粉酶、胰脂肪酶、胰蛋白酶(原)、糜蛋白酶(原) |
| 胆汁 | 0.8~1.0 | 6.8~7.4 | 胆盐、胆固醇、胆色素 |
| 小肠液 | 1.0~3.0 | 7.6~8.0 | 黏液、肠激酶 |
| 大肠液 | 0.6~0.8 | 8.3~8.4 | 黏液、$HCO_3^-$ |

### 三、消化道平滑肌的生理特性

除口腔、咽、食管上段的肌肉和肛门外括约肌为骨骼肌外,消化道其余部分的肌肉都是平滑肌。

消化道平滑肌具有肌肉组织的一般生理特性,如兴奋性、传导性和收缩性,同时又有自己的特点,如与骨骼肌和心肌相比,消化道平滑肌的兴奋性较低,收缩速度较慢,但伸展性大。消化道平滑肌对电刺激不敏感,而对机械牵张、温度变化和化学刺激敏感。许多部位的消化道平滑肌有自发的节律性运动,但频率慢且节律不稳定。

消化道平滑肌的生物电活动也有自己的特点。

#### (一)静息电位

消化道平滑肌细胞的静息电位为 $-60 \sim -50\text{mV}$,波动较大。其形成原因主要为 $K^+$ 外流,另外还有 $Na^+$-$K^+$ 泵生电作用、少量的 $Na^+$ 内流和 $Cl^-$ 外流参与。

#### (二)慢波电位

在静息电位基础上产生自发性去极化和复极化的节律性电位波动,其频率较慢,故称为慢波(slow wave),又称为基本电节律(basal electrical rhythm)。用细胞内微电极记录到的慢波多为单向波,包括快速的去极化相和缓慢的形成平台的复极化相。慢波波幅为 5~15mV,持续几秒至十几秒,其发生频率因部位而异。人胃的慢波频率为每分钟3次,十二指肠为每分钟12次。慢波本身亦可引起较弱的肌肉收缩,并使静息电位接近于阈电位,一旦达到阈电位,就可产生动作电位,产生较强的肌肉收缩。

慢波由存在于纵行肌与环行肌之间的 Cajal 间质细胞产生,这些细胞具有成纤维细胞和平滑肌细胞的特性,并与纵、环两层平滑肌细胞形成缝隙连接,可将慢波快速传播到平滑肌。慢波产生的原因可能是由于 $Na^+$-$K^+$ 泵活动的周期性改变造成的。

#### (三)动作电位

当慢波去极化达阈电位时,在慢波基础上会产生一至数个动作电位。消化道平滑肌细胞动作电位的时程较骨骼肌长(10~20ms),幅值较低。去极化相主要是由慢钙通道开放,$Ca^{2+}$(以及少量 $Na^+$)内流引起的。复极化相是由于 $K^+$ 通道开放,$K^+$ 外流造成的。

慢波被认为是平滑肌的起步电位,控制着平滑肌收缩的节律,并决定蠕动的方向、节律和速度,每个慢波所出现的动作电位数目越多,肌肉收缩的幅度也越大(图 5-1-1)。

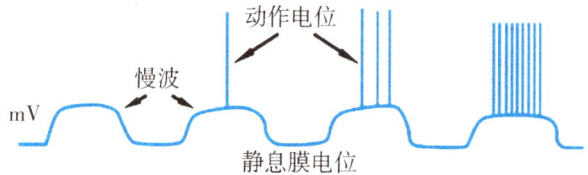

图 5-1-1 消化道平滑肌的电活动

### 四、吸收的途径和方式

吸收是指食物的成分或其消化后的产物通过消化道上皮细胞进入血液和淋巴的过程。消化过程是吸收的重要前提。由于吸收为多细胞机体提供了营养物质,因而具有重要的生理意义。

消化道不同部位的吸收能力和吸收速度是不同的,这主要取决于各部分消化道的组织结构,以及食物在该部位被消化的程度和停留的时间。在口腔和食管内,食物几乎不被吸收。在胃内一般只吸收酒精和少量水分。小肠是吸收的主要部位。大肠主要吸收水分和盐类,一般认为,结肠可吸收进入结肠内的 80% 的水和 90% 的 $Na^+$ 和 $Cl^-$。

吸收主要通过跨细胞和细胞旁两种途径。跨细胞途径是指肠腔内的物质通过肠绒毛上皮细胞的顶端膜进入细胞内,再通过基底侧膜进入细胞外间隙,最后进入血液或淋巴的途径。肠腔内的物质通过肠上皮细胞间的紧密连接进入细胞间隙,再进入血液的途径称为细胞旁途径。

吸收的方式可分为被动转运和主动转运。被动转运包括扩散、渗透和易化扩散;主动转运包括原发性主动转运和继发性主动转运,前者包括 $Na^+$-$K^+$ 泵和 $Ca^{2+}$ 泵等,继发性主动转运包括 $Na^+$-葡萄糖、$Na^+$-氨基酸同向转运等。此外,肠上皮细胞还可通过入胞方式吸收少量小分子的蛋白质。

## 第二节 食物在口腔中的消化

思维导图

消化过程从口腔开始。食物在口腔中停留的时间为 15~20s,在这里,食物被咀嚼、湿润而后吞咽。口腔中唾液对食物有较弱的化学消化作用。在口腔和食管内,食物几乎不被吸收。

### 一、唾液

人的口腔内有 3 对主要的唾液腺,即腮腺、颌下腺和舌下腺,还有众多散在的小唾液腺,唾液是这些腺体分泌的混合液。

#### (一)唾液的性质和成分

唾液(saliva)是近于中性(pH6.6~7.1)的低渗或等渗液体,其中水分约占 99%;有机物主要为黏蛋白、唾液淀粉酶、溶菌酶、舌脂酶、免疫球蛋白 A、乳铁蛋白、富含脯氨酸的蛋白质、激肽释放酶等;无机物有 $Na^+$、$K^+$、$Ca^{2+}$、$HCO_3^-$、$Cl^-$ 和一些气体分子。

#### (二)唾液的作用

唾液可以湿润和溶解食物,以引起味觉并易于吞咽;还可以清除口腔中食物的残渣,冲淡和中和进入口腔的有害物质,对口腔起清洁和保护作用;唾液中的溶菌酶和免疫球蛋白有杀灭细菌和病毒的作用。在人的唾液中含有唾液淀粉酶,可将淀粉分解为麦芽糖。此酶的最合适 pH 是 7.0,但随食物进入胃后还可以继续作用一段时间,直至食物 pH 小于 4.5 后才彻底失活。

## 二、咀嚼和吞咽

咀嚼(mastication)是由各咀嚼肌按一定的顺序收缩而实现的,是随意运动,但通常是一种反射活动,受口腔感受器和咀嚼肌本体感受器传入冲动的制约。咀嚼的作用是:①将食物切碎;②将切碎的食物与唾液混合形成食团,便于吞咽;③使食物与唾液淀粉酶充分接触而产生化学消化作用。此外,咀嚼还能加强食物对口腔内各种感受器的刺激,反射性地引起胃、胰、肝、胆囊等活动加强,为下一步的消化及吸收过程做好准备。

吞咽(deglutition)虽然可以随意发动,但整个过程是一个复杂的反射活动。根据食团所经过的部位,可将吞咽过程分为 3 期:

第一期:由口腔到咽。这是在大脑皮层控制下随意启动的。舌尖和舌后部依次上举,抵触硬腭并后缩,将食团挤向软腭后方至咽部。

第二期:由咽到食管上端。由于食团刺激了软腭和咽部的触觉感受器,引起一系列快速反射动作,包括软腭上升,咽后壁向前突出,封闭鼻咽通路,声带内收,喉头升高并向前紧贴会厌,封闭咽与气管的通路,呼吸暂停,食管上括约肌舒张,食团被挤入食管。

第三期:食团沿食管下行至胃。当食团通过食管上括约肌后,该括约肌即反射性收缩,食管随即产生一由上而下的蠕动(图 5-1-2),将食团向下推送。

蠕动(peristalsis)是指空腔器管平滑肌的顺序收缩,形成一种向前推进的波形运动。蠕动是消化道的基本运动形式,是一种由神经介导的,可使消化道内容物向下推进的反射活动。蠕动反射通常由两个部分组成:一是腔内食团近端的兴奋性反应,表现为环行肌收缩和纵行肌舒张;另一是食团远端的抑制性反应,表现为纵行肌收缩和环行肌舒张。

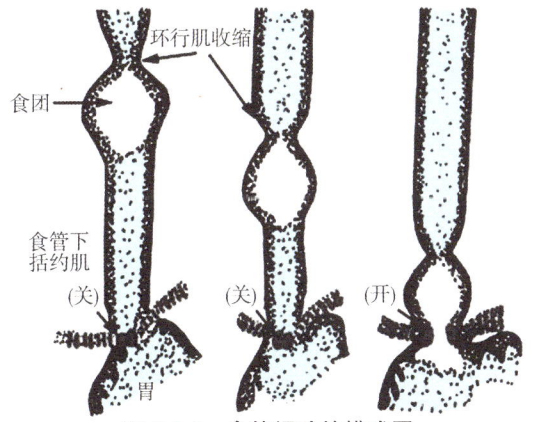

图 5-1-2 食管蠕动的模式图

在食管和胃之间,虽然不存在解剖学上的括约肌,只是环行肌轻度增厚,但确实有一个高压区,宽为 1~2cm,其内压力比胃内压高 0.67~1.33kPa(5~10mmHg),可阻止胃内容物逆流入食管,起到了类似生理性括约肌的作用,故称为食管下括约肌(lower esophageal sphincter)。在未进行吞咽的静息状态下,食管下括约肌部的管腔内压约为 4kPa(30mmHg),高于胃内压。当蠕动波到达时,食管下括约肌舒张。食团入胃后,食管下括约肌收缩,恢复其静息时张力,因此可防止胃内的食物、胃液及气体反流入食管。

总之,吞咽是由一连串依一定顺序发生的反射动作实现的,统称为吞咽反射。

## 第三节　食物在胃中的消化

微课视频

胃是消化道中最膨大的部分,具有暂时储存食物的功能。成人胃的容量为1~2L。食物在胃内还将受到胃液的化学消化和胃壁肌肉运动的机械消化。在胃内,食物的吸收也很少,胃可吸收酒精和少量水分。

### 一、胃液的性质、成分和作用

胃黏膜是一个含有3种管状外分泌腺(胃腺)和多种内分泌细胞的复杂的分泌器官。胃腺主要有贲门腺、泌酸腺(位于胃底和胃体)及幽门腺3种。胃液(gastric juice)是由这3种腺体和胃黏膜上皮细胞的分泌物构成的。

纯净的胃液是一种pH为0.9~1.5的无色液体。正常人每日分泌量为1.5~2.5L。胃液的成分除水分外,主要有盐酸(hydrochloric acid)、胃蛋白酶原(pepsinogen)、黏液(mucus)、$HCO_3^-$和内因子(intrinsic factor)。此外,还包括胃脂肪酶和胃淀粉酶等。

#### (一) 盐酸(亦称胃酸)

盐酸是由泌酸腺中的壁细胞分泌的。正常人空腹时盐酸排出量(基础酸排出量)为每小时0~5mmol。在食物或某些药物刺激下,盐酸排出量可明显增加。正常人的盐酸最大排出量每小时可达20~25mmol。

胃液中$H^+$的最高浓度可达150mmol/L,比壁细胞胞浆的$H^+$浓度高约300万倍。因此,壁细胞分泌$H^+$是逆着巨大浓度梯度进行的主动过程。壁细胞胞浆内的水解离生成$H^+$和$OH^-$,$H^+$在位于壁细胞内的分泌小管膜上$H^+$-$K^+$依赖式ATP酶(又称质子泵)的作用下,主动分泌到小管内,$OH^-$留在细胞内有待被中和。由于壁细胞内含有丰富的碳酸酐酶,它能将从血浆中摄取的和细胞代谢产生的$CO_2$与$H_2O$化合,形成$H_2CO_3$。$H_2CO_3$随即解离成$H^+$和$HCO_3^-$。$H^+$和$OH^-$中和生成水,$HCO_3^-$则与血浆中的$Cl^-$进行交换而进入血液,与$Na^+$形成$NaHCO_3$。而血浆中的$Cl^-$则进入壁细胞,再通过分泌小管膜上特异性的$Cl^-$通道进入小管腔,在小管内与$H^+$形成$HCl$。当需要时再由壁细胞分泌入胃腔(图5-1-3)。

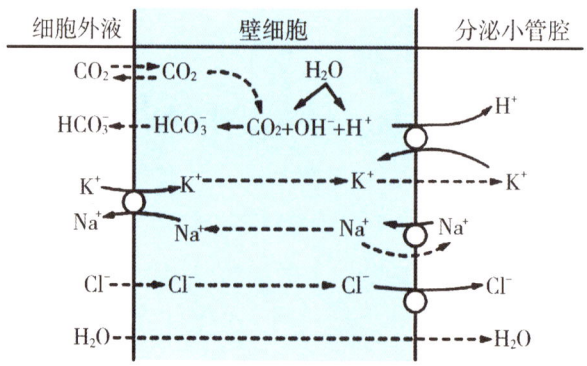

图5-1-3　壁细胞分泌盐酸的模式图

由于质子泵已被证实是各种因素引起胃酸分泌的最后通路,因此,选择性抑制质子泵的药物(如奥美拉唑)已被临床用来有效地抑制胃酸分泌。

小案例

胃酸可杀灭随食物进入胃内的细菌,还能激活胃蛋白酶原,使其转变为有活性的胃蛋白酶,并为其作用提供适宜的酸性环境。盐酸进入小肠内可引起促胰液素的释放,从而有促进胰液、胆汁和小肠液分泌的作用。盐酸所造成的酸性环境还有利于铁和钙在小肠内吸收。盐酸分泌过多对胃和十二指肠黏膜有侵蚀作用,是溃疡病发病的重要原因之一。

### (二)胃蛋白酶原

胃蛋白酶原主要是由泌酸腺的主细胞分泌的。主细胞中的胃蛋白酶原储存在细胞顶部的分泌颗粒中,当细胞受到刺激时,通过胞吐作用释放入腺腔。

胃蛋白酶原依其电泳迁移率可分为7个组分,组分1~5称为胃蛋白酶原Ⅰ,组分6~7被称为胃蛋白酶原Ⅱ,它们在血清中的含量及比值的变化对临床胃部疾病诊断具有一定意义。

无活性的胃蛋白酶原在盐酸作用下,或在酸性条件下,通过自身催化,转变为有活性的胃蛋白酶。胃蛋白酶可分解蛋白质为胨和胨,以及少量的多肽或氨基酸。胃蛋白酶作用的最适 pH 为 2.0~3.5,当 pH>5 时便失活。

### (三)黏液和 $HCO_3^-$

胃的黏液是由表面上皮细胞、胃底腺的颈黏液细胞、贲门腺和幽门腺共同分泌的,其主要成分为糖蛋白。黏液具有较高的黏滞性和形成凝胶的特性,它在正常人胃黏膜表面形成一个厚约 500μm 的凝胶层,可减少粗糙食物对胃黏膜的机械性损伤。

胃内 $HCO_3^-$ 主要是由胃黏膜的非泌酸细胞分泌的,仅有少量的 $HCO_3^-$ 是从组织间液渗入胃内的。

单独的黏液和 $HCO_3^-$ 的分泌都不能有效地保护胃黏膜不受胃腔内盐酸和胃蛋白酶的损伤,但两者联合作用则可形成一个屏障,称为"黏液-$HCO_3^-$ 屏障(mucus bicarbonate barrier)",可有效地保护胃黏膜。这是因为黏液的黏稠度为水的 30~260 倍,当胃腔内的 $H^+$ 通过黏膜表面的黏液层向上皮细胞扩散时,其移动速度将明显减慢,并不断地与从黏液层下面向表面扩散的 $HCO_3^-$ 遭遇。两种离子在黏液层内发生中和,形成一个跨黏液层的 pH 梯度(图 5-1-4)。黏液层靠近胃腔侧的 pH 一般为 2.0 左右,而靠近上皮细胞侧的 pH 则为 7.0 左右。黏液深层的中性 pH 环境还能使黏膜表面的胃蛋白酶丧失分解蛋白质的作用。

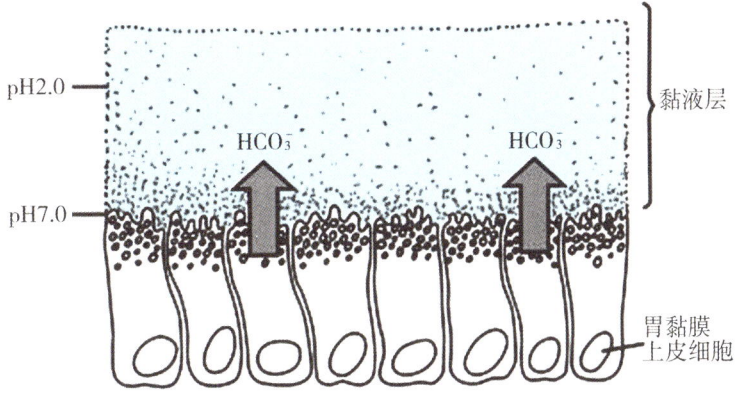

图 5-1-4 胃黏液-碳酸氢盐屏障模式图

正常情况下,黏液层靠近胃腔侧的糖蛋白会受到胃蛋白酶的作用而水解,由凝胶状态变为溶胶状态而进入胃液。但在正常情况下,黏液水解的速度与上皮细胞分泌的速度之间处于动态平衡,从而保持了黏液屏障的完整性和连续性。

### (四)内因子

壁细胞还分泌一种分子量约55000的糖蛋白,称为内因子,它可与随食物进入胃内的维生素 $B_{12}$ 结合而促进维生素 $B_{12}$ 在回肠的主动吸收。

## 二、胃运动

胃运动主要完成以下3方面的功能:①容纳进食时摄入的大量食物;②对食物进行机械消化;③以适当的速率向十二指肠排出食糜。胃底和胃体的前部(也称头区)运动较弱,主要是容纳食物,胃体的远端和胃窦(也称尾区)则有较明显的运动。

### (一)胃运动的主要形式

1. 容受性舒张  当咀嚼和吞咽时,食物对咽、食管等处感受器的刺激可反射性地引起胃头区平滑肌紧张性降低和舒张,使胃腔容量由空腹时的约50ml增加到进食后的1.5L。胃壁肌肉的这种活动称为容受性舒张(receptive relaxation),它适应于大量食物的涌入,而胃内压变化不大。

胃的容受性舒张是通过迷走-迷走反射实现的。在这个反射中,迷走传出通路是抑制性的,其末梢释放的递质可能是某种肽类物质或一氧化氮(NO)。

2. 蠕动  胃蠕动出现于食物入胃后5min左右。蠕动起始于胃的中部,约每分钟3次,每个蠕动波约需1min到达幽门。因此,进食后胃的蠕动通常是一波未平,一波又起(图5-1-5)。

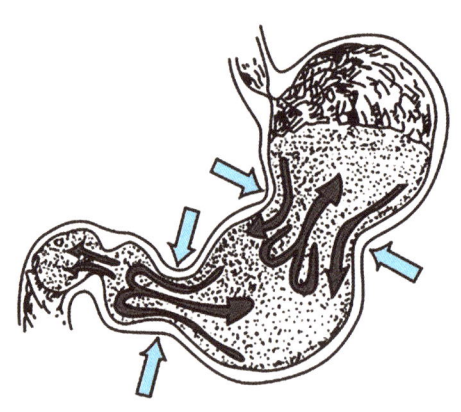

图 5-1-5  胃肠蠕动

蠕动波初起时较小,在向幽门传播过程中,波的幅度和速度逐渐增加,当接近幽门时明显增强,可将一部分食糜(1~2ml)排入十二指肠。当收缩波超越胃内容物到达胃窦终末时,由于胃窦终末部的有力收缩,可将一部分食糜反向推回到近侧胃窦或胃体。食糜的这种后退有利于块状食物在胃内进一步被磨碎。

### (二)胃的排空

食糜由胃排入十二指肠的过程称为胃排空(gastric emptying)。一般在食物入胃后5min即有部分食糜被排入十二指肠。食糜的理化性状和化学组成不同,胃排空的速度也不同。一般来说,稀的、流体食物比稠的、固体食物排空快;颗粒小的食物比大块的食物排空快;等渗溶液比非等渗溶液快。在3种主要食物中,糖类排空最快,蛋白质次之,脂肪类排空最慢。混合食物由胃完全排空通常需4~6h。

### (三)消化间期的胃运动

人在空腹时,胃运动呈现以间歇性强力收缩伴有较长的静息期为特征的周期性运动,并向肠道方向扩布。胃肠道在消化间期的这种运动称为移行性复合运动(migrating motor complex,MMC),其意义是可将上次进食后遗留的食物残渣和积累的黏液推送到十二指肠,为下次进食做好准备。进食后这种运动消失。

## 三、呕吐

呕吐(vomiting)是将胃及肠内容物从口腔强力驱出的动作。机械的和化学的刺激作用于舌根、咽部、胃、大小肠、胆总管、泌尿生殖器官等处的感受器都可引起呕吐,视觉和内耳前庭的位置感觉的改变,也可引起呕吐。

呕吐时,胃和食管下端舒张,膈肌和腹肌猛烈收缩,从而挤压胃内容物通过食管而进入口腔。同时,十二指肠和空肠上段的运动也变得强烈起来,蠕动增快并可转为痉挛。由于胃舒张而十二指肠收缩,压力差倒转,使十二指肠内容物流入胃内,故呕吐物中常混有胆汁和小肠液。

呕吐是一种反射活动。感觉冲动由迷走神经和交感神经传入到延髓的呕吐中枢。传出冲动则沿迷走神经、交感神经、膈神经和脊神经等传至胃、小肠、膈肌和腹壁肌肉等。呕吐中枢的位置在延髓外侧网状结构的背外侧,颅内压增高(脑水肿、脑瘤等情况)可直接刺激该中枢而引起呕吐。呕吐中枢在解剖上和功能上与呼吸中枢、心血管中枢均有密切的联系,它能协调这些临近结构的活动,从而在呕吐时产生复杂的反应。

在延髓呕吐中枢的附近存在一个特殊的化学感受野,某些中枢性催吐药如阿扑吗啡,实际上是刺激了这个化学感受野,通过它再兴奋呕吐中枢。

呕吐是一种具有保护意义的防御性反射,它可把胃内有害的物质排出;但长期剧烈的呕吐会影响进食和正常的消化活动,使大量的消化液丢失,造成体内水、电解质和酸碱平衡的紊乱。

## 第四节 食物在小肠中的消化和吸收

小肠内消化是整个消化过程中最重要的阶段。食糜在小肠内停留的时间随食物的性质而有不同,一般为3~8h。在这里,食糜将受到胰液、胆汁和小肠液的化学性消化以及小肠运动的机械性消化。食物通过小肠后,消化吸收过程基本完成,未被消化吸收的食物残渣则被推送到大肠。

思维导图

### 一、胰液

胰液是由胰腺腺泡和小导管上皮细胞分泌的,经胰腺导管排入十二指肠。

#### (一)胰液的性质和成分

胰液(pancreatic juice)是无色、无臭的碱性液体,pH为7.8~8.4,正常人每日分泌量为1~2L,渗透压与血浆相等。胰液中除含有大量水分外,还含有无机物和有机物。无机物主要是碳酸氢盐,它们主要由胰腺小导管上皮细胞分泌。有机物主要由各种消化酶组成。消化酶是由腺泡细胞分泌的，如胰淀粉酶、胰脂肪酶、蛋白水解酶等。

(二)胰液的作用

1. $HCO_3^-$　主要作用是中和进入十二指肠的胃酸，保护肠黏膜免受强酸的侵蚀；此外，$HCO_3^-$ 造成的弱碱性环境也为小肠内多种消化酶的活动提供了适宜的 pH 环境。

2. 胰淀粉酶(pancreatic amylase)　是一种 α 淀粉酶，对生、熟淀粉的水解效率都很高。淀粉经消化后的产物为糊精、麦芽糖及麦芽寡糖。胰淀粉酶作用的最适 pH 为 6.7～7.0。

3. 胰脂肪酶(pancreatic lipase)　是消化脂肪的主要消化酶。可分解甘油三酯为脂肪酸、甘油一酯和甘油。它的最适 pH 为 7.5～8.5。但是，胰脂肪酶只有在胰腺分泌的另一种小分子蛋白质——辅脂酶存在的条件下才能发挥作用。胰液中还含有胆固醇酯水解酶及磷脂酶 $A_2$，分别水解胆固醇酯和卵磷脂，前者生成胆固醇和脂肪酸，后者生成溶血卵磷脂和脂肪酸。

4. 蛋白水解酶　主要有胰蛋白酶(trypsin)、糜蛋白酶(chymotrypsin)、羧基肽酶和弹性蛋白酶等，它们都是以不具有活性的酶原形式存在于胰液中的。肠液中的肠激酶可以激活胰蛋白酶原，使之变为具有活性的胰蛋白酶。此外，胃酸、胰蛋白酶本身，以及组织液也能使胰蛋白酶原激活。糜蛋白酶原、羧基肽酶原和弹性蛋白酶原在胰蛋白酶作用下分别转化为相对应的酶。胰蛋白酶和糜蛋白酶的作用相似，都能分解蛋白质为胨和际。当两者共同作用于蛋白质时，则可消化蛋白质为小分子的多肽和氨基酸，前者可被羧基肽酶和弹性蛋白酶进一步分解。此外，胰液中还含有核糖核酸酶和脱氧核糖核酸酶，可使相应的核酸水解为单核苷酸。

知识拓展

正常时胰液中有少量的消化酶(如胰淀粉酶和胰脂肪酶)进入血液循环，但在急性胰腺炎时血液中的胰酶水平显著升高，因此，测定血中胰淀粉酶或胰脂肪酶活性是诊断急性胰腺炎的一个有意义的指标。

如上所述，胰液中含有 3 种主要营养物质的消化酶，因此，胰液是最重要的一种消化液。当胰腺分泌发生障碍时，会明显影响蛋白质和脂肪的消化和吸收，但对糖的消化和吸收影响不大。

## 二、胆汁

胆汁(bile)是由肝细胞分泌的。在非消化间期，肝细胞分泌的胆汁(肝胆汁)大部分流入胆囊储存。在消化期，胆汁可直接由肝脏以及胆囊大量排出至十二指肠。

(一)胆汁的性质和成分

成年人每日分泌胆汁 600～1200ml。肝胆汁呈金黄色或橘棕色，pH 约 7.4；在胆囊中储存过的胆汁(胆囊胆汁)因被浓缩而颜色变深，并因碳酸氢盐被胆囊吸收而呈弱酸性(pH6.8)。

胆汁的成分很复杂，除水分和钠、钾、钙、碳酸氢盐等无机成分外，其有机成分有胆汁酸、胆色素、脂肪酸、胆固醇、卵磷脂和黏蛋白等。胆汁中无消化酶。胆汁酸与甘氨酸或牛磺酸结合形成的钠盐或钾盐称为胆盐(bile salt)，它是胆汁参与消化的主要成分。胆色素是血红蛋白的分解产物，包括胆红素及其氧化物-胆绿素。

胆汁中胆盐、胆固醇和卵磷脂的适当比例是维持胆固醇成溶解状态的必要条件。胆固醇分泌过多，或胆盐、卵磷脂合成减少时，胆固醇就容易沉积下来，这是形成胆石的原因之一。

## (二)胆汁的消化作用

胆汁对于脂肪的消化和吸收具有重要意义。

1. 乳化脂肪　胆汁中的胆盐、胆固醇和卵磷脂等都可作为乳化剂,减小脂肪的表面张力,使脂肪乳化成为脂肪微滴,分散在肠腔内,从而增加了胰脂肪酶的作用面积,使其分解脂肪的作用加速。

2. 促进脂肪吸收　当胆盐达到一定浓度后,可聚合而形成微胶粒(micelles),肠腔中脂肪的分解产物,如脂肪酸、甘油一酯等均可掺入到微胶粒中,形成水溶性复合物(混合微胶粒),有利于脂肪消化产物的吸收。

3. 促进脂溶性维生素吸收　胆汁通过促进脂肪分解产物的吸收,对脂溶性维生素(维生素 A、维生素 D、维生素 E、维生素 K)的吸收也有促进作用。

此外,胆汁在十二指肠中还可以中和部分胃酸,为多种消化酶发挥作用提供弱碱性环境。

## 三、小肠液

小肠内有两种腺体,十二指肠腺和小肠腺。十二指肠腺主要分泌黏稠的碱性液体。小肠腺又称李氏腺,分布于全部小肠的黏膜层内,其分泌液中主要是水和无机盐,还有肠激酶(enterokinase 或 enteropeptidase)和黏蛋白等,是小肠液的主要部分。

### (一)小肠液的性质和成分

小肠液是一种弱碱性液体,pH 约为 7.6,渗透压与血浆相等。小肠液的分泌量变动范围很大,成年人每日分泌量为 1~3L。在不同条件下,小肠液的性状变化也很大,有时是较稀的液体,有时则由于含有大量黏蛋白而很黏稠。由小肠腺分泌入肠腔内的消化酶可能只有肠激酶一种。小肠液中还常混有脱落的肠上皮细胞、白细胞以及由肠上皮细胞分泌的免疫球蛋白。

### (二)小肠液的作用

大量的小肠液可以稀释消化产物,使其渗透压下降,有利于吸收的进行。小肠液分泌后又很快地被绒毛重吸收,这种液体的交流为小肠内营养物质的吸收提供了媒介。小肠本身对食物的消化是以一种特殊的方式进行的,即在小肠上皮细胞的刷状缘或细胞内进行的。已知在刷状缘上存在各种消化酶,如多种寡糖酶、脂肪酶和肽酶,它们对一些进入上皮细胞的营养物质继续起消化作用,从而可防止没有完全分解的消化产物被吸收入血。这些酶可随脱落的肠上皮细胞进入肠腔内,但它们对肠腔内消化并不起作用。

## 四、小肠的运动

与胃相同,小肠在消化间期也存在周期性的移行性复合波。小肠在消化期的主要运动形式如下。

### (一)紧张性收缩

小肠平滑肌的紧张性收缩是其他运动形式有效进行的基础。当小肠紧张性降低时,肠腔易于扩张,肠内容物的混合和转运减慢;相反,当小肠紧张性升高时,食糜在肠腔内的混合运转加快。

### (二)分节运动

分节运动是一种以环行肌为主的节律性收缩和舒张运动。在食糜所在的一段肠管上,环行肌在许多点同时收缩,把食糜分割成许多节段;随后,原来收缩处舒张,而原来舒张处收缩,使原来的节段分为两半,而相邻的两半则合拢来形成一个新的节段。如此反复进行,食糜得以不断地分开,又不断地混合。小肠的这种运动形式称为分节运动(segmentation contraction)(图 5-1-6)。分节运动的推进作用很小,它的作用在于使食糜与消化液充分混合,便于进行化学性消化,它还使食糜与肠壁紧密接触,为吸收创造了良好的条件。分节运动还能挤压肠壁,有助于血液和淋巴的回流。

分节运动在空腹时几乎不出现,进食后才逐渐变强。小肠各段分节运动的频率不同,上部频率较高,下部较低。正常人十二指肠分节运动的频率约为 11 次/分钟,回肠末端为 8 次/分钟。这种活动梯度有助于食糜由小肠上段向下推进。

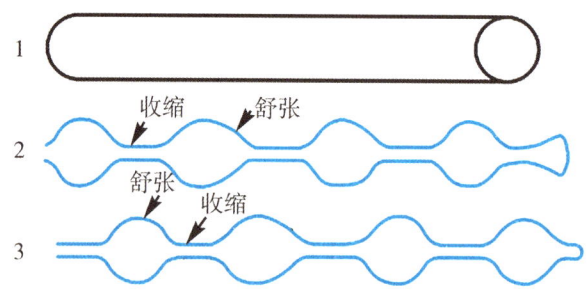

图 5-1-6　小肠分节运动的模式图

**(三)蠕动**

小肠的蠕动可发生在小肠的任何部位,其速度为 0.5～2.0cm/s,近端小肠的蠕动速度大于远端。小肠蠕动波很弱,通常只进行一段短距离(约数厘米)后即消失。蠕动的意义在于使经过分节运动的食糜向前推进一步,到达一个新的肠段,再开始分节运动。通常,食糜从幽门部到回盲瓣历时 3～5h,即食糜在小肠内实际推进的速度约为 1cm/min。

在小肠还常可见到一种行进速度很快(2～25cm/s)、传播较远的蠕动,称为蠕动冲(peristaltic rush),它可将食糜从小肠的始端一直推送到末端,有时还可推送入结肠,从而可迅速清除食糜中有害刺激物或解除肠管的过度扩张。蠕动冲可能是由于进食时吞咽动作或食糜刺激十二指肠引起的。

**(四)移行性复合运动**

在饥饿时或小肠内容物大部分被吸收后,分节运动停止,而出现周期性的移行性复合运动(MMC)。小肠的 MMC 起源于胃的下部,向肛门方向缓慢移行,每 60～90min 发生一次。MMC 的主要作用是将肠内容物,包括前次进食后遗留的食物残渣、脱落的上皮细胞及细菌等清除干净;阻止结肠内的细菌迁移到终末回肠。因此 MMC 被称为小肠的"管家"。MMC 减弱或缺乏者,细菌易于在回肠内过度生长;细菌释放的某些物质可刺激小肠上皮细胞分泌 NaCl 和水,导致腹泻。

### 五、小肠对主要营养物质的吸收

小肠是吸收的主要部位,一般认为,糖类、蛋白质和脂肪的消化产物大部分是在十二指肠和空肠吸收的,回肠有其独特的功能,即主动吸收胆盐和维生素 $B_{12}$(图 5-1-7)。

人的小肠长约 4m,它的黏膜具有环形皱褶,皱褶上有大量的绒毛。人的肠绒毛上,每一柱状上皮细胞的顶端约有 1700 条微绒毛。由于环状皱褶、绒毛和微绒毛的存在,最终使小肠黏膜的表面积增加 600 倍,达到 200～250m$^2$。小肠除了具有巨大的吸收面积外,

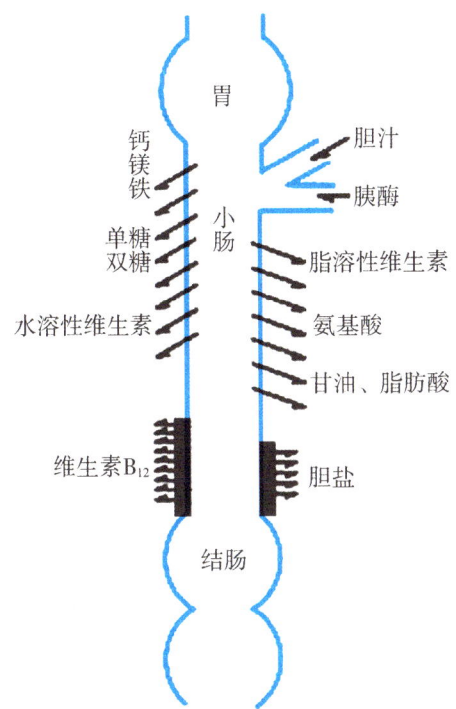

**图 5-1-7　各种主要营养物质在小肠的吸收部位**

食物在小肠内停留的时间较长（3～8h），以及食物在小肠内已被消化到适于吸收的小分子物质，这些都是食物在小肠中被吸收的有利条件。

**（一）糖类的吸收**

一般说来，糖类只有分解为单糖时才能被小肠上皮细胞所吸收。各种单糖的吸收速率有很大差别，己糖的吸收很快，而戊糖则很慢。在己糖中，又以半乳糖和葡萄糖的吸收为最快，果糖次之，甘露糖最慢。

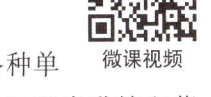

微课视频

单糖的吸收是消耗能量的主动过程，它可逆浓度差进行，能量来自钠泵，属继发性主动转运。肠绒毛上皮细胞的基底侧膜上有钠泵，其顶端膜存在 $Na^+$-葡萄糖和 $Na^+$-半乳糖同向转运体。由于钠泵的运转，造成细胞膜外即肠腔液中 $Na^+$ 的高势能，当 $Na^+$ 通过与转运体结合顺浓度差进入细胞时，由此释放的能量可用于葡萄糖分子和半乳糖分子逆浓度差进入细胞。之后，葡萄糖和半乳糖再以易化扩散的方式扩散到细胞外，然后进入血液（图 5-1-8）。因此 $Na^+$ 和钠泵对单糖的吸收是必需的，用抑制钠泵的哇巴因或用能与 $Na^+$ 竞争转运体的 $K^+$ 均能抑制糖的吸收。

**（二）蛋白质的吸收**

食物中的蛋白质经消化分解为氨基酸后，几乎全部被小肠吸收。经加热的蛋白质因变性而易于消化，在十二指肠和近端空肠就被迅速吸收，未经加热的蛋白质和内源性蛋白质较难消化，需进入回肠后才被基本吸收。

氨基酸的吸收是主动的。在小肠上皮细胞刷状缘上存在不同种类的氨基酸转运系统，分别选择性地转运中性、酸性和碱性氨基酸。这些转运系统多数与钠的转运耦联，机制与单糖转运相似，但也存在非钠依赖性的氨基酸转运。

现已证明，小肠刷状缘上存在二肽和三肽转运系统。这类转运系统也是继发性主动

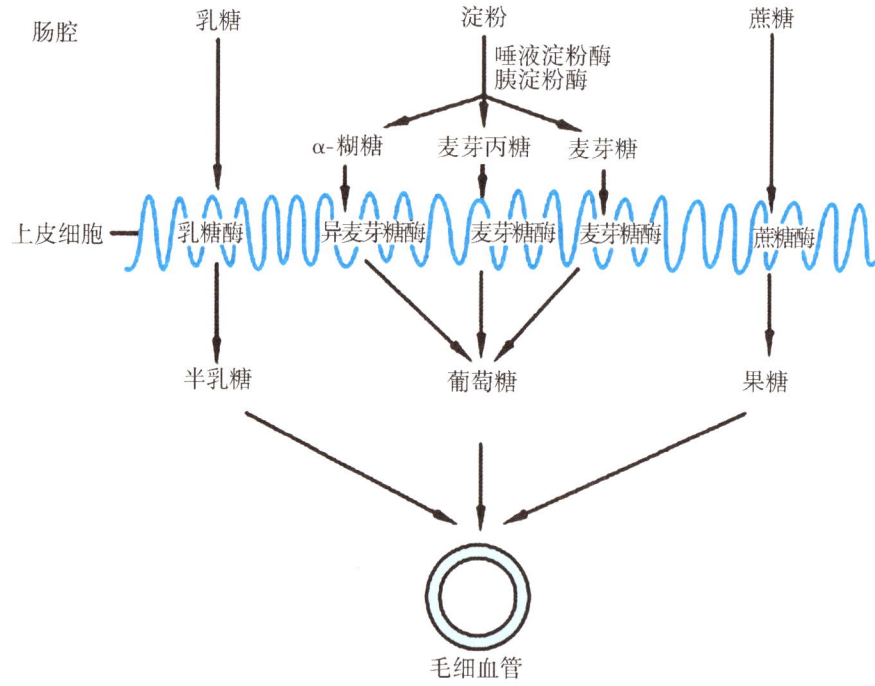

图 5-1-8　糖类的消化和吸收过程

转运,动力来自于 $H^+$ 的跨膜转运。进入细胞内的二肽和三肽可被胞内的二肽酶和三肽酶进一步分解为氨基酸,再进入血液循环。

在某些情况下,少量的完整蛋白也可以通过小肠上皮细胞进入血液,它们没有营养学意义;相反可作为抗原而引起过敏反应,对人体不利。

### (三)脂肪和胆固醇的吸收

在小肠内,脂类的消化产物脂肪酸、甘油一酯、胆固醇等很快与胆汁中胆盐形成混合微胶粒。由于胆盐有亲水性,能携带脂肪的消化产物通过覆盖在小肠绒毛表面的非流动水层到达微绒毛。在这里,甘油一酯、脂肪酸和胆固醇等又逐渐地从混合微胶粒中释出,并透过微绒毛的脂蛋白膜而进入黏膜细胞,而胆盐则被遗留于肠腔内。

长链脂肪酸及甘油一酯被吸收后,在肠上皮细胞的内质网中大部分被重新合成为甘油三酯,并与细胞中生成的载脂蛋白合成乳糜微粒(chylomicron)。乳糜微粒形成后即进入高尔基复合体中,在那里,许多乳糜微粒被包裹在一个囊泡内。囊泡移行到细胞侧膜时,便与细胞膜融合,并被释出胞外,进入细胞间质,再扩散入淋巴(图 5-1-9)。

中、短链甘油三酯水解产生的脂肪酸和甘油一酯是水溶性的,可以直接进入肝门静脉而不进入淋巴。由于膳食中的动、植物油中含有 15 个以上碳原子的长链脂肪酸很多,所以脂肪的吸收途径仍以淋巴为主。

进入肠道的胆固醇主要有两个来源:一是来自食物,一是来自肝脏分泌的胆汁。胆固醇的吸收受很多因素影响。食物中胆固醇含量越多,其吸收也越多,但两者不呈直线关系。食物中的脂肪和脂肪酸有促进胆固醇吸收的作用,而各种植物固醇(如豆固醇、β-谷固醇)则抑制其吸收。胆盐可与胆固醇形成混合微胶粒而有助于胆固醇的吸收,食物中不能被利用的纤维素、果胶、琼脂等容易和胆盐结合形成复合物,妨碍微胶粒的形成,故能降低胆固醇的吸收。

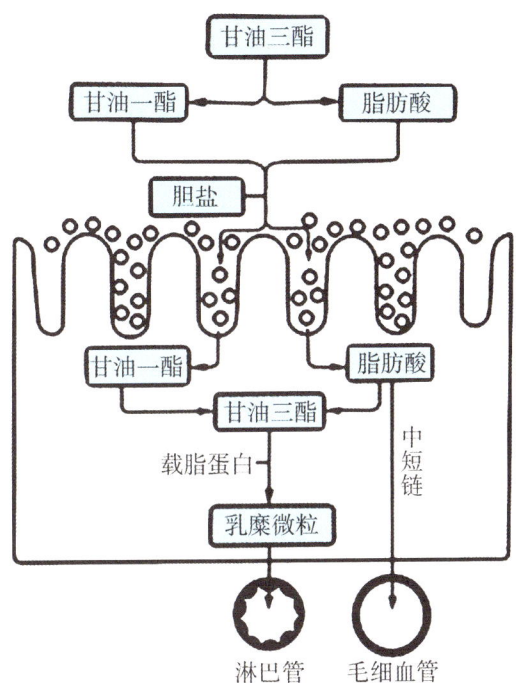

图 5-1-9 脂肪吸收示意图

**(四)无机盐的吸收**

单价碱性盐类如钠、钾、铵盐的吸收很快,多价碱性盐则吸收很慢,而与钙结合形成沉淀的盐则不能被吸收。

1. 钠的吸收　成人每日摄入 250~300mmol 的钠,消化腺分泌大致相同数量的钠,但从粪便排出的钠不到 4mmol,说明肠内容物中 95%~99% 的钠都被吸收了。小肠和结肠均可吸收钠,但吸收量不同,单位面积吸收的钠量以空肠为最大,回肠其次,结肠最小。钠的吸收是主动的,钠的主动吸收为单糖和氨基酸的吸收提供动力。反之,单糖和氨基酸的存在也促进 $Na^+$ 的吸收。

2. 铁的吸收　人每日吸收的铁约为 1mg,仅为食物中铁含量的 1/10。对铁的吸收能力与机体对铁的需要有关。当机体缺铁时(如缺铁性贫血)机体吸收铁的能力增强。食物中的铁绝大部分为高价铁,不易被吸收,需还原为亚铁才能被吸收。维生素 C 能将高价铁还原为亚铁而促进铁的吸收。铁在酸性环境中易溶解而便于吸收,故胃液中的盐酸有促进铁的吸收。胃大部切除后易伴发缺铁性贫血。

铁主要在十二指肠和空肠被吸收。铁的吸收是主动过程。

3. 钙的吸收　小肠各部都有吸收钙的能力,但通常食物中的钙只有一小部分被吸收。机体吸收钙的多少受机体需要的影响,维生素 D 促进小肠对钙的吸收。只有可溶性的钙(如氯化钙、葡萄糖酸钙)才能被吸收,离子状态的钙最易吸收。进入小肠的胃酸可促进钙游离,有助于钙的吸收。脂肪酸对钙的吸收也有促进作用。而钙一旦形成不易溶解的钙盐,则不能被吸收。

钙吸收的部位在小肠上段,十二指肠的吸收能力最强。钙的吸收也是主动过程。

4. 负离子的吸收　在小肠内吸收的负离子主要有 $Cl^-$ 和 $HCO_3^-$。肠腔内 $Na^+$ 被吸收所造成的电位变化可促进负离子向细胞内移动。但也有证据表明,负离子可独立地转运。

### (五) 水的吸收

人体每日由胃肠吸收的液体量约 8L，其中摄入的水为 1~2L，由消化腺分泌的液体可达 6~8L，随粪便排出的水仅为 0.1~0.2L。水的吸收都是被动的，各种溶质被主动吸收所产生的渗透压梯度是水被动吸收的动力。

在十二指肠和空肠上部，水的吸收量很大，但消化液的分泌量也很大。结肠吸收水的能力很强。严重呕吐、腹泻可使人体丢失大量水分和电解质，从而导致人体脱水和电解质紊乱。

### (六) 维生素的吸收

维生素分为脂溶性维生素和水溶性维生素两类。水溶性维生素主要以扩散的方式在小肠上段被吸收，但维生素 $B_{12}$ 必须与内因子结合形成水溶性复合物才能在回肠被吸收。脂溶性维生素 A、维生素 D、维生素 E、维生素 K 的吸收机制与脂肪吸收相似。

## 第五节　食物在结肠中的消化

人类的大肠内没有重要的消化活动。大肠的主要生理功能为：①吸收水和电解质，参与机体对水、电解质平衡的调节；②吸收由结肠内微生物产生的维生素 B 和维生素 K；③完成对食物残渣的加工，形成并暂时储存粪便。大肠主要吸收水分和盐类，一般认为，结肠可吸收进入结肠内的 80% 的水和 90% 的 $Na^+$ 和 $Cl^-$。

### 一、大肠液

大肠液是由大肠黏膜表面的柱状上皮细胞及杯状细胞分泌的。大肠的分泌物富含黏液和碳酸氢盐，其 pH 为 8.3~8.4。大肠液中含有少量二肽酶和淀粉酶，但它们对物质的分解作用不大。大肠液的主要作用在于其中的黏液蛋白，它能保护肠黏膜和润滑粪便。

### 二、大肠内细菌的活动

大肠内的细菌主要来自食物和空气。大肠内的酸碱度和温度对一般细菌的繁殖极为适宜，细菌便在这里大量繁殖。细菌中含有能分解食物残渣的酶。细菌对糖及脂肪的分解称为发酵，能产生乳酸、醋酸、$CO_2$、沼气等。蛋白质的细菌分解称为腐败，其结果产生氨、硫化氢、组胺、吲哚等，其中有的成分由肠壁吸收后到肝中进行解毒。

大肠内的细菌能利用肠内较为简单的物质合成维生素 B 复合物和维生素 K。它们在肠内吸收，对人体有营养作用。

### 三、大肠的运动

大肠的运动少而慢，对刺激的反应也较迟缓，这些特点对于大肠作为粪便的暂时储存场所来说是适合的。

**大肠运动的形式**

1. 袋状往返运动　这是在空腹时最多见的一种运动形式，由环行肌不规则的收缩所引起，它使结肠袋中的内容物向两个方向作短距离的位移，但并不向前推进。

2. 分节或多袋推进运动　这是一个结肠袋或一段结肠收缩，其内容物被推移到下一段的运动。

3. 蠕动　大肠的蠕动是由一些稳定向前的收缩波所组成。收缩波前方的肌肉舒张，往往充有气体；收缩波的后面则保持在收缩状态，使这段肠管闭合并排空。大肠还有一种进行很快且前进很远的蠕动，称为集团蠕动（mass peristalsis），它可使结肠内压力明显升高。集团蠕动通常开始于横结肠，可将一部分大肠内容物推送至降结肠或乙状结肠。

## 第六节　排便

食物残渣在大肠内停留一般在10余小时以上，在这一过程中，大部分水分、无机盐和维生素被大肠黏膜吸收。由未消化的食物残渣经过细菌的发酵和腐败作用形成的产物，加上脱落的肠上皮细胞、大量细菌、肝排出的胆色素衍生物，以及由肠壁排出的某些重金属，如钙、镁、汞等盐类共同构成粪便。

排便（defecation）是受意识控制的脊髓反射。正常人的直肠内通常是没有粪便的。当肠的蠕动将粪便推入直肠时，刺激了直肠壁内的感受器，冲动经盆神经和腹下神经传至脊髓腰骶段的初级排便中枢，同时上传到大脑皮层，引起便意（图5-1-10）。这时，通过盆神经的传出冲动，使降结肠、乙状结肠和直肠收缩，肛门内括约肌舒张。与此同时，阴部神经的冲动减少，肛门外括约肌舒张，使粪便排出体外。此外，由于支配腹肌和膈肌的神经兴奋，腹肌和膈肌也发生收缩，腹内压增加，促进粪便的排出。

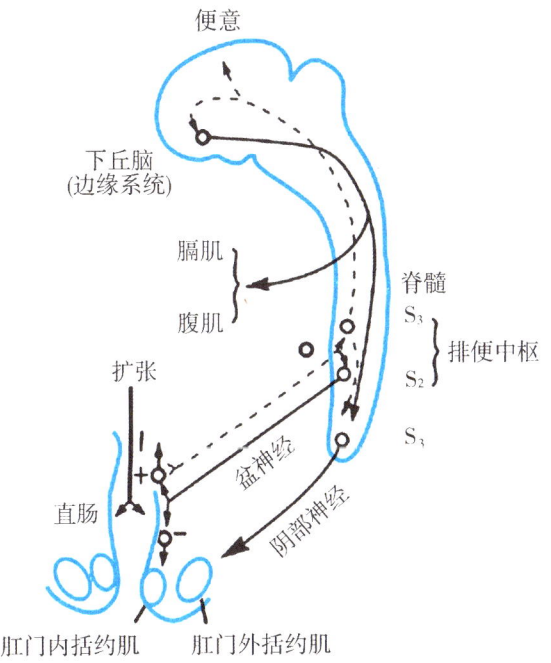

图5-1-10　排便反射的途径及调节模式

正常人的直肠壁内的感受器对粪便的压力刺激具有一定的阈值，当达到此阈值时即可引起排便反射。排便受大脑皮层的影响，意识可加强或抑制排便。如果对便意经常予以制止，会使直肠逐渐失去对粪便压力刺激的正常敏感性，加之粪便在大肠内停留过久，水分吸收过多而变得干硬，引起排便困难，这是便秘产生的常见原因之一。

## 第七节 消化、吸收功能的调节

### 一、概述

#### (一)消化道的神经支配及其作用

消化道的神经支配包括内在神经系统和外来神经系统两大部分。两者相互协调,共同调节胃肠功能(图5-1-11)。

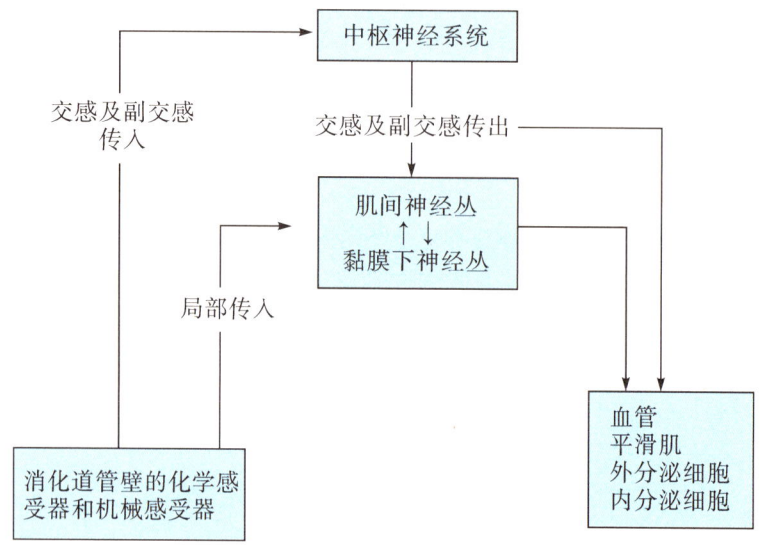

图 5-1-11  消化系统的局部和中枢性调节通路

1. **内在神经系统**  胃肠内在神经系统又称肠神经系统(enteric nervous system),是由存在于消化管壁内的神经元和神经纤维组成的复杂的神经网络。其中有感觉神经元,感受胃肠道内化学、机械和温度等刺激;有运动神经元,支配胃肠道平滑肌、腺体和血管;还有大量的中间神经元。各种神经元之间通过短的神经纤维形成网络联系。内在神经系统释放的神经递质和调质种类很多,几乎所有中枢神经系统中的递质和调质(如 NO、ACh 及脑腓肽等)均存在于内在神经系统。因此,内在神经系统构成了一个完整的、可以独立完成反射活动的整合系统,但在完整的机体内,内在神经受外来神经的调节。

消化道的内在神经丛包括黏膜下神经丛和肌间神经丛(图 5-1-12),分布于食管中段至肛门的绝大部分消化道壁内。黏膜下神经丛位于环行肌与黏膜层之间,主要参与消化道腺体和内分泌细胞的分泌、肠内物质的吸收以及对局部血流的控制。肌间神经丛位于纵行肌与环行肌之间,其中有兴奋性神经元,也有抑制性神经元。肌间神经丛主要调节消化道的运动。两神经丛之间有中间神经元相互联系,同时都有感觉神经元传入感觉信号,并接受外来神经纤维支配。

2. **外来神经系统**  支配消化道的外来神经包括交感神经和副交感神经,其中副交感神经对消化功能的影响更大。交感神经发自脊髓胸 5 至腰 2 段的侧角,在腹腔神经节、肠系膜神经节或腹下神经节更换神经元后,发出节后纤维,主要分布在内在神经元上,抑制其兴奋性,或直接支配胃肠道平滑肌、血管平滑肌及胃肠道腺细胞。交感神经兴奋时,节后纤维末梢释放去甲肾上腺素,引起胃肠道运动减弱,腺体分泌减少;但对胃肠括约肌则

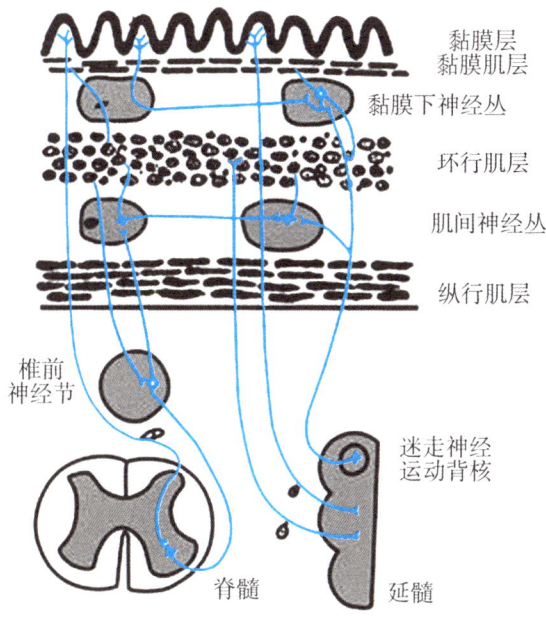

图 5-1-12 消化道内壁内神经丛及其自主神经的关系模式图

引起它们的收缩,对某些唾液腺(如颌下腺)也起到刺激分泌的作用。胃肠交感神经中约有 50% 的纤维为传入纤维。

副交感神经主要来自迷走神经和盆神经,其节前纤维直接进入胃肠组织,与内在神经元形成突触,发出节后纤维支配腺细胞、上皮细胞和平滑肌细胞。胃肠副交感神经兴奋时,节后纤维末梢主要释放乙酰胆碱,引起胃肠道运动增强,腺体分泌增加;但对胃肠括约肌则引起它们的舒张。少数胃肠副交感神经的节后纤维末梢释放嘌呤类和肽类,它们的作用视具体部位而异。迷走神经中约有 80% 神经纤维为传入纤维,可将胃肠感受器信号传入高位中枢,引起反射调节,如"迷走-迷走"反射。

(二)胃肠激素

1. 胃肠激素的概念　由胃肠黏膜层及胰岛的内分泌细胞和旁分泌细胞合成并分泌的肽类物质,统称为胃肠激素(gastrointestinal hormone)。从胃到大肠的黏膜内,约有 40 多种内分泌细胞,它们分散地分布在胃肠黏膜细胞之间,可分泌多种胃肠激素(表 5-1-2)。迄今已发现和鉴定的胃肠激素多达 20 多种,其中被认为是起生理性调节和循环激素作用的激素有 5 种,它们是促胃液素(gastrin)、缩胆囊素(cholecystokinin,CCK)、促胰液素(secretin)、抑胃肽(gastric inhibitory peptide,GIP)及促胃动素(motilin)。

表 5-1-2 胃肠激素分泌细胞的名称及分布部位

| 胃肠激素 | 细胞名称 | 分布部位 |
| --- | --- | --- |
| 促胃液素 | G 细胞 | 胃窦、十二指肠 |
| 缩胆囊素 | I 细胞 | 十二指肠、空肠 |
| 促胰液素 | S 细胞 | 十二指肠、空肠 |
| 抑胃肽 | K 细胞 | 十二指肠、空肠 |
| 促胃动素 | Mo 细胞、肠嗜铬细胞 | 胃、小肠、结肠 |

续表

| 胃肠激素 | 细胞名称 | 分布部位 |
|---------|---------|---------|
| 胰多肽 | PP细胞 | 胰岛 |
| YY肽 |  | 回肠、结肠 |
| 肠高血糖素 | L细胞 | 回肠、结肠 |
| 生长抑素 | D细胞 | 胃肠黏膜、胰岛 |
| 组胺 | 肠嗜铬细胞 | 胃肠黏膜 |
| 血管活性肠肽 |  | 胃肠道黏膜及肌层 |
| 促胃液素释放肽 |  | 胃黏膜 |
| 脑啡肽 |  | 胃肠道黏膜及肌层 |

一些最初在胃肠道发现的激素或肽类，也存在于中枢神经系统中；而原来认为只存在于中枢神经系统的肽类，也在消化道中被发现。这些双重分布的肽类被统称为脑-肠肽（brain-gut peptides）。已知的脑-肠肽有促胃液素、缩胆囊素、P物质、生长抑素、神经降压素等20余种。

2.胃肠激素的作用　胃肠激素的主要作用是调节消化器官的功能，但对体内其他器官功能也可产生广泛影响。胃肠激素对消化器官的作用主要有以下几种：

(1)调节消化腺的分泌和消化道的运动：不同的胃肠激素对不同的消化腺、平滑肌和括约肌产生不同的调节作用。3种主要胃肠激素的作用见表5-1-3。

(2)调节其他激素释放：例如抑胃肽有很强的刺激胰岛素分泌的作用。此外，生长抑素、胰多肽、血管活性肠肽等对生长素、胰岛素、胰高血糖素和促胃液素等激素的释放均有调节作用。

(3)营养作用：一些胃肠激素具有促进消化道组织的代谢和生长的作用，称为营养作用。例如，促胃液素能刺激胃泌酸部位黏膜和十二指肠黏膜细胞的DNA、RNA和蛋白质的合成。给动物长期注射五肽促胃液素（一种人工合成的促胃液素活性片段）可引起壁细胞增生。此外，小肠黏膜I细胞释放的缩胆囊素则具有促进胰腺外分泌组织生长的作用。

表5-1-3　三种胃肠激素对消化腺分泌和消化管运动的作用

|  | 胃酸 | 胰$HCO_3^-$ | 胰酶 | 肝胆汁 | 小肠液 | 食管-胃括约肌 | 胃平滑肌 | 小肠平滑肌 | 胆囊平滑肌 |
|---|---|---|---|---|---|---|---|---|---|
| 促胃液素 | ++ | + | ++ | + | + | + | + | + | + |
| 促胰液素 | − | ++ | + | + | + | − | − | − | + |
| 缩胆囊素 | + | + | ++ | + | + | − | ± | + | ++ |

注：+表示兴奋，++表示强兴奋，−表示抑制，±表示依部位不同既有兴奋又有抑制。

## 二、口腔内消化的调节

唾液分泌完全是通过神经调节机制实现的，包括条件反射和非条件反射。进食之前，食物的色、香、味、形以及进食环境，甚至联想食物所引起的唾液分泌属于条件反射；进食过程中，食物对口腔黏膜的温度、化学和机械刺激所引起的唾液分泌则属于非条件反射。

条件反射的传入纤维为第Ⅰ、Ⅱ、Ⅷ对脑神经,非条件反射的传入纤维为第Ⅴ、Ⅶ、Ⅸ、Ⅹ对脑神经。唾液分泌的初级中枢在延髓的上涎核和下涎核,高级中枢则位于下丘脑及大脑皮质的味觉及嗅觉感受区。唾液腺受副交感神经和交感神经的双重支配,以前者的作用为主。副交感神经兴奋引起量多、稀薄(水多、有机物少)的唾液分泌,同时伴有唾液腺血管的扩张,其纤维末梢释放的递质分别为乙酰胆碱(ACh)和血管活性肠肽(VIP);交感神经兴奋(其纤维末梢释放的递质为去甲肾上腺素)引起量少、黏稠(水少、富含有机物)的唾液分泌,同时唾液腺血管先收缩(直接作用)后舒张(局部代谢产物的间接作用)。

食管下括约肌的紧张性收缩主要受迷走神经的胆碱能纤维调节。刺激支配食管下括约肌的交感神经以及食物入胃后引起的促胃液素、促胃动素释放增加,也能引起食管下括约肌的紧张性收缩增强。食管下括约肌的舒张则是由迷走神经纤维末梢释放的VIP介导的,VIP通过促进靶细胞合成NO从而使平滑肌舒张。此外,前列腺素($PGE_1$)及异丙肾上腺素也可使食管下括约肌的紧张性收缩减弱。

吞咽是由一连串依一定顺序发生的反射动作实现的,吞咽反射的传入神经包括第Ⅴ、Ⅸ对(来自软腭和咽后壁),第Ⅹ对(来自会咽和食管)脑神经的传入神经;反射的基本中枢位于延髓内;而传出神经则在第Ⅴ、Ⅸ、Ⅻ对脑神经(支配舌、喉、咽部肌肉)和迷走神经(支配食管)中。

### 三、胃内消化的调节

#### (一)胃液分泌的调节

空腹时胃液不分泌或很少分泌。进食是胃分泌的自然刺激,它通过神经和体液因素调节胃液的分泌。

1. 影响胃液分泌的主要内源性物质

(1)乙酰胆碱:乙酰胆碱是大部分支配胃的迷走神经及部分肠壁内在神经末梢释放的递质。乙酰胆碱可直接作用于壁细胞上的胆碱能($M_3$型)受体而刺激胃酸分泌,它的作用可被胆碱受体阻断剂如阿托品阻断。

(2)促胃液素:G细胞可直接感受胃肠腔内化学物质(主要是蛋白质消化产物氨基酸及其胺类衍生物)的刺激而释放促胃液素(gastrin),迷走神经也可引起促胃液素释放。

促胃液素释放后主要通过血液循环作用于壁细胞引起胃酸分泌增加。体内的促胃液素以多种分子形式存在,主要的有两种:大促胃液素(G-34)和小促胃液素(G-17)。G-17刺激胃分泌的作用比G-34强5~6倍。人G-17分子C端的4个氨基酸(色-甲硫-门冬-苯丙-$NH_2$)是促胃液素的最小活性片段,因此,人工合成的四肽或五肽促胃液素具有天然促胃液素的全部活性,已广泛应用于临床与实验研究。

(3)组胺:组胺是由胃泌酸区黏膜中的肠嗜铬样细胞分泌的,它具有很强的刺激胃酸分泌的作用。组胺可通过局部扩散到达邻近的壁细胞。壁细胞上的组胺受体为$H_2$受体,甲氰咪呱及其类似物可阻断组胺与壁细胞结合而抑制胃酸分泌。

现已证明,肠嗜铬样细胞上存在促胃液素受体和胆碱受体,促胃液素和乙酰胆碱可通过作用于各自的受体引起肠嗜铬样细胞释放组胺而调节胃酸分泌。因此,组胺被认为是胃酸分泌的重要调控因素。

(4)生长抑素:胃体和胃窦黏膜内的D细胞可释放一种十四肽的激素,称为生长抑素(somatostain),它对胃酸分泌有很强的抑制作用。生长抑素可通过:①抑制胃窦G细胞释放促胃液素；②抑制肠嗜铬样细胞释放组胺；③直接抑制壁细胞的功能等多个途径来抑制胃酸分泌。此外，前列腺素（$PGE_2$、$PGI_2$）以及上皮生长因子（epidermal growth factor）也可抑制胃酸分泌。

目前认为，组胺对酸的刺激作用是通过 cAMP 介导的；而促胃液素和乙酰胆碱并不增加细胞内 cAMP 水平，它们的胃酸刺激作用是通过 $Ca^{2+}$ 依赖性途径介导的；生长抑素、$PGE_2$ 和 $PGI_2$ 以及上皮生长因子则是通过抑制性 G 蛋白调节腺苷酸环化酶活性而起作用的。值得注意的是，上述物质不仅各自对壁细胞有直接作用，它们之间还存在着复杂的相互关系。壁细胞的胃酸分泌水平正是各种因素相互加强、相互拮抗及相互制约的结果。

2.消化期的胃液分泌　进食后胃液分泌的调节机制，一般按感受食物刺激的部位分成 3 个时期，即头期、胃期和肠期。这 3 个时期几乎是同时开始、互相重叠的（图 5-1-13）。

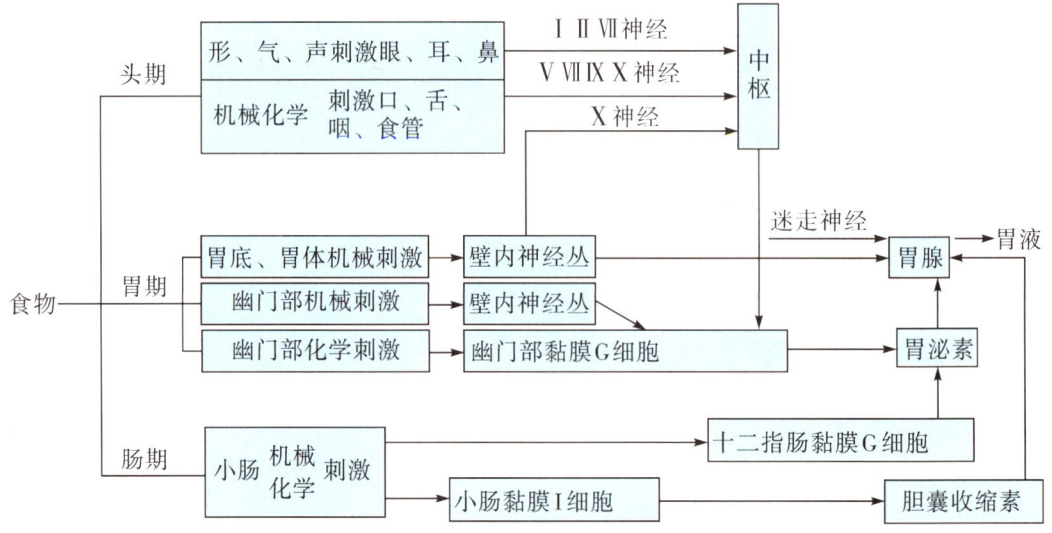

图 5-1-13　进食促进胃液分泌的机制

（1）头期胃液分泌：头期胃液分泌的传入冲动均来自头部感受器（眼、耳、鼻、口腔、咽、食管）。在动物实验中，当食物经口腔进入食管后，如果从食管的手术切口流出体外，食物并未进入胃内（称为假饲），却可引起胃液分泌。假饲引起的胃液分泌机制包括条件反射和非条件反射。前者是由和食物有关的形象、气味、声音等刺激了视、嗅、听等感受器而引起的；后者则是当咀嚼和吞咽食物时，食物刺激了口腔和咽喉等处的化学和机械感受器而引起的。这些反射的传入途径和由进食引起的唾液分泌的传入途径相同，反射中枢包括延髓、下丘脑、边缘叶和大脑皮层等。迷走神经是这些反射共同的传出神经。

迷走神经除了直接作用于壁细胞刺激其分泌外，还可作用于胃窦部的 G 细胞，通过释放促胃液素间接刺激胃腺分泌。支配壁细胞的迷走神经末梢释放的神经递质是乙酰胆碱，阿托品可阻断其作用，但阿托品不能阻断迷走神经引起的促胃液素释放。目前认为，支配 G 细胞的迷走神经节后纤维释放的是一种肽类物质——蛙皮素，也称促胃液素释放肽（gastrin-releasing peptide，GRP）。在人的头期胃液分泌中，迷走神经的直接作用较其间接作用更为重要。

头期胃液分泌量与食欲有很大关系。一般情况下，头期胃液分泌量较大，约占进食后分泌量的 30%，酸度及胃蛋白酶原的含量均很高。

（2）胃期胃液分泌：食物入胃后，对胃产生的机械性和化学性刺激，继续引起胃液分泌,其主要途径为:①扩张刺激胃底、胃体部的感受器。通过迷走-迷走神经长反射和壁内神经丛的短反射,直接或间接通过促胃液素引起胃腺分泌。②扩张刺激胃幽门部。通过壁内神经丛,作用于G细胞引起促胃液素的释放。③食物的化学成分直接作用于G细胞。引起促胃液素的释放。

胃期分泌的胃液量大,约占进食后总分泌量的60%,酸度及胃蛋白酶原的含量也很高。

(3)肠期胃液分泌:当食物离开胃进入小肠后,还有继续刺激胃液分泌的作用。肠期胃液分泌主要是通过体液调节机制实现的,即当食物与小肠黏膜接触后,有一种或几种激素从小肠黏膜释放出来,通过血液循环作用于胃。由十二指肠释放的促胃液素是肠期胃液分泌的体液因素之一。在食糜作用下,小肠黏膜还可能释放一种叫"肠泌酸素"的激素刺激胃酸分泌。

肠期胃液分泌的量不大,大约占进食后胃液分泌总量的10%,这可能与食物在小肠内同时还产生许多对胃液分泌起抑制性作用的调节机制有关。

3. 胃液分泌的抑制性调节　进食过程中,胃液分泌除受兴奋性因素调节外,还受到各种抑制性因素的调节,实际表现的胃液分泌正是兴奋性和抑制性因素共同作用的结果。抑制胃酸分泌的因素除精神、情绪因素外,主要有盐酸、脂肪和高张溶液3种。盐酸是胃腺活动的产物,它对胃腺活动又产生抑制作用,因而是胃腺分泌的一种负反馈调节机制,它对防止胃酸过度分泌,保护胃黏膜具有重要的生理意义。进入十二指肠内的脂肪及高张溶液主要刺激肠黏膜产生某些抑制性激素,进而抑制胃液的分泌。此外,社会、心理因素也可通过某些条件反射的机制抑制胃液的分泌。

(二)胃运动的调节

胃排空的动力是胃的运动(主要是蠕动)以及由此形成的胃与十二指肠之间的压力差。胃排空速率受来自胃和十二指肠两方面因素的控制。

1. 胃内促进胃排空的因素　胃的内容物作为扩张胃的机械刺激,通过壁内神经反射或迷走-迷走反射,加强胃的运动。一般来说,胃排空的速率与胃内食物量的平方根成正比。食物的扩张刺激和化学成分还可引起促胃液素的释放。促胃液素对胃运动有刺激作用,从而促进胃排空。

2. 十二指肠内抑制胃排空的因素　在十二指肠壁上存在多种感受器,酸、脂肪、渗透压及机械扩张都可刺激这些感受器,反射性地抑制胃运动,使胃排空减慢。这种反射称为肠-胃反射,其传出冲动可通过迷走神经、壁内神经,甚至还可能有交感神经等几条途径到达胃。肠-胃反射对胃酸的刺激特别敏感,当小肠内pH降到3.0～4.0,反射即可引起,它抑制胃的运动和胃排空,从而可延缓酸性食糜进入十二指肠。而食糜,特别是胃酸和脂肪进入十二指肠后,还可引起小肠黏膜释放多种激素,抑制胃的运动和胃排空。

十二指肠内抑制胃运动的各种因素并不是经常存在的。随着盐酸在肠内被中和、食物消化产物被吸收,它们对胃的抑制性影响便逐渐消失,胃运动便又增强起来,并推送另一部分食糜进入十二指肠。如此重复,直至食糜全部排入十二指肠为止。由此可知,在神经和体液因素控制下,胃排空的间断进行,能较好地适应十二指肠内消化和吸收的速度。

## 四、小肠内消化的调节

### (一)胰液分泌的调节

在消化间期,胰液分泌很少。进食可引起胰液大量分泌。进食时胰液的分泌也受神经和体液双重调节(图5-1-14),但以体液调节为主。

1. 神经调节　食物的形象、气味,食物对口腔、食管、胃和小肠的刺激,都可通过神经反射(包括条件反射和非条件反射)引起胰液分泌。反射的传出神经主要是迷走神经,其末梢释放乙酰胆碱,直接作用于胰腺,也可通过引起促胃液素的释放,间接地引起胰腺的腺泡细胞分泌,但对导管细胞的作用较弱。因此,迷走神经兴奋引起的胰液分泌的特点是:水分和碳酸氢盐含量很少,而酶的含量很丰富。

2. 体液调节　促胰液素(secretin)和缩胆囊素(cholecystokinin,CCK)是食物进入小肠后调节胰液分泌的两种主要胃肠激素。促胰液素主要作用于胰腺小导管的上皮细胞,使其分泌水分和碳酸氢盐,因而使胰液量大为增加,而酶的含量不高。CCK促进胰腺腺泡细胞分泌消化酶及促进胆囊平滑肌收缩。CCK可直接作用于腺泡细胞上的CCK的A型受体引起胰酶分泌。近年来证明,CCK还可作用于迷走神经传入纤维,通过迷走-迷走神经反射刺激胰酶分泌。

3. 胰液分泌的反馈性调节　进食后,在蛋白质水解产物作用下,通过CCK释放肽可引起CCK释放和胰酶分泌增加,而分泌的胰蛋白酶则又可使CCK释放肽失活,反馈性地抑制CCK和胰酶的分泌。胰酶分泌的反馈性调节的生理意义在于防止胰酶的过度分泌。

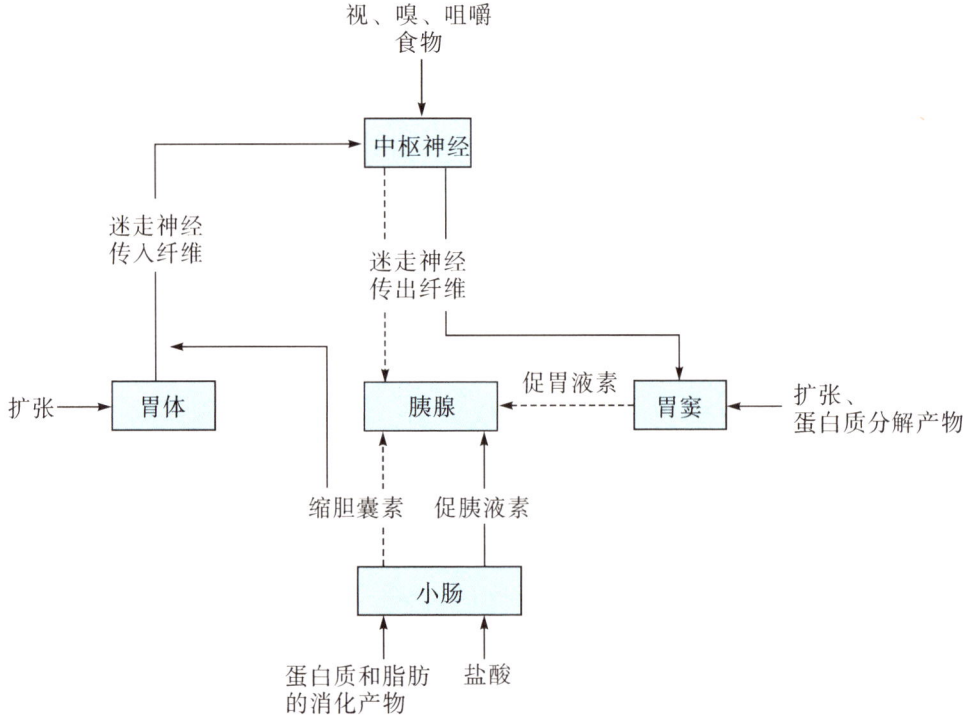

图5-1-14　胰液分泌的神经和体液调节
实线:水样分泌　虚线:酶的分泌

## (二)胆汁分泌和排出的调节

食物在消化道内是引起胆汁分泌和排出的自然刺激物。高蛋白食物(蛋黄、肉等)引起胆汁流出最多,高脂肪或混合食物次之,糖类食物的作用最小。

1. 神经调节　进食动作或食物对胃、小肠的刺激可通过神经反射引起肝胆汁分泌的少量增加,胆囊收缩也轻度加强。反射的传出神经是迷走神经。迷走神经还可通过引起促胃液素释放而间接引起肝胆汁分泌和胆囊收缩。

2. 体液调节及胆盐的作用

(1)促胃液素:促胃液素可通过血液循环作用于肝细胞和胆囊,促进肝胆汁分泌和胆囊收缩。促胃液素也可先引起胃酸分泌,后者通过作用于十二指肠黏膜,引起促胰液素释放而促进肝胆汁分泌。

(2)促胰液素:促胰液素的主要作用是刺激胰液分泌,也有一定的刺激肝胆汁分泌的作用。促胰液素主要作用于胆管系统而非作用于肝细胞,因此,它引起胆汁的分泌量和$HCO_3^-$含量增加,而胆盐的分泌并不增加。

(3)缩胆囊素:在蛋白质分解产物、盐酸和脂肪等作用下,小肠上部黏膜内的Ⅰ细胞释放的缩胆囊素,可通过血液循环兴奋胆囊平滑肌,引起胆囊强烈收缩。缩胆囊素对Oddi括约肌则有降低其紧张性的作用,因此可促使胆囊胆汁大量排放。

缩胆囊素对胆管上皮细胞也有一定的刺激作用,使胆汁流量和$HCO_3^-$的分泌轻度增加。

(4)胆盐:胆盐进入小肠后,90%以上被回肠末端黏膜吸收,通过门静脉又回到肝脏,再组成胆汁分泌入肠,这一过程称为胆盐的肠-肝循环(enterohepatic circulation)(图5-1-15)。每次进餐后可进行2~3次肠肝循环,胆盐每循环一次仅损失5%左右。返回肝的胆盐有刺激肝胆汁分泌的作用,但它对胆囊无明显收缩作用。

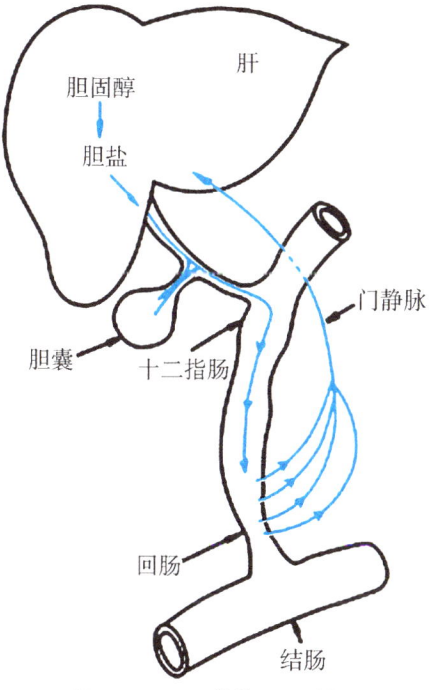

图5-1-15　胆盐的肠-肝循环

### (三)小肠液分泌的调节

小肠液的分泌是经常性的,但在不同条件下,分泌量的变化可以很大。食糜对肠黏膜的局部机械刺激和化学刺激都可引起小肠液分泌,其中以对扩张刺激最为敏感,小肠内食糜量越多,分泌也越多。一般认为,这些刺激主要是通过肠壁内在神经丛的局部反射引起分泌的,外来神经的作用并不明显。促胃液素、促胰液素和血管活性肠肽等胃肠激素都有刺激小肠液分泌的作用。

### (四)小肠运动的调节

1. 肠道内在神经的作用　当机械和化学刺激作用于肠壁感受器时,通过局部反射可引起小肠蠕动。肠道内在神经对小肠运动起主要的调节作用。

2. 外来神经的作用　一般来说,副交感神经兴奋能加强肠运动,而交感神经兴奋则产生抑制作用。外来神经的作用一般是通过小肠的壁内神经丛实现的。

3. 体液因素的作用　一些胃肠肽类激素和胺,如促胃液素、缩胆囊素、脑啡肽和5-羟色胺等,都可直接作用于平滑肌细胞上的受体或通过神经介导而调节平滑肌的运动。

## 五、大肠活动的调节

### (一)大肠液分泌的调节

大肠液的分泌主要是由食物残渣对肠壁的机械性刺激所引起的。刺激副交感神经可使分泌增加,而交感神经兴奋则使正在进行着的分泌减少。大肠黏膜内存在高浓度的血管活性肠肽,它可能参与大肠内水和电解质的转运。

### (二)大肠运动的调节

进食后或结肠受到拟副交感药物刺激时,分节运动或多袋推进运动增加。集团蠕动常见于进食后,最常发生在早餐后60min之内,可能是胃内食物进入十二指肠,由十二指肠-结肠反射所引起。

## 六、社会、心理因素的影响

社会、心理因素与消化功能有着密切的关系。不良的心理刺激和情绪的剧烈波动均可影响胃肠的运动和消化腺的分泌。如情绪压抑时,胃肠运动和消化腺分泌抑制,使食欲降低,甚至会引起消化不良。实验研究也发现:在愤怒和焦虑时,胃黏膜充血变红,胃肠蠕动加快,胃酸分泌大大增加,可以诱发和加重胃肠溃疡;有时还可发生胃肠痉挛,引起腹痛。人在过分悲伤、失望和恐怖时,消化液分泌抑制,可出现厌食、恶心,甚至呕吐。精神性呕吐就是心理因素对胃肠功能影响的结果。另外,忧虑、沮丧的情绪可使十二指肠-结肠反射受到抑制,因而大肠的集团蠕动减少,常引起便秘。

长期不良的心理因素不仅影响正常的消化功能,还可以引起消化系统的一些身心疾病,如消化性溃疡、神经性厌食、神经性呕吐、习惯性便秘等。人如果长期生活在精神紧张、愤怒、焦虑或悲伤等环境,可减弱胃黏膜的屏障功能,并通过内分泌的作用,加重或诱发胃溃疡。一些消化系统疾病的发生和发展也往往出现在心理情绪变化之后。心身医学的研究认为,社会、心理因素对消化功能的影响主要是通过神经系统、内分泌系统和免疫系统作用实现的。

**思考题**

1. 名词解释：消化、吸收、脑-肠肽、黏液-碳酸氢盐屏障、内因子、容受性舒张、胃排空、胆盐的肠-肝循环。
2. 胃液中有哪些主要成分？它们有何生理作用？
3. 为什么说胰液是所有消化液中最重要的一种？
4. 胆汁有哪些生理作用？
5. 蛋白质在小肠内是如何吸收的？
6. 食物入胃后是如何引起胃液分泌的？
7. 胃肠道内有哪些重要因素可抑制胃液分泌？
8. 胃排空是如何调控的？
9. 胰液的分泌是如何调控的？

同步测试

（陈晓明　钱令波）

# 第二章 作用于消化系统的药物

## 第一节 抗消化性溃疡药

思维导图

课 件

微课视频

**学习要求**

1. 掌握 $H_2$ 受体阻断药、$H^+$-$K^+$-ATP 酶抑制药、硫糖铝、枸橼酸铋钾的药理作用、临床应用、不良反应及应用注意事项。
2. 熟悉抗消化性溃疡药的分类及代表药。
3. 了解其他抗消化性溃疡药的作用特点。

消化性溃疡病因较复杂,涉及多种因素,其中消化道黏膜的局部损伤与保护机制之间平衡失调是一个关键因素。其治疗原则是通过抑制和减少损伤因素(胃酸、胃蛋白酶、幽门螺杆菌等),促进和增强保护因素(黏液、前列腺素等),从而缓解或消除症状,促进溃疡愈合。因此,抗消化性溃疡药可分为抗酸药、胃酸分泌抑制药、胃黏膜保护药和抗幽门螺杆菌药 4 类。

### 一、抗酸药

【药理作用与临床应用】 抗酸药为弱碱性物质,可以中和胃酸,降低胃、十二指肠内酸度,不仅缓解了胃酸对溃疡面的侵蚀,而且降低了胃蛋白酶的活性,对消化性溃疡患者能解痉止痛,有益于溃疡的愈合。有的药物(如氢氧化铝、三硅酸镁等)在中和胃酸的同时,可形成胶状物质,覆盖于溃疡表面,起保护作用。氢氧化铝尚有收敛作用。

理想的抗酸药应该是显效快,作用持久,不产生碱血症,不产气,对排便无影响,对溃疡面有保护作用。但绝大部分抗酸药无法同时满足上述条件,故常用复方制剂如复方氢氧化铝(胃舒平)、复方铝酸铋(胃必治)等。临床用于治疗胃及十二指肠溃疡和反流性食管炎。

【不良反应及应用注意事项】 为充分发挥疗效,服药时应将药片嚼碎,于餐前 30min、餐后 1h 和睡前服用。抗酸药与奶制品、四环素等药物可形成络合物,故不宜同服,如确需合用,应间隔 1~3h。

常用抗酸药的作用特点见表 5-2-1。

表 5-2-1　常用抗酸药的作用特点

| 药物 | 抗酸作用 | 收敛作用 | 保护作用 | 排便影响 | 产生$CO_2$ | 胃酸反跳 | 碱血症 |
|---|---|---|---|---|---|---|---|
| 氢氧化镁（magnesium hydroxide） | 快、强、较短 | — | — | 轻泻 | — | — | — |
| 三硅酸镁（magnesium trisilicate） | 慢、弱、持久 | — | + | 轻泻 | — | — | — |
| 氢氧化铝（aluminium hydroxide） | 慢、较短、持久 | + | + | 便秘 | — | — | — |
| 碳酸钙（calcium carbonate） | 强、快、持久 | + | — | 便秘 | + | + | — |
| 碳酸氢钠（sodium bicarbonate） | 快、强、短 | — | — | 无影响 | + | + | + |

## 二、胃酸分泌抑制药

胃黏膜壁细胞表面有 $H_2$ 受体、胃泌素受体、M 胆碱受体。它们被激活后，最后均可通过激活胃壁细胞 $H^+$-$K^+$-ATP 酶，使胃酸分泌增加。因此，能阻断上述受体或抑制 $H^+$-$K^+$-ATP 酶的药物，均可使胃酸分泌减少，利于溃疡愈合。

### （一）$H_2$ 受体阻断药

$H_2$ 受体阻断药选择性阻断胃壁细胞 $H_2$ 受体，抑制基础胃酸和夜间胃酸分泌，同时对胃泌素及 M 胆碱受体激动药引起的胃酸分泌也有抑制作用。$H_2$ 受体阻断药抑制胃酸分泌作用较 M 胆碱受体阻断药强而持久，治疗溃疡疗程短、溃疡愈合率较高，不良反应较少。常用药物有西咪替丁（cimetidine）、雷尼替丁（ranitidine）、法莫替丁（famotidine）、尼扎替丁（nizatidine）、罗沙替丁（roxatidine）等。

#### 西咪替丁

【药理作用与临床应用】　本药通过竞争性阻断胃壁细胞 $H_2$ 受体，抑制各种原因（食物、胃泌素、低血糖等）引起的胃酸分泌。抑制胃酸分泌强度为：雷尼替丁是西咪替丁的 4～10 倍，法莫替丁是西咪替丁的 40～50 倍，尼扎替丁与雷尼替丁相当。同时也减少胃蛋白酶的分泌。

临床主要用于胃、十二指肠溃疡，也可用于反流性食管炎，卓-艾综合征（胃泌素瘤）及其他病理性胃酸分泌过多症。静脉给药用于消化性溃疡、应激性溃疡和出血性胃炎所致的上消化道出血。

【不良反应及应用注意事项】

1. 消化道反应　较常见腹胀、腹泻、便秘等；偶见严重肝炎、肝坏死、脂肪肝等。
2. 神经精神症状　头痛、头晕、幻觉、精神错乱等。
3. 过敏反应　皮疹、瘙痒、粒细胞减少等。
4. 抗雄激素样作用　男性阳痿、乳房肿大，女性溢乳等，停药后即可消失。
5. 抑制肝药酶　西咪替丁抑制华法林、苯妥英钠、氨茶碱、地西泮、普萘洛尔等的代谢，合用时应调整这些药物的剂量。

#### 雷尼替丁

本药对 $H_2$ 受体的选择性较西咪替丁高，其基本药理作用及临床应用与西咪替丁相似。其抑制胃酸分泌作用为西咪替丁的 4～10 倍。口服吸收快,作用可持续 8～12 小时。对肝药酶抑制作用弱。对胃及十二指肠溃疡的远期疗效高、复发率低。常见头痛、头晕、幻觉、躁狂等,静注可致心动过缓,偶见白细胞、血小板减少、转氨酶升高、男性乳房发育等,停药后可恢复。

### 法莫替丁

本药抑制胃酸分泌作用约为西咪替丁的 40～50 倍,不抑制肝药酶,无抗雄激素样作用,不影响催乳素分泌。对消化性溃疡的疗效更高,不良反应更小。

## (二) $H^+$-$K^+$-ATP 酶抑制药

本类药物作用于泌酸的最后环节,是抑酸作用最强的药物,包括奥美拉唑(omeprazole)、兰索拉唑(lansoprazole)、泮托拉唑(pantoprazole)、雷贝拉唑(rabeprazole)等。

### 奥美拉唑

【药理作用与临床应用】 本药在体内活化后抑制胃壁细胞 $H^+$-$K^+$-ATP 酶,从而抑制基础胃酸和各种刺激因素引起的胃酸分泌,停药 4～5 天后,胃酸才恢复用药前水平;此外还能提高抗菌药对幽门螺杆菌的根除率。临床主要用于胃和十二指肠溃疡、胃泌素瘤及反流性食管炎等。治疗幽门螺杆菌感染需合用抗菌药。

【不良反应及应用注意事项】

1. 头痛、头昏、口干、恶心、腹胀、腹痛、腹泻、便秘等,停药可恢复,偶见皮疹、外周神经炎、血清转氨酶或胆红素升高等,但均较轻。

2. 长期用药持续抑制胃酸分泌,可导致胃内细菌过度滋长,使亚硝胺类物质增多,故疗程一般不宜超过 8 周。

3. 口服制剂为缓释胶囊,服用时不可嚼碎或拆开胶囊,以防药物过早在胃内释放而影响药效。孕妇、哺乳期妇女及婴儿禁用。

### 兰索拉唑

兰索拉唑的药理作用和临床应用与奥美拉唑相似,但抑制胃酸分泌作用及抗幽门螺杆菌作用较奥美拉唑强。不良反应少而轻。儿童及哺乳妇女禁用。

## (三) $M_1$ 受体阻断药

### 哌仑西平

【药理作用与临床应用】 哌仑西平(pirenzepine)选择性阻断胃壁细胞的 $M_1$ 受体,抑制胃酸分泌,而对唾液腺、平滑肌、心房肌的 M 受体亲和力低,作用弱。适用于胃、十二指肠溃疡的治疗,与西咪替丁合用可提高疗效。

【不良反应及应用注意事项】 治疗量时副作用较轻微,大剂量时可有阿托品样作用,如轻度口干、眼睛干燥等。

## (四)胃泌素受体阻断药

### 丙谷胺

【药理作用与临床应用】 丙谷胺(proglumide)可竞争阻断胃泌素受体,减少胃酸分泌,并有保护胃黏膜和促进溃疡愈合的作用。但临床疗效不及 $H_2$ 受体阻断药,已少用于治疗溃疡病。

【不良反应及应用注意事项】 不良反应有便秘、腹泻、头痛及口干等,不影响继续用药。

## 三、胃黏膜保护药

### 枸橼酸铋钾

【药理作用与临床应用】 枸橼酸铋钾（bismuth potassium citrate）在胃内酸性环境中与溃疡面蛋白质结合形成氧化铋胶体覆盖于溃疡面形成保护膜，抵御各种有害刺激，有利于溃疡愈合，故称其为溃疡隔离剂；并可使幽门螺杆菌菌体膨胀、破裂，发挥抗幽门螺杆菌作用，延缓幽门螺杆菌对抗菌药耐药性的产生；此外，促进胃黏液的分泌和黏膜再生，促进溃疡愈合。主要用于胃、十二指肠溃疡，疗效与 $H_2$ 受体阻断药相似，而复发率较低；治疗幽门螺杆菌阳性的消化性溃疡及慢性胃炎应与抗菌药合用。

【不良反应及应用注意事项】
1. 消化道反应如恶心等。可使舌苔、大便染成黑色、牙齿变黑，停药后可自行消失。
2. 牛奶和抗酸药可干扰本药作用，不宜同时服用。治疗期间不饮含乙醇的饮料，少饮茶、咖啡等。
3. 长期服用本药，可致肾损害，连续用药不宜超过 2 个月。肾功能不全者、孕妇及哺乳妇女禁用。

### 硫糖铝

【药理作用与临床应用】 硫糖铝（sucralfate）在酸性胃液中与黏蛋白结合凝聚成胶冻状物，黏附于胃、十二指肠黏膜的表面，对溃疡面有更强的附着力，从而抵御胃酸、胃蛋白酶对溃疡面的侵蚀；吸附胃蛋白酶，降低其活性；有利于黏膜上皮细胞的再生，促进溃疡的愈合；抑制幽门螺杆菌的繁殖，抑制其释放的蛋白酶、脂酶对黏膜的破坏。适用于胃、十二指肠溃疡和急、慢性胃炎的治疗。

【不良反应及应用注意事项】
1. 常见口干、恶心、便秘等，长期服用可发生低磷血症。
2. 本药不宜与碱性药物合用，以免影响疗效；与布洛芬、氨茶碱、地高辛等合用，可降低上述药物的生物利用度。连续用药不宜超过 8 周。

### 米索前列醇

米索前列醇（misoprostol）为前列腺素 E 的衍生物。

【药理作用与临床应用】 本药能抑制胃酸和胃蛋白酶的分泌，还能促进黏液和 $HCO_3^-$ 盐分泌，促进胃黏膜上皮细胞再生等。可用于溃疡病，尤其是防治非甾体抗炎药（如吲哚美辛等）引起的消化性溃疡和胃出血。对十二指肠溃疡疗效略低于西咪替丁，但本药在保护胃黏膜不受损伤方面比西咪替丁更为有效。

【不良反应及应用注意事项】 主要不良反应为稀便或腹泻，发生率为 8%，其他可有恶心、胀气、腹痛、头痛、头晕等，停药后可恢复。因能收缩子宫，故孕妇禁用。

## 四、抗幽门螺杆菌药

幽门螺杆菌（helicobacter pylori, Hp）属革兰阴性厌氧菌，寄居在胃及十二指肠黏液层与黏膜细胞之间，对黏膜产生损害作用，引发溃疡。研究表明，幽门螺杆菌与慢性胃炎、消化性溃疡及胃癌的发病密切相关。根除 Hp，可提高消化性溃疡治愈率，降低复发率；对慢性胃炎则可改善炎性病变的发展过程。

目前临床较常用阿莫西林、克拉霉素、甲硝唑、替硝唑、庆大霉素及呋喃唑酮等。另外,含铋制剂、$H^+$-$K^+$-ATP酶抑制药、硫糖铝等也有较弱的抗幽门螺杆菌作用,临床以2~3种药物合用效果更好,如 $H^+$-$K^+$-ATP酶抑制药、阿莫西林、甲硝唑合用。

**思考题**
1. 消化性溃疡可选用哪些药物治疗？说明其作用环节。
2. 试述雷尼替丁、枸橼酸铋钾、奥美拉唑的作用机制与临床应用。
3. 理想的抗酸药具有什么特点？为什么常用复方制剂？

## 第二节 消化功能调节药

**学习要求**
1. 掌握硫酸镁的药理作用、临床应用、不良反应及应用注意事项。
2. 熟悉甲氧氯普胺、多潘立酮、西沙必利的药理作用和临床应用。
3. 了解助消化药、止泻药及其他消化功能调节药的作用特点及临床应用。

### 一、助消化药

#### 稀盐酸

【药理作用与临床应用】 稀盐酸(dilute hydrochloric acid)促进胃蛋白酶原转变为胃蛋白酶,并有轻微的杀菌作用。进入十二指肠后可反射性地促进胰液和胆汁的分泌,并使十二指肠内呈酸性,促进钙和铁的吸收。用于萎缩性胃炎、胃癌、恶性贫血等引起的胃酸缺乏和发酵性消化不良。

【不良反应及应用注意事项】
1. 应稀释后于饭前半小时或餐间服用,每毫升稀盐酸至少加水25ml稀释。
2. 服后用碱性液漱口,以保护牙齿。
3. 不能和碱性药物合用。

#### 胃蛋白酶

【药理作用与临床应用】 胃蛋白酶(pepsin)遇碱易被破坏失效,在酸性环境中(pH1.5~1.8)可迅速将蛋白质初步消化为多肽,故常与稀盐酸组成胃蛋白酶合剂,饭前或餐间服用。用于胃蛋白酶缺乏引起的消化不良。

【不良反应及应用注意事项】 不宜与碱性药物及抑制胃酸分泌药物同服。与硫糖铝有拮抗作用,不宜同服。

#### 胰酶

【药理作用与临床应用】 胰酶(pancreatin)含胰淀粉酶、胰蛋白酶和胰脂肪酶,能消化淀粉、蛋白质和脂肪,促进食物吸收。在酸性环境中易遭破坏,故常用肠溶片,宜饭前服。用于胰腺分泌不足所致的消化不良。

【不良反应及应用注意事项】
1. 可引起口和肛门周围疼痛,特别是幼儿易发生。偶见过敏反应。
2. 餐间服用不可嚼碎,且不宜与加热食物同服。
3. 对不能吞服者则可将药加入食物、水、奶中服用。

### 乳酶生

【药理作用与临床应用】 乳酶生(lactasin)是一种活乳酸杆菌的干燥制剂,在肠道内可分解糖类产生乳酸,抑制腐败菌的繁殖,防止蛋白质发酵,使产气减少。用于消化不良、肠胀气及小儿消化不良性腹泻。

【不良反应及应用注意事项】

1. 不宜与抗生素、吸附药和碱性药合用。
2. 与维生素 C 合用可增加疗效。
3. 送服水温不超过 40℃。

### 双歧三联活菌制剂

【药理作用与临床应用】 双歧三联活菌制剂(bifid triple viable preparation)为双歧杆菌、嗜酸乳杆菌及粪链球菌组成的活菌制剂,直接补充正常生理性细菌,调整肠道菌群而达到止泻目的;促进机体对多种营养物质的消化和吸收,包括多种维生素的合成和利用,从而增进食欲。适用于肠道菌群失调引起的腹泻和腹胀,也可用于抗生素治疗无效的轻、中度急性和慢性腹泻。

【不良反应及应用注意事项】 本药不宜与抗菌药物合用。

## 二、促胃肠动力药和止吐药

### (一)促胃肠动力药

#### 甲氧氯普胺

甲氧氯普胺(metoclopramide)又名胃复安。

【药理作用与临床应用】 本药能阻断中枢及外周的多巴胺受体,产生较强的止吐和促进胃肠蠕动作用,主要用于胃肠功能失调、晕动病、化疗及放疗等引起的各种呕吐,还可用于功能性胃肠张力低下所致的恶心、呕吐等。

【不良反应及应用注意事项】

1. 常见嗜睡、头晕、直立性低血压,注射用药后应注意平卧 2h。
2. 大剂量或长期应用可引起锥体外系反应,如帕金森综合征等,可用苯海索等抗胆碱药治疗。吩噻嗪类药物能增强本药的锥体外系反应,不宜合用;抗胆碱药能减弱本药的促进胃肠蠕动作用。
3. 本药应避光存放。如遇光变黄色至黄棕色,毒性增强,不宜使用。

#### 多潘立酮

【药理作用与临床应用】 多潘立酮(domperidon)阻断外周的多巴胺受体而发挥较强的止吐和促进胃肠蠕动作用,并能增加食管括约肌张力。促胃肠动力作用比甲氧氯普胺强 17 倍。主要用于胃排空缓慢、食管反流性消化不良,以及化疗、放疗等多种原因引起的呕吐。

【不良反应及应用注意事项】 副作用少见,偶见痉挛性腹痛或轻微的腹泻,注射给药可致过敏性休克。抗胆碱药可拮抗本药作用,不宜合用。1 岁以下小儿慎用。

#### 西沙必利

【药理作用与临床应用】 西沙必利(cisapride)选择性促进肠肌间神经丛释放乙酰胆碱,增强胃肠的运动,也可增强食欲但无止吐作用。无锥体外系、催乳素释放过多及胃酸分泌过多等不良反应。用于治疗胃排空缓慢及胃轻瘫、胃食管反流、慢性功能性消化不良和非溃疡性消化不良。

【不良反应及应用注意事项】 不良反应有腹痛、腹鸣或腹泻等,剂量过大或与酮康唑同服时可引起尖端扭转型室性心动过速。

### (二)止吐药

具有止吐作用的药物已阐述的有 M 胆碱受体阻断药东莨菪碱、$H_1$ 受体阻断药苯海拉明、非选择性多巴胺受体阻断药氯丙嗪、促胃肠动力药甲氧氯普胺及多潘立酮等。此外,5-$HT_3$ 受体阻断药昂丹司琼(ondansetron)、格拉司琼(granisetron)、托烷司琼(tropisetron)等也有止吐作用。

#### 昂丹司琼

【药理作用与临床应用】 昂丹司琼(ondansetron)能选择性地与 5-$HT_3$ 受体结合,阻断 5-HT 的作用而发挥止吐作用。用于治疗化疗和放疗引起的恶心、呕吐,也用于防治手术后引起的恶心、呕吐。

【不良反应及应用注意事项】 不良反应有头痛、头晕、便秘或腹泻等。本药注射液应避光储存,静脉滴注时应临用前配制。

## 三、泻药和止泻药

### (一)泻药

泻药是一类促进肠内容物排出的药物,分为容积性泻药(硫酸镁、硫酸钠等)、刺激性泻药(比沙可啶和酚酞等)和润滑性泻药(液体石蜡、甘油等)3 类。

#### 硫酸镁

【药理作用与临床应用】 硫酸镁(magnesium sulfate)经不同途径给药可呈现不同的药理作用。

1. 导泻作用 硫酸镁口服后不易吸收,在肠道内解离成 $Mg^{2+}$ 和 $SO_4^{2-}$,升高肠内渗透压,阻止肠壁吸收水分,使肠腔容积增大,刺激肠壁,促进肠蠕动,产生导泻作用。镁盐还能使十二指肠分泌缩胆囊素,从而刺激肠液分泌和肠蠕动。其导泻的强度和速度与饮水量有关,如空腹用药并大量饮水,1~3h 后即可排出水样粪便。主要用于排出肠内毒物及服用驱虫药后加速虫体排出。

2. 利胆作用 口服 33% 的硫酸镁高渗溶液,可刺激十二指肠黏膜,反射性地引起胆总管括约肌松弛,胆囊收缩,促进胆囊排空而引起利胆作用。可用于阻塞性黄疸、慢性胆囊炎、胆石病等。

3. 抗惊厥作用 注射给药,血镁增高,可产生中枢抑制作用;同时又可抑制运动神经末梢乙酰胆碱释放,呈现骨骼肌松弛作用。主要用于子痫、破伤风等引起的惊厥。

4. 降压作用 注射给药可直接松弛血管平滑肌,降低外周阻力,使血压迅速下降。由于作用较强,仅限于高血压危象或妊娠高血压综合征的治疗。

5. 外用 局部热敷于未化脓的肿痛部位,有消肿止痛的作用。

【不良反应及应用注意事项】

1. 口服后可致反射性盆腔充血,月经期、妊娠期、急腹症、肠道出血者禁用。另外,肾功能不全及中枢抑制药中毒者禁用。

2. 注射过量者可因高血镁而致中枢抑制、呼吸麻痹、血压骤降等反应,可用钙剂解救。年老体弱者慎用。

### 硫酸钠

【药理作用与临床应用】 硫酸钠(sodium sulfate)导泻作用与硫酸镁相似,但无中枢抑制作用,故适用于中枢抑制药中毒者的导泻。

### 比沙可啶和酚酞

【药理作用与临床应用】 比沙可啶(bisacodyl)和酚酞(phenolphthalein)同属二苯甲烷衍生物,但后者不良反应较多,已少用。口服后在肠道内转化为有活性的代谢物,刺激结肠,使肠蠕动增强。少部分自胆汁排泄又可在肠内水解成活性物发挥作用,适用于急、慢性便秘和习惯性便秘,还可用于腹部X线或内镜检查以及手术前排空肠内容物等。一般口服6h内起效,直肠给药15~60min起效。

【不良反应及应用注意事项】 少数患者用药后有腹部绞痛,排便后可自行消失。服比沙可啶时不得咀嚼或压碎,服用前后2h内不宜服牛奶或抗酸药;急腹症患者禁用。酚酞偶见皮疹、肠炎、出血倾向。

### 液体石蜡

【药理作用与临床应用】 液体石蜡(liquid paraffin)口服不被肠道消化吸收,具有润滑肠壁、软化粪便的作用。适用于慢性便秘,尤其是年老体弱、高血压、腹部手术、痔疮及心力衰竭等患者的便秘。

【不良反应及应用注意事项】 长期用药可影响脂溶性维生素及钙、磷的吸收,婴幼儿不宜使用。

### 甘油

以50%甘油(glycerol)制成开塞露,注入直肠,可润滑并刺激肠壁,作用快且温和。用于偶发的急性便秘,尤其适用于小儿和年老体弱者。

### (二)止泻药

止泻药是一类用于腹泻的对症治疗药。腹泻治疗时应以对因治疗为主,必要时适当给予止泻药对症处理。

### 地芬诺酯

地芬诺酯(diphenoxylate)为哌替啶的衍生物。可直接作用于肠道平滑肌,提高平滑肌张力,减少肠蠕动,使肠内水分吸收增多而止泻。可用于功能性腹泻,不良反应少而轻,长期服用可产生依赖性。

### 鞣酸蛋白

鞣酸蛋白(tannalbin)能与肠黏膜表面蛋白质结合而形成保护膜,减轻刺激,减少炎性渗出而产生收敛止泻作用。主要用于非感染性腹泻。

### 药用炭

药用炭(medicinal charcoal)具有广谱吸附活性,能吸附肠内细菌、气体、毒物等,从而防止毒物吸收及止泻。临床主要用于腹泻、腹胀和药物中毒。不良反应偶见恶心、呕吐等。

### 洛哌丁胺

洛哌丁胺(loperamide,易蒙停)直接抑制肠道蠕动,还可减少肠壁神经末梢释放乙酰胆碱,也可作用于胃肠道阿片受体,减少胃肠分泌。作用强而迅速。用于急、慢性腹泻。不良反应轻微。

同步测试

**思考题**

1. 硫酸镁注射给药时可治疗哪些疾病？出现毒性反应时如何处理？
2. 简述多潘立酮、西沙必利的药理作用与临床应用。
3. 医师给某消化不良患者同时开写了乳酶生和诺氟沙星两种药,该处方是否合理？

（陈紫微　胡　珏）

# 第六篇　能量代谢、体温与发热

# 第一章　能量代谢与体温

**学习要求**

1. 掌握影响能量代谢因素，基础代谢的概念、正常值及其测定意义，人体体温概念、正常值和生理性变动。

2. 理解能量代谢、食物热价、呼吸商和氧热价概念，产热和散热的主要器官和方式。

3. 了解机体能量的来源和去路、调定点学说。

思维导图

课　件

## 第一节　能量代谢

人体生命活动的最基本特征是新陈代谢，即人体不断地通过物质代谢来构筑、更新自身的组织，通过能量代谢来驱动各种生命活动。因此，新陈代谢一旦发生障碍，生命活动就会受到影响，甚至终止。能量代谢与物质代谢是紧密相连的，物质在合成代谢时，需要获取能量，而物质在氧化分解过程中，伴有能量的释放。通常我们把伴随物质代谢过程中发生的能量的储存、释放、转移和利用称为能量代谢（energy metabolism）。

### 一、机体能量的来源和去路

#### (一)能量的来源

人体一切生命活动所需的能量，主要来源于体内糖类、脂肪和蛋白质的氧化分解，这3类营养物质中蕴藏着能被机体利用的化学能，它们是人体生命活动的能源物质。

1. **糖类**　人体所需能量的70%以上是由食物中的糖类物质提供的，它的消化分解产物葡萄糖被吸收入血液后，可供细胞直接氧化供能。当人体糖类的摄入量大于消耗量时，多余的葡萄糖可以合成糖原，储存在肝脏和肌肉组织中。当血糖浓度降低时，糖原可以分解成葡萄糖，维持血糖浓度相对稳定。人体内糖原的储存量较少，约占体内储存能量的1%，只能供给机体半天的活动能量，尤其在脑细胞中储存的糖原量更少。当血液中葡萄糖浓度下降，低于正常血糖浓度的1/3~1/2时，可发生脑功能障碍和低血糖休克。另外，糖类分解供能与 $O_2$ 的吸入量有关，在吸入 $O_2$ 充分时，细胞通过糖有氧氧化产生的能量多；$O_2$ 吸入不足时，细胞主要依靠无氧酵解产生能量，释放的能量约占有氧氧化时的1/18，这在人体处于缺氧状态时极为重要，因为这是人体的能源物质唯一不需氧的供能途径。神经系统消耗的能量几乎全部来自于葡萄糖的有氧氧化，所以对缺氧很敏感。

2. **脂肪**　机体中的脂质可分为组织脂质和储存脂质两部分。前者是组织、细胞的组成成分,包括胆固醇、磷脂等,不参与机体供能。而储存脂质中主要是脂肪,它是人体内重要的供能物质,又是能源物质储存的主要形式。一般情况下,成人体内糖类的储存量大约只有150g,而脂肪的储存量可达体重的20%。脂肪被分解成甘油和脂肪酸后,在细胞内氧化释放能量。脂肪氧化释放的能量,是同等重量糖类或蛋白质氧化释放能量的2倍。正常体重者在短期饥饿情况下,主要依靠脂肪供能,体内储存的脂肪可供给饥饿者约2个月的能量。但由于脂肪酸经β氧化作用形成大量的乙酰辅酶A,会转化成大量酮体,因此长期饥饿者易发生酮症酸中毒。

3. 蛋白质　在生理状态下,蛋白质是人体细胞的重要组成成分,不作为供能物质。在某些特殊情况下,如长期不能进食或消耗量极大时,体内的糖原和储存的脂肪大量消耗,能量极度缺乏时,机体才开始分解蛋白质,以维持必需的生理活动。体内过剩的氨基酸可以转变成为脂肪,参与能量的供给。

**(二)能量的去路**

体内的糖类、脂肪或蛋白质在氧化分解过程中,生成代谢终产物 $H_2O$、$CO_2$ 和尿素等,同时释放出蕴藏的化学能,其中有50%以上直接转变为热能,维持体温;其余不足50%的化学能是用于做功的"自由能"。"自由能"被二磷酸腺苷获取,用于合成三磷酸腺苷(adenosine triphosphate,ATP),能量被转移到了ATP的高能磷酸键上。ATP是机体的储能形式和各种生理活动的直接供能形式,ATP分解时释放的能量,可用于离子泵跨细胞膜转运离子;用于神经纤维传导兴奋;合成各种组织物质;使肌肉发生收缩运动,以完成人们的日常工作、学习、劳动等。当机体氧化释放的能量过剩时,ATP也能将能量转移给肌酸,生成磷酸肌酸,作为暂时的储存能量形式;当机体需要大量消耗ATP时,磷酸肌酸所储存的能量再转移到ADP分子上,生成ATP供能。由于ATP有直接促进或改善组织代谢的作用,临床上常把ATP作为治疗昏迷、休克、脑血管疾病、心肌炎等疾病的急救辅助药物。体内能量的释放、转移、储存和利用之间的关系见图6-1-1。

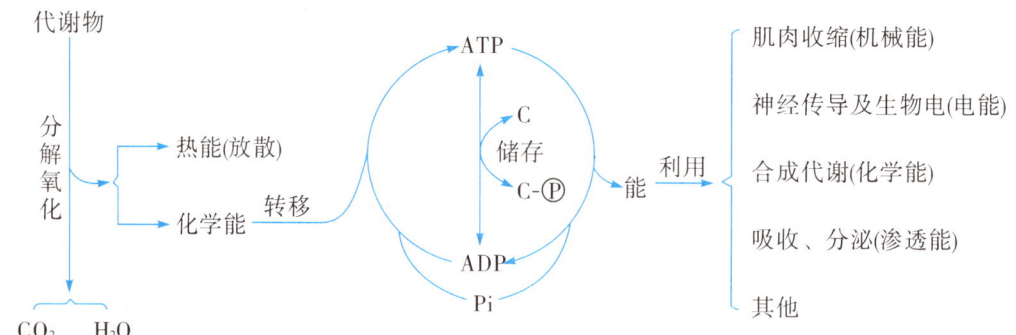

图 6-1-1　体内能量的释放、转移、储存和利用示意图

Pi:磷酸　　C:肌酸　　C-Ⓟ:磷酸肌酸

## 二、能量代谢的测定原理和方法

人体的能量代谢遵循了"能量守恒定律",即当能量从一种形式转化成另一种形式时,不论经过了什么样的中间步骤,能量既不会增多,也不会减少。如前所述,在生命活动中机体消耗营养物质内的化学能,将其转换成机械能、电能等多种形式的能量。机体消耗的能量,除了肌肉收缩所做的机械外功外,最终都将转化成热能。因此,在机体安静状态下,测定其单位时间内向外界所散发的总热量,就可以测算出机体的能量代谢率,这就是测定

能量代谢的基本原理。目前测定机体的产热量有两种方法,直接测热法和间接测热法。目前通用的法定能量计量单位是焦耳(J)或千焦耳(kJ)。

### (一)直接测热法

直接测热法是利用热量计直接测量机体在一定时间内所散发热量的方法。在由隔热材料组成的密封房间中,人体在安静状态下,散发的热量被流过房间管道内的水所吸收,根据流过管道的水量和温度改变,计算出机体在一定时间内产生的热量(见图 6-1-2)。此方法所需设备复杂,除研究肥胖和内分泌系统疾病外,极少使用。通常研究能量代谢主要采用间接测热法。

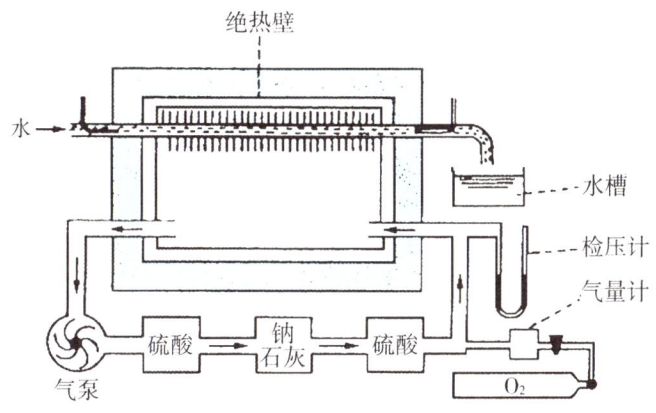

图 6-1-2 直接测热装置示意图

### (二)间接测热法

能源物质糖类、脂肪和蛋白质在体内氧化分解过程中,所消耗的氧量、$CO_2$ 产生量与产热量之间存在着一定的比例关系。间接测热法是根据这种比例关系,先测量出机体在一定时间内的耗氧量、$CO_2$ 产生量,以此来计算人体的产热量和能量代谢率。测量耗氧量与 $CO_2$ 产生量有两种方法,即闭合式测定法和开放式测定法。

通常临床上使用代谢率测定器(见图 6-1-3)来测定受试者在一定时间内的耗氧量。此方法属于闭合式测定法。受试者通过呼吸活瓣吸入氧气,使容器中的氧气减少,受试者呼出的 $CO_2$ 被吸收剂吸收,随着呼吸运动反复交替进行,容器中气体量逐渐减少,描记出的曲线也逐渐下降。在一定时间内,曲线下降的高度就是该时间内受试者的耗氧量。

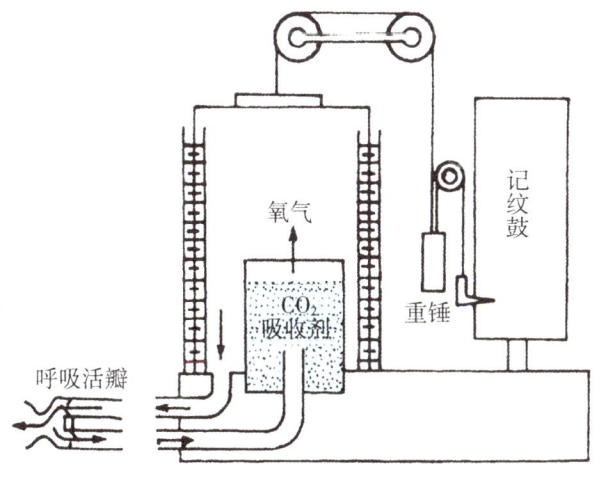

图 6-1-3 代谢率测定器示意图

应用间接测热法测定能量代谢，必须了解食物的热价、氧热价与呼吸商等概念。

1. 食物的热价　1g物质在体内氧化（或在体外燃烧）时所释放出的热量称为该食物的热价（thermal equivalent of food）。它反映了能源物质的消耗量与产热量之间的关系，是间接测定能量代谢的基础，并在临床工作中为合理配制营养饮食提供了理论依据。食物的热价可分为物理热价和生物热价，前者指该食物在体外燃烧时所释放出的热量，后者指食物在体内氧化时所释放出的热量。糖类和脂肪两者的物理热价与生物热价相等，而蛋白质在体内氧化不彻底，有一部分能量以尿素的形式排出体外，其物理热价与生物热价不等。3种营养物质的物理热价和生物热价见表6-1-1。

表6-1-1　3种营养物质的热价、氧热价和呼吸商

| 营养物质 | 产热量(kJ/g) | | 耗氧量(L/g) | $CO_2$产生量(L/g) | 氧热价(kJ/L) | 呼吸商 |
| --- | --- | --- | --- | --- | --- | --- |
| | 物理热价 | 生物热价 | | | | |
| 糖类 | 17.15 | 17.15 | 0.83 | 0.83 | 20.90 | 1.00 |
| 脂肪 | 39.75 | 39.75 | 2.03 | 1.43 | 19.60 | 0.71 |
| 蛋白质 | 23.43 | 17.99 | 0.95 | 0.76 | 18.80 | 0.80 |

2. 氧热价　某种营养物质被氧化时，每消耗1L氧所产生的热量称为该食物的氧热价（thermal equivalent of oxygen）。利用氧热价计算产热量的公式为：某种食物的产热量＝该食物的氧热价×该食物的消耗氧量。3种营养物质的氧热价参见表6-1-1。

3. 呼吸商　氧化分解某种营养物质时，同一时间内$CO_2$产生量与$O_2$消耗量的比值称为呼吸商（respiratory quotient，RQ）。即：

$$RQ = \frac{产生的 CO_2 \text{mol数}}{消耗的 O_2 \text{mol数}}$$

通常人们摄入的食物是混合性的食物，机体分解供能的物质并不是单一的糖类、脂肪或蛋白质。所以在测算产热量时，还必须知道食物中糖类、脂肪和蛋白质的比例。由于各种营养物质的碳、氢、氧含量不同，它们在体内氧化分解时耗氧量和产生$CO_2$量不同，因此呼吸商也不同。

葡萄糖氧化时，$O_2$消耗量与$CO_2$产生量相等，所以呼吸商为1.00。脂肪氧化时，呼吸商为0.71。蛋白质在体内不能完全氧化，呼吸商大约为0.80。3种营养物质氧化时的呼吸商参见表6-1-1。

呼吸商的测定可以推测在某一段时间内机体氧化营养物质的种类和大致比例。例如，呼吸商接近1.00，反映机体主要以糖氧化供能；呼吸商接近0.71，表示机体氧化的营养物质主要为脂肪，如糖尿病患者体内主要以脂肪供能时，其呼吸商可以接近0.71；若某人长期处于病理性饥饿状况下，机体主要依靠蛋白质氧化供给能量时，呼吸商接近0.80。根据我国的膳食情况，一般混合性膳食时，呼吸商约为0.85。

4. 能量代谢的计算　如前所述，混合食物的能量代谢可以通过呼吸商来计算。但由于蛋白质在体内很少用于氧化供能，而且氧化不完全，通常每6.25g蛋白质分解，产生1g尿氮由尿液排出体外。因此在计算能量代谢时，就需要由非蛋白呼吸商来估计糖和脂肪的氧化比例，由非蛋白呼吸商与氧热价的关系来计算产热量。非蛋白呼吸商（non-protein respiratory quotient，NPRQ）是指糖类和脂肪在氧化时，$CO_2$产生量与耗氧量之间的比

值。非蛋白呼吸商与氧热价的关系见表 6-1-2。

表 6-1-2　非蛋白呼吸商与氧热价

| 非蛋白呼吸商 | 氧化的百分比(%) | | 氧热价（kJ/L） |
| --- | --- | --- | --- |
| | 糖类 | 脂肪 | |
| 0.70 | 0.0 | 100.0 | 19.60 |
| 0.71 | 1.1 | 98.9 | 19.62 |
| 0.75 | 15.6 | 84.4 | 19.83 |
| 0.80 | 33.4 | 66.6 | 20.09 |
| 0.81 | 36.9 | 63.1 | 20.14 |
| 0.82 | 40.3 | 59.7 | 20.19 |
| 0.83 | 43.8 | 56.2 | 20.24 |
| 0.84 | 47.2 | 52.8 | 20.29 |
| 0.85 | 50.7 | 49.3 | 20.34 |
| 0.86 | 54.1 | 45.9 | 20.40 |
| 0.87 | 57.5 | 42.5 | 20.45 |
| 0.88 | 60.8 | 39.2 | 20.50 |
| 0.89 | 64.2 | 35.8 | 20.55 |
| 0.90 | 67.5 | 32.5 | 20.60 |
| 0.95 | 84.0 | 16.0 | 20.86 |
| 1.00 | 100.0 | 0.0 | 21.12 |

在临床和劳动卫生工作中,能量代谢计算的基本步骤是:①测出人体在单位时间内总的耗氧量和$CO_2$产生量,并测出尿氮排出量;②根据尿氮含量算出蛋白质的氧化量、耗氧量、$CO_2$产生量和产热量;③用人体总的$CO_2$产生量与蛋白质的$CO_2$产生量之差值,除以总的耗氧量与蛋白质耗氧量的差值计算出 NPRQ;④根据 NPRQ,从表中查出相应的氧热价,再乘以耗氧量,算出非蛋白产热量和机体总的产热量。

下面举例说明计算过程。假设某人 1 小时总的耗氧量为 16.8L,$CO_2$产生量为 15.0L,同 1 小时内的尿氮量约 0.2g。试计算出此人 1 小时所产生的能量。

①根据尿氮量计算蛋白质的分解量:6.25g×0.2=1.25g

查表 6-1-1,蛋白质生物热价 17.99kJ/g,$CO_2$产生量 0.76L/g,耗氧量 0.95L/g。

计算蛋白质的产热量:17.99kJ/g×1.25g=22.5kJ

蛋白质的$CO_2$产生量:0.76L/g×1.25g=0.95L

蛋白质的耗氧量:0.95L/g×1.25g=1.19L

②计算非蛋白$CO_2$的产生量:15.0L−0.95L=14.05L

非蛋白的耗氧量:16.8L−1.19L=15.61L

非蛋白的呼吸商:14.05L÷15.61L=0.90

查表 6-1-2,非蛋白呼吸商等于 0.90 时的氧热价为 20.60kJ/L。

计算非蛋白的产热量为:20.60kJ/L×15.61L=321.6kJ
③计算人体1小时的产热量:22.5kJ+321.6kJ=344.1kJ
经过计算最后得到,此人1小时的产热量是344.1kJ。

人体在生理状态下,由于蛋白质不是主要的供能物质,实际计算时可以把蛋白质代谢部分忽略不计,采用简化计算法。实验时,先测出人体在一定时间内的耗氧量,然后普通混合膳食按非蛋白呼吸商0.82计算,其对应的氧热价20.19kJ/L与所测得的耗氧量直接相乘,得到人体的产热量。实践证明,用此方法算出的结果与使用3种混合营养食物的呼吸商测算出的结果相接近,因而在临床实际工作中是一种较为方便、快捷、可靠的方法。其计算公式是:

$$产热量(kJ) = 氧热价(20.19kJ/L) \times 耗氧量(L)$$

## 三、影响能量代谢的因素

影响能量代谢的因素很多,主要有以下4个方面。

### (一)肌肉活动

肌肉活动对能量代谢的影响最为显著。人体任何轻微的活动都可提高能量代谢。肌肉活动时需要补充能量的多少、耗氧量的大小与肌肉活动的强度成正比关系。轻微活动时,机体耗氧量比安静状态时增加25%~60%;剧烈运动时,耗氧量可达到安静状态的10~20倍,而且在肌肉剧烈活动停止后的一段时间内能量代谢仍然维持在较高水平。从表6-1-3可以看出劳动或运动时能量代谢率增长情况。

表6-1-3 劳动或运动时的能量代谢率

| 肌肉活动形式 | 平均产热量[kJ/(m²·min)] |
| --- | --- |
| 静卧休息 | 2.73 |
| 出席会议 | 3.40 |
| 擦窗 | 8.30 |
| 洗衣物 | 9.98 |
| 扫地 | 11.36 |
| 打球 | 17.04 |
| 踢足球 | 24.96 |

### (二)环境温度

人体在安静状态下,环境温度20~30℃时能量代谢最稳定。当环境温度低于20℃时,能量代谢开始增强,在低温寒冷的环境中,人体会发生战栗和肌肉紧张度增强,体内能量代谢显著提高,以维持正常体温。当环境温度超过30℃时,人体内的生物化学反应速度加快,人体的呼吸功能、循环功能加强等使能量代谢增强。

### (三)食物的特殊动力效应

人从进食后1h左右开始,延续到7~8h,同样处于安静状态,其产热量也比进食前有所增加。这种由于摄入食物引起人体产生"额外"的能量消耗作用称为食物特殊动力效应(specific dynamic action of food)。摄入蛋白质食物可使机体"额外"的产热量增加25%~30%,糖类和脂肪的摄入可使产热量增加4%~6%,混合性食物产热量大约增加10%。

产生食物特殊动力效应的原因还不十分清楚,可能与营养物质在体内的中间代谢反应有关,如肝内氨基酸脱氨基反应额外消耗能量等。

### (四)精神活动

精神和情绪活动对能量代谢也有较大的影响。人处于紧张状态时,如激动、愤怒、恐惧、焦虑等,能量代谢可以显著增高。这可能是精神状态变化时,肌紧张增强,交感神经-肾上腺髓质系统兴奋,刺激代谢的激素分泌增多等,使能量代谢增强所致。

知识拓展

## 四、基础代谢

### (一)基础代谢的概念

测定能量代谢时,易受到上述多种影响因素的干扰。所以,人体在不同机能状态或环境条件下测定的能量代谢值,不能直接作为判断能量代谢是否正常的依据。为此,规定在基础状态下测定人体的能量代谢值,作为衡量机体能量代谢的一个统一的标准,较为准确。

基础状态是指人体处于清晨、清醒、静卧、肌肉放松、空腹(禁食12h以上)、环境温度在20~25℃、无精神紧张的状态。它排除了肌肉活动、食物的特殊动力效应、环境温度和精神活动等对能量代谢的影响。在这种状态下的能量代谢消耗,主要用在维持人体的最基本生命活动如心跳、呼吸等。人体在基础状态下的能量代谢称为基础代谢(basal metabolism)。通常,临床上测定的人体在单位时间内的基础代谢,称为基础代谢率(basal metabolism rate,BMR)。基础代谢率并不是人体最低水平的能量代谢率,熟睡时的能量代谢率更低。

### (二)基础代谢率的测定及其正常值

基础代谢率通常以简化计算法测定。把基础状态下的混合性膳食非蛋白呼吸商定为0.82,非蛋白混合性营养物质的氧热价为20.19kJ/L。只要测出受试者单位时间(一般为6min)内的耗氧量,就可以算出每小时的产热量。

基础代谢率是以每小时、每平方米体表面积的产热量表示,其单位是$kJ/(m^2·h)$。为什么在计算时要除以体表面积?实验发现,人的心排出量、肺活量、肾小球滤过率、产热量与体表面积大小成正比。无论身材高大或瘦小的人,其每平方米体表面积的产热量都比较接近,除以体表面积后,在不同个体之间可以进行能量代谢率的比较,能区别出不同个体的能量代谢是否正常。体表面积的计算公式如下:

$$体表面积(m^2) = 0.0061 \times 身高(cm) + 0.0128 \times 体重(kg) - 0.1529$$

此外,体表面积还可以依据图6-1-4,将受试者的身高与体重数据作一连线,从连线与体表面积线的交点直接查出。

在临床实际工作中,常用基础代谢率的相对值表示测定结果,其计算公式如下:

$$基础代谢率的相对值 = \frac{实际测得值 - 正常平均值}{正常平均值} \times 100\%$$

我国正常人基础代谢率的平均值见表6-1-4所示。

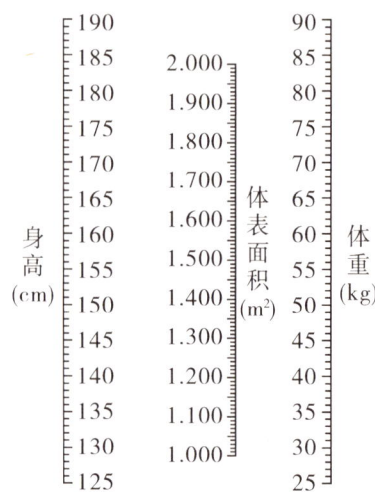

图 6-1-4　体表面积测算用图

表 6-1-4　我国正常人基础代谢率的平均值[kJ/(m² · h)]

| 年龄(岁) | 11~15 | 16~17 | 18~19 | 20~30 | 31~40 | 41~50 | 51 以上 |
|---|---|---|---|---|---|---|---|
| 男性 | 195.5 | 193.4 | 166.2 | 157.8 | 158.7 | 154.1 | 149.1 |
| 女性 | 172.5 | 181.7 | 154.1 | 146.5 | 150.0 | 142.4 | 138.6 |

一般说来,实际测得的基础代谢率的值与正常平均值比较,相差在±10%~±15%以内均属于正常。如果相差超过±20%时,才有可能是病理情况。在各种疾病中,甲状腺功能改变对基础代谢率影响最为显著。当甲状腺功能低下时,基础代谢率低于正常值20%~40%;甲状腺功能亢进时,基础代谢率可比正常值高25%,甚至到80%。因此,基础代谢率的测定是临床用来诊断甲状腺疾病的重要辅助方法。此外,糖尿病、肾上腺皮质功能亢进、发热时,基础代谢率也会增高;而病理性饥饿、肾病综合征时,基础代谢率则降低。

## 第二节　体温及其调节

人体在新陈代谢过程中会产生热量,因此人体都具有体温。然而,新陈代谢过程是以酶促反应为基础的,酶必须在适宜的温度条件下才具有较高的活性。所以正常的体温是保证人体正常新陈代谢和生命活动的重要条件。

微课视频

哺乳类动物和人在环境温度变化的情况下,通过下丘脑的调节,能够维持体温的相对恒定,故称为恒温动物(homeothermic animal)。而爬行类、两栖类和鱼类等低等动物的体温容易随环境温度变化而变化,这些动物称为变温动物(poikilothermic animal)。

### 一、体温及其生理变动

#### (一)正常体温

人体的温度分为体表温度和深部温度。体表温度是指人体外围组织即表层的温度,它包括皮肤、皮下组织和肌肉等部位的温度。体表温度散热较多较快,容易随着环境温度的变化而发生变化,很不稳定。身体各部位的体表温度也不同,越向肢体远端温度越低(图 6-1-5)。

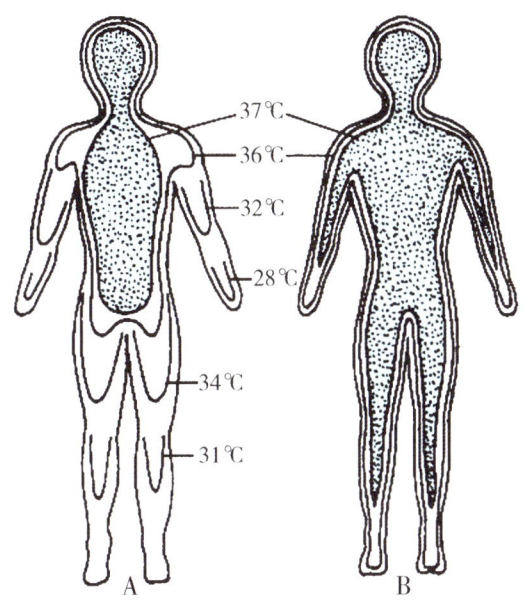

图 6-1-5　在不同环境温度下人体体温分布示意图

A:环境温度 20℃　　B:环境温度 35℃

人体深部组织的平均温度通常被称为体温,即体核温度。深部温度主要指心、肺、脑、腹腔脏器的温度。人体内不同组织器官的能量代谢率不一样,使得各器官的温度略有差异。肝的温度在 38℃ 左右,是全身中最高的,而肾、胰腺、十二指肠等器官的温度较低。体核温度和体表温度的相对范围并不是固定不变的,它们可以随着环境温度的不同而变化。在寒冷环境中,体核温度的范围缩小,而体表温度的范围相对扩大;反之,在炎热条件下,体核温度范围扩大,而体表温度范围缩小,参见图 6-1-5。

由于血液循环,使不同组织器官之间的热量得到迅速交换,使体内各部分的温度趋于一致,一般不超过 0.5℃。通常血液的温度可以看成是人体深部的平均温度。正常情况下,人体通过体温调节系统,使体温保持相对稳定。体温的相对稳定是维持内环境稳态的重要因素之一。

由于人体深部的温度不易测量,所以临床上通常通过测量口腔、腋窝或直肠的温度来代表体温。直肠温度正常为 36.9～37.9℃,较接近机体深部的温度,但测量不太方便。口腔正常温度大约比直肠温度低 0.3℃,该测量方法使用方便,临床上最常使用。腋窝温度比口腔温度约低 0.4℃,测量时应保持腋窝干燥,并且要求被测量者的上臂紧贴胸廓,减少腋窝处温度的散失,同时测量时间不少于 10min。在实验研究中可测量食管温度作为体温的指标,测量鼓膜温度作为脑组织温度的指标。

(二)体温的生理性变动

人的体温是相对稳定的,但在生理情况下,体温可随昼夜、性别、年龄、肌肉活动等因素有所变化,变化幅度一般不超过 1℃。

昼夜变化。正常成年人(新生儿除外)体温按昼夜变化呈周期性波动,清晨 2～6 时体温最低,午后 1～6 时最高。体温的这种昼夜周期性波动称为昼夜节律(circadian rhythm)或日节律。这种现象被认为与体内的生物钟有关。高等动物的下丘脑视上核具有调节生物节律的功能,此处可能是生物钟所在位置。除体温外,人体内酶的活性变化、血压波动、激素分泌等都存在生物节律现象。

性别差异。青春期后女子的体温平均比男子高 0.3℃,而且基础体温(指基础状态下的体温)随月经周期发生规律性变化(图 6-1-6)。从月经期到排卵日之前体温较低,排卵日最低,排卵后体温立即上升,并且维持在较高水平,直到下次月经期前。排卵后的体温升高可能与孕激素及其代谢产物有关。临床上通过测定女性月经周期中基础体温的变化,有助于了解有无排卵及排卵的日期。

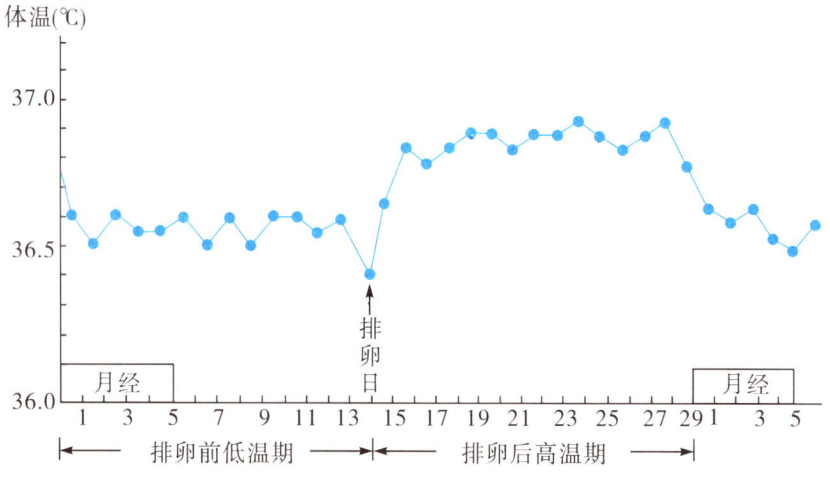

图 6-1-6　女性月经周期中基础体温的变化

年龄差异。体温的高低与体内能量代谢有关,不同年龄人的能量代谢不同,体温也不同。一般来说,儿童的体温比成年人高;老年人的体温偏低,有些老年人在发热时可以不见体温升高,而且对外界环境温度变化的适应能力也较差;新生儿尤其是早产儿的体温调节中枢发育还不成熟,调节体温的能力差,易受环境温度变化的影响。在护理工作中,应该注意老年人和新生儿的体温特点,病房内注意保持适宜的温度。

肌肉活动与精神活动。肌肉活动和精神活动增强时,能量代谢都会增高,造成体温上升。因此,在测量体温时要让受试者安静休息一段时间后,再测量体温。测量小儿的体温时要尽量避免其哭闹不安,以避免因肌肉活动增强和精神紧张而导致的体温升高。

## 二、机体的产热与散热

人体在代谢过程中不断地产生热量,同时又将热量不断地散发到体外。正常体温的维持依赖于这种产热过程与散热过程的动态平衡(图 6-1-7)。

### (一)人体的产热

人体的热量来源于各种组织的能量代谢。组织的机能状态和代谢水平不同,所产生出的热量也不同。在安静状态下,主要的产热器官是内脏器官,其中以肝组织产热量最大,肝血液的温度比主动脉血液的温度高 0.6℃左右,内脏器官的产热量约占全身产热量的 56%。劳动或运动时,骨骼肌是主要产热器官,其产热量可达到人体产热量的 90%。骨骼肌产生热量的潜力很大,剧烈运动时,人体产热量可比安静时提高 40 多倍。战栗是

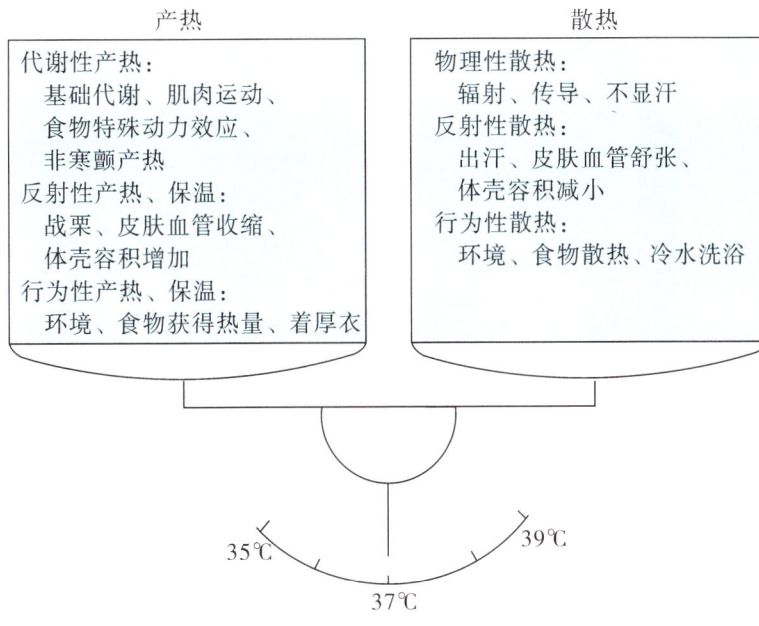

图 6-1-7 人体的热量平衡

骨骼肌发生的不随意的节律性收缩,基本不做功,但能最大程度地产生热量。寒冷刺激能使人体发生战栗,同时还能促进甲状腺激素分泌增加和交感神经系统-肾上腺髓质活动增强,分泌大量的髓质激素,增强组织细胞对糖、脂肪的氧化分解,提高组织的基础代谢率,增加人体产热量,使代谢性产热增加。几种组织、器官的产热量比较见表6-1-5。

表 6-1-5　几种组织、器官的产热量比较

| 器官、组织 | 产热量(%) | |
| --- | --- | --- |
| | 安静状态 | 劳动或运动 |
| 脑 | 16 | 1 |
| 内脏 | 56 | 8 |
| 骨骼肌 | 18 | 90 |
| 其他 | 10 | 1 |

### (二)人体的散热

人体散热的主要途径有皮肤、呼吸道、消化道、泌尿道散热等。人体几种主要散热途径的散热量比较见表 6-1-6。

表 6-1-6　在环境温度为 21℃ 时人体几种散热方式散热量的比较

| 散热途径 | 百分数(%) |
| --- | --- |
| 皮肤辐射、传导、对流 | 70 |
| 皮肤蒸发 | 27 |
| 呼吸 | 2 |
| 排尿、排便 | 1 |

在人体几种散热方式中,最重要的散热途径是皮肤散热,人体皮肤散热的几种方式见图 6-1-8。

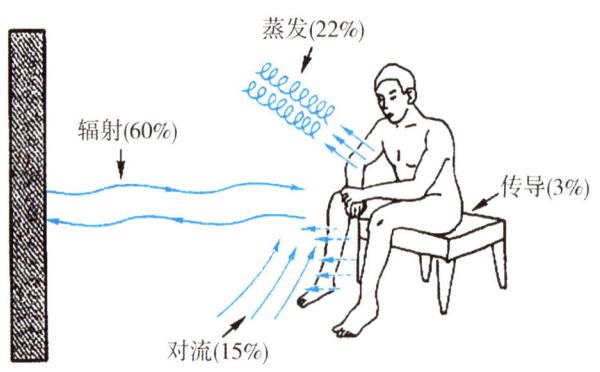

**图 6-1-8　人体皮肤散热的几种方式**

1. 皮肤散热方式　皮肤的主要散热方式有辐射散热、传导散热、对流散热和蒸发散热等。

(1)辐射散热:指人体以热射线的形式将体热传给外界较冷物体的散热方式。皮肤的有效散热面积越大,皮肤与环境之间的温差越大,则皮肤散热量越多;反之,当外界环境温度超过皮肤温度时,皮肤会吸收热射线热量,使体温升高。在环境温度较低以及人体处于安静状态时,此方式散热量约占皮肤总散热量的 60%。

(2)传导散热:指人体将热量直接传给于皮肤接触的较冷物体的散热方式。传导散热与接触物体的导热性能有关。棉毛织物、木材、脂肪导热性能差,传导散热量少。如肥胖者皮下脂肪较多,人体深部的热量不易向外散发,因此炎热天气特别容易出汗。水的导热性能好,故应用冰袋、冰帽可为高热患者降温。

(3)对流散热:指通过气体或液体来交换热量的一种散热方式。散热过程中,较冷的气体或液体可通过流动、接触体表来散发人体的热量,它是传导散热的一种特殊形式。散热速度取决于气体或液体的流速、与机体温差的大小。例如,电扇加快冷空气对流速度时,能够增加人体的散热量;增添衣服可以减少人体对流散热,有利于保持体温。

(4)蒸发散热:是机体通过体表水分的蒸发来散失体热的一种方式。蒸发 1g 水可使机体散发 2.44kJ 的热量。对高热不退的患者使用乙醇擦浴,就是利用蒸发散热来达到降温的目的。影响蒸发散热的因素主要有环境温度、湿度和风速。高温、高湿度和低风速时,不易蒸发;反之,容易蒸发。

人体蒸发散热分为不感蒸发和发汗两种形式。

人即使处于低温环境中,皮肤和呼吸道也不断有水分渗出而被蒸发,称为不感蒸发。它与汗腺分泌无关,不易被人觉察。环境温度在 30℃以下时,不感蒸发比较恒定,每天蒸发量可达 1L,其中皮肤蒸发量为 0.6~0.8L,呼吸道蒸发量为 0.2~0.4L。不感蒸发受体温影响较大,体温上升 1℃时,蒸发量增加 15%。婴儿不感蒸发的速度较快,体温升高时较容易发生脱水。临床上给患者补液时,应该注意补充不感蒸发所丢失的液体量。

发汗是指汗腺主动分泌汗液的活动。汗液蒸发时可带走大量的热量。汗液中水分占 99%以上,溶质成分中以 NaCl 为主,还有少量的 KCl、尿素、乳酸等,属低渗液体。人体大量出汗时,由于水分的丢失比盐的丢失多,容易发生高渗性脱水。发汗是一种反射活动。人体受到温热环境刺激或在剧烈运动体温升高情况下,反射性引起全身小汗腺分泌汗液的过程称为温热性发汗。其发汗中枢在下丘脑，支配汗腺的交感神经纤维末梢释放递质为乙酰胆碱，引起汗腺分泌。温热性发汗主要参与体温调节。另外，精神紧张或情绪激动时，常出现手掌、足底、前额等局部汗腺的分泌，称为精神性发汗，在体温调节中作用不大。其中枢可能在大脑皮层运动区。

2. 散热的调控　人体主要通过皮肤血流量的调节和发汗来调控散热。皮肤血流量的大小决定了皮肤温度的高低，当皮肤温度高于环境温度时，主要通过辐射、传导和对流方式散热，散热量大小主要取决于皮肤与外界环境之间的温度差。在寒冷环境中，交感神经活动增强，皮肤小动脉收缩，血流量减少，皮肤与环境之间的温差减小，散热量下降。而在炎热环境下，交感神经活动减弱，皮肤小动脉舒张，动-静脉吻合支大量开放，血流量增加，皮肤温度升高，散热量增多。然而，当环境温度高于皮肤温度时，辐射、传导和对流方式散热效果甚微，主要依靠发汗散热来调节体温。在一定范围内，发汗量随着气温的升高而增多。但当人在高温环境中停留时间过长，发汗速度会因汗腺疲劳而明显减慢。若环境中同时风速较低、湿度较大时，不易蒸发散热，易导致体温升高，甚至中暑。

### 三、体温调节

维持人体体温的相对稳定，有赖于自主性体温调节和行为性体温调节的共同参与，使人体的产热和散热过程处于动态平衡之中。自主性体温调节是根据体内外环境温热性刺激信息的变动，在体温调节中枢控制下，通过改变皮肤血流量、汗腺活动、战栗等反应，使人体的产热量和散热量保持平衡，从而维持体温相对稳定的过程。行为性体温调节是指人通过改变自身的姿势和行为来保暖或增加散热的过程。如在寒冷环境下增加衣服来保温的行为；在炎热环境中减少衣服来增加散热等，它是自主性体温调节的补充。以下主要讨论自主性体温调节。

#### (一)温度感受器

温度感受器可分为外周温度感受器和中枢温度感受器。外周温度感受器是分布于皮肤、黏膜和腹腔内脏等处的一些游离神经末梢。它们能够感受外界环境的冷、热变化，将信息传入体温调节中枢。存在于下丘脑、脑干网状结构、延髓和脊髓等部位的对温度敏感的神经元称为中枢温度感受器，在视前区－下丘脑前部（preoptic area/anterior hypothalamus，PO/AH）存在热敏神经元和冷敏神经元，它们能够感受人体深部组织的温度变化，从而参与体温调节。

#### (二)体温调节中枢

在多种恒温动物实验中观察到，只要保留下丘脑及其以下神经组织的完整，动物就能够保持体温相对稳定，而在破坏下丘脑后，动物的体温不能维持稳定。现认为调节体温的基本中枢位于下丘脑。PO/AH的热敏神经元和冷敏神经元不但能感受人体深部组织温度变化的刺激，而且能对从其他途径传入的温度变化信息进行整合处理。热敏神经元对体温升高变化敏感，体温升高时发生兴奋。当热敏神经元（warm-sensitive neuron）兴奋时，冷敏神经元被抑制，人体散热增加，产热减少，体温下降。反之，当体温降低时，冷敏神经元兴奋，热敏神经元被抑制，人体产热增多，散热减少，体温回升。中枢内热敏神经元的数量远多于冷敏神经元。

体温调节中枢的神经元对产热和散热的调控，是通过神经和体液调节来实现的。主要通过下述途径完成：①通过交感神经系统来调节皮肤血管舒缩反应和汗腺分泌活动，改变人体的散热量;②由躯体神经来调节骨骼肌的活动,如战栗增强或减弱,改变产热量;③通过改变激素的分泌(如甲状腺激素和肾上腺髓质激素)来调节人体的代谢率,影响产热量的变化。

### (三)调定点学说

正常人体体温为什么能够维持在37℃左右？现在认为体温调节机制类似于恒温器工作原理,并提出调定点(set point)学说加以解释。该学说认为,调定点数值的设定,取决于温度敏感神经元对某一温度的敏感性。PO/AH的温度敏感神经元对温度的感受有一定的兴奋阈值,正常人一般为37℃左右,这个温度就是体温相对稳定的调定点。正常人体温调节的过程是:当体温高于调定点37℃时,热敏神经元活动增强,增加散热;当温度低于37℃时,冷敏神经元活动增强,增加产热,最终使体温维持在37℃左右的水平(图6-1-9)。

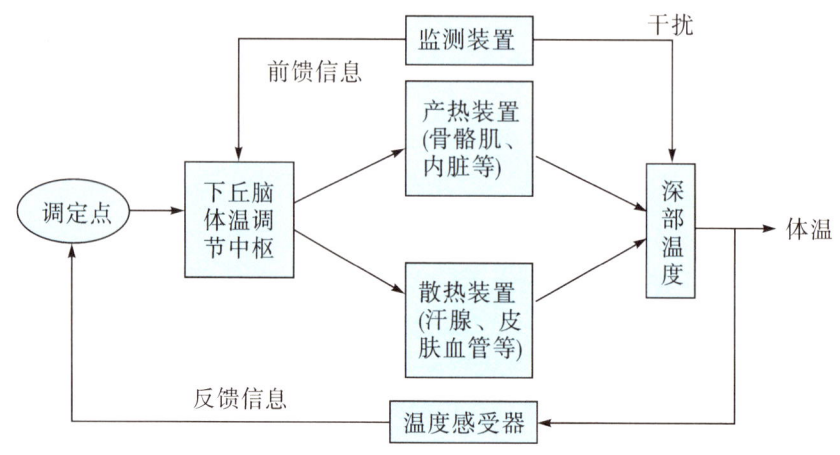

图 6-1-9　体温调节自动控制示意图

## 四、异常体温

### (一)发热

正常人体温在一个狭小范围内波动,差异在±1.0℃以内。妇女月经前期、妊娠期、精神紧张以及剧烈运动,都会出现体温升高现象;受情绪影响体温可升高2℃,进行5000m长跑后体温可达40～41℃,这些均属生理现象。病理条件下的发热主要是由各种病原体感染引起的,如流感、肺炎、伤寒、疟疾等引起的发热。调定点学说较好地解释了发热现象。由病菌感染所引起的发热,是由于致热原作用于温度敏感神经元,使其对温度的敏感性降低,兴奋阈值升高,调定点上移所致。例如,致热原使调定点由正常体温37℃上移到39℃时,则患者的体温在未到达39℃以前,冷敏神经元兴奋,人体加强产热,抑制散热,表现出畏寒战栗等症状,直至体温达到39℃时,产热与散热过程才开始恢复平衡,体温被稳定在39℃左右。由上可见,发热时体温调节功能仍然正常,只是调定点上移,体温被维持在比正常体温高的水平上。

一定限度内的发热是人体抵抗疾病的生理性防御反应。此时白细胞生成增多,肝脏的解毒功能增强,物质代谢速度加快,有利于人体战胜疾病。但发热过高或过久会使人体各个系统和器官的功能以及代谢发生严重障碍。小儿体温超过41℃时,脑细胞就可能遭受损伤,甚至出现抽搐,并逐步丧失调节体温的能力。发热时人体营养物质的消耗增加,加上食物的消化吸收困难,长期下去可引起人体消瘦,蛋白质及维生素缺乏,以及一系列的继发性病变。

### (二)中暑

体温升高也可以是非感染性疾病引起,像中暑、恶性肿瘤、白血病等引起的发热。中暑常发生在高温和湿度较大的环境中,是以体温调节中枢功能障碍、汗腺功能衰竭和水电解质丢失过多为特征的疾病。根据发病机制和临床表现将中暑分为:①热痉挛。属轻型中暑。患者表现为痛性肌痉挛,但意识清楚,体温正常。②热衰竭。是热痉挛的继续和发展。主要表现为循环衰竭,发生虚脱和热晕厥。③热射病。是长时间热衰竭的结果。主要是产热过多或体温调节中枢功能障碍致散热异常所致,表现为高热、昏迷和多器官衰竭等。根据产热和散热异常将热射病分为劳力性和非劳力性。劳力性主要是高温环境下内源性产热过多;非劳力性主要是散热减少。

小案例

**思考题**

1. 简述影响机体能量代谢的主要因素有哪些。
2. 测定基础代谢率的基本条件是什么?有什么意义?
3. 简述体温的正常值及其影响体温生理性变动的因素有哪些。
4. 人体的散热方式主要有哪几种?根据散热原理,如何降低高热患者的体温?
5. 试述发热、中暑的救治设想。

(陈晓明　钱令波)

# 第二章　发热

思维导图

课件

**学习要求**

1. 掌握发热、内源性致热原的概念及发热机制的基本环节。

2. 熟悉发热的过程及热代谢特点、发热时机体功能和代谢变化、发热的处理原则。

3. 了解发热的原因及发热激活物、外致热原、过热等概念。

正常成人体温在 37℃ 左右,一昼夜上下波动不超过 1℃。发热(fever)是指机体在发热激活物的作用下,体温调节中枢调定点上移而引起的调节性体温升高(超过 0.5℃)。

发热时体温升高,但并不是所有的体温升高都属于发热。人体体温升高可以分为生理性和病理性体温升高两类:①生理性体温升高。如剧烈运动、妇女月经前期及心理性应激等。②病理性体温升高。包括两种情况,多数是调节性体温升高,即为发热;少数是因体温调节障碍(如体温调节中枢损伤)、散热障碍(如皮肤鱼鳞病、先天性汗腺缺乏、环境高温所致的中暑等)或产热异常(如甲状腺功能亢进)而产生,体温调节机构无法将体温控制在与调定点相适应的水平上,其本质不同于发热,是被动性体温升高,称为过热(hyperthermia)。过热时体温升高可超过 42℃。

发热是许多疾病的重要病理过程和常见临床表现,亦是疾病发生的重要信号。在整个病程中,体温曲线变化常常反映病情变化,对判断病情、评价疗效以及估计预后有着重要的参考价值。

## 第一节　发热的原因

### 一、感染性发热

感染性发热是指由病原生物体引起的全身性或局限性感染所致的发热。

(一)细菌

1. 革兰阳性($G^+$)菌　$G^+$ 细菌(主要有葡萄球菌、链球菌、肺炎球菌等)感染是常见的发热原因。这类细菌的菌体和代谢产物(如葡萄球菌释放的可溶性外毒素)都是发热激活物。

2. 革兰阴性($G^-$)菌　$G^-$ 细菌(主要有大肠杆菌、伤寒杆菌、脑膜炎球菌等)的致热性不仅在于菌体和代谢产物,最突出的是其胞壁中含的内毒素(endotoxin,ET)。ET 耐热性强(干热 160℃ 持续 2h 才能灭活),一般方法很难清除,是血液制品和输液过程中主要的热源污染物。

3. 分枝杆菌 典型菌群就是结核杆菌。结核杆菌的菌体及其胞壁中含有的蛋白质、多糖和肽聚糖都有致热作用。

### (二)病毒
常见的是流感病毒、柯萨奇病毒和麻疹病毒等。病毒的致热因素是全病毒体及所含的血细胞凝集素。

### (三)真菌
常见的是白色念珠菌、球孢子菌和新型隐球菌等。真菌是以全菌体和菌体内含有的荚膜多糖和蛋白质致热。

### (四)螺旋体
常见的是钩端螺旋体、梅毒螺旋体和回归螺旋体。

### (五)疟原虫
疟原虫感染人体后可引起周期性红细胞破裂,大量裂殖子和代谢产物(如疟色素)释放入血而引起高热。

## 二、非感染性发热

非感染性发热指由各种病原生物体以外的原因引起的发热。

### (一)抗原抗体复合物
如自身免疫性疾病患者常出现发热。

### (二)类固醇
某些类固醇产物有致热作用。典型代表是睾酮的中间代谢产物本胆烷醇酮。

### (三)其他
如尿酸盐结晶、硅酸盐结晶等也有致热作用。

# 第二节 发热的发病机制

## 一、发热激活物

发热激活物就是能激活体内产致热原细胞,使其产生和释放内生致热原(endogenous pyrogen,EP)而引起发热的物质。包括微生物性发热激活物和非微生物性发热激活物。

1. 微生物性发热激活物 微生物性发热激活物是指来自体外,引起感染性发热的各种病原微生物及其产物。如细菌、病毒、外毒素、内毒素等。

2. 非微生物性发热激活物 非微生物性发热激活物是指体内产生的,能激活产 EP 细胞的非微生物性致热物质。如抗原抗体复合物、某些类固醇代谢产物等。

## 二、内生致热原

产 EP 细胞在发热激活物的作用下,产生和释放的致热物质称为 EP。

### (一)EP 的种类

1. 白细胞介素-1(interleukin-1,IL-1) 早期发现的 EP 主要是 IL-1。IL-1 是在发热激活物的作用下,由单核细胞、巨噬细胞、肿瘤细胞等释放的多肽类物质,不耐热,70℃ 30min 即丧失活性。IL-1 受体广泛分布于脑内,但密度最大的区域在最靠近体温调节中枢的下丘脑外面。实验发现,给鼠、家兔等动物静脉内注射 IL-1 都能引起典型的发热反应。

2. 肿瘤坏死因子(tumor necrosis factor, TNF)　是重要的 EP 之一,具有与 IL-1 相似的生物活性和致热活性。葡萄球菌、链球菌、内毒素等可诱导巨噬细胞、淋巴细胞等产生和释放 TNF。TNF 也不耐热,70℃ 30min 失活。将 TNF 给家兔、大鼠等动物静脉内注射能引起明显的发热反应。此外,TNF 在体内和体外都可刺激 IL-1 的产生。

3. 干扰素(interferon, IFN)　是一种低分子量的抗病毒、抗肿瘤的糖蛋白,在病毒等因素作用下,由淋巴细胞或致敏淋巴细胞产生。IFN 不耐热,60℃ 40min 即可灭活。用 IFN 治疗的患者,多会出现发热,故发热成为 IFN 治疗的主要不良反应。

另外,IL-6、巨噬细胞炎症蛋白-1、IL-8 和内皮素也被认为是 EP。

(二) EP 的产生和释放

EP 的产生和释放是一个复杂的细胞信息传递和基因表达调控的过程。这个过程包括产 EP 细胞的激活和 EP 的产生释放。

产 EP 细胞是指所有能够产生和释放 EP 的细胞,如单核细胞、巨噬细胞、淋巴细胞、肿瘤细胞等。当产 EP 细胞与发热激活物如脂多糖结合后即被激活,启动 EP 的合成。EP 在细胞内合成后即释放入血。

(三) EP 信号进入体温调节中枢的途径

1. 通过血脑屏障直接进入中枢　血脑屏障的毛细血管床部位存在 IL-1、IL-6、TNF 的可饱和转运机制,可能将相应的 EP 特异性地转运入脑。此外,EP 也可能从脉络丛部位渗入或易化扩散入脑,通过脑脊液循环运送到视前区下丘脑前部(POAH)。

2. 通过终板血管器(OVLT)　OVLT 位于视上隐窝上方,紧邻 POAH。此处存在有孔毛细血管,EP 可能由此入脑。但也有学者认为,EP 并不直接入脑,而是作用于此处的相关细胞(巨噬细胞、神经胶质细胞等),产生新的发热介质,将致热原的信息传入 POAH。

3. 通过迷走神经　最新研究发现,细胞因子可以刺激肝巨噬细胞周围的迷走神经将致热信号传入中枢。切除膈下迷走神经或迷走神经肝支后,腹腔注射 IL-1 或静脉注射脂多糖,不再引起发热。

(四) EP 引起发热的机制

EP 进入脑组织后,引起一些发热介质的变化,其中正调节介质有前列腺素 E(PGE)、环磷酸腺苷(cAMP)、$Na^+/Ca^{2+}$ 比值、一氧化氮(NO)等;负调节介质有精氨酸加压素(AVP)、黑素细胞刺激素(α-MSH)及脑、肺等器官产生的脂皮质蛋白-1 等。

目前认为,EP 通过血脑屏障,作用于 POAH 体温调节中枢的热敏神经受体,下丘脑局部的 PGE、cAMP 水平及 $Na^+/Ca^{2+}$ 比值增高,使体温调节中枢的调定点上移。体温调节中枢发出冲动,一方面经运动神经引起骨骼肌紧张度增强,使产热增加;另一方面,通过交感神经系统引起皮肤血管收缩,使散热减少。由于产热多于散热,于是体温上升,直到与调定点新的高度相适应。同时,负调节介质释放,对调定点上移和体温上升产生限制作用,正负调节相互作用,共同控制"调定点"及体温升高的水平(图 6-2-1)。

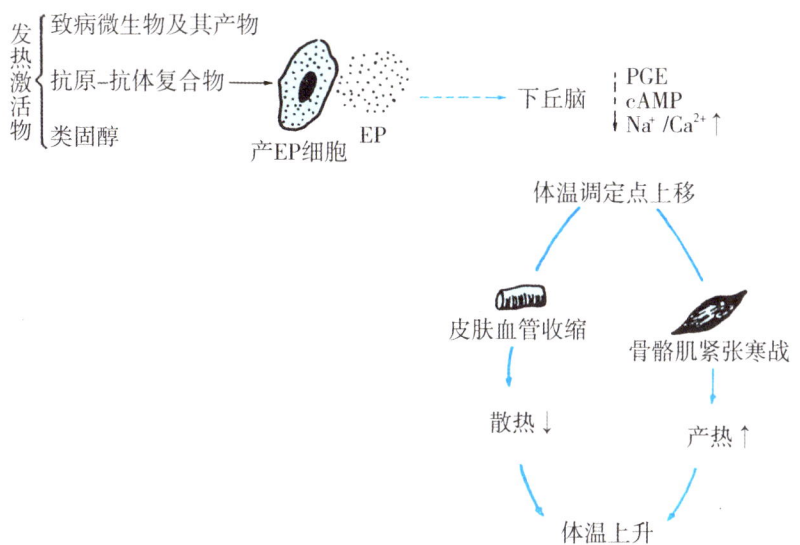

图 6-2-1 发热发病机制示意图

## 第三节 发热的时相及热代谢特点

发热可以分为3个时相:体温上升期、高热持续期和体温下降期。

**(一)体温上升期**

此期是发热的开始,由于正调节占优势,故体温调定点上移。但血液温度低于新调定点水平,唤起调温反应,使产热增加,散热减少,体温开始迅速或逐渐上升。其临床表现有寒战、畏寒、皮肤苍白及竖毛肌收缩("鸡皮"现象)。此期快者数分钟,慢者几天。

知识拓展

**(二)高热持续期**

此期中心体温已达到或略高于上升的调定点水平,体温调节中枢不再发出引起"冷反应"的冲动。热代谢特点是产热与散热在较高水平上保持相对平衡。患者有酷热感,皮肤和口唇发红、干燥。此期持续时间因病因不同而长短不一,如疟疾为几小时,大叶性肺炎为几天,而伤寒可达1周以上。

**(三)体温下降期**

此期发热激活物在体内被控制或消灭,EP及增多的发热介质也被清除,上升的体温调定点开始回降到正常水平。由于血温高于调定点水平,下丘脑发出"热反应"的冲动。热代谢特点是散热多于产热,体温逐渐下降。患者表现为不同程度的出汗,尿量增加。出汗是一种速效的散热反应,但大量出汗可造成脱水,甚至循环衰竭,临床上应注意监护。此期可快可慢,从几小时、一昼夜(骤退)到几天(渐退)。

# 第四节　发热时机体功能和代谢特点

## 一、物质代谢变化

体温升高时物质代谢加强。一般认为,体温每增高 1℃,基础代谢率增高 13%,所以发热使物质消耗明显增多。如果持久发热而营养物质摄入不足,患者就会大量消耗自身物质,引起消瘦和体重下降。

### (一)蛋白质代谢

发热患者体内蛋白分解加强、摄入和吸收减少,尿氮明显增加,可产生负氮平衡,导致机体抵抗力下降,组织修复能力减弱。

### (二)糖代谢

发热时由于产热的需要,能量消耗大为增加,故对糖的需求增多,肝糖原和肌糖原分解增加,糖原储备减少。代谢增强还使氧的供应相对不足,则糖酵解增强,血液及肌肉中乳酸增加。

### (三)脂肪代谢

发热时能量消耗的增加导致脂肪分解也明显增多。糖代谢加强使糖原储备不足,加上发热使患者食欲降低,营养摄入相对不足,机体动用储备脂肪。

### (四)维生素代谢

长期发热患者,由于糖、脂肪和蛋白质分解代谢增强,各种维生素消耗增多,而摄取和吸收减少,故易出现维生素缺乏,应注意补充适量的维生素。

### (五)水、电解质代谢

在体温上升期及高热持续期,由于肾血流量减少,尿量常明显减少,引起水、钠和氯滞留于体内。在体温下降期,皮肤和呼吸道水分蒸发增加,可引起脱水。因此必须及时补足水和适量的电解质。

## 二、功能变化

### (一)中枢神经系统

发热的主要症状大都集中在中枢神经系统,患者可表现出不同程度的中枢神经系统功能障碍,突出的症状是头疼。有的患者有头晕、嗜睡,甚至出现谵语和幻觉。这些症状基本是由致热性细胞因子直接引起的。小儿高热时易出现全身或局部肌肉抽搐,称为热惊厥。其机制与大脑皮质受抑制,而皮质下中枢兴奋性增强有关。

### (二)循环系统

体温每升高 1℃,心率增加 18 次/分钟。这是致热性细胞因子引起交感-肾上腺髓质系统兴奋及血温增高刺激窦房结作用的结果。但是也有例外,比如伤寒,体温达到 40℃,心率却只有 80~90 次/分钟,称为相对缓脉,其机制尚不清楚。

在一定范围内(少于 150 次/分钟)心率加快可使心排出量增多,但如超过此范围,心排出量反而减少。因此,发热患者应当安静休息,尽量减少体力活动,并避免情绪激动,以免心率过快而加重心肌负担和氧耗。对心肌劳损或心脏有潜在病灶的人易诱发心力衰竭,应当特别注意。在体温上升期,由于心率加快和外周血管收缩,使血压轻度升高。高热持续期和体温下降期,由于外周血管扩张,使血压轻度下降。有的患者可因大汗而导致虚脱,应当引起注意。

### (三)呼吸系统

发热时血温上升和酸性代谢产物可刺激呼吸中枢,使呼吸加深加快,有助于散热。但深而快的呼吸使 $CO_2$ 排出过多,可引起呼吸性碱中毒。持续高热可因大脑皮质和呼吸中枢的抑制,而使呼吸变浅变慢或不规则甚至呼吸停止。

### (四)消化系统

发热时交感神经系统兴奋,腹腔内脏供血不足,故消化系统的机械消化功能以及化学消化功能都下降,如胃肠蠕动减弱,消化液分泌减少,各种消化酶活性下降。患者常表现为食欲不振、恶心、呕吐、口腔黏膜干燥、便秘、腹胀等。

### (五)泌尿系统

体温上升期,尿量减少而尿比重增高,但肾血流反而增加,这可能与抗利尿激素增加及肾对水重吸收增多有关。持续发热时,肾小管上皮细胞变性,出现蛋白尿、管型尿。在体温下降期,尿量逐渐增多,尿比重回降。

## 第五节 发热的生物学意义和处理原则

一般认为,一定程度的发热是机体的防御反应,增强机体抗感染能力。对发热患者在处理原则上首先必须治疗原发病。第一,对一般发热不急于退热,急速退热可抑制机体的防御反应,使热型不典型,掩盖病情,延误诊断。第二,退热药是临床上引起药物热的一类常见药物,用药不当可能使病情复杂化。第三,不要滥用抗菌药,虽然发热大多由细菌感染引起,但还有不少发热是由病毒或其他因素引起,抗菌药物都有自己的敏感菌群,无论何种抗菌药对病毒感染都是无效的;滥用抗菌药还可造成人体的菌群失调,导致真菌等继发感染而加重病情,甚至产生药物热。第四,对过高(如体温>40℃)或时间持续过久的发热,或恶性肿瘤、心肌疾病的患者,或婴幼儿高热惊厥时应及时退热。因持续高热可降低机体的防御反应,使物质消耗过多,出现代谢障碍,损害组织器官的功能和结构,对机体不利。第五,加强对高热或持久发热患者的一般处理,如注意补充水、电解质和维生素;进食易消化的营养食物;监护心血管功能等也十分重要。

**思考题**

1. EP 是如何产生和释放的?
2. 简述发热的发生机制。
3. 发热时机体有哪些功能变化?
4. 发热与过热有什么异同?

同步测试

(潘晓燕)

# 第七篇 泌尿系统

# 第一章 尿的生成与排出

思维导图

课件

**学习要求**

1. 掌握尿生成的基本过程；肾小球的滤过作用及因素；肾糖阈的概念，影响肾小管、集合管重吸收功能的因素；抗利尿激素、醛固酮的作用及其分泌的调节；尿量的正常值。

2. 熟悉排尿反射。

3. 了解肾血液循环的特征；$Na^+$、$Cl^-$、$HCO_3^-$、水、葡萄糖的重吸收过程；$K^+$、$H^+$、$NH_3$ 的分泌；尿的浓缩与稀释；尿量、尿的理化性状。

排泄（excretion）是指机体将代谢终产物、过多的或有害的物质、进入机体的异物等，经血液循环由相应途径排出体外的过程。肾脏是机体主要的排泄器官，其通过尿的生成排出代谢废物和过剩的物质等，调节机体水、电解质和酸碱平衡，对维持内环境稳态起重要作用。此外肾还是一个内分泌器官，可以合成和释放肾素、促红细胞生成素、前列腺素、激肽和12-羟化酶等多种激素，因此肾具有促进造血、调节心血管活动和骨代谢的作用。

## 第一节 肾的结构和血液循环的特征

### 一、肾的结构特点

#### (一)肾单位

肾单位（nephron）是肾的基本结构和功能单位，它和集合管共同完成尿生成的过程。人类每侧肾约有100万个肾单位。肾单位的结构包括肾小体和肾小管两部分，其组成如下：

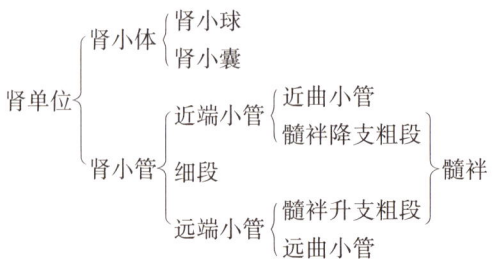

肾单位按其所在的部位可以分为皮质肾单位和近髓肾单位两类。皮质肾单位位于外、中皮质层，占肾单位总数的85%左右，其特点为：肾小体相对较小；髓袢较短；入球小

动脉口径大于出球小动脉；出球小动脉分支形成包绕在肾小管外的周围毛细血管网。此类肾单位功能上侧重于滤过和重吸收。近髓肾单位位于靠近髓质的内皮层，约占肾单位总数的15%，其特点为：肾小球较大；髓袢较长，可深入内髓层甚至达乳头部；出球小动脉分为两支小血管，一支分布于肾小管周围，另一支为细而长的U形小血管。此类肾单位功能上侧重于尿的浓缩和稀释。

### (二) 球旁器

球旁器主要由球旁细胞、球外系膜细胞和致密斑三部分组成。球旁细胞又称颗粒细胞，内含分泌颗粒，能合成、储存和释放肾素。致密斑是远端小管起始部的一小块由上皮细胞构成的椭圆形斑样隆起。致密斑能感受小管液中 $Na^+$ 浓度的变化，并将信息传递给球旁器细胞，调节肾素的分泌。球外系膜细胞是位于入球小动脉和出球小动脉之间的一群细胞，此细胞具有吞噬和收缩等功能。

## 二、肾的血液循环特点

### (一) 血流量大

正常成人两肾重约300g，仅占体重的0.5%。安静时两肾血流量约为1200ml/min，相当于心排出量的20%~25%。血浆约占全血容量的55%，故肾血浆流量为660ml/min。流经肾皮质的血量约为肾血流量的94%。肾髓质的血管阻力大、流速慢，流经髓质的血量少。肾的血流量大，有利于完成其生成尿的功能。

### (二) 两套毛细血管网的血压差异大

肾内存在两套毛细血管网，即肾小球毛细血管网和肾小管周围毛细血管网。肾小球毛细血管网由入球小动脉分支形成，介于入球和出球小动脉之间。在皮质肾单位，因入球小动脉粗而短，血流阻力小，流入血量大；出球小动脉细而长，血流阻力大，故肾小球毛细血管的血压高，有利于肾小球的滤过。而肾小管周围毛细血管网由出球小动脉的分支形成，在血流经过入球和出球小动脉之后，因阻力消耗，肾小管周围毛细血管网的血压降低，有利于肾小管对小管液中物质的重吸收。

### (三) 肾血流量的调节

肾血流量是尿生成的前提。肾血流量的调节包括肾血流的自身调节、神经调节和体液调节。

1. 自身调节 是指肾血流量不依赖于神经和体液因素的作用，而在一定的血压变动范围内保持相对恒定的现象。在离体肾实验中观察到，当肾动脉灌流压由2.7kPa(20mmHg)升高到10.7kPa(70mmHg)的过程中，肾血流量随灌流压的升高而增加；当灌流压在9.3~24.0kPa(80~180mmHg)之间变动时，肾血流量保持相对恒定；进一步升高灌流压，肾血流量又随之增加。该实验说明，当肾动脉血压在9.3~24.0kPa(70~180mmHg)之间变动时，肾血流量能维持相对稳定，这对于肾排泄功能的正常进行具有重要意义。

肾血流量自身调节的机制尚未完全阐明。获得较多支持的肌源学说认为：灌流压在9.3~24.0kPa(70~180mmHg)范围内增高时，入球小动脉受到的牵张刺激逐渐增强，小动脉平滑肌的紧张性增加，口径缩小，阻力增大，以对抗灌流压的增高，使流入的血液量不致增多；而灌流压由24.0kPa(180mmHg)降至9.3kPa(70mmHg)的过程中，入球小动脉则逐渐舒张，血流阻力减少，流入的血液量不致减少；如果灌流量高于24.0kPa(180mmHg)或低于9.3kPa(70mmHg)时，小动脉平滑肌的收缩和舒张能力已分别达到极限,不能继续维持肾血流量的自身调节。

2.神经和体液调节　肾血流量的神经和体液调节使肾血流量与全身的血液循环调节相配合。支配肾血管的神经主要是交感神经,肾交感神经活动加强时,引起肾血管收缩,肾血流量减少。调节肾血流量的体液因素较多,主要有肾上腺素、血管升压素和血管紧张素等,可引起肾血管收缩,肾血流量减少;而血管内皮细胞可释放一氧化氮和前列腺素使肾血管舒张。

## 第二节　尿生成过程

微课视频

尿生成的基本过程包括三个相互联系的重要步骤:肾小球的滤过;肾小管和集合管的重吸收;肾小管和集合管的分泌。

### 一、肾小球的滤过作用

循环血液流经肾小球毛细血管时,其血浆成分中的水和小分子物质可经滤过膜进入肾小囊腔形成超滤液,即原尿。对原尿进行微量化学分析发现,原尿中除蛋白质含量极微外,其他成分以及晶体渗透压、pH 值都与血浆中的基本相同(表 7-1-1)。可见,原尿确是血浆的超滤液。

表 7-1-1　血浆、原尿和终尿中物质含量及每天的滤过量和排出量

| 成分 | 血浆<br>(g/L) | 原尿<br>(g/L) | 终尿<br>(g/L) | 终尿/血浆<br>(倍数) | 滤过总量<br>(g/d) | 排出量<br>(g/d) | 重吸收率<br>(%) |
|---|---|---|---|---|---|---|---|
| $Na^+$ | 3.3 | 3.3 | 3.5 | 1.1 | 594.0 | 5.3 | 99 |
| $K^+$ | 0.2 | 0.2 | 1.5 | 7.5 | 36.0 | 2.3 | 94 |
| $Cl^-$ | 3.7 | 3.7 | 6.0 | 1.6 | 666.0 | 9.0 | 99 |
| 碳酸根 | 1.5 | 1.5 | 0.07 | 0.05 | 270.0 | 0.1 | 99 |
| 磷酸根 | 0.03 | 0.03 | 1.2 | 40.0 | 5.4 | 1.8 | 67 |
| 尿素 | 0.3 | 0.3 | 20.0 | 67.0 | 54.0 | 30.0 | 45 |
| 尿酸 | 0.02 | 0.02 | 0.5 | 25.0 | 3.6 | 0.75 | 79 |
| 肌酐 | 0.01 | 0.01 | 1.5 | 150.0 | 1.8 | 2.25 | 0 |
| 氨 | 0.001 | 0.001 | 0.4 | 400.0 | 0.18 | 0.6 | 0 |
| 葡萄糖 | 1.0 | 1.0 | 0 | 0 | 180.0 | 0 | 100* |
| 蛋白质 | 80.0 | 0 | 0 | 0 | 微量 | 0 | 100* |
| 水 | | | | | 180.0L | 1.5L | 99 |

注:* 几乎为100%。

在有足够肾血流量为前提的条件下,血液经肾小球滤过,主要与肾小球滤过膜及其通透性和有效滤过压有关。

#### (一)滤过膜及其通透性

肾小球滤过膜由 3 层结构组成:内层、中间层和外层(图 7-1-1)。内层是毛细血管内皮细胞,细胞间有许多直径为 70~90nm 的圆形微孔,称为窗孔,可阻止血细胞通过,对血浆中的物质几乎无限制作用。中间层是非细胞性的基膜,厚约 300nm,是由水和凝胶形

成的纤维网结构,网孔直径 2~8nm,可允许水和部分溶质通过。外层是肾小囊脏层的上皮细胞,上皮细胞具有足突贴,相互交错的足突之间形成裂隙称为裂孔,裂孔上覆盖一层薄膜,膜上有 4~11nm 的微孔,可限制蛋白质通过。以上 3 层结构组成了滤过膜的机械屏障。除机械屏障外,在滤过膜的各层,均覆盖着一层带负电荷的物质(主要是糖蛋白),这些物质可能起着电学屏障的作用。由于同性电荷相互排斥,可限制带负电荷的分子滤过。

不同物质通过肾小球滤过膜的能力取决于被滤过物质的分子大小及其所带的电荷。一般来说,凡有效半径小于 2nm 的带正电荷或呈电中性物质,如水、$Na^+$、尿素、葡萄糖等,均可自由地通过滤过膜上的微孔。有效半径等于或大于 4.2nm 的大分子物质,即使是带正电荷,由于机械屏障的作用,也难以通过。虽然血浆白蛋白的有效半径为 3.6nm,但由于带负电荷,不能通过电学屏障,故原尿中几乎无蛋白质。另外,电学屏障的作用不如机械屏障明显,故 $Cl^-$、$HCO_3^-$、$HPO_4^{2-}$ 等带负电荷的物质可顺利通过滤过膜。

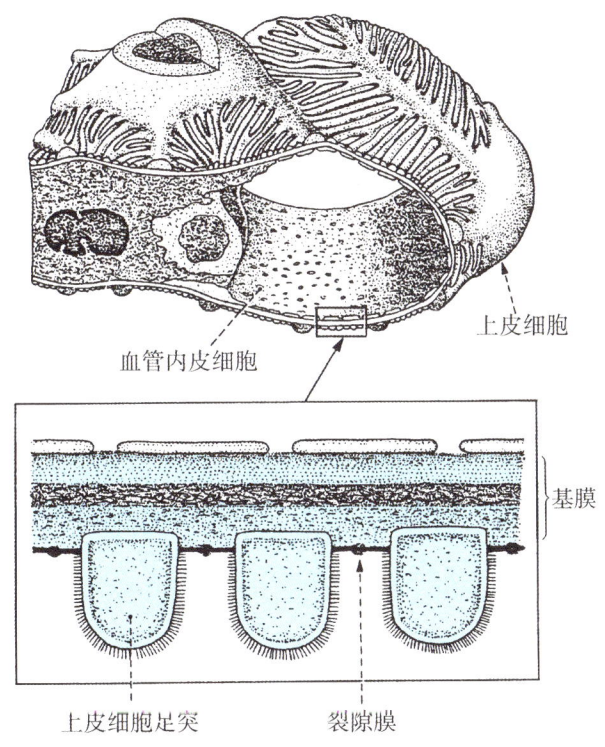

图 7-1-1 肾小球滤过膜示意图

### (二)有效滤过压

肾小球滤过作用的动力是有效滤过压(effective filtration pressure,EFP)。肾小球有效滤过压与组织液生成的有效滤过压相似,由滤过的动力减去阻力。促使肾小球滤过的动力是肾小球毛细血管血压和肾小囊内液的胶体渗透压。由于肾小囊内液中的蛋白质含量极低,形成的胶体渗透压可忽略不计。阻止肾小球滤过的力是血浆胶体渗透压和肾小囊内压(图 7-1-2),即:

有效滤过压＝肾小球毛细血管血压－(血浆胶体渗透压＋肾小囊内压)

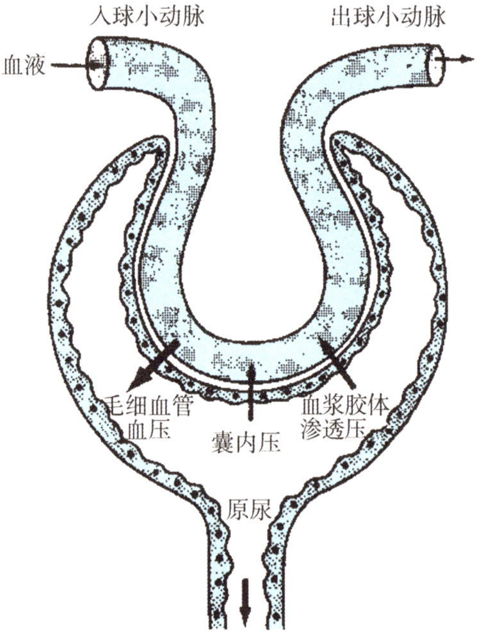

**图 7-1-2　有效滤过压示意图**

如图 7-1-3 所示,在入球小动脉端和出球小动脉端的压力几乎相等,肾小囊内压较为恒定,因此,肾小球毛细血管中有效滤过压的大小,主要取决于血浆胶体渗透压的变化。在入球小动脉端,有效滤过压较大,在血液流向出球小动脉端的过程中,由于水分和晶体物质不断被滤出,使血浆中的蛋白质浓度相对增加,血浆胶体渗透压逐渐升高,有效滤过压则逐渐下降。当血浆胶体渗透压升高引起有效滤过压下降到零时,滤过停止。产生滤过作用的毛细血管长度取决于有效滤过压下降的速率。当有效滤过压下降的速率减慢时,则产生滤过作用的毛细血管长度延长,生成的原尿量增多;反之,则减少。

### (三)肾小球滤过率和滤过分数

在肾小球有效滤过压的作用下,血浆中的水、小分子物质以及极微量的蛋白质可经滤过膜进入肾小囊内形成原尿。单位时间(min)内两肾生成的原尿量,称为肾小球滤过率(glomerular filtration rate,GFR)。肾小球滤过率是衡量肾功能的重要指标,正常成人安静时约为 125ml/min。肾小球滤过率与每分钟的肾血浆流量的比值,称为滤过分数(filtration fraction,FF),正常人安静时肾血浆流量为 660ml/min,滤过分数为:(125/660)×100％＝19％。滤过分数表明,肾的血浆流量中,约有 1/5 由肾小球滤出到肾小囊内形成了原尿。

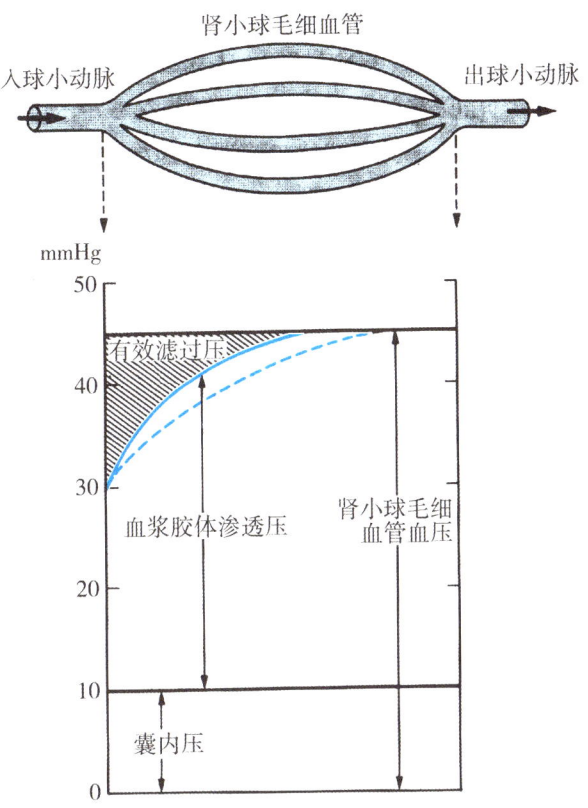

图 7-1-3 肾小球毛细血管血压、胶体渗透压和囊内压对肾小球滤过过程的影响

### (四)影响肾小球滤过的因素

有效滤过压、滤过膜面积及其通透性和肾血浆流量三者中任何一个因素发生变化,都将影响肾小球的滤过,进而影响原尿的生成。

小案例

1. 有效滤过压

(1)肾小球毛细血管血压:由于肾血流量的自身调节机制,当动脉血压在 8.8～24kPa(70～180mmHg)范围内变动时,肾小球毛细血管血压可保持相对稳定,从而使肾小球滤过率基本不变。当动脉血压降低到 8.8kPa(70mmHg)以下时,肾小球毛细血管血压降低,有效滤过率降低,肾小球滤过率减小。当血压下降到 5.3～6.7kPa(40～50mmHg)及以下时,肾小球滤过率减小到零,无原尿产生。

(2)血浆胶体渗透压:正常人血浆胶体渗透压维持相对恒定,对肾小球滤过率影响不大。若因某些疾病使血浆蛋白的浓度明显降低,或由静脉输入大量生理盐水使血浆稀释,均可导致血浆胶体渗透压降低,因而有效滤过压升高,肾小球滤过率增加,尿量将增多。

(3)肾小囊内压:正常情况下囊内压是比较稳定的。但当肾盂或输尿管结石,或受到肿物压迫使输尿管阻塞时,可导致肾盂内压显著升高,此时,肾小囊内压也将升高,有效滤过压降低,肾小球滤过率减小。

2. 滤过膜的面积和通透性　在正常情况下,滤过膜的面积和通透性保持稳定。但在病理情况下,如急性肾小球肾炎时,由于肾小球毛细血管的管腔变窄,使具有滤过功能的面积减少,肾小球滤过率亦减小,出现少尿甚至无尿;又由于滤过膜上带负电荷的糖蛋白减少或消失,就会导致带负电荷的血浆蛋白滤过量比正常时明显增加,从而出现蛋白尿。

3.肾血浆流量 肾血浆流量对肾小球滤过率有明显影响。在其他条件不变时,肾血浆流量与肾小球滤过率成正比关系。肾血浆流量增加,肾小球毛细血管内血浆胶体渗透压升高的速率和有效滤过压下降的速率均减慢,产生滤过作用的毛细血管长度增加,肾小球滤过率增多。相反,肾血流量减少时,血浆胶体渗透压上升的速度和有效滤过压下降的速率均加快,肾小球滤过率减少。在严重缺氧、中毒性休克等病理情况下,由于交感神经兴奋,肾血流量肾血浆流量将显著减少,肾小球滤过率因而也显著减少。

## 二、肾小管和集合管的重吸收作用

原尿进入肾小管后称为小管液。小管液流经肾小管和集合管后,同原尿相比,质和量均发生了明显的变化(参见表7-1-1),这是由于肾小管和集合管具有重吸收和分泌作用所致。

小管液在流经肾小管和集合管时,其中大部分的水和溶质被管壁细胞吸收回血液的过程,称为肾小管和集合管的重吸收。

### (一)重吸收的特点

1.选择性重吸收 肾小管和集合管对不同物质的重吸收是有选择性的。从表7-1-1可见,各种物质重吸收率不尽相同。例如,按每分钟两肾生成的原尿量为125ml计算,每日生成的总量可达180L,而终尿量一般为1.5L,说明原尿中的水99%以上被重吸收入血。对葡萄糖和$Na^+$、$HCO_3^-$等,可将其全部或大部分重吸收,对尿素和磷酸根等为部分重吸收。肌酐等代谢产物和进入体内的异物(如药物),则不被重吸收而全部排出体外。这种选择性重吸收作用,既保留了对机体有用的物质,又清除了对机体有害的和过剩的物质,实现了对人体内环境的净化。

2.有限性重吸收 肾小管的重吸收功能有一定限度,当血浆中某物质浓度过高使滤液中该物质含量过高而超过肾小管重吸收限度时,尿中便出现该物质。

### (二)重吸收的部位和方式

1.重吸收的部位 肾小管各段和集合管都具有重吸收的功能,但近端小管重吸收的物质种类最多,数量最大,因而是各类物质重吸收的主要部位。在正常情况下,小管液中的葡萄糖、氨基酸等营养物质,几乎全部在近端小管重吸收;80%~90%的$HCO_3^-$、65%~70%的水和$Na^+$、$K^+$、$Cl^-$等,也在此重吸收。余下的水和绝大部分盐类在髓袢细段、远球小管和集合管重吸收,少量随尿排出。虽然在这些部位重吸收的量较近端小管少,但却与机体内水、盐和酸碱平衡的调节密切相关。

各类物质的重吸收途径包括跨上皮细胞和细胞旁途径,并以前者为主。在小管上皮细胞之间有约30nm的间隙,只在靠管腔侧膜的紧密连接处构成闭锁区(图7-1-4),将细胞间隙与管腔隔开,此为细胞旁途径。该途径在水和溶质的转运中,为跨上皮细胞途径重吸收的补充。

2.方式 重吸收的方式有主动和被动两种。主动重吸收是指肾小管和集合管上皮细胞在耗能的情况下,将小管液中的溶质逆浓度差或电位差转运到管周组织液并进入血液的过程。主动重吸收根据能量提供情况,可分为原发性主动重吸收和继发性主动重吸收两种,前者如$Na^+$和$K^+$的重吸收主要靠细胞管周膜上的钠泵水解三磷酸腺苷提供能量;后者如葡萄糖、氨基酸和有机酸等,它们分别与$Na^+$共用细胞膜上的不同转运体,以相同的方向通过细胞膜而被重吸收,其动力来自$Na^+$的顺电化学梯度转运时释放的能量,故是间接消耗三磷酸腺苷。被动重吸收是指小管液中的物质顺浓度差或电位差或渗透压差,从管腔内转运至管周组织并入血的过程。如尿素顺浓度差和 $Cl^-$ 顺电位差从小管液中扩散至管周组织液,水顺渗透压差而被重吸收等。

**(三)几种物质的重吸收**

1. NaCl 和水的重吸收 从表 7-1-1 可知,每日滤过 $Na^+$ 总量可达 594g,排泄量仅为 5.3g,表明原尿中的 $Na^+$ 有 99% 以上被重吸收入血。除髓袢降支细段外,肾小管各段和集合管对 $Na^+$ 均具有重吸收的能力,主要以主动形式重吸收。

在近端小管重吸收的 NaCl,占滤液总量的 65%~70%。肾小管上皮细胞的管腔膜对 $Na^+$ 的通透性大,小管液中的 $Na^+$ 浓度比细胞内高,$Na^+$ 顺浓度差扩散入细胞内,随即被管周膜和基侧膜上的钠泵泵入组织液。随着细胞内的 $Na^+$ 被泵出,小管液中的 $Na^+$ 又不断地进入细胞内。伴随 $Na^+$ 的重吸收,细胞内外电位发生变化,加之小管液的 $Cl^-$ 浓度比小管细胞内高,$Cl^-$ 顺其电位差和浓度差而被动重吸收。NaCl 进入管周组织液,使其渗透压升高,并促使小管液中的水不断进入上皮细胞及管周组织液。NaCl 和水进入后,使细胞间隙的静水压升高,促使 $Na^+$ 和水通过基膜进入相邻的毛细血管而被重吸收。部分 $Na^+$ 和水也可能通过紧密连接回漏到小管腔内(参见图 7-1-4)。故在近端小管,$Na^+$ 的重吸收量等于主动重吸收量减去回漏量。

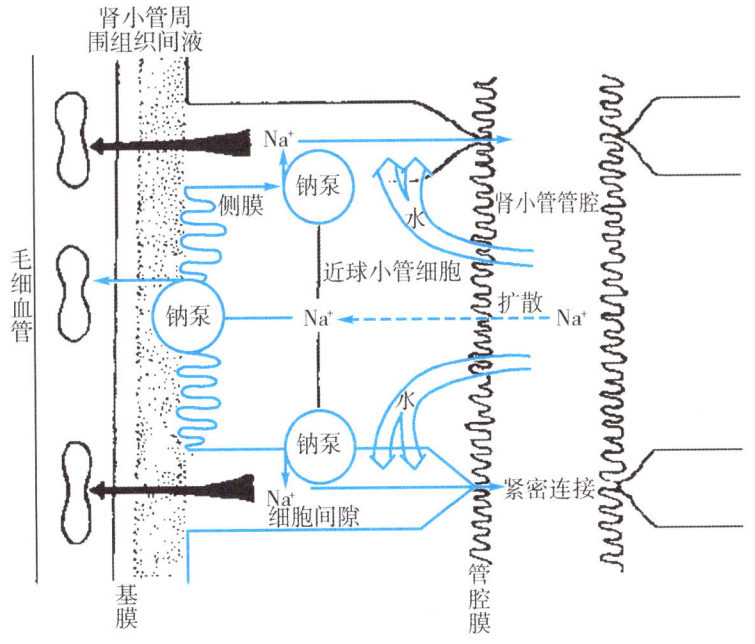

图 7-1-4 $Na^+$ 主动重吸收泵-漏模式图

在髓袢中,重吸收的 NaCl 约占滤液中总量的 20%。髓袢各段对 NaCl 的重吸收并不相同。降支细段对 NaCl 的通透性极低,但对水的通透性高,由于水分不断渗透至管周组织液,使小管液中的 NaCl 浓度升高。升支细段对水几乎不通透,但对 $Na^+$ 和 $Cl^-$ 的通透性高,小管液中的 $Na^+$ 和 $Cl^-$ 顺浓度差扩散至管周组织液,故小管液中 $Na^+$、$Cl^-$ 的浓度又明显降低。升支粗段对 NaCl 的重吸收是通过钠泵和管腔膜上转运体的活动,将 $Na^+$、$Cl^-$、$K^+$ 协同转运,一起转入细胞内,其比例为 $Na^+$:$2Cl^-$:$K^+$。髓袢升支粗段对水几乎不通透,水不被重吸收而留在小管内,由于其中的 NaCl 被上皮细胞重吸收入管周组织液,因此造成小管液渗透压降低而管周组织液渗透压增高。该段对水和 NaCl 重吸收的分离,对尿液的浓缩和稀释具有重要作用。呋塞米和利尿酸等利尿剂,能特异性地与管腔膜转运体上的 $Cl^-$ 结合点相结合,抑制 $Na^+$、$Cl^-$、$K^+$ 的协同转运,导致利尿。

远曲小管和集合管主动重吸收的 NaCl 约占滤液中总量的 12%。在机体缺水或缺盐时,对水或盐的重吸收增加。在集合管,$Na^+$ 和水的重吸收分别受醛固酮和抗利尿激素的调节,属于调节性重吸收,而其余肾小管各段对 $Na^+$ 和水的重吸收,与机体是否存在水、$Na^+$ 不足或过剩无直接关系,属于必然性重吸收。

由此可见,肾小管各段和集合管对 $Na^+$ 的重吸收,在维持细胞外液 $Na^+$ 平衡和渗透压中有重要作用。而且,随着 $Na^+$ 的主动重吸收,促进了葡萄糖和氨基酸的继发性主动重吸收,间接促进了 $HCO_3^-$、$Cl^-$ 的被动重吸收(在髓袢升支粗段,$Cl^-$ 属继发性主动重吸收),同时还促进了 $Na^+$-$H^+$ 交换和 $Na^+$-$K^+$ 交换的过程。因此,$Na^+$ 的重吸收在肾小管和集合管对其他物质的重吸收及分泌功能中具有重要地位。

2. $K^+$ 的重吸收 肾小球滤过 $K^+$ 的 65%~70% 在近端小管被重吸收回血,其主动重吸收的机制还不清楚。终尿中的 $K^+$ 绝大部分是由集合管和远曲小管分泌的,其分泌量的多少取决于体内血 $K^+$ 浓度,并受醛固酮的调节。

3. $HCO_3^-$ 的重吸收 小管液中的 $HCO_3^-$ 中是以 $CO_2$ 的形式进行重吸收的。在近端小管重吸收 80%~90%,其余的多数在远端小管和集合管重吸收,$HCO_3^-$ 的重吸收量占滤过总量的 99% 以上。$HCO_3^-$ 在血浆中以 $NaHCO_3$ 的形式存在,滤液中的 $NaHCO_3$ 进入肾小管后可解离成 $Na^+$ 和 $HCO_3^-$,$HCO_3^-$ 不易透过管腔上皮细胞膜,它与分泌入小管液的 $H^+$ 生成 $H_2CO_3$,$H_2CO_3$ 再分解为 $CO_2$ 和水。$CO_2$ 为高脂溶性物质,可迅速扩散入上皮细胞内,在碳酸酐酶的催化下和细胞内的水又生成 $H_2CO_3$,$H_2CO_3$ 解离成 $H^+$ 和 $HCO_3^-$,$H^+$ 和小管液中 $Na^+$ 同时与细胞膜上的转运体结合,$H^+$ 被分泌到小管液中,在此过程中 $H^+$ 的分泌与 $Na^+$ 的重吸收呈逆向转运,两者相互联系,称为 $Na^+$-$H^+$ 交换。而 $HCO_3^-$ 与 $Na^+$ 一起转运入血(图 7-1-5)。可见,肾小管上皮细胞分泌 1 个 $H^+$ 就可使 1 个 $HCO_3^-$ 和 1 个 $Na^+$ 重吸收入血,对于体内酸碱平衡的维持具有重要的意义。

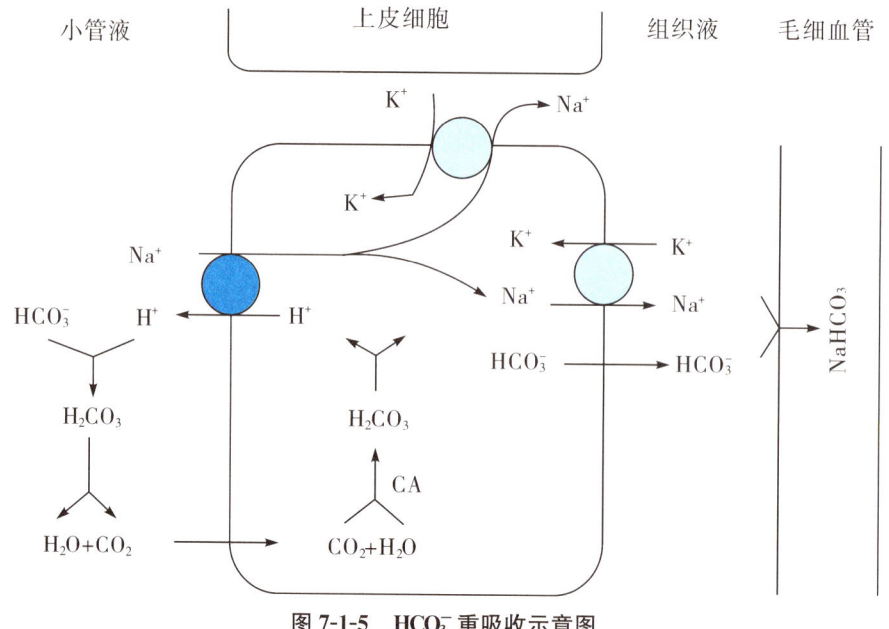

图 7-1-5 $HCO_3^-$ 重吸收示意图

如用乙酰唑胺抑制碳酸酐酶的活性,$Na^+$-$H^+$交换减少,$Na^+$和$HCO_3^-$的重吸收就会减少,$NaHCO_3$、$NaCl$和水的排出增加,尿量增加。由于$CO_2$通过管腔的速度明显高于$Cl^-$的速度,故$HCO_3^-$的重吸收常优先于$Cl^-$。

4. 葡萄糖的重吸收 肾小球滤过液中的葡萄糖浓度和血中的相等,但终尿中几乎不含葡萄糖,说明葡萄糖全部被重吸收回血。葡萄糖的重吸收部位仅限于近端小管(主要在近曲小管),其余的各段肾小管无重吸收葡萄糖的能力。所以,一旦近端小管不能将小管液中的葡萄糖全部重吸收,余下的部分则随尿排出。

近端小管对葡萄糖的重吸收有一定的限度,当血中的葡萄糖浓度超过180mg/100mL)时,部分近端小管上皮细胞对葡萄糖的吸收已达极限,葡萄糖就不能被全部重吸收,随尿排出而出现糖尿。尿中开始出现葡萄糖时的最低血糖浓度,称为肾糖阈(renal glucose threshold)。血糖浓度超过肾糖阈后,随着血糖浓度的升高,肾小管对葡萄糖吸收达极限的上皮细胞数量增加,随尿排出的葡萄糖便增多。人的两肾全部近球小管在单位时间内能重吸收葡萄糖的最大量,称为葡萄糖的吸收极限量。此时,全部近球小管上皮细胞对葡萄糖的吸收均已达极限(全部转运体均达到饱和)。

5. 其他物质的重吸收 小管液中的氨基酸、$HPO_4^{2-}$、$SO_4^{2-}$等的重吸收机制基本上与葡萄糖相同,但转运体可能不同。部分尿酸在近端小管重吸收。大部分的$Ca^{2+}$、$Mg^{2+}$在髓袢升支粗段重吸收。小管液中微量的蛋白质,在近端小管内通过入胞作用而重吸收。

(四)影响肾小管和集合管的重吸收的因素

1. 小管液中溶质的浓度 小管液溶质的浓度决定小管内的渗透压,是对抗肾小管重吸收水分的力量。如果小管液中溶质的浓度高,渗透压高,就会妨碍肾小管特别是近端小管对水的重吸收,小管液被稀释,此时,尿量增多,$NaCl$的排出也增多。如糖尿病患者,由于葡萄糖不能被近端小管完全重吸收回血,使小管液中葡萄糖含量增多,小管液渗透压增高,妨碍了水和$NaCl$的重吸收,而造成尿量增多并出现糖尿。临床上给某些水肿患者使用可被肾小球滤过但不被肾小管重吸收的物质如甘露醇和山梨醇等,来提高小管液的渗透压,以达到利尿消肿的目的。这种利尿方式称为渗透性利尿(osmotic diuresis)。

2. 肾小球滤过率 近端小管对小管液的重吸收量与肾小球滤过率之间有着密切的联系。无论肾小球滤过率增多或减少,近端小管的重吸收量始终占滤过量的65%~70%,这种关系称为球-管平衡(glomearulo-tubular balance)。其生理意义在于使尿量不致因肾小球滤过率的增减而发生大幅度的变化。球-管平衡与近端小管对$Na^+$的恒定比率重吸收有关。近端小管对$Na^+$的重吸收量是滤过量的65%~70%,从而决定了对滤液的重吸收量也总是占肾小球滤过率的65%~70%。在肾血浆流量不变的情况下,当肾小球滤过率增加时,进入近端小管周围毛细血管的血量减少,毛细血管中血压降低而胶体渗透压增高,在这种情况下,小管细胞间的液体加速进入毛细血管,其间的静水压降低,有利于肾小管增加对$Na^+$和水的重吸收,使重吸收的量仍达肾小球滤过率的65%~70%;如果肾小球滤过率减少,则发生相反的变化,但重吸收量仍保持在此范围。

球-管平衡在某些情况下也可能被打破。如在渗透性利尿时,近端小管重吸收率减少,而肾小球滤过率不受影响,重吸收率<65%~70%,排出的$NaCl$和尿量都会明显增多。

### 三、肾小管和集合管的分泌作用

肾小管和集合管上皮细胞除了重吸收机体需要的物质以外,还可将自身代谢产生的物质或血液中的某些物质通过分泌或转运过程排入小管液,以保证机体内环境的相对恒定。

1. $H^+$ 的分泌  近端小管、远曲小管和集合管上皮细胞均可分泌 $H^+$,但主要在近端小管。由细胞代谢产生或由小管液进入细胞的 $CO_2$,在碳酸酐酶的催化下,与 $H_2O$ 生成 $H_2CO_3$,$H_2CO_3$ 解离成 $H^+$ 和 $HCO_3^-$。细胞内的 $H^+$ 通过 $Na^+$-$H^+$ 交换被分泌到小管液中,而小管液中的 $Na^+$ 则被重吸收入细胞。分泌入小管液的 $H^+$ 与其内的 $HCO_3^-$ 生成 $H_2CO_3$,后者分解的 $CO_2$ 又扩散入细胞,在细胞内再生成 $H_2CO_3$。如此循环往复,每分泌 1 个 $H^+$,可重吸收 1 个 $Na^+$ 和 1 个 $HCO_3^-$ 回到血液(参见图 7-1-5)。

2. $NH_3$ 的分泌  细胞内的 $NH_3$ 主要来源于谷氨酰胺的脱氨反应,其他氨基酸也可氧化脱氨生成 $NH_3$。一般 $NH_3$ 主要由远曲小管和集合管分泌,但酸中毒时,近端小管也可分泌 $NH_3$。$NH_3$ 是脂溶性物质,可通过细胞膜扩散入小管液中。进入小管液的 $NH_3$ 与其中的 $H^+$ 结合成 $NH_4^+$,减少了小管液中的 $H^+$ 量,有助于 $H^+$ 的继续分泌。$NH_4^+$ 是水溶性物质,不能通过细胞膜。小管液中的 $NH_4^+$ 可与强酸盐(如 $NaCl$)的负离子结合生成铵盐($NH_4Cl$)随尿排出。强酸盐的正离子(如 $Na^+$)则与 $H^+$ 交换而进入肾小管细胞,然后和细胞内 $HCO_3^-$ 一起被转运入血。随着小管液中的 $NH_3$ 与 $H^+$ 结合生成 $NH_4^+$,小管液中的 $NH_3$ 降低,利于 $NH_3$ 的继续分泌(图 7-1-6)。

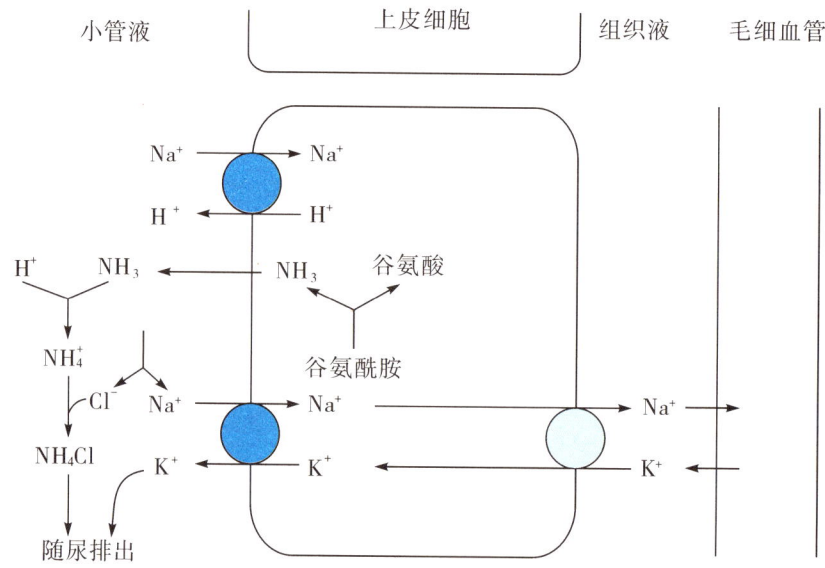

**图 7-1-6  $H^+$、$NH_3$ 和 $K^+$ 分泌关系示意图**

3. $K^+$ 的分泌  尿中 $K^+$ 的排出量与机体 $K^+$ 的摄入量有关。摄入多,排出多;摄入少,则排出少。但如摄入无 $K^+$ 饮食,机体也将排出一部分 $K^+$。

在正常情况下,小管液中的 $K^+$ 绝大部分被肾小管各段和集合管重吸收入血。尿液中的 $K^+$ 主要是由远曲小管和集合管分泌的。远曲小管和集合管对 $Na^+$ 的主动重吸收,使管腔内成为负电位;钠泵的活动则促使组织液的 $K^+$ 进入细胞,增加了细胞内和小管液之间的 $K^+$ 浓度差,以上两者均有利于 $K^+$ 进入小管液中。$K^+$ 的分泌与 $Na^+$ 的主动重吸收有密切的联系,在小管液中的 $Na^+$ 重吸收入细胞内的同时,$K^+$ 被分泌到小管液内,这种 $K^+$ 的分泌与 $Na^+$ 的重吸收相互联系,称为 $Na^+$-$K^+$ 交换(参见图 7-1-6)。由于 $Na^+$-$K^+$ 交换和

$Na^+$-$H^+$交换都是$Na^+$依赖性的,故两者呈竞争性抑制,即当$Na^+$-$H^+$交换增强时,$Na^+$-$K^+$交换减弱;反之,$Na^+$-$H^+$交换减弱时,$Na^+$-$K^+$交换则增强。在酸中毒时,小管细胞内的碳酸酐酶活性增强,$H^+$生成增多,$Na^+$-$H^+$交换增强,以增加$NaHCO_3$的重吸收;而$Na^+$-$K^+$交换则减弱,$K^+$随尿排出减少,可能出现血钾升高。

在临床上,为维持体内的$K^+$平衡,应对不能进食的患者适当地补$K^+$,以免引起血$K^+$降低。肾功能不全的患者,排$K^+$功能障碍,可发生高钾血症。血$K^+$过高或过低,都会对人体的功能,尤其是对神经和心脏的兴奋性产生不利的影响。

4.其他物质的排出 肾小管细胞可将血浆中的某些代谢产物如肌酐等,以及进入人体的某些异物如青霉素等直接排入小管液。肌酐是由肌肉中肌酸脱水或磷酸肌酸脱磷酸而来,每日随尿排出的肌酐量大于滤过的总量,表明肾小管和集合管细胞具有将血浆中的肌酐排入小管液的作用。血肌酐水平是判定肾功能的一个重要指标,肾小球滤过率减少或肾小管功能受损时,血肌酐含量均可增多。此外,进入体内的物质如青霉素、酚红、呋塞米和利尿酸等,它们在血液中大多与血浆蛋白结合而运输,很少被肾小球滤过,主要由近端小管排入小管液。

## 第三节 尿生成的调节

尿的生成包括肾小球滤过和肾小管、集合管的重吸收和分泌,以及肾对尿的浓缩和稀释作用。因此,机体对尿生成的调节也是通过影响这些作用而实现的。与肾小球滤过作用有关的因素(有效滤过压、滤过膜面积及其通透性和肾血浆流量)在前文已述。本节主要论述肾小管和集合管重吸收和分泌的调节。

微课视频

### 一、肾交感神经调节

肾接受肾交感神经的支配和调节。肾交感神经兴奋可使入球小动脉和出球小动脉收缩,而前者收缩比后者更明显,肾小球毛细血管血浆流量减少,肾小球毛细血管血压下降,肾小球的有效滤过压下降,肾小球滤过率降低;可刺激球旁器中的球旁细胞释放肾素,导致循环血中的血管紧张素Ⅱ和醛固酮含量增加,增加肾小管对NaCl和水的重吸收;增加近端小管和髓袢上皮细胞重吸收$Na^+$、$Cl^-$和水。肾交感神经抑制则有相反的作用。

### 二、抗利尿激素

抗利尿激素(antidiuretic hormone,ADH)由下丘脑视上核和室旁核的神经内分泌细胞合成,经下丘脑—垂体束运输至神经垂体储存,并由此释放入血。

知识拓展

抗利尿激素主要通过提高集合管上皮细胞对水的通透性,增加水的重吸收而发挥抗利尿作用。抗利尿激素与集合管上皮细胞管周膜上的$V_2$受体结合后,通过兴奋G蛋白,激活膜内的腺苷酸环化酶,使细胞内cAMP生成增多,cAMP激活细胞中的蛋白激酶A,后者使位于管腔膜附近的含有水通道的小泡镶嵌在管腔膜上,增加管腔膜上的水通道,从而增加水的通透性,重吸收的水量增多使尿液浓缩,尿量减少。当抗利尿激素缺乏时,管腔膜上的水通道返回到细胞内原来的部位,管腔膜上的水通道消失,对水就不通透。这样,通过含水通道的小泡镶嵌在管腔膜或从管腔膜进入细胞内,就可调节管腔膜对水的通透性(图7-1-7)。

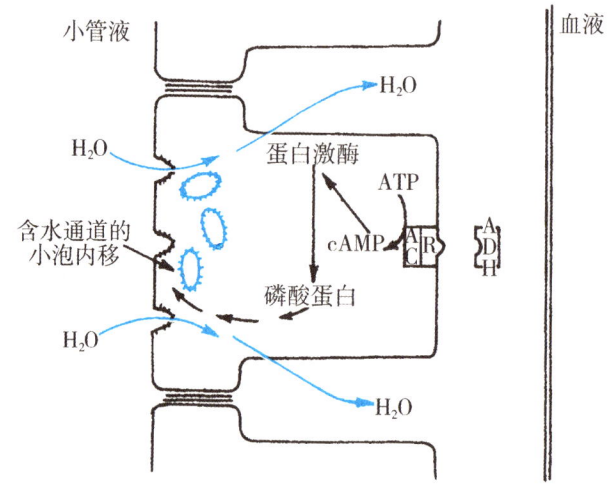

图7-1-7 抗利尿激素的作用机制示意图
ADH:抗利尿激素 R:受体 AC:腺苷酸环化酶 cAMP:环-磷酸腺苷

抗利尿激素释放的调节与血浆晶体渗透压和循环血量有关。

血浆晶体渗透压是生理情况下调节抗利尿激素释放的重要因素。下丘脑视上核和室旁核及其周围区域存在渗透压感受器,对血浆晶体渗透压,尤其是对NaCl浓度的改变非常敏感。在人体因剧烈运动而大量出汗或病理情况下发生严重的呕吐、腹泻后,导致体内水分丧失,血浆晶体渗透压升高,使视上核和室旁核细胞分泌、神经垂体释放的抗利尿激素增加,促进集合管对水的重吸收,尿液浓缩,水分排出减少,有利于血浆晶体渗透压恢复到正常范围。相反,大量饮清水使血浆晶体渗透压降低,上述刺激作用减弱,抗利尿激素分泌和释放减少甚至停止,集合管对水的重吸收减少,尿液稀释,尿量增多,以排出体内过剩的水分。这种由于一次性的大量饮清水,反射性地使抗利尿激素分泌和释放减少而引起尿量明显增多的现象,称为水利尿(water diuresis)。临床上常用它来检测肾的稀释能力。

循环血量减少时,对左心房和胸腔大静脉壁上的容量感受器刺激减弱,同时心排出量减少,血压降低,对颈动脉窦压力感受器的刺激减弱,两者经迷走神经传入中枢的冲动减少,反射性地使抗利尿激素分泌和释放增多,水重吸收增多,尿量减少,有利于血容量和血压的恢复。循环血量增多,对容量感受器的刺激增强;心排出量增多,血压升高,对压力感受器的刺激增强,两者均可使迷走神经传入冲动增加,反射性地抑制抗利尿激素的分泌和释放,使水的重吸收减少,尿量增多,以排出体内过剩的水分。

### 三、醛固酮

醛固酮(aldosterone)由肾上腺皮质球状带的细胞分泌。其作用主要是促进远曲小管和集合管上皮细胞对$Na^+$和水的重吸收,促进$K^+$的分泌,所以具有保$Na^+$排$K^+$和增加细胞外液容量的作用。

醛固酮进入远曲小管和集合管的上皮细胞后,与胞浆内的受体结合,形成激素-受体复合物,后者通过核膜,与核中DNA特异性结合位点相互作用,调节特异性mRNA转录,最终合成多种醛固酮诱导蛋白,进而使管腔膜对$Na^+$的通透性增大,线粒体内ATP

的合成和管周膜上钠泵的活性增加,以及 $Na^+$-$K^+$ 和 $Na^+$-$H^+$ 交换过程增强。结果,在醛固酮的作用下,远曲小管和集合管上皮细胞在对 $Na^+$ 的重吸收增强的同时,对水的重吸收也增加,故细胞外液量增多,$K^+$ 的分泌量也增加(图 7-1-8)。

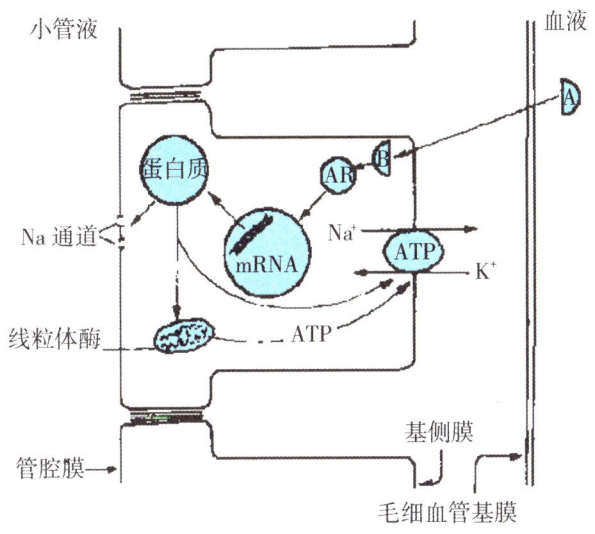

图 7-1-8　醛固酮作用机制示意图

醛固酮的分泌主要受肾素-血管紧张素-醛固酮系统和血 $K^+$、血 $Na^+$ 浓度的调节。

肾素-血管紧张素系统兴奋,导致血管紧张素产生增多,血管紧张素Ⅲ和Ⅱ可刺激肾上腺皮质分泌醛固酮增多,因此,肾素-血管紧张素系统和醛固酮在血浆中的变化一致,构成一个相互关联的功能系统,称为肾素-血管紧张素-醛固酮系统。

血 $K^+$ 浓度升高和(或)血 $Na^+$ 浓度降低,均可直接刺激醛固酮的合成和分泌增加;反之,则使醛固酮分泌减少。但肾上腺皮质球状带对血 $K^+$ 浓度的变化比血 $Na^+$ 更为敏感,血 $K^+$ 升高 0.5mmol/L,即可刺激其分泌活动增加,而血 $Na^+$ 浓度则需更大程度降低才能引起同样的效应。

### 四、心房钠尿肽

心房钠尿肽是由心房肌细胞合成和释放的激素。心房钠尿肽具有明显的促进 NaCl 和水排出的作用。循环血量增多使心房扩张和摄入钠过多时,刺激其释放。心房钠尿肽通过抑制集合管对 NaCl 的重吸收、促进入球和出球小动脉舒张(以前者为主)以及抑制肾素、醛固酮和抗利尿激素的分泌,使水的重吸收减少。

## 第四节　尿的浓缩和稀释

尿的浓缩和稀释是以尿和血浆的渗透压相比较而言。如果排出的尿渗透压比血浆的高,称为高渗尿,表明尿液被浓缩;反之,如果排出的尿渗透压比血浆的低,则称为低渗尿,表明尿液被稀释。正常血浆的渗透压约为 300mOsm/L,原尿的渗透压与血浆的基本相同,但终尿的渗透压在 50~1200mOsm/L 之间波动。说明肾对尿液的浓缩和稀释功能很强,这对于维持人体水平衡具有重要作用。

## 一、尿浓缩和稀释的基本过程

肾近球小管的重吸收是等渗性重吸收,当小管液流经近球小管后,其渗透压并未改变,表明尿液的浓缩和稀释是在近球小管以后,即在髓袢、远球小管和集合管内进行的。

1. 尿液的稀释　尿液的稀释是由于小管液中的溶质被重吸收而水不被重吸收造成的,这种情况主要发生在髓袢升支粗段。髓袢升支粗段能主动重吸收 NaCl,对水不通透,故水不被重吸收,造成髓袢升支粗段小管液为低渗液。在体内水过多而抗利尿激素释放被抑制时,远曲小管和集合管对水的通透性非常低。因此,髓袢升支粗段的小管液流经远曲小管和集合管时,NaCl 被继续重吸收,而水被少量重吸收,故小管液渗透浓度进一步下降,可降低至 50mOsm/L,形成低渗尿,造成尿液的稀释。

2. 尿液的浓缩　尿液的浓缩是由于小管液中的水被重吸收而溶质仍留在小管液中造成的。重吸收水的动力来自肾髓质的渗透梯度的建立,即髓质的渗透浓度从髓质外层向乳头部不断升高。肾皮质部组织液的渗透压与血浆相等,而由髓质外层向乳头部深入,组织液的渗透压逐渐升高,分别为血浆的 2.0、3.0 和 4.0 倍(图 7-1-9),这表明肾髓质的渗透浓度由外向内逐步升高,具有明显的渗透梯度。在抗利尿激素存在时,远曲小管和集合管对水的通透性增加,小管液从外髓集合管向内髓集合管流动时,由于渗透作用,水不断进入高渗的组织间液,使小管液不断被浓缩而变成高渗液,最后尿液的渗透浓度可高达 1200mOsm/L,形成浓缩尿。

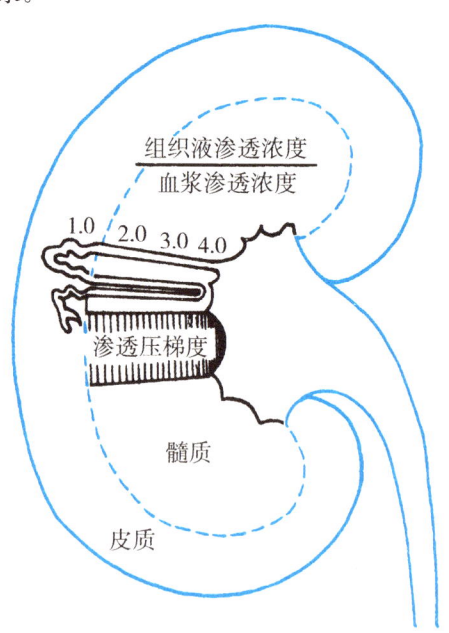

图 7-1-9　肾髓质渗透梯度示意图

## 二、肾髓质渗透压梯度的形成和保持

由上述尿浓缩和稀释的基本过程可知,抗利尿激素的释放是尿液浓缩和稀释的决定因素,而肾髓质的渗透梯度的形成和保持是尿液浓缩和稀释的先决条件。

1. 外髓部渗透压梯度的形成　在外髓部,渗透压梯度的形成是由于髓袢升支粗段对

$Na^+$ 的主动重吸收和对 $Cl^-$ 的继发性主动重吸收所致(图 7-1-10)。髓袢升支粗段对水不通透,故随着对 NaCl 的主动重吸收,升支粗段内小管液的 NaCl 浓度和渗透压均逐渐降低,而升支粗段管周组织液的渗透压则升高,于是从皮质到近内髓部的组织液形成了一个渗透压增高的梯度。

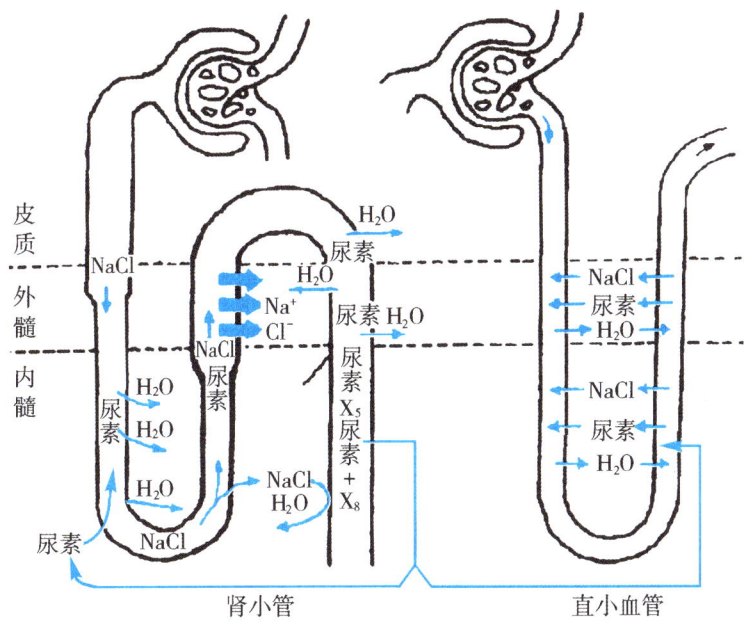

图 7-1-10 尿浓缩机制示意图

2. **内髓部渗透压梯度的形成** 在内髓部,渗透压梯度的形成与尿素的再循环和 NaCl 的扩散有密切关系。髓袢升支细段至皮质和外髓部的集合管对尿素不通透,但集合管细胞对水易通透。由于水被重吸收,小管液的尿素浓度将逐渐增高;内髓部的集合管容易让尿素通透,尿素顺浓度差进入内髓部组织液,使其渗透压增高;降支细段对尿素的通透性大,内髓组织液中的尿素顺浓度差扩散入降支细段,经升支细段至皮质部和外髓部集合管,至内髓集合管时再扩散入组织液,形成尿素的再循环。尿素的再循环有助于内髓高渗透压梯度的形成和加强。NaCl 的扩散发生于内髓部。髓袢细段降支对 $Na^+$ 不通透,但对水易通透。在内髓部渗透压的作用下,小管液中的水不断进入内髓组织间,使小管液的 NaCl 浓度和渗透压逐渐增高,在髓袢折返部达到最高。在升支细段,管壁对 $Na^+$ 易通透而对水不通透,NaCl 顺浓度差扩散入组织液,参与内髓部高渗透压梯度的形成。

3. **肾髓质渗透压梯度的保持** 肾髓质高渗透压梯度的保持主要依靠直小血管的逆流交换作用(图 7-1-11)。直小血管与髓袢平行,当其中的血液沿降支下行时,因其周围组织液的 NaCl 和尿素浓度逐渐增加,这些物质便顺浓度差扩散入直小血管,而直小血管中的水则渗出到组织液中。愈深入内髓层,直小血管血液中的 NaCl 和尿素浓度愈高,至折返部达最高。当血液沿升支回流时,其中的 NaCl 和尿素浓度比同一水平组织液的高,NaCl 和尿素又不断扩散到组织液,水又重新渗入直小血管。这样,NaCl 和尿素就在直小血管的升支和降支间循环,产生逆流交换的作用。直小血管细而长,阻力大,血流缓慢,有充分的时间进行逆流交换。当直小血管升支离开外髓部时,带走的只是过剩部分的溶质和水(主要是水)。这样,就使髓质的高渗透压梯度得以保持。

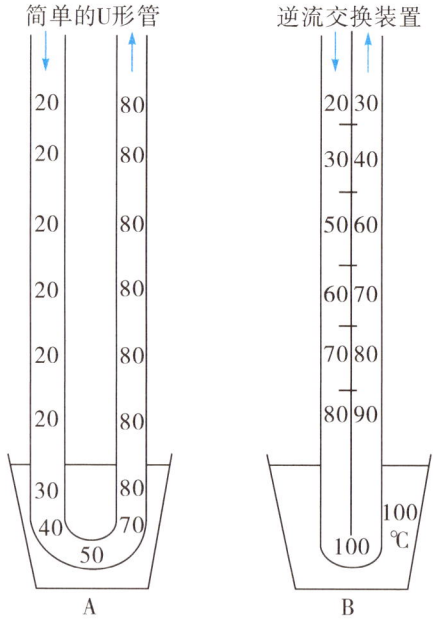

图 7-1-11 逆流交换示意图

## 第五节 尿液及其排放

### 一、尿液

**(一)尿量和尿液的理化性质**

1. 尿量  正常成年人的一天尿量在 1.5~2.5L/d。尿量的多少取决于摄入的水量和通过其他途径排出的水量。如果每昼夜的尿量长期保持在 2.5L 以上,为多尿;每昼夜的尿量在 0.1~0.5L,为少尿;少于 0.1L,为无尿;多尿、少尿和无尿均属异常现象。正常成年人每天产生的代谢终产物约为 35g,至少需要溶解在 0.5L 的溶液中才能完全溶解并排出。因此少尿或无尿会使代谢产物在体内堆积,严重时可引起尿毒症,而多尿则可能会引起机体脱水。

2. 尿液的理化性质  新鲜的尿液呈淡黄色,透明。尿液的颜色主要来自胆红素的代谢产物和一些食物药物等的影响。当机体大量摄入胡萝卜或维生素 $B_2$ 时,尿液呈亮黄色;当病理情况下出现血尿、胆红素尿、乳糜尿等尿液的颜色也会发生改变。

尿液的比重为 1.015~1.025,最大变动范围为 1.001~1.035。尿液的渗透压一般高于血浆。尿液的比重和渗透压可反映肾的浓缩和稀释功能。

尿液的 pH 值一般介于 5.0~7.0 之间。其酸碱度主要受食物成分的影响,素食者由于尿中碱基较多,故而尿液偏碱性。

3. 尿液的化学成分  尿液的主要成分是水,占 95%~97%,固体物占 3%~5%。尿液中的固体物主要为电解质和非蛋白含氮化合物。此外,正常尿中还含有微量的糖、蛋白质、胆色素和酮体等成分,但常规的临床检测方法一般不能测出。

## 二、尿的排放

尿的生成是个连续不断的过程。通过滤过、重吸收、分泌等过程形成的尿液经集合管流出,汇入乳头管,再进入肾盂。由于压力差和肾盂的收缩,尿被送入输尿管,输尿管的周期性蠕动将其运送至膀胱,膀胱内储存的尿达到一定量时,引起排尿反射,尿液经尿道排出体外。

### (一)膀胱和尿道的神经支配

起自骶髓2~4侧角的盆神经,其传出纤维属副交感神经,兴奋时使膀胱逼尿肌收缩,尿道内括约肌松弛,促进排尿。

起自脊髓胸11~腰2侧角的腹下神经,其传出纤维属交感神经,兴奋时使膀胱逼尿肌松弛,尿道内括约肌收缩,抑制排尿。但在排尿活动中,该神经的作用较次要。

起自骶髓2~4前角的阴部神经,属躯体神经,兴奋时使尿道外括约肌收缩。这一作用受意识控制。

上述3种神经中也含有传入纤维。膀胱充盈感觉的传入纤维在盆神经中;传导膀胱痛觉的纤维在腹下神经中;尿道感觉的传入纤维在阴部神经中(图7-1-12)。

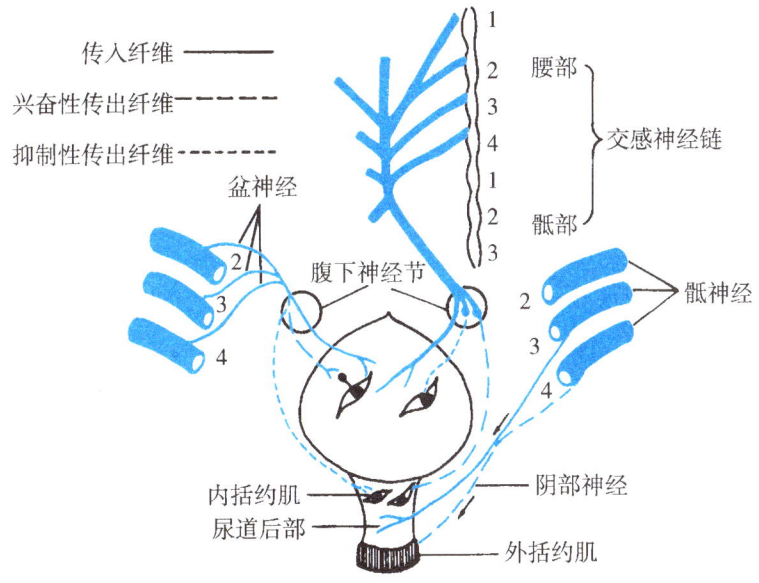

图7-1-12 膀胱和尿道的神经支配

### (二)排尿反射

排尿反射是一种脊髓反射。当膀胱内尿量达0.4~0.5L、内压超过1.0kPa时,膀胱壁上的牵张感受器受到刺激而兴奋,冲动沿盆神经传入骶髓的初级排尿反射中枢,同时,冲动上行达大脑皮层的高级排尿反射中枢,产生尿意。如环境允许排尿,由高级排尿反射中枢发出的冲动加强初级中枢的兴奋,经盆神经传出冲动增多,引起逼尿肌收缩,尿道内括约肌松弛,尿液进入后尿道。后尿道感受器受到尿液刺激,冲动沿阴部神经传入脊髓初级排尿中枢使其活动增强,再经传出神经使逼尿肌加强收缩,尿道外括约肌松弛,于是,尿液被强大的膀胱内压驱出。尿液对尿道的刺激可反射性地加强排尿中枢活动,这是一种正反馈,可以促进排尿反射,直至尿液排完为止。

若当时环境不适宜排尿,高级排尿反射中枢发出抑制性冲动,使初级排尿反射中枢活动减弱,腹下神经和阴部神经传出冲动增多,以抑制排尿。故在一定范围内,排尿可受意识控制。在膀胱充盈、内压升高期间,通过膀胱-肾反射使肾生成尿液减少,以避免膀胱的负担进一步加重。

存在于大脑皮层的高级排尿中枢,对骶髓初级排尿中枢既有兴奋又有抑制作用,但以抑制作用占优势。小儿因大脑皮层尚未发育完善,对初级排尿反射中枢的控制能力较弱,故排尿次数多,夜间也易发生遗尿。

由于排尿活动是一种反射活动,所以,当该反射弧的任何部分发生损害后,都能造成排尿异常。成人后,如发生脊髓横断伤,排尿的初级反射中枢与大脑皮层失去关系,便不能随意抑制排尿,而出现尿失禁。如果骶髓的初级排尿反射中枢或排尿反射弧的其他环节受损时,则排尿反射不能进行,此时,膀胱内充满尿液而不能排出,称为尿潴留。由于膀胱炎症或机械性刺激(如膀胱结石),引起排尿次数过多,称尿频。

同步测试

**思考题**

1. 名词解释:肾小球滤过率、肾糖阈、渗透性利尿、水利尿。
2. 尿的生成过程如何?影响肾小球滤过和肾小管重吸收的因素有哪些?
3. 一次大量饮清水,尿量有何变化?为什么?
4. 静脉快速注射大量 0.9%NaCl 溶液,尿量有何变化?试述其机制。
5. 失血 15% 时,尿量有何变化?试述其原理。
6. 注射 25% 葡萄糖后,尿量有何变化?试述其机制。

(钱令波　艾　恒)

# 第二章 肾功能不全

**学习要求**
1. 掌握急、慢性肾功能不全的概念和功能代谢变化。
2. 熟悉肾功能不全的临床表现和防治原则。
3. 了解肾功能不全的原因和发病机制。

思维导图

课件

肾脏是人体重要的泌尿器官,具有排泄、调节水、电解质代谢和酸碱平衡以及内分泌的功能。肾脏通过泌尿排出代谢产物;通过调节水、电解质和酸碱平衡维持机体内环境的恒定;肾脏还具有分泌肾素、前列腺素、1,25-$(OH)_2$-$D_3$ 和促红细胞生成素等,并可灭活甲状旁腺激素和胃泌素等功能。

当各种病因引起肾脏功能严重障碍时,有多种代谢产物、药物和毒物在体内蓄积,引起机体内环境的紊乱,出现水、电解质代谢紊乱和酸碱平衡失调以及肾脏内分泌功能障碍的临床表现,这一病理过程称为肾功能不全(renal insufficiency)。

肾功能不全的原因可分为肾脏疾病和肾外疾病两大类。肾脏疾病如急慢性肾小球肾炎、肾盂肾炎、肾结核、肾毒物引起的急性肾小管变性、坏死,以及肾脏肿瘤、先天性肾脏疾病及多囊肾等;肾外疾病可见于休克、心力衰竭等引起的全身性血液循环障碍,糖尿病等引起的全身性代谢障碍,以及尿路结石、肿瘤等。

肾功能不全的主要发病环节在于肾小球功能障碍、肾小管功能障碍和肾脏内分泌功能障碍。

根据肾功能不全的病程长短和发病急缓,可分为急性和慢性肾功能不全。肾功能不全与肾功能衰竭没有本质上的差别,仅是程度上的差异。前者指的是肾脏功能障碍从轻到重的整个过程,而肾功能衰竭往往是指肾功能不全的晚期阶段。

## 第一节 急性肾功能不全

急性肾功能不全(acute renal insufficiency,ARI)是各种原因引起的肾脏泌尿功能在短期内急剧降低,以致不能维持机体内环境的恒定,从而引起水、电解质、酸碱平衡紊乱以及代谢废物蓄积的综合征。临床表现有水中毒、高钾血症、代谢性酸中毒和氮质血症等,并常伴有少尿或无尿,称少尿型 ARI。少数患者没有尿量减少的表现,但存在肾脏排泄功能障碍并有明显的氮质血症,称为非少尿型 ARI。无论是少尿型还是非少尿型 ARI,病变过程中肾小球滤过率(glomerular filtration rate,GFR)均显著降低,故 GFR 降低被认为是急性肾功能不全的中心环节。

## 一、病因及发病机制

### (一)病因

根据解剖部位,可将急性肾功能不全的病因分为3类:即肾前性因素、肾性因素和肾后性因素。

1. **肾前性因素** 凡能使有效循环血量减少、心排出量下降及肾血管收缩的因素,都会导致肾灌流不足以致GFR下降,引起急性肾功能不全。

2. **肾性因素** 肾性急性肾功能不全由肾脏实质性病变引起,故又称为器质性急性肾功能不全。引起肾脏实质性病变的常见原因有以下几种:

(1)急性肾实质性疾病:如急性肾小球肾炎、急性肾盂肾炎、肾动脉硬化及血栓形成、栓塞、肾移植排斥反应等肾器质性病变。

(2)急性肾小管坏死:急性肾小管坏死是临床最常见的原因,占急性肾功能不全的40%~70%。主要包括急性肾缺血和再灌注损伤、肾毒物作用(如重金属、药物等)、体液因素异常(如低钾血症、高钙血症等)。

3. **肾后性因素** 由肾以下尿路(即从肾盂到尿道口任何部位)的梗阻所致,常见于双侧输尿管结石、盆腔肿瘤、前列腺肥大、前列腺癌等。

### (二)发病机制

不同原因引起的肾损伤,起始环节和发病机制不同,有些肾损伤以肾小球的功能障碍为主,如急性肾小球肾炎;有些则以肾小管的功能障碍为主,如急性肾小管坏死等。但急性肾功能不全的中心环节是GFR的降低,各种临床表现主要源于GFR下降所导致的少尿或无尿。现以肾缺血、肾毒物引起的急性肾功能不全为例,阐述其主要发病机制(图7-2-1)。

1. **肾小球因素** 由于肾血流减少和肾小球病变,使GFR下降导致少尿和无尿。较为常见的是肾灌注减少、肾血管收缩、肾血管内皮细胞肿胀、肾缺血、再灌注损伤及肾血管内凝血等。

2. **肾小管因素** 主要原因见于肾小管阻塞和肾小管内液反流。

3. **肾细胞损伤因素** 见于线粒体的变化及细胞内钙蓄积。

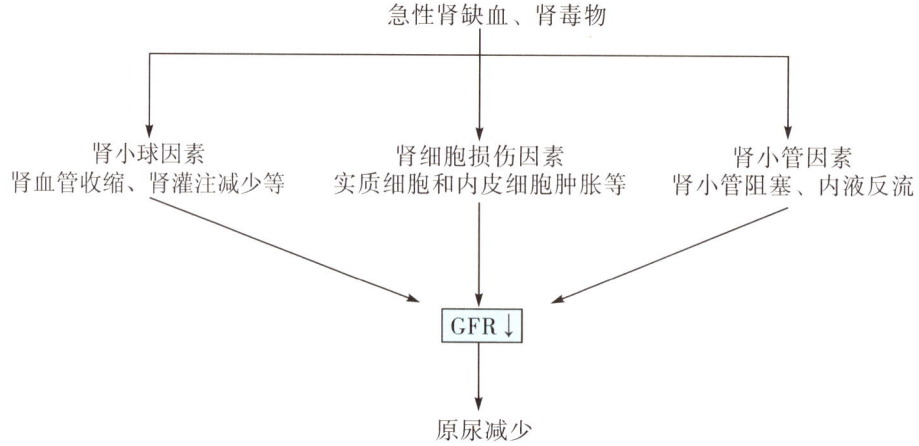

图7-2-1 肾缺血、肾毒物导致急性肾功能不全的发病机制

## 二、临床分期及各期的功能代谢变化

临床上有些急性肾功能不全患者出现少尿甚至无尿,但有些患者尿量正常甚至多尿。因此,急性肾功能不全可分为少尿型和非少尿型两种。

### (一)少尿型急性肾功能不全

少尿型急性肾功能不全发展过程可分为少尿期、多尿期和恢复期3个阶段。

1. **少尿期** 此期不仅尿量减少,还出现严重的内环境紊乱,是病程中最危险的时期。持续时间7~14天,持续时间越长,预后越差。

(1)尿的变化:①少尿或无尿。多数患者出现少尿(尿量<400ml/d)或无尿(尿量<100ml/d),以少尿多见,平均每天尿量约150ml;②低比重尿。由于原尿浓缩和稀释功能障碍,尿比重常固定于1.008~1.012之间;③血尿、蛋白尿、管型尿。由于肾小球滤过功能障碍和肾小管受损,尿中可出现红细胞、白细胞和蛋白质等,尿沉渣检查可见管型。功能性肾功能不全和器质性肾功能不全都可出现少尿,但两者在少尿的发病机制和尿液成分上都有区别(表7-2-1),治疗原则也不同,应注意鉴别。

表7-2-1 功能性与器质性急性肾功能不全少尿期尿液变化的不同特点

| | 功能性肾功能不全 | 器质性肾功能不全 |
| --- | --- | --- |
| 尿比重 | >1.020 | <1.015 |
| 尿渗透压(mOsm/L) | >400 | <350 |
| 尿钠含量(mmol/L) | <20 | >30(40) |
| 尿/血肌酐比值 | >40:1 | <10:1 |
| 尿蛋白含量 | 阴性至微量 | (+)~(++++) |
| 尿沉渣镜检 | 基本正常 | 蛋白尿、颗粒和细胞管型,上皮细胞和红、白细胞 |

(2)水中毒:此期因肾脏排尿功能障碍、分解代谢所致内生水过多等原因,可致体内水潴留,从而出现稀释性低钠血症和细胞水肿。大量水分进入细胞内可导致脑水肿、肺水肿和心功能不全。

(3)高钾血症:是急性肾功能不全最危险的变化,常为少尿期致死原因。其发生原因是:①尿量减少使钾排出减少;②组织损伤分解后大量钾释放到细胞外液;③酸中毒使细胞内钾离子外逸;④低钠血症使远曲小管的钾、钠交换减少;⑤输入库存血或食入含钾高的食物、药物等。高钾血症可引起心脏电生理异常,出现传导阻滞和心律失常,严重时可出现心室颤动和心脏停搏。

(4)代谢性酸中毒:产生的主要原因是GFR降低,肾小管排酸保碱功能减退,体内分解代谢增强使固定酸产生过多等。酸中毒可使心肌收缩力减弱,心排出量减少,血管扩张,血压下降。严重代谢性酸中毒时,中枢神经系统代谢紊乱可导致意识障碍。

(5)氮质血症:急性肾功能不全时,由于GFR降低,尿素、肌酐、尿酸等非蛋白氮在体内蓄积,血中非蛋白氮含量增加,称为氮质血症(azotemia)。轻度的氮质血症对机体影响不大,中度或重度时可引起呕吐、腹泻甚至昏迷。

2. **多尿期** 进行性尿量增多是肾功能开始恢复的一个标志。尿量增加到400ml/d以上时,表示已进入多尿期,此期约持续1~2周。

多尿的发生机制有：①肾血流量和肾小球滤过功能逐渐恢复正常；②新生肾小管上皮细胞功能尚不成熟，肾小管重吸收功能低下；③肾间质水肿消退，阻塞解除；④大量尿素等代谢产物排出，产生渗透性利尿。

多尿期的早期，尿量虽然开始增多，但肾功能尚未完全恢复，肾小球滤过功能仍较正常低，修复的肾小管浓缩功能也仍差，氮质血症、高钾血症和酸中毒不能立即得到改善。后期随着水、电解质大量排出，可发生脱水、低钾血症和低钠血症等，因此，在多尿期仍需控制好水的出入量，注意血中电解质含量。

3.恢复期　多尿期后患者进入恢复期，此期尿量逐渐恢复正常，代谢产物的潴留和水、电解质及酸碱平衡紊乱得到纠正。但肾功能恢复的快慢及程度，与原先的病损严重程度、患者的年龄体质以及有无并发症等有关。一般肾功能恢复到正常需要3个月到1年的时间，肾小管功能恢复则需要更长的时间。大多数患者经过一定的恢复过程可达到痊愈，少数患者由于肾小管上皮细胞和基底膜破坏严重，可发展成慢性肾功能不全。

### (二)非少尿型急性肾功能不全

近年来，非少尿型急性肾功能不全有增多的趋势。其原因有：①医院诊断水平的提高使血、生化指标异常的检出率增加；②肾毒性药物如氨基糖苷类抗生素的广泛使用；③使用高效利尿药、血管扩张药增加了肾血流量。该型肾功能不全不仅发病初期尿量不减少，也没有明显的多尿期，肾泌尿功能障碍的严重程度较少尿型急性肾功能不全轻，病程相对较短，并发症少，预后较好。一般肾功能恢复也需数月。此型患者可因治疗不及时或措施不当转化为少尿型急性肾功能不全，常提示患者病情恶化，预后较差。

## 三、防治原则

### (一)积极治疗原发病，消除致病因素

小案例

积极治疗原发病如感染、创伤等；纠正血容量不足；解除肾血管的痉挛收缩；清除肾毒物；治疗肾脏原发疾病、解除肾小管阻塞等。

### (二)根据病变特征，综合治疗

1.维持水、电解质和酸碱平衡　这是降低急性肾功能不全死亡率、减少并发症的主要措施。以"量出而入"为原则，控制高血钾，纠正代谢性酸中毒，调整水和电解质代谢。

2.控制氮质血症　应限制蛋白摄入量和静脉滴注葡萄糖以减轻氮质血症。在多尿期可逐步补充一定量的蛋白质以维持正氮平衡。

3.透析疗法　包括血液透析和腹膜透析，可有效清除体内的代谢产物，维持水、电解质和酸碱平衡。透析治疗的开展使急性肾功能不全的预后得到很大的改善。早做、多做透析能减少并发症，尽快恢复肾功能。

4.其他　选用对肾脏无害的抗菌药；当合并有凝血功能障碍时，可应用肝素等治疗。

## 第二节　慢性肾功能不全

慢性肾功能不全(chronic renal insufficiency, CRI)是由于各种肾脏和(或)肾外疾病引起肾单位进行性破坏，以致残存的肾单位不能充分排出代谢产物和维持内环境的稳定，使得肾脏泌尿和内分泌等功能严重障碍，从而导致机体内环境紊乱，内分泌活动异常，终

至多器官功能失调的一种病理过程。相对急性肾功能不全来讲,慢性肾功能不全是不可逆转的过程,如不及时、不有效治疗,患者最终可死于尿毒症。

## 一、病因与分期

### (一)慢性肾功能不全的常见原因

1. 肾脏疾病　慢性肾小球肾炎、慢性肾盂肾炎、肾结核、多囊肾及全身性红斑狼疮等,其中最常见的是慢性肾小球肾炎,占慢性肾功能不全患者的50%~60%。

2. 肾血管疾病　高血压性肾小动脉硬化、结节性动脉周围炎及糖尿病性肾小动脉硬化症等。

3. 尿路慢性阻塞　尿路结石、肿瘤和前列腺肥大等。

4. 全身代谢性疾病及其他　糖尿病肾病、药物性肾损伤等。

### (二)慢性肾功能不全的分期

肾具有强大的代偿功能,各种不同的病因引起慢性肾功能不全是一个渐进的发展过程。根据病变发展和肾功能损害程度,可分为以下4期(图7-2-2)。

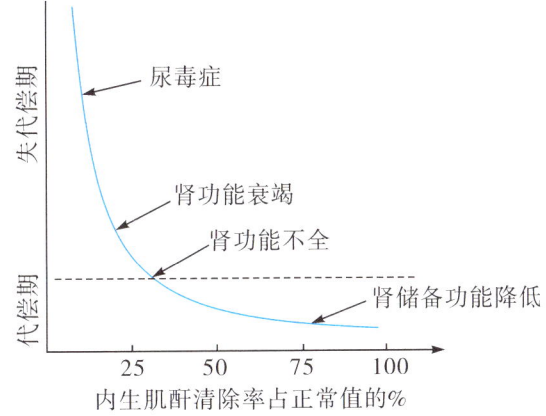

图 7-2-2　慢性肾功能不全各期的肾功能变化

1. 代偿期(肾储备功能降低期)　在代偿期,虽然肾内存在多种病变,肾单位也大量受到破坏,但只要25%以上的肾单位尚健存,就能维持内环境的稳定,患者可不出现肾功能障碍的症状。此期内生肌酐清除率在正常值的30%以上,血液生化指标无异常。

2. 肾功能不全期　此期肾功能进一步受损,肾脏排泄和调节功能下降,不能维持内环境的稳定,可出现夜尿、多尿、轻度氮质血症和贫血等。此期内生肌酐清除率降至正常的25%~30%。

3. 肾功能衰竭期　肾功能障碍已较严重,临床表现明显,有较重的氮质血症、酸中毒、高磷血症、低钙血症、代谢性酸中毒、严重的贫血和明显的多尿、夜尿等。此期的内生肌酐清除率降至正常的20%~25%。

4. 尿毒症期　是慢性肾功能不全的终末期,毒性物质潴留明显增多,有极严重的氮质血症和全身中毒症状,出现多系统脏器的功能障碍;有明显的水、电解质和酸碱平衡紊乱。此期内生肌酐清除率降至正常的20%以下。

## 二、发病机制

慢性肾功能不全的机制尚未完全明了,可能与以下机制有关:

1. 健存肾单位不断损害　慢性肾脏疾患时,相当数量的肾单位不断破坏,健存肾单位发生代偿性肥大,肾小球滤过功能、肾小管重吸收功能与分泌功能增强,以进行代偿。健存肾单位的多少,是决定慢性肾功能不全发展的重要因素。

2. 矫枉失衡　当肾脏损害引起肾单位进行性减少时,为了排出体内过多的代谢产物,机体可通过分泌某种体液因子来影响肾小管上皮细胞的转运功能,减少对滤液中溶质的重吸收以增加其排泄,从而维持内环境的稳定。但这些体液因子除影响肾小管的功能外,长期超量可影响机体其他系统的功能。

3. 肾小球过度滤过　慢性肾功能不全时,部分肾单位功能丧失后,健存肾单位的肾毛细血管血压和血流量增加,从而导致单个健存肾单位的肾小球滤过增多。长期负荷过重,会导致肾小球纤维化和硬化,因而促进肾功能不全发生。肾小球过度滤过是慢性肾功能不全最终发展至尿毒症的重要原因。

4. 肾小管-肾间质损害　近年来发现慢性肾功能不全时,残余的肾小管尤其是近端肾小管发生代谢亢进,细胞内钙增加,氧自由基产生增多,引起肾小管和间质细胞受损,表现为肾小管萎缩和肾间质纤维化,最终导致毛细血管阻塞,血流量减少,GFR下降。目前认为肾小管-肾间质损害与慢性肾功能不全的严重程度密切相关。

### 三、机体的功能、代谢变化

#### (一)泌尿功能障碍

1. 尿量的变化　慢性肾功能不全时,患者排尿的特点是出现多尿、夜尿,晚期可出现少尿、无尿。正常成人每日尿量约为1500ml,夜间尿量只占1/3。多尿指成人每天尿量超过2000ml,夜尿是指患者夜间排尿增多,接近甚至超过白天尿量。多尿的机制一般认为是肾血流集中在健存肾单位,流经肾小管时流速增快,肾小管来不及发生重吸收而引起的。夜尿的机制可能与慢性肾功能不全时健存肾单位需要夜以继日地工作来排出体内的代谢产物和水分有关。病变进入晚期随着肾单位的大量破坏,肾小球滤过率极度减少,则出现少尿。

2. 尿渗透压的变化　慢性肾功能不全早期肾小管浓缩功能减退而稀释功能正常,出现低渗尿、低比重尿。晚期肾小管浓缩和稀释功能均丧失,尿液呈等渗尿,尿比重固定在1.008~1.012之间。

3. 尿液成分的改变　多种肾疾患可造成肾小球滤过膜和肾小管损伤,使得蛋白质滤过增多而重吸收减少,可引起蛋白尿。严重者尿中还可出现红细胞、白细胞等,这些成分甚至可在肾小管中出现各种管型,随尿排出。

#### (二)氮质血症

慢性肾功能不全早期血中非蛋白氮升高不明显,晚期肾单位大量破坏以及GFR降低,可出现氮质血症。血浆尿素氮(BUN)浓度和GFR、外源性(蛋白质摄入)及内源性(感染、使用肾上腺皮质激素、胃肠道出血等)尿素负荷有关。血浆肌酐浓度和蛋白质的摄入量无关,但与肌肉中磷酸肌酸分解产生的肌酐量和肾脏排泄肌酐的功能有关。临床上通过内生肌酐清除率(尿中肌酐浓度×每分钟尿量/血浆肌酐含量)来判断病情的严重程度,它与GFR的变化呈平行关系。

#### (三)水、电解质和酸碱平衡紊乱

1. 水、钠代谢障碍　表现为肾脏对水、钠负荷变化的调节适应能力减退。随着CRI

的进展,健存肾单位的数目不断减少,浓缩和稀释功能逐渐丧失。当摄水过多时肾脏无法排出多余的水分可发生水潴留、水肿,甚至出现心力衰竭、水中毒;摄水过少或伴有呕吐则不能减少水的排出而引起脱水。过多限制钠的摄入,可引起低钠血症,导致细胞外液和血浆容量减少;当钠摄入过多时,易造成水钠潴留,使血压升高,加重心脏负荷。

2. 钾代谢障碍  病变早期虽有GFR的下降,但由于残存肾单位的远曲小管和肠道排钾增多,血钾可保持正常。但晚期可出现高钾血症,其机制为:①晚期因尿量减少而排钾减少;②长期使用保钾利尿药;③酸中毒;④感染等原因使分解代谢增强;⑤溶血;⑥含钾药物或食物摄入过多。高钾血症可影响神经-肌肉的兴奋性,并可导致严重的心律失常,甚至引起心跳骤停。

3. 镁代谢障碍  少尿者由于镁排出减少,可引起高镁血症。高镁血症可使神经-肌肉兴奋性降低。

4. 钙、磷代谢障碍  在慢性肾功能不全的早期,由于GFR降低,肾脏排磷减少,可引起血磷升高,但由于钙磷乘积为一常数,血磷升高导致血中游离钙减少,可刺激甲状旁腺分泌甲状旁腺素(PTH)增多,抑制肾小管对磷的重吸收,血磷可维持在正常范围。但随着病情的进展,健存肾单位逐渐减少,继发性PTH的大量分泌已不能维持磷的充分排出,使血磷显著升高。与此同时,PTH分泌的增多又加强了溶骨过程,骨磷释放,使血磷进一步升高。

在血磷增高的同时,也出现低钙血症。其原因有:①血浆钙磷的乘积为一常数,在肾功能不全出现高磷血症时,必然导致血钙下降,同时血磷增高时从肠道排出增多,与肠道内的钙结合形成难以溶解的磷酸钙,妨碍了钙的吸收;②由于肾功能减退,$1,25-(OH)_2-D_3$生成不足,影响肠道对钙的吸收;③血磷升高刺激甲状旁腺细胞分泌降钙素,抑制肠道吸收钙;④体内毒性物质影响肠道黏膜对钙的吸收。

5. 代谢性酸中毒  GFR降低使酸性代谢产物滤过减少,肾小管上皮细胞泌$H^+$、泌$NH_3$和重吸收$NaHCO_3$的功能降低,以及机体分解代谢增强使酸性代谢产物生成增多。酸中毒除对神经和心血管系统有抑制作用外,可影响体内酶的活性,并使细胞内钾外逸和骨盐溶解。

### (四)肾性高血压

因肾实质病变引起的高血压称为肾性高血压。肾性高血压的发病机制有以下几种:

1. 肾素-血管紧张素系统活动增强  慢性肾小球肾炎等引起的慢性肾功能不全,常伴有肾素-血管紧张素-醛固酮系统的活性增高。血管紧张素可收缩小动脉,使外周阻力升高,醛固酮又可导致钠、水潴留,因而引起血压增高,这种高血压称为肾素依赖性高血压。

2. 钠、水潴留  慢性肾功能不全时,由于肾排钠、排水功能下降,钠、水在体内潴留,血容量增加,心排出量增多,引起高血压,此种高血压称为钠依赖性高血压。

3. 肾脏降压物质生成减少  正常肾髓质能生成$PGA_2$和$PGE_2$等血管舒张物质。此类物质能舒张肾皮质血管从而增加血流量,还可抑制肾素的分泌,并且又有排钠、排水效应。当肾功能障碍时,此类物质产生减少,肾素分泌增加,且出现水钠潴留,发生高血压。长期血压增高可引起高血压性心脏病,甚至引起左心衰竭。

### (五)肾性贫血

97%的慢性肾功能不全患者伴有贫血,称为肾性贫血。贫血程度和肾功能损害程度往往是一致的。肾性贫血的发生机制有以下几种:

1. 促红细胞生成素减少　由于肾实质破坏,促红细胞生成素产生减少,使骨髓干细胞生成红细胞受到抑制。

2. 体内蓄积的毒性物质作用　毒性物质抑制了骨髓的造血功能,破坏了红细胞和血小板功能引起溶血和出血。

3. 铁和蛋白质的利用障碍　肾毒物可引起肠道对铁和蛋白质等造血物质的吸收减少和利用障碍。

### (六)出血倾向

17%～20%的慢性肾功能不全患者,在疾病过程中存在出血现象,可出现在皮下和其他部位,最为常见的是鼻血出和消化道出血。出血的原因主要是蓄积在体内的毒性物质如尿素、胍类化合物等抑制血小板的功能所致。此时血小板第三因子的释放受到抑制,凝血酶原激活物生成减少,同时血小板聚集黏附能力减弱,出现出血现象。

### (七)肾性骨营养不良

慢性肾功能不全时,由于钙磷代谢障碍、继发性甲状旁腺功能亢进、维生素 $D_3$ 活化障碍和酸中毒等引起的骨病,成为肾性骨营养不良。包括儿童佝偻病、成人骨质软化、纤维性骨炎、骨质疏松和骨硬化等。其发病机制如下:

1. 钙磷代谢障碍和继发性甲状旁腺功能亢进　慢性肾功能不全患者由于高血磷导致血钙水平下降,可导致甲状旁腺功能亢进,分泌大量甲状旁腺激素,引起骨质疏松和硬化。

2. 维生素D代谢障碍　慢性肾功能不全时患者体内 $1,25\text{-}(OH)_2\text{-}D_3$ 合成减少,致使肠道吸收钙磷障碍,同时由于肾小管对磷的吸收减少,大量磷酸盐从尿中排出,血磷降低。血磷减少可影响骨和软骨基质的钙化。

3. 酸中毒　慢性肾功能不全常伴有代谢性酸中毒,由于此时体液中 $H^+$ 浓度持续升高,机体将动员骨盐进行缓冲,促进了骨盐溶解,骨质脱钙。

## 四、防治原则

1. 治疗原发病　针对原发疾病,积极展开治疗,可防止肾实质的进一步损害,缓解病情。

2. 饮食治疗　限制蛋白质饮食,限制高热量的摄入,对水肿、高血压和少尿者限制食盐。

3. 对症治疗　根据患者情况展开相应治疗,如纠正水、电解质代谢紊乱和酸、碱平衡紊乱,控制感染,治疗高血压、心力衰竭和贫血等。

4. 透析疗法　包括血液透析和腹膜透析。仅能替代肾的排泄功能而不能替代肾的分泌和代谢功能。

5. 肾移植　详见本章第三节。

# 第三节　尿毒症

尿毒症是急、慢性肾功能不全发展最严重和最后的阶段。患者体内大量代谢产物和毒性物质蓄积,水、电解质、酸碱平衡严重紊乱,并存在明显的肾脏内分泌功能失调,产生一系列严重的全身中毒症状,称为尿毒症(uremia)。

## 一、发病机制

研究发现,尿毒症患者血中发现有 200 多种代谢产物和毒性物质,可引起尿毒症的某些症状,但迄今尚无一种毒物可以解释尿毒症的全部症状。目前认为,尿毒症的发生除与毒性物质的蓄积有关外,还是水、电解质和酸碱平衡紊乱及某些内分泌功能障碍等多种因素共同作用的结果。以下介绍几种比较公认的尿毒症毒素。

### (一)甲状旁腺激素

经观察,尿毒症时出现的许多症状和体征都与甲状旁腺激素(parathyroid hormone,PTH)含量的增加有关。几乎所有的患者都有甲状旁腺功能的亢进,同时伴有 PTH 的分泌过多。PTH 能引起尿毒症的主要中毒表现,如皮肤瘙痒、肾性骨营养不良、胃泌素释放,刺激胃酸分泌,促进溃疡形成,促进钙进入雪旺细胞或轴突,造成周围神经受损,导致软组织的坏死,使蛋白质分解加强,出现大量含氮物质、高脂血症和贫血等。目前认为,PTH 异常增多是引起尿毒症自身中毒症状的最主要毒性物质。

### (二)胍类化合物

胍类化合物是体内精氨酸的代谢产物。在正常情况下,精氨酸主要在肝内经过鸟氨酸循环不断形成尿素、胍乙酸和肌酐。肾功能不全晚期,这些物质的排泄发生障碍,精氨酸通过另一途径转变成甲基胍和胍基琥珀酸,其中甲基胍的毒性最强,可引起体重下降、呕吐、腹泻、肌肉痉挛、嗜睡、红细胞寿命缩短及溶血、心室传导阻滞等。胍基琥珀酸则可引起抽搐、心动过速、抑制血小板功能和促进溶血等。

### (三)尿素

尿素是体内主要的含氮代谢产物,也是引起中毒症状的重要物质。尿素增多可引起头痛、头晕、厌食、恶心、呕吐、糖耐量降低和出血倾向。另外,尿素还可抑制单胺氧化酶、黄嘌呤氧化酶以及 ADP 对血小板第三因子的激活作用。近年还证实尿素的毒性作用与代谢产物氰酸盐有关,氰酸盐可使蛋白质氨基甲酰化,从而影响酶的功能。虽然血中尿素浓度的升高并不与尿毒症的严重程度相一致,但尿素仍在尿毒症的发病机制中占有重要地位。

### (四)胺类

胺类包括脂肪族胺、芳香族胺和多胺。脂肪族胺可引起肌痉挛、扑翼样震颤和溶血,还可抑制某些酶的活性。芳香族胺对脑组织氧化作用、琥珀酸氧化过程以及多巴羧化酶活性均有抑制作用。多胺则可引起厌食、恶心、呕吐和蛋白尿,并能促进蛋白质溶解,抑制促红细胞素的生成,抑制 $Na^+$-$K^+$-ATP 酶的活性,还能增加微血管壁通透性,促进尿毒症时肺水肿、腹水和脑水肿的发生。

### (五)中分子毒性物质

中分子毒性物质是指分子量在 500~5000 之间的一类物质。它包括正常代谢产物、细胞代谢紊乱产生的多肽、细胞和细菌碎裂产物等。在体外对成纤维细胞增生、白细胞吞噬作用、淋巴细胞增生及细胞对葡萄糖利用等有抑制作用。

### (六)其他

肌酐可引起溶血、嗜睡;尿酸在心包炎的发病中可能起一定的作用;酚类可引起昏迷,可抑制血小板第三因子的活性和阻碍血小板的聚集,因此酚类可能是导致尿毒症时出血倾向的原因之一。

总之,尿毒症出现的中毒表现甚为复杂,难以用单一的毒性物质去解释,可理解为各种毒性物质和代谢产物综合作用的结果。

## 二、机体的功能、代谢变化

尿毒症期,除上述水、电解质、酸碱平衡紊乱以及贫血、出血倾向、高血压等进一步加重外,可出现各系统器官的功能障碍。

### (一)神经系统

1. 尿毒症性脑病  有头痛、头昏、烦躁不安、理解力和记忆力减退等,严重时可出现精神抑郁、嗜睡甚至昏迷,称为尿毒症性脑病。病理形态改变可有脑实质出血、水肿或点状出血,以及神经细胞变性、胶质细胞增生等。

2. 周围神经病变  常见的有乏力、下肢疼痛、灼痛和痛觉过敏,腱反射减弱或消失,最后可出现运动障碍。原因是毒性物质引起神经细胞变性,电解质、酸碱平衡紊乱,高血压引起的脑血管痉挛,脑血管壁通透性增高引起的脑水肿等。

### (二)心血管系统

约有50%的尿毒症患者死于充血性心力衰竭和心律紊乱,有些患者甚至可出现尿毒症性心包炎。心血管功能障碍是由于肾性高血压、酸中毒、高钾血症、钠水潴留、贫血以及毒性物质作用的结果。尿毒症性心包炎多为纤维蛋白性心包炎,患者有心前区疼痛,听诊可有心包摩擦音。心包炎可能是尿毒症毒性物质直接作用所致。

### (三)呼吸系统

尿毒症患者可出现呼吸加深加快,严重时由于呼吸中枢兴奋性降低,可出现潮式呼吸或深而慢的Kussmaul呼吸。另外,由于尿素经唾液酶分解生成氨,患者呼出的气体可有氨味。严重的患者甚至可发生尿毒症肺炎、肺水肿、纤维素性胸膜炎及肺钙化等病变。肺水肿与心力衰竭、低蛋白血症、钠水潴留等有关。纤维素性胸膜炎是尿素刺激胸膜引起的炎症;肺钙化是磷酸钙在肺组织沉积所致。患者的临床表现可有呼吸困难、咳泡沫痰,两肺可闻及干、湿性啰音及胸膜摩擦音等。

### (四)消化系统

消化系统的症状是尿毒症患者最早出现和最突出的症状。可有食欲不振、厌食、恶心、呕吐、腹泻、口腔黏膜溃疡以及消化道出血等症状。这些症状与肠道细菌的尿素酶分解尿素、产氨增加、胃泌素灭活减少和导致胃肠道黏膜发生溃疡有关。

### (五)内分泌系统

尿毒症患者常有内分泌功能障碍、性激素紊乱、性功能障碍。女性患者可出现月经不规则或闭经、流产等。男性患者则常见阳痿、精子生成减少或活力下降等表现。也可见其他内分泌功能紊乱的发生。

### (六)免疫系统

尿毒症患者常有严重感染,并成为死亡的主要原因之一。患者常出现免疫功能降低,以细胞免疫为主,可能与毒性物质对淋巴细胞的分化和成熟有抑制作用有关。

### (七)皮肤变化

患者常出现皮肤瘙痒、干燥和颜色改变等。皮肤瘙痒可能与毒性物质刺激感觉神经末梢及继发性甲状旁腺功能亢进所致的钙盐沉积有关。患者还可因贫血导致面色苍白或呈黄褐色。若尿素随汗液排出,在汗腺开口处形成的细小白色结晶,称为尿素霜。

## (八)代谢变化

1. 糖代谢　半数以上的患者可出现糖耐量的降低,但空腹血糖正常,不出现尿糖。其发生机制可能是:①胰岛素分泌减少;②拮抗胰岛素的生长激素分泌增多;③胰岛素和靶细胞受体结合障碍;④肝糖原合成酶活性降低。

2. 蛋白质代谢　患者常出现消瘦、恶病质、低蛋白血症等负氮平衡的体征。这是由于尿毒症毒素的影响以及感染的存在,机体蛋白合成障碍,分解增加。加上患者常有厌食、蛋白质和热量摄入不足。另外,因出血也可导致蛋白质的丢失等。其主要特点表现为血清白蛋白和运铁蛋白的减少以及必需氨基酸的降低。

3. 脂肪代谢　患者常有高脂血症,主要是血清三酰甘油的增高。这是由于胰岛素拮抗物质使肝脏合成三酰甘油增加,周围组织脂蛋白酶活性降低而清除三酰甘油减少所致。

## 三、防治原则

1. 治疗原发病　防止肾功能的进一步损害。
2. 防止加重肾脏负荷的因素　低盐饮食;消除能增加肾脏负荷的诱因,如感染、外伤、大手术、肾毒性药物的使用等;使用药物降低血压,治疗心力衰竭;及时纠正水、电解质和酸碱平衡紊乱等。
3. 透析疗法　包括血液透析和腹膜透析。血液透析疗法(人工肾)是根据膜平衡原理,将尿毒症患者血液和含有一定化学成分的透析液同时引入透析器,在透析膜的两侧流过,两侧的物质透过半透膜的分子作跨膜移动,达到动态平衡,从而使尿毒症患者体内的毒素得以清除。腹膜透析的原理与血液透析相同,但使用的半透膜是腹膜而不是人工透析膜,将透析液注入腹膜内,也可达到透析的目的。
4. 肾移植　肾移植是治疗慢性肾功能不全和尿毒症最根本的方法。随着移植技术的提高和新免疫抑制药的应用,肾移植的存活率明显提高。目前面临的主要问题是肾源困难、移植体排斥和移植后的感染问题。

知识拓展

**思考题**

1. 急性肾功能不全患者为什么会出现高钾血症?
2. 简述肾性高血压的发生机制。

(仇　容)

# 第三章 利尿药和脱水药

## 第一节 利尿药

**学习要求**

1. 掌握呋塞米、氢氯噻嗪的药理作用、临床应用、不良反应及应用注意事项。
2. 了解其他利尿药的作用特点和应用。

利尿药是一类作用于肾脏,增加电解质和水的排泄,使尿量增多的药物。临床主要用于治疗心、肝、肾等疾病引起的水肿,也用于治疗非水肿性疾病,如高血压、尿崩症等。常用利尿药按它们的效能和作用部位分为3类。

1. 高效利尿药 主要作用于髓袢升支粗段髓质部和皮质部,如呋塞米、布美他尼等。
2. 中效利尿药 主要作用于远曲小管近端,如噻嗪类、氯噻酮等。
3. 弱效利尿药 主要作用于远曲小管和集合管,如螺内酯、氨苯蝶啶、阿米洛利等。

### 一、利尿药的作用机制

尿液的生成是通过肾小球滤过、肾小管和集合管的重吸收及分泌而实现的。利尿药主要通过影响肾小管和集合管的重吸收和分泌功能(图7-3-1)而发挥利尿作用。

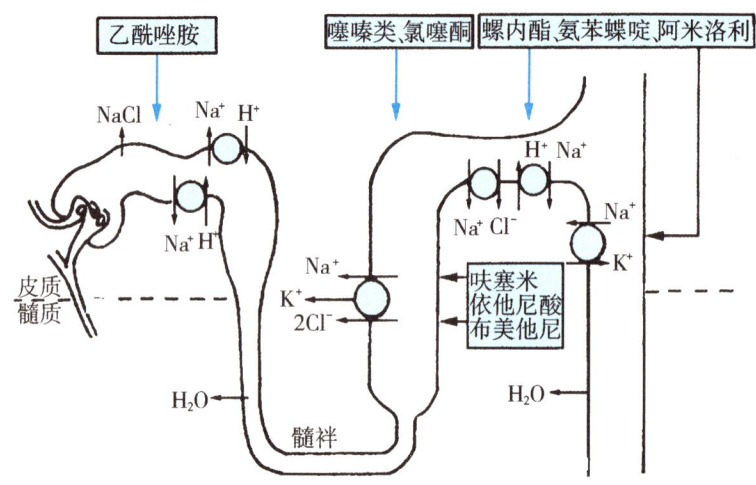

图 7-3-1 肾小管功能和利尿药作用部位

### (一)肾小球滤过

正常成人每日由肾小球滤过的原尿约180L,其中含钠约600g,而终尿量只有1～2L,含钠3～5g,说明原尿中99%的水和钠在肾小管和集合管被重吸收。

### (二)肾小管、集合管的重吸收和分泌

1. 近曲小管　原尿中$Na^+$量的60%～70%在此段重吸收,主要通过$H^+$-$Na^+$交换机制重吸收。

2. 髓袢升支粗段髓质部和皮质部　该段功能与利尿药作用关系密切。原尿中20%～30%的$Na^+$在此段被重吸收。髓袢升支粗段对$Na^+$和$Cl^-$的重吸收是管腔膜侧$Na^+$-$K^+$-$2Cl^-$同向转运系统介导完成,使髓质间液的渗透压增高。

髓袢升支粗段对水不通透,随着NaCl的重吸收原尿渗透压逐渐减低,此为肾脏的稀释功能,而转运到髓质间液的NaCl、尿素形成髓质高渗区。当原尿流经集合管时,由于髓质高渗区的影响和抗利尿激素的调节,大量的水被重吸收,这是肾脏的浓缩功能。高效利尿药呋塞米等抑制髓袢升支粗段NaCl的重吸收,使该段原尿中离子含量增多,抑制了肾脏的稀释功能;又因髓质间液渗透压降低,集合管水分重吸收减少从而抑制肾脏的浓缩功能。

3. 远曲小管与集合管　此段重吸收原尿中的5%～10%的$Na^+$。远曲小管近端对$Na^+$的重吸收由位于管腔膜的$Na^+$-$Cl^-$共同转运载体介导。因此,作用于该段$Na^+$-$Cl^-$共同转运的利尿药如噻嗪类,可产生中度利尿作用。

远曲小管远端和集合管重吸收$Na^+$的方式除$Na^+$-$H^+$交换外,还有$Na^+$-$K^+$交换过程,这是醛固酮调节下进行的。弱效利尿药螺内酯、氨苯蝶啶等药就作用于此部位,留$K^+$排$Na^+$而利尿,所以它们又称留钾利尿药。

## 二、常用利尿药

### (一)高效利尿药

#### 呋塞米

呋塞米(furosemide)又名速尿。

【药理作用】　本药利尿作用迅速而强大,口服后30min生效,1～2h达高峰,维持4～6h;静脉注射后2～5min生效,30min血药浓度达高峰,维持2～4h。呋塞米利尿作用的机制是:抑制髓袢升支粗段髓质部和皮质部的$Na^+$-$K^+$-$2Cl^-$同向转运系统,从而抑制NaCl再吸收,抑制肾脏的稀释和浓缩功能。用药后尿量明显增加,排出$Na^+$、$K^+$、$Cl^-$量也明显增多。

此外,呋塞米能扩张肾血管,降低肾血管阻力,增加肾血流量,改善肾皮质内血流分布。

【临床应用】

1. 严重水肿　可用于心、肝、肾性水肿的治疗,因易引起低血压、电解质紊乱和酸碱平衡失调,主要用于对其他利尿药无效的严重水肿患者。

2. 急性肺水肿和脑水肿　可通过强大的利尿作用,迅速降低血容量,使回心血量减少,左心室充盈降低;同时扩张小动脉,降低外周阻力,减轻左心室后负荷,迅速消除由左心衰所引起的急性肺水肿,临床作为首选药。由于利尿作用,血液浓缩,血浆渗透压增高,使脑组织脱水,颅内压降低,故可用于脑水肿的治疗。

3. 防治急性肾功能不全　对各种原因所致的急性肾功能不全,及时应用可防止肾小管阻塞、萎缩和坏死。大剂量用于治疗慢性肾功能不全,可产生明显的利尿作用。

4. 加速毒物排泄　对以原形自尿排出的物质中毒时,可配合输液加速毒物排出,用于肾排泄药物的中毒。

5. 其他　尚可用于心功能不全、高钙血症的治疗。

【不良反应及应用注意事项】

1. 水与电解质紊乱　表现为低血容量、低血钠、低血钾、低氯性碱血症,长期应用还可发生低血镁。其中以低血钾最为常见,且反应严重,尤其在与强心苷同时应用治疗心力衰竭时,低血钾易诱发强心苷中毒;肝硬化患者应用易诱发肝昏迷。应注意补充钾盐或与留钾利尿药合用以防低血钾。

2. 耳毒性　长期大剂量应用可引起听力下降、耳鸣,甚至耳聋。常见于肾功能不全及合用耳毒性的药物如氨基糖苷类抗生素时。大剂量快速注射时更易发生,故静脉注射速度不宜超过 4mg/min。

3. 胃肠道反应　可有恶心、呕吐、腹痛、腹泻甚至胃肠道出血等,宜餐后服用。

4. 高尿酸血症和高血糖　由于可抑制尿酸的排泄,故长期应用可导致高尿酸血症而诱发痛风,痛风患者慎用。长期应用可引起高血糖,糖尿病患者和孕妇慎用。

5. 本药利尿作用强大,应记录每日尿量、进水量和体重变化。药物作用维持 6~8h,注意给药时间,以免影响患者睡眠。

6. 禁用于对本药或磺胺类过敏者、无尿、肝昏迷、低钾、脱水的患者及孕妇等;慎用于老人、肝硬化、肾病综合征、心源性休克伴有急性心肌梗死及有痛风史的患者。

### 布美他尼

布美他尼(bumetanide)作用和应用与呋塞米相似,但作用比呋塞米强 40~50 倍,为目前作用最强的利尿药。具有用量少、口服吸收快而完全、起效快、不良反应少等特点。

### 依他尼酸

依他尼酸(etacrynic acid)又名利尿酸。利尿作用比呋塞米弱,不良反应较严重,可引起永久性耳聋,但可用于对磺胺类过敏者。

### (二) 中效利尿药

噻嗪类有氢氯噻嗪(hydrochlorothiazide,双氢克尿塞)、氢氟噻嗪(hydroflumethiazide)和环戊甲噻嗪(cyclopenthiazide)等。

【药理作用与临床应用】

1. 利尿作用　主要作用部位在远曲小管近端,抑制 $Na^+$-$Cl^-$ 共同转运,抑制 $Na^+$、$Cl^-$ 的重吸收而利尿;其次轻度抑制碳酸酐酶,使 $H^+$ 分泌减少,$H^+$-$Na^+$ 交换减少,而 $K^+$-$Na^+$ 交换增加。尿中除含有较多的 $Na^+$、$Cl^-$ 外,$K^+$ 的排出也增加。本药利尿作用温和,可用于消除各型水肿,尤其对轻、中度心源性水肿疗效较好。

2. 抗利尿作用　氢氯噻嗪可明显减少尿崩症患者的口渴感和尿量。主要用于肾性尿崩症及用加压素无效的垂体性尿崩症。

3. 降压作用　为治疗高血压病的基础药物之一,多与其他降压药物合用。

【不良反应及应用注意事项】

1. 水、电解质紊乱　如低血钾、低血镁等,其中低血钾最常见,可增加强心苷的心脏毒性。为避免发生低血钾,给药应从小剂量开始,视情况逐渐增加,并宜间歇给药,同时患者宜多食含钾丰富的食物如香蕉、土豆、柠檬汁等或合用留钾利尿药。

2. 高尿酸血症　本药可使尿酸排出减少,对痛风患者可使症状加重,应慎用,与阿司匹林合用可诱发痛风。

3. 高血糖　因抑制胰岛 B 细胞分泌胰岛素和影响对葡萄糖的利用而升高血糖,并能减弱降血糖药的作用,故糖尿病患者慎用。

4. 其他　可引起高血脂、尿素氮升高、过敏反应及胃肠道反应等。肾功能不全者慎用。

### (三)弱效利尿药

#### 螺内酯

螺内酯(spironolactone)又名安体舒通。

【药理作用与临床应用】　本药化学结构与醛固酮相似,在远曲小管末端和集合管与醛固酮竞争醛固酮受体,拮抗醛固酮的保钠排钾作用,而产生利尿作用。利尿作用弱、慢、持久。用于与醛固酮升高有关的顽固性水肿,如肝硬化或肾病综合征等病变引起的水肿。由于利尿作用弱,常与中效或高效利尿药合用,以提高疗效,并减少血钾紊乱。

【不良反应及应用注意事项】　以高血钾症多见,尤其在肾衰竭时或合用其他留钾利尿药时更易发生。少数人出现头痛、嗜睡、皮疹及轻度胃肠道反应。还可引起男性乳房发育、女性多毛症、月经周期紊乱和性功能障碍等,停药后可自行消失。

#### 氨苯蝶啶和阿米洛利

氨苯蝶啶(triamterene)和阿米洛利(amiloride)两者均直接作用于远曲小管末端和集合管,阻断管腔 $Na^+$ 通道,减少 $Na^+$ 的重吸收,使 $Na^+$-$K^+$ 交换减少,留 $K^+$ 排 $Na^+$ 而呈利尿作用。该作用与醛固酮无关。常与中效或高效利尿药合用于治疗各种顽固性水肿。它们的不良反应较少,偶见嗜睡、恶心、呕吐、腹泻和皮疹;服用氨苯蝶啶后常可出现淡蓝色荧光尿,应事先告诉患者,以免引起惊慌;严重肝、肾功能不全者、高血钾者禁用。

**思考题**

1. 利尿药分哪几类?它们的主要作用部位及作用机制如何?
2. 比较呋塞米、氢氯噻嗪、螺内酯的作用特点、临床应用及主要不良反应。

## 第二节　脱水药

**学习要求**

1. 熟悉甘露醇的药理作用、临床应用、不良反应及应用注意事项。
2. 了解山梨醇、高渗葡萄糖的作用特点、用途及不良反应。

脱水药又称渗透性利尿药,是一类能迅速提高血浆及肾小管腔液渗透压,使组织脱水的药物,包括甘露醇(mannitol)、山梨醇(sorbitol)、高渗葡萄糖(glucose)等。临床主要用于脑水肿,需静脉给药。

#### 甘露醇

甘露醇(mannitol)为一种己六醇,临床用其 20% 的高渗溶液。

【药理作用】

1. 脱水作用  口服不易吸收,只发挥泻下作用,可用于肠道手术前或纤维镜检查前清洁肠腔;静脉注射后能迅速提高血浆渗透压,使组织间液水分向血浆转移而产生组织脱水作用。

2. 利尿作用  肾小球滤过后几乎不被肾小管重吸收,提高了肾小管液渗透压,从而减少水的重吸收而增加尿量;另外,也间接抑制 $Na^+$ 在近曲小管和髓袢升支的转运,髓质组织间隙中 $Na^+$ 浓度降低,使原有的高渗透压不能维持,结果使集合管水的重吸收减少呈现排钠利尿作用。

【临床应用】

1. 脑水肿  本药对脑外伤、脑瘤、脑膜炎及脑组织缺氧引起的脑水肿,可迅速降低颅内压,是目前降低颅内压安全有效的首选药。

2. 青光眼  由于能降低眼内压,可在青光眼术前应用。

3. 预防急性肾衰竭  适用于心血管手术、严重创伤等合并低血压的少尿或无尿患者。

【不良反应及应用注意事项】

1. 本药注射过快或剂量过大可引起一过性头痛、眩晕、视力模糊,甚至抽搐等,但注入速度过慢也会影响疗效,250ml 液体一般宜在 20~30min 内注射完毕。

2. 过敏反应。少数患者注射后 3~6min 可出现喷嚏、流涕、舌肿、呼吸困难、发绀乃至意识丧失,一旦出现,应立即停药,并用抗过敏药治疗。

3. 本药不能与血液、氯化钠及氯化钾等无机盐类药物配伍,因其可引起凝血、红细胞不可逆皱缩及自身析出结晶。

4. 静脉滴注时如有外漏,可采用热敷及用局麻药普鲁卡因作局部封闭,以防漏出处疼痛坏死。

5. 由于可使血容量增加,导致心脏负荷加重,故心功能不全者禁用;因脑组织脱水,活动性颅内出血可加重,故也禁用。

## 山梨醇

本药是甘露醇的同分异构体,作用与临床应用同甘露醇,因溶解度较大,多用 25% 的高渗溶液。但因其在体内易代谢为果糖而失去高渗作用,故脱水作用较弱。

## 高渗葡萄糖

50% 高渗葡萄糖注射液有脱水和渗透性利尿作用,但葡萄糖可从血管弥散进入组织中,并易被代谢利用,故维持高渗作用时间短且弱。葡萄糖在治疗脑水肿时可迅速进入脑脊液,引起颅内压升高,产生"反跳"现象。可与甘露醇交替使用以避免上述情况发生。

同步测试

**思考题**

1. 何为脱水药?简述甘露醇的药理作用和临床应用。
2. 简述甘露醇的不良反应及应用注意事项。

(陈紫微  胡  珏)

# 第八篇 水、电解质代谢和酸碱平衡

# 第一章 水、电解质代谢

**学习要求**

1. 掌握低渗性脱水和高渗性脱水的概念、基本特征、原因和机制和对机体的影响；水肿的概念；低钾血症和高钾血症的概念和对机体的影响。

2. 熟悉水肿的发病机制、特点和对机体的影响；低钾血症和高钾血症的原因和机制。

3. 了解正常水、钠代谢；水中毒；钾的正常代谢和功能；各种代谢障碍的防治原则。

思维导图

课件

正常成人体液总量约占体重的60%，其中40%为细胞内液，细胞外液占20%。细胞外液中，血浆约占5%，组织间液占15%。组织间液中有极少的一部分分布于一些密闭的腔隙中，为一特殊部分，也称第三间隙液。正常人体液的含量与分布存在个体差异，与年龄、性别和体脂的含量密切相关，年龄越大、体脂含量越多，体液所占的百分比越少，女性体液量一般少于男性。

细胞外液的组织间液和血浆在电解质的构成和数量上大致相等，阳离子主要是$Na^+$，其次为$K^+$、$Ca^{2+}$、$Mg^{2+}$等，阴离子主要是$Cl^-$，其次为$HCO_3^-$、$HPO_4^{2-}$、有机酸和蛋白质。血浆中蛋白质浓度较组织间液高，这与蛋白质不易透过毛细血管进入组织间液有关，对维持血浆胶体渗透压、稳定血容量有重要意义。细胞内液的主要阳离子是$K^+$，其次为$Na^+$、$Ca^{2+}$、$Mg^{2+}$等，阴离子主要是$HPO_4^{2-}$和蛋白质，其次为$HCO_3^-$、$Cl^-$等。各部分体液中的阴、阳离子数的总和相等，保持电中性。

## 第一节 正常水、钠代谢

### 一、水的基本功能和平衡

#### (一)水的基本功能

水是人体内含量最多的组成成分，是人体进行正常生理活动的重要营养物质之一。水的基本功能如下：

1. 促进物质代谢 水是一切生化代谢反应的场所，也参与水解、水化、加水脱氢等重要反应。水还是良好的溶剂，能溶解多种物质，加速化学反应，有利于营养物质的运输和代谢废物的排泄。

2.调节体温　水的比热大,能够吸收代谢过程中的大量热能而体温却不升高。水的蒸发热大,通过蒸发少量的汗液和(或)体表的不感蒸发就能散发大量的热量。水的流动性大,能随血液流动迅速分布全身,使物质代谢中产生的热量在体内迅速均匀分布。正是水的这些特点使水在调节体温和维持产热与散热的平衡中起到重要的作用。

3.润滑作用　唾液可保持口腔和咽部的湿润而有助于食物的吞咽,泪液可防止眼球干燥而有助于眼球转动,胸腔和腹腔的浆液可以减少组织间的摩擦,关节囊的滑液有利于关节活动等都是水的润滑作用。

4.结合水　水与蛋白质、黏多糖和磷脂等结合,称为结合水,具有复杂的生理功能。体内有相当大一部分水是以结合水的形式存在,其余则是以自由水的形式存在。心肌细胞含水79%,比血液仅少4%,但是由于心肌细胞主要含结合水,所以形态坚实柔韧,有利于收缩和舒张,而血液则处于循环流动状态。

### (二)水平衡

正常人每天水的来源和排出处于动态的平衡(表8-1-1,表8-1-2)。水的来源有饮水、食物水及代谢水,水的排出途径有4个,即皮肤(汗液和不感蒸发)、肺(呼吸蒸发)、消化道(粪)和肾(尿)。肾脏是调节水平衡的主要器官,尿量根据水分的摄入和其他途径排水的情况而增减。但是,正常成人每天至少排出500ml尿液才能带走体内代谢废物。

表 8-1-1　正常人每天水的摄入

|  | 摄入(ml) |
|---|---|
| 饮水 | 1000~1300 |
| 食物水 | 700~900 |
| 代谢水 | 300 |
| 合计 | 2000~2500 |

表 8-1-2　正常人每天水的排出量

|  | 排出(ml) |
|---|---|
| 尿量 | 1000~1500 |
| 皮肤蒸发 | 500 |
| 呼吸蒸发 | 400 |
| 粪便水 | 100 |
| 合计 | 2000~2500 |

## 二、钠的平衡

正常成人体内钠总量为40~50mmol/kg,其中约60%是可交换的,约40%不可交换,主要结合于骨骼的基质。总钠的50%左右在细胞外液,10%左右在细胞内液,其余在骨骼中。正常血清中 $Na^+$ 浓度的范围是130~150mmol/L。正常成人每天饮食摄入 $Na^+$ 100~200mmol。天然食物中含钠很少,人们摄入的钠主要来自食盐。摄入的钠几乎全部在小肠吸收。钠一般通过尿、粪和汗液排出,其中90%随尿液排出。钠摄入多,排出多;摄入少,排出也少。在正常情况下,钠的排出和摄入量几乎相等。

## 三、水和电解质平衡的调节

### (一)口渴中枢

知识拓展

口渴中枢位于下丘脑视上核侧面。对口渴中枢的刺激为:①血浆渗透压上升;②血浆血管紧张素Ⅱ水平增高;③血容量减少。失水时,经上述刺激使口渴中枢兴奋,当兴奋信号传到更高级的神经中枢时,就产生饮水行为。

## (二)抗利尿激素

抗利尿激素(ADH)由下丘脑视上核或室旁核神经元合成,并储存于神经垂体血管周围神经末梢内。ADH作用于肾脏远曲小管和集合管,增加肾小管上皮细胞对水的重吸收。刺激ADH分泌的因素为:①渗透性刺激。视上核和颈内动脉附近的渗透压感受器可以感受失水引起的渗透压改变,此感受器的阈值是280mmol/L。当血浆渗透压变动为1%~2%即可影响ADH的释放。当血浆渗透压下降到280mmol/L以下时,就停止分泌ADH;反之,超过280mmol/L就开始分泌ADH。②非渗透性刺激。血容量减少和血压降低,可以通过左心房和胸腔大静脉处的容量感受器及颈动脉窦和主动脉弓处的压力感受器刺激ADH分泌,但是不如渗透压刺激敏感,常常在血容量下降10%左右才出现,但一旦被激发,反应非常强烈,可以使肾脏排水持续减少,血浆渗透压则不断降低。③其他因素。血管紧张素Ⅱ增加、紧张、剧痛及药物环磷酰胺等也可促进ADH的分泌或增强ADH的作用。

## (三)肾素-血管紧张素-醛固酮系统

循环血量减少和血压下降刺激肾脏产生肾素增加,使血液中的血管紧张素原变成血管紧张素Ⅰ,后者相继转化成血管紧张素Ⅱ(AGTⅡ)和血管紧张素Ⅲ(AGTⅢ),AGTⅡ和AGTⅢ使肾上腺皮质球状带分泌和释放醛固酮增加。醛固酮可以促进肾脏远曲小管和集合管对$Na^+$的主动重吸收。

血$Na^+$浓度降低和$K^+$浓度升高也可直接刺激醛固酮分泌。醛固酮在增加肾小管对$Na^+$重吸收的同时,还促进$K^+$和(或)$H^+$的分泌排出。

## (四)心房肽

血容量增加和血压增高是心房肌细胞合成释放心房肽(ANF)的有效刺激。ANF通过以下4个方面影响水钠代谢:①拮抗醛固酮的滞钠作用;②抑制醛固酮分泌;③抑制肾素分泌;④对抗血管紧张素的缩血管效应。因此,ANF是血容量的负调节因素。

## 四、电解质的主要生理功能

机体的电解质包括有机电解质(如蛋白质)和无机电解质(即无机盐)两部分。形成无机盐的主要阳离子是$K^+$、$Na^+$、$Ca^{2+}$和$Mg^{2+}$,主要阴离子是$Cl^-$、$HCO_3^-$及$HPO_4^{2-}$等。无机盐的主要生理功能有以下几种:

1. 维持体液渗透压平衡和酸碱平衡。
2. 维持神经、肌肉及心肌细胞的静息电位,并参与其动作电位的形成。
3. 参与新陈代谢及生理功能活动。

# 第二节 水、钠代谢障碍

水、钠代谢障碍是临床上最常见的水、电解质代谢障碍,两者总是同时或先后发生,相互关联、相互影响,故在一起讲述。本节根据体液容量,结合血清钠浓度和血浆渗透压,把水、钠代谢障碍分为脱水、水中毒和水肿。

## 一、脱水

脱水(dehydration)是指体液容量明显减少(减少量大于体重的2%),并出现一系列功能和代谢变化的病理过程。根据脱水时血浆渗透压的高低,将其分为高渗性脱水、低渗性脱水和等渗性脱水 3 种类型。

**(一)高渗性脱水**

高渗性脱水(hypertonic dehydration)又称低容量性高钠血症,主要特征是失水多于失钠,血浆渗透压>310mmol/L,血清 $Na^+$ 浓度>150mmol/L。

1. 原因和机制

(1)饮水不足:①水源断绝。如沙漠迷路。②不能或不会饮水。如昏迷患者、新生儿。③渴感障碍。如某些脑血管意外患者。在上述情况下,机体不能及时补充水分,还要通过皮肤和呼吸道丢失水分,导致血浆渗透压升高而引起高渗性脱水。

(2)失水过多:①经皮肤失水。发热、大量出汗、甲状腺功能亢进等,都可通过皮肤丢失大量低渗液体。如发热时,体温每升高 1℃,皮肤的不显性蒸发每天增加 200~300ml。②经呼吸道失水。任何原因引起的通气过度(如癔病、发热和代谢性酸中毒等)都可使呼吸道黏膜不显性蒸发增加。③经胃肠道丢失水。呕吐的胃液和婴幼儿腹泻的水样便是低渗液,可导致失水多于失钠。粪液虽然是等渗液,但是持续时间过长的严重腹泻,如未做任何处理,加上不感蒸发失水,也会导致失水多于失钠。④经肾丢失水。中枢性尿崩症(ADH 生成和释放减少)或肾性尿崩症(肾远曲小管和集合管对 ADH 反应性降低)时,肾排出大量低渗尿。临床上反复使用甘露醇、葡萄糖等高渗溶液或鼻饲高蛋白饮食时,均可因渗透性利尿而导致失水。

2. 对机体的影响

(1)口渴:细胞外液渗透压升高,通过渗透压感受器刺激下丘脑的口渴中枢,引起口渴。循环血量减少以及因唾液分泌减少引起的口干舌燥,也是引起口渴饮水的原因。

(2)尿量减少:细胞外液渗透压增高可刺激渗透压感受器引起 ADH 分泌增加,肾小管重吸收水增多,因而尿量减少且尿比重增加。

(3)细胞脱水:由于细胞外液渗透压增高,渗透压相对较低的细胞内液向细胞外转移,使细胞外液得到一定的补充,但也导致细胞内液明显减少。

(4)脱水热:汗腺细胞脱水引起汗液分泌减少,从皮肤蒸发的水分就减少,所以散热减少。同时,体温调节中枢的神经细胞脱水使其功能减弱而引起体温升高。脱水热在体温调节功能不完善的婴幼儿较突出。

(5)外周循环衰竭:早期或轻度脱水时,由于血容量减少不明显,可以不发生外周循环衰竭。晚期或重度脱水患者,因血容量严重不足,引起血压下降,甚至休克。

(6)中枢神经系统功能障碍:细胞外液高渗使脑细胞严重脱水,从而引起一系列中枢神经系统功能障碍,如头痛、谵妄、嗜睡、肌肉抽搐、昏迷甚至死亡。脑体积因严重脑脱水而显著缩小时,颅骨与脑皮质之间的张力增加,可导致静脉破裂引起局部脑出血和蛛网膜下腔出血。

3. 防治原则

(1)积极防治原发病,去除病因。

(2)补给体内缺少的水分,尽量口服,必要时由静脉输注 5%~10% 葡萄糖溶液。

(3)在缺水状况得到一定程度的纠正后适当补钠,如生理盐水与 5%~10% 葡萄糖混合液。

## (二)低渗性脱水

低渗性脱水(hypotonic dehydration)又称低容量性低钠血症,主要特征是失钠多于失水,血浆渗透压<280mmol/L,血清 $Na^+$ 浓度<130mmol/L。

1. 原因和机制　在下述原因引起体液大量丢失后,如只给水而未适当补充钠盐,则会发生低渗性脱水。

(1)经肾丢失:①长期连续使用排钠利尿药。如呋塞米、依他尼酸和噻嗪类等,这些利尿药可抑制髓袢升支对 $Na^+$ 的重吸收而使钠、水大量排出。②肾实质性疾病。如慢性间质性肾炎时,肾髓质结构破坏,使肾髓质浓度梯度形成障碍、髓袢升支功能受损,导致 $Na^+$ 随尿排出增加。③肾上腺皮质功能不全。如患 Addison 病,由于醛固酮分泌不足,肾小管重吸收钠减少。

(2)肾外丢失:①经消化道失液。临床上最为常见,如呕吐、腹泻可导致大量含 $Na^+$ 的消化液丢失。②经皮肤失液。大量出汗、大面积烧伤可使液体和 $Na^+$ 大量丢失。③体腔大量积液。大量胸腔积液或腹水形成,加上反复抽放。

2. 对机体的影响

(1)外周循环衰竭:低渗性脱水的主要改变就在于细胞外液量减少。由于丢失的主要是细胞外液,而且处于低渗状态,水分由细胞外液向渗透压相对较高的细胞内转移,致使细胞外液进一步下降,血容量减少,所以易发生低血容量性休克,表现为直立性眩晕、动脉血压下降、脉搏细速和静脉塌陷等。

(2)脱水体征:由于血容量减少,组织液向血管内转移,使组织间液严重减少,致使皮肤弹性减退、眼窝和婴儿囟门凹陷。

(3)尿的变化:在低渗性脱水早期,细胞外液渗透压降低抑制了 ADH 的释放,肾远曲小管和集合管对水重吸收也相应减少,故尿量可无明显减少。晚期或重度脱水者,由于血容量显著降低,ADH 释放增加,可出现少尿。

3. 防治原则

(1)治疗原发病,去除病因。

(2)适当补液,一般用生理盐水,血钠过低时需适当应用高渗钠溶液。

(3)如出现休克,及时积极按休克的处理方式抢救。

## (三)等渗性脱水

等渗性脱水(isotonic dehydration)的特征是水和钠成比例地丢失,血容量减少,但血清钠浓度和血浆渗透压仍在正常范围内。

1. 原因和机制

(1)肠液丢失:小肠液、胆汁、胰液的钠浓度都在120~140mmol/L 之间,所以腹泻、小肠梗阻及小肠瘘等都可引起等渗性脱水。

(2)大量胸水或腹水形成而且反复抽放,血浆从烧伤或严重创伤的皮肤大量渗出时,都会引起等渗性脱水。

2. 对机体的影响

(1)细胞外液减少:等渗性体液丢失使细胞外液减少,组织间液减少可出现脱水体征,血容量严重减少者可发生低血容量性休克。

(2)ADH 和醛固酮分泌增加:血容量减少,刺激 ADH 和醛固酮分泌增加,肾小管对钠和水的重吸收增加,对血容量不足进行代偿,同时尿量减少,尿钠含量降低而比重增加。

等渗性脱水患者如未及时处理,可因不感蒸发继续丢失水分而转变为高渗性脱水。如只补水未补钠,则可转变为低渗性脱水。

3. 防治原则

(1) 防治原发病,去除病因。

(2) 输注渗透压偏低的氯化钠溶液,其渗透压为等渗液的 1/3～2/3。

(3) 重症患者尚需其他对症抢救措施。

## 二、水中毒

水中毒(water intoxication)的特征是体液量明显增多,血清 $Na^+$ 浓度<130mmol/L,血浆渗透压<280mmol/L,但体钠总量正常或增多。

### (一) 原因和机制

1. 摄水过多　如饮水过量、用无盐水灌肠导致肠道吸收水分过多、静脉输注含盐少或不含盐的液体过多过快,超过了肾脏的排水能力。婴幼儿对水、电解质的调节能力差,更容易发生水中毒。

2. 排水减少　多见于急性肾功能不全少尿期、慢性肾功能不全晚期,以及 ADH 异常分泌增多患者。

### (二) 对机体的影响

1. 细胞外液量增加,血液稀释　红细胞计数、血浆蛋白和血红蛋白浓度及红细胞压积等都下降,电解质浓度和渗透压减低。其中以低钠血症,尤其是急性稀释性低钠血症对人体的影响最大。

2. 细胞内水肿　由于细胞外液低渗,水从细胞外向细胞内转移,引起细胞内水肿。所以细胞内液容量大于细胞外液,故早期潴留在细胞间液的水分不足以产生凹陷性水肿,只有到晚期或重度患者才会出现凹陷症状。

3. 中枢神经系统症状　脑细胞水肿和脑组织水肿使颅内压增高,引起一系列中枢神经系统受压症状,如乏力、头痛、恶心、呕吐、嗜睡、失语,甚至惊厥、昏迷等,严重者可发生枕骨大孔疝或小脑幕裂孔疝而导致呼吸、心跳突然停止。

### (三) 防治原则

1. 防治原发病,预防水中毒发生。对急性肾功能衰竭、术后、心力衰竭患者,应严格限制水的摄入量和输液速度。

2. 轻度水中毒患者,暂停或限制给水,造成水的负平衡就可自行恢复。

3. 急性水中毒或重症患者,除禁水外,还应立即给予高渗氯化钠,以迅速纠正体液的低渗状态。同时静脉给予呋塞米等利尿药和甘露醇,以促进体内水分的排出。

## 三、水肿

过多的液体在组织间隙或体腔内积聚,称为水肿(edema)。水肿不是一种独立的疾病,而是多种疾病的一种常见的病理过程。如水肿发生在体腔内,称为积水,如心包积水、胸腔积水、腹腔积水、脑积水等。

水肿可按波及范围分为全身性水肿和局部性水肿;按发病原因可分为心性水肿、肝性水肿、肾性水肿、营养不良性水肿、淋巴性水肿、炎性水肿等;按发生部位可分为脑水肿、肺水肿、皮下水肿等。

(一)发病机制

正常人体组织间液的容量较为恒定,这是依赖于机体对血管内外和体内外液体交换平衡的完善调节。如果这两种平衡失调,就可引起水肿。

1. 血管内外液体交换失衡　在生理情况下,组织间液和血浆之间进行液体交换,保持动态平衡。这种动态平衡受制于两个作用相反的力量,毛细血管平均血压和组织间液胶体渗透压是促使液体由毛细血管内向血管外滤过的力量。而组织间液静水压和组织间液胶体渗透压是将液体从血管外重吸收入毛细血管内的力量。促进液体滤过的力量和重吸收的力量之差,称为有效滤过压。

在生理情况下,组织液的生成略大于回流,多余的部分被毛细淋巴管运走,进入血液循环。上述一个或一个以上因素同时或相继失调,都可成为水肿发生的重要原因。

(1)毛细血管流体静压增高:毛细血管流体静压增高,可致有效滤过压增高,使组织间液生成增多。当组织液的增多超过淋巴回流的代偿能力,就会发生水肿。静脉压增高是毛细血管有效流体静压增高的常见原因,如心力衰竭、局部静脉阻塞、肿瘤压迫等。

(2)血浆胶体渗透压降低:血浆胶体渗透压主要取决于血浆白蛋白的量。血浆白蛋白减少时,血浆胶体渗透压降低,则有效胶体渗透压下降,这样有效滤过压增大,组织液生成增多。当超过淋巴代偿能力,就会发生水肿。引起血浆白蛋白减少的主要原因有:①蛋白质合成障碍。见于肝硬化或严重的营养不良。②蛋白质丢失过多。见于肾病综合征,大量的蛋白质从尿中丧失。③蛋白质分解代谢增强。见于慢性消耗性疾病,如慢性感染、恶性肿瘤等。

(3)微血管壁通透性增加:在生理状况下,毛细血管壁只允许微量蛋白质滤出,其他的微血管壁完全不允许蛋白滤出,因而,毛细血管内外的胶体渗透压梯度很大。当微血管壁的通透性增高时,血浆蛋白不仅从毛细血管壁滤出,还可以从微静脉壁滤出。这样组织间液胶体渗透压升高,更进一步促使溶质及水分滤出。如果淋巴回流不能阻止组织间液积聚,就会发生水肿。这类水肿液的特点是蛋白含量较高。引起微血管壁通透性增加的原因很多,大多与炎症有关,如感染、烧伤、冻伤、放射损伤、化学伤或昆虫咬伤及一些变态反应(如药物过敏)等。

(4)淋巴回流受阻:在生理情况下,淋巴回流把组织液及其所含的少量蛋白输送回血液循环,当组织液生成增多时,还能代偿回流,具有重要的抗水肿作用。在淋巴干道受阻时,淋巴回流受阻,不能代偿性加强回流,含蛋白质的组织液在组织间隙过多积聚,形成淋巴性水肿。这类水肿液的蛋白含量也较高,其原因是水和晶体物质由毛细血管静脉端回收到血管内,蛋白质被浓缩。引起淋巴回流受阻的原因有:肿瘤压迫或堵塞淋巴管、乳腺癌根治术广泛的淋巴管手术清除、丝虫病时成虫堵塞主要的淋巴管等。

2. 体内外液体交换失衡　正常人钠盐、水的摄入量与排出量处于动态平衡状态,以保持体液总量的相对恒定。维持这个动态平衡主要依赖于肾脏正常的排泄功能。肾脏是通过肾小球的滤过和肾小管重吸收之间的平衡(球-管平衡)来维持钠、水的平衡及细胞外液容量的恒定。平常经肾小球滤过的钠、水总量中,只有 $0.5\%\sim1\%$ 排出体外,而 $99\%\sim99.5\%$ 被肾小管重吸收。有 $60\%\sim70\%$ 由近曲小管主动重吸收,远曲小管及集合管对钠、水主要受激素调节,这些调节因素保证了球-管平衡。当某些因素导致球-管平衡失调时,即可产生水、钠潴留,这是水肿发生的重要原因(图 8-1-1)。

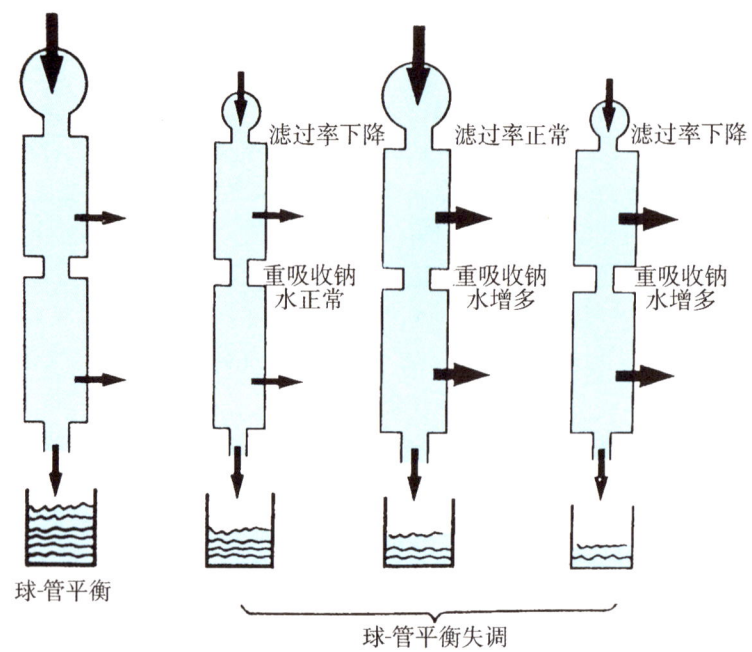

图 8-1-1 球-管平衡失调基本示意图

(1)肾小球滤过率下降:常见原因有:①广泛的肾小球病变,如急性肾小球肾炎时,炎性渗出物的堆积和毛细血管内皮细胞肿胀;或慢性肾小球肾炎时,肾单位大量破坏,使肾小球滤过面积明显减少。②有效循环血量明显减少,如充血性心力衰竭、肾病综合征时,有效循环血量减少,则肾血流量下降。加上继发于此的交感-肾上腺髓质系统、肾素-血管紧张素系统被激活,使入球小动脉收缩,肾血流量进一步减少,肾小球滤过率下降,而肾小管重吸收没有相应减少,引起钠、水潴留。

(2)近曲小管重吸收钠、水增多:①肾小球滤过分数(filtration fraction,FF)增加。FF=肾小球滤过率/肾血浆流量,正常大约有20%的肾血流量由肾小球滤过。充血性心力衰竭或肾病综合征时,有效循环血量减少,肾血流量随之减少,由于出球小动脉收缩比入球小动脉收缩更明显,肾小球滤过率相对增高,则FF增加。FF增高使无蛋白滤液相对增多,通过肾小球后,流入肾小管周围毛细血管的血浆蛋白浓度相应增高,血浆胶体渗透压也增高,同时由于血流量减少,故流体静压下降。这两个因素都使近曲小管重吸收钠、水增加,引起钠、水潴留。②心房肽(ANP)分泌减少。ANP的作用为抑制近曲小管重吸收钠和作用于肾上腺皮质球状带以抑制醛固酮分泌,使尿钠和尿量增加。当有效循环血量显著减少时,心房牵张感受器所受刺激减弱,使 ANP 分泌、释放减少,近曲小管对水和钠的重吸收增加。

(3)远曲小管和集合管重吸收水钠增加:远曲小管和集合管重吸收水钠受激素调节。①醛固酮增多。醛固酮的作用是促进远曲小管重吸收钠。引起醛固酮增多的常见原因是分泌增加或灭活减少。如充血性心力衰竭、肝硬化伴有腹水或肾病综合征时有效循环血量减少,肾血管灌注压下降,刺激入球小动脉壁的牵张感受器使近球细胞分泌肾素增加;同时,有效循环血量减少使肾小球滤过率下降,流经致密斑的钠量减少,也使肾素分泌增加,激活肾素-血管紧张素-醛固酮系统。肝功能严重损害患者肝细胞灭活醛固酮的功能减退,也可使血液中醛固酮增加。②抗利尿激素(ADH)分泌增多:ADH的作用是促进远曲小管和集合管重吸收水钠。如充血性心力衰竭患者，有效循环血量减少，左心房和胸腔大血管的容量感受器所受刺激减弱，反射性引起 ADH 分泌增多。肾素-血管紧张素-醛固酮系统被激活，使血管紧张素Ⅱ生成增多，引起醛固酮分泌增加，促使肾小管重吸收钠增加，血浆渗透压增高，刺激下丘脑渗透压感受器，则 ADH 分泌和释放增多。

在水肿的发生、发展过程中，常常是多个因素先后或同时发挥作用。同一因素在不同类型水肿或同一类型水肿的不同阶段，所居的地位也不尽相同。因此，在医疗实践中，必须进行具体分析以选择适宜的治疗和护理方案。

**(二) 水肿的特点**

1. 水肿的皮肤特点　皮下水肿是全身性或局部性水肿的重要体征。当过多的液体积聚于皮下时，皮肤苍白、肿胀、皱纹变浅，弹性差，手指按压可见凹陷，称为凹陷性水肿，又称显性水肿。事实上，全身性水肿患者在出现凹陷性水肿之前就有组织液增多，可达原来体重的 10%，称为隐性水肿。这是因为组织间的胶体网状物（胶原、透明质酸、黏多糖等）对液体有强大的吸附能力及膨胀性，所以可流动性液体增加可以不明显。一旦液体的积聚超过胶体网状物的吸附能力，就游离出来形成游离的液体，可以在组织间隙中移动，按压时就可形成凹陷。

2. 全身性水肿的分布特点　常见的全身性水肿有心性水肿、肾性水肿和肝性水肿。不同原因引起的全身性水肿特点也有所不同，其影响因素有重力效应、组织结构特点和局部血流动力学特点。右心衰竭时，体静脉回流障碍，毛细血管流体静压受重力影响，表现为肢体低垂部位的流体静压增高，水肿首先出现在下垂部位。肾性水肿不受重力影响，由于眼睑和颜面部组织结构疏松、皮肤薄、伸展度大，容易容纳水肿液，所以首先出现眼睑或面部水肿。肝性水肿是由于肝硬化使肝静脉回流受阻，肝静脉压和毛细血管流体静压增高而形成腹水。

**(三) 对机体的影响**

除炎性水肿具有稀释毒素、输送抗体等抗损害作用外，其他水肿对机体都有一定的不利影响，影响的大小视水肿的部位、发生速度、持续时间及程度而定。

1. 细胞营养障碍　组织间隙中液体过多使细胞与毛细血管之间的距离增加，影响营养物质在细胞间的弥散。因此，水肿部位容易发生组织损伤或溃疡，创伤不易愈合。

2. 组织器官功能障碍　急速发展的重度水肿如发生在重要器官，可造成严重的后果，如喉头水肿引起气道阻塞甚至窒息，脑水肿引起颅内压增高甚至脑疝，肺水肿引起严重缺氧等。

**(四) 防治原则**

1. 防治原发病，去除病因。

2. 根据水肿类型，采取相应治疗措施。如胸水、腹水过多，适当抽胸水、腹水，以减轻其对肺血管和心血管的压迫。如脑水肿时，应用强效利尿药和渗透性利尿药等综合措施及时抢救。

3. 长期卧床的水肿患者，由于负重部位压力增加，容易造成压疮。所以护理时要预防压疮的发生及感染。

# 第三节　钾代谢障碍

钾是机体内最重要的无机阳离子之一。临床上很多疾病可以伴有钾代谢障碍，如不及时正确处理,就会加重病情甚至危及生命。

钾代谢障碍主要指细胞外液钾离子浓度的异常变化,有低钾血症和高钾血症。

## 一、钾的正常代谢和功能

1. 钾的含量与分布　正常人体内的钾总量为 50~55mmol/kg,其中 90% 在细胞内,浓度为 140~160mmol/L。骨钾约占总钾量的 7.6%,跨细胞液(消化液)约占 1%。仅约 1.4% 的钾存在于细胞外液中,浓度为 3.5~5.5mmol/L(血清钾)。

2. 钾平衡的调节

(1)钾的跨细胞转移:影响钾的跨细胞转移的因素很多,其中主要有以下这些方面:①血浆钾浓度。血浆钾浓度升高可激活细胞膜 $Na^+$-$K^+$ 泵,促使钾离子进入细胞内。当血浆钾浓度降低时,钾离子从细胞内移出。②酸碱平衡状态。酸中毒时钾离子移出细胞,碱中毒时正好相反。一般认为,每 0.1 单位的 pH 变化大约使血浆钾变化 0.6mmol/L。机制可能与 $H^+$-$K^+$ 交换及酸碱失衡使细胞膜对钾的通透性改变有关。③激素的作用。儿茶酚胺的作用取决于不同的受体激活。刺激 β 受体,通过 cAMP 机制激活 $Na^+$-$K^+$ 泵促进细胞摄取钾离子;刺激 α 受体,钾离子从细胞内移出。胰岛素可以直接刺激 $Na^+$-$K^+$ 泵促进细胞摄取钾离子。醛固酮也能通过激活 $Na^+$-$K^+$ 泵促使钾离子从细胞外进入结肠黏膜上皮细胞、肾小管上皮细胞等,使这些上皮细胞内的钾离子浓度增高并对钾离子进行分泌。④渗透压。细胞外液渗透压迅速升高促进钾离子从细胞内移出。机制可能是细胞外液高渗导致水向细胞外移动的同时将钾也带出,而且高渗引起细胞内脱水使钾浓度升高也会促使钾离子外移。⑤运动。肌肉反复收缩可以使钾离子外移,细胞外液钾浓度升高可促进局部血管扩张血流增加而有利于肌肉运动。一般运动引起的细胞外钾浓度增高通常是轻度的,但是当进行剧烈运动时,血清钾的增高可以非常迅速而明显。如当进行极限量运动时,血清钾在 1min 内升高到 7mmol/L。⑥机体总钾量。体内总钾量不足时,细胞外液钾浓度下降的比例大于细胞内液,所以 $[K^+]_i/[K^+]_e$ 的比值减小,则静息膜电位的负值增大,甚至引起骨骼肌兴奋性超极化阻滞。相反,机体总钾量过多时,细胞外液钾浓度也有相对较明显的升高。

(2)肾对钾排泄的调节:肾脏是排钾和调节钾平衡的主要器官,摄入钾的 90% 由肾脏排出。肾脏的排钾特点为"多吃多排,少吃少排,不吃也排"。钾经肾小球滤过后,90%~95% 在近曲小管和髓袢被重吸收。对不断变化的钾的摄入量,机体主要依靠远曲小管和集合管对钾的分泌和重吸收的调节来维持体钾平衡。

影响远曲小管和集合管排钾的因素很多,主要有:①细胞外液钾浓度。细胞外液钾浓度增高会明显增加远曲小管和集合管的泌钾速度。因为细胞外液钾浓度增高可以升高 $Na^+$-$K^+$ 泵活性,加大管腔面胞膜对钾的通透性,减小肾间质液钾浓度与小管细胞内钾浓度差以减少小管细胞内钾向肾间质返漏。②醛固酮。醛固酮可促进远曲小管和集合管保钠排钾。因为醛固酮可刺激 $Na^+$-$K^+$ 泵活性,增加主细胞管腔面胞膜对钾的通透性。另外,血清钾浓度升高可刺激肾上腺皮质分泌醛固酮,产生对钾的反馈调节作用。③远曲小管的原尿流速。远曲小管原尿流速增快时,因迅速稀释可降低小管腔中的钾浓度,从而增大与上皮细胞内钾浓度梯度,有利于钾离子分泌。④酸碱平衡状态。酸中毒时,肾小管上皮细胞内 $H^+$ 浓度增加,排 $H^+$ 增加,泌 $K^+$ 减少;碱中毒时则排钾增多。

(3)结肠排钾能力:正常时,约 10% 的钾由肠道排出。结肠上皮细胞以相似于远曲小管上皮主细胞泌钾的方式向肠道分泌钾离子,所以,结肠排钾也受醛固酮的调控。当肾衰竭时,结肠的泌钾量可以达到摄入钾的1/3,成为重要的排钾途径。

另外,汗液也含少量的钾,平均约9mmol/L。通常经汗液的排钾量很少,但在炎热条件或重体力劳动时,也可因大汗丢失一定量的钾。

3. 钾的生理功能

(1) 参与细胞新陈代谢:钾与细胞的新陈代谢密切相关。细胞内一些与糖代谢有关的酶类,如磷酸化酶、含硫基酶等,必须有足够的钾浓度才具有活性。糖原和蛋白质合成时均需一定量的钾参与。

(2) 维持细胞静息膜电位:钾是维持神经和心肌细胞静息膜电位的物质基础。静息膜电位主要取决于细胞内外钾浓度差和细胞膜对钾的通透性。如果细胞内外钾浓度发生变化,就会影响神经、肌肉的兴奋性和心脏的功能。

(3) 调节细胞内外渗透压和酸碱平衡:细胞内部分游离的钾参与细胞内渗透压的维持,钾还通过细胞膜与细胞外的 $H^+$ 和 $Na^+$ 交换来参与调节机体的酸碱平衡。

## 二、低钾血症

低钾血症(hypokalemia)是指血清钾浓度<3.5mmol/L。

(一) 原因和机制

1. 摄入不足　正常饮食不易引起缺钾。当长期进食不足(如食欲降低、不能进食、手术后禁食时),或在静脉输液时未同时补钾,使钾来源缺乏,而肾脏每天仍至少排钾5~20mmol,可在几周后发生低钾血症。

2. 丢失过多　经肾脏和消化道过度丢钾是引起低钾血症的常见原因。

(1) 经肾失钾:①利尿药使用不当。临床使用的大多数利尿药(除螺内酯和氨苯蝶啶)都是排钾利尿药。这些利尿药增加肾排钾的机制有:抑制髓袢升支对水、钠、氯的重吸收,氯缺失时远端肾单位的钾持续分泌增加;利尿后血容量降低引起继发性醛固酮分泌增多;进入远曲小管的尿液流速增加,增强 $K^+$-$Na^+$ 交换,促进钾的分泌。②渗透性利尿。急性肾衰竭多尿期(血浆尿素浓度增高),或使用治疗性高渗液(甘露醇、高渗葡萄糖等),都会引起渗透性利尿,使远端小管液流速加快而导致肾排 $K^+$ 增多。③肾小管性酸中毒。遗传因素、肾实质疾病或药物导致的肾损害可引起肾小管性酸中毒,分为Ⅰ型和Ⅱ型。Ⅰ型即远曲小管性酸中毒,因集合管泌 $H^+$ 障碍,使 $K^+$-$Na^+$ 交换增加,引起酸中毒而钾丢失。Ⅱ型即近曲小管性酸中毒,是由于近曲小管重吸收钾障碍。④肾上腺皮质激素过多。原发性或继发性醛固酮增多症、库欣综合征、长期大量使用糖皮质激素或盐皮质激素,都可促进肾排 $K^+$ 增多。⑤镁缺乏。镁是 $Na^+$-$K^+$-ATP酶的激活剂。缺镁时,肌细胞的 $Na^+$-$K^+$-ATP酶功能减弱,引起细胞内缺钾。另外,髓袢升支对钾的重吸收有赖于 $Na^+$-$K^+$-ATP酶,缺镁使该段小管重吸收钾障碍,排钾增加。

(2) 经消化道失钾:各种消化液富含钾,严重腹泻、剧烈呕吐、胃肠减压、肠瘘等使钾随消化液大量丢失。消化液大量丢失导致血容量减少,引起醛固酮分泌增加,使肾排钾增加。剧烈呕吐患者,还可因发生代谢性碱中毒,使肾排钾增加及细胞外液钾进入细胞内,引起血钾降低。因此,消化液大量丢失是临床上引起低钾血症的常见原因。

(3) 经皮肤失钾:汗液含钾量不多,一般出汗不会引起低钾血症。但在高温环境下进行剧烈体力活动时,因过量排汗(每天10L以上),可导致失钾增多。

**3. 钾的跨细胞分布异常** 此类情况通常只引起低钾血症而不引起机体缺钾。促使钾从细胞外液进入细胞内的常见原因有：

(1)碱中毒：在碱中毒时，细胞内 $H^+$ 代偿性转移到细胞外，同时 $K^+$ 从细胞外进入细胞内。另外，碱中毒使远曲小管排 $H^+$ 减少而泌 $K^+$ 增加，引起低钾血症。

(2)大剂量应用胰岛素：胰岛素可促进肌肉、肝等组织的细胞合成糖原，使细胞外钾进入细胞内。同时，胰岛素还能激活细胞膜 $Na^+$-$K^+$-ATP 酶活性，促进钾进入细胞内。

(3)钡中毒：钡中毒时，细胞膜 $Na^+$-$K^+$-ATP 酶活性增强，促进钾进入细胞内，同时还可阻断细胞膜上从细胞内通向细胞外的钾通道，进一步使细胞外钾浓度降低。

(4)低钾性周期性麻痹：是一种少见的常染色体显性遗传病，以周期性发作的弛缓性瘫痪为特征，发作时出现低钾血症。饱餐、寒冷、剧烈运动、感染、应激等可成为发作诱因，不治疗可在 6～24h 自行缓解。其机制与骨骼肌细胞膜上电压依赖性钙通道的基因位点突变导致钙内流减少，使肌肉的兴奋-收缩耦联障碍有关，但引起低钾血症的机制仍不清楚。

### (二)对机体的影响

低钾血症对机体功能和代谢的影响在个体间有一定差异，其严重程度与血钾降低的速度、程度及持续时间密切相关。

**1. 对神经-肌肉兴奋性的影响** 神经肌肉症状是低钾血症最突出的表现。血钾浓度低于 3mmol/L 时，可没有症状或仅出现四肢软弱无力。当血钾浓度<2.5mmol/L 时，首先出现下肢肌肉(尤其是股四头肌)弛缓性麻痹、瘫痪，严重时可影响躯干和上肢，但引起呼吸肌麻痹而发生呼吸衰竭者少见。胃肠道平滑肌也同时受到影响，表现为肠蠕动减弱、腹胀、食欲减低和便秘等症状，甚至发生麻痹性肠梗阻。

低钾血症引起上述症状的机制主要是：细胞外液钾浓度急剧降低，使细胞内外钾浓度差(即$[K^+]_i/[K^+]_e$比值)增大，细胞膜静息电位($E_m$)负值增大，静息电位与阈电位($E_t$)的距离加大，膜电位出现超极化，肌细胞兴奋性降低，甚至不能兴奋。慢性低钾血症时，因细胞外液钾浓度下降缓慢，细胞内钾的外逸使细胞内 $K^+$ 也减少，$[K^+]_i/[K^+]_e$比值变化不大，症状可不明显。

**2. 对心脏的影响** 低钾血症对心脏的影响主要为引起心律失常，如房性或室性期前收缩、心动过速等，严重时出现心室颤动，导致心力衰竭。这与低钾血症对心肌电生理特性的影响有关。

(1)心肌电生理的变化：①兴奋性。急性低钾血症时，$[K^+]_e$降低使心肌细胞膜对钾的通透性降低，细胞内钾外流减少，静息膜电位变小，与阈电位的距离接近，则心肌兴奋性增高。②自律性。自律性的产生依赖于自律细胞在舒张期的自动去极化。即在动作电位第 4 期，主要是 $Na^+$ 内向电流大于 $K^+$ 外向电流，使细胞逐步去极化，直到阈电位。急性低钾血症时，膜对钾的通透性降低，钾外流减慢，形成相对的内向电流增大，自动去极化速度增快，心肌自律性增高。③传导性。急性低钾血症时，心肌静息膜电位降低，使动作电位 0 相去极化速度和幅度降低，心肌传导性降低。④收缩性。急性低钾血症时，细胞外液 $K^+$ 对 $Ca^{2+}$ 内流的抑制作用减弱，则 $Ca^{2+}$ 内流增加，使兴奋-收缩偶联增强，收缩性增强。严重缺钾时心肌代谢障碍，收缩性减弱。

(2)心电图的变化：①3 相钾外流减慢，复极化过程延长，引起 T 波低平、T 波后出现明显 U 波、Q-T 间期延长；②2 相 $Ca^{2+}$ 内流相对增加使 S-T 段不能回到基线而压低；③

传导性降低使心室肌去极化过程变慢,QRS 波增宽。以上心电图变化中,S-T 段压低和 T 波后出现明显 U 波是低钾血症的特征性变化。

3.对酸碱平衡的影响　低钾血症引起的酸碱平衡比较特殊,即在产生碱中毒的同时出现酸性尿。其发生机制为:①低钾血症时,细胞内的 $K^+$ 外流,细胞外的 $H^+$ 和 $Na^+$ 进入细胞,使细胞外液 $H^+$ 浓度降低而引起代谢性碱中毒;②低钾血症时,因细胞外的 $H^+$ 与细胞内的 $K^+$ 交换,肾小管上皮细胞内 $H^+$ 增多而 $K^+$ 减少,促使肾泌 $H^+$、排 $NH_4^+$ 及重吸收 $HCO_3^-$ 增加,出现血液为碱性而尿液呈酸性的现象,即反常性酸性尿。

4.对肾脏的影响　主要见于长期、慢性缺钾时,主要表现为尿浓缩功能减低,出现多尿和尿渗透压偏低。其发生机制为:①远曲小管和集合管上皮细胞受损,故对 ADH 的反应性降低;②髓袢升支粗段重吸收 NaCl 减少,使肾髓质渗透梯度形成障碍。

5.其他　轻度低钾血症患者常出现精神萎靡、表情淡漠等症状,重症者可出现嗜睡、昏迷。其发生机制可能和神经细胞膜电位改变、糖代谢障碍及 ATP 生成减少有关。

(三)防治原则

1.去除病因　积极治疗原发病,尽快恢复患者的饮食和肾功能,注意限制钠的摄入,以免使钾进一步从肾排出。

2.补钾　最好口服补钾,如恶心、呕吐或有严重并发症需紧急处理时,才静脉滴注补钾。静脉补钾的条件是每天尿量>500ml,同时要注意低浓度(20~40mmol/L)、低流速(<10mmol/h),每天补钾总量控制在 40~120mmol。

3.加强护理　护理时鼓励患者进食含钾丰富的食物,补钾时防渗漏以保护静脉,密切观察患者的尿量、生命体征、神经肌肉的表现、心电图和血钾浓度,以防医源性高钾血症的发生。

### 三、高钾血症

高钾血症(hyperkalemia)是指血清钾浓度>5.5mmol/L。

(一)原因和机制

1.摄钾过多　在肾功能正常时,即使摄入含钾过多的食物,一般不会引起高钾血症。但口服过多钾盐或静脉输钾过快、浓度过高时,可使血钾升高,尤其是在肾功能降低时,可引起严重的高钾血症。

2.肾排钾减少　这是引起高钾血症最主要的原因,常见于:

(1)肾衰竭:急性肾衰竭的少尿期和慢性肾衰竭的末期,肾小球滤过率明显减少,从而使 $K^+$ 滤出受阻,引起高钾血症。无尿患者在不摄入钾的情况下,血清钾每天约增加 0.7mmol/L,常成为致死的主要原因之一。

(2)利尿药应用不当:长期大量使用螺内酯、氨苯蝶啶等保钾利尿药可引起高钾血症。螺内酯有拮抗醛固酮的作用,氨苯蝶啶能抑制远端小管对钾的分泌,因而使钾在体内潴留。

(3)醛固酮分泌减少:肾上腺皮质功能减退(Addison病)或双侧肾上腺切除后,醛固酮分泌减少,可引起钾潴留。

3.细胞内钾转移到细胞外　细胞内钾迅速移至细胞外,如超过肾排钾的能力,可引起血钾升高。

(1)酸中毒:此时细胞外 $H^+$ 进入细胞,为维持电中性,细胞内 $K^+$ 和 $Na^+$ 释放到细胞外。同时肾小管上皮细胞 $H^+$-$Na^+$ 交换增多,抑制 $K^+$-$Na^+$ 交换,导致高钾血症。

(2)高血糖合并胰岛素缺乏:见于糖尿病患者。糖尿病患者胰岛素缺乏使钾内流减少、高血糖造成的血浆渗透压增高及糖尿病伴随的酮体增高性酸中毒都使细胞内钾向细胞外转移。

(3)大量溶血和严重组织损伤:见于大量血管内溶血、严重而广泛的肌肉损伤、白血病和淋巴瘤患者进行化疗时。

(4)某些药物:如 β-受体阻断药(普萘洛尔)、强心苷类药物中毒等可抑制细胞膜 $Na^+$-$K^+$-ATP 酶活性,妨碍细胞摄钾。

(5)高钾性周期性麻痹:这也是一种少见的常染色体显性遗传病。临床表现与低钾性周期性麻痹相似,发作时血钾升高。通常 10 岁前起病,多见于男性。剧烈运动后静息、湿冷环境或服用钾盐等都可成为诱因。

(二)对机体的影响

1. 对神经-肌肉的影响　血钾浓度轻度增高(5.5～7.0mmol/L)时,$[K^+]_i/[K^+]_e$ 比值变小,细胞膜静息电位下降,与阈电位的距离缩短,故肌细胞兴奋性增高。临床上表现为手足感觉异常、肌肉刺痛震颤等症状,但不明显,容易被忽视。严重高钾血症(>8mmol/L)时,由于静息电位过低,快钠通道失活,肌细胞兴奋下降,出现肌肉无力,甚至发生四肢软瘫、呼吸肌麻痹症状。但严重的高钾性瘫痪少见,因为在血钾水平还没达到致瘫的程度时,患者可能已死于严重的心律失常。

2. 对心脏的影响　高钾血症对机体的影响首先表现为明显的心脏毒性作用,表现为心率减慢、心律失常,甚至心室颤动和心跳骤停,成为重症高钾血症的主要危险。心电图上特征性的变化是 T 波高尖,P 波、QRS 波低平增宽。高钾血症引起心律失常的机制主要是对心肌细胞电生理特性的影响,表现为:

(1)心肌兴奋性呈双相变化:急性轻度高钾血症(5.5～7.0mmol/L)时,心肌兴奋性增高;严重高钾血症(>7.0mmol/L)时,心肌兴奋性降低甚至消失。

(2)心肌传导性降低:高钾血症时,静息膜电位负值变小,0 相去极化速度减慢,心肌传导性降低。当快 $Na^+$ 通道失活而由 $Ca^+$ 内流来完成 0 相去极化时,传导性下降相当严重。

(3)心肌自律性下降:高钾血症时,心肌细胞膜对钾的通透性增高,4 相的钾外向电流增大,延缓了 4 相净内向电流的自动去极化效应,使心肌自律性降低。

(4)心肌收缩性下降:高钾血症时,细胞外液 $K^+$ 浓度增高可干扰 $Ca^{2+}$ 内流,使兴奋-收缩耦联受影响,心肌收缩性减弱。

3. 对酸碱平衡的影响　高钾血症时,细胞外液 $K^+$ 增多而移入细胞内,细胞内 $H^+$ 转移至细胞外,引起代谢性酸中毒;肾小管上皮细胞 $K^+$-$Na^+$ 交换增强,$H^+$-$Na^+$ 交换减弱,使细胞外液酸中毒而肾却排碱性尿,即反常性碱性尿。

(三)防治原则

1. 去除病因、积极治疗原发病,轻度高钾血症患者多能自行缓解。

2. 紧急措施　过高的血钾会引发危及生命的心律失常,需紧急处理。

(1)静脉注射葡萄糖酸钙、高渗钠溶液(如氯化钠),提高心肌的兴奋性、传导性、自律性和收缩性,以拮抗钾对心脏的毒性作用。

(2)静脉注射碱性药(如乳酸钠、碳酸氢钠)和高渗葡萄糖溶液加胰岛素,可促进钾内流而降低血钾浓度。

(3)口服阳离子交换树脂、腹膜透析或血液透析,以加速钾的排出。

**思考题**

1.为什么低渗性脱水会较早出现休克及脱水症?

2.心力衰竭为什么会导致全身性水肿?

3.为什么急性轻、重度高钾血症时神经-肌肉的兴奋性会产生不同的变化?

同步测试

（潘晓燕　陈　健）

# 第二章 酸碱平衡

思维导图

课件

**学习要求**

1. 掌握反映酸碱平衡变化的指标及其含义;各型单纯型酸碱平衡紊乱的特征、代偿机制和对机体的影响。

2. 熟悉引起各型单纯型酸碱平衡紊乱的常见原因和发生机制。

3. 了解各型单纯型酸碱平衡紊乱的防治和护理原则;混合型酸碱平衡紊乱的概念和类型。

## 第一节 酸碱平衡及其调节机制

### 一、酸碱的概念

在化学反应中,凡能释放出 $H^+$ 的化学物质是酸,如 $HCl$、$H_2SO_4$、$NH_4^+$、$H_2CO_3$、$CH_3COOH$ 等;凡能接受 $H^+$ 的化学物质是碱,如 $OH^-$、$HCO_3^-$、$NH_3$、$SO_4^{2-}$、$CHCOO^-$ 等。

一个化学物质作为酸而释放出 $H^+$ 时,同时必然有一个碱性物质形成;同样,一个化学物质作为碱接受 $H^+$ 时,必然有一个酸性物质形成。因此,一个酸总是与相应的碱形成一个共轭体系。例如:

$$H_2CO_3 \rightleftharpoons H^+ + HCO_3^-$$
$$NH_4^+ \rightleftharpoons H^+ + NH_3$$
$$HPr \rightleftharpoons H^+ + Pr^-$$
$$\text{酸} \qquad\qquad \text{碱}$$

蛋白质($Pr^-$)在体液中与 $H^+$ 结合成蛋白酸($HPr$),而且结合较为牢固,所以 $Pr^-$ 也是一种碱。

### 二、机体酸碱物质的来源

体液中的酸性或碱性物质主要来源于细胞内物质的分解代谢过程。在普通膳食条件下,酸性物质产生的量远远多于碱性物质。另外,食物或药物中也含有酸性或碱性物质,但量很少。

#### (一)酸的来源

体内的酸主要有两类,即挥发酸和固定酸。

1. **挥发酸** 糖、脂肪和蛋白质在分解代谢中,氧化的最终产物是 $CO_2$,$CO_2$ 与 $H_2O$ 结合形成 $H_2CO_3$,$H_2CO_3$ 是机体在代谢过程中产生最多的酸。$H_2CO_3$ 不稳定,可释放出 $H^+$,也可以转变成气体 $CO_2$ 从肺排出体外,所以称之为挥发酸。

正常成人在安静状态下每天可以产生 300~400L 的 $CO_2$,如果这些 $CO_2$ 全部与 $H_2O$ 生成 $H_2CO_3$,可释放出约 15mol $H^+$,成为体内酸性物质主要的来源。任何使机体代谢速度增加的情况都可使 $CO_2$ 生成显著增加,如运动、发热等。通常我们将肺对 $H_2CO_3$(即 $CO_2$)的排出量的调节称作酸碱平衡的呼吸性调节。

$$H^+ + HCO_3^- \rightleftharpoons H_2CO_3 \rightleftharpoons CO_2 + H_2O$$

$CO_2$ 与 $H_2O$ 结合成 $H_2CO_3$ 的可逆反应可以自发进行,但是速度很慢,在碳酸酐酶的作用下,反应速度可大大加快。碳酸酐酶主要存在于红细胞、肾小管上皮细胞、肺泡上皮细胞及胃黏膜细胞内。

2.固定酸　固定酸是指不能变成气体由肺呼出,而必须通过肾随尿排出的酸性物质,所以又称为非挥发酸。固定酸主要包括:蛋白质分解产生的硫酸、磷酸和尿酸;糖酵解产生的甘油酸、丙酮酸和乳酸,糖有氧氧化过程产生的三羧酸;脂肪代谢产生的 β-羟基丁酸和乙酰乙酸等。另外,固定酸还可来源于食物或酸性药物。一般来说,固定酸主要来源于蛋白质的分解代谢,所以,体内固定酸的生成量与蛋白质的摄入量成正比。正常成人每日由固定酸释放 50~100mmol 的 $H^+$,比挥发酸少得多。固定酸主要通过肾进行调节,称为酸碱平衡的肾性调节。

### (二)碱的来源

体内碱性物质主要来自食物,特别是蔬菜和瓜果中所含的有机酸盐,如柠檬酸盐、苹果酸盐和草酸盐,都可与 $H^+$ 起反应而转化为柠檬酸、苹果酸和草酸,然后经三羧酸循环最终产生 $CO_2$ 和 $H_2O$,$K^+$ 或 $Na^+$ 与 $HCO_3^-$ 结合形成碱性盐。另外,体内代谢过程中也能产生少量碱性物质,如氨基酸脱氨基产生的氨(这种氨经肝脏代谢后生成尿素,对体液酸碱度影响不大)和肾小管上皮细胞分泌氨。

## 三、机体对酸碱平衡的调节

尽管正常人体在不断地摄取和生成酸性及碱性物质,但血液的 pH 值始终相对恒定,这是由于机体对酸碱负荷具有强大的缓冲能力和有效的调节功能,主要包括以下 4 个方面。

### (一)血液的缓冲作用

缓冲系统由弱酸(缓冲酸)及其相对应的缓冲碱组成。血液中主要有 5 种缓冲系统(表 8-2-1)。当血液中 $H^+$ 过多时,反应向左移动,则 $H^+$ 的浓度不会大幅度增高,同时缓冲碱的浓度降低;当血液中 $H^+$ 减少时,反应向右移动,则 $H^+$ 的浓度得到部分恢复,同时缓冲碱的浓度增加。

表 8-2-1　全血的 5 种缓冲系统

| 缓冲酸 | | 缓冲碱 |
| --- | --- | --- |
| $H_2CO_3$ | $\rightleftharpoons$ | $HCO_3^- + H^+$ |
| $H_2PO_4^-$ | $\rightleftharpoons$ | $HPO_4^{2-} + H^+$ |
| HPr | $\rightleftharpoons$ | $Pr^- + H^+$ |
| HHb | $\rightleftharpoons$ | $Hb^- + H^+$ |
| $HHbO_2$ | $\rightleftharpoons$ | $HbO_2^- + H^+$ |

碳酸氢盐缓冲系统的特点是：①可以缓冲所有固定酸，但不能缓冲挥发酸；②缓冲能力强，含量占全血缓冲系统总量的53%；③为开放性缓冲系统，缓冲潜力大，能通过肺和肾对$CO_2$和$HCO_3^-$的调节使缓冲物质易于补充和排出。

挥发酸的缓冲主要靠体内非碳酸氢盐缓冲系统，特别是$Hb^-$和$HbO_2^-$缓冲系统。

### (二)组织细胞在酸碱平衡中的调节作用

机体细胞内液含量很大，它是酸碱平衡的巨大的缓冲池。细胞的缓冲作用主要是通过细胞内外的离子交换来进行，红细胞、肌细胞和骨组织都能发挥这种作用。例如$H^+$-$K^+$、$H^+$-$Na^+$、$Na^+$-$K^+$交换以维持电中性，当细胞外液$H^+$增多时，$H^+$弥散入细胞，而$K^+$移出细胞，所以酸中毒时常伴有高血钾；反之，当细胞外液$H^+$减少时，$H^+$从细胞内移出，而$K^+$进入细胞内，所以碱中毒时常伴有低钾血症。$Cl^-$-$HCO_3^-$交换也很重要，因为$Cl^-$是可以自由穿过细胞膜的阴离子，当$HCO_3^-$升高时，只能通过$Cl^-$-$HCO_3^-$交换来排出$HCO_3^-$。

### (三)肺在酸碱平衡中的调节作用

肺在酸碱平衡中的作用是通过改变$CO_2$的排出量来调节血浆中$H_2CO_3$浓度，以保持血液中$HCO_3^-$和$H_2CO_3$的正常比值，使pH值保持相对恒定。肺的这种调节发生迅速，数分钟内起效，30min可达高峰。

呼吸运动的调节是通过中枢及外周两方面来进行的。

1. 呼吸运动的中枢调节　肺泡通气量受延髓呼吸中枢控制，呼吸中枢接受来自中枢化学感受器和外周化学感受器的刺激。呼吸中枢化学感受器对$PaCO_2$的变化非常敏感，所以呼吸能调节$PaCO_2$。$PaCO_2$增高可以使脑脊液和脑间质液pH值降低，$H^+$浓度增高，刺激位于延髓腹外侧浅表部位的对$H^+$敏感的中枢化学感受器而兴奋呼吸中枢，增加肺通气量，$CO_2$排出增多，$PaCO_2$和血浆中$H_2CO_3$浓度降低，实现反馈调节。$PaCO_2$的正常值为5.3kPa(40mmHg)，当增加到8kPa(60mmHg)时，肺通气量可增加10倍；但如$PaCO_2$超过10.6kPa(80mmHg)，反而会抑制呼吸中枢，产生$CO_2$麻醉。

2. 呼吸运动的外周调节　外周化学感受器主要有主动脉体和颈动脉体感受器，主动脉体尤其是颈动脉体感受器，对缺氧、pH值及$PaCO_2$的改变比较敏感。当$PaO_2$降低、pH值降低或$PaCO_2$增高时通过刺激外周化学感受器引起呼吸中枢兴奋，使呼吸加深、加快，$CO_2$排出增加。外周化学感受器对$PaO_2$的变化较为敏感，但$PaO_2$过低对呼吸中枢的直接作用是抑制效应。血液中的$H^+$不易透过血脑屏障，外周化学感受器对pH值的变化也不及中枢化学感受器敏感，故$PaCO_2$增高或pH值降低时，主要通过延髓中枢化学感受器感受。

### (四)肾在酸碱平衡中的调节作用

肾主要调节固定酸，通过排酸或保碱作用来维持$HCO_3^-$的浓度，调节血浆pH值使之相对稳定。这种调节作用主要通过肾小管上皮细胞的活动来实现。肾小管上皮细胞不断地分泌$H^+$，同时将肾小球滤过的$NaHCO_3$重吸收入血液，以防细胞外液$NaHCO_3$的丢失。如仍不能维持细胞外液$NaHCO_3$的浓度，就通过磷酸盐酸化和泌$H^+$生成新的$NaHCO_3$来补充，从而维持血浆中$HCO_3^-$浓度。如$HCO_3^-$过多，肾脏减少$NaHCO_3$的生成和重吸收，使血浆$NaHCO_3$浓度降低。

## 第二节 反映酸碱平衡变化的指标及其含义

### 一、血液 pH

pH 是表示溶液中酸碱度的简明指标,间接反映溶液中 $H^+$ 的浓度($[H^+]$),是 $[H^+]$ 的负对数。由于溶液的 $[H^+]$ 取决于提供 $H^+$ 的酸的量和缓冲 $H^+$ 的碱的量,故 pH 取决于缓冲对中碱和酸的比值。血浆中占主导地位的缓冲系统是碳酸氢盐缓冲对,因此动脉血 pH 主要取决于 $[HCO_3^-]$ 与 $[H_2CO_3]$ 的比值。正常动脉血 pH 为 7.35~7.45,平均为 7.40。pH 低于 7.35,为失代偿性酸中毒。pH 高于 7.45,为失代偿性碱中毒。但动脉血 pH 本身无法区分酸碱平衡紊乱的性质,而且,pH 反映的是 $[HCO_3^-]$ 与 $[H_2CO_3]$ 的比值,并不是绝对值,所以,即使 pH 在正常范围内,也可能处于代偿性酸中毒、碱中毒阶段,或是同时存在程度接近的混合型酸中毒、碱中毒。

### 二、动脉血二氧化碳分压

动脉血 $CO_2$ 分压($PaCO_2$)是血浆中以物理溶解状态的 $CO_2$ 分子所产生的张力。$CO_2$ 通过呼吸膜弥散速度极快,所以 $PaCO_2$ 相当于肺泡气 $CO_2$ 分压,故可通过测定 $PaCO_2$ 了解肺泡通气情况,即 $PaCO_2$ 与肺泡通气量成反比,通气不足时 $PaCO_2$ 升高;通气过度则 $PaCO_2$ 降低。所以 $PaCO_2$ 是反映呼吸性酸碱平衡紊乱的重要指标。$PaCO_2$ 的正常值为 4.4~6.3kPa(33~46mmHg),平均为 5.3kPa(40mmHg)。

$PaCO_2$>46mmHg,表示肺通气不足,$CO_2$ 潴留,见于呼吸性酸中毒或代偿后的代谢性碱中毒。$PaCO_2$<33mmHg,表示肺通气过度,$CO_2$ 呼出过多,见于呼吸性碱中毒或代偿后的代谢性酸中毒。

### 三、二氧化碳结合力

二氧化碳结合力($CO_2CP$)是指血浆 $HCO_3^-$ 中 $CO_2$ 的含量,即呈化学结合状态的 $CO_2$ 含量。传统所谓的碱储备就是用 $CO_2CP$ 来表示。$CO_2CP$ 的正常值为 23~31mmol/L。$CO_2CP$ 可用于反映血浆中 $NaHCO_3$ 的量。$CO_2CP$ 变小可能是代谢性酸中毒或呼吸性碱中毒时的代偿反应;$CO_2CP$ 增大可能是代谢性碱中毒或呼吸性酸中毒时的代偿反应。使用这个指标必须首先确定没有影响呼吸性因素(即导致 $H_2CO_3$ 变化的病因)存在,才能判定 $CO_2CP$ 的变化确实因 $NaHCO_3$ 改变所致。

### 四、标准碳酸氢盐和实际碳酸氢盐

标准碳酸氢盐(SB)是指全血在标准条件下(温度 38℃,血红蛋白氧饱和度 100%,$PaCO_2$ 40mmHg)测得的血浆中 $HCO_3^-$ 的含量。其正常值为 22~27mmol/L,平均值为 24mmol/L。由于标准化后排除了呼吸性因素的影响,所以 SB 是反映代谢性因素的指标。代谢性酸中毒时 SB 降低,代谢性碱中毒时 SB 升高。但在呼吸性酸中毒或碱中毒时,由于肾脏的代偿作用,也可继发性增高或降低。

实际碳酸氢盐(AB)是指隔绝空气的血液标本,在实际 $PaCO_2$、体温和血氧饱和度的条件下测得的血浆中 $HCO_3^-$ 的含量。AB 受呼吸和代谢两方面的影响,故 AB 与 SB 的差值反映了呼吸因素对酸碱平衡的影响。

正常人 AB=SB；当 AB>SB 时，表明 $CO_2$ 潴留，见于呼吸性酸中毒或代偿后的代谢性碱中毒；AB<SB，表明 $CO_2$ 排出过多，见于呼吸性碱中毒或代偿后的代谢性酸中毒；AB=SB，且两者均下降，见于代谢性酸中毒；AB=SB，且两者均增高，见于代谢性碱中毒。

### 五、缓冲碱

缓冲碱(BB)是指血液中一切具有缓冲作用的负离子的总和。包括血浆和红细胞中的 $HCO_3^-$、$Hb^-$、$HbO_2^-$、$Pr^-$ 和 $HPO_4^{2-}$ 等负离子，通常以氧饱和的全血在标准条件下测定，正常值为 45～52mmol/L，平均值为 48mmol/L。BB 可以受血红蛋白的影响，但较少受呼吸因素影响，所以是反映代谢因素的指标。代谢性酸中毒时 BB 值减少，而代谢性碱中毒时 BB 升高。

### 六、碱剩余

碱剩余(BE)是指在标准条件下，用酸或碱滴定全血标本至 pH7.40 时所需的酸或碱的量。正常值为 0±3mmol/L。如需用酸滴定，则表示被测血液碱过剩，BE 用正值表示，见于代谢性碱中毒；如用碱滴定，表示被测血液碱缺失，BE 用负值表示，见于代谢性酸中毒。

### 七、阴离子间隙

正常机体血浆中阳离子和阴离子总量相等，均为 151mmol/L，以维持电荷平衡。$Na^+$ 占全部阳离子的 90%，称为可测定阳离子。$HCO_3^-$ 和 $Cl^-$ 占全部阴离子的 85%，称为可测定阴离子。血浆中还有未测定阳离子(UC，包括 $K^+$、$Ca^{2+}$ 和 $Mg^{2+}$)及未测定阴离子(UA，包括 $Pr^-$、$HPO_4^{2-}$、$SO_4^{2-}$ 和有机酸)。阴离子间隙(AG)是指血浆中 UA 与 UC 的差值，即 AG=UA－UC。由于细胞外液阴阳离子总当量数相等，AG 可用血浆中常规可测定的阳离子($Na^+$)与可测定的阴离子($HCO_3^-$ 和 $Cl^-$)的差来算，AG＝$Na^+$－($HCO_3^-$＋$Cl^-$)＝140－(24＋104)＝12mmol/L，波动范围是 12±2mmol/L。

AG 可增高也可降低，增高意义较大，可以帮助区分代谢性酸中毒的类型和诊断混合性酸碱平衡紊乱。

## 第三节 单纯型酸碱平衡紊乱

### 一、代谢性酸中毒

代谢性酸中毒(metabolic acidosis)的特征是血浆中的 $HCO_3^-$ 原发性减少。

**(一)原因和机制**

1. $HCO_3^-$ 丢失过多

(1)消化道肠液、胰液和胆液中 $HCO_3^-$ 浓度均高于血浆，因此，严重腹泻、肠道瘘管或肠吸引术等均可引起 $HCO_3^-$ 大量丢失。

(2)Ⅱ型肾小管性酸中毒，$H^+$-$Na^+$ 转运体功能障碍，碳酸酐酶活性下降，使近曲小管

对 $HCO_3^-$ 重吸收减少,引起 $HCO_3^-$ 从尿液中过多排出。

(3)大量使用碳酸酐酶抑制剂,如乙酰唑胺,可以抑制肾小管上皮细胞内碳酸酐酶活性,导致 $CO_2+H_2O \rightarrow H_2CO_3$ 的反应受阻,$H_2CO_3$ 生成减少,泌 $H^+$ 和重吸收 $HCO_3^-$ 减少。

(4)大面积烧伤时,大量血浆渗出的同时也伴有 $HCO_3^-$ 丢失。

2.固定酸产生过多,$HCO_3^-$ 被缓冲消耗

(1)乳酸酸中毒:任何原因引起缺氧或组织低灌流时,都可使细胞内糖酵解增强而引起乳酸增加,发生乳酸酸中毒。见于休克、心跳呼吸骤停、严重贫血、低氧血症、肺部疾患、心力衰竭和一氧化碳中毒等。另外,严重的肝疾患使乳酸利用障碍也能引起血浆乳酸过高。

(2)酮症酸中毒:见于糖尿病、严重饥饿和酒精中毒等。糖尿病时,由于胰岛素缺乏,使葡萄糖的利用减少,大量脂肪被迅速分解,导致酮体形成增加(其中乙酰乙酸和 β-羟丁酸是酸性物质),超过外周组织的氧化降解和肾排出能力,就发生酮症酸中毒。长期饥饿或禁食时,当体内糖原消耗后,脂肪大量分解以供能,也可使酮体产生增多。

3.外源性固定酸摄入过多,$HCO_3^-$ 被缓冲消耗

(1)水杨酸中毒:摄入大量的阿司匹林(乙酰水杨酸)可引起酸中毒,经过缓冲,$HCO_3^-$ 减少,水杨酸根潴留。

(2)含氯的酸性药物摄入过多:长期或大量使用含氯盐类药物,如氯化铵、盐酸精氨酸或盐酸赖氨酸等,在体内易解离出 HCl。血浆中的 $HCO_3^-$ 在被 $H^+$ 消耗的同时,血中 $Cl^-$ 含量增加。如氯化铵,经肝脏合成尿素,并释放出 HCl。

$$2NH_4Cl+CO_2 \xrightarrow{\text{肝}} (NH_2)_2CO+2HCl+H_2O$$

4.肾泌氢功能障碍 严重肾衰竭患者,体内的固定酸无法随尿排出,特别是硫酸和磷酸在体内蓄积;Ⅰ型肾小管性酸中毒患者,远曲小管泌氢功能障碍,造成 $H^+$ 在体内积蓄,引起血浆中的 $HCO_3^-$ 浓度进行性降低。

5.血液稀释,使 $HCO_3^-$ 浓度下降 见于快速大量输入无 $HCO_3^-$ 的液体,如葡萄糖液或生理盐水,使血液中的 $HCO_3^-$ 稀释,造成 $HCO_3^-$ 相对减少。

6.高钾血症 各种原因引起细胞外液 $K^+$ 增加时,通过 $H^+$-$K^+$ 交换,使细胞内 $H^+$ 外逸,导致代谢性酸中毒。

(二)分类

根据 AG 值的变化,可将代谢性酸中毒分为 AG 增高型代谢性酸中毒和 AG 正常型代谢性酸中毒两类。

1.AG 增高型代谢性酸中毒 这类酸中毒是指除了含氯以外的任何固定酸在血浆中浓度增大时的代谢性酸中毒,其特点是 AG 增高,血 $Cl^-$ 正常。如乳酸酸中毒、酮症酸中毒、水杨酸中毒和肾泌氢功能障碍等,血浆中的 $HCO_3^-$ 因缓冲 $H^+$ 而减少,固定酸的酸根(乳酸根、β-羟丁酸根、水杨酸根、乙酰乙酸根、$SO_4^{2-}$、$H_2PO_4^-$ 等)增多。这部分酸根均属于未测定的阴离子,所以 AG 值增大。而 $Cl^-$ 浓度正常,故又称为正常血氯代谢性酸中毒(图 8-2-1)。

2.AG 正常型代谢性酸中毒 这类酸中毒是指 $HCO_3^-$ 浓度降低同时伴有 $Cl^-$ 浓度代偿性升高的一类代谢性酸中毒,其特点是 AG 正常,血 $Cl^-$ 增高。如消化道丢失大量的 $HCO_3^-$、肾小管性酸中毒、大量使用碳酸酐酶抑制剂、含氯的酸性药物摄入过多等。

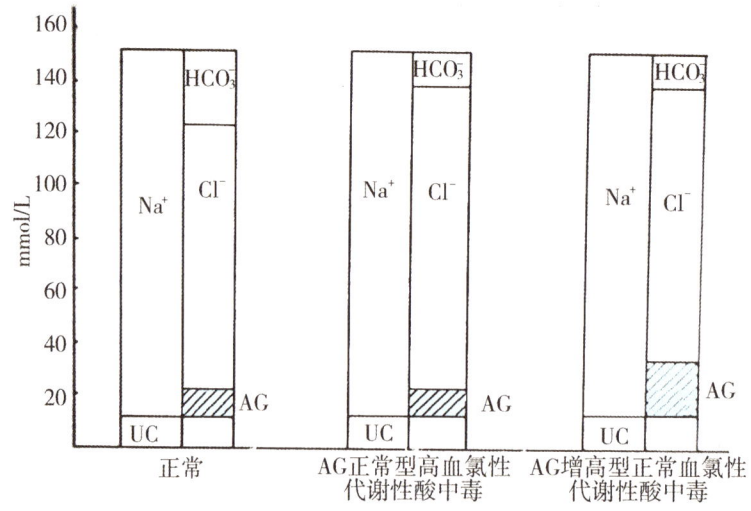

图 8-2-1　正常和代谢性酸中毒时阴离子间隙的变化

### (三)机体的代偿调节

1. 血液的缓冲　代谢性酸中毒时,血液中过多的 $H^+$ 可立即被血浆缓冲系统缓冲,$HCO_3^-$ 及其他缓冲碱不断消耗减少。

2. 细胞内外离子交换和细胞内液缓冲　在酸中毒 2～4h 后,大约 1/2 的 $H^+$ 通过离子交换进入细胞内,被细胞内缓冲碱($HCO_3^-$、$Hb^-$、$Pr^-$、$HPO_4^{2-}$ 等)缓冲。$H^+$ 主要与细胞内 $K^+$ 进行离子交换,使 $K^+$ 从细胞内逸出,常导致高钾血症。

3. 肺代偿　通常在酸中毒发生数分钟后即可出现充分的呼吸代偿。血液中 $H^+$ 浓度增加,刺激外周化学感受器(颈动脉体和主动脉体),反射性引起呼吸中枢兴奋,呼吸加深加快,$CO_2$ 排出增多,$PaCO_2$ 降低,使 $HCO_3^-/H_2CO_3$ 的比值接近正常。

4. 肾代偿　代谢性酸中毒(除肾脏排酸减少引起的酸中毒)时,肾脏排酸保碱功能加强是一种重要的代偿方式。在代谢性酸中毒时,肾小管上皮细胞中的碳酸酐酶和谷氨酰胺酶活性增强,肾脏通过增强泌 $H^+$、泌 $NH_4^+$ 及回收 $HCO_3^-$ 使细胞外液中的 $HCO_3^-$ 浓度有所恢复。但肾的代偿作用较慢,一般在酸中毒持续数小时后开始,3～5 天发挥最大效能。

### (四)血气指标的变化

通过以上代偿调节,如 $[HCO_3^-]/[H_2CO_3]$ 的比值维持 20∶1,血浆 pH 值仍在正常范围,称为代偿性代谢性酸中毒。如代偿后 $[HCO_3^-]/[H_2CO_3]$ 的比值低于 20∶1,血浆 pH 值下降,称为失代偿性代谢性酸中毒。代谢性酸中毒时,由于 $HCO_3^-$ 原发性下降,$CO_2CP$、SB、AB、BB 值都降低,BE 负值加大;由于呼吸代偿,$PaCO_2$ 继发性下降,AB 小于 SB。

### (五)对机体的影响

代谢性酸中毒时,除了呼吸功能变化,主要引起心血管和中枢神经系统的功能障碍。

1. 心血管系统改变　主要表现在 3 个方面:①室性心律失常。代谢性酸中毒时可出现心脏传导阻滞、心室颤动及心脏停搏等严重心律失常。其机制与酸中毒导致血钾升高密切相关。②心肌收缩力减弱。轻度酸中毒时,交感-肾上腺髓质系统兴奋,对心脏有正性肌力作用。但严重酸中毒时,可阻断这一作用,使心肌收缩力减弱,尤其在 pH<7.2 时

更为明显。酸中毒引起心肌收缩力减弱的机制可能是：$H^+$竞争性地抑制$Ca^{2+}$与肌钙蛋白结合、影响$Ca^{2+}$内流及影响心肌细胞肌质网释放$Ca^{2+}$。③血管系统对儿茶酚胺的反应性降低。$H^+$可以使血管，尤其是毛细血管前括约肌对儿茶酚胺的反应性降低，则血管扩张，回心血量减少，血压下降，严重者发生休克。

2. 中枢神经系统改变　代谢性酸中毒引起中枢神经系统功能障碍主要表现为抑制，可出现知觉迟钝、乏力、倦怠等，严重者可出现嗜睡、昏迷。其发生机制有：①能量供应不足。酸中毒时生物氧化酶类活性受抑制，导致 ATP 生成减少，脑组织供能不足。②γ-氨基丁酸生成增多。酸中毒时脑组织谷氨酸脱羧酶活性增强，使抑制性神经递质γ-氨基丁酸生成增多，加重抑制中枢神经系统功能。

### (六)防治和护理的病理生理学基础

1. 防治原发病　去除引起代谢性酸中毒的发病原因，同时纠正水、电解质紊乱，恢复有效循环血量，改善微循环灌流及肾功能。

2. 碱性药物的应用　轻度代谢性酸中毒患者可口服碳酸氢钠片。代谢性酸中毒严重时，可根据情况选用碳酸氢钠、乳酸钠和三羟甲基氨基甲烷等。补碱量宜小不宜大，一般主张在血气监护下分次补碱。在补碱过程中要注意纠正酸中毒的程度和速度，防止碱中毒、手足搐搦、低钾血症等的发生。

## 二、呼吸性酸中毒

呼吸性酸中毒(respiratory acidosis)的特征是血浆中的$H_2CO_3$原发性增高。

### (一)原因和机制

引起呼吸性酸中毒的原因是$CO_2$排出障碍或吸入过多。

1. $CO_2$排出障碍　各种原因引起的呼吸中枢抑制、胸廓病变、呼吸肌麻痹、肺疾患或呼吸机使用不当，导致通气功能障碍，使$CO_2$排出受阻。慢性阻塞性肺部疾患(COPD)、支气管哮喘等是慢性呼吸性酸中毒的常见原因。

2. $CO_2$吸入过多　比较少见，主要见于通风不良的环境(如坑道作业)下，空气中$CO_2$浓度过高，使吸入$CO_2$过多。

### (二)分类

呼吸性酸中毒按病程分为两类：

1. 急性呼吸性酸中毒　常见于急性气道阻塞、急性心源性肺水肿、中枢或呼吸肌麻痹等引起的呼吸骤停。

2. 慢性呼吸性酸中毒　一般指$PaCO_2$高浓度潴留持续24h以上者，见于气道与肺部慢性炎症引起的COPD及肺广泛纤维化或肺不张。

### (三)机体的代偿调节

呼吸性酸中毒主要是由于$CO_2$排出障碍或吸入过多引起的，因此，肺往往不能发挥代偿调节作用。血浆中增高的是$H_2CO_3$，而$HCO_3^-$不能缓冲挥发酸，血浆其他缓冲碱含量较低。所以呼吸性酸中毒主要靠细胞内外离子交换、细胞内缓冲及肾脏来代偿调节。

1. 细胞内外离子交换和细胞内缓冲　这是急性呼吸性酸中毒的主要代偿方式。血浆中的$[H_2CO_3]$升高，$H_2CO_3$解离为$H^+$和$HCO_3^-$，$H^+$进入细胞内可被蛋白质等缓冲，$K^+$出胞以维持电中性，$HCO_3^-$则留在细胞外液中。另外，血浆中蓄积的$CO_2$通过弥散进入红细胞，在碳酸酐酶催化下生成$H_2CO_3$，$H_2CO_3$解离为$H^+$和$HCO_3^-$，$H^+$被血红蛋白缓冲，

$HCO_3^-$ 与血浆中的 $Cl^-$ 交换,结果血浆中的 $HCO_3^-$ 增加,血钾增高而 $Cl^-$ 降低。但这种代偿作用十分有限,因为 $PaCO_2$ 每升高 1.3kPa(10mmHg),血浆[$H_2CO_3$]仅增高 1.0mmol/L,难以维持[$HCO_3^-$]/[$H_2CO_3$]的正常比值,因此急性呼吸性酸中毒往往呈失代偿性。

2. 肾脏代偿 这是慢性呼吸性酸中毒的主要代偿方式。$PaCO_2$ 和 $H^+$ 浓度增高可增强肾小管上皮细胞内碳酸酐酶和谷氨酰胺酶的活性,肾小管上皮细胞排 $H^+$、泌 $NH_4^+$ 和重吸收 $HCO_3^-$ 增加。这种代偿作用在呼吸性酸中毒发生 3～5 天后逐渐达到最大。$PaCO_2$ 每升高 1.3kPa(10mmHg),血浆[$H_2CO_3$]增高约 3.5mmol/L,[$HCO_3^-$]/[$H_2CO_3$]的比值可恢复正常,因此慢性呼吸性酸中毒常为代偿性。

**(四)血气指标的变化**

如肾脏充分发挥代偿作用后,[$HCO_3^-$]/[$H_2CO_3$]的比值和血浆 pH 值仍在正常范围,称为代偿性呼吸性酸中毒。若肾脏尚未充分发挥代偿作用或代偿不足时,[$HCO_3^-$]/[$H_2CO_3$]的比值低于 20∶1,血浆 pH 值下降,称为失代偿性呼吸性酸中毒。呼吸性酸中毒时,由于[$H_2CO_3$]原发性增高,$PaCO_2$、$CO_2CP$、SB、AB、BB 值都增高,AB>SB,BE 正值加大。

**(五)对机体的影响**

1. 中枢神经系统功能障碍 严重急性呼吸性酸中毒,典型的中枢神经系统功能障碍是肺性脑病,常见于 $PaCO_2$ 超过 10.7kPa(80mmHg)时。患者早期表现为持续头痛、烦躁不安等,进一步发展可出现震颤、精神错乱、嗜睡、抽搐和昏迷等,即 $CO_2$ 麻醉。其机制详见呼吸衰竭。

2. 心血管功能改变 呼吸性酸中毒常伴有缺氧,可使肺小动脉收缩,引起肺动脉高压。$PaCO_2$ 升高和 pH 值降低可增强肺小动脉对缺氧的敏感性。其他改变与代谢性酸中毒基本相同。

**(六)防治和护理的病理生理学基础**

积极治疗原发病,改善肺泡通气功能,使潴留的 $CO_2$ 尽快排出,慎用碱性药物。因为呼吸性酸中毒时,由于肾脏的排酸保碱代偿作用,$HCO_3^-$ 已经很高。尤其是通气尚未改善前,错误地使用碱性药物,可伴发代谢性碱中毒,并使呼吸性酸中毒病情进一步加重。

### 三、代谢性碱中毒

代谢性碱中毒(metabolic alkalosis)的特征是血浆 $HCO_3^-$ 原发性增多。

**(一)原因和机制**

1. $H^+$ 丢失过多

(1)经胃丢失:见于剧烈呕吐或胃液引流引起的富含 HCl 的胃液大量丢失。在正常情况下,胃黏膜壁细胞中的碳酸酐酶能将 $CO_2$ 和 $H_2O$ 催化生成 $H_2CO_3$,$H_2CO_3$ 解离为 $H^+$ 和 $HCO_3^-$。$H^+$ 与来自血浆的 $Cl^-$ 形成 HCl,进食时分泌至胃腔,而 $HCO_3^-$ 返回血液。酸性胃液进入十二指肠后,刺激十二指肠上皮细胞与胰腺向肠腔分泌大量的 $HCO_3^-$ 与 $H^+$ 中和。十二指肠上皮细胞与胰腺在产生 $HCO_3^-$ 的同时所生成的 $H^+$ 则返回血液,与来自胃黏膜壁细胞的 $HCO_3^-$ 中和。酸性胃液大量丢失时,血液中来自胃黏膜壁细胞的 $HCO_3^-$ 得不到与来自十二指肠上皮细胞与胰腺的 $H^+$ 中和,导致血浆[$HCO_3^-$]升高,引起代谢性碱中毒。

(2) 经肾丢失：①应用利尿药。常见于大量使用噻嗪类或髓袢利尿药(如呋塞米)时，通过抑制髓袢升支对 $Cl^-$ 和 $Na^+$ 的重吸收，使小管远端尿流速加快、液体增多而刺激致密斑，另外利尿使有效循环血量减少而激活肾素-血管紧张素系统，醛固酮分泌增加，所以长期大量使用这类利尿药使肾小管排 $H^+$、$K^+$、$Cl^-$ 及重吸收 $HCO_3^-$ 增多，促进代谢性碱中毒的发生。②盐皮质激素过多。见于过多使用盐皮质激素、原发性或继发性醛固酮增多症患者，过多的盐皮质激素增加肾远曲小管排出 $K^+$ 和 $H^+$ 及加强 $Na^+$ 和 $HCO_3^-$ 的重吸收。

2. $HCO_3^-$ 过量负荷 许多有机酸(如乳酸盐、酮体、柠檬酸盐等)在体内易于被代谢产生 $HCO_3^-$。如乳酸盐：

$$CH_3CHOHCOO^- + 3O_2 \rightarrow 2CO_2 + 2H_2O + HCO_3^-$$

因此，临床因纠正代谢性酸中毒而输入过多乳酸盐导致代谢性碱中毒，而且在乳酸性或酮症酸中毒时，大量乳酸或酮体被氧化后产生大量 $HCO_3^-$，如再给以持续静脉输入 $HCO_3^-$，就会引起严重的代谢性碱中毒。大量输入含柠檬酸盐抗凝的库血时(1L 库血所含的柠檬酸盐可产生 30mmol $HCO_3^-$)，可使动脉血 pH 值上升而导致代谢性碱中毒。

3. $H^+$ 向细胞内移动 低钾血症时，细胞内的 $K^+$ 向细胞外转移，而 $H^+$ 向细胞内移动；肾小管上皮细胞内缺 $K^+$ 导致 $Na^+$-$K^+$ 交换减弱、$H^+$-$Na^+$ 交换增强、排 $H^+$ 增多及重吸收 $HCO_3^-$ 增加，发生代谢性碱中毒。

(二) 分类

通常按给予生理盐水治疗后代谢性碱中毒是否得到纠正而分为盐水反应性碱中毒和盐水抵抗性碱中毒。

1. 盐水反应性碱中毒 常见于呕吐、胃液吸引、使用利尿药等情况。由于细胞外液减少、有效循环血量降低及低钾和低氯的存在，影响肾排出 $HCO_3^-$ 的能力而维持碱中毒。给予等张或半张的生理盐水来扩充细胞外液及补充 $Cl^-$，能促进 $HCO_3^-$ 经肾排出而纠正碱中毒。

2. 盐水抵抗性碱中毒 主要见于全身性水肿、原发性醛固酮增多症、严重低血钾等，由于盐皮质激素的直接作用和低 $K^+$ 导致碱中毒，给予盐水治疗没有效果。

(三) 机体的代偿调节

1. 血液的缓冲 代谢性碱中毒时，细胞外液 $H^+$ 浓度降低，$OH^-$ 浓度升高，$OH^-$ 可被缓冲系统中的弱酸($H_2CO_3$、$HHbO_2$、$H_2PO_4^-$、$HHb$ 等)所缓冲，但大多数缓冲系统中碱性成分远多于酸性成分，缓冲的结果使 $HCO_3^-$ 和非 $HCO_3^-$($Buf^-$)等量增加，故 pH 很难维持正常。

2. 肺的代偿调节 呼吸代偿可在 24h 达最大效应。由于细胞外液 $H^+$ 浓度降低，呼吸中枢受抑制，呼吸变浅变慢，肺通气量减少，血浆 $PaCO_2$ 升高，以维持 $[HCO_3^-]/[H_2CO_3]$ 的比值接近正常，使 pH 有所降低。但是这种代偿是有限的，很少能达到完全的代偿。因为随着肺通气量减少，$PaO_2$ 降低，可反射性地兴奋呼吸中枢，限制 $PaCO_2$ 过度升高。

3. 肾的代偿调节 肾的代偿作用发挥较晚，常常要 3～5 天。血浆 $H^+$ 减少和 pH 值增高使肾小管上皮细胞的碳酸酐酶和谷氨酰胺酶活性受抑制，肾排 $H^+$、泌 $NH_4^+$ 和重吸收 $HCO_3^-$ 均减少，血液 $[HCO_3^-]$ 降低，尿液呈碱性。但是由缺钾、缺氯或醛固酮分泌增多引起的代谢性碱中毒因肾排 $H^+$ 增多，尿液呈酸性。

4. 细胞内外离子交换　代谢性碱中毒时,细胞外液 $H^+$ 浓度降低,细胞内 $H^+$ 外移补充,细胞外 $K^+$ 内移入细胞,使细胞外液低钾,发生低钾血症。

(四)血气指标的变化

通过以上代偿调节,如 $[HCO_3^-]/[H_2CO_3]$ 的比值维持 20∶1,血浆 pH 值仍在正常范围,称为代偿性代谢性碱中毒。如代偿后 $[HCO_3^-]/[H_2CO_3]$ 的比值高于 20∶1,血浆 pH 值升高,称为失代偿性代谢性碱中毒。其他血气指标变化为:$CO_2CP$、SB、AB、BB 值都升高,AB>SB,BE 正值增加。由于呼吸代偿,$PaCO_2$ 继发性升高。

(五)对机体的影响

轻度代谢性碱中毒患者通常无明显症状。严重代谢性碱中毒可出现许多功能代谢变化。

1. 中枢神经系统功能变化　碱中毒时,pH 值升高,谷氨酸脱羧酶活性降低,而 γ-氨基丁酸转氨酶活性增高,故 γ-氨基丁酸分解加强而生成减少,对中枢神经系统的抑制作用减弱,出现烦躁不安、精神错乱、谵妄甚至昏迷等中枢神经系统功能紊乱的症状。

2. 血红蛋白氧离曲线左移　血液 pH 值升高使血红蛋白氧离曲线左移,氧合血红蛋白向组织释放氧减少,导致组织供氧不足,尤其是对缺氧最为敏感的脑组织影响更大。

3. 对神经肌肉的影响　碱中毒时,pH 值升高,血浆游离钙减少,神经肌肉的应激性增高,可出现腱反射亢进、面部和肢体肌肉的抽动、手足搐搦和惊厥等症状。但在伴有明显低钾血症时,可表现为肌无力或麻痹,掩盖低钙症状,一旦纠正低血钾,即可发生抽搐。

4. 低钾血症　碱中毒时,细胞外液 $H^+$ 浓度降低,细胞内 $H^+$ 与细胞外 $K^+$ 交换,同时,肾小管上皮细胞排 $H^+$ 减少,$H^+$-$Na^+$ 交换减少而 $K^+$-$Na^+$ 交换增加,$K^+$ 从尿中大量丢失,促使低钾血症的发生。低钾血症可引起神经肌肉症状和心律失常。

(六)防治和护理的病理生理学基础

治疗代谢性碱中毒的根本办法是促使血浆中过多的 $HCO_3^-$ 从尿中排出。但即使是肾功能正常的患者也不易完全代偿。所以,治疗代谢性碱中毒应该在进行基础疾病治疗的同时去除代谢性碱中毒的维持因素。

1. 盐水反应性碱中毒　以补充 $Cl^-$ 为主,并根据患者的具体情况适当选用 NaCl、KCl、稀盐酸(HCl)或盐酸精氨酸等。

2. 盐水抵抗性碱中毒　一般以补充钾盐(最好口服)和治疗原发病为主。对伴有全身性水肿或高血压的患者,宜用碳酸酐酶抑制药(乙酰唑胺)利尿;对伴有严重低血钾患者,宜用保钾利尿药(螺内酯或氨苯蝶啶)。

## 四、呼吸性碱中毒

呼吸性碱中毒(respiratory alkalosis)的特征是血浆 $H_2CO_3$ 原发性减少。

(一)原因和机制

各种使肺通气过度的因素都能引起呼吸性碱中毒。

1. 低氧血症　$PaO_2$ 降低可刺激外周化学感受器而反射性引起通气过度,$CO_2$ 排出过多。

2. 肺疾患　肺炎、肺水肿、肺梗死等,在缺氧引起反射性通气过度的同时,还刺激牵张感受器和肺毛细血管旁感受器,反射性引起呼吸增强。

3. 呼吸中枢受刺激　中枢神经系统疾病(如脑血管意外、脑炎、脑肿瘤、脑外伤等)、水杨酸中毒、氨中毒、癔病发作、革兰阴性杆菌败血症等,都可直接刺激呼吸中枢引起过度通气。

4.人工呼吸机使用不当　因通气量过大而引起呼吸性碱中毒。

(二)分类

呼吸性碱中毒可按病程分为两类:

1.急性呼吸性碱中毒　常见于人工呼吸机使用不当或低氧血症时,$PaCO_2$在24h内急剧下降而导致pH值增大。

2.慢性呼吸性碱中毒　常见于慢性颅脑疾病、肺部疾患、氨中毒等兴奋呼吸中枢引起的$PaCO_2$持续下降而导致pH值增大。

(三)机体的代偿调节

1.细胞内外离子的交换和细胞内缓冲　急性呼吸性碱中毒时,血浆[$H_2CO_3$]迅速降低,则[$HCO_3^-$]相对增高。大约在急性呼吸性碱中毒发生后的10min内,$H^+$从细胞内移出与细胞外$HCO_3^-$结合生成$H_2CO_3$,使血浆[$HCO_3^-$]下降,[$H_2CO_3$]有所回升。此外,部分血浆$HCO_3^-$进入红细胞,$Cl^-$和$CO_2$逸出红细胞,促使血浆[$H_2CO_3$]回升,[$HCO_3^-$]降低。但这种缓冲作用是有限的。血浆$PaCO_2$每下降1.3kPa,血浆[$HCO_3^-$]降低2mmol/L,难以维持[$HCO_3^-$]/[$H_2CO_3$]的正常比值,所以急性呼吸性碱中毒往往失代偿。

2.肾脏代偿　肾脏的代偿调节是个缓慢的过程,需3～5天才能达到完善,故它是慢性呼吸性碱中毒的主要代偿方式。慢性呼吸性碱中毒时,$PaCO_2$下降使肾小管上皮细胞代偿性排$H^+$、排$NH_4^+$减少,重吸收$HCO_3^-$减少,血浆$HCO_3^-$代偿性减少。血浆$PaCO_2$每下降1.3kPa,血浆[$HCO_3^-$]降低5mmol/L,可有效避免细胞外液pH值大幅变动。

(四)血气指标的变化

通过以上代偿调节,如[$HCO_3^-$]/[$H_2CO_3$]的比值维持20∶1,血浆pH值仍在正常范围,称为代偿性呼吸性碱中毒。若肾脏尚未充分发挥代偿作用或代偿不足时,[$HCO_3^-$]/[$H_2CO_3$]的比值高于20∶1,血浆pH值升高,称为失代偿性呼吸性碱中毒,常见于急性呼吸性碱中毒。其他血气指标变化为:$PaCO_2$、$CO_2CP$、SB、AB、BB值都下降,AB<SB,BE负值加大。

(五)对机体的影响

呼吸性碱中毒比代谢性碱中毒更易出现气促、眩晕、四肢及口周感觉异常、意识障碍、抽搐等症状。抽搐与低血$Ca^{2+}$有关。神经系统功能障碍除与碱中毒对脑功能的损伤外,还与严重的低碳酸血症引起脑血管收缩使脑血流量减少有关。

(六)防治和护理的病理生理学基础

积极防治原发病并去除引起过度通气的原因。急性呼吸性碱中毒患者可吸入含5%的$CO_2$的混合气体,或嘱咐患者反复屏气,或用塑料袋罩于患者的口鼻使其再吸入呼出的$CO_2$以维持血浆$H_2CO_3$浓度。对癔病患者的精神性通气过度可用镇静剂。

知识拓展

## 第四节　混合型酸碱平衡紊乱

混合型酸碱平衡紊乱是指同一患者同时发生两种或两种以上的单纯型酸碱平衡紊乱。主要有以下几类:

## 一、双重性酸碱平衡紊乱

### (一)血 pH 相互加强的酸碱一致型

1. 代谢性酸中毒合并呼吸性酸中毒　常见于严重通气障碍引起呼吸性酸中毒,又因持续缺氧而发生代谢性酸中毒。该类特点是:血 pH 值明显降低,$PaCO_2$ 明显升高,血浆 $[HCO_3^-]$ 下降。

2. 代谢性碱中毒合并呼吸性碱中毒　如高热伴呕吐患者,高热导致通气过度引起呼吸性碱中毒,又因呕吐而发生代谢性碱中毒。该类特点是:血 pH 值明显升高,$PaCO_2$ 明显降低,血浆 $[HCO_3^-]$ 升高。

### (二)血 pH 相互抵消的酸碱混合型

1. 呼吸性酸中毒合并代谢性碱中毒　常见于有慢性阻塞性肺疾患并使用利尿药患者。由于 $CO_2$ 排出受阻发生呼吸性酸中毒,又因并发心力衰竭应用利尿药导致代谢性碱中毒。该类特点是:血 pH 值正常、下降或升高,$PaCO_2$ 和血浆 $[HCO_3^-]$ 显著升高。

2. 代谢性酸中毒合并呼吸性碱中毒　常见于严重肝脏疾病、水杨酸中毒患者。前者因血氨增高刺激呼吸中枢引起呼吸性碱中毒,又因肝脏利用乳酸障碍和(或)并发肾衰竭而导致代谢性酸中毒;后者因本身是酸性代谢产物以及对呼吸中枢刺激两个因素混合所致。该类特点是:血 pH 值正常、下降或升高,$PaCO_2$ 和血浆 $[HCO_3^-]$ 显著下降。

3. 代谢性酸中毒合并代谢性碱中毒　常见于腹泻并发呕吐患者,由于碱性肠液和酸性胃液同时丢失所致。该类特点是:血 pH 值、$PaCO_2$ 和血浆 $[HCO_3^-]$ 可正常、下降或升高。

## 二、三重性混合性酸碱平衡紊乱

由于同一病人不可能同时存在呼吸性酸中毒和呼吸性碱中毒,因此三重性混合性酸碱平衡紊乱只存在两种类型。

1. 呼吸性酸中毒合并 AG 增高性代谢性酸中毒和代谢性碱中毒　该型的特点是 $PaCO_2$ 明显增高,AG>16mmol/L,$HCO_3^-$ 一般也升高,$Cl^-$ 明显降低。

2. 呼吸性碱中毒合并 AG 增高性代谢性酸中毒和代谢性碱中毒　该型的特点是 $PaCO_2$ 降低,AG>16mmol/L,$HCO_3^-$ 可高可低,$Cl^-$ 一般低于正常。

三重性混合型酸碱平衡紊乱比较复杂,必须充分了解原发病情并结合实验室检查进行综合分析,才能得出正确结论。

同步测试

**思考题**
1. 试述机体在代谢性酸中毒时的主要代偿机制。
2. 代谢性碱中毒会对机体产生什么样的影响?

(潘晓燕　陈　健)

# 第九篇 感觉器官

# 第一章 感受器及其一般生理特性

**学习要求**
1. 掌握感受器和感觉器官的概念。
2. 熟悉感受器的一般生理特性。

思维导图

## 第一节 感受器、感觉器官的定义和分类

### 一、感受器、感觉器官的定义

感受器(receptor)是指分布在体表或组织内部的专门感受机体内、外环境变化的结构或装置。感受器的结构形式是多种多样的:最简单的感受器就是感觉神经末梢,如痛觉、温度觉感受器;有的感受器是神经末梢包有结缔组织被膜而成,如环层小体和肌梭;也可以是在结构和功能上高度分化的感受细胞,如视网膜的感光细胞、耳蜗和前庭器官中的毛细胞。感受细胞连同非神经组织的附属结构(如眼的折光系统、耳的集音与传音装置)构成感觉器官(sense organ)。附属结构的功能是有效地将刺激传送到感受器。人体主要的感觉器官有眼、耳、鼻、舌等。

### 二、感受器的分类

感受器的种类很多,有不同的分类方法。根据感受器所能感受的刺激性质不同,分为机械感受器、化学感受器、温度感受器等;根据感受器分布的部位不同,可分为外感受器和内感受器。外感受器分布在体表(如视觉、听觉、嗅觉、味觉以及皮肤的触觉、压觉和温度觉感受器),感受外环境变化的信息,通过感觉神经传到中枢,可引起清晰的主观感觉。内感受器存在于身体内部的组织或器官中(如平衡觉、本体感觉、内脏感觉的感受器),感受内环境变化的信息,传入冲动到达中枢后,一般不产生特定的感觉,但可引起各种调节反应,对维持机体功能的协调统一和内环境稳态有重要作用。

## 第二节 感受器的一般生理特性

### 一、感受器的适宜刺激

每种感受器都有它最敏感的刺激形式,这种形式的刺激就称为该感受器的适宜刺激

(adequate stimulus)。例如,一定波长的电磁波是视网膜光感受细胞的适宜刺激,一定频率的声波是耳蜗毛细胞的适宜刺激。感受器的这一特性,使机体能够对内、外界环境变化进行灵敏地感受和准确地判断。

## 二、感受器的换能作用

感受器能把作用于它们的各种刺激能量转换成传入神经的动作电位,这种能量转换称为感受器的换能作用(transducer function)。在换能过程中,感受器不是直接把刺激能量转变为神经冲动,而是先在感受器细胞或感觉神经末梢引起相应的电位变化,前者称为感受器电位(receptor potential),后者称为发生器电位(generator potential)。感受器电位和发生器电位都是一种过渡性慢电位,它们与局部电位一样,不具有"全或无"的性质,可以总和,呈电紧张性扩布。

## 三、感受器的编码作用

感受器的换能作用不仅使能量的形式发生了转变,而且还把刺激信号中所包含的信息转移到了动作电位的序列之中,这种现象称为感受器的编码(coding)作用。例如,当给皮肤的触压觉感受器施以触压刺激时,随着触压力量的加大,虽然在单一传入神经纤维上动作电位的大小不变,但此时传入神经纤维上的动作电位频率增高,产生动作电位的传入神经纤维数目增多。感觉中枢即可根据不同的电信号序列获得各种感觉。由此可见,刺激的强度不仅可通过单一神经纤维上动作电位的频率来编码,还可通过参与电信息传输的神经纤维数目多少来编码。

## 四、感受器的适应现象

当一个恒定强度的刺激持续作用于感受器时,在其传入神经上的动作电位频率会逐渐下降,这一现象称为感受器的适应(adaptation)。如果该刺激能引起主观感觉,则感觉也将随之减弱。根据感受器适应速度的不同,可把它们分为快适应感受器(如嗅觉、触觉感受器)和慢适应感受器(如颈动脉窦压力感受器、痛觉感受器、肌梭等)。快适应感受器有利于机体接受新刺激;慢适应感受器有利于机体对某些生理功能进行经常性的监测和调整。感受器适应的机制尚未明了。

**思考题**

何谓感受器电位?感受器电位有哪些特点?

(钱令波  艾  恒)

# 第二章 眼的视觉功能

**学习要求**

1. 掌握眼视近物时的调节及其意义；瞳孔对光反射的概念及其临床意义；两种感光换能系统的分布和功能特点。
2. 熟悉近视、远视、散光的原因、特点和矫正方法；暗适应、明适应及其原理；视力、视野的概念。
3. 了解感光细胞的感光换能机制。

视觉是极其重要的一种感觉，据估计，人脑从外界获取的信息中，有95%以上来自于视觉。

眼由含有感光细胞的视网膜和作为附属结构的折光系统等部分组成（图9-2-1）。人眼的适宜刺激是波长为380~760nm的电磁波。来自外界物体的光线透过眼的折光系统在视网膜上成像，视网膜的感光系统将物像的光刺激信息转变为生物电信号，继而产生视神经冲动传向大脑。

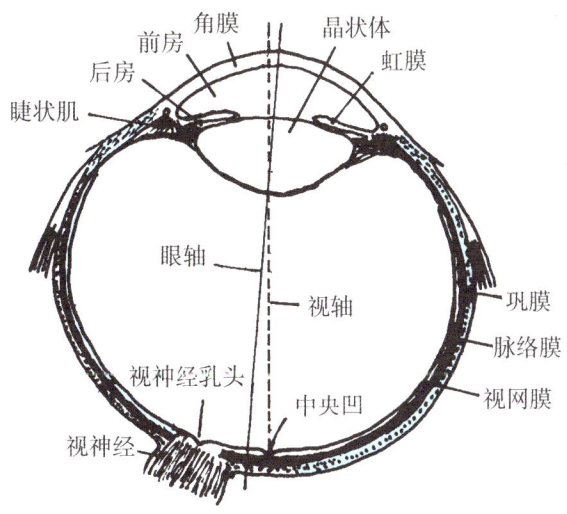

图 9-2-1 右眼球的水平切面图

## 第一节 眼的折光系统及其调节

### 一、眼折光系统的光学特性

眼的折光系统是一个非常复杂的光学系统，包括角膜、房水、晶状体和玻璃体，它们是具有不同折光率的4种介质,而且角膜和晶状体的前、后表面的曲率半径也不相同。曲率半径越小,折光力越强;反之,曲率半径越大,折光力越弱。因此,光线到达视网膜前需经多次折射,要用一般几何光学的原理画出光线在眼内的行径和成像情况是很困难的。为了研究和应用方便,有人设计了与正常眼的折光效果相同,但更为简单的光学模型,称为简化眼(reduced eye)。简化眼是一种人工模型,设定眼球由一个前后径为20mm的单球面折光体构成,该球面的曲率半径为5mm,内容物是同一介质,折光率为1.333,即节点n在球形界面后方5mm的位置,后主焦点在节点后方15mm处,相当于视网膜的位置。这个模型与正常人眼安静而不作调节时的情况一样,平行光线正好在视网膜上聚焦(图9-2-2)。

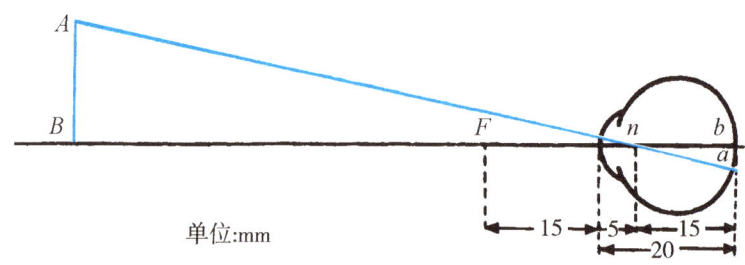

**图 9-2-2　简化眼及其成像**

F 为前主焦点,n 为节点,anb 和 AnB 是对顶的两个相似直角三角形;
如果物距(近似于 Bn)和物体(AB)的大小为已知,则可计算出视
网膜上物像(ab)的大小和对顶角(即视角)的大小

利用简化眼可以方便地计算出不同远近、大小物体在视网膜上成像大小,如图 9-2-2 所示,AnB 和 anb 是对顶的相似直角三角形,因此

$$\frac{物体的大小(AB)}{物体至节点距离(Bn)} = \frac{物像大小(ab)}{物像至节点距离(bn)}$$

式中 bn 是不变的,因此视网膜上物像大小与物体的大小、物体至节点的距离有关,物体过小或物体离眼太远都不能产生清晰的视觉。

## 二、眼的调节

知识拓展

微课视频

当眼看6m以外物体时,从物体上发出的所有入眼光线接近于平行光线,正常眼不需作任何调节就能在视网膜上形成清晰的物像。通常把眼在不作任何调节时所能看清物体的最远距离称为远点。当物体在6m以内时,从物体上发出的光线呈不同程度的辐散,通过眼的折光系统将成像在视网膜之后。由于光线到达视网膜时尚未聚焦,所以物像是模糊的。然而,实际上正常眼在看近物时也非常清楚,这是由于眼在看近物时已进行了调节,使进入眼内的光线经历较强的折射,最终也能在视网膜上成像。眼的调节主要靠晶状体调节,此外,瞳孔调节和两眼球会聚也起着重要作用。

1. **晶状体的调节**　晶状体是一个双凸透镜状透明体,富有弹性,其周缘借悬韧带与睫状体相连,睫状体内有睫状肌,由辐射状和环状两种平滑肌组成,前者受交感神经支配,后者受副交感神经支配,晶状体的凸度可随睫状肌的舒缩而变化。当看近物时,视网膜上形成的物像模糊,此信息传到皮层视区,反射性地引起动眼神经中的副交感神经兴奋,使睫状体的环形肌收缩,悬韧带松弛,晶状体因本身的弹性而变凸,尤其是向前凸起更明显(图

9-2-3）。晶状体的变凸使其前表面的曲率半径变小，折光能力增加，从而使物像前移于视网膜上，产生清晰的视觉。物体离眼睛越近，入眼的光线辐散程度越大，这就需要晶状体更大程度地变凸。所以，长时间看近物，由于睫状肌处于紧张状态，眼容易疲劳。

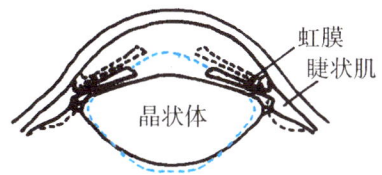

**图 9-2-3　眼调节前后睫状体、虹膜的位置和晶状体形态的改变**
实线：安静时的情况　　虚线：看近物经过调节后睫状肌、晶状体、虹膜的位置和形状

眼作最大能力调节时能够看清物体的最近距离称为近点（near point）。近点的远近可作为衡量眼的调节能力大小的一个指标，而眼的调节能力主要取决于晶状体的弹性。例如，8岁左右的儿童的近点约为8.6cm；20岁左右的青年人平均为11cm；而60岁左右的老年人可增至83cm。由此可见，随着年龄的增加，晶状体弹性减弱，眼的调节能力降低，近点远移。这时看远物正常，看近物模糊，称为老视（presbyopia）。老视眼通常在45岁左右发生，矫正的办法是：看近物时戴凸透镜增加折光力，以弥补晶状体凸起能力的不足。

2. 瞳孔的调节　正常人眼瞳孔的直径可变动于1.5~8.0mm之间。看近物时，反射性地引起双侧瞳孔缩小，称为瞳孔近反射（near reflex of the pupil）或瞳孔调节反射（pupillary accommodation reflex）。瞳孔缩小可减少进入眼的光线量并减少球面像差和色像差，使视网膜成像更为清晰。其神经反射通路与晶状体调节相似，动眼神经中的副交感神经兴奋引起睫状肌收缩的同时，瞳孔括约肌也收缩，故瞳孔缩小。

瞳孔的大小可随光线的强弱而变化，弱光下瞳孔开大，强光下瞳孔缩小，称为瞳孔对光反射（pupillary light reflex）。其意义在于控制进入眼内的光量，使视网膜不致因光线过强而受损，也不会因光线过弱而影响视觉。其反射途径为：强光照射视网膜时产生的神经冲动，经视神经传到中脑的顶盖前区更换神经元，然后到达双侧动眼神经核，再沿动眼神经中的副交感纤维传出，使瞳孔括约肌收缩，瞳孔缩小。瞳孔对光反射的效应是双侧的，光照一只眼时，两眼瞳孔同时缩小，称为互感性对光反射（consensual light reflex）。瞳孔对光反射中枢在中脑，因此临床上常用它作为判断中枢神经系统病变部位、麻醉深度和病情危重程度的重要指标。

3. 双眼球会聚　视近物时，两眼的视轴向鼻侧聚拢的现象，称为眼球会聚（convergence），也称为辐辏反射（convergence reflex）。这种反射可使双眼看近物时，物像仍可落在两眼视网膜的对称点上，产生单一的清晰视觉，避免复视。

### 三、眼的折光异常

眼的折光系统异常或眼球的形态异常时，平行光线不能在视网膜上聚焦，这种现象称为折光异常。包括近视（myopia）、远视（hyperopia）和散光（astigmatism）（图9-2-4）。

小案例

1. 近视　近视是由于眼球前后径过长或折光系统的折光能力过强而引起的。近视眼看远物时，平行光线经眼折射后聚焦在视网膜前方，视网膜上的像是模糊

的;看近物时,由于近物发出的光线呈辐散状,此时,眼不需调节或只作较小的调节,物像便可落在视网膜上,所以仍可看清近物。矫正近视应配戴合适的凹透镜,使入眼光线适当辐散后在视网膜上聚焦。

2. 远视  远视是由于眼球的前后径过短或折光系统的折光力过弱引起的。远视眼看远物时,远处物体发出的平行光线聚焦在视网膜后方,故远视眼看远物时就需要调节,看近物时需作更大程度的调节,容易发生调节疲劳而产生头痛等反应。矫正远视的方法是配戴合适的凸透镜。

3. 散光  正常眼的折光体表面都是正球面,即球面上各个方向的曲率半径都相等。散光是由于角膜或晶状体表面不同方向的曲率半径不同所致,平行光线入眼后不能在视网膜上形成单一的焦点,造成视物不清或物像变形。矫正的办法是配戴合适的柱面镜,使某一方位的曲率异常得到纠正。

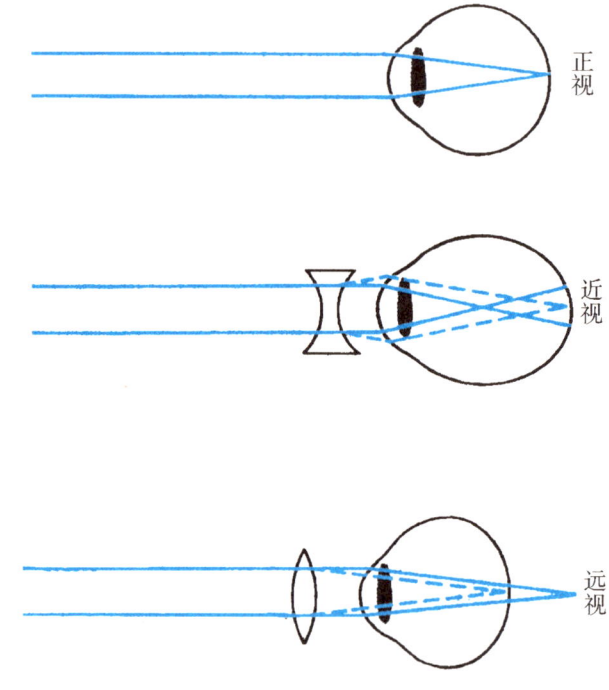

图 9-2-4  眼的折光异常及其矫正

## 第二节  眼的感光换能系统

眼的感光系统由视网膜构成。视网膜的基本功能是感受光刺激,并将其转变为生物电信号传入中枢,经视觉中枢分析处理后形成视觉。

### 一、视网膜的结构特点

视网膜是位于眼球壁最内层的神经组织膜,厚度仅 0.1～0.5mm,但结构十分复杂。其中,在感光换能过程中起重要作用的 4 层细胞,由外向内为色素上皮层、感光细胞层、双极细胞层和神经节细胞层(图 9-2-5)。感受光线刺激的是感光细胞层的视锥细胞和视杆细胞。两种感光细胞都与双极细胞发生突触联系,双极细胞再与神经节细胞联系,神经节细胞的轴突构成视神经。在视神经穿过视网膜处形成视神经乳头,视神经乳头处没有感光细胞,是生理性盲点(blind spot)。视锥细胞和视杆细胞在视网膜上的分布并不均匀,愈近视网膜的中心部,视杆细胞愈少而视锥细胞愈多,中央凹处的感光细胞几乎全部是视锥细胞。

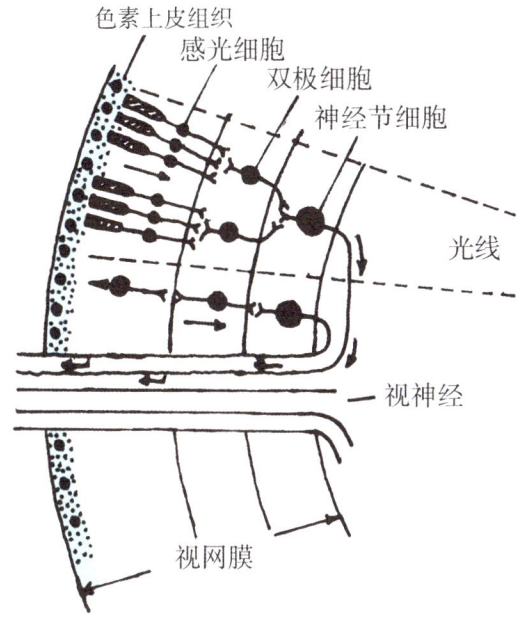

图 9-2-5　视网膜的主要细胞层次及其联系模式图
(箭头表示神经冲动方向)

## 二、视网膜的两种感光换能系统

1. 视锥系统　又称昼光觉系统,由视锥细胞和与它相联系的双极细胞、神经节细胞等组成。视锥细胞对光的敏感性低,但能感受不同波长的色光刺激,故视锥系统司昼光觉和色觉。由于视锥系统的细胞间多呈"单线式"联系,所以分辨能力强,视物精确。以白昼活动为主的动物,如鸡、鸽等,其视网膜上的感光细胞几乎全是视锥细胞。

2. 视杆系统　又称晚光觉系统(或暗视觉系统),由视杆细胞和与它相联系的双极细胞、神经节细胞等组成。视杆细胞对光的敏感性高,能在昏暗的环境中感受弱光刺激而引起视觉,但不能分辨颜色,故视杆系统司暗光觉。视杆细胞系统的细胞间多呈"聚合式"联系,即多个视杆细胞与同一个双极细胞联系,而多个双极细胞再与一个神经节细胞联系,故分辨能力低。在自然界,以夜间活动为主的动物,如猫头鹰、鼠等,它们的感光细胞以视杆细胞为主。

## 三、感光细胞的感光换能机制

感光细胞能接受光的刺激而产生兴奋,是因为它们含有视色素(感光物质)。视杆细胞中的视色素称视紫红质,这是一种由视蛋白(opsin)与视黄醛(retinene)组成的结合蛋白质,其最大吸收波长为500nm,相当于蓝绿色光。光照时,视紫红质迅速分解为视蛋白和视黄醛,视黄醛有两种构型,光照前为

知识拓展

11-顺型视黄醛，光照时变为全反型视黄醛(图 9-2-6)。视黄醛分子构型的改变，会引起视蛋白的构型发生变化，经过复杂的信号传递系统的活动，诱发视杆细胞产生感受器电位。感受器电位以电紧张形式在视杆细胞上扩布，通过影响某种递质释放，从而使双极细胞产生电位变化，只有当这种电位变化传到神经节细胞，使神经节细胞的静息膜电位去极化达到阈电位时，才能产生动作电位，作为视网膜的最后输出信号传向视觉中枢。

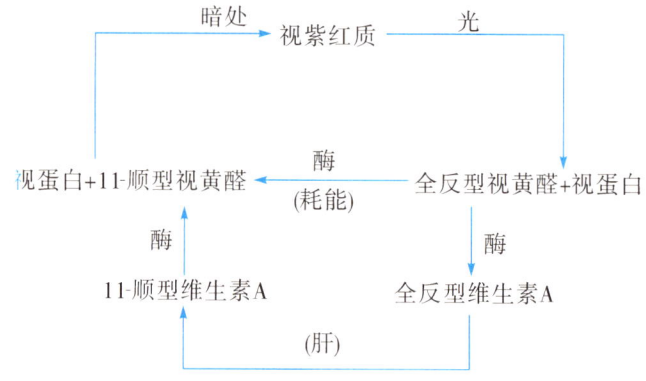

**图 9-2-6 视紫红质光化学反应示意图**

在光亮处分解的视紫红质，在暗处又可以重新合成，此反应的平衡点决定于光照的强度。光线越弱，视杆细胞内合成状态的视紫红质越多，这使视网膜对弱光更敏感；相反，光线越强，分解的视紫红质越多，这时，视杆细胞几乎失去了感光能力，而由视锥细胞来承担感光功能。视紫红质的再合成先是全反型视黄醛转变为 11-顺型视黄醛，而 11-顺型视黄醛的形成需要一种异构酶。储存于色素上皮细胞内的维生素 A(即全反视黄醇)在异构酶的作用下转变为 11-顺型视黄醇，最后再转变为 11-顺型视黄醛，后者再与视蛋白结合成视紫红质。视紫红质虽然可以进行不断地再生循环，但是在它分解和合成的过程中，总有部分视紫红质会被消耗，因此必须从食物中摄取维生素 A 来补充。故维生素 A 长期摄入不足，会影响人的暗视觉，引起夜盲症(nyctalopia)。

视锥细胞的视色素也由视蛋白和 11-顺型视黄醛结合而成，由于视蛋白分子结构的不同，决定了与之结合的视黄醛分子对某一波长的光线最为敏感，由此可以区分出 3 种不同的视色素，它们分别存在于 3 种不同的视锥细胞中，即感红、感绿、感蓝的视锥细胞。光线作用于视网膜时，它们也发生同视杆细胞类似的感受器电位，其换能机制与视杆细胞相似。

感受色光是视锥细胞的重要功能。色觉是由于不同波长的光线作用于视网膜后在人脑引起的主观感觉，这是一种复杂的物理和心理现象。正常眼能分辨波长 380～760nm 之间约 150 种不同的颜色。关于色觉的形成，最早提出的是三原色学说，近年来已被许多实验所证实。该学说认为，在视网膜上分布有 3 种视锥细胞，分别含有对红、绿、蓝 3 种光敏感的视色素，当某一波长的光线作用于视网膜时，3 种视锥细胞分别产生不同程度的兴奋，这样的信息传到中枢，就会产生某一种颜色的感觉。例如，感红、绿、蓝 3 种视锥细胞的兴奋比例为 4:1:0 时，产生红色的感觉；三者比例为 2:8:1 时，产生绿色的感觉等。

知识拓展

三原色学说较合理地解释了色盲和色弱的发病机制。色盲可分为全色盲和部分色盲，全色盲极为少见，部分色盲主要是红绿色盲，可能是由于缺乏相应的视锥细胞，导致对红色与绿色的分辨障碍。色盲绝大多数是遗传的，只有极少数是由视网膜病变引起的。色弱是由于视锥细胞的反应能力较弱，使患者对某种颜色的识别能力较正常人稍差。色弱多为后天因素引起。

## 第三节　与视觉有关的几种生理现象

### 一、暗适应与明适应

1. 暗适应　人从明亮处突然进入暗处时，最初任何东西都看不清楚，经过一定时间后，视觉逐渐恢复，这种现象称为暗适应(dark adaptation)。暗适应是进入暗环境后眼对光线的敏感度逐渐升高的过程，而光敏感性的高低与视紫红质的含量密切相关。在光亮处时，视杆细胞中的视紫红质大量分解，到暗处后不足以引起对暗光的感受；而视锥细胞又只能感受强光，所以进入暗处时开始什么也看不清，等待一定时间后，由于视紫红质的不断合成而含量增多，对暗光的感受能力增强，所以在暗处的视力又逐渐恢复。可见，暗适应的过程主要决定于视杆细胞的视紫红质在暗处再合成的速度。整个暗适应过程约需 30min。

2. 明适应　从暗处突然来到亮处，最初感到一片耀眼的光亮，看不清物体，只有稍待片刻才能恢复视觉，这种现象称为明适应(light adaptation)。其机制是：在暗处视杆细胞内积聚了大量的视紫红质，到亮处遇强光时迅速分解，因而产生耀眼的光感。待视紫红质大量分解后，由视锥细胞感受亮光，维持昼视觉。明适应较快，约 1min 即可完成。

### 二、视敏度

视敏度(visual acuity)也称视力，是指眼对物体微细结构的分辨能力，即分辨物体上两点间最小距离的能力，通常以视角(visual angle)的大小作为衡量标准。视角是指物体两点发出的光线入眼球后，在节点交叉时所形成的夹角。离眼一定距离的物体，两点发出的光线在节点相交叉时形成的夹角（即视角）为 1 分角（1/60 度）时，利用简化眼可计算出视网膜上像的大小恰好为 $4\sim5\mu m$，中间正好隔着一个未被兴奋的视锥细胞，冲动传入中枢后可形成两点分开的感觉。眼能分辨两点所构成的视角越小，表示视力越好。视力表就是根据这个原理设计的。

### 三、视野

单眼固定注视前方一点时，该眼所能看到的空间范围，称为视野(visual field)。正常人的视野受面部结构的影响，鼻侧与上方的视野较小，颞侧与下方的视野较大。在同一光照条件下，不同颜色的视野大小也不同，白色视野最大，其次为黄、蓝色，红色再次之，绿色最小（图 9-2-7）。临床上检查视野可帮助诊断视觉传导通路和视网膜的病变。

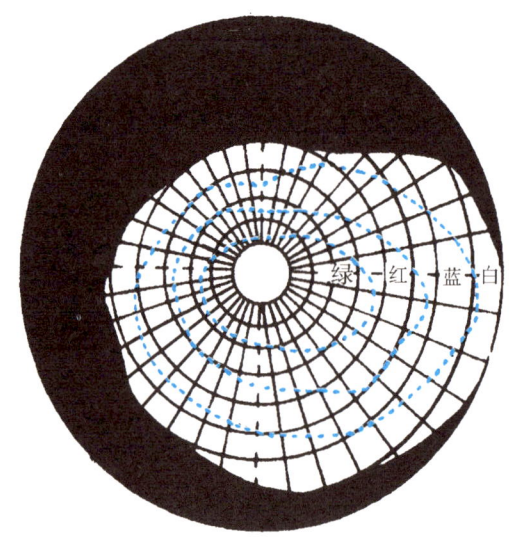

图 9-2-7　人右眼的各色视野
范围小的色视野重合在范围大的色视野之内

### 四、双眼视觉和立体视觉

两眼同时看物体时所产生的视觉称为双眼视觉。双眼视物时,物像落在两眼视网膜的对称点上,主观上产生单一物体的感觉。双眼视觉还可弥补生理性盲点,扩大视野,形成立体视觉。立体视觉形成的原因,是因为同一物体在两眼视网膜上形成的像并不完全相同,左眼看到物体的左侧面较多,右眼看到物体的右侧面较多。这些来自两眼稍有不同的图像信息经过视觉高级中枢处理后,产生有立体感的物体形象。

**思考题**

1. 正常眼看近物时如何调节？有何生理意义？
2. 为什么瞳孔对光反射可作为判断病情危重程度的指标？
3. 远视与老视有何异同？
4. 简述眼折光和调节能力异常及其矫正方法。
5. 比较视网膜两种感光细胞的分布与功能特点。
6. 维生素 A 缺乏为什么会导致夜盲症？
7. 试述暗适应、明适应现象及其机制。

（钱令波　艾　恒）

# 第三章 耳的听觉功能

**学习要求**
1. 掌握声波传入内耳的途径。
2. 熟悉耳蜗的感音换能作用。
3. 了解外耳和中耳的传音功能；耳蜗对声音的分析。

听觉器官是耳，它由外耳、中耳和内耳的耳蜗组成。听觉的感受器是内耳耳蜗的螺旋器(也称柯蒂器)，其适宜刺激是物体振动时发出的声波。声波经外耳、中耳传至内耳耳蜗，经耳蜗的换能作用将机械能转变为听神经上的神经冲动，传至大脑皮层听觉中枢，产生听觉。

## 第一节 外耳和中耳的传音功能

### 一、外耳的功能

外耳由耳郭和外耳道组成。耳郭的形状有利于收集声波，在一定程度还可帮助判断声源的方向。外耳道是声波传导的通路。

### 二、中耳的功能

中耳由鼓膜、听小骨、鼓室和咽鼓管等组成，其中鼓膜和听小骨在传音过程中起着重要作用。

鼓膜为椭圆形略向内凹的薄膜，面积为 $50\sim90mm^2$，厚 $0.1mm$。鼓膜具有较好的频率响应和较小的失真度，因此，它的振动可与声波振动同始同终，有利于把声波的振动如实地传递给听小骨。

听小骨有 3 块，包括锤骨、砧骨和镫骨，它们依次连接成听骨链。锤骨柄与鼓膜相连，镫骨脚板封闭卵圆窗，砧骨居中(图 9-3-1)。听骨链形成一个固定角度的杠杆，其中锤骨柄为长臂，砧骨长突为短臂，支点刚好在听骨链的重心上。因此，听骨链是一个惰性最小、效率最高的杠杆系统。

声波由鼓膜经听骨链到达卵圆窗膜时，其振幅减小而压强增大，这就是中耳的传音和增压作用。其增压作用的原因有两个：一是听骨链的长短臂之比为 $1.3:1$，这样，通过杠杆的作用在短臂一侧的压力将增大 1.3 倍；二是鼓膜的实际振动面积与卵圆窗膜面积之比为 $55:3.2(17.2:1)$，如果听骨链传导时总压力不变，则作用于卵圆窗上的压强将增加 17.2 倍。所以，声音在中耳传递过程中的增压效应为 $17.2\times1.3\approx22.4$ 倍，大大提高了传音效率。同时可使振动的幅度减小，避免对内耳和卵圆窗膜造成损伤。

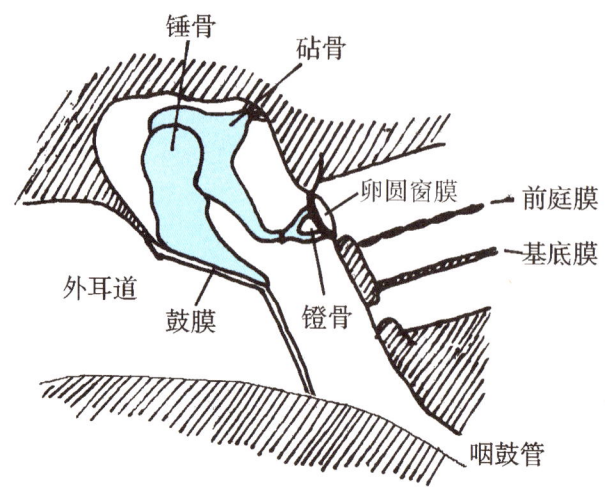

图 9-3-1　听骨链及其与耳蜗关系示意图

咽鼓管是连通鼓室和鼻咽部的小管道,其鼻咽部的开口常处于闭合状态,在吞咽、打哈欠时开放。咽鼓管的主要功能是调节鼓室内压力,使之与外界大气压保持平衡,这对于维持鼓膜的正常位置、形态和振动性能具有重要意义。咽鼓管因炎症阻塞时,鼓室内空气被吸收,可造成鼓膜内陷并产生耳鸣,影响听力。人们乘坐飞机时,随着飞机的升降,鼓膜两侧的气压失去平衡,引起鼓膜向外或向内移动而影响听力,甚至引起疼痛感。

### 三、声波传入内耳的途径

声波是通过气传导和骨传导两种途径传入内耳的。在正常情况下以气传导为主。

1. 气传导　声波经外耳道引起鼓膜振动,再经听骨链和卵圆窗膜传入内耳。这一声波传导途径称为气传导(air conduction),是声波传导的主要途径。此外,鼓膜的振动引起鼓室内空气的振动,可经圆窗传入内耳。但是,这一气传导在正常情况下并不重要,只有在鼓膜穿孔或听骨链运动障碍时,方可发挥一定的传音作用,但这时的听力则大为降低。

2. 骨传导　声波振动直接作用于颅骨,经耳蜗骨壁传至内耳,这种传导方式称为骨传导(bone conduction)。骨传导的效率要比气传导的效率低得多,因为,平时我们接触到的一般声音不足以引起颅骨的振动,只有较强的声音或自己的说话声,才能引起较明显的颅骨振动。

小案例

临床上常通过检查患者气传导和骨传导受损的情况,判断听觉异常的产生部位和原因。如鼓膜或中耳病变时,患耳的气传导明显受损,而骨传导却不受影响,甚至相对增强,这种听力障碍称为传导性耳聋;当耳蜗病变或听觉传导通路、听觉中枢病变时,患侧气传导和骨传导同时受损,所引起的听觉障碍分别称为感音性耳聋和中枢性耳聋。

## 第二节　内耳的感音功能

内耳又称迷路,包括耳蜗和前庭器官两部分,声音的感受装置位于耳蜗。耳蜗的主要作用是将声波的机械振动转变为听神经纤维的神经冲动,故与听觉密切相关,而前庭器官则与平衡感觉有关。

## 一、耳蜗的结构

耳蜗是由一条骨质管道围绕一锥形骨盘旋而成。在耳蜗的横断面上有两个分界膜，斜行的为前庭膜，横行的为基底膜，它们将管道分为3个腔，分别称为前庭阶、鼓阶和蜗管（图9-3-2）。前庭阶在耳蜗底部与卵圆窗膜相接，鼓阶在耳蜗底部与圆窗膜相接，前庭阶和鼓阶在耳蜗顶部经蜗孔相交通，其内充满外淋巴。蜗管是充满内淋巴的盲管。声音的感受器位于基底膜，称为螺旋器，其横断面上可见数行纵向排列的毛细胞。毛细胞的顶部与蜗管内淋巴接触，而毛细胞的周围和基底部则与外淋巴相接触。每个毛细胞顶部都有数百条排列整齐的听毛，一些较长的听毛其顶端埋植在盖膜的胶冻状物质中。盖膜的内侧连在耳蜗轴上，外侧游离在内淋巴中。毛细胞的底部有丰富的听神经末梢。

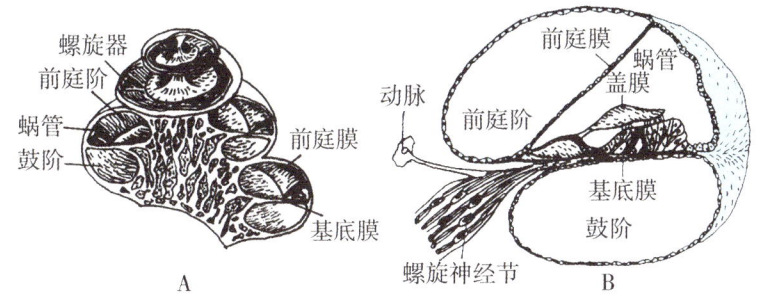

**图 9-3-2 耳蜗及其横断面示意图**
A:耳蜗纵剖面 B:耳蜗管横断面

## 二、耳蜗的感音换能作用

当声波振动通过听骨链传到卵圆窗时，压力变化立即传给耳蜗的液体和膜性结构。当压力变化使卵圆窗膜内移时，前庭膜和基底膜将下移，鼓阶的外淋巴压迫圆窗膜外移；相反，当卵圆窗膜外移时，整个耳蜗内的液体和膜性结构又作反方向移动，如此反复，形成了外淋巴的振动，同时也导致了蜗管内淋巴和基底膜的振动。当基底膜振动时，基底膜与盖膜的相对位置发生了变化，引起螺旋器上毛细胞顶部的听毛弯曲变形，从而使毛细胞产生感受器电位，毛细胞的电位变化引起细胞底部释放递质，进而引起分布于附近的耳蜗传入神经纤维产生动作电位，完成耳蜗的换能作用。

## 三、耳蜗及听神经的生物电

1. **耳蜗的静息电位** 耳蜗未受到声波刺激时，如果以鼓阶或前庭阶的外淋巴为参考零电位，将测量电极插入蜗管内淋巴中，可测得电位为+80mV左右，称为耳蜗内电位（endocochlear potential），又称内淋巴电位（endolymphatic potential）。如将测量电极插入毛细胞内，可测得-80~-70mV的电位，此为毛细胞的静息电位。由于毛细胞周围是外淋巴，而毛细胞的顶部浸浴在内淋巴中，因此，毛细胞顶部膜内外的电位差为150~160mV，这就是耳蜗静息电位。耳蜗静息电位是产生其他电变化的基础。

2. **耳蜗微音器电位** 当耳蜗受到声波刺激时，在耳蜗及其附近结构中，可记录到一种频率和波形与作用于耳蜗的声波振动完全一致的电位变化，这种电位变化称为耳蜗微音器电位（cochlear microphonic potential）。耳蜗微音器电位是多个毛细胞产生的感受器电位的复合表现,是一种具有交流性质的电变化,无真正的阈值,潜伏期极短(小于 0.1ms),没有不应期,可以总和,在一定范围内,其振幅随声压的增大而增大。因此,微音器电位的波动能够同声波振动的频率和幅度相一致。

3.听神经动作电位　毛细胞产生的感受器电位以电紧张的形式扩布,并引起毛细胞底部释放某种递质,通过细胞间的信息传递,在听神经末梢产生局部去极化的电位变化,当达到阈电位时,引起听神经纤维的动作电位。

听神经动作电位属复合动作电位,可以通过神经冲动的频率、幅度、间隔时间以及发放神经冲动的纤维在基底膜上的部位等,来传递不同的声音信息。这些信息传入中枢后,人脑便可依据其中特定的规律来区分不同的声音。

## 第三节　与听觉有关的若干生理现象

### 一、人耳的听阈和听域

耳的适宜刺激是空气振动的疏密波,但振动的频率必须在一定范围内,并达到一定强度才能产生听觉。通常人耳能感受的振动频率为 20~20000Hz。对于每一种频率的声波,都有一个刚能引起听觉的最小强度,称为听阈(hearing threshold)。当声音强度在听阈以上增加时,听觉的感受也相应增强,但当强度增加到某一限度时,它引起的将不单是听觉,同时还会引起鼓膜疼痛的感觉,这个限度称为最大可听阈(maximal hearing threshold)。每一种频率的振动都有它自己的听阈和最大可听阈,如果以声波的频率为横坐标,以声音的强度为纵坐标,将不同频率的听阈和最大可听阈分别连接起来,就能绘制出人耳能感受到的声音频率和强度范围的坐标图(图 9-3-3)。不同振动频率的听阈所连成的曲线与不同振动频率的最大可听阈连成的曲线之间的面积,称为听域(hearing span)。从听域图上可以看出,人耳最敏感的声音频率在 1000~3000Hz 之间,人的通常语言区大致在听域的中间部。

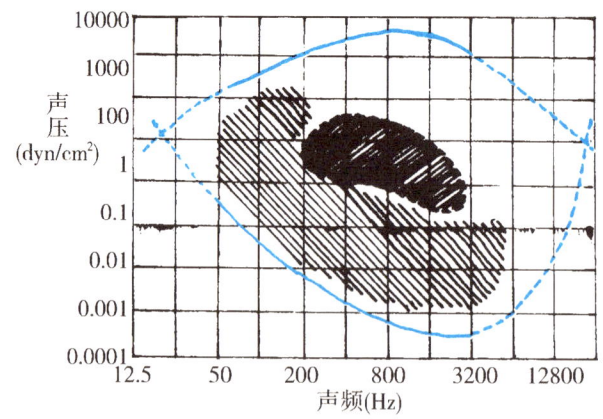

图 9-3-3　人的正常听域图

中心斜线区:通常的语言区　　下方斜线区:次要的语言区

($1dyn=10^{-5}N$)

## 二、耳蜗对声音频率和强度的分析

耳蜗对声音频率的分析,可用行波理论加以解释。行波学说认为,声波振动传到内耳后,基底膜的振动从蜗底部开始,以行波的方式沿基底膜向蜗顶部传播。但不同频率的声波、行波传播的距离远近和最大振幅出现的部位不同。声波频率越高,行波传播距离越近,最大振幅出现的部位越靠近卵圆窗处;相反,声波频率越低,行波传播得越远,最大振幅出现的部位越靠近蜗顶部。由于每一种频率的声波在基底膜上的传播都有一个特定的范围和最大振幅区,此处的听神经纤维就会受到最大的刺激。这样,来自基底膜不同区域的听神经纤维的冲动传到听觉中枢的不同部位,就会产生不同音调的感觉。动物实验和临床研究也证明,耳蜗底部受损时主要影响高频听力,而耳蜗顶部受损时主要影响低频听力。

知识拓展

耳蜗对声音强度的分析,主要根据传入神经纤维动作电位的频率和兴奋的神经纤维数目不同。声音刺激越强,基底膜的振幅越大,传入神经动作电位的频率越高,引起兴奋的神经纤维的数目也越多,这样的信息传到中枢,主观感觉到的声音也越强。

**思考题**

1. 声波可以通过哪几条途径传向内耳?
2. 将振动的音叉柄置前额发际处,右耳为响,当分别将振动音叉置于左、右外耳道口,结果左耳为响。试问该患者听力障碍发生在哪侧?属于何种性质的耳聋?
3. 微音器电位是怎样产生的?有何特点?
4. 内耳耳蜗是如何感受声波刺激的?
5. 试述耳对音调、音强的分析原理。

(钱令波　艾　恒)

# 第四章 前庭器官的平衡感觉功能

**学习要求**
1. 了解前庭器官的感受器和适宜刺激。
2. 了解前庭器官受到刺激时的常见反应。

## 第一节 前庭器官的感受细胞和适宜刺激

内耳的前庭器官包括椭圆囊、球囊和3个半规管。它们是人体对自身运动状态和头在空间位置的感受器,在维持身体的平衡中起着重要作用。

### 一、球囊和椭圆囊

椭圆囊和球囊是膜质的小囊,其内充满淋巴液,囊内各有1个囊斑。囊斑中含有感受性毛细胞,其纤毛常埋植在耳石膜的胶质中(图9-4-1)。耳石膜含有许多微细的耳石,主要由碳酸钙组成,其比重大于内淋巴,因而具有较大的惯性。

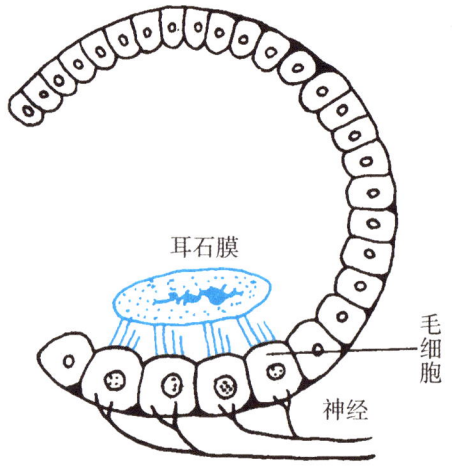

**图9-4-1 囊斑模式图**

当人直立时,椭圆囊的囊斑处于水平位,毛细胞的顶部朝上,耳石膜在纤毛的上方;球囊的囊斑则处于垂直位,毛细胞的纵轴与地面平行,耳石膜悬在纤毛外侧。毛细胞是前庭器官的感受细胞,具有类似的结构和功能。每个毛细胞的顶部有60~100条纤毛,呈阶梯状排列。其中有一条最长,位于细胞顶端的一侧边缘处,称为动纤毛;其余的称为静纤毛。当外力使纤毛从静纤毛一侧倒向动纤毛一侧时,毛细胞发生去极化反应,达到阈电位时,与之相连的传入神经纤维发放的冲动频率增加;相反,当纤毛从动纤毛一侧倒向静纤毛一侧时,毛细胞则发生超极化,神经纤维发放的冲动频率降低(图9-4-2)。

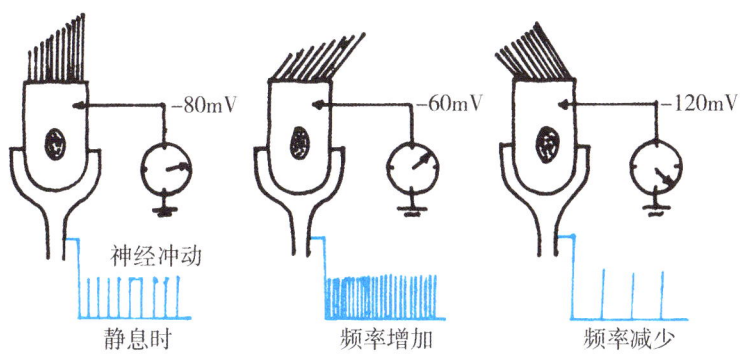

图 9-4-2 毛细胞的膜电位及其与纤毛受力方向关系示意图

球囊、椭圆囊的功能是感受头在空间的位置和直线变速运动。当头的位置发生改变或躯体做直线变速运动时,由于重力或惯性的作用,耳石膜与毛细胞的相对位置将发生变化,纤毛发生弯曲,从而使传入神经发放的冲动发生改变,这种信息传入中枢后,可产生头部空间位置的感觉和直线变速运动的感觉,同时引起姿势反射,以维持身体平衡。

## 二、半规管

人体两侧内耳各有 3 个相互垂直的半规管,分别代表空间的 3 个不同的平面。每个半规管与椭圆囊连接处都有一个膨大的部分,称为壶腹,内有一隆起的结构称壶腹嵴。壶腹嵴中有感受性毛细胞,毛细胞顶部的纤毛都埋植在一种称为终帽的胶质物中(图 9-4-3)。毛细胞中动纤毛与静纤毛的相对位置是固定的,当管腔中的内淋巴向壶腹嵴方向移动时,正好使毛细胞顶部的纤毛向动纤毛一侧弯曲,于是引起该壶腹嵴的传入神经向中枢发放的冲动频率增加。

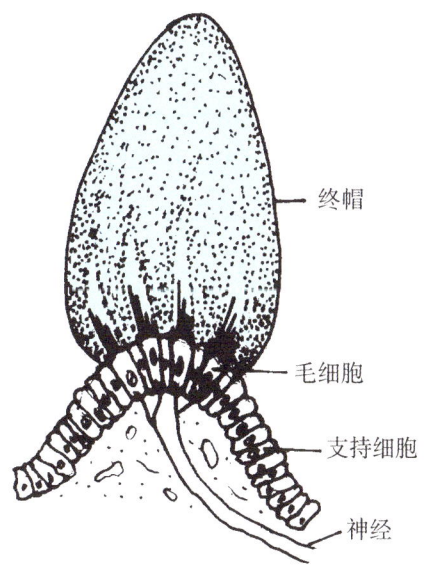

图 9-4-3 壶腹嵴模式图

半规管的功能是感受旋转变速运动。当躯体旋转开始时,由于内淋巴的惯性作用,滞后于人体和半规管本身的运动,使得一侧半规管的内淋巴压向壶腹方向,该侧毛细胞兴奋,传入冲动增加;而另一侧的内淋巴则离开壶腹,于是该侧毛细胞抑制,传入冲动减少。

当旋转停止时,半规管内淋巴因惯性而继续运动,就发生与旋转开始时相反的变化。人脑就是根据来自两侧半规管的不同信息来判断旋转方向和旋转状态的。

## 第二节 前庭反应

来自前庭器官的传入冲动,除与运动觉和位置觉有关外,还可引起各种姿势反射和自主神经功能的改变,半规管受刺激还可引起眼震颤,这些现象称为前庭反应。

### 一、前庭器官的姿势反射

知识拓展

当进行直线变速运动时,可刺激椭圆囊和球囊,反射性地引起颈部和四肢肌紧张的改变。例如,当人乘电梯突然上升时,会出现肢体的伸肌抑制而腿屈曲;当电梯突然下降时,伸肌收缩而肢体伸直。当汽车突然加速时,会有颈背部肌紧张增强而出现后仰的姿势,突然停车时又会出现相反的情况。当头和身体向左旋转时,可反射性地引起左侧上下肢伸肌和右侧屈肌的肌紧张加强。这都是前庭器官的姿势反射,其意义在于维持机体一定的姿势和保持身体平衡。

### 二、前庭自主神经反应

当前庭器官受到过强或过久的刺激时,常会引起恶心、呕吐、眩晕、皮肤苍白、心率加快等现象,称为前庭自主神经反应(vestibular autonomic reaction)。有些人的前庭器官过于敏感,这种现象特别明显,容易出现晕车、晕船或航空病等。

### 三、眼震颤

躯体作旋转运动时,还会引起眼球的不随意运动,称为眼震颤(nystagmus)。眼震颤的方向与受刺激的半规管有关。例如,当人体以垂直方向为轴向左旋转时,由于内淋巴运动的相对滞后使得左侧壶腹嵴的毛细胞兴奋传入冲动增加而右侧相反,反射性地引起眼外肌活动的变化,出现两侧眼球缓慢向右移动,称为眼震颤的慢动相;当眼球移动到眼裂右侧端而不能再移时,又突然返回到眼裂正中,称为眼震颤的快动相;如此往返不已,这就是眼震颤。当继续匀速旋转时,内淋巴的惯性作用消除,两侧壶腹嵴所受压力一样,此时眼球不再震颤而居中。当旋转停止时,又由于内淋巴的惯性作用而出现与旋转开始时方向相反的眼震颤(图9-4-4)。临床上常用快动相来代表眼震颤的方向。眼震颤试验是临床常用的前庭功能检查方法之一,眼震颤时间过长、强度过强说明前庭功能过敏;反之,说明前庭功能减退。前庭器官发生某些病变时,也可能出现自发性的眼球震颤。

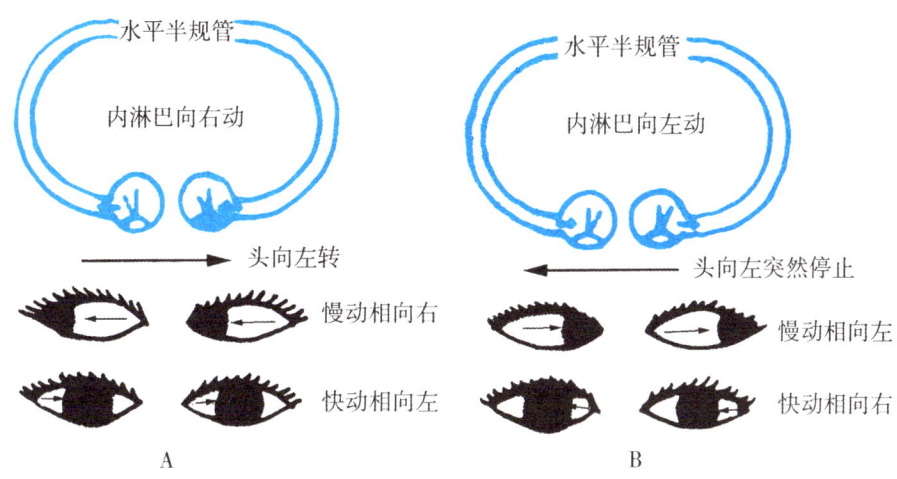

图 9-4-4 眼震颤示意图
A:旋转开始时的情况　B:旋转突然停止时的情况

**思考题**
1.前庭器官有何功能?
2.为什么有些人在旋转运动时会出现面色苍白、恶心、呕吐?
3.当头和身体向右作水平旋转,突然停止后,眼震颤方向朝哪侧?

(钱令波　艾　恒)

# 第五章　其他感受器的功能

**学习要求**

了解嗅觉、味觉的特点和感受器。

## 第一节　嗅觉器官

人的嗅觉器官是鼻，嗅觉的感受器是嗅细胞，分布于上鼻道及鼻中隔后上部的嗅上皮中，嗅细胞呈杆状，细胞的顶端有 4~25 根短而细的纤毛，底端的突起形成嗅丝，属于无髓神经纤维，穿过筛孔直接进入嗅球。

嗅觉感受器的适宜刺激是空气中的有机化学物质，嗅细胞受到这种化学物质的刺激后，便可产生生物电的变化，有神经冲动经嗅球传到嗅觉中枢，引起嗅觉。嗅觉的敏感程度常用嗅阈来评定，也就是能引起嗅觉的某种物质在空气中的最小浓度。不同动物的嗅觉敏感程度差异很大，即使同一动物，对不同的气味的敏感程度也不相同。如人的嗅觉，当空气中含有麝香的质量浓度为 0.00004mg/L 时即可以嗅出，而乙醚则需达到 6mg/L 才能嗅出。人的嗅觉感受器是一种很容易产生适应现象的感受器。

## 第二节　味觉器官

人的味觉器官是舌，味觉的感受器是味蕾，主要分布在舌背部和舌周边部位的黏膜内。味蕾中含有味觉感受细胞称为味细胞，味细胞的顶端有纤毛，是感受味觉的关键部位。味蕾是一种化学感受器，适宜的刺激是一些溶于水的物质。

味觉可分为甜、酸、苦、咸 4 种，其他复杂的味觉都是这 4 种味觉不同比例的组合而形成的。舌表面的不同部位对不同味刺激的敏感性不一样。一般是舌尖部对甜味比较敏感，舌两侧对酸味比较敏感，舌两侧前部对咸味比较敏感，舌根部对苦味比较敏感。味觉的敏感程度可受刺激物温度的影响，在 20~30℃ 之间，味觉的敏感性最高。味细胞受到味刺激时，通过复杂的跨膜信号转换机制产生感受器电位，经突触传递引起感觉神经末梢产生动作电位，传向味觉中枢引起味觉。

同步测试

（钱令波　艾　恒）

# 第十篇 神经系统

# 第一章 神经系统生理

**学习要求**

1. 掌握经典的突触传递过程；中枢内突触传递的特征；丘脑特异和非特异投射系统的功能；骨骼肌的牵张反射的概念及类型；自主神经系统的功能特征、主要的神经递质及受体。

2. 熟悉大脑皮层感觉代表区及投射特征；内脏痛特征及其牵涉痛概念；脑干对肌紧张的调节；大脑皮层主要活动区及功能特征；小脑对躯体运动的调节。

3. 了解脊休克；基底神经节的运动调节功能。

思维导图

课件

人体是一个极为复杂的有机体，体内各器官、系统之间互相联系、互相制约。同时，在经常发生的内、外环境变化时，需要机体作出迅速而完善的适应性调节，从而维持体内各器官、系统功能的正常进行。实现这种调节的功能系统主要是神经系统。

## 第一节 神经元与神经胶质细胞的一般功能

### 一、神经元

#### (一)神经元的基本结构和功能

神经元(neuron)即神经细胞是构成神经系统结构和功能的基本单位。神经元由胞体和突起两部分组成(图10-1-1)。突起包括树突和轴突。一个神经元可有一至数个树突，呈树状分支，其一般功能是接受传入信息。一个神经元一般只有一个轴突，轴突从胞体的轴丘发出，离开胞体一定距离后便获得髓鞘成为神经纤维。轴突的功能是执行胞体的"指令"，将信息传递给另一个神经元或效应器。神经元的功能主要是接收、整合和传递信息。

#### (二)神经纤维

轴突和感觉神经元的长树突两者统称为轴索，轴索外面包被有髓鞘或神经膜，成为神经纤维。有髓鞘的神经纤维称为有髓神经纤维，无髓鞘的称为无髓神经纤维。神经纤维的主要功能是传导兴奋，兴奋在神经纤维上的传导是依靠局部电流完成的。

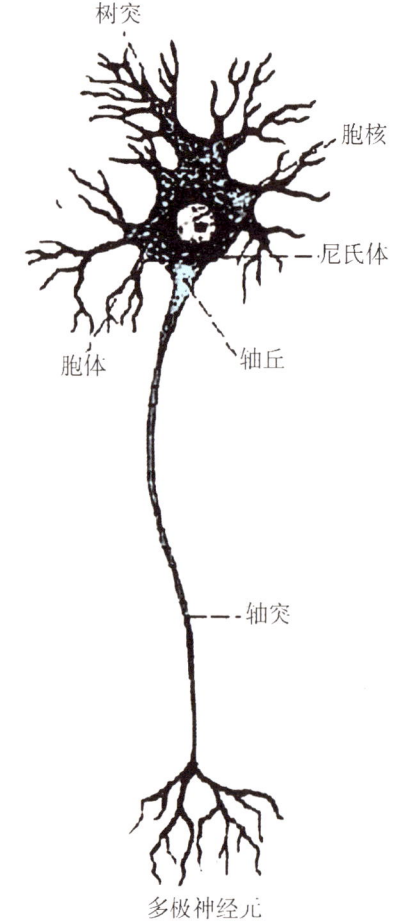

图 10-1-1 神经元模式图

1. 神经纤维传导兴奋的特征

(1)生理完整性:兴奋能够在同一神经纤维上传导,首先要求神经纤维在结构和生理功能上是完整的。如果神经纤维被切断、损伤、麻醉或冷冻,兴奋的传导便会发生障碍。

(2)绝缘性:一条神经干包含着许多神经纤维,但各条纤维上传导的冲动基本上互不干扰,从而保证了神经传导的精确性。

(3)双向性:在实验条件下,刺激神经纤维的任何一点所产生的动作电位,均可沿神经纤维向两端同时传导。

(4)相对不疲劳性:指神经纤维能在较长时间内保持不衰减性传导兴奋的能力。例如,在实验条件下,电脉冲连续刺激神经纤维 9~12h,神经纤维仍保持其传导性而不发生动作电位的衰减。

2. 神经纤维的传导速度  不同种类的神经纤维,其传导兴奋的速度有较大的差别。这与神经纤维的直径、有无髓鞘、髓鞘的厚度以及温度有密切关系。一般来说,直径粗比直径细的纤维传导速度快;有髓鞘的比无髓鞘的纤维传导速度快。温度对传导速度影响也很大,通常温度降低时传导速度减慢。用电生理方法记录神经纤维的动作电位,可以精确地测定各种神经纤维的传导速度。

3. 神经纤维的分类  根据电生理学的特性,可将其分为:A、B、C 3 类(主要是针对传出纤维);根据神经纤维的直径和来源,可将其分为:Ⅰ、Ⅱ、Ⅲ、Ⅳ 4 类(主要是针对传入纤维)。

4.神经纤维的轴浆运输　神经元轴突内的胞质称为轴浆。轴浆经常在胞体和轴突末梢之间流动,实现物质运输和交换的现象,称为轴浆运输(axoplasmic transport)。轴浆运输具有双向性,由胞体向轴突末梢流动为顺向轴浆运输,其可分为快速轴浆运输和慢速轴浆运输。前者主要运输的是膜的细胞器,如递质囊泡、神经分泌颗粒等囊泡结构和线粒体,速度快(410mm/d);后者运输的成分是微管和微丝等细胞骨架以及与细胞骨架相联系的蛋白,速度慢(1~12mm/d)。轴突末梢中的物质向胞体转运者称为逆向轴浆运输。某些物质,如神经生长因子、狂犬病毒、破伤风毒素等可通过入胞作用被摄入神经末梢,然后以这种方式运输到胞体。

5.神经的营养性作用　神经纤维除能传导神经冲动外,还经常性释放某些物质,缓慢而持久地调整所支配组织内在的代谢活动,从而持久的影响该组织的结构和生理功能,这种作用称为神经的营养性作用。其中最具代表性的是躯体运动神经对骨骼肌细胞的营养性作用。在正常情况下,神经对骨骼肌的营养性作用不易观察到,但在神经损伤后,损伤神经所支配的骨骼肌内糖原、蛋白质合成减慢,肌肉逐渐萎缩,这就是由于失去了神经营养性作用的结果。

## 二、神经胶质细胞

神经胶质细胞是神经组织的重要组成部分,广泛分布于神经系统中,为神经元数量的 10~50 倍。在周围神经系统,有包绕轴索形成髓鞘的施万细胞和神经节中的卫星细胞;在中枢神经系统,有星形胶质细胞、少突胶质细胞、小胶质细胞、室管膜细胞。神经胶质细胞的主要功能:①支持作用。神经胶质细胞可为神经元的发育与结构提供一定的支架,起连接和支撑作用。②修复和再生作用。神经胶质细胞具有终生分裂的能力,尤其在脑或脊髓受伤时能大量增生。当神经元由于疾病、缺氧或损伤而发生变性时,小胶质细胞能够转变为巨噬细胞,与来源于血液的单核细胞和血管壁上的巨噬细胞共同吞噬变性的神经组织碎片。碎片被清除后留下的缺损,则由胶质细胞特别是星形胶质细胞的增生来充填,形成胶质瘢痕。③物质代谢和营养性作用。星形胶质细胞的少数较长的突起其末端膨大,终止于毛细血管壁上,称为血管周足,其余的突起穿行于神经元之间,贴附于神经元的胞体和树突上,便于神经元和毛细血管之间进行物质交换。④绝缘和屏障作用。在周围神经系统中,髓鞘是由施万细胞形成的;在中枢神经系统内,髓鞘是由少突胶质细胞形成的。髓鞘可防止神经冲动传导时的电流扩散,具有一定的绝缘作用。神经胶质细胞还参与血-脑屏障的形成。⑤维持细胞外合适的离子浓度。神经元的电活动可引起 $K^+$ 外流增加,使细胞外液 $K^+$ 浓度升高,正常时胶质细胞具有较大的转运 $K^+$ 的功能,可使细胞间隙内 $K^+$ 及时疏散,有助于神经元电活动的正常进行。⑥摄取和释放神经递质。神经胶质细胞可摄取神经递质,并可释放神经递质,可能参与神经元或其他神经胶质细胞之间的化学信号传递。

## 第二节　神经元间的信息传递

课件

神经系统的功能不可能依靠单个神经元的活动来完成。兴奋从一个神经元传递给另一个神经元,这在神经系统的活动中十分常见。神经元之间在结构上无原生质相连,但在功能上却存在着密切的联系。一个神经元的信息可以传递给另一个神经元。神经元间的信息传递方式有突触性的,也有非突触性的。前者包括突触性化学传递和电突触传递。

## 一、经典的突触性化学传递

### (一)突触的概念与分类

知识拓展

神经元之间相互接触并具有信息传递功能的部位,称为突触(synapse)。按神经元接触部位的不同,可将突触分为3类:轴-体突触、轴-树突触和轴-轴突触(图10-1-2)。按对突触传递产生的效应不同,可将突触分为兴奋性突触和抑制性突触两类。

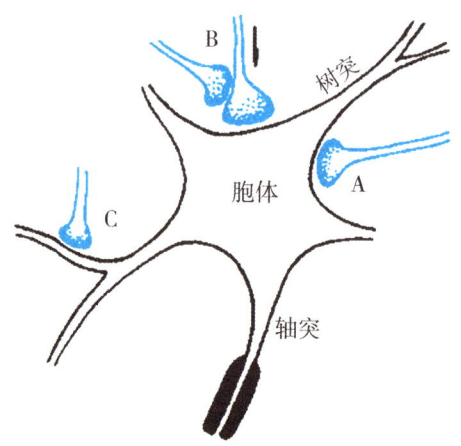

图 10-1-2 突触的类型示意图
A:轴-体突触  B:轴-轴突触  C:轴-树突触

### (二)突触的基本结构

经典的突触由突触前膜、突触间隙和突触后膜3部分构成(图10-1-3)。突触前神经元的轴突末梢首先分成许多小支,每个小支的末梢部分膨大成球状而形成突触小体,贴附在下一神经元的胞体、树突或轴突表面。突触前膜就是前一神经元轴突末梢的一部分膜,而与突触前膜相对的后一神经元的树突、胞体或轴突膜则称为突触后膜,两膜之间存在的间隙

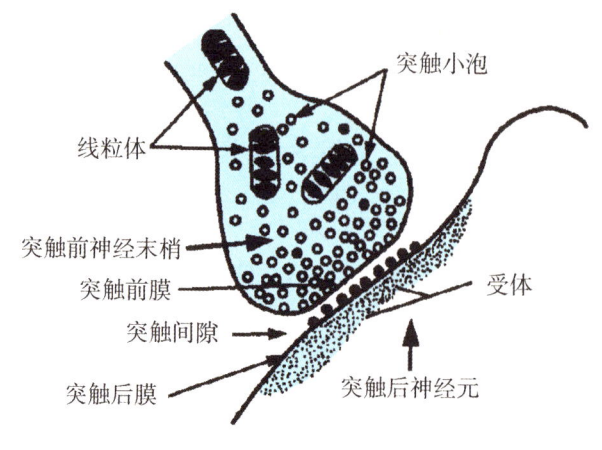

图 10-1-3 突触结构模式图

称为突触间隙。突触前膜和后膜较一般的神经元膜稍增厚,在突触小体的轴浆内,含有大量的线粒体和囊泡(突触小泡),囊泡内含高浓度的神经递质。在突触后膜上,有丰富的特异性受体或化学门控性离子通道。一方面,一个神经元能够通过突触传递作用于许多其他神经元;另一方面,一个神经元的树突或胞体可以接受来自许多不同神经元的突触传递。

(三)突触传递的过程

这是一个电-化学-电的过程,即由突触前神经元的生物电变化,通过突触末梢的化学物质释放,最终引起突触后神经元的生物电变化。突触前神经元兴奋、冲动传至神经末梢,导致突触前膜去极化;突触前膜上电压门控性 $Ca^{2+}$ 通道开放,细胞外液中 $Ca^{2+}$ 内流入突触小体,使突触小体内 $Ca^{2+}$ 浓度瞬间升高,触发突触囊泡前移,并与突触前膜接触、融合,囊泡破裂、神经递质释放到突触间隙。

知识拓展

神经递质通过突触间隙扩散,作用于突触后膜上特异性受体或化学门控性离子通道;引起突触后膜上某些离子通道开放或关闭,导致跨膜离子活动,突触后膜电位发生变化,即产生突触后电位,引起突触后神经元兴奋性的改变。突触后电位有兴奋性突触后电位和抑制性突触后电位两种。

1. 兴奋性突触后电位  如图10-1-4A,其特征是突触后膜出现局部去极化。它的产生是由于突触小泡释放兴奋性递质,与突触后膜受体结合后,提高了突触后膜对 $Na^+$、$K^+$、$Cl^-$ 的通透性,特别是 $Na^+$ 的通透性,$Na^+$ 内流,使突触后膜产生局部去极化,这种电位变化称为兴奋性突触后电位(excitatory postsynaptic potential,EPSP)。

2. 抑制性突触后电位  如图10-1-4B,其特征是突触后膜产生超极化。它的产生是由于突触小泡释放抑制性递质,与突触后膜受体结合后,可提高突触后膜对 $K^+$、$Cl^-$ 的通透性,尤其是 $Cl^-$ 的通透性,$Cl^-$ 由膜外进入膜内,使突触后膜产生超极化,这种电位变化称为抑制性突触后电位(inhibitory postsynaptic potential,IPSP)。它降低了突触后膜的兴奋性,使突触后神经元不能产生兴奋,从而出现抑制效应。

突触后电位是局部兴奋,当突触前神经元活动增强或参与活动的突触数目增多时,兴奋性突触后电位和抑制性突触后电位可以总和起来。总和后的突触后电位传导到轴突始段,若达到阈电位水平时,则在轴突的起始部位产生动作电位,进而扩布到整个神经元。

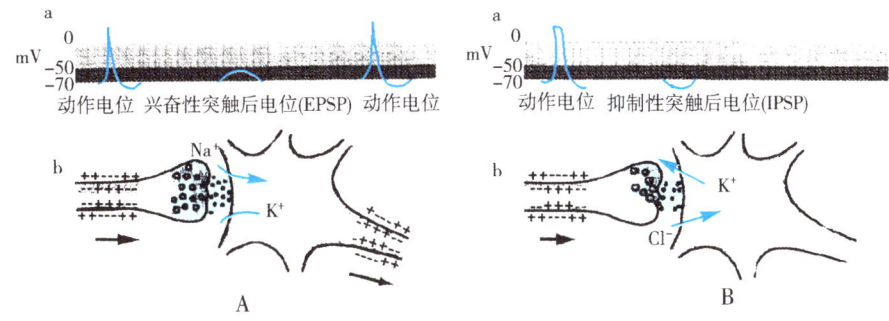

图10-1-4  突触后电位产生示意图
a:电位变化  b:突触传递
A:兴奋性突触后电位  B:抑制性突触后电位

## 二、兴奋传递的其他方式

除了上述经典的突触能进行化学传递外,还存在着其他方式的兴奋传递。

### (一)非突触性化学传递

这种传递方式不发生在经典的突触部位,而是在轴突末梢的分支上进行的。如肾上腺素能神经元的轴突末梢有许多分支,在分支上有许多呈念珠状的曲张体,曲张体内含有大量的突触小泡(图 10-1-5),内含去甲肾上腺素。曲张体并不与效应器细胞形成经典的突触联系,而是沿着分支位于效应器细胞近旁,当神经冲动到达曲张体时,去甲肾上腺素从曲张体释放出来,通过扩散作用到达效应器细胞从而发挥作用。

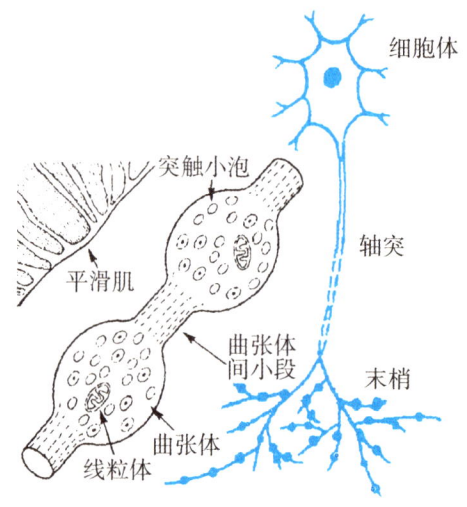

图 10-1-5 交感神经肾上腺素能神经元示意图

### (二)电突触传递

电突触的结构基础是缝隙连接(图 10-1-6)。在两个神经元紧密接触的部位,两层膜的间隔仅 2~3nm,连接部位的神经细胞膜并不增厚,膜两侧胞浆内不存在突触小泡。两

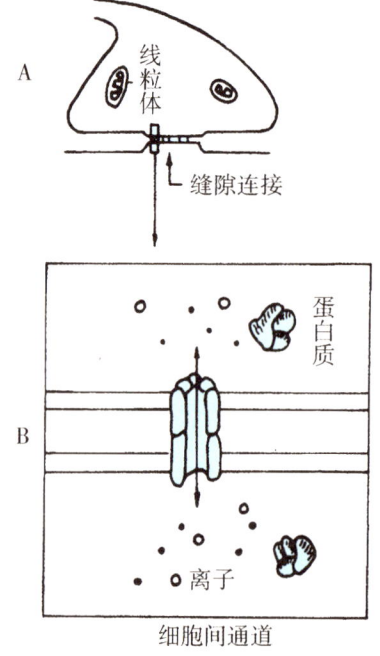

图 10-1-6 缝隙连接传递示意图

侧膜上有沟通两细胞胞浆的水相通道蛋白,允许带电离子通过。无突触前膜和后膜之分,传递一般为双向的。由于这种通道的电阻低,局部电流可以从中通过,因而传递速度快,几乎不存在潜伏期。电突触传递的作用可能是促进不同神经元的同步性活动。

### 三、神经递质

#### (一)神经递质的基本概念

神经递质(neurotransmitter)是指由突触前神经元合成,并在末梢处释放,具有在神经元之间或神经元与效应器之间传递信息作用的特殊化学物质。此外,在神经系统中,有一类化学物质虽由神经元产生,但其本身不起直接传递信息的作用,而是调节信息传递的效率、增强或削弱递质的效应,称为神经调质(neuromodulator)。实际上,递质与调质的区分也不是绝对的,某些化学物质在有些情况下起递质作用,而在另一些情况下又起调质作用。

近年来发现,一个神经元内可以存在两种或两种以上的递质(或调质),称之为递质的共存。神经递质(或调质)的共存,使神经调节多样化,以适应体内极其复杂的生理功能活动调控的需要。

#### (二)中枢神经递质

根据其存在部位的不同,神经递质分为外周神经递质和中枢神经递质。以下仅简要介绍几种重要的中枢神经递质。

1. 乙酰胆碱　乙酰胆碱是在中枢神经系统内分布很广、很重要的递质,主要分布在脊髓、丘脑、脑干网状结构、纹状体和边缘系统等部位。其主要在感觉、运动、学习记忆等生理活动中起重要作用。

2. 单胺类　单胺类递质包括多巴胺、去甲肾上腺素、肾上腺素和5-羟色胺等。肾上腺素和去甲肾上腺素递质系统的神经元主要分布在延髓和低位脑干,其功能主要与觉醒、睡眠、情绪活动有关。多巴胺主要由中脑黑质神经元产生,沿黑质-纹状体投射系统分布,组成黑质-纹状体多巴胺递质系统,其功能被破坏是出现帕金森病的主要原因。5-羟色胺递质系统也比较集中,其神经元主要分布于低位脑干的中缝核内,与阵痛、睡眠、内分泌功能、体温调节、心血管活动、情绪和精神活动有关。

3. 氨基酸类　包括兴奋性氨基酸(谷氨酸、门冬氨酸)和抑制性氨基酸(甘氨酸、γ-氨基丁酸)。谷氨酸可能是感觉传入纤维(粗纤维类)和大脑皮层内的兴奋性递质。甘氨酸可能是脊髓抑制性中间神经元(闰绍细胞)末梢释放的抑制性递质。γ-氨基丁酸可能在调节内分泌活动,维持骨骼肌的正常兴奋性以及抗焦虑等方面起重要作用。

4. 肽类　某些下丘脑肽能神经元分泌的调节腺垂体活动的多肽类神经激素也起着神经递质的作用。脑内具有吗啡样活性的肽类物质称为阿片肽,它可能是调节痛觉纤维传入活动的神经递质。脑内还有脑-肠肽,如缩胆囊素、血管活性肠肽、促胃液素、促胰液素等,与摄食活动等生理过程有关。

5. 其他递质　目前在脑内还发现可以作为神经递质的其他化学物质,如一氧化氮、一氧化碳、组胺等。

## 四、神经反射

### (一)反射与反射弧

反射是指在中枢神经系统的参与下,机体对刺激产生的规律性应答。神经系统活动的基本方式是反射。反射的结构基础和基本单位是反射弧,它包括5个基本组成部分:感受器、传入神经、神经中枢、传出神经和效应器(图10-1-7)。在自然条件下,反射活动需要反射弧结构和功能的完整,如果反射弧中任何一个环节中断,反射将不能进行。

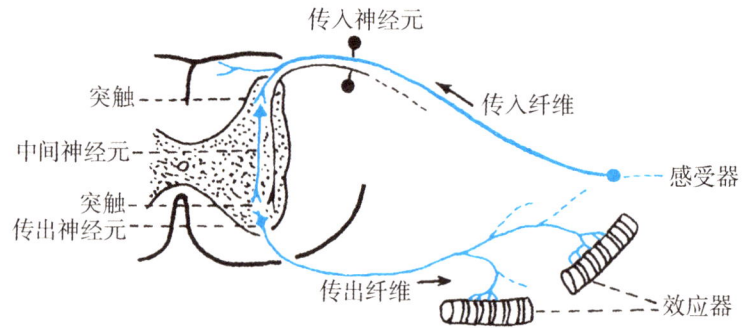

图 10-1-7　反射弧

### (二)中枢神经元的联系方式

根据神经元在反射弧中所处地位的不同,可把神经元分为传入神经元、中间神经元和传出神经元。这些神经元的联系方式复杂,主要的联系方式有辐散式、聚合式、链锁式和环路式等(图10-1-8)。

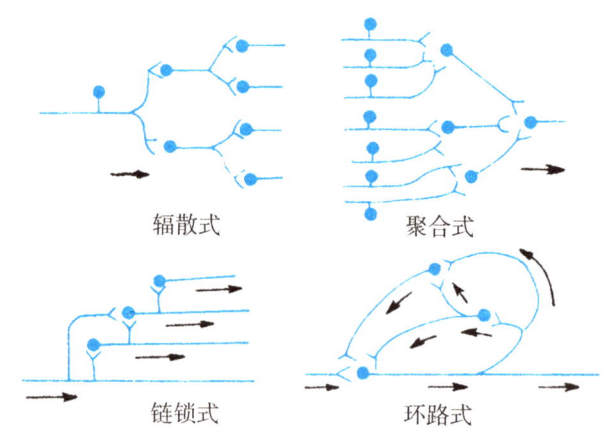

图 10-1-8　中枢神经元的联系方式

1. 辐散式联系　一个神经元的轴突通过其分支与多个神经元发生突触联系,称为辐散式联系。它能使一个神经元的兴奋引发许多神经元同时兴奋或抑制,从而扩大了神经元的活动范围。

2. 聚合式联系　许多神经元的轴突末梢共同与同一个神经元建立突触联系,称为聚合式联系。能使许多神经元的作用集中到同一个神经元,从而发生总和或整合作用。

3. 链锁式与环路式联系　链锁式联系是指中间神经元在扩布冲动的同时,通过其侧支直接或间接地将冲动扩布到许多其他神经元。通过链锁式联系,在空间上扩大了作用范围。环路式联系是指一个神经元通过轴突侧支与中间神经元发生联系,中间神经元反过来再与原先发生兴奋的神经元发生突触联系,可引起正反馈或负反馈。

### (三)中枢内突触传递的特征

在进行反射活动时,兴奋通过突触传递明显不同于兴奋沿神经纤维的传导,它具有以下特征:

1. **单向传递** 兴奋只能从突触前神经元传给突触后神经元,而不能逆向传递。因为在通常情况下,起突触传递作用的神经递质只能由突触前膜释放。

2. **突触延搁** 兴奋通过突触传递时,需要经历递质的释放、扩散、与突触后膜受体结合、产生突触后电位等一系列过程,耗时较长,称为突触延搁。兴奋通过一个突触所用的时间为 0.3~0.5ms。因此,兴奋在中枢内通过突触的数目越多,延搁的时间就越长。

3. **总和** 在中枢内,一次冲动所引起的兴奋性突触后电位不足以使突触后神经元发生动作电位。如果在前一次冲动所引起的突触后电位消失之前,紧接着传来第二次冲动或多次冲动,则新产生的突触后电位与前者叠加,使突触后电位加大。这种由时间先后产生的突触后电位相加的现象称为时间总和。兴奋性突触后电位经时间总和后,如果达到阈电位水平时,则导致突触后神经元发生动作电位。一个突触后神经元同时接受许多不同轴突末梢传来的冲动,则在每一个突触后膜上所产生的突触后电位也可以相加起来。这种由不同部位产生的突触后电位同时叠加的现象称为空间总和。兴奋性突触后电位和抑制性突触后电位都可以发生时间总和和空间总和。

4. **兴奋节律的改变** 在某一反射活动中,如同时分别记录传入与传出神经的冲动频率,发现两者的频率不同。这一现象说明兴奋通过神经中枢后,其兴奋节律发生了改变。传出神经的兴奋节律来自传出神经元,而传出神经元的兴奋节律与传入冲动的节律以及传出神经元自身的功能状态有关。在多突触反射中,冲动由传入神经进入中枢后,需通过中间神经元的传递,因此传出神经元发放冲动的频率还取决于中间神经元的功能状态和联系形式。

5. **后发放** 在反射活动中,当传入刺激停止后,传出神经元仍继续发放冲动,使反射活动持续一段时间,这种现象称为后发放。引起后发放的原因是多方面的,中间神经元的环路式联系是产生后发放的主要原因之一。

6. **对内环境变化敏感和易疲劳** 在反射活动中,突触部位是反射弧中最易疲劳的环节,疲劳的产生可能与突触前神经元内递质的耗竭有关。同时,由于突触间隙对内环境的开放性,突触部位也最易受内环境变化的影响,缺 $O_2$、$CO_2$ 过多和酸性代谢产物等均可改变其传递能力。现在许多作用于中枢神经系统的药物,大都是作用于突触部位。

### (四)中枢抑制

在中枢神经系统中,突触后神经元除了表现为兴奋以外,还表现为抑制。中枢抑制是中枢神经系统的重要生理过程,它与兴奋过程保持着对立统一的关系,使反射活动能协调进行。一般将中枢抑制分为突触后抑制(postsynaptic inhibition)和突触前抑制(presynaptic inhibition)。

1. **突触后抑制** 突触后抑制是指由于抑制性中间神经元兴奋,释放抑制性递质,使突触后膜局部超极化,产生抑制性突触后电位,从而使突触后神经元兴奋性降低而产生抑制效应。突触后抑制包括传入侧支性抑制和回返性抑制。

(1) 传入侧支性抑制:传入神经纤维兴奋一个中枢神经元的同时,经侧支兴奋一个抑制性中间神经元,从而使另一个中枢神经元抑制,这种现象称为传入侧支性抑制。例如,引起屈肌反射的传入纤维进入脊髓后,一方面兴奋支配屈肌的运动神经元,同时发出侧支兴奋一个抑制性中间神经元,转而抑制支配伸肌的运动神经元,导致屈肌收缩而伸肌舒张,以完成屈肌反射(图10-1-9B)。

(2)回返性抑制:某一中枢的神经元兴奋时,其传出冲动沿轴突外传,同时又经其轴突侧支兴奋-抑制性中间神经元,该抑制性中间神经元兴奋后,回返作用于原先发动兴奋的神经元及同一中枢的其他神经元,抑制它们的活动,称为回返性抑制。例如,脊髓前角α运动神经元发出轴突支配骨骼肌运动,同时轴突发出侧支,兴奋抑制性中间神经元闰绍细胞,闰绍细胞通过其轴突末梢释放甘氨酸。甘氨酸是一种抑制性递质,回返过来作用于脊髓前角运动神经元,以抑制其活动(图10-1-9A)。其意义是能使神经元活动及时终止,也促使同一中枢内许多神经元之间的活动能步调一致。

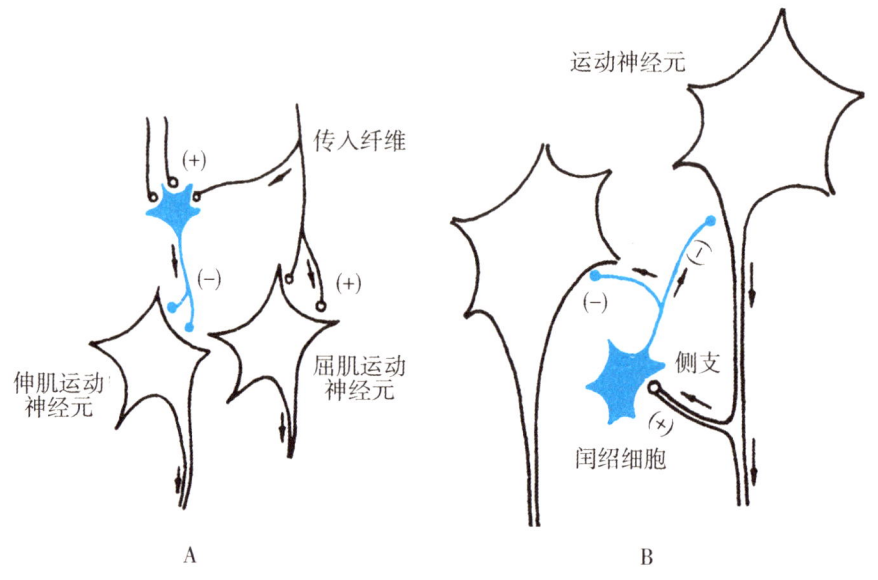

图 10-1-9 两类突触后抑制
A:传入侧支性抑制 B:回返性抑制
黑色神经元代表抑制性神经元

2.突触前抑制 通过改变突触前膜的活动而使突触后神经元产生去极化的抑制。如图10-1-10所示,轴突A和神经元C构成轴突-胞体式突触,当神经冲动到达轴突A末梢,能够引起神经元C产生兴奋性突触后电位。轴突B和轴突A构成轴突-轴突式突触,而不与神经元C直接构成突触联系。轴突B末梢兴奋冲动到达时,神经元C并不产生反应。当轴突A兴奋时可以引起神经元C产生一个约10mV的兴奋性突触后电位。但如在轴突A兴奋之前,先使轴突B兴奋,则神经元C的兴奋性突触后电位的幅度大大减小,约为5mV(图10-1-10C)。其发生机制之一是轴突B兴奋时,其末梢释放递质γ-氨基丁酸,激活轴突A上γ-氨基丁酸受体,使传到轴突A末梢的动作电位幅度变小,从而使轴突A末梢$Ca^{2+}$的内流数量减少,释放的兴奋性递质量随之减少,最终导致神经元C的兴奋性突触后电位变小,神经元C不容易甚至不能发生兴奋,因而呈现抑制效应。

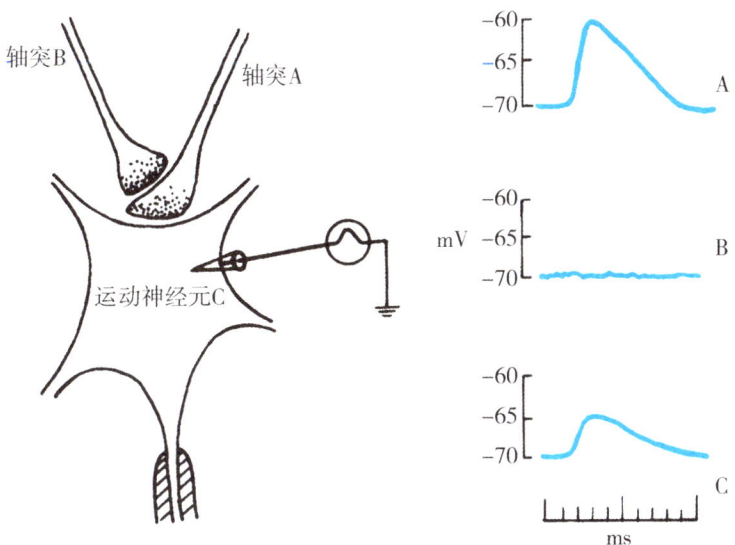

图 10-1-10 突触前抑制的产生
A:单独刺激轴突A,引起的兴奋性突触后电位   B:单独刺激轴突B,不引起突触后电位
C:先刺激轴突B,再刺激轴突A,引起的兴奋性突触后电位减小

## 第三节 神经系统的感觉分析功能

### 一、脊髓的感觉传导与分析功能

人体的感受器受到各种刺激时,可将刺激能量转换为电变化,并以神经冲动形式通过各自的神经通路传向各级中枢,经过中枢神经系统的分析和综合,从而形成各种感觉。

课件

来自躯体与内脏各种感受器的神经冲动(视觉、听觉、嗅觉、味觉除外)经脊髓后根传入脊髓后,沿着特定的上行传导路径到达大脑皮层。其中外侧部的纤维较细,多无髓鞘,主要传导痛觉、温觉和轻触觉,称为浅感觉传导路径。这些纤维传入脊髓,在脊髓换神经元后交叉至对侧上行,经脑干抵达丘脑。内侧部的纤维较粗,有髓鞘,主要传导精细触觉(辨别两点间距离和感受物体表面性状及纹理等)和机体的本体感觉,称为深感觉传导路径。这些纤维上行至延髓,换神经元后交叉到对侧,经脑干抵达丘脑(图10-1-11)。来自头面部的痛觉、温觉传入纤维,在脑干换神经元后交叉至对侧上行至丘脑。

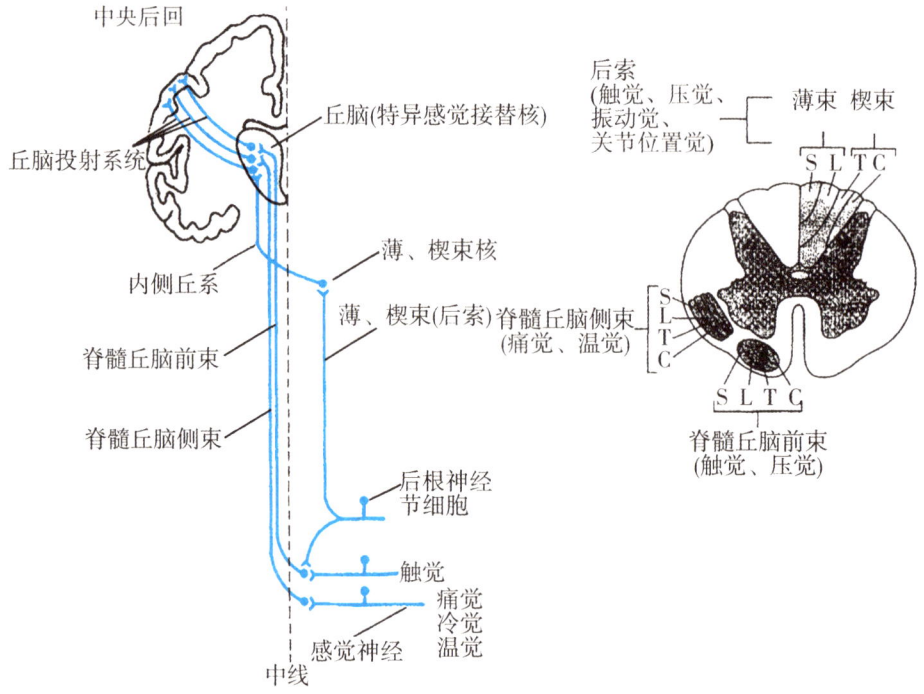

图 10-1-11　四肢和躯干的体表感觉传导通路及脊髓横断面示意图

S:骶　L:腰　T:胸　C:颈

## 二、丘脑及其感觉投射系统

丘脑是由大量神经元组成的核团集群。除嗅觉以外的各种感觉传导路径都要在此处更换神经元,然后向大脑皮层投射。因此,丘脑是最重要的感觉传导换元接替站,同时也能对感觉信号进行粗略的分析与综合。

**(一)丘脑的细胞群分类**

我国生理学家张香桐将丘脑的各种细胞群大致分为三大类(图 10-1-12)。

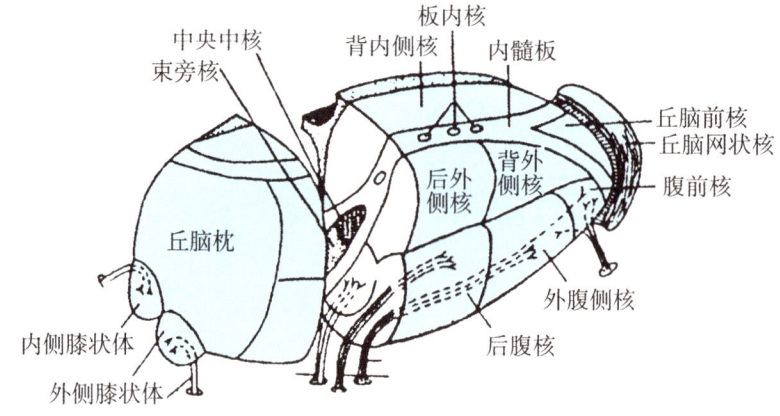

图 10-1-12　右侧丘脑主要核团示意图

1. 感觉接替核　它们接受感觉的投射纤维,经换元后进一步投射到大脑皮层的特定感觉区。主要包括后腹核、内侧膝状体和外侧膝状体。

2. 联络核　不直接接受感觉的投射纤维,但接受来自丘脑感觉接替核和其他皮层下中枢的纤维,换元后投射到大脑皮层的特定区域,其功能与各种感觉在丘脑和大脑皮层水平的联系协调有关。其主要的神经核团有丘脑前核、外侧腹核、丘脑枕等。

3. 髓板内核群  接受脑干网状结构的上行纤维,经多突触接替换元后,弥散地投射到整个大脑皮层,起着维持大脑皮层兴奋状态的作用。主要包括中央中核、束旁核、中央外侧核等。

(二)丘脑的感觉投射系统

根据丘脑各部分向大脑皮层投射特征的不同,可以把感觉投射系统分为两大系统(图 10-1-13)。

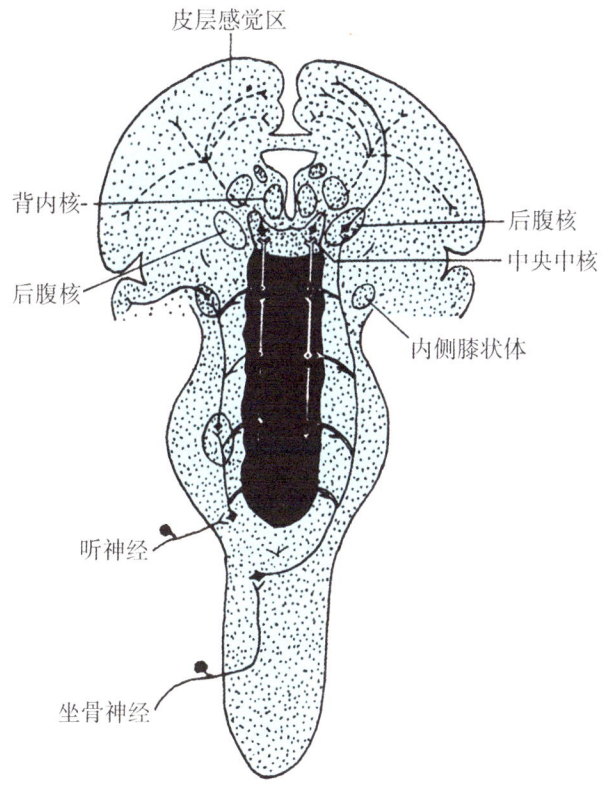

图 10-1-13  感觉投射系统示意图
实线代表特异投射系统  虚线代表非特异投射系统

1. 特异投射系统  丘脑的感觉接替核接受各种特异感觉传导通路来的神经纤维,投射到大脑皮层特定区域,主要终止在皮层的第四层细胞。每一种感觉的投射路径都是专一的,具有点对点投射关系,故称为特异投射系统(specific projection system)。其主要功能是引起特定感觉,并激发大脑皮层发出传出神经冲动。从联络核发出的投射到大脑皮层的纤维,也具有特定的投射关系,所以将该投射系统也归于特异投射系统。但它不引起特定的感觉,主要起联络和协调作用。

2. 非特异投射系统  特异感觉传导的纤维上行经过脑干时发出侧支与脑干网状结构的神经元发生突触联系,并在脑干网状结构内多次换元后到达丘脑髓板内核群,然后弥散地投射到大脑皮层的广泛区域,这一投射途径称为非特异投射系统(nonspecific projection system)。其纤维进入大脑皮层后反复分支,广泛终止于各层细胞。它不具有点对点的投射特征,失去了专一的特异性传导功能,是各种不同感觉的共同上传途径。其功能是维持和改变大脑皮层的兴奋状态。

在脑干网状结构中存在具有上行唤醒作用的功能系统,称为脑干网状结构上行激动系统。上行激动系统主要是通过丘脑非特异投射系统而发挥作用。该系统的损伤可导致人和动物昏睡不醒。由于该系统是一个多突触接替的系统,故易受药物的影响而产生传导阻滞。例如,巴比妥类药物可能就是由于阻断了上行激动系统的传导而产生镇定和催眠作用。

### 三、大脑皮层的感觉分析功能

各种感觉传入冲动最终达到大脑皮层,通过大脑皮层的分析和综合而产生相应的感觉。因此,大脑皮层是感觉分析的最高级中枢。不同性质的感觉在大脑皮层有不同的代表区。

#### (一)体表感觉代表区

位于大脑皮层中央后回。其感觉投射具有如下特征:①交叉性投射,即一侧的躯体感觉投射到对侧大脑皮层的相应区域,但头面部感觉的投射是双侧性的;②投射区大小与体表感觉的灵敏度有关,感觉灵敏度高的拇指、食指的皮层代表区较大,而感觉灵敏度低的背部,皮层代表区较小;③投射区域的空间排列是倒置的,即下肢代表区在顶部,上肢代表区在中间部,头面部代表区在底部,但头面部代表区内的安排是正立的(图10-1-14)。

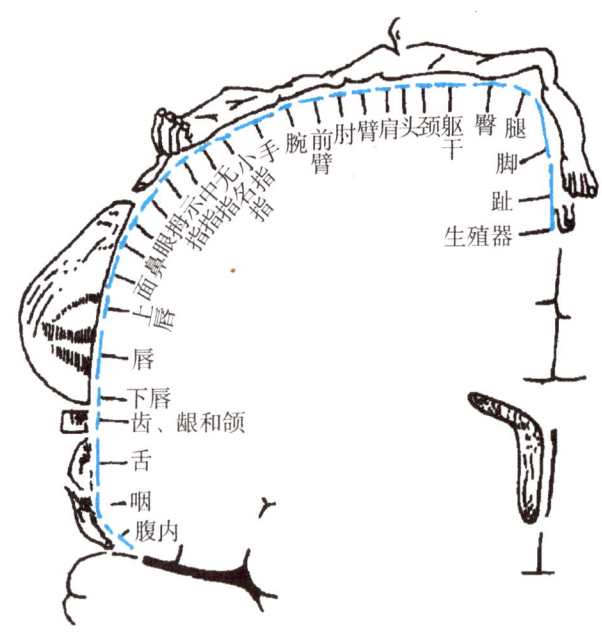

图 10-1-14 人大脑皮层体表感觉代表区示意图

在人脑,中央前回与岛叶之间还存在第二感觉区,面积远小于第一感觉区。体表感觉在第二感觉区内的投射是双侧性的,其分布正立而不倒置,定位也较差。有人认为第二感觉区仅对感觉作比较粗糙的分析。切除第二感觉区后,并不产生显著的感觉障碍。

#### (二)本体感觉区

本体感觉是深部感觉,包括位置觉和运动觉。中央前回既是运动区,也是本体感觉的投射区。

## (三)内脏感觉代表区

接受内脏感觉的皮层代表区混杂在体表感觉代表区之中。此外,运动辅助区和边缘系统的皮层部位也是内脏感觉的投射区。由内脏传入的感觉投射区和体表感觉投射区有广泛重叠,但投射区总面积相对较小,且不集中,这可能是内脏感觉缺乏准确定位的原因。

## (四)视觉代表区

位于枕叶皮层内侧面距状裂上下缘。其投射特征是一侧枕叶皮层接受同侧眼颞侧视网膜及对侧眼鼻侧视网膜传入纤维的投射。

## (五)听觉代表区

位于颞叶颞横回与颞上回。其投射特征是双侧性的,即一侧皮层代表区接受双侧耳蜗听觉感受器传来的冲动。

## (六)嗅觉和味觉代表区

嗅觉的皮层投射区位于边缘皮层的前底部,包括梨状区皮层的前部和杏仁核的一部分;味觉投射区在中央后回头面部感觉投射区的下方。

## 四、痛觉

痛觉是机体受到伤害性刺激时产生的一种不愉快的感觉,常伴有情绪变化和防卫反应。它是机体受到损害的警报信号,对于保护机体有重要作用。

### (一)痛觉感受器

痛觉感受器是游离神经末梢,广泛存在于皮肤、肌肉、关节和内脏等处。各种伤害性刺激只要达到一定的强度,均可引起组织损伤并释放出一些致痛的化学物质,如 $K^+$、$H^+$、组胺、5-羟色胺、缓激肽等,这些物质促进神经末梢去极化,继而发放动作电位,即痛觉神经冲动。

### (二)皮肤痛觉

伤害性刺激作用于皮肤所引起的痛觉,称为皮肤痛觉。皮肤痛觉有两种类型,即快痛和慢痛。快痛是受到刺激时立即发生的尖锐而定位明确的"刺痛",撤除刺激后便很快消失;慢痛是一种定位不明确的"烧灼痛",一般在刺激后 0.5~1.0s 才被感觉到,疼痛强烈而难以忍受,撤除刺激后还持续几秒钟,并伴有情绪反应及心血管和呼吸等方面的变化。

### (三)内脏痛觉与牵涉痛

1. 内脏痛觉  内脏器官受到伤害性刺激时产生的痛觉,称为内脏痛觉。与皮肤痛相比,它具有如下特征:①疼痛发起缓慢,持续时间较长;②定位不准确,定性不清楚;③对于机械性牵拉、痉挛、缺血、炎症与化学刺激十分敏感,而对于切割、烧灼等刺激不敏感。

2. 牵涉痛  某些内脏病变往往可引起体表一定部位发生疼痛或痛觉过敏的现象,称为牵涉痛(referred pain)。例如,心肌缺血时,可出现左肩、左臂内侧和心前区疼痛;胆囊炎、胆结石时,可出现右肩胛部疼痛;阑尾炎初期,常感上腹部或脐周围疼痛。牵涉痛的产生机制尚未十分清楚,目前有两种学说:一是会聚学说;二是易化学说。在此不作详细介绍。

# 第四节 神经系统对躯体运动的调节

躯体运动是以骨骼肌收缩和舒张活动为基础的。神经系统对躯体运动

的调节主要是通过大脑皮质运动区、皮质下核团和脑干的下行系统及脊髓这3个水平的神经活动,调节各肌群的相互协调和密切配合来实现的。

## 一、脊髓对躯体运动的调节

### (一)脊髓前角运动神经元和运动单位

脊髓是调节躯体运动最基本的反射中枢。在脊髓灰质的前角中存在大量的运动神经元,即α、γ和β运动神经元,它们的轴突构成躯体运动神经纤维,这些纤维直达所支配的骨骼肌,它们的末梢均释放乙酰胆碱。

α运动神经元的数量较多,胞体大小不等,它们发出的轴突支配梭外肌。α运动神经元接受来自皮肤、肌肉和关节等外周的传入信息,也接受从脑干到大脑皮层等高级中枢的下传信息,产生一定的反射传出冲动,故α运动神经元被认为是躯体骨骼肌运动反射的最后公路。α运动神经元的轴突末梢在其所支配的肌肉中分成若干小支,每一小支支配一条肌纤维。由一个α运动神经元及其分支所支配的全部肌纤维组成一个功能单位,称为运动单位。运动单位大小不一,一般是肌肉越大,运动单位也越大。如一个支配四肢肌肉的α运动神经元所支配的肌纤维数目可达2000条左右,这有利于肌肉收缩时产生较大的肌张力。而一个支配眼外肌的α运动神经元仅支配10条左右的肌纤维,这有利于眼外肌进行精细灵巧的活动。

γ运动神经元的数目较少,其胞体体积也较小,属于小运动神经元。它们所发出的轴突支配骨骼肌内的梭内肌纤维,可调节肌梭感受器的敏感性,与肌紧张的产生有关。

β运动神经元功能还不清楚。

### (二)骨骼肌的牵张反射

受神经支配的骨骼肌受外力牵拉而伸长时,可引起被牵拉的肌肉反射性收缩,称为牵张反射(stretch reflex)。在正常情况下,牵张反射受高位中枢的下行控制。根据牵张反射的特点,可将其分为腱反射(tendon reflex)和肌紧张(muscle tonus)。

1.腱反射 快速牵拉肌腱时引起的牵张反射,称为腱反射,表现为被牵拉肌肉迅速而明显地缩短。例如,快速叩打股四头肌肌腱时引起股四头肌收缩的膝反射(图10-1-15)。腱反射的潜伏期很短,是一种单突触反射。在正常情况下,腱反射受高位中枢的下行控制。临床上常采用检查腱反射的方法,来了解神经系统的某些功能状态。如腱反射减弱或消失,常提示其反射弧的完整性受到损害;腱反射亢进,则常提示高位中枢的病变。

2.肌紧张 是指缓慢而持续牵拉肌肉时引起的牵张反射。它表现为受牵拉肌肉产生紧张性收缩,产生一定的肌张力,以阻止肌肉被拉长,不表现为明显的动作,故又称为紧张性牵张反射。肌紧张是多突触反射。肌紧张的生理意义是维持身体的姿势,是姿势反射的基础。如人体取直立体位时,由于地心引力的作用,头部将向前倾,髋关节和膝关节也将屈曲,颈部某些肌群及下肢的某些伸肌群就会受到牵拉,继之反射性地引起这些肌肉发生收缩,肌紧张加强,对抗关节屈曲,使人能抬头、挺胸、伸腰和直腿,从而保持人体的直立姿势。当相应的反射弧受损或高位中枢病变时,会使肌紧张减退或亢进。

3.牵张反射的反射弧 牵张反射的感受器有肌梭和腱器官,它们属于深感受器或本体感受器,分别位于骨骼肌内和肌腱内。

肌梭呈梭形,两端细小,中间膨大,外层为一结缔组织囊,整个肌梭附着于梭外肌纤维上,与其平行排列,呈并联关系。肌梭囊内含有6~12根特殊的肌纤维,称为梭内肌纤维。

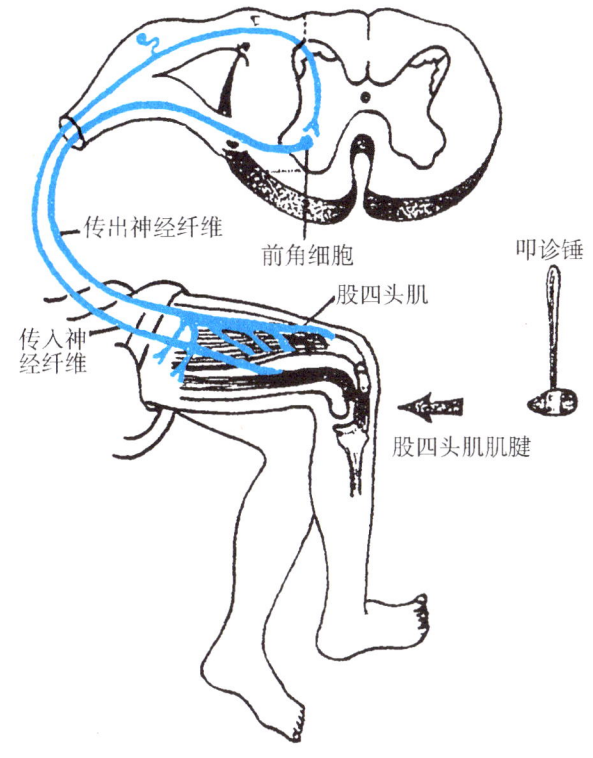

图 10-1-15 膝反射示意图

梭内肌纤维两端能收缩,中央部分膨大,无收缩功能,但分布有螺旋状的感觉神经末梢,是真正感受牵拉刺激的部位。肌梭内的收缩部分与感受装置呈串联关系。

肌梭能感受肌肉的长度变化,故它是一种长度感受器。当梭外肌纤维被牵拉而变长时,肌梭也变长,其中间部分的感受装置受刺激而兴奋,产生的神经冲动经传入纤维到达脊髓灰质前角的 α 运动神经元,反射性地引起同一肌肉的梭外肌收缩,便产生牵张反射。当梭外肌纤维变短时,肌梭也变短放松,其中间部分的感受装置受到的刺激减弱,传入冲动减少甚至停止,梭外肌纤维又恢复原来的长度。当 γ 运动神经元兴奋时,神经冲动经 γ 运动纤维传至梭内肌,使梭内肌两端的收缩部分收缩,从而使中间部位的感受装置被牵拉而兴奋,产生的冲动经传入纤维至 α 运动神经元,继而使梭外肌收缩,这一过程称为 γ-环路(图 10-1-16)。

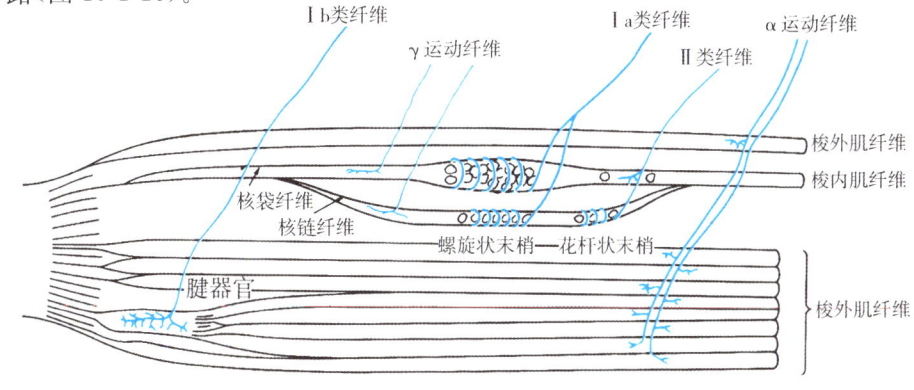

图 10-1-16 肌梭与腱器官及其神经纤维联系模式图

腱器官是分布于肌腱胶原纤维之间的牵张感受装置。它与梭外肌纤维呈串联关系，能感受肌肉张力的变化，故它是一种张力感受器。当梭外肌纤维发生等长收缩时，腱器官的传入冲动增加，肌梭的传入冲动不变；当梭外肌纤维发生等张收缩时，腱器官的传入冲动不变，肌梭传入冲动减少；当肌肉受到被动牵拉时，两者的传入冲动均增加。另外，腱器官的传入冲动对α运动神经元起抑制作用，而肌梭的传入冲动对α运动神经元起兴奋作用。当肌肉受到牵拉时，首先兴奋肌梭而发动牵张反射，引起受牵拉肌肉收缩。当牵拉力量进一步加大时，腱器官随之兴奋，结果是抑制牵张反射，减弱肌肉收缩力，避免被牵拉肌肉过度收缩而损伤。

### (三) 脊休克

小案例

机体有些反射可在脊髓水平完成，但脊髓的活动通常是在高位中枢的控制之下，因而脊髓本身独自的功能往往不易表现出来。为方便观察，在动物实验中可将脊髓与延髓的联系切断。为了保持动物的呼吸功能，通常在第五颈髓水平以下将动物的脊髓切断，这种动物称为脊动物。当脊髓突然与高位中枢离断后，离断面以下的脊髓会暂时丧失所有的反射活动能力而进入无反应的状态，这种现象称为脊休克（spinal shock）。脊休克的主要表现为：离断面以下的脊髓所支配的躯体反射活动消失、骨骼肌肌紧张减退甚至消失、外周血管扩张、血压下降、发汗停止及粪尿潴留。脊休克现象持续一段时间后，各种脊髓反射活动可逐渐恢复。脊休克恢复的快慢与动物的进化水平有关。动物越低等，恢复越快，如蛙几分钟即可恢复，猫、犬数小时乃至数日恢复，猴数日或数周恢复，人则需数周乃至数月才能恢复。在反射恢复过程中，首先是一些比较简单的、原始的反射恢复，如屈肌反射和腱反射等。然后是比较复杂的反射恢复，如对侧伸肌反射和搔爬反射等。在脊髓躯体反射恢复后，部分内脏反射也能恢复，如血压逐渐上升达一定水平，并出现一定的排便、排尿反射，但难以用意识控制。脊休克的产生与恢复，说明脊髓可单独完成一些简单的反射活动，但正常时它们是在高位中枢的控制下进行活动的。

## 二、脑干对肌紧张的调节

脑干对躯体运动的调节，主要是通过脑干网状结构对肌紧张的调节来实现的。电刺激动物脑干网状结构的不同区域，发现其中存在使肌紧张增强的区域，称为易化区；也有使肌紧张减弱的区域，称为抑制区（图10-1-17）。

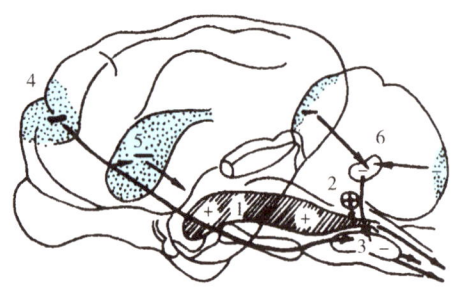

**图 10-1-17 猫脑干网状结构抑制区和易化区示意图**

＋：易化区　－：抑制区
1：网状结构易化区　2：延髓前庭核　3：网状结构抑制区　4：大脑皮层　5：尾状核　6：小脑

脑干网状结构易化区的范围较大，包括延髓网状结构的背外侧部分、脑桥的被盖、中脑的中央灰质及被盖。此外,下丘脑和丘脑中线核群对肌紧张也有易化作用,也可纳入易化区概念之内。脑干网状结构易化区的主要作用是加强伸肌的肌紧张。延髓的前庭核、小脑前叶两侧部可以加强易化区的作用。易化区的调节信息经网状脊髓束下达至脊髓灰质前角,作用于γ运动神经元,使γ运动神经元传出冲动增加,梭内肌收缩,肌梭敏感性升高,从而使肌紧张增强。另外,易化区对α运动神经元也有一定的易化作用。

脑干网状结构抑制区较小,位于延髓网状结构的腹内侧部分。通过网状脊髓束抑制γ运动神经元,肌梭敏感性降低,从而使肌紧张减弱。

在正常情况下,易化区和抑制区的活动相互拮抗而取得相对平衡,以维持正常肌紧张。但从活动的强度而言,易化区的活动较抑制区强,因此在肌紧张的平衡调节中,易化区略占优势。

如果在动物的中脑上、下丘之间切断脑干,动物立即会出现全身伸肌过度紧张的现象,表现为四肢伸直,坚硬如柱,头尾昂起,角弓反张,脊柱挺硬,这种现象称为去大脑僵直(decerebrate rigidity)(图 10-1-18)。它的发生是由于切断了大脑皮层和纹状体等部位与网状结构的功能联系,造成抑制区和易化区之间活动失衡,易化区活动明显占优势的结果。人类脑损伤、脑缺血和患脑炎时,如果累及中脑,也可出现头后仰、上下肢均僵硬伸直、上臂内旋、手指屈曲等类似去大脑僵直的现象。临床上如见到患者出现去大脑僵直现象,往往表明病变已严重地侵犯了脑干,是预后不良的信号。

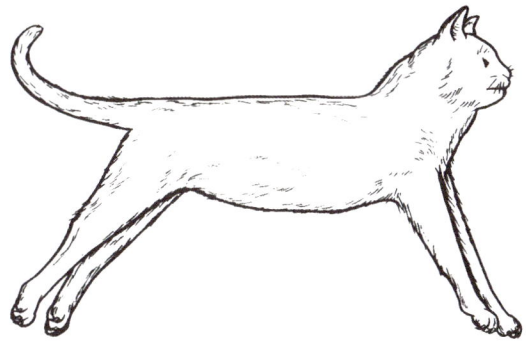

图 10-1-18 去大脑僵直

### 三、小脑对躯体运动的调节

根据小脑的传入、传出纤维联系可将其分为前庭小脑、脊髓小脑和皮层小脑 3 个功能部分(图 10-1-19)。它们分别与维持身体平衡、调节肌紧张、协调随意运动有关。

**(一)前庭小脑**

前庭小脑主要由绒球小结叶构成。前庭小脑的主要功能是参与维持身体平衡。它与前庭器官及前庭核有密切的纤维联系。其维持身体平衡的反射途径为:前庭器官→前庭核→绒球小结叶→前庭核→脊髓运动神经元→肌肉。切除绒球小结叶的猴或第四脑室出现肿瘤压迫损伤绒球小结叶的患者,可出现站立不稳、行走时不能规律性地移动双腿、容易跌倒等症状,但其随意运动仍很协调。

**(二)脊髓小脑**

脊髓小脑包括小脑前叶和后叶的中间带区。脊髓小脑的主要功能是调节肌紧张与协调随意运动。其中小脑前叶蚓部有抑制肌紧张的作用,而小脑前叶两侧部和后叶的中间

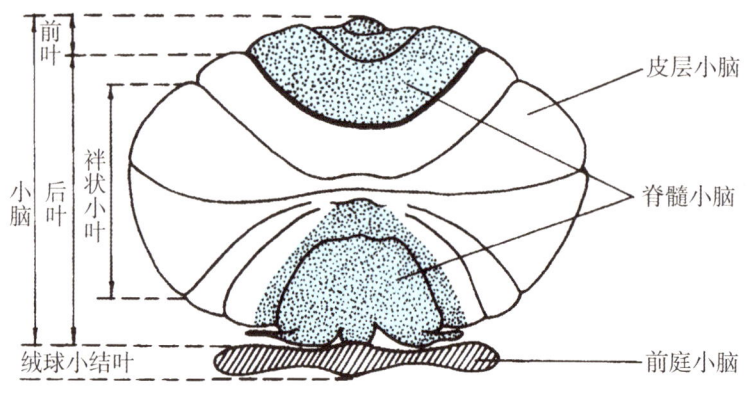

图 10-1-19　小脑部分模式图

带则有易化肌紧张作用。脊髓小脑对肌紧张的调节作用是通过脑干网状结构易化区和抑制区来实现的。在进化过程中,脊髓小脑抑制肌紧张的作用逐渐减弱,而易化肌紧张的作用逐渐加强。在人类,小脑损伤后,易化作用减弱,主要表现为肌紧张降低,造成肌无力等症状。

协调随意运动是小脑后叶中间带的主要功能。目前认为,在大脑皮层运动区向脊髓发出运动指令的同时,也通过皮层脊髓束的侧支将发动运动的信息反馈到脊髓小脑;另一方面,由运动指令发起的随意运动也激活了外周皮肤、关节、肌肉等本体感受器,它们的传入冲动经脊髓小脑束将其执行运动情况的信息反馈到脊髓小脑,使脊髓小脑获得来自大脑皮层运动区和本体感受器两方面的反馈信息,通过比较,觉察运动执行情况与运动指令之间的误差,发出校正信号返回大脑皮层运动区,调整皮层到脊髓的下行冲动,纠正偏差,借此以保证躯体运动的协调、准确和稳定。切除或损伤脊髓小脑时,受害动物或患者发生动作协调障碍,表现出动作笨拙,随意运动的力量、方向和限度不能很好控制,走路摇摆呈酩酊蹒跚状,直线行走更是不稳,称为小脑性共济失调;完成动作时抖动而把握不住方向,指物不准,快接近所指目标时发生震颤,称为意向性震颤。

(三)皮层小脑

皮层小脑是指后叶的外侧部,其接受来自大脑皮层感觉区、运动区、运动前区和联络区等广泛区域传来的信息的同时,也发出纤维回到大脑皮层运动区和运动前区。皮层小脑的主要功能是参与随意运动的设计。皮层小脑与大脑皮层联络区、运动前区、基底神经节一起参与随意运动的设计(计划与编程)。目前认为,一个随意运动的产生包括运动的设计(计划与编程)和运动程序的执行两个不同阶段。脊髓小脑和皮层小脑在运动的不同阶段发挥作用。前者利用感觉反馈信息对正在进行的运动实行即时的管理;而后者参与运动计划的形成和运动程序的编制。当皮层小脑损伤时,会出现各运动成分之间的紧密联系障碍,运动紊乱、不协调,即呈现运动分解现象。如右侧小脑半球损伤的患者,左右臂摆动的连续性降低,左臂可有下意识运动,右臂在交换运动前出现停顿或有意识支配才能连贯。

## 四、基底神经节对躯体运动的调节

基底神经节是大脑皮层下一些神经核团的总称。其主要包括尾状核、壳核和苍白球。尾状核和壳核进化较新,称为新纹状体,苍白球是较古老的部分,称为旧纹状体。由于丘脑底核、中脑的黑质与红核在结构与功能上与纹状体紧密相连，故也归属于基底神经节系统。基底神经节具有重要的躯体运动调节功能，它对随意运动的产生和稳定、肌紧张的调节、本体感受器传入冲动信息的处理都有关系。但基底神经节各部分究竟是如何调节躯体运动的，目前仍未阐明。基底神经节损伤后的主要表现为肌紧张的异常，可分为两大类：一类是肌紧张亢进，随意运动过少的僵直综合征，如帕金森病；另一类是肌紧张减退，运动过多的低张力综合征，如舞蹈病（又称亨廷顿氏病）和手足徐动症。

帕金森病的主要症状是全身肌紧张增强、肌肉僵直、随意运动减少、动作缓慢、面部表情呆板，常有静止性震颤。目前认为，帕金森病产生的机制主要是由于中脑黑质发生病变。黑质多巴胺能神经元受损，黑质-纹状体多巴胺递质系统功能低下，脑内多巴胺含量明显下降，对纹状体乙酰胆碱递质系统的抑制功能减退，从而使乙酰胆碱递质系统功能过强（图 10-1-20）。

舞蹈病的主要表现为不由自主的上肢和头部的舞蹈样动作，肌张力降低。其主要病变部位在新纹状体。由于纹状体中胆碱能神经元和 γ-氨基丁酸能神经元功能减退，从而减弱了对黑质多巴胺能神经元功能的抑制，使多巴胺能神经元的功能相对亢进，从而出现舞蹈病患者的症状。

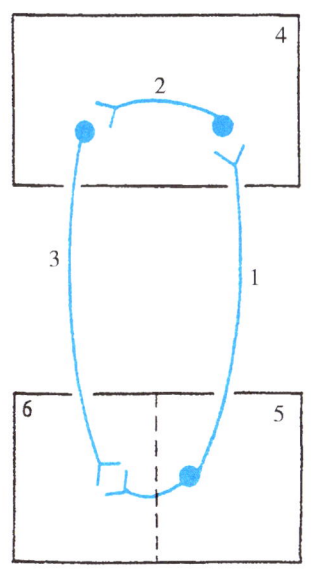

图 10-1-20　黑质-纹状体环路示意图
1：多巴胺能神经元　2：胆碱能神经元　3：γ-氨基丁酸能神经元　4：纹状体　5：黑质致密部　6：黑质网状部

## 五、大脑皮层对躯体运动的调节

### （一）大脑皮层运动区

大脑皮层是调节躯体运动的最高级中枢，人类大脑皮层的运动区主要在中央前回，它对躯体运动的控制具有如下特征（图 10-1-21）：

1.交叉支配　即一侧大脑皮层中央前回的运动区支配对侧躯体的骨骼肌运动。但在头面部，仅部分肌肉运动符合交叉支配规律，如面神经支配的眼裂以下表情肌和舌下神经支配的舌肌。而像咀嚼肌、喉肌及眼裂以上表情肌的运动则受双侧皮层运动区控制。所以，当一侧内囊损伤时，将引起对侧躯体肌肉瘫痪（半身不遂），同时引起对侧眼裂以下表

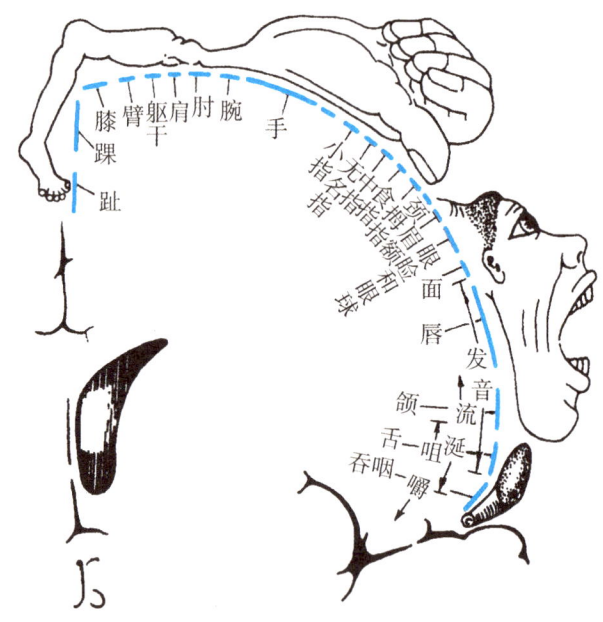

图 10-1-21 大脑皮层的运动区

情肌和舌肌瘫痪，导致口角向病灶侧歪斜，舌尖向健康侧歪斜。而受双侧支配的头面部肌肉并不瘫。

2. 功能定位精细，呈倒置排列　即运动区不同部位管理躯体不同部位的肌肉收缩，其定位安排是呈倒置的，即下肢肌肉运动的皮层代表区位于中央前回的顶部；上肢肌肉运动的皮层代表区位于中央前回的中间部；而头面部肌肉运动的代表区在中央前回的底部。但头面部内部的安排仍是正立的。

3. 运动代表区大小与运动的精细程度有关　运动越精细、复杂，其皮层代表区的面积越大。例如，手和五指所占的皮层代表区的面积几乎与整个下肢所占的代表区大小相等。

除中央前回以外，在大脑半球内侧面还有运动辅助区，刺激该区可引起双侧肢体运动和发声等，刺激第一感觉区和第二感觉区也能产生某些躯体运动。

(二) 运动传导系统及功能

大脑皮层对躯体运动的控制是通过如下通路下传信号而实现的：

1. 皮质脊髓束　由大脑皮层运动区发出，经内囊、脑干下行并经延髓锥体达脊髓灰质前角运动神经元的传导束，称为皮质脊髓束。其中有 80% 左右的纤维在延髓锥体交叉到达对侧，沿脊髓外侧索下行达脊髓前角，称为皮层脊髓侧束，其控制四肢远端肌肉，与精细的、技巧性的运动有关。皮质脊髓束其余 20% 的纤维不在延髓锥体交叉，在同侧脊髓前索下行，称为皮层脊髓前束，此束一般下行到胸段脊髓，其中大部分纤维逐节段经白质前联合交叉，终止于对侧脊髓前角运动神经元，有少数纤维终止于同侧脊髓前角运动神经元。皮层脊髓前束主要控制躯干及四肢近端肌肉，与姿势的维持和粗大运动有关。

2. 皮质脑干束　由大脑皮层运动区发出，经内囊达脑干脑神经运动核的传导束，称皮质脑干束，其支配头面部的肌肉。

3. 顶盖脊髓束、网状脊髓束和前庭脊髓束　它们的功能与皮层脊髓前束相似。

4. 红核脊髓束　其功能可能与皮层脊髓侧束相似。

## 第五节 神经系统对内脏活动及本能行为和情绪反应的调节

调节内脏活动的神经系统称为自主神经系统(autonomic nervous system)或内脏神经系统。它包括交感神经系统和副交感神经系统两部分(图10-1-22)。

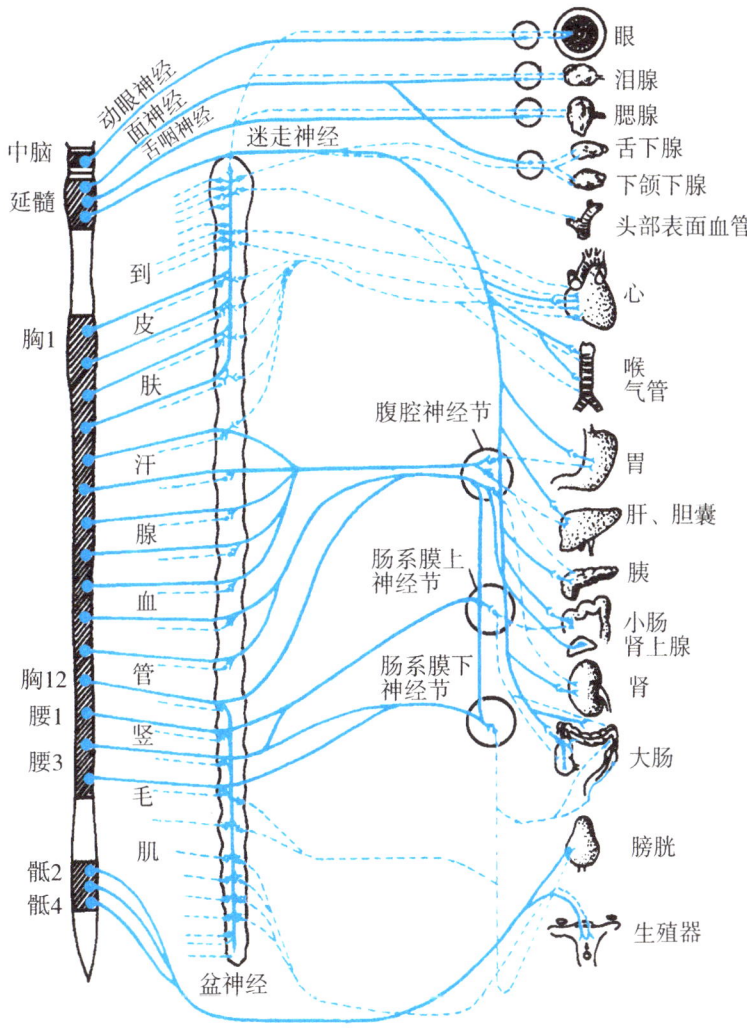

图 10-1-22　自主神经系统分布示意图
——节前纤维　----节后纤维

### 一、自主神经系统的功能

#### (一)自主神经系统的结构和功能特征

1. 有节前纤维和节后纤维之分　自主神经从中枢发出到效应器之前都要在神经节更换神经元。因此，一般交感和副交感神经有节前纤维和节后纤维之分(但肾上腺髓质直接接受交感神经节前纤维的支配)。由中枢发出的纤维，称为节前纤维；由神经节内神经元发出的纤维，称为节后纤维。交感神经节前纤维起源于胸腰段脊髓(第1胸段至第2、第3腰段)灰质侧角(图10-1-22)，多数在椎旁神经节组成的交感链换元，少数通过交感链在椎前神经节换元。因此,其节前纤维较短而节后纤维较长。副交感神经节前纤维起源于脑干内副交感神经核和脊髓骶段第2~4节灰质相当于侧角的部位,在靠近效应器或就在效应器内的神经节换元,因而其节前纤维较长而节后纤维较短。因为一根交感神经节前纤维与神经节内多个节后神经元联系,故刺激交感神经节前纤维,引起的反应比较弥散;而副交感神经的一根节前纤维与神经节内较少的节后神经元发生联系,故刺激副交感神经节前纤维,引起的反应比较局限。

2. **双重神经支配**　人体大部分器官受交感和副交感神经的双重支配,但交感神经的分布要比副交感神经广泛得多,某些内脏器官(如汗腺、竖毛肌、肾上腺髓质、皮肤和肌肉的血管等)只接受交感神经的支配。

3. **功能相互拮抗**　受双重神经支配的同一内脏器官,交感和副交感神经对其的作用往往是相互拮抗的。例如,交感神经使心脏兴奋、支气管平滑肌舒张;而副交感神经使心脏抑制、支气管平滑肌收缩。在少数情况下,交感和副交感神经对同一器官的作用也可以是一致的,如交感神经和副交感神经均促进唾液分泌,但前者引起的唾液分泌量少而黏稠,后者则量多而稀薄。

4. **有紧张性作用**　自主神经对内脏器官持续发放低频率神经冲动,使效应器经常维持一定的活动状态,这种现象称为自主神经的紧张性作用。交感和副交感神经的紧张性活动共同维持器官的正常活动。例如,切断支配心脏的迷走神经,心率就加快;反之,切断支配心脏的交感神经,心率就变慢,说明两种神经对心脏的支配均有紧张性活动。

5. **受效应器功能状态影响**　自主神经的外周性作用与效应器本身的功能状态有关。例如,刺激交感神经可引起无孕动物的子宫运动受抑制,而对有孕子宫却可加强其运动。

(二)自主神经的主要功能

自主神经的主要功能见表10-1-1。

表10-1-1　自主神经的主要功能

| | 交感神经 | 副交感神经 |
| --- | --- | --- |
| 循环系统 | 心率加快、心肌收缩力加强,腹腔内脏、皮肤血管显著收缩,外生殖器、唾液腺的血管收缩,对骨骼肌血管则有的收缩(肾上腺素能),有的舒张(胆碱能) | 心率减慢、心房收缩减弱,少数血管舒张,如外生殖器血管 |
| 呼吸系统 | 支气管平滑肌舒张 | 支气管平滑肌收缩,促进呼吸道黏膜腺体分泌 |
| 消化系统 | 抑制胃肠运动,促进括约肌收缩,促进唾液腺分泌黏稠的唾液 | 促进胃肠道平滑肌收缩及蠕动,促进胆囊运动,促使括约肌舒张,促进唾液腺分泌稀薄唾液,促使胃液、胰液、胆汁的分泌增多 |
| 泌尿生殖系统 | 促进尿道内括约肌收缩,逼尿肌舒张,抑制排尿<br>使未孕子宫平滑肌引起舒张,使已孕子宫平滑肌引起收缩 | 促进膀胱逼尿肌收缩,尿道括约肌舒张,促进排尿 |
| 眼 | 促进虹膜辐射状肌收缩,瞳孔开大 | 促使虹膜环状肌收缩,瞳孔缩小,使睫状肌收缩,促进泪腺分泌 |
| 皮肤 | 汗腺分泌,竖毛肌收缩 | |
| 内分泌腺和新陈代谢 | 促进肾上腺髓质分泌激素,促进肝糖原分解 | 促进胰岛素分泌 |

交感神经系统的活动比较广泛,常以一个完整的系统进行活动。主要意义在于促使机体动员体内许多器官的潜在力量,以适应环境的急剧变化。例如,当机体遭遇紧急情况时(如剧烈运动、恐惧、窒息、寒冷、创伤、剧痛和失血等),交感神经系统的活动明显增强,机体出现心率加快、皮肤与腹腔内脏血管收缩、血液储存库排出血液以增加循环血量、红细胞计数增加、支气管扩张、肝糖原分解加速以及血糖浓度上升、肾上腺素分泌增加等现象。实验表明,交感链完全切除的动物对环境急剧变化的耐受性大为减弱,以致不能生存。

副交感神经系统的活动比较局限,主要意义在于促进消化、积蓄能量、加强排泄和生殖等方面的功能,起到保护机体、促进机体休整恢复的作用。例如,机体在安静时副交感神经活动往往加强,此时心脏活动抑制、支气管平滑肌收缩、瞳孔缩小、消化功能增强以促进营养物质吸收和能量补充等。

(三)自主神经的递质及其受体

自主神经对内脏器官的作用是通过神经末梢释放的神经递质和相应的受体结合而实现的,其释放的递质属于外周神经递质,主要为乙酰胆碱和去甲肾上腺素。此外,近年来还发现有嘌呤类或肽类等外周神经递质。

1.递质

(1)乙酰胆碱(acetylcholine,ACh):是重要的外周神经递质。凡释放乙酰胆碱作为递质的神经纤维,称为胆碱能纤维(acetylcholinergic fiber)。自主神经中的胆碱能纤维包括:①全部交感和副交感神经节前纤维;②大多数副交感神经节后纤维(除少数释放肽类物质的纤维外);③少数交感神经节后纤维(如支配汗腺的交感节后纤维和支配骨骼肌血管的交感舒血管纤维)。此外,躯体运动神经纤维也释放乙酰胆碱,故也属于胆碱能纤维。

(2)去甲肾上腺素(noradrenaline,NA):是外周神经末梢释放的另一种重要的神经递质。释放去甲肾上腺素作为递质的神经纤维,称为肾上腺素能纤维(adrenergic fiber)。大部分交感神经节后纤维属于肾上腺素能纤维。

外周神经递质除乙酰胆碱和去甲肾上腺素外,还发现有嘌呤类和肽类递质。以释放三磷酸腺苷或肽类作为递质的神经纤维,分别称为嘌呤能神经或肽能神经,它们主要存在于胃肠道,其神经元胞体位于壁内神经丛中。

2.受体 递质只有和相应的受体结合,才能发挥生理效应。

(1)胆碱能受体:凡能与乙酰胆碱结合的受体称为胆碱能受体,可分为毒蕈碱型受体(muscarinic receptor,M受体)和烟碱型受体(nicotinic receptor,N受体)(表10-1-2)。①M受体。广泛存在于绝大多数副交感神经节后纤维(除少数释放肽类物质的纤维外)及少数交感神经节后纤维(即支配汗腺、胰腺的交感胆碱能纤维和支配骨骼肌血管的交感舒血管纤维)支配的效应器细胞膜上。M受体与乙酰胆碱结合后,可产生一系列自主神经节后胆碱能纤维兴奋的效应,称为毒蕈碱样作用,包括心脏活动的抑制、支气管平滑肌的收缩、胃肠平滑肌的收缩、膀胱逼尿肌的收缩、瞳孔括约肌收缩、消化腺与汗腺分泌增加,以及骨骼肌血管舒张等。阿托品是M受体的阻断剂。②N受体。N受体又可分为$N_1$受体和$N_2$受体两种亚型。$N_1$受体分布于自主神经节突触后膜上;$N_2$受体分布于骨骼肌终板膜上。当乙酰胆碱与$N_1$受体结合后,可引起自主神经节的节后神经元兴奋;与$N_2$受体结合后,可引起终板电位,导致骨骼肌收缩。六烃季铵主要阻断$N_1$受体的作用,十烃季铵主要阻断$N_2$受体的作用。筒箭毒碱对$N_1$和$N_2$两种受体均有阻断作用。

(2) 肾上腺素能受体：能与儿茶酚胺类物质（包括肾上腺素和去甲肾上腺素等）结合的受体称为肾上腺素能受体（adrenergic receptor）。肾上腺素能受体分为两类：α 型肾上腺素能受体（α 受体）和 β 型肾上腺素能受体（β 受体），参见表 10-1-2。① α 受体可分为 $\alpha_1$ 和 $\alpha_2$ 两个亚型。儿茶酚胺与 α 受体结合后产生的平滑肌效应主要是兴奋性的，如血管收缩、子宫收缩、瞳孔开大肌收缩等，但也有抑制性的，如小肠平滑肌舒张。酚妥拉明为 α 受体的阻断剂。② β 受体主要有 $\beta_1$ 和 $\beta_2$ 两个亚型。$\beta_1$ 受体主要分布于心脏组织中，儿茶酚胺类物质（尤其是肾上腺素）与 $\beta_1$ 受体结合主要引起兴奋效应，促使心率加快、心肌收缩力增强。$\beta_2$ 受体主要分布在支气管、胃、肠、子宫及许多血管平滑肌细胞上，作用是抑制性的，即促使这些平滑肌舒张。普萘洛尔（心得安）是临床上常用的非选择性 β 受体阻断剂，对 $\beta_1$ 和 $\beta_2$ 两种受体都有阻断作用。美托洛尔和阿替洛尔对 $\beta_1$ 受体阻断作用强，而对 $\beta_2$ 受体阻断作用弱；丁氧胺对 $\beta_1$ 受体阻断作用弱，而对 $\beta_2$ 受体阻断作用很强。

表 10-1-2　胆碱能受体、肾上腺素能受体的分布及效应

| 受体 | 部位及主要作用 | 阻断剂 |
| --- | --- | --- |
| 胆碱能受体 | | |
| 　M 受体 | 副交感节后纤维支配的效应器，产生副交感神经兴奋的效应，汗腺分泌增多，骨骼肌血管舒张 | 阿托品 |
| 　N 受体 | | |
| 　$N_1$ 受体 | 自主神经节神经元兴奋 | 咪芬 |
| 　$N_2$ 受体 | 骨骼肌终板膜兴奋 | 筒箭毒碱 |
| 肾上腺素能受体 | | |
| 　α 受体 | 大多数内脏平滑肌、腺体兴奋 | 酚妥拉明 |
| 　β 受体 | | |
| 　$\beta_1$ 受体 | 心肌兴奋 | 阿替洛尔 |
| 　$\beta_2$ 受体 | 平滑肌抑制 | 丁氧胺 |

## 二、各级中枢对内脏活动的调节

### （一）脊髓对内脏活动的调节

脊髓是调节内脏活动的初级中枢，能完成血管张力反射、发汗反射、排尿反射、排粪反射及勃起反射等。但仅有脊髓的动物或人，其脊髓的内脏反射不能很好地适应生理功能的需要。如脊髓离断的患者，由平卧位转成直立位时就会感到头晕，因此时体位性血压反射的调节能力很差，外周血管阻力不能及时发生改变。排尿反射和排便反射虽能进行，但膀胱往往不能完全排空，更不能有意识地控制，可出现大、小便失禁。由此可见，脊髓对许多内脏反射虽有一定的调节作用，但调节能力较差。

### （二）脑干对内脏活动的调节

脑干具有许多重要的内脏活动中枢，其中延髓具有特别重要的作用。许多重要的生命活动，如心血管运动、呼吸运动、胃肠运动的基本反射中枢都位于延髓。延髓一旦受到损伤，可迅速引起呼吸、心跳等生命活动停止，造成死亡。因此，延髓被视为生命中枢。同

时延髓也是吞咽、咳嗽、喷嚏、呕吐等反射活动的整合中枢。

此外,脑桥中存在呼吸调整中枢和角膜反射中枢,中脑中还存在瞳孔对光反射中枢。

**(三)下丘脑对内脏活动的调节**

下丘脑是调节内脏活动的较高级中枢。它能把内脏活动和其他生理活动联系起来,起到调节体温、营养摄取、水平衡、内分泌、情绪反应和控制生物节律等生理过程的作用。

知识拓展

1. 调节体温　下丘脑内不仅有大量的对温度敏感的神经元,而且是体温调节的基本中枢。因此,下丘脑对于维持体温的相对恒定具有重要的作用。

2. 对水平衡的调节　水平衡包括水的摄入和水的排出两个方面。实验中观察到刺激大鼠下丘脑外侧区摄食中枢的后方,动物出现口渴和饮水的现象,破坏该部位则动物拒饮。因此,下丘脑外侧区存在着饮水中枢。下丘脑控制排水的功能是通过改变抗利尿激素的分泌来实现的。下丘脑前部存在渗透压感受器,它能按血液中的渗透压变化来调节抗利尿激素的分泌。

3. 对腺垂体激素分泌的调节　下丘脑内有一些神经元能合成与分泌多种调节腺垂体分泌的肽类物质,对人体内分泌功能调节有重要的作用。

4. 控制生物节律　机体的许多生命活动常按一定的时间顺序发生节律性变化,这种变化节律称为生物节律(biorhythm)。人和动物的生物节律,按其频率高低,可分为高频节律(如周期小于一天的心动周期、呼吸周期等)、中频节律(如以日为周期的体温波动、促肾上腺皮质激素分泌波动)、低频节律(如以月为周期的月经周期现象及以年为周期的候鸟迁徙),其中日周期是最重要的生物节律。据研究,这种日周期节律的总控制中心可能在下丘脑的视交叉上核,它能对人体内一些重要的生理节律进行调控。因此,下丘脑被认为是生物钟所在部位。

**(四)大脑皮层对内脏活动的调节**

大脑皮层是内脏活动的最高级调节和整合中枢。与内脏活动关系密切的皮层结构是边缘系统和新皮层的某些区域。边缘系统是调节内脏活动的重要中枢,刺激边缘系统的不同部位,可以引起不同的功能反应,如呼吸、消化、泌尿、生殖及心血管和瞳孔等活动的改变。此外,边缘系统还与情绪、摄食、记忆等功能有关。

## 三、神经系统对本能行为和情绪的调节

本能行为(instinctual behavior)是指动物在进化过程中形成而遗传固定下来的,对个体和种族生存具有重要意义的行为。如摄食行为、性行为等属于动物的本能行为。情绪反应(emotional response)是指人和动物对客观环境刺激所表达的一种特殊的心理体验和某种固定形式的躯体行为表现。如恐惧、焦虑、发怒、平静、愉快、痛苦、悲哀和惊讶等。本能行为和情绪反应主要受下丘脑和边缘系统的调节器调节。人类的本能行为和情绪反应受后天学习和社会因素的影响十分明显。

**(一)本能行为的调节**

1. 摄食行为的调节　摄食行为是动物维持个体生存的基本活动。动物实验发现,下丘脑内有摄食中枢和饱中枢。毁坏下丘脑腹内侧核,动物进食频繁,食量大增;而毁坏下丘脑外侧区,则动物拒绝摄食。相反,用电极刺激清醒动物下丘脑腹内侧核,动物拒食;刺激下丘脑外侧区,则可引起动物多食。由此可见,下丘脑外侧区存在着摄食中枢,下丘脑

腹内侧核存在着饱中枢。一般来说,摄食中枢与饱中枢之间具有交互抑制关系。

2. 性行为的调节　交配是动物的本能行为,是动物维持种系生存的基本活动。刺激大鼠、猫、猴等动物内侧视前区,雄性或雌性动物均会出现性行为;破坏该部位,则出现对异性的冷漠、性行为的丧失;在该区注入性激素也可诱发性行为。此外,杏仁核的活动也与性行为有密切关系。实验表明,杏仁外侧核以及基底外侧核是抑制性行为的部位;而杏仁皮质内侧区是兴奋性行为的部位。

(二)情绪反应的调节

1. 恐惧和发怒　恐惧和发怒的情绪反应是一种本能的防御反应(defense reaction),也称为格斗逃避反应。间脑水平以上切除大脑的猫可自发出现或者轻微刺激后就能出现"假怒",表现为猛甩尾巴、张牙舞爪、挣扎,以及一系列交感神经兴奋的表现,如毛发竖起、心跳加速、血压升高、瞳孔扩大等,好似发怒一样,故称"假怒"。这一结果表明,下丘脑与情绪反应密切相关。在平时,下丘脑的这些活动由于受到大脑皮层的抑制作用而不能表现出来,切除大脑后,抑制被消除,轻微刺激也可引发"假怒"。近年来的研究发现,下丘脑靠近中线两旁的腹内侧区是所谓"防御反应区",刺激该区,可表现出防御性行为。临床上,人类下丘脑疾病,也可出现异常情绪反应。

除下丘脑外,刺激中脑中央灰质背侧部也能引起防御反应。刺激杏仁核外侧部,动物出现恐惧和逃避反应;而刺激杏仁核内侧部和尾侧部,则出现攻击行为。

2. 行为的激发　如果预先在动物脑内特定部位预先埋藏一电极,一旦动物踩动事先安装在笼内的踏板或杠杆,就能给予动物脑内特定部位一次刺激,这种实验方法称为自我刺激。实验表明,如果把电极埋藏在大鼠脑内从下丘脑到中脑被盖的近中线部分,只要动物无意中有过一次自我刺激的体验后,动物就会一遍又一遍地进行自我刺激,很快地发展到长时间连续的自我刺激。表明刺激这些脑区能引起动物的自我满足和愉快。这些脑区被称为奖赏系统(reward system)或趋向系统(approach system)。如果把电极预先埋藏在大鼠下丘脑后部的外侧部分、中脑的背侧和内嗅皮质等部位,则无意中的一次自我刺激,将使动物出现退缩、回避等表现,并且以后不再去接触踏板和杠杆。这些脑区称为惩罚系统(punishment system)或回避系统(avoidance system)。奖赏系统和惩罚系统在激发和抑制行为的动机方面具有重要意义。

## 第六节　脑电活动与觉醒和睡眠

课件

### 一、大脑皮层的电活动

与肌肉等细胞的生物电现象一样,大脑皮层的神经细胞也具有生物电活动。其表现形式有两种:一种是在安静时、无任何外界刺激的情况下,大脑皮层神经元经常性的、自发产生的节律性电位变化,称为自发脑电活动。将引导电极置于头皮上,用脑电图机将这种电变化描记成图,称为脑电图(electroencephalogram,EEG)。在动物实验或进行脑外科手术时,将引导电极置于皮层表面所记录到的电位变化称为皮层电图。另一种是感觉传入系统受到刺激时,在皮层某一局限区域引导出的形式较为固定的电位变化称为皮层诱发电位(evoked cortical potential)。

(一)正常脑电图的波形

人类的脑电图波形很不规则,根据其频率和振幅的不同,可分为 α、β、δ 和 θ 四种基本波形(图 10-1-23)。

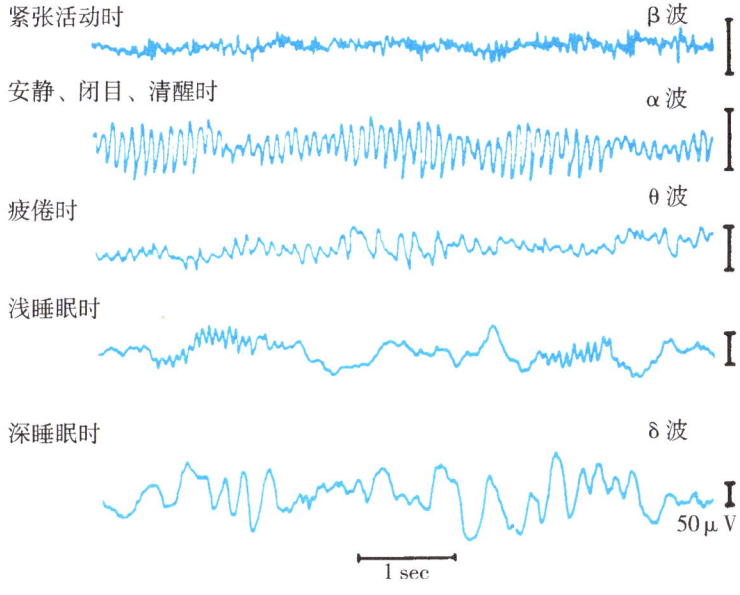

图 10-1-23 正常脑电图各种波形

1. α波　频率为 8～13Hz,振幅为 20～100μV。在枕叶及顶叶后部记录到的 α 波最为显著,是成人安静、清醒、闭眼时出现的主要脑电波。α 波的幅度有节律地变化着,即由小变大,再由大变小,如此反复形成梭形,称为 α 波的梭形。每一梭形持续 1～2s。当睁开眼睛或受到其他刺激时,α 波被高频低幅的 β 波所取代,出现 β 节律,这一现象称为 α 波阻断。当再次安静闭眼时,α 波又重新出现,α 波是皮层处于安静状态时的主要电活动表现。

2. β波　频率为 14～30Hz,振幅为 5～20μV。在睁眼或接受其他刺激或做意识性活动时出现 β 波,代表大脑皮层处于兴奋状态。以额叶和顶叶最为明显。

3. δ波　频率为 0.5～3Hz,振幅为 20～200μV。在睡眠、极度疲劳、深度麻醉时或婴儿期出现,以额叶最为明显。

4. θ波　频率为 4～7Hz,振幅为 100～150μV。成人困倦时出现此波,表示皮层处于抑制状态,幼儿期也可见到此波。以顶叶和颞叶最为明显。

脑电图的波形随大脑皮层活动状态的不同而变化,当大脑皮层许多神经元的电活动趋于一致时,就出现高幅低频率的波形,此现象称为同步化,表示大脑皮层兴奋过程的增强;当皮层神经元的电活动不一致时,就出现低幅高频率的波形,称为去同步化,表示大脑皮层抑制过程的加深。

临床上,癫痫、脑肿瘤(占位性病变)等患者的脑电图会出现明显异常,如癫痫患者的脑电图可出现棘波、尖波、棘慢综合波等。故结合临床资料,可以帮助这些疾病的诊断,尤其对癫痫有较重要的诊断价值。

(二)脑电图形成的机制

应用微电极记录皮层神经元细胞内的电位变化,发现细胞的突触后电位波动与皮层表面出现的α波节律相一致。因此可以认为,皮层表面的电位变化是由大量的神经元同步性的突触后电位总和所形成的。锥体细胞在皮层排列整齐,其顶树突相互平行并垂直于皮层表面,其同步电活动易于发生总和而形成强大电场,从而改变皮层表面的电位。

大量皮层神经元的同步电活动须依赖丘脑的功能。中度麻醉的动物,即使没有其他感觉传入的刺激,皮层也会出现每秒8~12次的自发脑电活动。这种脑电活动与人脑电波中的α波节律极为相似。如果切断皮层与丘脑之间的纤维联系,上述类似α波的电活动就大大减少。如果用每秒8~12次的节律性电刺激作用于丘脑的非特异性核团(如髓板内核群、网状核等),则大脑皮层会出现类似α波的电活动。所以丘脑的一些核团及其特异性投射系统的节律性活动可能是α波的起步点。

### (三)皮层诱发电位

当感觉器官、感觉神经或感觉传导途径上的任何一点受到刺激时,即可在皮层相应的感觉代表区表面引出局限的电位变化,称为皮层诱发电位。利用记录诱发电位的方法,有助于了解各种感觉投射的定位。临床常见的诱发电位有体感诱发电位、听觉诱发电位、视觉诱发电位等,对于中枢损伤部位的诊断有一定价值。

## 二、觉醒与睡眠

觉醒和睡眠是机体正常生理活动所必需的两个生理过程。机体只有在觉醒状态下,才能进行各种活动。通过睡眠又可以使机体的体力和精力得到恢复。

### (一)觉醒状态的维持

各种传入冲动,经脑干网状结构上行激动系统的传导,并以乙酰胆碱为递质,使大脑皮层处于觉醒状态。

觉醒状态可分为脑电觉醒(脑电波呈现快波表现)和行为觉醒(通常的清醒状态下的各种行为表现)两种状态。它们的维持有不同的机制。动物实验观察到,单纯破坏中脑黑质多巴胺递质系统后,则动物在行为上不表现为觉醒状态。对光、声等新异刺激无探究行为,但脑电波仍可呈现快波的觉醒状态。因此认为,黑质多巴胺系统对行为觉醒的维持有关。破坏蓝斑上部的去甲肾上腺素递质系统后,动物脑电的快波明显减少,即脑电觉醒不能维持,因此认为蓝斑上部的去甲肾上腺素递质系统与脑电觉醒的维持有关。脑干网状结构上行激动系统的乙酰胆碱递质系统对上述作用起调制作用。

### (二)睡眠的时相

通过对睡眠过程的观察,发现睡眠可分为两种不同的时相,分别称为慢波睡眠和快波睡眠。

1. 慢波睡眠  是指在睡眠周期中脑电图表现为同步化慢波的睡眠时相。慢波睡眠时的一般表现为:各种感觉功能减退,骨骼肌反射活动和肌紧张减退、自主神经功能普遍下降,但胃液分泌和发汗功能增强,生长素分泌明显增多。故慢波睡眠有利于促进生长和恢复体力。

2. 快波睡眠  又称为异相睡眠、去同步化睡眠或快动眼睡眠。它是指在睡眠周期中脑电图表现为低振幅去同步化快波的睡眠时相。各种感觉和躯体运动功能进一步减退。此外,还可有间断性的阵发性表现,如出现眼球快速运动、部分肢体抽动、心率变快、血压升高和呼吸加快等表现。此时易导致心绞痛、哮喘、阻塞性肺气肿缺氧的发作。快波睡眠期间,脑内蛋白质合成增加,新的突触联系建立,这有利于幼儿神经系统的成熟、促进学习记忆活动和精力的恢复。在快波睡眠时,将受试者唤醒,80%的人报告说正在做梦,所以做梦也是快波睡眠的一个特征。

成人睡眠开始后首先进入慢波睡眠,持续80～120min后转入快波睡眠,持续20～30min,然后又转入慢波睡眠,如此互相交换,反复4～5次即完成睡眠过程。成人觉醒状态只能进入慢波睡眠而不能直接进入快波睡眠,但两种时相的睡眠都可以直接转为觉醒状态。

### (三)睡眠产生机制

现在认为睡眠并非是脑活动的被动抑制,而是由脑干尾端的睡眠中枢发出的上行抑制系统主动地将抑制过程向大脑皮层广泛扩散,引起睡眠,并与上行激动系统的作用相拮抗,从而调节睡眠与觉醒的相互转化。

睡眠的产生还与中枢递质有关,慢波睡眠主要与脑干5-羟色胺递质系统活动有关;快波睡眠主要与脑干去甲肾上腺素、5-羟色胺和乙酰胆碱递质系统的功能有关。

## 第七节 脑的高级功能

### 一、学习和记忆

课件

学习与记忆是两个有联系的神经活动过程。学习是指人和动物通过神经系统接受外界环境信息而影响自身行为的过程。记忆则是指获得的信息或经验在脑内储存和"读出"的神经活动过程。

#### (一)学习的形式

1. 非联合型学习　非联合型学习是一种简单的学习形式,在刺激与机体反应之间不需建立某种明确联系。例如,人们对有规律出现的强噪音会逐渐减弱反应(习惯化);相反,在强的伤害性刺激后,对弱刺激的反应会加强(敏感化)。这两者都属于非联合型学习。

2. 联合型学习　联合型学习需要在神经系统接受刺激与机体产生反应之间建立某种确定的联系。经典的条件反射和操作式条件反射均属于联合型学习。从这个意义上说,学习的过程实际上就是建立条件反射的过程。

(1)经典的条件反射:在巴甫洛夫经典的动物实验中,给狗喂食物可引起唾液分泌,这是非条件反射,食物就是非条件刺激。给狗铃声刺激则不会出现,因为铃声与唾液分泌无关,故称为无关刺激。但是,在每次给狗吃食物之前出现一次铃声,然后再给予食物,这样多次结合以后,当铃声一响,狗就会出现唾液分泌。此时铃声由无关刺激变成食物就要来到的信号刺激(条件刺激),于是便建立了唾液分泌的条件反射。可见,条件反射是无关刺激与非条件刺激在时间上的结合而建立起来的,这个过程称为强化(reinforcement)。条件反射建立之后,如果反复应用条件刺激而不给予非条件刺激强化,条件反射就会减弱,最后完全不出现,这称为条件反射的消退。巴甫洛夫认为,条件反射的消退不是条件反射的丧失,而是由于在不强化的条件下,条件刺激转化为引起中枢发生抑制的刺激。

(2)操作式条件反射:这种学习过程比较复杂,它要求动物完成一定的操作。例如,将猴子固定在特制的坐椅上,红灯亮时训练猴子用手压杠杆,随即猴子得到食物的奖赏,如此多次强化,猴子学会了见红灯亮就压杠杆。这样就建立了操作式条件反射。

在人类,除可以用现实具体的信号如光、声、嗅、味、触等感觉刺激直接作用于眼、耳、鼻、舌、身等感受装置来形成条件反射外,抽象的语言、文字也可以代替具体的信号而引起条件反射。因此,巴甫洛夫提出人类具有两个信号系统,现实的具体信号称为第一信号;抽象的语言、文字称为第二信号。对第一信号发生反应的大脑皮层功能系统,称为第一信号系统(first signal systen),是人类与动物所共有的;而能对第二信号发生反应的大脑皮层功能系统,称为第二信号系统(second signal systen),这是人类特有的,也是人类区别于动物的主要特征。

### (二)记忆的过程及机制

1. 记忆的过程　通过感觉器官接受而进入大脑的信息是十分巨大的,但大约只有1‰的信息可长久储存。心理学家通过实验揭示了遗忘发展的规律:遗忘进程不是均衡的,在最初时间遗忘很快,后来逐渐减慢,而一段时间过后几乎不再遗忘。即遗忘的发展规律是先快后慢,能够被长期储存的信息都是对个体具有重要意义的,而且是反复作用的信息。因而在信息的储存过程中包含着对信息的选择和遗忘两个因素。人类的记忆过程包括4个连续的阶段,即感觉性记忆、第一级记忆、第二级记忆和第三级记忆。前两个阶段为短时性记忆(即此时信息的储存是不牢固的,很快遗忘),记忆的后两个阶段为长时性记忆(信息被反复运用,记忆牢固不易遗忘)(图10-1-24)。

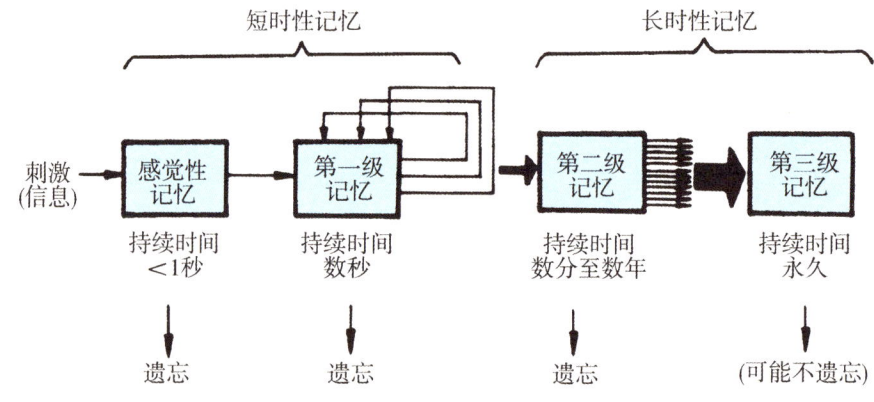

图10-1-24　人类记忆过程4个阶段的示意图

(1)感觉性记忆　是指通过感觉器官来的信息在大脑的感觉区内储存的阶段,这个阶段的储存时间很短,一般不超过1秒钟,转瞬即逝。

(2)第一级记忆　将感觉信息经过注意和处理形成新的连续的印象,就可将感觉性记忆转入第一级记忆。信息在第一级记忆中停留的时间仍然很短暂,平均约几秒钟。

(3)第二级记忆　引起第一级记忆的信息,通过反复运用学习,信息就可以储存较长时间,数分钟至数年不等,这称为第二级记忆。第二级记忆是一个大而持久的储存系统。

(4)第三级记忆　引起第二级记忆的信息,通过长年累月的运用,最后形成一种非常牢固的永久的记忆,这便是第三级记忆。如自己的名字、出生年月、国籍、民族、住址及每天都在进行操作的工艺等。

2. 记忆的机制　神经元的活动具有一定的后作用,在刺激作用过去以后,活动仍能存留一定时间,感觉性记忆的机制可能属于这一类。神经元之间存在许多环路联系,环路的连续活动也是记忆的一种形式,第一级记忆的机制可能属于这一类。当海马受损时,海马环路中断,则引起近期记忆功能的丧失就是例证。可见短时性记忆与神经元生理活动的功能性表现有关。第二级记忆的机制可能与脑内的物质代谢,尤其是与脑内蛋白质的合成有关。在金鱼建立条件反射的过程中,如将嘌呤霉素注入动物脑内以抑制脑内蛋白质的合成,则动物的学习记忆能力发生明显障碍。第三级记忆的机制可能与新的突触关系的建立有关。生活在复杂环境中的大鼠,学习记忆活动多,其大脑皮层的厚度大,突触联系较多。可见,长时性记忆与脑内物质代谢及结构的变化有关。

此外,学习与记忆活动还与某些化学物质有关。如给动物注射拟胆碱药、γ-氨基丁酸、儿茶酚胺类物质、加压素和纳洛酮等能增强记忆;而抗胆碱药、利血平、脑啡肽和催产素等则使记忆减退。

## 二、大脑皮层的语言中枢和一侧优势

### (一)大脑皮层语言中枢的分区

人类大脑皮层一定区域的损伤,可引起具有不同特点的语言功能障碍,包括以下4种类型:①运动性失语症。中央前回底部前方的Broca三角区(44区,图10-1-25中S区)受损所致。患者可以看懂文字与听懂别人的谈话,但却不会说话,而与发音有关的肌肉并不麻痹。②失写症。因损伤额中回后部接近中央前回的手部代表区(图10-1-25中W区)所致。患者可以听懂别人说话,看懂文字,能说话,但不会书写;而手部的其他运动并不受到影响。③感觉性失语症。颞上回后部(图10-1-25中H区)损伤所致。患者可以讲话及书写,也能看懂文字,但听不懂别人的谈话。④失读症。角回(图10-1-25中V区)受损所致。患者看不懂文字的含义,但视觉正常。

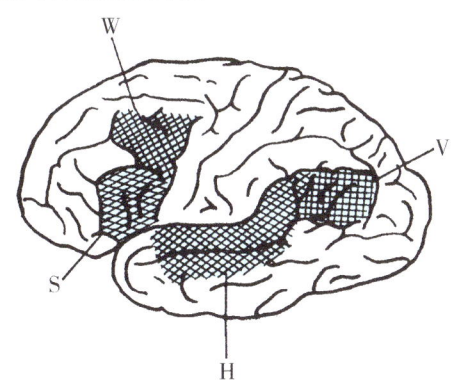

图10-1-25 人类大脑皮层语言功能的区域
S区障碍不能讲话　W区障碍不能写字　H区障碍不能听懂话　V区障碍不能认识词义

### (二)大脑皮层语言功能的一侧优势

对于习惯使用右手的人(右利者)而言,与语言有关的中枢主要集中在左侧大脑皮层。当左半球受损时,会产生各种语言功能的障碍。因此一般称左侧半球为优势半球,这种语言功能的一侧优势现象为人类所特有。它的出现虽然与一定的遗传因素有关,但主要是在后天生活实践中逐步形成的,与人类习惯使用右手有密切关系。

一侧优势的现象,反映了人类两侧大脑半球的功能是不对称的。左侧半球在语言功能上占优势,而右侧半球则在非语词性的认识功能上占优势,如对空间的辨认、深度知觉、触觉认识和音乐欣赏等。但是,上述的优势半球也是相对的,即左侧半球也有一定的非语词性认识功能,而右侧半球也有一定的简单的语词功能。

**思考题**

同步测试

1. 名词解释：突触、神经递质、牵涉痛、牵张反射、肌紧张、脊休克、胆碱能纤维、肾上腺素能纤维。

2. 试述兴奋性突触后电位(EPSP)和抑制性突触后电位(IPSP)的产生机制。

3. 什么是特异性和非特异性感觉投射系统？它们在结构和功能上各有何特点？

4. 试述自主神经系统的分类、递质和受体。

5. 试述自主神经系统对人体各系统功能的影响。

6. 应用 M 受体阻断剂阿托品后，可能发生哪些内脏活动的改变？

（艾　恒　毛红娇）

# 第二章 肝性脑病

**学习要求**
1. 掌握肝性脑病的概念。
2. 理解肝性脑病的发病机制。
3. 了解肝性脑病的诱发因素和防治原则。

思维导图

课件

## 第一节 概述

肝脏是人体最大的消化腺和代谢器官,不仅参与人体的消化、代谢、解毒、排泄及免疫,也承担着营养物质的合成、分解、消化、储存等多种功能。各种肝脏疾病,通过不同程度的肝细胞损害引起肝功能严重失调或障碍,机体出现出血、黄疸、继发性感染、肾功能障碍和脑病等一系列临床综合征,称为肝功能不全(hepatic insufficiency)。肝功能不全的晚期,往往发展成肝功能衰竭(hepatic failure)。临床上,肝功能衰竭患者往往以并发肝性脑病而导致死亡。肝性脑病(hepatic encephalopathy,HE)是指排除其他已知脑疾病前提下,继发于肝功能紊乱的一系列严重的神经精神综合征。

慢性肝性脑病的临床表现常呈4期经过:①前驱期。轻微的神经精神症状,表现为欣快、反应迟钝、淡漠及睡眠规律变化,可有轻度扑翼样震颤等。②昏迷前期。症状较前加重,出现性格、行为的异常,如嗜睡、定向理解力减弱及精神错乱等,经常出现扑翼样震颤。③昏睡期。有明显的精神错乱和昏睡等症状。④昏迷期。神志丧失,不能唤醒,进入昏迷状态。

## 第二节 肝性脑病的病因及分类

### 一、肝性脑病的病因

肝性脑病往往继发于急性肝功能衰竭和严重慢性实质性肝脏疾病,如病毒性急性暴发性肝炎、中毒或药物性肝炎、门脉性肝硬化、血吸虫性肝硬化、晚期肝癌及门-体静脉分流术后,为各种严重肝脏疾患所致的并发症之一或终末表现。其中以晚期肝硬化最为常见,其次是病毒性急性暴发性肝炎、晚期肝癌、急性肝中毒(药物、毒物等)、严重胆道疾患以及门-体静脉分流术后等。

### 二、肝性脑病的分类

肝性脑病常见的分类方式是按病因将其分为内源性和外源性肝性脑病。

## （一）内源性肝性脑病

内源性肝性脑病由急性肝功能衰竭所致。常见于病毒性急性暴发性肝炎或严重急性肝中毒，是指肝细胞广泛坏死，失去解毒代谢功能。其特点是起病急，发病无明显诱因，血氨常不升高，预后极差，所以又称为急性暴发性肝性脑病（表10-2-1）。

## （二）外源性肝性脑病

外源性肝性脑病是指门-体静脉分流时，肠源性毒物绕过肝脏直接进入体循环引起的脑病，多数由慢性肝病发展而来。常见病因有门脉性肝硬化、晚期血吸虫性肝硬化以及门-体静脉吻合术后。特点是起病缓慢，病程长，常有一定的诱因，并伴血氨升高，预后较好，又称慢性复发性肝性脑病（参见表10-2-1）。

表 10-2-1　内源性和外源性肝性脑病的比较

| 分类 | 病因 | 发病特点 | 诱因 | 肝功能 | 预后 | 血氨水平 | 病程 |
| --- | --- | --- | --- | --- | --- | --- | --- |
| 内源性 | 急性肝功能衰竭 | 大量肝细胞急性坏死 | 不明显 | 差 | 差 | 升高或正常 | 短 |
| 外源性 | 肝硬化 | 慢性肝功能不全 | 明显 | 较好 | 较好 | 升高 | 长 |

# 第三节　肝性脑病的发病机制

肝性脑病的发病机制迄今尚不完全清楚。现有的关于肝性脑病发病机制的几种学说均有一定的依据，同时采用与之相适应的治疗手段在临床上被证明是有效的。其中被普遍接受的是氨中毒学说、假性神经递质学说等。

## 一、氨中毒学说

正常人体内氨的生成和清除始终保持动态平衡，血氨浓度不超过 $59\mu mol/L$。临床上约有80%的肝性脑病患者的血液及脑脊液中氨水平升高，且慢性肝病患者摄入高蛋白饮食或含氮物质易诱发肝性脑病；肝性脑病患者经过临床降血氨治疗，病情常可好转。这些均是氨中毒学说的依据。

### （一）血氨增高的原因

血氨水平升高不外乎氨的生成增多和（或）氨的清除不足。特别是清除不足是肝性脑病时血氨增高的主要原因。

1. 氨清除不足

（1）尿素合成减少：当肝功能不全时，代谢障碍使 ATP 供给不足，同时参与鸟氨酸循环的酶严重受损，合成尿素的能力降低，使氨清除不足。

（2）血氨绕过肝脏：由于肝内侧支循环和门体侧支循环的建立，来自肠道的氨通过肝的侧支循环绕过肝细胞代谢，直接进入体循环，也使氨清除不足，血氨增高。

（3）氨参与的合成代谢减弱：机体的氨基酸、嘧啶、腺苷合成代谢有氨的参与，肝性脑病患者因出现烦躁、抽搐等精神神经症状，使分解代谢增强，合成代谢减弱。

2. 氨的产生增多　血氨的主要来源是肠道细菌对蛋白质的分解、肾脏泌氨以及肌肉组织代谢产氨。

（1）肠道产氨增加：肠道内有氨基酸和尿素，氨基酸是肠道内蛋白质的分解产物，尿素则经肠-肝循环由肠黏膜弥散入肠腔。肠道细菌中的氨基酸氧化酶和尿素酶可分别将氨基酸和尿素分解形成氨。若存在肝功能不全的情况,门静脉血流受阻,肠黏膜淤血,肠蠕动减弱,蛋白质产物增多,肠道细菌生长活跃,产氨增加。如果同时合并上消化道出血、肾功能障碍或高蛋白饮食,均可使肠道蛋白质增多,产氨增加。

(2) 肾脏产氨增加:肾小管上皮细胞的谷氨酰胺酶可将血液中的谷氨酰胺分解为谷氨酸和 $NH_3$。一部分 $NH_3$ 在肾小管腔内与 $H^+$ 结合形成 $NH_4^+$,从尿中排出;另一部分 $NH_3$ 则弥散进入血液。在低钾血症和碱中毒时,$H^+$ 减少,无法与 $NH_3$ 结合生成 $NH_4^+$,从而使 $NH_3$ 弥散入血增加。肝功能不全的患者常使用排钾利尿剂,可促使肾小管上皮细胞排 $K^+$ 增多,排 $H^+$ 减少,使血氨增高。

(3) 肌肉产氨增加:机体其他组织产氨主要来源于肌肉组织中的腺苷酸分解,血管壁、肠黏膜和脑也可产氨,但量少。肝性脑病发展过程中,患者常出现躁动不安、抽搐等肌肉活动增强的表现,肌肉中的腺苷酸分解代谢增强,使血氨增高。

**(二) 氨对脑的毒性作用**

1. 干扰脑组织的能量代谢　进入脑内的氨与 α-酮戊二酸结合形成谷氨酸,消耗了还原辅酶 I (NADH),进而氨又与谷氨酸结合,生成谷氨酰胺。这个过程不仅影响 ATP 的形成,也消耗了大量 ATP。由此引起的后果有:①α-酮戊二酸是三羧酸循环的重要中间产物,由于其大量消耗,三羧酸循环速度减慢,使 ATP 生成减少;②NADH 是呼吸链中递氢的重要物质,其大量消耗也可使 ATP 产生减少;③氨还可抑制丙酮酸脱羧酶的活性,使乙酰辅酶 A 产生减少,影响三羧酸循环;④当氨和谷氨酸结合时,也可消耗大量的 ATP。ATP 的减少干扰了脑细胞的能量代谢,使其维持各种功能的能量严重不足,从而不能保证中枢神经系统的兴奋活动(图 10-2-1)。

2. 干扰神经递质的平衡　正常时脑内兴奋性神经递质和抑制性神经递质保持平衡。当大量氨进入脑细胞后,随着各种代谢的变化,谷氨酰胺增多而谷氨酸及乙酰辅酶 A 被消耗,使兴奋性的神经递质谷氨酸和乙酰胆碱减少,抑制性的神经递质谷氨酰胺和 γ-氨基丁酸增多,脑内神经递质的平衡被打破,导致中枢神经系统功能紊乱。

3. 氨对神经细胞膜的抑制作用　氨可干扰神经细胞膜 $Na^+$-$K^+$-ATP 酶的活性,影响细胞内外 $Na^+$、$K^+$ 的分布;另外氨还可与 $K^+$ 竞争通过细胞膜钠泵进入细胞,使细胞内缺钾,进而影响膜电位和兴奋、传导等功能活动。

4. 刺激大脑边缘系统　大脑边缘系统是由围绕在丘脑周围的部分大脑皮质和下丘脑构成,与性格、行为、记忆、情绪等有关。电生理实验证实,氨可使以海马、杏仁为主的大脑边缘系统呈兴奋状态,这可能与肝性脑病患者出现的一些精神、神经症状有关。

总之,血氨增高可干扰脑细胞能量代谢,引起神经递质的变化,还可抑制神经细胞膜的作用,对肝性脑病的发生、发展具有重要的作用。

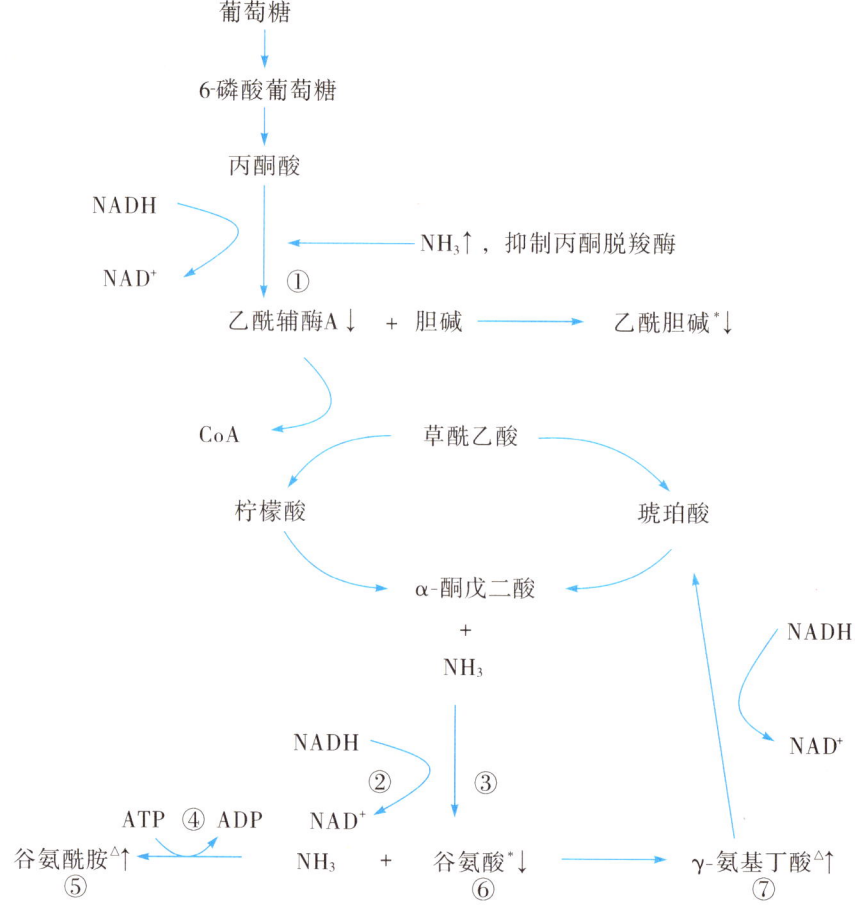

图 10-2-1 氨对脑能量代谢和神经递质的影响
①抑制丙酮酸脱羧酶,乙酰辅酶 A 减少,乙酰胆碱减少　②消耗 NADH　③消耗 α-酮戊二酸
④消耗 ATP　⑤谷氨酰胺生成增多　⑥谷氨酸消耗增多　⑦γ-氨基丁酸生成增多
*:中枢兴奋性递质　△:中枢抑制性递质

## 二、假性神经递质学说

### (一)假性神经递质及形成

正常机体摄入的蛋白质在肠道中分解成氨基酸,再经肠道细菌脱羧酶的作用形成胺类。其中芳香族氨基酸如苯丙氨酸和酪氨酸转变成苯乙胺和酪胺,再经门静脉到肝脏,通过单胺氧化酶作用被分解清除。肝功能不全时,肝脏解毒功能降低,当门-体侧支循环形成时,胺类物质可通过体循环进入中枢神经系统,继而在脑神经细胞内 β-羟化酶的作用下形成苯乙醇胺(phenylethanolamine)和羟苯乙醇胺(octopamine)(图 10-2-2)。

上述两者的化学结构和真性神经递质去甲肾上腺素、多巴胺极为相似(图 10-2-3),因此可取代它们被肾上腺素能神经元所摄取,并储存在突触小体的囊泡中。但假性神经递质被释放后传递信息的生理功能却远远弱于真性神经递质,故称其为假性神经递质。

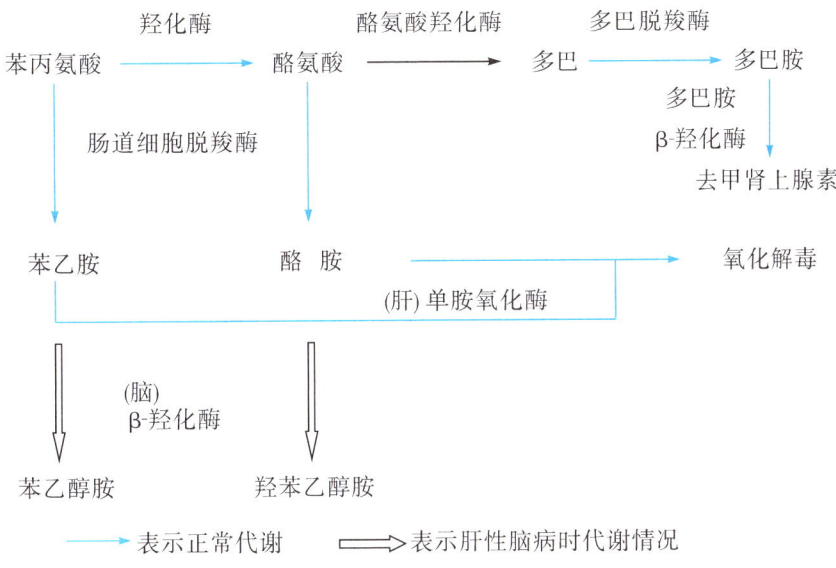

图 10-2-2 假性神经递质产生示意图

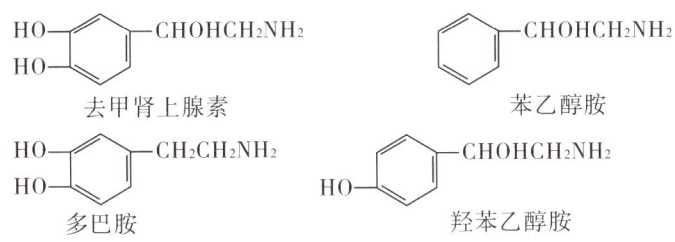

图 10-2-3 正常及假性神经递质化学结构式比较

### (二)假性神经递质作用机制

各种来自外周感受器的神经冲动,进入脑干后,发出侧支进入脑干网状结构,并与其内的神经元发生突触联系,交换神经元后上行,弥散性向大脑皮层投射纤维。这一投射系统是不同感觉的共同上传途径,是非特异性上行投射系统。投射纤维的终止区域广泛,其主要功能是维持和改变大脑皮层的兴奋状态,即保持清醒。脑干网状结构中存在着这种具有唤醒功能的系统,此即脑干网状结构上行激动系统。在唤醒功能中,作为神经突触间传递信息的神经递质具有非常重要的作用,正常时脑干网状结构中的神经递质主要是去甲肾上腺素和多巴胺等,它们的作用能维持大脑皮层的兴奋和清醒状态。但当脑干网状结构中假性神经递质增多时,则会竞争性地取代真性神经递质,最终被末梢神经摄取和储存。因为假性神经递质传递信息的功能远不及正常神经递质,致使网状结构上行激动系统功能失常,功能活动减弱,大脑皮层从兴奋转入抑制状态,出现意识障碍甚至昏迷。

知识拓展

除上述两种学说以外,解释肝性脑病发病机制的还有血浆氨基酸代谢失衡学说、GABA学说等。

## 第四节　肝性脑病的影响因素

### 一、氮的负荷增加

小案例

这是诱发肝性脑病最常见的原因。

1. 上消化道出血　多由食管下段静脉丛曲张破裂所致,血液中的蛋白质经肠内细菌作用产生大量的氨,致血氨升高;同时,出血还使血容量减少,导致肝、脑、肾缺血缺氧而加重器官功能损害;肾功能不全促进尿素肠肝循环增加,肠道产氨增多易诱发肝性脑病。

2. 感染　当机体被感染时,由于细菌及其毒素侵入肝脏,加重肝细胞的变性坏死及肝功能减退;感染引起的发热又可使组织蛋白增强,引起产氨增多和血浆氨基酸失衡,从而诱发肝性脑病。

3. 碱中毒　肝功能不全时,可能由于血氨增多刺激呼吸中枢,使呼吸中枢兴奋,换气过度,出现呼吸性碱中毒。低血钾时有代谢性碱中毒。生理条件下氨分子和铵根离子可以互相转化,反应如下:$NH_3 + H^+ \rightleftharpoons NH_4^+$。当血液的 pH 值增高时,上述反应朝着 $NH_3$ 的方向进行,因此,随着血液 pH 值得增高,游离的 $NH_3$ 进入脑细胞,促进肝性脑病的发生。

4. 其他　另外如进食过多蛋白质,输入过多库存血,便秘等也可诱发肝性脑病的发生。

### 二、血脑屏障通透性增强

正常时一些神经毒质不能通过血脑屏障,当血脑屏障通透性增强时,可使神经毒质进入脑组织增多,参与肝性脑病的发病。实验证明,缺血、缺氧、感染、大量饮酒、硫醇、胺盐、脂肪酸等都会使血脑屏障通透性增加,正常不能进入脑内的物质如 GABA 得以进入脑组织,诱发肝性脑病的发生。

### 三、脑的敏感性增强

严重肝病患者的脑组织对毒性毒物与一些诱发因素的敏感性增高,因而易于发病。因此,当使用止痛、镇痛、麻醉等药物时,易诱发肝性脑病。

## 第五节　肝性脑病的防治原则

临床上常根据肝性脑病的发病机制和诱因,采取预防和治疗措施。

1. 防止和减少诱因　严格控制蛋白摄入;避免上消化道出血;慎用镇静药、麻醉药等;防止便秘及快速利尿、大量放腹水等,这些措施有利于避免氮负荷的增加。

2. 降低血氨　口服乳果糖可降低肠道 pH 值,减少氨的产生也可清除血氨;应用谷氨酸和精氨酸以及纠正电解质和酸碱平衡紊乱也可降低血氨;另外还可使用抗生素抑制肠道细菌产氨。

3. 提高正常神经递质水平　可给予左旋多巴,该药进入脑组织后可经过酶的作用转变成多巴胺和去甲肾上腺素,与假性神经递质竞争,有助于恢复大脑皮层的兴奋状态,维持清醒。

4. 纠正血浆氨基酸失衡　使用复方氨基酸制剂(含高支链氨基酸、低芳香族氨基酸和精氨酸),恢复血浆氨基酸的平衡。

5. 其他治疗措施　①人工肝。目前有两种辅助系统:可使用选择性透析膜进行血液透析,也可采用活性炭吸附毒性物质。②肝移植。随着手术技术的进步和新型免疫抑制剂的使用,现已在临床应用,但仍应结合患者的具体情况而定。

临床上除了采用上述治疗方法外,还可采取保护脑细胞功能、维持呼吸道通畅、防止脑水肿等措施。

**思考题**

1. 简述氨中毒学说引起肝性脑病的发生机制。
2. 为什么上消化道出血可诱发肝硬化患者发生肝性脑病?

同步测试

(仇　容)

# 第三章 应激

思维导图

课件

**学习要求**
1. 掌握应激的概念。
2. 熟悉应激的发生机制及细胞体液反应特点。
3. 了解常见的应激性疾病。

## 第一节 概 述

### 一、应激的概念

微课视频

应激(stress)是指机体在受到各种内外环境因素刺激时所出现的非特异性全身适应反应。这种对各种刺激的非特异性反应称为应激反应(stress response)。任何刺激,如高温、寒冷、感染、中毒、创伤、大手术、缺氧、恐怖及愤怒等达到一定强度,除引起与刺激因素相关的特异性表现外,还会出现一些全身非特异性反应,这种与刺激因素性质无直接关系的非特异性反应,是应激的一个重要特征。

### 二、应激原

凡是能引起应激的各种因素被称为应激原(stressor)。应激原有以下几种分类:
1. 外环境因素:如高温、寒冷、射线、噪声、强光、电击、低氧、中毒及感染等。
2. 机体的内在因素:自稳态失衡是一类重要的应激原,如贫血、休克、酸碱平衡紊乱等。
3. 心理、社会环境因素:如职业竞争、工作压力、紧张的生活节奏、不良人际关系、拥挤、孤独和突发的生活事件等,是现代社会中重要的应激原。

一种因素要成为应激原,必须有一定的强度。但对于不同个体,同一应激原引起应激反应所需的刺激强度可以有明显的不同,即使同一个人,在不同的时间,引起反应的应激原强度也可不同。

### 三、全身适应综合征

20世纪30~40年代,加拿大生理学家Selye等采用剧烈运动、毒物、寒冷、高温及严重创伤等应激原处理动物,发现尽管应激原性质不同,所引起的全身性非特异反应却大致相似,即出现以垂体-肾上腺皮质功能变化为主的神经—内分泌反应。这种由各种有害因素引起、以神经内分泌变化为主要特征、具有一定适应代偿意义并导致机体多方面紊乱与损害的过程称为全身适应综合征(general adaptation syndrome,GAS)。全身适应综合征可分为三期,各期的主要变化有:

1. 警觉期:此期在应激作用后迅速出现,为机体保护防御机制的快速动员期。以交感-肾上腺髓质兴奋为主,并伴有肾上腺皮质激素的增多。警觉反应使机体处于最佳动员状态,有利于机体的战斗或逃避。

2.抵抗期:如果应激原持续作用于机体,在产生警觉反应之后,机体将进入抵抗或适应阶段。此时,以交感-肾上腺髓质兴奋为主的一些警觉反应将逐步消退,而表现出肾上腺皮质激素分泌增多为主的适应反应。机体的代谢率升高,炎症、免疫反应减弱,胸腺、淋巴组织缩小。机体表现出适应、抵抗能力的增强。但随着防御储备能力的消耗,对其他应激原的抵抗力下降。

3.衰竭期:持续强烈的有害刺激将消耗机体的抵抗能力,警觉反应期的症状可再次出现。肾上腺皮质激素持续升高,但糖皮质激素受体的数目和亲和力明显下降,机体内环境明显失衡,与应激相关的疾病、器官功能衰退甚至休克、死亡都可在此期出现。

## 第二节　应激反应的基本表现

### 一、应激的神经内分泌反应

在机体受到强烈刺激时,应激的基本反应为一系列神经内分泌改变。应激时最重要的神经内分泌反应是蓝斑-交感-肾上腺髓质系统和下丘脑-垂体-肾上腺皮质系统的强烈兴奋,此外,还可出现其他内分泌激素如抗利尿激素、醛固酮、胰高血糖素和胰岛素等分泌的改变。

**(一)蓝斑-交感-肾上腺髓质系统**

1.蓝斑-交感-肾上腺髓质轴的基本组成单元

为脑干的去甲肾上腺素能神经元及交感神经肾上腺髓质系统。蓝斑作为该系统的中枢位点,上行主要与边缘系统的杏仁复合体、海马结构、边缘中脑区和边缘皮质有密切的往返联系,成为应激时情绪、认知、行为功能变化的结构基础。下行则主要至脊髓侧角,调节交感神经系统和肾上腺髓质系统的功能。

2.应激时的基本效应

中枢效应:与应激时的兴奋、警觉有关,并可引起紧张、焦虑等情绪反应。

外周效应:应激时,该系统的外周效应主要表现为血浆肾上腺素和去甲肾上腺素浓度迅速升高。交感-肾上腺髓质系统强烈兴奋参与调控机体对应激的急性反应,介导一系列的代谢和心血管的代偿机制以克服应激原对机体的威胁或对内环境的扰乱作用。

但是,过度强烈的交感-肾上腺髓质系统的兴奋,也引起明显的能量消耗和组织分解,甚至导致血管痉挛,某些部位组织缺血,致死性心律失常等。

**(二)下丘脑-垂体-肾上腺皮质系统**

1.下丘脑-垂体-肾上腺皮质轴(hypothalamic-pituitary-adrenal axis,HPA)的基本组成单元

HPA轴的基本组成单元为下丘脑的室旁核(PVN)、腺垂体和肾上腺皮质。室旁核作为该神经内分泌轴的中枢位点,上行主要与杏仁复合体、海马结构、边缘皮质有广泛的往返联系,特别与杏仁体有致密的神经纤维联系。下行则主要通过CRH与腺垂体和肾上腺皮质进行往返联系和调控。

2.应激时的基本效应

(1)应激时 HPA 轴兴奋的中枢效应:HPA 轴兴奋释放的中枢介质为 CRH 和 ACTH,特别是 CRH,它可能是应激时最核心的神经内分泌反应。

CRH 最主要的功能是刺激 ACTH 的分泌促进糖皮质激素(GC)的分泌,其另一功能是调节应激时的情绪反应,适量的 CRH 增多可促进适应,使机体兴奋或有愉快感。但大量的 CRH 增加,特别是慢性应激时的持续增加则造成适应机制的障碍,出现焦虑、抑郁、食欲减退等;CRH 还是内啡肽的释放促激素,应激时内啡肽升高与 CRH 增加相关;同时 CRH 也促进蓝斑-去甲肾上腺能神经元的活性与蓝斑-交感-肾上腺髓质轴形成交互影响。

(2)应激时 HPA 轴分泌的外周效应

应激时最重要的一个反应是 GC 分泌增多,对机体有广泛的保护作用。GC 升高是应激时血糖增加的重要机制,它促进蛋白质分解及糖原异生,并保证儿茶酚胺、胰高血糖素脂肪动员作用;GC 对许多炎症介质及细胞因子的生成、释放和激活具有抑制作用,并稳定溶酶体膜,减少这些因子和溶酶体酶对细胞的损伤;GC 还是维持循环系统对儿茶酚胺正常反应的必需因素。

但 GC 持续增加也会对机体产生一系列不利影响,表现为:①明显抑制免疫系统,使机体的免疫力下降,易发生感染;②通过抑制甲状腺轴和性腺轴,造成生长发育的迟缓、内分泌紊乱和性功能减退;③产生一系列代谢改变,如血脂升高、血糖升高,并参与形成胰岛素抵抗等。

### (三)其他内分泌反应

应激可引起广泛的神经内分泌变化,除上述两个系统的变化外,其他内分泌变化见表。(表 10-3-1)

表 10-3-1 应激的其他内分泌变化

| 名 称 | 变 化 |
| --- | --- |
| β-内啡肽(β-Ep) | 升高 |
| ADH | 升高 |
| 催乳素 | 升高 |
| 胰高血糖素 | 升高 |
| 胰岛素 | 降低 |
| 促性腺激素释放激素(GnRH) | 降低 |
| 促甲状腺激素释放激素(TRH) | 降低 |
| 促甲状腺素(TSH) | 降低 |
| $T_3$、$T_4$ | 降低 |
| 生长激素(LH) | 降低 |
| 促卵泡激素(FSH) | 降低 |
| 生长素 | 急性应激升高 慢性降低 |

## 二、应激的细胞体液反应

细胞在多种应激原刺激下可出现细胞内信号转导和相关基因的激活,表达相关的、多半具保护作用的一些蛋白质,如急性期反应蛋白、热休克蛋白、某些酶或细胞因子等,成为机体在细胞、蛋白质、基因水平的应激表现。

### (一)热休克蛋白

热休克蛋白(heatshock protein,HSP):指热应激或其他应激时细胞新合成或合成增加的一组蛋白质,它们主要在细胞内发挥功能,属非分泌型蛋白质。热休克蛋白最初是从经受热应激的果蝇唾液腺中发现的,故取名 HSP。以后发现许多对机体有害的因素也可诱 HSP 的生成,故又称应激蛋白(stress protein)

1. HSP 的基本组成

HSP 是一族在进化上十分保守的蛋白质,在细胞内含量相当高,据估计为细胞总蛋白的 5%。从原核细胞到真核细胞的各种生物体,其同类型 HSP 的基因序列有高度的同源性。现已发现 HSP 是一个大家族,根据分子量的大小可分为不同的类型,各类 HSP 具有不同的功能。目前认为 HSP 可分为两部分:一部分为细胞的结构蛋白,正常时就存在于细胞内,为结构性 HSP。另一部分由各种应激原诱导生成的,为诱生性 HSP。

2. HSP 的基本功能

HSP 的基本结构为 N 端的一个具有 ATP 酶活性的高度保守序列和 C 端的一个相对可变的基质识别序列。C 端的基质识别序列倾向于与尚未折叠或因有害因素破坏了其折叠结构的肽链结合,并依靠其 N 端的 ATP 酶活性,利用 ATP 促成这些肽链的正确折叠、移位、修复或降解。

HSP 的基本功能为帮助蛋白质的正确折叠、移位、维持和降解,被人形象地称为"分子伴娘"(molecular chaperone)。结构性 HSP 即是一类重要的"分子伴娘",而诱生性 HSP 主要与应激时受损蛋白质的修复或移除有关。正常时这些 HSP 与一种细胞固有表达转录因子-热休克因子(heat shock factor,HSF)相结合,不能启动 HSP 的转录合成。

多种应激原,如热、炎症、感染等常会引起蛋白质的结构损伤,暴露出与 HSP 的结合部位,HSP 与受损蛋白质结合释放出游离的 HSP,游离的 HSP 倾向聚合成三聚体,三聚体的 HSP 则具有向核内移位并与热休克蛋白基因上游的启动序列相结合的功能,从而启动 HSP 的转录合成,使 HSP 增多,增多的 HSP 可在蛋白水平起防御、保护作用。HSP 可增强机体对多种应激原的耐受能力,如 HSP 合成的增加可使机体对热、内毒素、病毒感染和心肌缺血等多种应激原的抵抗能力增强,表明了应激反应在分子水平的保护机制。

(二)急性期反应蛋白

急性期反应蛋白(acute phase protein,AP):应激时由于感染、炎症或组织损伤等原因可使血浆中某些蛋白质浓度迅速升高,这种反应称为急性期反应,这些蛋白质被称为急性期反应蛋白,属分泌型蛋白质(表 10-3-2)。

表 10-3-2 重要的急性期反应蛋白

| 成 分 | 生物学功能 | 急性炎症时变化 |
| --- | --- | --- |
| C-反应蛋白 | 清除异物和坏死组织、抗感染 | 迅速升高 |
| 血清淀粉样 A 蛋白 | 尚不清楚 | 急剧升高 |
| $\alpha_1$-酸性糖蛋白 | 抑制某些防御反应 | 明显增加 |
| $\alpha_1$-蛋白酶抑制剂 | 抑制蛋白酶 | 明显增加 |
| $\alpha_1$-抗糜蛋白酶 | 抑制蛋白酶 | 明显增加 |
| $\alpha_2$-巨球蛋白 | 结合运输功能 | 明显增加 |
| 结合珠蛋白 | 结合运输功能 | 明显增加 |
| 铜蓝蛋白 | 结合运输功能 | 增加 |
| 补体 | 抗感染、抗损伤 | 增加 |
| 纤维蛋白原 | 抗感染、抗损伤 | 明显增加 |

1. AP 的构成与来源

AP 主要由肝细胞合成,单核巨噬细胞、成纤维细胞可产生少数 AP。正常时血中 AP 含量很少,但在炎症、感染、发热时明显增加。少数蛋白质在急性期反应时减少被称为负急性期反应蛋白,如白蛋白、前白蛋白、运铁蛋白等。

2. AP 的生物学功能

(1)抑制蛋白酶:创伤、感染时体内蛋白分解酶增多,AP 中的蛋白酶制剂可避免蛋白酶对组织的过度损伤。

(2)清除异物和坏死组织:以 AP 中 C 反应蛋白的作用最明显。具体作用机制:①它可与细菌细胞壁结合,起抗体样调理作用;②激活补体经典途径;③促进吞噬细胞的功能;④抑制血小板的磷酯酶,减少炎症介质的释放等。在各种炎症、感染、组织损伤等疾病中都可见 C 反应蛋白的迅速升高,且其升高的程度与炎症组织损伤的程度呈正相关,因此临床上常用 C 反应蛋白作为炎症和疾病活动性的指标。

知识拓展

(3)抗感染、抗损伤:C 反应蛋白、补体成分的增多可加强机体的抗感染能力;凝血蛋白类的增加可增强机体抗出血能力。

(4)结合运输能力:结合珠蛋白、铜蓝蛋白等可与相应的物质结合,避免过多的血红素、游离 $Cu^{2+}$ 对机体的危害,并可调节它们的体内代谢过程和生理功能。

## 第三节 应激性损害和应激性疾病

### 一、应激时机体的能量代谢变化

严重应激反应时,糖皮质激素分泌增加,脂肪动员增加,外周肌肉组织分解旺盛,代谢率显著升高。

(1)糖代谢:应激时,外周组织对胰岛素的敏感性降低,减少了对葡萄糖的利用;同时,儿茶酚胺、胰高血糖素、生长激素及糖皮质激素等促进了糖原的分解和糖异生。结果将出现应激性高血糖或应激性糖尿。

(2)脂肪代谢:应激时,肾上腺素、去甲肾上腺素、胰高血糖素和生长激素增多,脂肪的动员和分解加强,血中游离脂肪酸和酮体不同程度增加,同时组织对脂肪酸的利用也增加。

(3)蛋白质代谢:应激时,肾上腺皮质激素分泌增加,胰岛素分泌减少,使蛋白质分解增加;同时,蛋白质破坏增多,合成减弱。

### 二、中枢神经系统改变

中枢神经系统是应激信号感知、整合和应激反应调控中心。与应激密切相关的下丘脑和脑干区神经细胞在应激状态下的兴奋性增强,神经传导速度加快,神经递质分泌增加,这有利于活化交感-肾上腺-髓质系统和 HPA 轴及相应靶器官,提高机体对紧急情况的应对能力。下丘脑室旁核与大脑边缘系统的海马、海马旁回、扣带回、嗅脑等具有丰富的交互联系,因此产生了广泛的情绪反应,表现为焦虑、自卑、恐惧、抑郁、愤怒和狂躁等。

过度强烈和持久的情绪反应,可进一步导致神经官能症、躁狂症、抑郁症等多种形式的精神疾患和心理障碍。

### 三、免疫系统改变

急性应激反应时,可见外周血吞噬细胞数目增多,活性增强,补体、C反应蛋白等非特异性抗感染的急性期反应蛋白升高等。但持续强烈的应激反应常造成免疫功能的抑制甚至功能紊乱。由于应激时变化最明显的激素为糖皮质激素和儿茶酚胺,而两者对免疫功能主要都显示抑制效应,因此持续应激会造成免疫功能的抑制,甚至功能障碍,诱发自身免疫病。

此外,免疫细胞产生的某些细胞因子亦具有神经-内分泌激素样作用。免疫系统对非识别性刺激(细菌、病毒等)的感染及其产生的神经-内分泌样反应和细胞因子已成为应激反应非常主要的一个领域。特别是在炎症、感染、组织损伤等伤害性刺激的应激反应中发挥重要的作用。

### 四、心血管功能改变

心血管系统是应激反应的主要靶系统。应激时,在交感-肾上腺髓质系统的调控下,出现心率加快,心肌收缩力增强,心、脑、骨骼肌血管扩张,总外周阻力增高及血液重新分布等,这些改变有利于增加心输出量,升高血压,保证心、脑的血液供应,以利于全身协调防御反应。但是,当应激负荷过强或应激持续时间过长,会导致心血管细胞损伤,甚至凋亡、坏死,引起多种应激性损伤和疾病的发生。应激与心血管疾病关系较密切的有高血压、动脉粥样硬化和心律失常。这是由于应激导致的儿茶酚胺和血管紧张素等分泌增高参与高血压的发生;GC的持续升高不仅使血管平滑肌细胞对儿茶酚胺更加敏感,还引起代谢的改变,使血胆固醇升高;交感神经激活使血液黏滞度和凝固性升高,促进血管损伤部位血栓形成,引起心肌缺血、梗死。

### 五、消化道功能改变和应激性溃疡

应激时,消化系统的典型变化为食欲减退,这可能与CRH分泌增多有关。由于交感-肾上腺髓质系统的强烈兴奋,胃肠血管收缩,血流量减少,可导致胃肠黏膜受损,出现应激性溃疡。应激性溃疡是指在大面积烧伤、严重创伤、休克、败血症和脑血管意外等应激状态下所出现的胃、十二指肠黏膜的急性损伤,其主要表现为胃及十二指肠黏膜的糜烂、溃疡、出血。应激性溃疡可在严重应激原作用数小时内出现,其发病率可达80%以上。其发病机制除与黏膜缺血有关外,还与GC的分泌增高共同抑制黏膜上皮的修复能力,使黏膜屏障遭到严重破坏,对胃腔内向黏膜反流的$H^+$等的抵御能力降低、抑制或缺失,以及应激时可能出现的代谢性酸中毒、胆汁反流现象及β-内啡肽释放的增加等因素有关。

小案例

### 六、血液系统改变

急性应激时,血液凝固性增高,表现为血小板数目增多,黏附力增强,凝血因子浓度升高;血液纤溶活性亦增强,有血浆纤溶酶原、抗凝血酶Ⅲ升高,纤溶酶原激活物增多;同时,外周血白细胞数目增多、核左移。

### 七、内分泌系统改变

应激可引起神经系统的广泛变化,持续应激与多种内分泌功能的紊乱有关。慢性应激时生成增多的生长抑素和糖皮质激素都能抑制促甲状腺素的分泌,使甲状腺功能低下,可导致儿童的生长发育延迟。

各种致病因素在引起特定疾病的同时,也激起了机体的非特异性全身反应,因此各种疾病都或多或少地含应激的成分。习惯上将那些应激起主要致病作用的疾病称为应激性疾病,如应激性溃疡。还有一些疾病,如原发性高血症、动脉粥样硬化、冠心病、溃疡性结肠炎和支气管哮喘等,应激在其发生发展过程中是一个重要的原因和诱因,对这些疾病,暂称其为应激相关疾病。

## 第四节 应激性损伤的防治原则

应激本质上是一种防御适应反应,可调动机体的潜能,发挥防御适应能力,但如应激原过于强烈持久,将导致机体功能代谢障碍及组织损伤。

1. 排除应激原 尽量避免过于强烈和过于持久的应激原作用于人体。例如,避免各种严重的意外性躯体伤害,避免不良情绪和有害的精神刺激、精神紧张等。

2. 及时正确处理伴有病理性应激的疾病或病理过程 如及时处理创伤、感染、休克等,以尽量防止或减轻对病人的影响。

同步测试

3. 针对应激本身造成的损害,采取相应的措施 可补充氨基酸或白蛋白等。在机体应激反应低下的患者,可适当补充糖皮质激素以帮助机体度过危险期。

4. 恰当的心理治疗及护理 恰当的心理治疗、护理,能及时消除、缓解病人的心理应激,从而增强病人的康复信心,对疾病的治疗和痊愈极有好处。

(陈　健　仇　容)

# 第四章 作用于神经系统的药物

## 第一节 传出神经系统药物的作用方式和分类

**学习要求**
1. 熟悉传出神经系统药物的分类及代表药物。
2. 了解传出神经系统药物的作用方式。

思维导图

### 一、传出神经系统药物的作用方式

#### (一)直接作用于受体

许多传出神经系统药物可直接与胆碱受体或肾上腺素受体结合。药物与受体结合后所产生的效应与神经末梢释放的递质效应相似,称为激动药;药物与受体结合后妨碍递质与受体的结合,产生与递质相反的作用,称为阻断药。

课件

#### (二)影响递质

1. **影响递质释放** 有些药物如麻黄碱和间羟胺可促进去甲肾上腺素(NA)的释放而产生拟肾上腺素作用。

2. **影响递质的转运和储存** 如利血平能影响 NA 在囊泡内的储存,耗竭递质 NA 而产生降压作用。

3. **影响递质的转化** 如抗胆碱酯酶药通过抑制胆碱酯酶而妨碍乙酰胆碱(ACh)水解,使 ACh 堆积产生激动胆碱受体的效应。

### 二、传出神经系统药物的分类

传出神经系统药物,按其作用性质及对受体的选择性不同,可分为激动药(拟胆碱药、拟肾上腺素药)和阻断药(抗胆碱药、抗肾上腺素药)(表 10-4-1)。

表 10-4-1 传出神经系统药物的分类

| 激动药 | 阻断药 |
| --- | --- |
| 拟胆碱药 | 抗胆碱药 |
| 胆碱受体激动药 | 胆碱受体阻断药 |
| M、N 受体激动药(氨甲酰胆碱) | M 受体阻断药(阿托品) |
| M 受体激动药(毛果芸香碱) | $N_1$ 受体阻断药(美加明) |
| N 受体激动药(烟碱) | $N_2$ 受体阻断药(筒箭毒碱) |
| 抗胆碱酯酶药(新斯的明、有机磷酸酯类药物) | 胆碱酯酶复活药(氯解磷定) |

续表

| 激动药 | 阻断药 |
|---|---|
| 拟肾上腺素药 | 抗肾上腺素药 |
| α、β受体激动药(肾上腺素) | α受体阻断药 |
| α受体激动药(去甲肾上腺素) | α$_1$、α$_2$受体阻断药(酚妥拉明) |
| β受体激动药 | α$_1$受体阻断药(哌唑嗪) |
| β$_1$、β$_2$受体激动药(异丙肾上腺素) | α$_2$受体阻断药(育亨宾) |
| β$_1$受体激动药(多巴酚丁胺) | β受体阻断药(普萘洛尔) |
| β$_2$受体激动药(沙丁胺醇) | α、β受体阻断药(拉贝洛尔) |

同步测试

**思考题**
1. 简述传出神经系统药物的作用方式。
2. 试述传出神经系统药物的分类及代表药。

(陈 群)

## 第二节 拟胆碱药

思维导图

**学习要求**
1. 掌握毛果芸香碱和新斯的明的药理作用、临床应用、不良反应及应用注意事项。
2. 熟悉有机磷酸酯类药的中毒机制及中毒的解救。
3. 了解有机磷酸酯类急性中毒的表现。

课件

拟胆碱药是一类与胆碱受体结合并激动该受体,产生与胆碱能神经递质乙酰胆碱作用相似的药物。按作用机制不同,可分为直接激动胆碱受体药和胆碱酯酶抑制药两大类。

直接激动胆碱受体药物按激动的受体不同,可分为三类:

(1)M受体激动药:选择性激动M受体,产生与胆碱能神经纤维兴奋时相似的效应,如毛果芸香碱。

(2)N受体激动药:选择性激动N受体,如烟碱,可激动N$_1$、N$_2$受体,无临床应用价值。

(3)M、N受体激动药:非选择性地激动M、N受体,如氨甲酰胆碱。

### 一、M受体激动药

**毛果芸香碱**

微课视频

毛果芸香碱(匹罗卡品,pilocarpine)是从毛果芸香属植物中提取的生物碱。
【药理作用】 能直接激动M受体,呈现M样作用,对眼和腺体的作用最明显。

1. 对眼的作用  毛果芸香碱可引起缩瞳、降低眼内压和调节痉挛作用(图 10-4-1)。

(1)缩瞳:激动瞳孔括约肌上的 M 受体,使瞳孔括约肌收缩,表现为瞳孔缩小。

(2)降低眼内压:由于瞳孔括约肌收缩,虹膜向中心方向拉紧,虹膜根部变薄,前房角扩大,房水易于通过小梁网及巩膜静脉窦进入血液循环,使眼内压下降。

(3)调节痉挛:兴奋睫状肌上的 M 受体,睫状肌向瞳孔中心方向收缩,悬韧带松弛,晶状体变凸,屈光度增加,视近物清楚,视远物模糊。这种状态称为调节痉挛。

2. 对腺体的作用  该药吸收后,能激动腺体的 M 受体,使腺体分泌增加,以汗腺和唾液腺增加最明显。

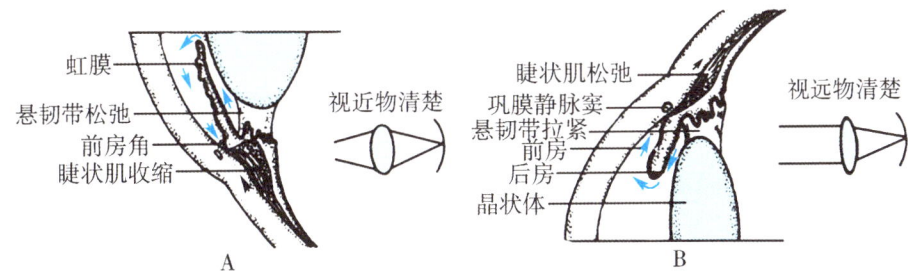

图 10-4-1  M 受体激动药和阻断药对眼的作用
A. M 受体激动药对眼的作用  B. M 受体阻断药对眼的作用
箭头表示房水流通及睫状肌收缩或松弛的方向

【临床应用】

知识拓展

1. 治疗青光眼  青光眼可分为闭角型青光眼和开角型青光眼。闭角型青光眼因前房角狭窄,房水回流障碍,引起眼内压升高;开角型青光眼因小梁网及巩膜静脉窦发生变性或硬化,导致房水循环不畅,引起眼内压升高。毛果芸香碱通过缩瞳作用,使前房角间隙扩大,迅速降低眼内压,主要用于闭角型青光眼患者;也可通过扩张巩膜静脉窦周围的小血管,并收缩睫状肌使小梁网结构发生改变,从而降低开角型青光眼患者眼内压。常用 1‰~2‰ 硝酸毛果芸香碱滴眼液,作用迅速、温和,30~40min 作用达高峰,持续 4~8h。

2. 虹膜炎  与扩瞳药交替应用,防止虹膜与晶状体粘连。

3. M 受体阻断药中毒的解救  毛果芸香碱全身用药可用于胆碱受体阻断药阿托品等中毒的解救。

【不良反应及应用注意事项】  过量中毒可出现 M 受体过度兴奋症状,如腹痛、腹泻、多汗等,可用阿托品解救。滴眼时应注意压迫内眦,以免药液流入鼻腔吸收过多而中毒。有视网膜剥离史、胃溃疡、支气管哮喘及近期心肌梗死患者慎用。

## 二、抗胆碱酯酶药

抗胆碱酯酶药分为易逆性抗胆碱酯酶药和难逆性抗胆碱酯酶药两类。

### (一)易逆性抗胆碱酯酶药

#### 新斯的明

新斯的明(neostigmine)为季铵类化合物,口服吸收少而不规则,不易透过血-脑脊液屏障,故中枢作用不明显。溶液滴眼时,不易透过角膜进入前房,对眼的作用也较弱。

【药理作用】  新斯的明可逆地抑制胆碱酯酶活性,使突触间隙中 ACh 增多而激动

M、N受体,产生M和N样效应。此外,尚能直接激动骨骼肌运动终板上的$N_2$受体。其作用特点为对心血管、腺体、眼和支气管平滑肌作用较弱;对胃肠道和膀胱平滑肌兴奋作用较强;对骨骼肌的兴奋作用最强。其兴奋骨骼肌作用强的原因是:①抑制胆碱酯酶,增加ACh的作用;②直接激动$N_2$受体;③促进运动神经末梢释放ACh。

【临床应用】

1. 重症肌无力 这是一种神经肌肉接头传递功能减退的自身免疫性疾病,表现为进行性肌无力症状。如眼睑下垂、肢体无力、咀嚼和吞咽困难,严重者可致呼吸困难。皮下或肌内注射新斯的明可迅速改善肌无力症状。

2. 手术后腹气胀和尿潴留 本药能兴奋胃肠及膀胱平滑肌,促进胃肠蠕动及排尿,故常用于治疗术后腹胀气和尿潴留。

3. 阵发性室上性心动过速 通过拟胆碱作用减慢心率,对抗阵发性室上性心动过速。

4. 肌松药中毒解救 适用于非去极化型肌松药如筒箭毒碱中毒的解救。

【不良反应及应用注意事项】 本药治疗量时不良反应较小,可引起恶心、呕吐、腹痛和心动过缓等。中毒时可引起胆碱能危象,出现肌无力加重、呼吸困难、心律失常等。用药过程中要注意鉴别疾病本身与药物过量引起的肌无力症状,用药后肌无力症状应减轻,若肌无力反而加重,要警惕出现胆碱能危象。此时应停用新斯的明,用M受体阻断药阿托品和胆碱酯酶复活药作对抗性治疗。使用新斯的明前应先测心率,如心动过缓宜先用阿托品使心率增至每分钟80次后用。禁用于支气管哮喘、机械性肠梗阻及尿路梗阻患者。

【药物相互作用】

1. 新斯的明能抑制真性或假性胆碱酯酶的活性,琥珀胆碱可被血浆假性胆碱酯酶所代谢,一旦新斯的明与琥珀胆碱合用,就会减少琥珀胆碱的代谢,使琥珀胆碱的血药浓度升高,出现中毒反应。

2. 本药能抑制胆碱酯酶的活性,使突触间隙Ach含量增多,导致$N_2$受体兴奋而加强肌肉的收缩能力。酯类局麻药、氨基糖苷类抗生素及硫酸镁会引起肌力的下降,当与新斯的明合用时,就会削弱其肌肉收缩作用,从而影响重症肌无力的治疗效果。

### 毒扁豆碱

毒扁豆碱(physostigmine),又称依色林。

【药理作用与临床应用】 作用与新斯的明相似,口服及注射都易吸收,吸收后可在外周产生拟胆碱作用,并可透过血脑屏障,产生中枢神经系统作用。

眼局部给药时,其作用与毛果芸香碱相似,但作用强而持久,主要用于治疗青光眼。

【不良反应及应用注意事项】 因选择性低,本药很少全身用药。过量吸收可引起恶心、呕吐、腹痛、腹泻及流涎等不良反应,滴眼时应压迫内眦,防止吸收中毒。滴眼后可致睫状肌收缩,引起头痛、眼痛、调节痉挛等。此外,毒扁豆碱水溶液不稳定,滴眼剂应以pH值为4~5的缓冲液配制。若溶液氧化成红色,则不能使用。

(二)难逆性抗胆碱酯酶药

小案例

此类药主要为有机磷酸酯类,包括敌百虫、敌敌畏、乐果、马拉硫磷、内吸磷和对硫磷等。

【中毒机制和中毒表现】

1. 中毒机制 有机磷酸酯类通过消化道、呼吸道和皮肤黏膜进入体内,与胆碱酯酶形成难以水解的磷酰化胆碱酯酶,使胆碱酯酶失去水解ACh的能力,导致

ACh 在体内堆积,产生一系列中毒症状。如不及时抢救,磷酰化胆碱酯酶可在几分钟或几小时内"老化"。此时即使用胆碱酯酶复活药,也难以恢复酶的活性,必须等待新生的胆碱酯酶出现,才能水解 ACh,此过程一般需要几周时间。

2. 中毒表现　轻度中毒以 M 样症状为主,中度中毒出现 M 样及 N 样症状,重度中毒时除 M 样和 N 样症状加重外,还有明显的中枢症状,最后因呼吸衰竭及循环衰竭而死亡。

(1)M 样症状:瞳孔缩小、视力模糊、多汗、流涎、恶心、呕吐、腹痛腹泻、胸闷气短、心动过缓和血压降低等。

(2)N 样症状:出现肌束颤动、心动过速等。

(3)中枢症状:神志昏迷、惊厥、肌束颤动、大汗淋漓、呼吸困难、瞳孔极度缩小、血压下降和肺水肿等。

【中毒防治】

1. 预防　按照预防为主的方针,在生产、使用有机磷酸酯类化合物时必须加强管理,注意防护,并加强生产人员及使用农药人员的劳动保护措施及安全知识教育。

2. 急性中毒的解救

(1)清除毒物:减少毒物吸收,加快其排泄。经皮肤吸收者,应用温水或肥皂水清洗皮肤。口服中毒者,应首先抽出胃液和毒物,并用 2% 碳酸氢钠溶液或 1% 盐水反复洗胃,直至洗出液中不含农药味,然后用硫酸镁导泻。敌百虫口服中毒时,不能用碱性溶液洗胃,因在碱性环境中敌百虫可转变成毒性更大的敌敌畏。

(2)对症治疗:采用吸氧、人工呼吸、补液等措施。

(3)常用解毒药:M 受体阻断药阿托品和胆碱酯酶复活药氯解磷定。

### 阿托品

阿托品(atropine)能阻断 M 受体,迅速解除 M 样症状;同时,大剂量阿托品能通过血-脑脊液屏障进入脑内,消除部分中枢症状。有机磷酸酯类中毒者,对阿托品的用量不受药典规定极量的限制,用量视中毒程度而定。使用原则为及早应用、足量、反复给药直至阿托品化,然后改用维持量。但阿托品不能阻断 $N_2$ 受体,对肌束颤动无效。

### 氯解磷定

氯解磷定(pralidoxime chloride)既能与游离的有机磷结合生成无毒的磷酰化解磷定从尿中排出,又能夺取磷酰化胆碱酯酶中的磷酰基,使胆碱酯酶复活,消除 N 样症状,能迅速控制肌束颤动;也能减轻部分中枢症状,使昏迷患者较快苏醒。临床主要用于中度和重度有机磷酸酯类中毒的解救。水溶性高,可静脉、肌内或皮下注射给药。具有作用强、使用方便、不良反应较少等优点。

不良反应较小,偶见轻度头痛、头晕、恶心、呕吐及视力模糊等。剂量过大,可抑制胆碱酯酶,引起神经-肌肉接头阻滞,导致呼吸抑制。

**思考题**

1. 试述毛果芸香碱治疗青光眼的药理作用基础及滴眼时的应用注意事项。
2. 简述新斯的明治疗重症肌无力的机制及应用注意事项。
3. 有机磷酸酯类中、重度中毒时,宜用哪些药物解救?并说明用药依据。

同步测试

(陈　群　郑鸣之)

## 第三节 抗胆碱药

思维导图

课件

**学习要求**
1. 掌握阿托品的药理作用、临床应用、不良反应及应用注意事项。
2. 熟悉山莨菪碱、东莨菪碱的作用特点、不良反应及应用注意事项。
3. 了解其他抗胆碱药的作用特点。

抗胆碱药能与胆碱受体结合,妨碍 ACh 或胆碱受体激动药与胆碱受体的结合,从而产生抗胆碱作用。抗胆碱药可分为 M 受体阻断药和 N 受体阻断药。

### 一、M 受体阻断药

M 受体阻断药主要有阿托品类生物碱和阿托品的合成代用品。阿托品类生物碱主要有阿托品、山莨菪碱、东莨菪碱;阿托品的合成代用品有后马托品、溴丙胺太林等。

#### (一)阿托品类生物碱

**阿托品**

阿托品口服吸收迅速,1h 后血药浓度即达峰值,作用维持 3～4h,12h 内大部分随尿排出,仅少量随乳汁和粪便排出。

【药理作用】 阿托品与 M 受体结合后,不能激动 M 受体,却能阻断 ACh 或胆碱受体激动药与 M 受体结合,从而竞争性地拮抗 ACh 对 M 受体的激动作用。

1. 抑制腺体分泌 其对不同腺体的抑制强度不同,对唾液腺和汗腺抑制作用最强,在治疗量(0.5mg)时就会引起口干和皮肤干燥;泪腺和呼吸道分泌也明显减少;较大剂量时还可抑制胃液分泌,但因胃酸分泌还受神经体液调节,对胃酸分泌影响较小。

2. 松弛内脏平滑肌 本药通过阻断 M 受体,可松弛内脏平滑肌。其特点为:①对痉挛状态的平滑肌松弛作用明显,而对正常活动的平滑肌影响较小;②对胃肠道平滑肌、膀胱逼尿肌作用较强,对胆管、输尿管和支气管的解痉作用较弱,对子宫平滑肌影响较小。

微课视频

3. 对眼的作用 阻断瞳孔括约肌和睫状肌的 M 受体,产生扩瞳、升高眼压及调节麻痹作用(图 10-4-1)。

(1)扩瞳:阻断瞳孔括约肌的 M 受体,使去甲肾上腺素能神经支配的瞳孔开大肌功能占优势,瞳孔扩大。

(2)眼内压升高:由于瞳孔扩大,使虹膜退向边缘,前房角间隙变窄,阻碍房水回流入巩膜静脉窦,导致眼内压升高。

(3)调节麻痹:阻断睫状肌上 M 受体,使睫状肌松弛,悬韧带拉紧,晶状体变扁平,屈光度降低,视近物模糊,视远物清楚,称为调节麻痹。

4. 兴奋心脏 较大剂量(1～2mg)阿托品能解除迷走神经对心脏的抑制作用,使心率加快,传导加速,其加速程度取决于迷走神经张力。在迷走神经张力较高的青壮年,心率加快较明显,对幼儿及老年人影响很小。

5. 扩张血管 大剂量阿托品能扩张血管,解除小血管痉挛,改善微循环。扩张血管的作用机制尚不清楚,与阻断 M 受体无关。

6. 解救有机磷中毒　可对抗有机磷中毒的 M 样症状及部分中枢症状,但对肌束颤动无效,故应与胆碱酯酶复活药合用。

7. 中枢兴奋　较大剂量(1~2mg)阿托品可兴奋延脑和大脑;2~5mg 时兴奋加强,出现焦虑不安、多言、谵妄;中毒剂量(如 10mg 以上)常致幻觉、定向障碍、运动失调和惊厥等,也可由兴奋转为抑制,出现昏迷及呼吸麻痹。

【临床应用】

1. 抑制腺体分泌　用于麻醉前给药,以减少呼吸道腺体分泌,防止分泌物阻塞呼吸道及吸入性肺炎的发生。也可用于严重的盗汗和流涎。

2. 解除平滑肌痉挛　适用于各种内脏绞痛,对胃肠绞痛及膀胱刺激症状疗效较好;对胆绞痛及肾绞痛疗效较差,常与镇痛药哌替啶合用。

3. 眼科应用　①治疗虹膜睫状体炎。阿托品使瞳孔括约肌和睫状肌松弛,活动减少,有利于炎症的消退;同时还可预防虹膜与晶状体的粘连。②检查眼底。阿托品扩瞳后用于检查眼底,但因其扩瞳作用可持续 1~2 周,调节麻痹作用也可维持 2~3 天,视力恢复较慢,故临床常用作用较短的后马托品取代之。③验光配眼镜。只有儿童验光时用。因儿童的睫状肌调节功能较强,须用阿托品发挥充分的调节麻痹作用。

4. 治疗缓慢型心律失常　阿托品治疗迷走神经过度兴奋所致心动过缓和房室传导阻滞,还可用于治疗继发于窦房结功能低下而出现的室性异位节律。

知识拓展

5. 抗休克　临床上在补充血容量的基础上用于暴发型流行性脑脊髓膜炎、中毒性菌痢、中毒性肺炎等所致的感染性休克。对休克伴有高热或心率加快者,不宜用阿托品。由于该药副作用较多,目前常用山莨菪碱代替。

6. 解救有机磷中毒　可迅速缓解有机磷中毒的 M 样症状,也可消除部分中枢症状。

【不良反应及应用注意事项】

1. 副作用　治疗量可引起口干、皮肤干燥、视近物模糊、心悸、颜面潮红和排尿困难等,停药后可逐渐消失。

2. 急性中毒及解救　剂量过大时,可出现烦躁不安、谵妄、幻觉以至惊厥等中枢兴奋症状。中毒严重时,可由兴奋转为抑制,出现昏迷和呼吸麻痹等。中毒的解救主要是对症处理,外周症状用毛果芸香碱或毒扁豆碱对抗;中枢兴奋症状用镇静催眠药或抗惊厥药对抗;呼吸抑制时,可采用人工呼吸及吸氧。但有机磷酸酯类中毒使用阿托品过量时,不能用新斯的明或毒扁豆碱解救,因为它们是胆碱酯酶抑制药,可加重有机磷酸酯类中毒的症状。

3. 阿托品滴眼时,应注意压迫内眦,防止药液经鼻黏膜吸收。

4. 青光眼及前列腺肥大患者禁用,老人和心动过速者慎用。

【药物相互作用】

1. 三环类抗抑郁药、吩噻嗪类药、$H_1$ 受体阻断药等均有抗胆碱作用,如与阿托品合用则可加剧阿托品的毒副作用。

2. 有机磷酸酯类中毒使用阿托品解救,当阿托品过量出现呼吸抑制时,不能用新斯的明或毒扁豆碱来解救。

小案例

### 东莨菪碱

东莨菪碱(scopolamine)的外周作用与阿托品相似,但对眼的作用和抑制腺体分泌作用较阿托品强,对心血管作用较弱。中枢作用与阿托品不同,表现镇静和催眠作用,但能兴奋呼吸中枢。此外,东莨菪碱还具有抗晕、止吐作用,这可能与其抑制前庭神经、大脑皮层及胃肠运动有关。

临床主要用于麻醉前给药,疗效优于阿托品;还可用于晕动病、妊娠呕吐、放射性呕吐及帕金森病。

常见口干、眼内压升高、视近物模糊、心悸和尿潴留等。禁忌证同阿托品。

### 山莨菪碱

山莨菪碱(anisodamine)是从我国茄科植物唐古特山莨菪中提取的生物碱,其天然品称为654-1,人工合成品称为654-2。

山莨菪碱对平滑肌及心血管系统作用与阿托品相似而稍弱,扩瞳和抑制腺体分泌作用较阿托品弱,仅为 1/20~1/10。因不易透过血脑屏障,故中枢作用很少。因本药解除平滑肌痉挛和改善微循环作用显著,且安全性大,常用于治疗感染性休克和胃肠绞痛。副作用少,青光眼患者禁用。

#### (二)阿托品的合成代用品

### 后马托品

后马托品(homatropine)为人工合成的短效 M 受体阻断药,其扩瞳与调节麻痹作用比阿托品短暂,扩瞳作用持续 1~2h,调节麻痹作用持续 24~36h,适用于一般眼科检查。其调节麻痹作用高峰出现较快,但不如阿托品完全,特别是对于儿童,故儿童验光仍需用阿托品。其同类药还有托吡卡胺(tropicamide)。

### 溴丙胺太林

溴丙胺太林(propantheline)又名普鲁本辛,是临床常用的一种合成解痉药。口服吸收不完全,食物可妨碍其吸收,宜在饭前 0.5~1h 服用,作用时间约为 6h。本药对胃肠道 M 受体的选择性较高,治疗量即可抑制平滑肌,起到解除胃肠痉挛的作用,并能明显减少胃酸分泌。主要用于胃及十二指肠溃疡、胃肠痉挛和妊娠呕吐等。不良反应类似阿托品,中毒量可致神经-肌肉接头传递阻断而引起呼吸麻痹。

## 二、N 受体阻断药

N 受体阻断药分为 $N_1$ 受体阻断药和 $N_2$ 受体阻断药两大类。

### (一)$N_1$ 受体阻断药(神经节阻断药)

$N_1$ 受体阻断药能选择性地与神经节细胞的 $N_1$ 受体结合,竞争性地阻断 ACh 与 $N_1$ 受体结合,使 ACh 不能引起神经节细胞去极化,从而阻断了神经冲动在神经节的传递,故也称神经节阻断药。

这类药物对交感神经节和副交感神经节都有阻断作用,因此,其综合作用表现为对器官支配的优势神经的阻断。例如,交感神经对血管的支配占优势,用 $N_1$ 受体阻断药后,可使血管扩张,尤其是小动脉扩张作用更明显,加之静脉扩张,回心血量和心排出量减少,使血压下降。又如在胃肠道、膀胱以副交感神经占优势,用药后可出现便秘、口干、尿潴留等。

神经节阻断药过去曾用于治疗高血压,但由于副作用多,现已被其他降压药取代。

### (二)$N_2$ 受体阻断药

$N_2$ 受体阻断药又称骨骼肌松弛药(简称肌松药),可阻断神经-肌肉接头的 $N_2$ 受体,妨碍神经冲动的传递,使骨骼肌松弛,便于在较浅的麻醉下进行外科手术。根据其作用机制不同,可分为去极化型(如琥珀胆碱)及非去极化型(如筒箭毒碱)两类。

## 琥珀胆碱

琥珀胆碱(succinylcholine)又名司可林,是目前临床使用的唯一的去极化型肌松药。

**【药理作用与临床应用】** 琥珀胆碱与运动终板膜上的 $N_2$ 胆碱受体结合,产生与 ACh 相似但较持久的去极化作用,使终板不能与 ACh 起反应(处于不应状态),骨骼肌因而松弛,肌松作用从颈部肌肉开始,逐渐波及肩胛、腹部和四肢。其作用特点是:①用药后常先出现短时的肌束颤动;②抗胆碱酯酶药不仅不能拮抗这类药的肌松作用,反能加强之;③一次给药松弛作用维持时间约 5min,重复静脉给药可延长作用时间;④连续用药可产生快速耐受性。

静脉注射适用于各种检查,如气管内插管、气管镜、食管镜和胃镜等;静脉滴注适用于较长时间的外科手术。

**【不良反应及应用注意事项】**

1. 使用琥珀胆碱时,因个体差异大,要以肌松效应来调整滴速,滴速控制在每分钟 $20\sim40\mu g/kg$。

2. 本药安全范围小,使用时应密切观察患者血压、心率及呼吸状况,当这些指标出现异常时,应及时向医师报告。药物过量出现呼吸麻痹时,应及时停药,并立即用人工呼吸机抢救,禁用新斯的明。

3. 本药禁用于青光眼、血钾过高、假性胆碱酯酶缺乏及有机磷酸酯类中毒患者。

## 筒箭毒碱

筒箭毒碱(tubocurarine)为非去极化型肌松药,又称竞争型肌松药,能与骨骼肌运动终板膜上的 $N_2$ 受体结合,竞争性阻断 ACh 的去极化作用而使骨骼肌松弛。其作用特点是:①肌松前无肌束颤动;②吸入性全麻药(如乙醚)和氨基糖苷类抗生素(如链霉素)能加强和延长此类药物的肌松作用,合用时要减少用量;③与抗胆碱酯酶药有拮抗作用,故过量时可用适量的新斯的明解救;④同类肌松药之间有相加作用;⑤兼有程度不等的神经节阻断及促进组胺释放作用,可使血压下降。

筒箭毒碱静脉注射后 3~4min 即产生肌松作用,5min 作用达高峰,维持 20~40min。肌肉松弛作用从头颈部小肌肉开始,然后依次为四肢、躯干、肋间肌,剂量过大,可累及膈肌而使呼吸肌麻痹。临床主要作为麻醉辅助药,用于胸腹部和气管插管等。禁用于重症肌无力、支气管哮喘和严重休克及 10 岁以下儿童。使用过量可致呼吸肌麻痹,应及时进行人工呼吸并静脉注射新斯的明和阿托品解救。

同类药尚有多库铵、米库铵、泮库铵和阿曲库铵等。

**思考题**

1. 简述阿托品对眼的作用和临床应用。
2. 麻醉前给药时东莨菪碱优于阿托品的原因是什么?
3. 阿托品对心血管的作用和临床应用有哪些?
4. 琥珀胆碱过量引起呼吸麻痹能否用新斯的明解救?为什么?

同步测试

(姜莉苑 张 琦)

## 第四节 拟肾上腺素药

思维导图

**学习要求**

1. 掌握肾上腺素、多巴胺的作用特点、临床应用、不良反应及应用注意事项。

课 件

2. 熟悉去甲肾上腺素、间羟胺、异丙肾上腺素、多巴酚丁胺和麻黄碱的作用特点、临床应用、不良反应及应用注意事项。

拟肾上腺素药是一类能与肾上腺素受体结合并激动受体,产生肾上腺素样作用的药物。根据药物对肾上腺素受体的选择性不同,可分为 α 和 β 受体激动药、α 受体激动药和 β 受体激动药三大类。

### 一、α 和 β 受体激动药

#### 肾上腺素

肾上腺素(adrenaline,AD)是肾上腺髓质嗜铬细胞分泌的主要激素,药用肾上腺素是从家畜的肾上腺提取或人工合成的。

【体内过程】 口服被碱性肠液破坏而失效;皮下注射因收缩血管而吸收缓慢,作用维持 1h 左右;肌内注射吸收快,作用维持 10~30min;静脉注射立即生效,但作用仅维持数分钟。

【药理作用】 本药能直接激动 α 和 β 受体,产生较强的 α 型和 β 型作用。

1. 兴奋心脏  治疗量可激动心脏 $β_1$ 受体,使心肌收缩力增强,传导加速,心率加快,心排出量增加,心肌耗氧量增加。剂量过大或静脉注射过快,可兴奋心脏异位起搏点而引起心律失常甚至心室纤颤。

2. 舒缩血管  激动 α 受体,使 α 受体分布占优势的皮肤、黏膜血管和部分内脏血管(如肾血管等)收缩;激动 $β_2$ 受体,可使 $β_2$ 受体占优势的骨骼肌血管和冠状血管扩张。

3. 血压  肾上腺素对血压的影响与剂量密切相关。治疗量的肾上腺素(皮下注射 0.5~1mg)可激动心脏 $β_1$ 受体,使心排出量增加,又因激动 $β_2$ 受体,使骨骼肌血管舒张,抵消或超过了皮肤黏膜血管收缩作用,故舒张压不变或略降,脉压增大。静脉注射较大剂量时,除强烈兴奋心脏外,因 α 受体兴奋占优势,使皮肤、黏膜及内脏血管收缩作用超过骨骼肌血管的扩张作用,收缩压和舒张压均升高。

若预先使用 α 受体阻断药酚妥拉明,取消肾上腺素激动 α 受体的收缩血管作用,再用原来升压剂量的肾上腺素,保留了激动 $β_2$ 受体的血管扩张作用,使肾上腺素的升压作用翻转为降压,这种现象称为"肾上腺素升压作用的翻转"。因此,氯丙嗪、酚妥拉明过量引起的低血压,不能用肾上腺素来升压,应选用去甲肾上腺素。

4. 支气管扩张  激动支气管平滑肌上的 $β_2$ 受体,使支气管平滑肌松弛,并抑制肥大细胞释放组胺等过敏物质;激动 α 受体,使支气管黏膜血管收缩,有利于消除支气管黏膜充血、水肿。

5. 影响代谢  肾上腺素能提高机体代谢。激动 α 和 β 受体,促进肝糖原分解和糖原异生,使血糖升高;促进脂肪分解,使血中游离脂肪酸升高。

【临床应用】

1. 心脏骤停　用于溺水、急性传染病、心脏传导阻滞、药物中毒、麻醉和手术意外等所致的心脏骤停的急救。对电击所致的心脏骤停也可用肾上腺素配合心脏除颤器或利多卡因进行抢救。可用肾上腺素静脉注射或心室内注射,同时必须进行有效的人工呼吸和心脏按摩等。

2. 过敏性休克　过敏性休克可出现血管扩张、血压下降、呼吸困难、脉搏细弱、面色苍白和发绀等症状,如不及时抢救,患者可迅速死亡。肾上腺素具有兴奋心脏、收缩血管、升高血压、扩张支气管、减轻支气管黏膜充血水肿及抑制过敏介质释放等作用,且起效快,可迅速缓解休克症状,是目前治疗过敏性休克的首选药物。

3. 支气管哮喘　肾上腺素通过抑制过敏介质释放,松弛支气管平滑肌,收缩支气管黏膜血管,减轻支气管黏膜水肿,可有效控制支气管哮喘急性发作。但因对β受体无选择性,可导致心悸等副作用,且作用时间短暂,故临床已少用。

4. 与局麻药配伍　在局麻药中加入少量肾上腺素,可使注射部位血管收缩,减少局麻药的吸收,增强局麻的效果,减少中毒,并延长局麻作用时间。一般局麻药中肾上腺素的浓度为1∶250000,一次用量不要超过0.3mg。但在手指、足趾、阴茎等部位用局麻药时,不能加用肾上腺素,以免引起局部组织缺血坏死。

5. 局部止血　当鼻黏膜和齿龈出血时,可用浸有0.1‰盐酸肾上腺素的纱布或棉花球填塞止血。

【不良反应及应用注意事项】　治疗量可出现心悸、头痛、血压升高、焦虑不安、皮肤苍白和出汗等不良反应,停药后可自行消失。剂量过大或静脉注射太快,可引起血压剧升和心律失常,严重可致脑出血和心室颤动。因此,要严格掌握剂量,静脉注射时须稀释后缓慢注射。高血压、器质性心脏病、糖尿病和甲状腺功能亢进等患者禁用。老年人慎用。

小案例

【药物相互作用】

1. 单胺氧化酶抑制剂和三环类抗抑郁药均能增强肾上腺素的作用,如必须合用应减少其用量。

2. 一般不宜与同类药物合用。

## 多巴胺

多巴胺(dopamine,DA)是去甲肾上腺素的前体。药用多巴胺为人工合成品。口服易被破坏,一般采用静脉滴注给药。不易透过血-脑脊液屏障,在体内经单胺氧化酶(MAO)和儿茶酚邻位甲基转移酶(COMT)迅速灭活,作用短暂。

【药理作用】　本药能激动 α、$β_1$ 受体和外周多巴胺受体。

1. 兴奋心脏　本药能直接激动心脏 $β_1$ 受体,并促进去甲肾上腺素能神经末梢释放 NA,使心肌收缩力增强、心排出量增加。对心率影响较小,很少引起心律失常。

2. 舒缩血管　治疗量主要激动多巴胺受体,使肾、肠系膜和冠状血管舒张;激动 $α_1$ 受体,使皮肤、黏膜血管收缩。大剂量时,$α_1$ 受体激动占优势,主要表现为血管收缩、肾血流量和尿量减少。

3. 升高血压　治疗量多巴胺激动 $β_1$ 受体,使心排出量增加,收缩压升高,但对舒张压影响不大。大剂量多巴胺除兴奋心脏外,其缩血管作用超过了舒血管作用,使收缩压、舒张压均升高。

4. 肾脏　治疗量多巴胺可激动肾脏多巴胺受体,舒张肾血管,增加肾血流量,使肾小球的滤过量增加;还能抑制肾小管对 $Na^+$ 再吸收,产生排钠利尿作用,改善肾功能。但大剂量时,可通过激动肾血管 α 受体,使肾血管收缩,肾血流量减少。

【临床应用】

1. 抗休克　主要用于治疗各种休克,如感染性、出血性和心源性休克,对于伴有心肌收缩力减弱、尿量减少而血容量已补足的休克患者疗效较好,是目前临床常用的抗休克药。

2. 急性肾衰竭　本药能改善肾功能及增加尿量,与利尿药合用,可治疗急性肾衰竭。

【不良反应及应用注意事项】　治疗量的不良反应轻,偶见恶心、呕吐、头痛等。剂量过大或静脉滴注太快可出现心动过速、高血压、肾功能减退和心律失常等。故静脉滴注时应从小剂量开始,逐渐加大剂量,酌情调整滴速。静脉滴注外漏可引起局部组织坏死,宜用酚妥拉明对抗。用 DA 过程中,应监测患者的血压、脉搏、心率及尿量。高血压、器质性心脏病患者慎用。

### 麻黄碱

麻黄碱(ephedrine)是从麻黄科植物麻黄中提取的生物碱,也可人工合成。口服易吸收,皮下注射吸收快,易透过血-脑脊液屏障。

【药理作用与临床应用】　除直接激动 α、β 受体外,还可促进去甲肾上腺素能神经末梢释放 NA。与肾上腺素比较,其特点是:①起效慢,兴奋心脏、收缩血管、升高血压及松弛支气管平滑肌作用弱而持久;②中枢兴奋作用显著;③连续用药易产生快速耐受性;④性质稳定,可口服。

临床用于:①预防支气管哮喘或治疗轻症哮喘;②常用 0.5%~1% 溶液滴鼻消除鼻黏膜充血引起的鼻塞;③防治硬膜外和蛛网膜下腔麻醉所引起的低血压;④缓解荨麻疹和血管神经性水肿的皮肤黏膜症状。

【不良反应及应用注意事项】　大剂量应用或敏感者可引起震颤、焦虑、失眠、心悸和血压升高等,晚间服用宜加用镇静催眠药。前列腺肥大患者服用本药可增加排尿困难。高血压、冠心病及甲状腺功能亢进患者禁用。

## 二、α 受体激动药

### 去甲肾上腺素

去甲肾上腺素(noradrenaline,NA)是去甲肾上腺素能神经末梢释放的递质,药用品为人工合成。本药易被碱性肠液破坏,故口服无效。皮下或肌内注射,因局部血管强烈收缩,易致局部组织缺血坏死。静脉注射仅维持数分钟,且血压波动较大,一般采用静脉滴注给药。

【药理作用】　主要激动 α 受体,对心脏 $β_1$ 受体作用较弱,对 $β_2$ 受体几乎无作用。

1. 收缩血管　激动血管的 $α_1$ 受体,使小动脉和小静脉收缩,以皮肤黏膜血管收缩最明显,其次是肾、脑、肝、肠系膜及骨骼肌血管。但可使冠脉扩张,血流量增加,可能是因心脏兴奋产生大量腺苷等代谢产物所致。

2. 兴奋心脏　激动心脏的 $β_1$ 受体,使心肌收缩力加强,传导加速,心肌耗氧量增加。在整体情况下,心率可由于血压升高而反射性减慢。大剂量可致心律失常,但较肾上腺素少见。

3. 升高血压　小剂量由于心脏兴奋,收缩压升高,此时血管收缩作用尚不十分剧烈,故舒张压略升高,脉压增大。较大剂量时,因血管强烈收缩使外周阻力明显增高,故收缩压升高的同时舒张压也明显升高,脉压变小。

【临床应用】

1. 抗休克  目前 NA 在休克治疗中已不占主要地位,仅限于某些休克类型如神经源性休克早期及药物中毒引起的低血压等,短时使用小剂量 NA 静脉滴注,使收缩压维持在 12kPa 左右,以保证心、脑等重要器官的血液供应。如长时间或大剂量应用,因强烈的收缩血管作用反而加重微循环障碍。

2. 上消化道出血  取本药 1~3mg,适当稀释后口服,使食管或胃黏膜血管收缩,产生止血效果。

【不良反应及应用注意事项】

1. 局部组织缺血坏死  静脉滴注时间过长、浓度过高或药液漏出血管,可引起局部组织缺血坏死,如发现外漏或注射部位皮肤苍白,应更换注射部位,进行局部热敷,必要时用普鲁卡因或酚妥拉明作局部浸润注射,使血管扩张,防止局部组织坏死。

2. 急性肾衰竭  静脉滴注时间过长或剂量过大,可使肾血管强烈收缩,产生少尿、无尿,故用药期间每小时尿量至少应保持在 25ml 以上。

高血压、动脉硬化、器质性心脏病、脑出血、尿少或无尿患者禁用。

### 间羟胺

间羟胺(metaraminol)又名阿拉明。主要作用于 α 受体,对 $β_1$ 受体作用较弱。除直接激动受体外,还可通过促进去甲肾上腺素能神经末梢递质释放,间接发挥作用。其作用与 NA 相似,是 NA 的良好代用品。

与 NA 相比,间羟胺有以下特点:①不易被 MAO 所灭活,作用维持时间长;②对肾血管收缩作用较弱,较少引起急性肾衰竭;③兴奋心脏作用较弱,很少引起心律失常;④使用方便,既可静脉给药,又可肌内注射。

临床用于心源性、感染性及出血性休克的早期,也可防治低血压。

### 去氧肾上腺素

去氧肾上腺素(phenylephrine)又名苯肾上腺素。本药能直接兴奋 $α_1$ 受体,使血管收缩,血压升高,并反射性引起心率减慢。主要用于治疗阵发性室上性心动过速和各种原因引起的低血压状态。由于收缩血管,加重心脏负荷及减少肾血流量,故一般不用于休克。本药能激动瞳孔开大肌上的 $α_1$ 受体,使瞳孔扩大,且作用短暂,无升高眼内压作用,也不引起调节麻痹。临床作为快速短效扩瞳药用于检查眼底。

## 三、β 受体激动药

### 异丙肾上腺素

异丙肾上腺素(isoprenaline)又名喘息定,为人工合成品。口服无效,喷雾给药吸收较快,也可静脉滴注或舌下给药。

【药理作用】  对 β 受体有很强的激动作用,对 $β_1$ 和 $β_2$ 受体选择性低。

1. 兴奋心脏  激动心脏 $β_1$ 受体,使心肌收缩力增强、心率加快、传导加速和心排出量增加。兴奋心脏作用比肾上腺素强,但对心脏正位起搏点的作用强于异位起搏点,较少引起心室纤颤等心律失常。

2. 扩张血管  激动 $β_2$ 受体,主要使骨骼肌血管舒张,对肾血管、肠系膜及冠状血管也有舒张作用。

3. 影响血压　由于兴奋心脏、舒张血管，可使收缩压升高，舒张压下降，脉压增大。

4. 扩张支气管　激动 $\beta_2$ 受体，松弛支气管平滑肌，使支气管扩张；也能抑制组胺等过敏物质释放。但对支气管黏膜的血管无收缩作用，故消除黏膜水肿的作用不如肾上腺素。

【临床应用】

1. 房室传导阻滞　本药能选择性地兴奋窦房结和房室结，加速房室传导。临床主要治疗Ⅱ、Ⅲ度房室传导阻滞。

2. 心脏骤停　适用于心室自身节律缓慢、高度房室传导阻滞或窦房结功能衰竭所致的心脏骤停（如溺水、电击、麻醉意外及药物中毒等），可与肾上腺素或阿托品合用作心室内注射。

3. 支气管哮喘　气雾吸入或舌下给药，用于控制支气管哮喘急性发作，疗效快而强，但因作用时间短暂，不良反应多而少用。

【不良反应及应用注意事项】　常见心悸、头痛等不良反应。剂量过大，易引起心律失常，甚至室颤而引起猝死。反复应用可产生耐受性。对支气管哮喘患者长期舌下给药可致牙齿损伤。冠心病、高血压、心肌炎和甲状腺功能亢进患者禁用。

多巴酚丁胺

多巴酚丁胺（dobutamine）选择性激动 $\beta_1$ 受体，治疗量可使心肌收缩力增强，心排出量增加，对心率影响小。临床主要用于治疗心脏手术后或心肌梗死并发心功能不全，使用前应注意补充血容量。连续用药可产生快速耐受性。偶见心律失常。房颤患者禁用。

$\beta_2$ 受体激动药

本类药物选择性激动 $\beta_2$ 受体，使支气管平滑肌松弛，对心脏 $\beta_1$ 受体作用较弱。常用的药物有沙丁胺醇（salbutamol）、克伦特罗（clenbuterol）、特布他林（terbutaline）等，临床上主要用于治疗支气管哮喘。

同步测试

**思考题**
1. 肾上腺素、去甲肾上腺素、异丙肾上腺素对血压的影响有何不同？
2. 为什么肾上腺素是治疗过敏性休克的首选药物？
3. 为什么临床上间羟胺可作为去甲肾上腺素的良好代用品？
4. 为什么多巴胺能改善肾功能？用于急性肾衰竭时应注意哪些事项？

（陈　群　郑鸣之）

## 第五节　抗肾上腺素药

思维导图

**学习要求**
1. 熟悉酚妥拉明、普萘洛尔、美托洛尔的药理作用、临床应用、不良反应及应用注意事项。
2. 了解其他抗肾上腺素药的作用特点。

课　件

抗肾上腺素药是一类能阻断肾上腺素受体，从而拮抗去甲肾上腺素能神经递质或肾上腺素受体激动药作用的药物。根据其对受体的选择性不同，可分为α受体阻断药和β受体阻断药。

## 一、α受体阻断药

微课视频

α受体阻断药能选择性地阻断α受体,对抗NA或拟肾上腺素药的α型作用。

### (一)$\alpha_1$、$\alpha_2$受体阻断药

#### 酚妥拉明

酚妥拉明(phentolamine)又名立其丁。本药属短效类α受体阻断药,口服生物利用度低,口服药效仅为注射给药的20%。

【药理作用】

1. 扩张血管　本药能阻断血管平滑肌α受体和直接舒张血管平滑肌,使血管扩张,外周阻力降低,血压下降。

2. 兴奋心脏　由于血管舒张、血压下降反射性地兴奋心脏,使心肌收缩力增强、心率加快、心排出量增加;也可通过阻断去甲肾上腺素能神经末梢突触前膜$\alpha_2$受体,使NA释放增加,引起心脏兴奋。

3. 其他　本药尚有拟胆碱和拟组胺样作用,可使胃肠道平滑肌兴奋、胃酸分泌增加,出现恶心、呕吐、腹泻、腹痛和胃酸过多等症状。

【临床应用】

1. 外周血管痉挛性疾病　可用于治疗血栓闭塞性脉管炎、肢端动脉痉挛性疾病及冻伤后遗症等。也可用于对抗NA药液漏出血管外所引起的局部血管强烈收缩。

2. 抗休克　在补足血容量的基础上,可用于治疗感染性休克、心源性休克及神经源性休克,可与NA合用(一般用酚妥拉明2～5mg和NA 1～2mg,加入500ml生理盐水静脉滴注)。

3. 难治性充血性心力衰竭　通过扩张小动脉及小静脉,使外周阻力下降,回心血量减少,降低心脏前后负荷,使左室舒张末期压与肺动脉压下降,心搏出量增加,心力衰竭得以减轻。

4. 肾上腺嗜铬细胞瘤的诊断和治疗　用于此病诱发的高血压危象以及手术前治疗。

【不良反应及应用注意事项】

1. 胃肠道反应　有腹痛、腹泻、呕吐,可诱发或加重溃疡病。

2. 直立性低血压　使用时应嘱咐患者体位变更时,动作要缓慢,如要站立,需平坐数分钟后缓起,以防直立性低血压。酚妥拉明过量中毒引起的低血压用NA升压。

知识拓展

3. 静脉注射过快可引起心动过速、心律失常和心绞痛,因此须缓慢注射或静脉滴注。给药时要保持患者平卧位,注意监测血压、脉搏、心率。

4. 严重的动脉硬化、低血压、器质性心脏病及肾功能减退患者禁用。胃炎、溃疡病患者慎用。

#### 妥拉唑啉

妥拉唑啉(tolazoline)作用与酚妥拉明相似,但较弱,而组胺样作用和拟胆碱作用较强。临床主要用于治疗外周血管痉挛性疾病、血栓闭塞性脉管炎等,局部浸润注射用以处理NA静脉滴注时药液外漏。不良反应与酚妥拉明相同,但发生率较高。

#### 酚苄明

酚苄明(phenoxybenzamine)是长效的α受体阻断药。口服吸收不完全。肌内或皮下

注射刺激性强,仅作静脉注射。一次用药可持续3~4天。

药理作用与临床应用与酚妥拉明相似。其特点是起效缓慢、作用强而持久。其作用强度与血管受去甲肾上腺素能神经控制的程度有关。对于静卧和休息的正常人,酚苄明的扩血管和降血压作用不明显,但对血容量减少或直立患者,则可引起明显的血管扩张,引起血压显著下降。临床主要用于治疗外周血管痉挛性疾病,也可用于休克和嗜铬细胞瘤所致高血压的治疗。

常见的不良反应有直立性低血压、心悸、鼻塞、口干等,空腹口服可致恶心、呕吐等胃肠道反应;尚有嗜睡、全身无力和疲乏等中枢抑制反应。

### (二)$\alpha_1$受体阻断药

该类药物能选择性阻断$\alpha_1$受体,主要通过舒张小动脉及小静脉而发挥降压作用。

临床常用的该类药物有哌唑嗪(prazosin)、特拉唑嗪(terazosin)及多沙唑嗪(doxazosin)等,主要用于高血压及顽固性心功能不全的治疗。

## 二、β受体阻断药

β受体阻断药能选择性地与β受体结合,竞争性地阻断去甲肾上腺素能神经递质或拟肾上腺素药与β受体结合,从而产生抗肾上腺素作用。临床常用的药物有普萘洛尔(propranolol)、吲哚洛尔(pindolol)、噻吗洛尔(timolol)、美托洛尔(metoprolol)、阿替洛尔(atenolol)、醋丁洛尔(acebutolol)等。根据其对$\beta_1$、$\beta_2$受体的选择性不同,可分为非选择性β受体阻断药和选择性$\beta_1$受体阻断药(表10-4-2)。

表10-4-2 β受体阻断药分类及药理学特性

| 药物 | β受体阻断作用 | 内在拟交感活性 | 膜稳定作用 |
| --- | --- | --- | --- |
| 非选择性β受体阻断药 | | | |
| 普萘洛尔 | $\beta_1$,$\beta_2$ | — | ++ |
| 噻吗洛尔 | $\beta_1$,$\beta_2$ | — | — |
| 吲哚洛尔 | $\beta_1$,$\beta_2$ | ++ | + |
| $\beta_1$受体阻断药 | | | |
| 阿替洛尔 | $\beta_1$ | — | — |
| 美托洛尔 | $\beta_1$ | — | — |
| 醋丁洛尔 | $\beta_1$ | + | + |

【药理作用】

1. β受体阻断作用

(1)心血管系统:阻断心脏$\beta_1$受体,使心率减慢,心收缩力减弱,房室传导减慢,心排出量减少,心肌耗氧量下降,血压降低。阻断$\beta_2$受体,加上心脏抑制,反射性兴奋交感神经,可导致血管收缩,外周阻力增加,肝、肾和骨骼肌及冠脉血流量减少。选择性$\beta_1$受体阻断药无此作用。

(2)支气管平滑肌收缩:阻断$\beta_2$受体,收缩支气管平滑肌,导致呼吸道阻力增加。这种作用对正常人表现较弱,但对支气管哮喘患者,可诱发或加重哮喘的急性发作,甚至危及生命。选择性 $\beta_1$ 受体阻断药美托洛尔无此作用。

(3)影响代谢:抑制糖原分解和脂肪代谢,抑制肾素分泌。

2.内在拟交感活性　有些 β 受体阻断药如吲哚洛尔在阻断 β 受体的同时,对 β 受体还有较弱的激动作用,称为内在拟交感活性。由于这种作用较弱,一般被其 β 受体阻断作用所掩盖而不易表现出来。内在拟交感活性较强的药物在临床应用时,其抑制心肌收缩力、减慢心率和收缩支气管的作用较弱。

3.膜稳定作用　某些 β 受体阻断药具有局部麻醉作用和奎尼丁样作用,这两种作用都是由于其降低了细胞膜对离子的通透性所致,故称膜稳定作用。这一作用在常用量时与治疗作用关系不大。

【临床应用】

1.心律失常　对多种原因引起的快速型心律失常有效,对窦性心动过速、拟肾上腺素药引起的心律失常疗效好。

2.心绞痛和心肌梗死　对心绞痛有良好疗效。早期应用普萘洛尔、美托洛尔均可降低心肌梗死病人的复发和猝死率。

3.高血压　能使高血压患者的血压下降并伴有心率减慢。普萘洛尔、美托洛尔均可有效地控制原发性高血压。

小案例

4.其他　用于甲状腺功能亢进及甲状腺危象,对控制激动不安、心动过速和心律失常等症状有效,并能降低基础代谢率;也用于嗜铬细胞瘤、肥厚心肌病等。噻吗洛尔可降低眼内压,用于治疗青光眼。

【不良反应及应用注意事项】

1.一般不良反应　恶心、呕吐、轻度腹泻、头痛、失眠及抑郁等,偶可发生过敏反应如皮疹、血小板减少等。

2.心脏抑制　阻断心脏 $\beta_1$ 受体,可引起心力衰竭、心动过缓及传导阻滞等严重不良反应。

3.诱发或加重支气管哮喘　由于阻断 $\beta_2$ 受体,可使支气管平滑肌痉挛,增加呼吸道阻力,诱发或加重支气管哮喘。选择性 $\beta_1$ 受体阻断药美托洛尔,一般不引起上述不良反应。

4.反跳现象　长期使用 β 受体阻断药后突然停药,可引起病情明显恶化的反跳现象,这与 β 受体向上调节有关。因此在病情控制后必须逐渐减量停药。

5.其他　普萘洛尔口服后血药浓度个体差异大,故应密切观察患者的反应,注意调整用量。静脉注射 β 受体阻断药时,除注射速度宜慢外,应准备好阿托品、肾上腺素等药物,以防患者因对药物敏感而出现低血压、气管痉挛及心衰等反应。

心功能不全、窦性心动过缓、重度房室传导阻滞和支气管哮喘等患者禁用。

思考题

1.酚妥拉明过量引起的低血压为什么不能用肾上腺素解救?应选用何药解救?

2.普萘洛尔的临床应用及禁忌证有哪些?

3.支气管哮喘的患者能否使用普萘洛尔?为什么?

同步测试

(陈　群　郑鸣之)

## 第六节 局部麻醉药

思维导图

课件

**学习要求**
1. 掌握普鲁卡因的药理作用、临床应用、不良反应及应用注意事项。
2. 熟悉局部麻醉药的作用；利多卡因和丁卡因的局麻作用特点。
3. 了解局部麻醉给药方法。

局部麻醉药简称局麻药，是一类局部应用于神经末梢或神经干，能可逆地阻断感觉神经冲动的产生和传导，在意识清醒的状态下，使局部的感觉暂时消失的药物。根据其化学结构可分为酯类和酰胺类两类，前者有普鲁卡因、丁卡因等；后者有利多卡因、布比卡因等（表10-4-3）。

### 一、局麻药的作用与给药方法

#### (一)局麻药的作用

1. **局麻作用** 局麻药在低浓度时能阻断感觉神经冲动的发生及传导，较高浓度时对中枢神经、自主神经和运动神经都有阻断作用。一般细的无髓鞘神经纤维（如交感、副交感神经节后纤维）比粗的有髓鞘神经纤维（如感觉、运动神经纤维）对局麻药更敏感。在局麻药的作用下，痛觉首先消失，其次是冷觉、温觉、触觉和压觉消失，最后发生运动麻痹。神经冲动传导的恢复则按相反的顺序进行。

局麻药的作用与阻滞神经细胞膜钠离子通道有关。局麻药能穿透神经细胞膜，至膜内侧与钠通道闸门边磷脂分子的磷酸基相结合，阻滞钠通道，减少钠离子内流，使神经细胞膜不能去极化，从而阻滞神经冲动的产生与传导，呈现局麻作用。

2. **吸收作用** 局麻药从给药部位吸收入血或意外注入血管内引起的全身作用，实际上是局麻药的不良反应，其程度与血中药物浓度密切相关。

(1)中枢神经系统：局麻药对中枢神经系统的作用是先兴奋后抑制。局麻药被吸收后，先抑制中枢抑制性神经元而使中枢兴奋，表现为烦躁不安、肌肉震颤，甚至惊厥；随后再抑制中枢兴奋性神经元，导致中枢神经系统普遍抑制，引起呼吸抑制、昏迷。

(2)心血管系统：局麻药对心血管系统具有直接抑制作用，可降低心肌兴奋性，使心肌收缩力减弱，传导减慢和不应期延长；也可使血管扩张，血压下降。高浓度局麻药可致血压下降、传导阻滞甚至心脏停搏。心肌对局麻药耐受性较高，中毒时呼吸首先停止，常采用人工呼吸抢救。

局麻药液中加入少量肾上腺素，可减少局麻药的吸收，增强局麻作用，延长作用时间，减少吸收中毒。但在手指、足趾及阴茎等末梢部位局麻时，禁止加入肾上腺素，否则可引起局部组织缺血坏死。

#### (二)给药方法

1. **表面麻醉** 将穿透力较强的局麻药滴、喷或涂于黏膜表面，使黏膜下神经末梢麻醉。适用于眼、鼻、口腔、咽喉、气管、食管和尿道等部位的手术。常选用丁卡因。

2. **浸润麻醉** 将局麻药注射到皮下、皮内或深部组织，使局部神经末梢麻醉。适用于静脉切开、皮下囊肿切除等浅表小手术。常选用普鲁卡因、利多卡因。

3. 传导麻醉  将局麻药注射到神经干附近,阻滞神经冲动传导,使该神经所分布的区域麻醉。适用于四肢和口腔等部位手术。常选用利多卡因、普鲁卡因和布比卡因。

4. 蛛网膜下隙麻醉  又称脊髓麻醉或腰麻,是将局麻药从第4~5腰椎间隙穿刺注入蛛网膜下隙,麻醉该部位的脊神经根。适用于下腹部及下肢的手术。常选用普鲁卡因和丁卡因。腰麻的主要危险是呼吸麻痹和血压下降,后者主要是由于失去神经支配的静脉显著扩张,可应用麻黄碱防治。

5. 硬膜外麻醉  将局麻药注入硬膜外隙,药物沿神经鞘扩散,阻滞脊神经根。适用于胸腹部手术。常选用利多卡因、丁卡因和普鲁卡因。硬膜外麻醉时,可引起外周血管扩张、血压下降及心脏抑制,可应用麻黄碱防治。硬膜外麻醉所需的剂量较腰麻大5~10倍,如误注入蛛网膜下隙,可引起严重的毒性反应。

## 二、常用局麻药

### 普鲁卡因

普鲁卡因(procaine)又名奴佛卡因。属短效酯类局麻药,注射后1~3min起效,维持30~45min,加用少量肾上腺素后作用时间可延长约20%。

微课视频

【药理作用与临床应用】

1. 局麻作用  对黏膜的穿透力弱,一般不用于表面麻醉,广泛用于浸润麻醉、传导麻醉、蛛网膜下隙麻醉和硬膜外麻醉。

2. 局部封闭作用  用0.25%~0.5%普鲁卡因溶液注射于局部做封闭疗法,可使炎症或损伤部位的症状缓解。

知识拓展

【不良反应及应用注意事项】

1. 毒性反应  用量过大或误注入血管时,可引起中枢神经系统的先兴奋后抑制和心血管系统的抑制,这时应注意维持呼吸与循环功能。若出现惊厥可静脉注射地西泮;出现呼吸抑制时,应立即进行人工呼吸、加压给氧。蛛网膜下隙麻醉及硬膜外麻醉时,可引起血压下降,术前肌内注射麻黄碱可预防,术后应保持头低脚高卧位12h,以防直立性低血压。

局麻药的毒性反应与血中药物浓度密切相关,其预防措施有:①严格控制剂量;②避免注入血管;③加入少许肾上腺素,减少局麻药吸收。

2. 过敏反应  极少数人用药后可出现荨麻疹、支气管痉挛、喉头水肿及休克等过敏反应。故用药前应询问患者有无过敏史;首次应用前应做皮试,阳性者禁用。

### 利多卡因

利多卡因(lidocaine)属中效酰胺类局麻药,水溶液稳定,作用持续时间为1~2h。具有起效快、穿透力强及安全范围较大等特点。无扩张血管作用,对组织几乎没有刺激性。可用于各种局部麻醉,是目前应用最多的局麻药。由于其扩散快,作用强,麻醉范围不易控制,故一般不用于蛛网膜下隙麻醉。此外,利多卡因还有抗心律失常作用,对普鲁卡因过敏者可选用此药。

### 丁卡因

丁卡因(tetracaine)为长效酯类局麻药,对皮肤、黏膜穿透力强,起效缓慢,作用可持续2~3h。其作用强度、毒性均比普鲁卡因大10倍左右。主要用于表面麻醉,也可用于传导麻醉、蛛网膜下隙麻醉和硬膜外麻醉,但必须严格控制剂量。因其毒性大,不能用于浸润麻醉。

小案例

### 布比卡因

布比卡因（bupivacaine）又名丁哌卡因。为长效、强效酰胺类局麻药，其麻醉强度和毒性比利多卡因强，作用持续时间长，可达5～10h。因穿透力弱，常用于除表面麻醉外的各种局部麻醉。心脏毒性较强，且复苏困难，应予警惕。

表10-4-3　常用局麻药比较表

| 药名 | 维持时间(h) | 相对作用强度 | 相对作用毒性 | 黏膜穿透力 | 临床应用 |
| --- | --- | --- | --- | --- | --- |
| 普鲁卡因 | 0.5～1 | 1 | 1 | 弱 | 除表面麻醉外的各种局麻 |
| 利多卡因 | 1～2 | 2 | 2 | 强 | 各种局麻 |
| 丁卡因 | 2～3 | 10 | 10～12 | 强 | 除浸润麻醉外的各种局麻 |
| 布比卡因 | 5～10 | 10 | 6.5 | 弱 | 浸润、传导、硬膜外麻醉 |

同步测试

**思考题**
1. 临床常用的局麻药有哪些？哪一种局麻药需做过敏试验。
2. 局麻药液中加少量肾上腺素的目的是什么？
3. 哪些手术使用局麻药时不加肾上腺素？说明理由。

（陈　群　郑鸣之）

## 第七节　镇静催眠药

思维导图

课　件

知识拓展

**学习要求**
1. 掌握地西泮、艾司唑仑的药理作用、临床应用、不良反应及应用注意事项。
2. 熟悉苯二氮䓬类药物、苯巴比妥的作用特点、临床应用、常见不良反应及防治。
3. 了解其他镇静催眠药的作用特点。

镇静催眠药（sedative-hypnotics）是一类选择性抑制中枢神经系统，小剂量镇静，较大剂量引起近似生理睡眠的药物。镇静催眠药包括苯二氮䓬类、苯巴比妥类和其他类药物。由于苯二氮䓬类药物具有较强的抗焦虑和镇静催眠作用，且不良反应较小，目前几乎取代了巴比妥类等传统镇静催眠药，成为临床最常用的镇静催眠药。

### 一、苯二氮䓬类

苯二氮䓬类（benzodiazepine）药物多为1,4-苯骈二氮䓬的衍生物。不同衍生物的抗焦虑、镇静、催眠、抗癫痫、抗惊厥和中枢肌松作用各有侧重。主要用于镇静催眠的苯二氮䓬类药物有地西泮（diazepam）、氟西泮（furazepam）、氯氮䓬（chlordiazepoxide）、硝西泮（nitrazepam）、氯硝西泮（clonazepam）、艾司唑仑（estazolam）、三唑仑（triazolam）、劳拉西泮（lorazepam）等。

#### 地西泮

地西泮（diazepam）又名安定，为苯二氮䓬类代表药。本药口服吸收较好，服药后1h

左右血药浓度达峰值;肌注吸收慢而不规则,峰值也比口服略低。脂溶性高,静脉注射后易透过血脑屏障进入脑组织,故中枢作用迅速而短暂。血浆蛋白结合率高达99%,且其肝脏代谢物去甲地西泮仍有镇静催眠作用,经肾排泄慢,反复使用易蓄积。

【药理作用与临床应用】

1. 抗焦虑　地西泮小于镇静剂量就有良好的抗焦虑作用,可显著改善患者的恐惧、焦虑、紧张、失眠等症状,是治疗焦虑症的首选药。临床主要用于治疗各种原因引起的焦虑症。

2. 镇静催眠　地西泮较大剂量可产生镇静催眠作用,使兴奋、躁动不安的患者安静;并能缩短诱导入睡时间,减少觉醒次数,延长睡眠持续时间。地西泮催眠优于巴比妥类,其特点有:①安全范围大,对呼吸、循环影响小,大剂量不引起全身麻醉;②对快动眼睡眠时相(REM)影响较小,停药后多梦、噩梦现象少;③几乎无肝药酶诱导作用,药物相互影响小;④依赖性发生较慢,且戒断症状较轻;⑤醒后无明显后遗效应。因此,地西泮已取代了巴比妥类药物,临床广泛用于各种原因引起的兴奋不安和失眠症,尤其对焦虑性失眠疗效更好。

3. 抗惊厥、抗癫痫　地西泮是最安全、有效的抗惊厥药物,常用于小儿高热、破伤风、子痫及药物中毒所致的惊厥。对癫痫大发作、小发作均有效。地西泮静脉注射给药是治疗癫痫持续状态的首选药。

4. 中枢性肌肉松弛　地西泮在降低肌张力的同时,不影响机体的正常活动。常用于缓解中枢性的如脑血管意外、脊髓损伤等所致的肌肉僵直,以及外周性的如腰肌劳损所致的肌肉痉挛。

5. 其他　较大剂量可致短暂记忆缺失,临床上常用作心脏电击复律和内镜检查前给药,减轻患者的不适和痛苦;地西泮与麻醉药有协同作用,可减少麻醉药的用量,降低不良反应的发生率,临床用于麻醉前给药。

近年研究发现,中枢神经系统广泛存在苯二氮䓬受体。苯二氮䓬类受体、$GABA_A$受体、$GABA_A$受体调控蛋白、氯离子通道在GABA能神经末梢的突触后膜上形成大复合体,广泛存在于中枢神经各部位。作用过程为:①苯二氮䓬类药物与其受体结合,该复合体的构型发生变化,暴露$GABA_A$受体;②GABA与其受体结合;③氯离子通道开放,氯离子带着一个负电荷内流,从而使神经细胞膜超极化,阻断神经细胞膜兴奋性的传递而发挥中枢神经抑制作用。

【不良反应及应用注意事项】　大多与药物抑制中枢神经系统有关。

1. 副作用　常见嗜睡、头昏、乏力,其次有早醒、头痛、共济失调等。用药期间不宜从事高空作业、精细工作、驾驶工作。护士在连续给患者用药时应谨慎。

2. 急性中毒　静脉注射过快或大剂量服用时,可发生共济失调、昏迷、呼吸抑制等,严重者可致呼吸、心跳停止,饮酒或同时应用其他中枢抑制药尤易发生。除采用洗胃及对症治疗外,必要时可用苯二氮䓬受体阻断药氟马西尼抢救。

3. 耐受性和依赖性　长期应用可产生耐受性和依赖性,突然停药可产生戒断症状,宜采用短期或间断性用药,避免长期使用。若用药时间超过2～3周,停药时逐渐减量至停药,以避免发生戒断症状。

4. 孕妇、哺乳妇女不宜应用。有过敏史、青光眼、重症肌无力患者慎用。

【药物相互作用】　与其他中枢抑制药、乙醇合用,可增强中枢抑制作用,加重嗜睡、昏睡、呼吸抑制和昏迷,严重者可致死。如临床需合用时宜降低剂量,并密切监护患者。应用肝药酶诱导剂利福平、卡马西平、苯妥英钠或苯巴比妥等药物可显著缩短地西泮的消除半衰期,增加清除率;应用肝药酶抑制剂如西咪替丁等药物可抑制地西泮在肝脏的代谢,导致清除率降低,半衰期延长。

## 艾司唑仑

艾司唑仑为中效苯二氮䓬类镇静催眠药。

【体内过程】 口服吸收良好,1~2h血药浓度达峰值。可迅速分布于全身各组织,以肝、脑的血药浓度最高,可透过胎盘屏障。主要在肝脏代谢,代谢物经肾排泄,也可泌入乳汁。半衰期为10~24h。

【药理作用】 作用于大脑边缘系统和脑干网状结构,并能降低大脑组织氧化过程,加强大脑保护性抑制作用。有较强的镇静、催眠、抗惊厥、抗焦虑作用和较弱的中枢性骨骼肌松弛作用。镇静催眠作用比硝西泮强2.4~4倍,可使非快动眼睡眠延长,无后遗效应。

【临床应用】 临床主要用于治疗焦虑症、失眠、癫痫和惊厥。还可以用于麻醉前给药,可缓解术前紧张焦虑情绪。

【不良反应】 本药使用常规剂量时无明显不良反应。用量过大时可出现轻微乏力、口干、嗜睡、头胀和头晕等,减小剂量可自行消失。中毒时,宜及早进行对症处理。并使用苯二氮䓬受体拮抗药氟马西尼对抗。

【药物相互作用】

1. 与全麻药、镇痛药、单胺氧化酶抑制药、三环类抗抑郁药和可乐定等合用时,可相互增效应减少用量。

2. 与西咪替丁合用时,可使本药清除减慢,血药浓度升高。

3. 与酮康唑合用可升高艾司唑仑的血药浓度,增加其副作用(如过度镇静、乏力、口齿不清、反应迟钝和其他神经精神障碍),延长其作用时间。

4. 与利托那韦合用时可增加本药的血药浓度,有引起过度镇静与呼吸抑制的潜在危险。

5. 与卡马西平合用时,由于卡马西平诱导肝微粒体酶,使卡马西平和(或)本药的血药浓度下降,疗效减弱。

6. 与普萘洛尔合用时,可导致癫痫发作的类型和(或)频率改变,应及时调整剂量。

其他常用苯二氮䓬类药物见表10-4-4。

表10-4-4 其他常用苯二氮䓬类药物比较表

| 类别 | 常用药物 | 作用特点和临床应用 | 不良反应及应用注意事项 |
| --- | --- | --- | --- |
| 长效类 | 氯氮䓬 | 抗焦虑、镇静催眠、抗惊厥、抗癫痫和中枢肌松等。用于焦虑症、失眠、乙醇戒断症状等 | 嗜睡、便秘等,长期服用可产生耐受性和成瘾性。老人慎用,孕妇和哺乳期妇女禁用 |
| | 氟西泮 | 催眠作用强而持久。用于各型失眠症,尤其适用于其他催眠药不能耐受者 | 嗜睡、眩晕、共济失调等。肝、肾功能不全者及孕妇慎用,15岁以下小儿禁用 |
| 中效类 | 硝西泮 | 催眠、抗癫痫作用显著。用于各型失眠症、癫痫持续状态、婴儿痉挛及阵性肌痉挛 | 眩晕、嗜睡、共济失调等。服药期间禁酒,重症肌无力患者禁用 |
| | 氯硝西泮 | 催眠、抗惊厥、抗癫痫作用显著。用于各型失眠症、癫痫 | 嗜睡、共济失调及行为紊乱,偶见焦虑、抑郁等。肝、肾功能不良者慎用,青光眼禁用 |
| 短效类 | 三唑仑 | 镇静、催眠、肌松作用强、快、短,依赖性较强。用于焦虑、失眠及精神紧张 | 嗜睡、乏力。孕妇和哺乳期妇女慎用,急性闭角型青光眼、重症肌无力患者禁用 |

## 二、巴比妥类

巴比妥类药物是巴比妥酸的衍生物。根据其脂溶性大小、起效快慢和持续时间长短可分为长效、中效、短效和超短效四类。主要药物有苯巴比妥（phenobarbital）、异戊巴比妥（amobarbital）、司可巴比妥（secobarbital）和硫喷妥钠（thiopentalsodium）。由于本类药治疗失眠症已被苯二氮䓬类取代，目前常用苯巴比妥和硫喷妥钠抗惊厥、抗癫痫和麻醉。巴比妥类药物的作用特点与临床应用见表10-4-5。

表10-4-5 巴比妥类药物的作用特点与临床应用比较表

| 类别 | 药物 | 显效时间(h) | 维持时间(h) | 消除方式 | 临床应用 |
| --- | --- | --- | --- | --- | --- |
| 长效类 | 苯巴比妥 | 0.5～1 | 6～8 | 肾排泄肝代谢 | 抗惊厥、抗癫痫 |
| 中效类 | 戊巴比妥 | 0.25～0.5 | 3～6 | 肝代谢 | 抗惊厥 |
|  | 异戊巴比妥 | 0.25～0.5 | 3～6 | 肝代谢 | 镇静催眠 |
| 短效类 | 司可巴比妥 | 0.25 | 2～3 | 肝代谢 | 镇静催眠、抗惊厥 |
| 超短效类 | 硫喷妥钠 | 立即(静脉注射) | 0.25 | 肝代谢 | 静脉麻醉 |

【药理作用与临床应用】 巴比妥类药物主要抑制中枢神经系统，随着剂量增大，依次出现镇静、催眠、抗惊厥、抗癫痫和麻醉作用。过量可抑制延髓呼吸中枢和血管运动中枢，导致呼吸麻痹而死亡。

巴比妥类药物的作用机制是选择性抑制脑干网状上行激活系统，同时可增强GABA介导的氯离子内流，使神经细胞膜超极化，抑制神经细胞兴奋性的传递，从而发挥抑制中枢神经系统作用。

本类药物的安全性不及苯二氮䓬类药物，且易产生依赖性，目前临床已很少用于镇静催眠。但苯巴比妥仍用于抗惊厥、治疗癫痫大发作和癫痫持续状态；硫喷妥钠用于静脉麻醉和基础麻醉。

【不良反应及应用注意事项】

1. 后遗效应 服用催眠量的巴比妥类后，次晨有头晕、嗜睡、精神不振及定向障碍等宿醉现象，服药期间不能从事高空作业、驾驶车船。

2. 耐受性 短期内反复用药可产生耐受性，其原因可能是肝药酶诱导及神经组织对巴比妥类产生适应性。

3. 依赖性 长期连续用药可使患者对巴比妥类产生精神依赖性和身体依赖性。形成身体依赖性后，一旦停药可出现戒断症状。故对本类药必须严格管理，避免滥用，护士给药时应予注意。

4. 急性中毒 大剂量应用或静脉注射速度过快可发生急性中毒，主要表现为昏迷、呼吸抑制、血压下降和反射消失等，呼吸衰竭是其中毒死亡的主要原因。急性中毒抢救措施主要是排除毒物、支持和对症治疗。①排除毒物可采取洗胃、导泻、利尿、血透、静脉注射碳酸氢钠碱化血液和尿液、加速药物排出等方法；②支持和对症治疗可采取保持呼吸道通畅、吸氧、人工呼吸，必要时实施气管切开和应用中枢兴奋药等，以维持呼吸和循环功能。

5. 其他 少数患者服用后可致荨麻疹、血管神经性水肿、哮喘等过敏反应，偶见剥脱性皮炎。

6. 严重肝功能不全、支气管哮喘、颅脑损伤者禁用。本类药可透过胎盘并经乳汁排泄,影响胎儿和婴幼儿的呼吸。临产妇服用后可使新生儿发生低凝血酶原血症及出血。孕妇、哺乳妇女、临产妇女禁用。

7. 苯巴比妥是药酶诱导剂,可加速其自身及双香豆素、皮质激素、口服避孕药、强心苷、苯妥英钠的代谢,使上述药物作用减弱、时间缩短,需加大剂量才能达到原有的药理作用。但停用苯巴比妥前,需减少合用药的剂量,以防中毒。

### 三、其他类

#### 水合氯醛

水合氯醛(chloral hydrate)性质稳定,口服吸收快。其作用特点有:①催眠作用强,无宿醉现象;②胃肠刺激性强,常以10%稀释溶液口服或灌肠用于子痫、破伤风、小儿高热惊厥和其他催眠药无效的患者和顽固性失眠;③大剂量损害心、肝、肾重要脏器,有致死报道,应严格掌握用药剂量,严重心、肝、肾疾患者禁用;④久用可产生耐受性和依赖性,应防止滥用。

此外,甲喹酮(methaqualone)、甲丙氨酯(meprobamate)都有镇静、催眠作用,久用均可产生依赖性。

#### 丁螺环酮

小案例

丁螺环酮(buspirone)口服吸收快而完全。其作用特点有:①与苯二氮䓬类不同,无镇静、肌松和抗惊厥作用;②为5-羟色胺受体部分激动剂,有显著抗焦虑作用,主治焦虑症和焦虑引起的失眠;③无明显依赖性,主要不良反应是头晕、头痛及胃肠功能紊乱等。

同步测试

**思考题**
1. 在镇静催眠方面,地西泮取代巴比妥类药的主要理由是什么?
2. 试述巴比妥类急性中毒的表现及解救方法。
3. 简述艾司唑仑的药理作用和临床应用。

(郑鸣之　陈　群)

## 第八节　中枢兴奋药

思维导图

**学习要求**
1. 熟悉咖啡因、尼可刹米、洛贝林的作用特点、临床应用及应用注意事项。
2. 了解其他中枢兴奋药的作用特点及呼吸中枢兴奋药的应用注意事项。

课件

中枢兴奋药是一类能选择性兴奋中枢神经系统,提高中枢神经功能活动的药物。根据其治疗量时主要作用部位可分为3类:①大脑皮质兴奋药,如咖啡因;②呼吸中枢兴奋药,如尼可刹米;③改善脑代谢药,如甲氯芬酯。本类药随着剂量增大,不仅作用增强,作用范围也相应扩大,过量引起中枢神经系统广泛兴奋而致惊厥,严重惊厥后转入抑制,甚至死亡。因此,应用中枢兴奋药时,必须严格掌握剂量和适应证,并严密监测患者呼吸、血压、脉搏等生命体征,以免发生惊厥。必要时可用地西泮或巴比妥类药物抗惊厥,确保用药安全有效。

## 一、大脑皮质兴奋药

### 咖啡因

咖啡因（caffeine）是从茶叶或咖啡豆中提取的生物碱，临床常用其人工合成品。

【药理作用与临床应用】

1. 中枢神经系统作用　咖啡因兴奋中枢神经系统的范围与剂量有关，小剂量（50～200mg）明显兴奋大脑皮层，表现为精神振奋、思维改善、疲劳减轻、睡意消失、工作和学习效率提高；较大剂量（200～500mg）可直接兴奋延髓呼吸中枢和血管运动中枢，使呼吸中枢对$CO_2$的敏感性增加、呼吸加深加快、血压升高，中枢处于抑制状态时作用更为明显；过量中毒时引起中枢神经系统广泛兴奋，甚至导致惊厥。主要用于严重传染病及中枢抑制药过量引起的昏睡、呼吸循环抑制等。

2. 心血管作用　较小剂量咖啡因兴奋迷走神经，引起心率减慢；大剂量可直接兴奋心脏和扩张血管，但此作用常被兴奋迷走中枢及血管运动中枢的作用所掩盖，故无治疗意义。咖啡因能直接作用于大脑小动脉的肌层，使其收缩，脑血流量减少，从而缓解偏头痛的症状。临床常用麦角胺咖啡因复方制剂治疗脑血管扩张所致的偏头痛。

3. 其他作用　咖啡因、茶碱等能增加肾小球滤过率，减少肾小管对钠离子的重吸收而产生利尿作用，其中茶碱的作用最强。咖啡因类还能刺激胃酸及胃蛋白酶的分泌。

【不良反应及应用注意事项】

1. 剂量较大可引起激动、失眠、心悸和头痛等，过量致惊厥，婴儿高热时更易发生，小儿高热宜选用不含咖啡因的复方制剂。

2. 因增加胃酸分泌，消化性溃疡患者不宜久用。久用可产生耐受性。

### 哌甲酯

哌甲酯（methylphenidate）又名利他林。本药中枢兴奋作用较温和，能改善精神活动，解除轻度中枢抑制，消除疲劳及睡意。较大剂量可兴奋呼吸中枢，过量可引起惊厥。临床用于小儿遗尿症、儿童多动综合征、发作性睡病和中枢抑制药中毒所致呼吸抑制。治疗量不良反应较少，大剂量可致惊厥和血压升高。长期应用可产生耐受性和精神依赖性。宜在医师指导下使用，避免久用，高血压患者禁用。

## 二、呼吸中枢兴奋药

### 尼可刹米

尼可刹米（nikethamide）又名可拉明。既有直接兴奋呼吸中枢作用，又可刺激颈动脉体和主动脉体化学感受器，反射性兴奋呼吸中枢，提高呼吸中枢对$CO_2$的敏感性，使呼吸加深加快。本药作用温和、短暂，一次静脉注射仅维持5～10min，必要时需间歇重复给药以维持疗效。主要用于各种原因引起的中枢性呼吸抑制，对肺心病引起的呼吸衰竭及吗啡中毒所引起的呼吸抑制效果较好，对巴比妥类药物中毒引起的呼吸抑制效果较差。

本药治疗量不良反应少，安全范围较大。过量致血压升高、心动过速、咳嗽、呕吐、肌肉震颤和惊厥。可用地西泮抗惊厥。不宜与碱性药物如碳酸氢钠合用，以防沉淀析出。

### 洛贝林

洛贝林（lobeline）又名山梗菜碱。本药通过刺激颈动脉体和主动脉体化学感受器，反射性兴奋呼吸中枢。作用弱、快、短,安全范围大,不易引起惊厥。主要用于新生儿窒息、小儿呼吸衰竭和一氧化碳中毒。

本药不易引起惊厥。大剂量可兴奋迷走神经,出现心动过缓、传导阻滞。用药时应严密观察心脏的毒性反应。

### 二甲弗林

二甲弗林(dimefine)又名回苏灵。本药对延髓呼吸中枢有直接兴奋作用,其作用比尼可刹米强100倍,且作用起效快,维持时间短。临床主要用于传染病和药物中毒所致中枢性呼吸抑制,也可治疗肺性脑病。其安全范围较尼可刹米小,过量易致惊厥,小儿尤易发生。静脉注射需稀释后缓慢注射,并密切观察。有惊厥史者、孕妇禁用。

### 贝美格

贝美格(bemegride)又名美解眠。本药能直接兴奋呼吸中枢,使呼吸加快。作用强、快、短。主要用于巴比妥类等中枢抑制药中毒的解救。安全范围较小,剂量过大或静脉注射过快易致惊厥。

### 多沙普仑

多沙普仑(doxapram)是新型呼吸兴奋药。小剂量可刺激颈动脉体和主动脉体化学感受器,反射性兴奋呼吸中枢;较大剂量直接兴奋呼吸中枢。作用较尼可刹米强,具有起效快、作用强、安全有效等优点。临床用于慢性阻塞性肺疾患引起急性呼吸衰竭的治疗、麻醉药或中枢抑制药引起的中枢抑制。本药对心血管有轻度兴奋作用,可使心率加快、血压升高,用药时应严密观察心血管反应。过量可致惊厥、心律失常。

### 呼吸中枢兴奋药应用注意事项

呼吸中枢兴奋药选择性不高,安全范围较小,作用维持时间短,一般每2~4h需注射一次,易引起惊厥。故应用呼吸中枢兴奋药仅为呼吸衰竭综合治疗的有效措施之一,而且必须严格掌握剂量和给药间隔时间,一般限用于短时就能纠正的呼吸衰竭患者。在抢救呼吸衰竭时,临床常采用人工呼吸机维持呼吸,因为它远比呼吸兴奋药有效而且安全。

## 三、改善脑代谢药

### 胞磷胆碱

胞磷胆碱(citicoline)又名尼可林。通过促进卵磷脂的合成,改善脑循环,增加脑血流量而促进脑细胞的代谢,对大脑功能的恢复、催醒有一定作用。主要用于急性脑外伤及脑手术所致意识障碍。不良反应少,偶见眩晕、头痛、恶心及暂时性的血压下降。活动期颅内出血患者慎用,有癫痫史者禁用。

### 甲氯芬酯

甲氯芬酯(meclofenoxate)又名氯酯醒。能促进脑细胞代谢,增加葡萄糖的利用,使受抑制的中枢神经功能恢复。临床主要用于颅脑外伤后昏迷、一氧化碳中毒及脑动脉硬化所致的意识障碍、儿童遗尿症等。该药起效缓慢,需反复用药后显效。

### 吡拉西坦

吡拉西坦(piracetam)又名脑复康。为γ-氨基丁酸(GABA)的衍生物,直接作用于大脑皮质,具有激活、保护和修复大脑神经细胞,改善和恢复记忆,促进思维活动等作用。可能的机制是通过激活腺苷激酶,增加脑内ATP含量,改善能量代谢和葡萄糖利用率,对脑缺氧引起的脑损伤有保护作用，改善脑缺氧及物理化学因素所造成的记忆障碍。临床主要用于治疗阿尔茨海默病、脑动脉硬化、脑血管意外和脑外伤等所致的思维与记忆功能减退，对儿童智力低下也有一定疗效。

**思考题**
1. 简述尼可刹米、洛贝林的作用特点及临床应用。
2. 比较洛贝林与二甲弗林的作用机制及临床应用有何不同。

同步测试

（胡　珏　陈紫微）

## 第九节　抗癫痫药与抗惊厥药

**学习要求**
1. 掌握苯妥英钠、卡马西平的药理作用、临床应用、不良反应及应用注意事项。
2. 熟悉硫酸镁的药理作用、临床应用、不良反应及应用注意事项。
3. 了解乙琥胺、丙戊酸钠的作用特点及临床应用。

思维导图

课件

### 一、抗癫痫药

癫痫是一类由于大脑局部神经元异常高频率放电并向周围正常脑组织扩散而引起的突然发作的大脑功能失调综合征。根据病灶的部位和扩散范围不同，出现不同的临床症状。癫痫发作类型和主要临床症状见表10-4-6。

微课视频

表10-4-6　癫痫发作类型及主要临床症状

| 发作类型 | 主要临床症状 |
| --- | --- |
| 癫痫大发作（全身强直-阵挛性发作） | 患者突然跌倒，全身抽搐，意识丧失，持续数分钟 |
| 癫痫持续状态 | 大发作反复发作，患者持续昏迷，可危及生命 |
| 局限性发作（单纯性局限发作） | 表现为单侧肢体或面部的感觉异常或肌肉抽搐 |
| 小发作（失神发作） | 好发于儿童，主要表现为短暂意识丧失和动作中断 |
| 精神运动性发作（综合性局限发作） | 主要表现为伴无意识动作及阵发性精神失常 |

抗癫痫药是一类抑制脑细胞异常放电的产生或扩散，从而阻止癫痫症状发生的药物。临床常用的抗癫痫药有苯妥英钠、卡马西平、乙琥胺和丙戊酸钠等。

知识拓展

#### 苯妥英钠

苯妥英钠（phenytoin sodium）又名大仑丁。口服吸收缓慢而不规则，连续用药需6～10天达稳态血药浓度。本药呈碱性（pH为10.4），刺激性强，不宜肌内注射；分布广，易进入脑组织，血浆蛋白结合率高达90%；起效慢，个体差异大。临床用药应根据患者用药后疗效、毒性反应及血药浓度调整剂量。

【药理作用与临床应用】

1. 抗癫痫 本药可抑制癫痫病灶的异常高频放电及扩散,产生抗癫痫作用。是治疗癫痫大发作的首选药,也可治疗局限性发作和癫痫持续状态。对小发作无效,甚至可诱发发作。

2. 抗外周神经痛 可治疗三叉神经痛、舌咽神经痛和坐骨神经痛。

3. 抗心律失常 主要用于治疗室性心律失常,是治疗强心苷中毒所致的室性心律失常的首选药。

【不良反应及应用注意事项】

1. 刺激性强 碱性强,可引起恶心、呕吐、腹痛等胃肠道不良反应,饭后服用可减轻。静脉注射应选择较粗大的静脉,并稀释后缓注,以防发生静脉炎。不宜静脉滴注或肌内注射。

2. 牙龈增生 发生率约为20%,多见于儿童和青少年。用药时注意口腔卫生,经常按摩牙龈可减轻增生。

3. 神经系统反应 血药浓度超过$20\mu g/ml$出现头晕、复视、共济失调;超过$40\mu g/ml$出现语言障碍、精神异常、昏睡等。使用本药最好进行血药浓度测定。

4. 造血系统反应 影响叶酸代谢,导致药物性巨幼红细胞性贫血,可用亚叶酸钙治疗。

5. 过敏反应 用药后可出现皮疹、药热、白细胞和血小板减少、再生障碍性贫血、肝坏死。久用宜定期查血常规和肝功能。

6. 影响骨骼生长 苯妥英钠可诱导肝药酶,加速维生素D的代谢,导致低钙血症,小儿长期服用易引起软骨病,可加服钙剂和维生素D防治。

7. 其他 可致畸,禁用于生育期妇女和妊娠期妇女。偶见男性乳房增大、女性多毛症、淋巴结肿大等。久用突然停药可诱发癫痫,甚至出现癫痫持续状态,宜逐渐减量至停药。

【药物相互作用】

1. 苯妥英钠为药酶诱导剂,能加速多种药物如糖皮质激素、洋地黄类、避孕药的代谢,使后者疗效降低。

2. 与其他药酶诱导剂如苯巴比妥、卡马西平合用,苯妥英钠血药浓度降低,疗效降低。

3. 与药酶抑制剂如氯霉素、异烟肼等合用,作用增强,宜适当减少剂量。

4. 与血浆蛋白结合能力强的药物如水杨酸类、磺胺药、保泰松等合用,游离量增多,作用增强,毒性增加。

## 卡马西平

卡马西平(carbamazepine)又名酰胺咪嗪。口服吸收慢而不规则,其代谢物仍有抗癫痫作用,单次给药半衰期可达36h。因该药是药酶诱导剂,反复用药可使自身代谢加快,作用时间缩短。

【药理作用与临床应用】

1. 抗癫痫 作用与苯妥英钠相似,是治疗精神运动性发作的首选药,大发作也有效,小发作疗效差。

2. 抗外周神经痛 对三叉神经痛、舌咽神经痛疗效优于苯妥英钠。

3. 抗躁狂抑郁 对躁狂症和抑郁症治疗作用明显。适用于对碳酸锂无效或不能耐受的患者。

【不良反应及应用注意事项】 常见眩晕、嗜睡、恶心。偶见精神失常、共济失调、皮疹、白细胞减少、肝损害及心血管系统毒性反应。应定期查血常规和肝功能。青光眼、严重心血管疾病患者、老年患者慎用,严重肝功能不良者、哺乳期妇女禁用。

### 苯巴比妥

苯巴比妥(phenobarbital)又名鲁米那。本药具有速效、高效、低毒、广谱、价廉等优点,是治疗癫痫大发作首选药之一。因有中枢抑制作用,对坚持工作的大发作患者应考虑选用苯妥英钠。苯巴比妥也可治疗癫痫持续状态,但不作首选药。较大剂量可出现嗜睡、共济失调等不良反应。偶见血细胞异常如药物性巨幼红细胞性贫血、白细胞缺乏、血小板减少,长期用药应注意检查血常规。

### 扑米酮

扑米酮(primidone)又名扑痫酮,为苯巴比妥衍生物,因其代谢物苯巴比妥和苯乙基丙二酰胺仍有抗癫痫作用,故作用时间较长,需注意其蓄积作用。与卡马西平、苯妥英钠合用有协同作用,不能与苯巴比妥合用。常用于其他药不能控制的癫痫大发作和局限性发作。不良反应同苯巴比妥。

### 乙琥胺

乙琥胺(ethosuximide)口服吸收良好,达稳态血浓度需7~10天。主要用于治疗癫痫小发作,为首选药,对其他类型癫痫无效。偶见粒细胞减少、再生障碍性贫血及肝、肾损害等。长期用药应定期查血常规、尿常规及肝、肾功能。

### 丙戊酸钠

丙戊酸钠(sodium valproate)为新型广谱抗癫痫药,其抗癫痫作用主要与增加脑内GABA含量有关。口服吸收良好,连续服药2~4天达稳态血药浓度。可用于各型癫痫,对小发作疗效优于乙琥胺,但对大发作疗效不及苯妥英钠和苯巴比妥。由于有严重的肝毒性,不作首选药。常见不良反应有食欲不振、恶心、呕吐等,也可出现嗜睡、乏力、震颤和共济失调等中枢症状,还可致肝损害,用药期间严密监测肝功能。有致畸作用,孕妇禁用。

### 苯二氮䓬类

苯二氮䓬类常用于治疗癫痫的药物有地西泮、硝西泮、氯硝西泮。

地西泮静脉注射是抢救癫痫持续状态首选药,具有快速、有效、安全等特点。硝西泮主要用于治疗失神性发作、肌痉挛性发作和婴儿痉挛等。氯硝西泮为广谱抗癫痫药,主要用于治疗小发作、不典型小发作、肌痉挛性发作、婴儿痉挛、癫痫持续状态。

### 抗癫痫药应用注意事项

1. 合理选药　大发作首选苯妥英钠或苯巴比妥;典型小发作首选乙琥胺;精神运动性发作首选卡马西平;混合型发作首选丙戊酸钠;癫痫持续状态首选地西泮。

2. 用药个体化　治疗初期用一种药物治疗,如疗效不佳可联合用药。宜从小剂量开始,逐渐增至疗效明显但又未出现严重不良反应时,以维持量治疗。需换药时宜采用先加后撤的过渡方式。

3. 长期用药　即使症状完全控制后,也不可随意停药,至少应维持2~3年后方可在数月甚至1~2年内逐渐停药,以免过早停药导致癫痫复发甚至出现癫痫持续状态。部分患者需终身给药。

4. 定期检查　严密观察药物疗效和不良反应;定期进行血、尿常规检查及肝功能检查;有条件可监测血药浓度。

5.有致畸、致死胎作用,孕妇禁用。

## 二、抗惊厥药

惊厥是一种临床症状,是由于中枢神经过度兴奋导致全身骨骼肌强烈收缩,出现强直性或痉挛性抽搐。高热、子痫、破伤风、癫痫大发作和药物中毒等都可引起惊厥。常用抗惊厥药有地西泮、巴比妥类、水合氯醛和硫酸镁等。

### 硫酸镁

小案例

硫酸镁(magnesium sulfate)不同的给药途径有不同的药理作用和临床应用。口服有导泻、利胆作用。注射给药可产生抗惊厥和降血压作用,用于缓解子痫、破伤风所致惊厥。常用的给药途径是肌内注射或静脉滴注。硫酸镁安全范围小,需特别注意用量,过量可致外周性呼吸抑制、血压骤降、心跳停止。中毒先兆是腱反射消失,需注意检查腱反射。中毒时立即进行人工呼吸,并缓慢注射葡萄糖酸钙或氯化钙抢救。

同步测试

**思考题**
1. 试述苯妥英钠和卡马西平的临床应用、主要不良反应及应用注意事项。
2. 抗癫痫药应用注意事项有哪些?

(郑鸣之　陈　群)

## 第十节　抗帕金森病药

思维导图

**学习要求**
1.熟悉左旋多巴的药理作用、临床应用、不良反应及应用注意事项。
2.了解其他抗帕金森病药的作用特点。

课件

知识拓展

帕金森病(Parkinson's disease,PD)又称震颤麻痹,是一种主要表现为进行性锥体外系功能障碍的中枢神经系统退行性疾病。临床表现为静止性震颤、运动迟缓、肌肉强直和共济失调。脑动脉硬化、脑炎后遗症、化学药物中毒和长期服用抗精神病药所致的类似临床表现,称为帕金森综合征。其主要病变部位是中枢黑质-纹状体。目前认为,帕金森病是因纹状体内多巴胺减少或缺乏,导致黑质-纹状体通路多巴胺能神经功能减弱,胆碱能神经功能相对占优势,因而产生帕金森病的肌张力增高等症状。抗帕金森病药分两类:一类是拟多巴胺类药,主要补充脑内多巴胺含量和激动脑内多巴胺受体;另一类是抗胆碱药,通过中枢抗胆碱作用以缓解症状。

### 一、拟多巴胺类药

本类药物均能增加脑内多巴胺的含量,增强多巴胺能神经功能,但按其作用机制不同，可分为多巴胺前体药（如左旋多巴）、左旋多巴的增效药（如脱羧酶抑制药卡比多巴及单胺氧化酶 B 抑制剂司来吉兰）、多巴胺受体激动药（如溴隐亭）、促多巴胺释放药（金刚烷胺）等。

### 左旋多巴

左旋多巴（levodopa）是多巴胺的前体物，本身无药理作用，口服后仅 1% 进入中枢，脱羧后变成多巴胺发挥治疗作用。在外周组织产生的多巴胺不能通过血脑屏障，只在外周产生不良反应。若同时服用外周脱羧酶抑制剂，可使进入脑内的左旋多巴增多 3~4 倍，并减少外周的不良反应。

【药理作用与临床应用】

1. 治疗帕金森病　左旋多巴通过血脑屏障后，在脑组织中转变为多巴胺，增加纹状体中多巴胺含量，增强多巴胺能神经的功能，使帕金森病的症状改善。其作用特点是：①起效慢，用药 2~3 周才起效，1~6 月后才获得最大疗效；②75% 的患者可获得较好的疗效，治疗初期疗效更明显；③对轻症及较年轻患者疗效较好，对重症及老年患者疗效较差；④对吩噻嗪类抗精神病药（如氯丙嗪）引起的帕金森综合征无效。

2. 治疗肝昏迷　左旋多巴在脑内可转化为去甲肾上腺素，暂时改善脑功能，使肝昏迷患者苏醒，但不能改善肝功能，故不能根治。

【不良反应及应用注意事项】　左旋多巴的不良反应主要是由于其在体内转变为多巴胺所致。

1. 胃肠道反应　恶心、呕吐、厌食等，与多巴胺直接刺激胃肠道和兴奋延髓呕吐中枢的 $D_2$ 受体有关，$D_2$ 受体阻断药多潘立酮可对抗。与外周脱羧酶抑制剂同服可明显减少胃肠道反应。

2. 心血管反应　常见直立性低血压，部分患者可出现心动过速、心律失常。应严格控制药物剂量，冠心病患者禁用。

3. 神经系统反应　表现为：①不自主异常运动。长期用药引起面、颌、舌、颈、背及四肢不随意运动。②开关现象。患者突然多动不安（开），而后又出现全身性或肌强直性运动不能（关），两种现象交替出现。③精神障碍。可有失眠、焦虑、躁狂和抑郁等。一旦出现需减量或停药。

4. 维生素 $B_6$ 是多巴脱羧酶的辅酶，可加速其在外周脱羧而加重不良反应，减少左旋多巴进入脑而降低疗效，不宜合用。

### 卡比多巴

卡比多巴（carbidopa）为外周多巴脱羧酶抑制剂，与左旋多巴合用，能减少左旋多巴在外周脱羧，使进入脑内的左旋多巴增多而提高疗效，并使外周多巴胺的生成减少而减轻不良反应。常与左旋多巴配伍制成复方制剂，作为治疗帕金森病的首选药。同类药还有苄丝肼（benserazide），与左旋多巴按 1:4 的比例制成的复方制剂（美多巴），是临床常用的治疗帕金森病的复方左旋多巴。

### 司来吉兰

司来吉兰（selegiline）为选择性中枢单胺氧化酶抑制剂，可减少中枢多巴胺的降解，提高脑内多巴胺浓度。与左旋多巴合用有协同作用，并能减轻或延缓左旋多巴引起的运动障碍（开关现象），减少左旋多巴用量约 1/4，并有神经保护作用。主要用于帕金森病，常作为左旋多巴、美多巴的辅助用药。

### 溴隐亭

溴隐亭(bromocriptine)为中枢多巴胺受体激动剂,可激动黑质纹状体通路和结节漏斗通路的多巴胺受体。治疗帕金森病疗效与左旋多巴相当,较少引起运动障碍。该药可抑制催乳素和生长激素的分泌,用于泌乳闭经综合征和肢端肥大症。

### 金刚烷胺

金刚烷胺(amantadine)既是抗病毒药,又是抗帕金森病药。治疗帕金森病疗效不及左旋多巴,但优于中枢抗胆碱药,起效快,维持时间短,与左旋多巴有协同作用。不良反应较多,常见有头痛、眩晕、共济失调和直立性低血压。偶可致惊厥,癫痫患者禁用。

## 二、中枢抗胆碱药

### 苯海索

苯海索(trihexyphenidyl)又名安坦,能阻断纹状体胆碱受体,使中枢兴奋性递质(乙酰胆碱)的作用减弱,抗震颤效果好,也能改善运动障碍和肌肉强直,其疗效不及左旋多巴,与左旋多巴合用可提高疗效。外周抗胆碱作用较弱,为阿托品的1/10~1/3。主要用于:①轻症帕金森病患者;②不能耐受左旋多巴或禁用左旋多巴的帕金森病患者;③抗精神病药引起的帕金森综合征。不良反应与阿托品相似而较轻。闭角型青光眼、前列腺肥大者禁用。

同步测试

**思考题**
1. 简述左旋多巴治疗帕金森病的主要不良反应及应用注意事项。
2. 应用左旋多巴治疗帕金森病时,为了提高疗效减轻不良反应,应合用何药?为什么?
3. 比较溴隐亭和苯海索抗帕金森病的作用机制、作用特点及临床应用。

(朱一亮　林益平)

# 第十一节　抗精神失常药

思维导图

**学习要求**
1. 掌握氯丙嗪的药理作用、临床应用、不良反应及应用注意事项。
2. 熟悉丙米嗪的药理作用、临床应用、不良反应及应用注意事项。
3. 了解其他抗精神失常药的作用特点及临床应用。

课　件

精神失常是一类由多种原因引起的情感、思维、行为等精神活动障碍的疾病,包括精神分裂症、躁狂症、抑郁症和焦虑症。治疗这类疾病的药物统称为抗精神失常药,按临床应用可分为抗精神病药、抗躁狂症药、抗抑郁症药和抗焦虑症药4类。

微课视频

## 一、抗精神病药

本类药物按化学结构可分为吩噻嗪类、硫杂蒽类、丁酰苯类及其他类。

主要用于治疗精神分裂症,也可治疗躁狂症。

(一)吩噻嗪类

### 氯丙嗪

氯丙嗪(chlorpromazine)又名冬眠灵,为吩噻嗪类代表药。口服吸收慢而不规则,肌内注射起效快。该药脂溶性高、分布广、脑内浓度高。体内消除速度会随着年龄增大而明显减慢,需注意药物的蓄积作用,必要时减量。

知识拓展

【药理作用】

1. 中枢神经系统

(1)抗精神病:本药能迅速控制兴奋躁动症状,继续用药,可使患者幻觉、妄想、躁狂和精神运动兴奋等症状逐渐消失,理智恢复,情绪稳定,生活自理。此作用主要是由于氯丙嗪阻断中脑-边缘系统和中脑-皮质系统的多巴胺受体。

(2)镇吐:本药镇吐作用较强。小剂量阻断延髓催吐化学感受区的 $D_2$ 受体,大剂量能直接抑制呕吐中枢,但不能对抗前庭刺激引起的呕吐。

(3)对体温调节中枢的影响:本药直接抑制下丘脑体温调节中枢,可使体温调节功能失灵,可使体温随环境温度变化而变化,若辅以物理降温能使发热者体温降至正常以下,但在炎热天气则可使体温升高。

2. 自主神经系统 本药可阻断 α 受体,使血管扩张,血压下降;阻断 M 受体,导致口干、视力模糊、便秘等不良反应。

3. 内分泌系统 本药可阻断结节-漏斗通路的 $D_2$ 受体,增加催乳素分泌,引起乳房肿大和泌乳。此外,还能抑制促性腺激素、糖皮质激素和垂体生长激素的分泌,影响生长发育,儿童不宜长期使用。

【临床应用】

1. 精神分裂症 用于以精神运动兴奋和幻觉、妄想为主的精神分裂症,也可用于治疗躁狂症及伴有兴奋、紧张、幻觉和妄想等症状的其他精神病。没有根治作用,需长期服药维持疗效。

2. 呕吐和顽固性呃逆 氯丙嗪对胃肠炎、尿毒症、放射病、癌症和药物等引起的呕吐有显著的镇吐作用,对顽固性呃逆也有显著疗效。对前庭刺激引起的呕吐(晕车、晕船)无效。

3. 人工冬眠 氯丙嗪配合物理降温,可使患者体温降到正常范围以下,基础代谢及组织耗氧量降低,增强患者对缺氧的耐受力,减轻机体对伤害性刺激的反应,并可使自主神经传导阻滞及中枢神经系统反应性降低,有利于机体度过缺氧、缺能的危险期,为进行其他有效的治疗争得时间。临床常用氯丙嗪、异丙嗪、哌替啶组成冬眠合剂,用于严重创伤、感染性休克、甲状腺危象、高热惊厥等疾病的辅助治疗。

【不良反应及应用注意事项】

1. 一般不良反应 M 受体阻断症状(口干、便秘、少汗、视力模糊、眼内压升高等);外周 α 受体阻断症状(鼻塞、心动过速、直立性低血压等);中枢抑制症状(嗜睡、乏力、淡漠等);内分泌紊乱症状(闭经、生长缓慢、乳房肿大和溢乳)。局部刺激性较强,静脉注射可致血栓性静脉炎,宜用生理盐水或葡萄糖溶液稀释后缓慢注射。为防止发生直立性低血压,注射给药后应嘱咐患者卧床休息 1~2h 后,方可缓慢起床。

2. 锥体外系反应 长期大剂量服用氯丙嗪可出现 4 种反应:①帕金森综合征。出现面容呆板(面具脸)、肌张力增高、动作迟缓、肌肉震颤和流涎等。②静坐不能。患者表现坐立不安、反复徘徊。③急性肌张力障碍。出现强迫性张口、伸舌、呼吸运动障碍及吞咽困难。以上3种反应是由于氯丙嗪阻断了黑质-纹状体通路的$D_2$样受体,使纹状体中的DA功能减弱、ACh的功能相对增强所致,可通过减少药量、停药来减轻或消除,必要时用中枢抗胆碱药苯海索或东莨菪碱对抗。④迟发性运动障碍。较少见,在长期服用氯丙嗪后出现,停药后持久存在甚至恶化。表现为口-面部不自主的刻板运动,广泛性舞蹈样手足徐动症。使用中枢抗胆碱药防治无效,反而使症状加重。可能由于$D_2$受体长期被阻断,受体敏感性增加或反馈抑制减弱,使突触前膜$D_2$释放增多所致。此症目前尚无有效治疗方法,一旦出现先兆症状应立即停药。

3. 过敏反应　常见皮疹、光敏性皮炎,少数患者出现肝损害、溶血性贫血、粒细胞减少等,应定期查血常规,一旦发生,立即停药。

4. 急性中毒　大剂量给药可致急性中毒,出现昏睡、血压骤降,甚至休克、心动过速、心电图异常等。应立即停药并对症治疗,必要时用去甲肾上腺素升压。

5. 其他　①诱发癫痫,有癫痫史者禁用;②药源性精神异常,如意识障碍、兴奋、躁动、抑郁等,一旦发现应立即减量或停药;③伴冠心病患者用药后易致猝死,加以注意。

【药物相互作用】　氯丙嗪可增强中枢抑制药(如镇静催眠药、麻醉药、镇痛药和乙醇等)的抑制作用。当与中枢抑制药合用时,应适当减量,以免加重对中枢神经系统的抑制,尤其是与吗啡、哌替啶等合用时要特别注意呼吸抑制和血压下降。氯丙嗪的去甲基代谢物可阻止胍乙啶被神经末梢摄入,拮抗胍乙啶的降压作用。某些肝药酶诱导剂(如苯妥英钠)可加速氯丙嗪的代谢,应适当调整剂量。氯丙嗪可翻转肾上腺素的升压作用,故两药禁止合用。

### 其他吩噻嗪类药物

奋乃静(perphenazine)、氟奋乃静(fluphenazine)、三氟拉嗪(trifluoperazine)和硫利达嗪(thioridazine)。前三者抗精神病作用比氯丙嗪强,镇静作用较弱,锥体外系反应明显。硫利达嗪镇静作用强,但抗精神病作用不及氯丙嗪,并具有镇静作用强,锥体外系副作用小,老年人易耐受等优点。可用于急、慢性精神分裂症。

(二)硫杂蒽类

### 氯普噻吨

氯普噻吨(chlorprothixene)又名泰尔登。抗精神分裂症,消除幻觉、妄想的作用比氯丙嗪弱。镇静作用强,兼有抗抑郁、抗焦虑作用。临床主要用于伴焦虑与抑郁症状的精神分裂症、焦虑性神经官能症、围绝经期抑郁症患者。锥体外系反应较小。

(三)丁酰苯类

### 氟哌啶醇

氟哌啶醇(haloperidol)抗精神病作用强而持久,镇吐作用较强,而镇静、降压及抗胆碱作用弱。临床主要用于兴奋躁动、幻觉、妄想为主的精神分裂症、躁狂症、多种原因引起的呕吐和顽固性呃逆。锥体外系不良反应常见而严重,长期大剂量用药可致心肌损害和心律失常。

同类药氟哌利多(droperidol)作用维持时间短。除抗精神病外,还可加强镇痛药、麻醉药的作用。临床上常与麻醉性镇痛药芬太尼合用,使患者产生一种痛觉消失、精神恍惚、对环境淡漠的特殊麻醉状态,称"神经安定镇痛术",可用于烧伤大面积换药、各种内镜检查、外科清创和造影等。

### (四)其他类

#### 五氟利多

五氟利多(penfluridol)为口服长效抗精神病药,一次用药作用可维持1周。其抗精神病作用较强,亦有镇吐作用,镇静作用较弱。适用于急、慢性精神分裂症,尤适用于慢性患者维持与巩固治疗。锥体外系反应常见。

#### 氯氮平

氯氮平(clozapine)为新型抗精神病药,其疗效和临床应用与氯丙嗪相似,起效快,几乎无锥体外系反应。主要用于其他药物无效者或锥体外系反应严重者。偶见粒细胞缺乏,故用药过程中应定期查血常规。

#### 舒必利

舒必利(sulpiride)具有起效快、镇吐作用强、锥体外系反应轻、兼有抗抑郁作用等特点。主要用于妄想型、单纯型精神分裂症,也可用于抑郁症。对各种呕吐和晕动病有效。

#### 利培酮

利培酮(risperidone)是第二代非经典抗精神病药物。具有用药剂量小、应用方便、起效快、锥体外系反应小等优点。可改善精神分裂症的阳性症状和阴性症状,适用于首发患者和慢性精神分裂症。

## 二、抗躁狂症药

治疗躁狂症的主要药物是碳酸锂,抗精神病药氯丙嗪、氟哌啶醇、氯氮平、利培酮及抗癫痫药卡马西平、丙戊酸钠也有效。

#### 碳酸锂

碳酸锂(lithium carbonate)治疗量对正常人的精神活动几乎无影响,但对躁狂症有显著的疗效,可使患者的语言、行为恢复正常。主要用于治疗躁狂症,特别是对急性躁狂和轻度躁狂疗效显著,有效率达80%。对精神分裂症的躁狂症状也有效,也可治疗躁狂抑郁症,长期使用既可减少躁狂复发次数,又可预防抑郁复发。

锂盐不良反应较多,安全范围较窄,最适浓度为0.8~1.5mmol/L,超过2mmol/L即出现中毒症状。一般不良反应包括恶心、呕吐、腹泻、头昏、乏力、口渴和多尿等;较严重的毒性反应为神经系统毒性,包括意识障碍、昏迷、深反射亢进、共济失调、震颤及惊厥等,此时,应立即停药,对症处理,并静脉注射生理盐水、甘露醇等以加速锂盐的排泄。妊娠妇女、肾病患者及电解质紊乱者禁用。

## 三、抗抑郁症药

抗抑郁症药是主要用于治疗情绪低落、抑郁消极的一类药物,可使70%左右的抑郁患者病情明显改善,维持治疗可使反复发作的抑郁减少复发。抑郁症临床表现:思维迟钝、情绪低落、语言减少、自责消极,甚至有自杀倾向。目前临床使用的抗抑郁症药可分为:①三环类抗抑郁药(同时抑制5-HT和NA再摄取);②NA再摄取抑制剂;③5-HT再摄取抑制剂。

### (一)三环类抗抑郁症药

常用的三环类抗抑郁症药有丙米嗪(imipramine)、阿米替林(amitriptyline)、多塞平(doxepin)等,它们属于非选择性单胺摄取抑制药,主要抑制NA和5-HT的再摄取,使突触间隙 NA 和 5-HT 浓度增加而发挥抗抑郁作用。

<h3 style="text-align:center">丙米嗪</h3>

丙米嗪(imipramine)又名米帕明。

【药理作用与临床应用】 抗抑郁作用起效慢,需 2～3 周显效。正常人口服可出现头晕、困倦、思维能力下降、血压略降、口干、视力模糊等症状。抑郁患者用药后,可振奋精神、改善思维和情绪。

临床主要用于治疗各种原因引起的抑郁症,对内源性、反应性和围绝经期抑郁症效果显著,也可治疗小儿遗尿症、强迫症和恐惧症。

【不良反应及应用注意事项】

1. 心血管系统  可引起直立性低血压、心律失常、传导阻滞,甚至发生室颤及心跳骤停。故心血管病患者慎用。

2. 神经系统  可出现头晕、乏力、反射亢进、共济失调和肌肉震颤等,大剂量产生兴奋躁狂症状。偶见癫痫发作、意识障碍等。

3. M 受体阻断作用  引起口干、便秘、视力模糊和心动过速等副作用。因易致尿潴留和眼内压升高,前列腺肥大及青光眼患者禁用。

4. 应用注意事项  ①癫痫患者、孕妇、儿童及对本药过敏者禁用;②与吩噻嗪类抗精神病药合用,疗效增强;③与单胺氧化酶抑制剂合用,可增强毒性;④与儿茶酚胺类合用,可致高血压反应。

丙米嗪与其他常用抗抑郁药的作用比较见表 10-4-7。

表 10-4-7  常用抗抑郁药的作用比较

| 药物 | 抑制单胺类递质再摄取 | | 镇静作用 | 抗胆碱作用 | 不良反应 |
|---|---|---|---|---|---|
| | 5-HT | NA | | | |
| 丙米嗪 | ++ | ++ | ++ | ++ | +++ |
| 阿米替林 | +++ | + | +++ | +++ | ++++ |
| 多塞平 | + | + | +++ | +++ | +++ |
| 氯米帕明 | +++ | + | ++ | ++ | +++ |
| 地昔帕明 | | +++ | + | + | ++ |
| 氟西汀 | ++++ | | | | + |

**(二)NA 再摄取抑制剂**

该类药物选择性抑制 NA 的再摄取,用于脑内 NA 缺乏为主的抑郁症。特点是奏效快,而镇静作用、抗胆碱作用和降压作用均比三环类抗抑郁药弱。

常用药物有地昔帕明(desipramine)、马普替林(maprotiline)、去甲替林(nortriptyline)和普罗替林(protriptyline)。它们属广谱抗抑郁药,具有起效快、副作用小等优点,主要用于治疗各型抑郁症,特别适用于老年患者。

**(三)5-HT 再摄取抑制剂**

本类药物有氟西汀(fluoxetine)、帕罗西汀(paroxetine)、舍曲林(sertraline)和氟伏沙明(fluvoxamine)等,为第三代抗抑郁药。作用与三环类相似,安全范围大、不良反应少,具有良好的耐受性和依从性。适用于各型抑郁症、强迫症。不能与单胺氧化酶抑制剂合用,哺乳期妇女及儿童禁用。

**思考题**
1. 氯丙嗪引起锥体外系反应的原因是什么？如何防治？
2. 氯丙嗪引起直立性低血压能否用肾上腺素治疗？为什么？
3. 根据作用机制的不同抗抑郁药可分为哪几类？各类的代表药物有哪些？
4. 简述丙米嗪的药理作用及临床应用。

小案例

同步测试

（郑鸣之　陈　群）

## 第十二节　镇痛药

**学习要求**
1. 掌握吗啡的药理作用、临床应用、不良反应及应用注意事项。
2. 掌握哌替啶的作用特点、临床应用、不良反应及应用注意事项。
3. 熟悉纳洛酮的药理作用、临床应用、不良反应及应用注意事项。
4. 了解其他镇痛药的作用特点及临床应用。

思维导图

镇痛药是指作用于中枢神经系统,在不影响患者意识和其他感觉的情况下,能选择性减轻或消除疼痛的药物。因其反复使用易成瘾,故又称麻醉性镇痛药或成瘾性镇痛药。本类药绝大多数被列入麻醉药品,应严格控制使用。根据药物来源不同,镇痛药可分为三类:①阿片生物碱类药,如吗啡、可待因;②人工合成镇痛药,如哌替啶、美沙酮等;③其他类,如罗通定。

课件

### 一、阿片生物碱类药

#### 吗啡

吗啡(morphine)是阿片中的主要生物碱。口服易吸收,但首关消除明显,生物利用度低,常采用注射给药。肌内注射15～30min起效,血浆蛋白结合率33%左右,少量可通过血脑屏障进入中枢神经系统发挥药理作用。在肝内与葡萄糖醛酸结合,经肾排泄,少量经胆汁、乳汁排出,可通过胎盘进入胎儿体内。

【药理作用】
1. 中枢神经系统　既有抑制又有兴奋作用。
(1)镇痛作用:具有强大的镇痛作用,对各种疼痛均有效,其中对慢性持续性钝痛的作用强于间断性锐痛。皮下注射5～10mg就可明显减轻或消除各种疼痛,作用可维持4～5h。
(2)镇静、致欣快作用:吗啡能消除疼痛引起的焦虑、紧张、恐惧等情绪反应,产生镇静作用,提高对疼痛的耐受力。吗啡还可引起欣快症,表现为满足感和飘然欲仙,这是吗啡镇痛效果良好的重要因素,也是造成强迫用药的主要原因。反复应用易成瘾。
(3)镇咳:吗啡直接抑制延髓咳嗽中枢,产生强大的镇咳作用,对多种原因引起的咳嗽均有效,但因其易产生成瘾性,常用可待因代替。

(4)呼吸抑制:吗啡有强大的呼吸抑制作用。治疗量即可抑制呼吸中枢,降低呼吸中枢对$CO_2$敏感性,使呼吸频率减慢、潮气量降低;剂量增大,则抑制作用更强。与麻醉药、镇静催眠药及酒精等合用,可加重其呼吸抑制。呼吸抑制也是吗啡急性中毒死亡的主要原因。

(5)其他:激动中枢缩瞳核,使瞳孔缩小。兴奋延髓催吐化学感受器,引起恶心、呕吐。

2. 平滑肌　可提高胃肠平滑肌及括约肌张力,减弱推进性蠕动,使回盲瓣及肛门括约肌张力提高,可致便秘;引起胆道Oddi括约肌收缩,使胆汁排出受阻,胆囊内压明显提高,导致上腹部不适,严重者诱发胆绞痛;收缩输尿管,增加膀胱括约肌张力,引起排尿困难、尿潴留;大剂量吗啡还可兴奋支气管平滑肌,诱发或加重支气管哮喘;还可对抗缩宫素的作用,从而延长产程。

3. 心血管系统　较大剂量的吗啡可抑制血管平滑肌,引起直立性低血压。此外,吗啡抑制呼吸使可体内$CO_2$蓄积,导致脑血管扩张,引起颅内压增高。

【临床应用】

1. 镇痛　吗啡对各种疼痛均有效,但因易成瘾,只用于其他镇痛药无效的急性锐痛,如严重创伤、烧伤、手术等引起的剧痛和晚期癌症疼痛,以及各种内脏绞痛。胆绞痛和肾绞痛应与解痉药阿托品合用。用于心肌梗死引起的剧痛,应注意血压变化,血压下降者不宜使用。

2. 治疗心源性哮喘　吗啡是治疗心源性哮喘的首选药,其作用机制为:①扩血管作用。减轻心脏的前后负荷,有利于消除肺水肿。②镇静作用。消除患者的烦躁、焦虑、恐惧情绪,间接减轻心脏负荷。③降低呼吸中枢对$CO_2$的敏感性。减弱过度的反射性呼吸兴奋,使急促浅表的呼吸得以缓解。

3. 止泻　临床用含少量吗啡的阿片酊或复方樟脑酊,减轻急、慢性消耗性腹泻的症状。如有细菌感染,应同时使用抗生素。

【不良反应及应用注意事项】

1. 一般不良反应　常见呼吸抑制、恶心、呕吐、嗜睡、眩晕、便秘、排尿困难、胆绞痛和直立性低血压等。

2. 耐受性和成瘾性　反复应用易产生耐受性和成瘾性。成瘾后一旦停药即出现戒断症状,表现为烦躁不安、兴奋、失眠、流泪、流涕、出汗、呕吐、腹泻、震颤,甚至虚脱、意识丧失等。成瘾者为获得欣快感,减轻戒断带来的痛苦,常不择手段获取该药,对社会危害极大。故吗啡一般仅限于急性剧痛短期使用,但癌症患者很少产生成瘾性,可在严密观察下长时间使用。

3. 急性中毒　表现为昏迷、呼吸极度抑制、针尖样瞳孔,并伴有发绀、体温下降及血压下降,最终可因呼吸麻痹而致死。抢救措施主要为吸氧、人工呼吸,静脉注射阿片受体阻断药纳洛酮。

4. 禁忌证　肺源性心脏病、支气管哮喘、严重肝功能减退、颅内压升高、临产妇和哺乳期妇女禁用。

【药物相互作用】　镇静催眠药、抗精神病药和抗抑郁症药可加重吗啡的中枢抑制作用;噻嗪类利尿药可加重吗啡引起的直立性低血压。

## 可待因

可待因(codeine)又名甲基吗啡。其镇痛作用是吗啡的1/12~1/10,镇咳作用为吗啡的1/4,持续时间与吗啡相似。镇静作用不明显,欣快感与成瘾性比吗啡弱。呼吸抑制的作用很弱,无便秘、尿潴留和直立性低血压等副作用。

知识拓展

临床用于剧烈干咳及中等疼痛的镇痛,久用可产生成瘾性。

## 二、人工合成镇痛药

### 哌替啶

哌替啶(pethidine)又名度冷丁,是目前临床常用的人工合成镇痛药。口服易吸收,皮下注射或肌内注射吸收更快。可透过胎盘屏障,影响胎儿。少量经乳汁排泄。

【药理作用】 镇痛作用约为吗啡的 1/10,持续 2~4h。等效剂量的哌替啶产生的呼吸抑制、致欣快和扩血管作用与吗啡相当,镇咳作用较弱。能提高胃肠平滑肌和括约肌张力,减少推进性蠕动,但因作用时间短,较少引起便秘和尿潴留。大剂量可引起支气管平滑肌收缩。对妊娠末子宫的正常节律性无明显影响,不对抗催产素的作用,不延长产程。

【临床应用】

1. 镇痛　替代吗啡用于各种急性锐痛,如严重创伤疼痛、术后疼痛及癌症晚期剧痛,胆绞痛或肾绞痛需合用阿托品。

2. 治疗心源性哮喘　替代吗啡治疗心源性哮喘。

3. 麻醉前给药　具有镇静作用,可消除患者紧张情绪、减少麻醉药用量及缩短诱导期,比吗啡更为常用。

4. 人工冬眠　与氯丙嗪、异丙嗪组成冬眠合剂,用于人工冬眠疗法。

【不良反应及应用注意事项】 治疗量可引起口干、眩晕、恶心、呕吐、出汗、心悸和直立性低血压等;大剂量可抑制呼吸。反复用药可产生耐受性和依赖性。急性中毒时可发生昏迷、呼吸抑制、震颤、肌肉痉挛、反射亢进、谵妄甚至惊厥。纳洛酮能解除其呼吸抑制,但不能消除中枢兴奋症状,抗惊厥药可对抗中枢兴奋症状。禁忌证与吗啡相同。

微课视频

其他人工合成镇痛药有芬太尼(fentanyl)、美沙酮(methadone)、喷他佐辛(pentazocine)和曲马多(tramadol)等,其作用特点和临床应用见表 10-4-8。

表 10-4-8　其他人工合成镇痛药作用特点和临床应用比较

| 药　物 | 作用特点 | 临床应用 | 不良反应及应用注意事项 |
|---|---|---|---|
| 芬太尼 | 镇痛效力比吗啡强 100 倍,维持时间短,呼吸抑制轻 | 各种剧痛。与氟哌利多配伍用于神经安定镇痛术 | 恶心、呕吐、眩晕;大剂量可引起肌肉僵直,可用纳洛酮或肌松药对抗;静脉注射过快可致呼吸抑制;反复用药可产生依赖性 |
| 美沙酮 | 镇痛效力与吗啡相当,口服与注射效果相似。耐受性和成瘾性发生较慢,戒断症状较轻,且易于治疗 | 严重创伤、手术和晚期癌症等所致剧痛,还可用于海洛因等阿片成瘾的脱毒治疗 | 恶心、呕吐、便秘、头晕、口干和直立性低血压等;有呼吸抑制作用,禁用于分娩止痛 |
| 喷他佐辛 | 镇痛效力为吗啡的 1/3。呼吸抑制作用为吗啡的 1/2。成瘾性很小,戒断症状也较轻。升高血压、加快心率 | 各种慢性剧痛 | 恶心、呕吐、嗜睡、眩晕和出汗等;大剂量可致血压升高、心动过速、呼吸抑制及幻觉、噩梦、焦虑 |
| 曲马多 | 镇痛作用是吗啡的 1/3,治疗量不抑制呼吸,也不影响心血管系统,无欣快感 | 中、重度急慢性剧痛和癌性疼痛 | 眩晕、恶心、呕吐、口干、疲倦和嗜睡等;少数患者可出现皮疹、低血压等过敏反应;长期应用也可成瘾 |

## 三、其他镇痛药

### 罗痛定

罗痛定(rotundine)又名颅痛定。作用特点：①镇痛作用比解热镇痛药强但比哌替啶弱；②无呼吸抑制作用；③无成瘾性；④有催眠作用。对慢性钝痛效果好，如头痛、痛经、胃肠绞痛、肝胆系统引起的钝痛及分娩疼痛；也可用于疼痛所致的失眠。治疗量一般无不良反应，大剂量可抑制呼吸，偶见恶心、眩晕、乏力和锥体外系症状。

## 四、阿片受体拮抗药

### 纳洛酮

【药动学特点】 纳洛酮口服易吸收，但首关消除明显，故常静脉给药。静注后1～2min起效，作用维持30～60min。最后在肝脏与葡萄糖醛酸结合而失活，血浆半衰期为40～55min。

【药理作用】 纳洛酮化学结构与吗啡相似，与各型阿片受体均有较强亲和力，且无内在活性，可完全阻断吗啡及其他阿片受体激动剂与阿片受体的结合，体现为竞争性拮抗作用。

【临床应用】

1. 阿片类药物急性中毒　首选用于已知或疑为阿片类药物过量引起的呼吸抑制和昏迷等，可迅速改善呼吸，使意识清醒；对阿片类药物的其他效应均能对抗。对阿片类药物依赖者，可同时促进戒断症状产生，应注意区别。

2. 解除阿片类药物麻醉的术后呼吸抑制及其他中枢抑制症状　芬太尼、哌替啶等静脉复合麻醉或麻醉辅助用药时，术后呼吸抑制仍明显者，纳洛酮可反转呼吸抑制。用量过大或给药过快，可同时取消或显著减弱阿片类药物的镇痛作用。

3. 阿片类药物成瘾者的鉴别诊断　对阿片类药物依赖者，肌内注射本品可诱发严重戒断症状，结合用药史和尿检结果，可确认为阿片类药物成瘾。

4. 适用于急性酒精中毒、休克、脊髓损伤、中风以及脑外伤的救治。

5. 研究疼痛与镇痛的重要工具药。

【不良反应】 不良反应少，大剂量偶见嗜睡、恶心、呕吐、心动过速、高血压和烦躁不安。

同步测试

**思考题**
1. 吗啡急性中毒的表现有哪些？如何抢救？
2. 吗啡为什么可用于治疗心源性哮喘，而禁用于支气管哮喘？
3. 试述哌替啶的镇痛作用特点和临床应用。

（朱一亮　林益平）

# 第十三节　解热镇痛抗炎药

**学习要求**

1. 掌握解热镇痛抗炎药的基本作用及阿司匹林的药理作用、临床应用、不良反应及用药注意事项。
2. 熟悉对乙酰氨基酚、布洛芬的作用特点与临床应用。
3. 了解其他解热镇痛抗炎药的作用特点。

思维导图

课件

解热镇痛抗炎药是一类具有解热、镇痛作用，大多数还具有抗炎、抗风湿作用的药物。它们的化学结构不同于甾体激素，故又称为非甾体抗炎药（non-steroidal anti-inflammatorydrugs，NSAIDs）。NSAIDs的化学结构虽然不同，但它们均有抑制环氧酶（COX）的共同药理作用，其共同作用机制是抑制前列腺素（prostaglandin，PG）的生物合成。

COX是前列腺素类化合物生物合成的关键酶，有COX-1和COX-2两种同工酶。COX-1参与血管舒缩、血小板聚集、胃黏膜血流、胃黏液分泌及肾功能的调节等；COX-2与炎症、疼痛等有关。因此，NSAIDs的解热、镇痛、抗炎作用可能与抑制COX-2有关；而对COX-1的抑制则是其不良反应的原因。

知识拓展

## 一、解热镇痛抗炎药的基本作用

1. **解热作用**　治疗量的解热镇痛抗炎药具有显著的解热作用，可使发热者的体温降低，对正常体温几乎无影响，这与氯丙嗪对体温的影响不同。治疗量NSAIDs能抑制COX活性，使PG合成减少，从而阻断内热原对体温调节中枢的作用，使体温调定点回到正常水平，通过增加散热而使发热者体温降低。

发热是机体的一种防御反应，是疾病的一种症状，不同的热型有助于疾病的诊断。因此，对一般的发热患者不必急于使用解热药，而应着重病因治疗。但高热时消耗体力并有头痛、失眠等症状，特别是小儿高热易引起惊厥，应及时使用解热药降低体温，防止高热引起的并发症。

2. **镇痛作用**　NSAIDs具有中等程度镇痛作用，对头痛、牙痛、神经痛、肌肉痛、关节痛和痛经等慢性钝痛有良好的镇痛效果；对创伤性剧痛及内脏绞痛无效；不抑制呼吸，不易产生欣快感与成瘾性。

当组织损伤、局部炎症或变态反应时，局部可生成和释放一系列致痛、致炎物质如5-HT、组胺、缓激肽、PG等，这些介质作用于外周痛觉感受器引起疼痛，但致痛作用较弱。PG除了本身有致痛作用外，还能使5-HT、组胺、缓激肽的致痛作用明显增强。本类药物镇痛作用部位主要在外周，通过抑制COX，减少PG合成，使PG的致痛作用及痛觉增敏作用减弱。

3. **抗炎和抗风湿作用**　本类药物除苯胺类外，都具有较强的抗炎抗风湿作用，使炎症的红、肿、热、痛症状减轻，可用于治疗风湿性和类风湿性关节炎。

PG能引起炎症反应，同时还能增强其他致炎介质如组胺、5-HT、缓激肽的致炎作用。解热镇痛抗炎药能抑制炎症反应时局部PG的合成和释放，从而使炎症反应缓解，但无病因治疗作用,也不能阻止病程的发展和并发症的发生。

## 二、解热镇痛抗炎药的常见不良反应

1. 胃肠道反应　胃肠功能紊乱是解热镇痛抗炎药最常见的不良反应。主要表现为上腹不适、恶心、呕吐、出血和溃疡等。口服前列腺素类似物,如胶体次枸橼酸铋可以减轻这类药物对胃肠的损害。

2. 皮肤损伤　皮肤损伤是解热镇痛抗炎药第二大常见的不良反应。皮肤损害包括皮疹、荨麻疹、瘙痒、剥脱性皮炎和光敏等皮肤反应。

3. 肾损害　长期服用解热镇痛抗炎药抑制了对维持肾脏血流量重要的 $PGE_2$ 和 $PGI_2$ 等,可引起"镇痛药性肾病",导致慢性肾炎和肾乳头坏死。在合并充血性心力衰竭、肝硬化、高血压和糖尿病等疾病时,肾损害发生率升高。

4. 肝损害　肝损害轻者表现为转氨酶升高,重者表现为肝细胞变性坏死。其发生率比较低,老年人、肾功能损害及长期大剂量应用者可增加肝损害。

5. 心血管系统不良反应　选择性 COX-2 抑制药的心血管系统不良反应发生率较非选择性 COX 抑制药高。主要包括心律不齐、血压升高、心悸等。老年人对该类药物敏感性增加,心梗和脑血管意外发生率显著上升,应慎用。

6. 血液系统反应　所有的解热镇痛抗炎药几乎都可以抑制血小板聚集,延长出血时间。但只有阿司匹林可引起不可逆反应。再生障碍性贫血、粒细胞缺乏等不良反应少见,发生机制尚不明确,可能由变态反应所致。

7. 其他不良反应　中枢神经系统反应,如头晕、头痛、嗜睡、精神错乱等。少数还可引起耳鸣、耳聋、视力模糊、味觉异常等。

## 三、常用解热镇痛抗炎药

解热镇痛抗炎药根据其对 COX 作用的选择性可分为非选择性 COX 抑制药(如阿司匹林、对乙酰氨基酚、布洛芬等)和选择性 COX-2 抑制药(如塞来昔布、罗非昔布、尼美舒利等)。按化学结构可分为:①水杨酸类,如阿司匹林等;②苯胺类,如对乙酰氨基酚;③吲哚基和茚基乙酸类,如吲哚美辛、舒林酸等;④芳基丙酸类,如布洛芬、萘普生等;⑤烯醇类,如吡罗昔康、美洛昔康等;⑥吡唑酮类,如保泰松等。

### (一)水杨酸类

#### 阿司匹林

阿司匹林(aspirin)又名乙酰水杨酸。口服易吸收,在体内迅速被酯酶水解为水杨酸,半衰期约为 15min。生成的水杨酸盐仍具药理活性,血浆蛋白结合率为 $80\%\sim90\%$,游离型水杨酸盐迅速分布至全身组织,也可进入脑脊液、关节腔、胎盘及乳汁中。尿液 pH 可影响其排泄速度,尿呈碱性时水杨酸盐解离增多、再吸收减少,排泄增多;尿呈酸性时则相反。故当阿司匹林严重中毒时,可用碳酸氢钠碱化尿液加速其排泄。

【药理作用与临床应用】

1. 解热镇痛　有较强解热镇痛作用。通过增加散热,使发热者的体温降至正常,而对正常体温一般无影响。常用于感冒发热及头痛、牙痛、肌肉痛、神经痛和痛经等慢性钝痛,特别是对炎症性疼痛有明显疗效。

2. 抗炎抗风湿　大剂量(每日 $3\sim5g$)有较强的抗炎抗风湿作用。急性风湿热患者用药后 24～48h 即可退热,关节红肿、疼痛明显缓解,血沉下降。因其控制急性风湿热的疗效迅速而确实,也可用于鉴别诊断。对类风湿性关节炎可迅速镇痛,消退关节炎症,减轻关节损伤。抗风湿的疗效与剂量成正相关,因此最好用至最大耐受量,但应注意防止中毒。

3. 影响血栓形成　阿司匹林小剂量(50～100mg)时可选择性抑制血小板膜环氧酶,阻止血栓素 $A_2$($TXA_2$)的生成,从而抑制血小板聚集,防止血栓形成。较大剂量(300mg)时可抑制血管内膜前列环素($PGI_2$)合成酶,使 $PGI_2$ 的合成减少,$PGI_2$ 是 $TXA_2$ 的生理拮抗剂,可促进凝血及血栓形成。因此,阿司匹林防治血栓性疾病必须使用小剂量。临床用于预防心肌梗死和脑血栓形成,治疗缺血性心脏病,包括稳定型、不稳定型心绞痛及进展性心肌梗死,能明显降低病死率及再梗死率。

微课视频

【不良反应及应用注意事项】

1. 胃肠道反应　最为常见,包括恶心、呕吐、上腹部不适等。较大剂量口服可引起胃溃疡、无痛性胃出血和胃穿孔,可使原有溃疡病者症状加重。饭后服用或与食物、抗酸药同服或服用肠溶制剂,可减轻或避免上述反应的发生。胃溃疡病患者禁用。

2. 水杨酸反应　剂量过大(每日5g以上),可出现头痛、恶心、呕吐、耳鸣和听力下降,称为水杨酸反应,是水杨酸类中毒的表现。严重者可出现过度呼吸、高热、脱水、精神错乱、昏迷,甚至危及生命。一旦出现,应立即停药,静脉滴注碳酸氢钠碱化尿液可加速药物的排泄。

3. 凝血障碍　长期使用因抑制血小板聚集功能,使血液不易凝固,出血时间延长。大剂量可抑制凝血酶原的形成,引起凝血障碍,加重出血倾向,可用维生素 K 预防。如需手术,术前两周应停用阿司匹林。长期或大量服用阿司匹林者,应注意观察有无皮下紫癜、小便带血或柏油样便等出血症状。严重肝病、低凝血酶原血症、维生素 K 缺乏、产妇和孕妇禁用。

4. 变态反应　主要为荨麻疹、血管神经性水肿和过敏性休克。某些哮喘者服用阿司匹林后可诱发哮喘,称为"阿司匹林哮喘",与白三烯合成增多有关。肾上腺素治疗"阿司匹林哮喘"无效,可用抗组胺药、糖皮质激素及白三烯拮抗药治疗。本药与其他非水杨酸类抗炎药有交叉过敏反应。哮喘、鼻息肉和慢性荨麻疹患者禁用。

5. 瑞夷综合征(Reye's syndrome)　在小儿感染病毒性疾病如水痘、流感、麻疹者使用阿司匹林退热时,可引起急性肝脂肪变性-脑病综合征(瑞夷综合征),表现为开始有短期发热,随之可出现惊厥、频繁呕吐、颅内压升高与昏迷等,并出现肝功能异常,此症虽少见,但可致死。故病毒感染患儿不宜用阿司匹林退热,可用对乙酰氨基酚代替。

【药物相互作用】　阿司匹林与双香豆素、甲磺丁脲、甲氨蝶呤等合用,可从血浆蛋白结合部位置换出药物,提高上述药物的游离血药浓度,引起药物不良反应,如延长出血时间、发生低血糖反应等。与肾上腺皮质激素合用,可加剧胃肠出血,诱发溃疡病。

小案例

(二)苯胺类

### 对乙酰氨基酚

对乙酰氨基酚(acetaminophen)又名扑热息痛。其解热镇痛作用与阿司匹林相似,但无抗炎抗风湿作用。临床用于解热镇痛。适用于感冒发热及头痛、牙痛、肌肉痛、神经痛及对阿司匹林不能耐受或过敏的患者。治疗量不良反应少，为非处方药，偶见皮疹、药热等过敏反应。长期或大剂量使用，可引起肾乳头坏死、肝坏死、高铁血红蛋白血症。乙醇中毒、肝病、肾功能不全者慎用。

### (三)吲哚基和茚基乙酸类

#### 吲哚美辛

吲哚美辛(indomethacin)又名消炎痛，是最强的 PG 合成酶抑制药之一，对 COX-1 和 COX-2 均有强大的抑制作用，其抗炎抗风湿作用比阿司匹林强 10~40 倍，解热镇痛作用与阿司匹林相似，对炎性疼痛镇痛效果好。因不良反应多，故临床上仅用于其他药物不能耐受或疗效不显著的急性风湿性和类风湿性关节炎、关节强直性脊椎炎、骨关节炎等；对癌性发热及其他难以控制的发热也有效。

不良反应发生率高(35%~50%)，多数与剂量过大有关。主要有：①头痛、眩晕，偶有精神失常；②厌食、恶心、腹痛、上消化道溃疡及出血；③粒细胞减少、血小板减少、再生障碍性贫血；④皮疹、哮喘，与阿司匹林有交叉过敏反应。

### (四)芳基丙酸类

#### 布洛芬

布洛芬(ibuprofen)为第一个应用于临床的丙酸类 NSAIDs，目前同类药还有萘普生(naproxen)、酮洛芬(ketoprofen)、非诺洛芬(fenoprofen)和氟比洛芬(flurbiprofen)等。本类药具有较强的解热镇痛及抗炎抗风湿作用，其疗效与阿司匹林相似。作用机制为抑制 PG 的合成，其中抑制 COX-2 的作用较强，故产生抗炎作用的同时其不良反应较少。主要用于风湿性及类风湿性关节炎，也可用于解热镇痛。其特点是胃肠道反应很轻，患者长期使用对本药的耐受性明显优于阿司匹林和吲哚美辛，是目前临床应用较广的 NSAIDs。偶见头痛、眩晕和视物模糊。

### (五)烯醇类

#### 吡罗昔康

吡罗昔康(piroxicam)口服吸收完全，2~4h 后血药浓度达峰值，作用强度与吲哚美辛相当，对风湿性及类风湿性关节炎疗效与阿司匹林、吲哚美辛相似，而不良反应较少。半衰期为 50h，每日口服 1 次。其同类药有美洛昔康(meloxicam)。

### (六)吡唑酮类

#### 保泰松、羟基保泰松

保泰松(phenylbutazone)、羟基保泰松(oxyphenbutazone)的抗炎抗风湿作用强而解热镇痛作用较弱，其作用与抑制前列腺素合成有关。临床主要用于风湿性及类风湿性关节炎、强直性脊椎炎。由于不良反应多而严重，现已少用。

### (七)选择性 COX-2 抑制药

传统的 NSAIDs 大多为非选择性 COX 抑制药，其解热镇痛及抗炎作用机制主要与抑制 COX-2 有关，而抑制 COX-1 可引起不良反应，如胃肠道反应、消化道出血、肾功能损害等。因此，近年来选择性 COX-2 抑制药相继出现，有塞来昔布、罗非昔布、尼美舒利等。

#### 塞来昔布

塞来昔布(celecoxib)具有解热镇痛及抗炎作用，其抑制 COX-2 的作用较 COX-1 强 375 倍，是选择性 COX-2 抑制药。治疗剂量时对 COX-1 无明显影响，也不影响 $TXA_2$ 的合成。主要用于风湿性、类风湿性关节炎和骨关节炎的治疗，也可用于手术后镇痛、牙痛和痛经。胃肠道不良反应、出血和溃疡发生率均较其他非选择性 NSAIDs 低。偶见水肿、多尿、肾损害。

### 罗非昔布

罗非昔布(rofecoxib)为果糖的衍生物。对 COX-2 有高度的选择性抑制作用,具有解热镇痛及抗炎作用,但不抑制血小板聚集。主要用于治疗骨关节炎。胃肠道不良反应较轻,其他不良反应与非甾体抗炎药类似。

### 尼美舒利

尼美舒利(nimesulide)是一种新型非甾体抗炎药。口服吸收迅速完全,生物利用度高,血浆蛋白结合率达99%,半衰期为2~3h。通过选择性抑制 COX-2,减少 PG 合成,降低活性过氧化物,抑制金属蛋白酶和组胺释放等环节,产生较强的抗炎、镇痛和解热作用。临床用于治疗关节及结缔组织病,如关节炎、腰背痛、肩周炎;也可用于鼻炎、口腔炎及牙痛、癌性疼痛的治疗。胃肠道不良反应轻微而短暂。

### 附:抗痛风药

痛风是体内嘌呤代谢紊乱、尿酸生成过多所引起的一种代谢性疾病。急性发作时,尿酸盐的血浆浓度升高,并在关节、肾及结缔组织等处析出结晶,引起局部粒细胞浸润及炎症反应,导致慢性痛风性关节炎或肾病变。急性痛风的治疗在于迅速缓解急性关节炎,可用秋水仙碱(colchicine);慢性痛风的治疗旨在降低血中尿酸浓度,可用别嘌醇(allopurinol)和丙磺舒(probenecid)等。秋水仙碱可抑制急性发作时的粒细胞浸润,迅速解除急性痛风的关节红、肿、热、痛症状,但不影响血中尿酸浓度及尿酸的排泄。别嘌醇可抑制尿酸生成,减少尿酸经肾排泄,可用于防治慢性痛风性关节炎或肾病变,对痛风急性发作无治疗作用。丙磺舒能竞争性抑制肾小管对有机酸的分泌及对尿酸的再吸收,增加尿酸排泄,用于治疗慢性痛风。

**思考题**

1. 解热镇痛抗炎药有哪些基本作用?
2. 试述阿司匹林的作用特点与临床应用。
3. 简述阿司匹林的不良反应及应用注意事项。
4. 不同剂量阿司匹林对血栓形成有何不同的影响?为什么?

同步测试

(胡　珏　陈紫微)

# 第十一篇 内分泌系统

# 第一章 内分泌系统生理

思维导图

课件

**学习要求**

1. 掌握生长激素、甲状腺激素、肾上腺糖皮质激素和胰岛素的生理作用及其分泌的调节。
2. 熟悉下丘脑与垂体的功能联系。
3. 了解激素的作用机制和一般特征。

## 第一节 概 述

微课视频

内分泌系统由内分泌腺和散在于某些器官或组织上的内分泌细胞组成。人体主要的内分泌腺有垂体、甲状腺、甲状旁腺、胰岛、肾上腺、性腺和松果体等。此外,人体的许多器官和组织散在有内分泌细胞,如下丘脑、心脏、血管、胃肠道黏膜、肺、肾和胎盘等。激素(hormone)是由内分泌腺或内分泌细胞分泌的高效能的生物活性物质,通过血液运输或组织液扩散对其他组织细胞和器官的功能活动进行调节。接受激素调节信息的细胞、组织或器官分别称为该激素的靶细胞、靶组织或靶器官。

内分泌系统在调节机体新陈代谢、生长发育、生殖以及维持内环境稳态方面起着重要作用。

### 一、激素的信息传递方式及分类

#### (一)激素的信息传递方式

激素是细胞之间传递信息的化学物质。大多数激素是经血液运输到各靶器官、靶组织、靶细胞发挥作用的,这种方式称为远距分泌(telecrine);某些激素则通过组织液扩散到邻近的组织细胞而发挥作用,这种方式称为旁分泌(paracrine);如果内分泌细胞分泌的激素在局部扩散,又返回作用于该内分泌细胞,从而发挥负反馈作用,这种方式称为自分泌(autorine);某些兼有内分泌功能的神经细胞合成的激素,经轴浆运输至末梢释放入血液,这种方式称为神经分泌(neurocrine)。

#### (二)激素的分类

激素的来源复杂、种类繁多,通常按其分子结构和化学性质的不同分为4类。

1. **含氮激素** 体内大多数激素属于含氮激素,这类激素的分子结构中均含有氮元素,包括蛋白质激素(如胰岛素、甲状旁腺激素、腺垂体激素)、肽类激素(如下丘脑调节性多肽、神经垂体激素、胃肠激素、降钙素)和胺类激素(如肾上腺素、去甲肾上腺素、甲状腺激素),这类激素易被消化酶破坏,故不宜口服应用。

2. 类固醇激素  这类激素的化学结构与胆固醇相似,且多以胆固醇为原料合成。肾上腺皮质和性腺分泌的激素属于此类,如皮质醇、醛固酮、雌激素、孕激素和雄激素。这类激素不易被消化酶破坏,可口服应用。

3. 固醇类激素  包括胆钙化醇(维生素 $D_3$)、25-羟胆钙化醇(25-羟维生素 $D_3$)和 1,25-二羟胆钙化醇(1,25-二羟维生素 $D_3$)。

4. 脂肪酸衍生物  如前列腺素。

## 二、激素的作用机制

随着分子生物学的发展,人们对激素作用机制的认识不断深入。研究发现,激素的化学结构不同,其作用机制也不同,现就含氮激素和类固醇激素的作用机制加以介绍。

### (一)含氮类激素的作用机制——第二信使学说

含氮类激素随血液循环到达靶细胞,与靶细胞膜上的特异性受体结合,通过受体的变构,激活 G 蛋白(鸟苷酸结合蛋白),再由 G 蛋白激活 G 蛋白效应酶,如腺苷酸环化酶(AC)、磷脂酶 C(PLC)等,导致细胞内第二信使(cAMP、$IP_3$、DG、$Ca^{2+}$等)生成量的改变,激活相应的蛋白激酶,产生一系列的生物学效应(图 11-1-1)。

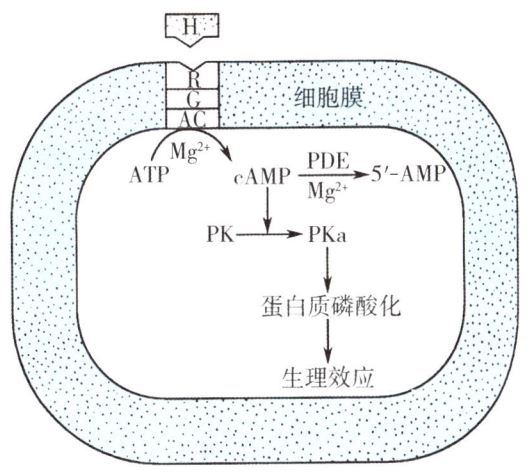

图 11-1-1  含氮类激素作用机制示意图

### (二)类固醇激素的作用机制——基因调节学说

类固醇激素是小分子的脂溶性物质,可通过细胞膜进入细胞内。进入细胞内的类固醇激素先与胞浆受体结合成复合物,并通过受体分子的变构获得穿过核膜的能力,进入核内的激素-胞浆受体复合物再与核受体结合形成复合物。此复合物与染色体的非组蛋白的特异位点结合,启动该部位的 DNA 转录,生成新的 mRNA,诱导相应蛋白质(多数是酶)的合成,从而产生生物学效应(图 11-1-2)。也有的类固醇激素直接进入核内与核受体结合,调节基因表达。

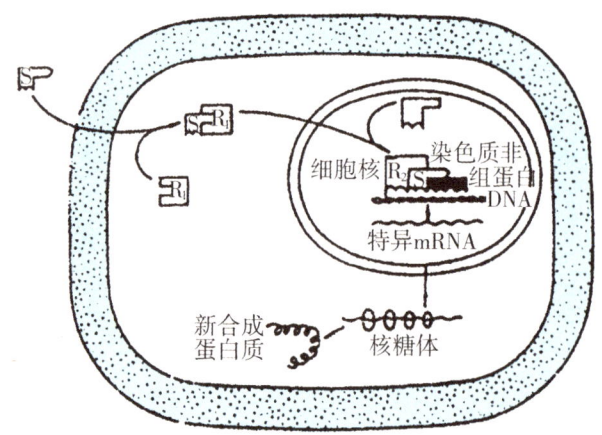

图 11-1-2 类固醇激素作用机制示意图

激素的作用机制十分复杂,上述含氮类激素和类固醇激素的作用机制也并非绝对,有的激素可通过多种机制发挥作用。如甲状腺激素虽然属含氮激素,却可进入细胞,并直接与核受体结合,调节基因表达。

### 三、激素作用的一般特征

激素的种类很多,它们的化学结构不同,作用机制也不相同,但它们在发挥调节作用的过程中,却具有某些共同的特征。

#### (一)特异性

激素具有选择性地作用于靶细胞的特性,称为激素的特异性。激素作用特异性的基础是靶细胞存在有能与该激素结合的特异性受体。激素作用的特异性是内分泌系统实现有针对性调节的基础。

#### (二)信息传递作用

内分泌系统的调节信息是通过激素传递的。在这个过程中,激素仅起"信使"作用,它既不能引起细胞新的生理生化活动,也不能为这些活动提供能量,只能使细胞原有的生理生化活动增强或减弱。在完成信息传递后,激素即被分解失活。

#### (三)高效能生物放大作用

激素在血液中的浓度很低,一般用 nmol/L,甚至 pmol/L 计量,但微量的激素却具有显著的生物学作用。这是因为激素与受体结合后,在细胞内发生一系列的酶促放大作用。例如,1 分子的胰高血糖素,通过 cAMP-蛋白激酶等逐级放大,最后可激活 1 万分子的磷酸化酶。因此,血液中激素浓度的变化对机体生理功能的影响是巨大的。

#### (四)激素间的相互作用

激素的种类很多,各种激素间往往存在相互影响。主要表现为:①协同作用。如生长素和肾上腺素,它们作用于代谢的不同环节,使血糖升高。②拮抗作用。如胰岛素能降低血糖,肾上腺素升高血糖,两者通过不同的酶系调节血糖,表现出不同程度的拮抗作用。③允许作用。有些激素本身并不能对某些组织细胞产生直接作用,但它的存在可使另一种激素的作用明显增强,此现象称为激素的允许作用(permissive action)。例如,糖皮质激素并不能使血管平滑肌收缩,但它的存在,使去甲肾上腺素收缩血管的作用明显增强。

## 四、激素的分泌调节

内分泌细胞合成的激素以出胞的方式排出,称为激素的分泌。在正常情况下,内分泌腺保持一定速率的分泌活动,称为基础分泌。很多激素的基础分泌呈现日、月、年周期的变化,这种周期性活动对于维持机体基本生命活动和内环境稳态起着重要的作用。

当内外环境变化时,激素的分泌在原有的基础上增加或减少,激素的分泌随环境变化而改变主要靠神经调节来完成。中枢神经系统可接受内外环境变化的信息,通过下丘脑调节内分泌系统的活动,从而使靶细胞、靶器官的活动与环境变化相适应。

在正常情况下,血液中各种激素的浓度保持相对稳定,主要靠的是负反馈调节,这在激素分泌的调节中普遍存在。当受控的内分泌细胞或内分泌腺分泌的激素在血液中的含量偏离正常水平时,即可对控制部分的内分泌细胞或内分泌腺发挥调节作用。

## 第二节 下丘脑与垂体

下丘脑与垂体在形态和功能上有着密切的联系,形成下丘脑-垂体功能单位。这个功能单位包括下丘脑-腺垂体系统和下丘脑-神经垂体系统(图11-1-3)。

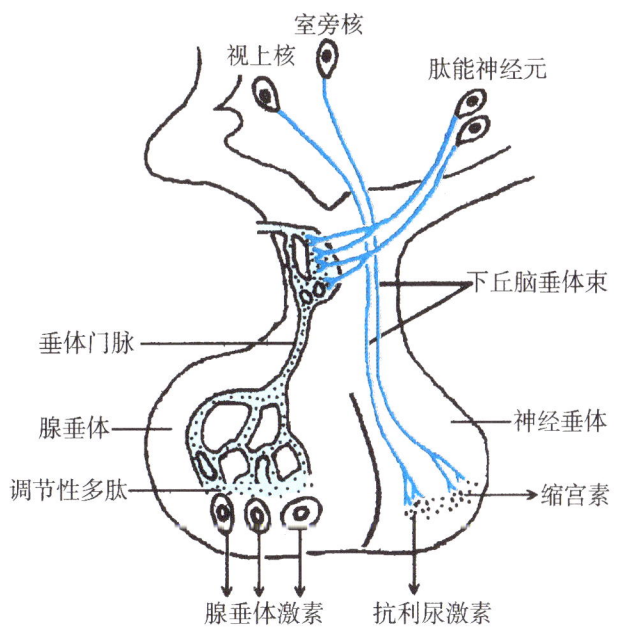

图11-1-3 下丘脑-垂体系统示意图

### 一、下丘脑-腺垂体系统

下丘脑基底部存在一个"促垂体区",主要包括正中隆起、弓状核、视交叉上核、腹内侧核和室旁核等。这些核团的神经元与来自大脑、边缘系统及脑干的神经纤维有广泛的联系。当来自中枢神经系统其他部位的信息到达这些细胞时,引起细胞合成和分泌肽类激素,这些激素弥散入局部血管,经垂体门静脉到达腺垂体,调节腺垂体的分泌活动,构成了下丘脑-腺垂体功能系统。

### (一)下丘脑调节性肽对腺垂体的作用

目前认为,下丘脑"促垂体区"细胞能合成和分泌9种调节性肽,调节腺垂体的分泌活动(表11-1-1)。对垂体的分泌活动有兴奋作用且化学结构明确的称为释放激素,化学结构尚未明确的称为释放因子。对垂体的活动起抑制作用的则称为释放抑制激素和释放抑制因子。

表11-1-1 下丘脑调节性肽的化学性质与主要作用

| 种类 | 化学性质 | 主要作用 |
| --- | --- | --- |
| 促甲状腺激素释放激素(TRH) | 3肽 | 促进促甲状腺激素的分泌 |
| 促性腺激素释放激素(GnRH) | 10肽 | 促进黄体生成素、卵泡刺激素的分泌 |
| 生长素释放激素(GHRH) | 44肽 | 促进生长素的分泌 |
| 生长抑素(GIH) | 14肽 | 抑制生长素的分泌 |
| 促肾上腺皮质激素释放激素(CRH) | 41肽 | 促进促肾上腺皮质激素的分泌 |
| 催乳素释放因子(PRF) | 肽 | 促进催乳素的分泌 |
| 催乳素释放抑制因子(PIF) | 未定 | 抑制催乳素的分泌 |
| 促黑激素释放因子(MRF) | 肽 | 促进促黑激素的分泌 |
| 促黑激素释放抑制因子(MIF) | 肽 | 抑制促黑激素的分泌 |

### (二)腺垂体激素及其生理作用

腺垂体是人体最重要的内分泌腺,它能够合成和分泌7种激素:促甲状腺激素(throid-stimulating hormone,TSH)、促肾上腺皮质激素(adrenocorticotropic hormone,ACTH)、卵泡刺激素(follicle-stimulating hormone,FSH)、黄体生成素(luteinizing hormone,LH)、生长素(growth hormone,GH)、催乳素(prolactin,PRL)和促黑(素细胞)激素(melanophore-stimulating hormone,MSH)。其中,前4种激素均有各自的靶腺,故被称为"促激素"。关于"促激素"的生理作用及其分泌的调节将结合相关的腺体介绍,这里先介绍生长素、催乳素和促黑激素。

1. 生长素(GH) 生长素是一种蛋白质激素,人生长素由191个氨基酸组成,结构与催乳素相似,故生长素有弱催乳素样作用。不同种属动物的生长素结构特性有较大差别,除灵长类外,其他动物的生长素对人均无效。生长素的生理作用如下:

(1)促进生长:生长素对机体的生长起着关键的作用。幼年动物切除垂体后,生长立即停止,若及时补充生长素,又可正常生长。人在幼年时若缺乏生长素,将导致生长停滞,身材矮小,但智力正常,称为侏儒症;若生长素过多,则生长过度,称为巨人症;成年人若生长素分泌过多,因骨骺已骨化闭合不能增长,只能使软骨成分较多的肢端部短骨、颌面部的扁骨及其软组织增生,形成手足粗大、鼻大唇厚、下颌突出,同时内脏器官也增大,称为肢端肥大症。

生长素促进生长的作用是通过生长素介质(somatomedin,SM)起作用的。生长素能刺激肝、肾和肌组织产生生长素介质,因其化学结构与胰岛素相似,故又名胰岛素样生长因子(insulin-like growth factor,IGF)。生长素介质促进硫酸盐进入软骨组织,同时还促进氨基酸进入软骨细胞,增强DNA、RNA和蛋白质的合成,加速软骨的生长与骨化。

(2)促进代谢:生长素对代谢的影响广泛,主要表现为:①促进蛋白质合成。生长素可促进氨基酸进入细胞,并促进 DNA 和 RNA 的合成,使蛋白质合成增加。②升高血糖。生长素可抑制外周组织摄取和利用葡萄糖,从而使血糖升高。③促进脂肪分解和脂肪酸氧化。由于脂肪分解和氧化提供了能量,减少了糖的利用,使血糖升高。由于生长素分泌过多,血糖升高引起的糖尿,称为垂体性糖尿。

2. 催乳素(PRL)　催乳素是由 199 个氨基酸组成的蛋白质激素,其作用极其广泛。

(1)对乳腺的作用:催乳素促进乳腺发育,引起并维持泌乳。女性青春期乳房的发育主要是雌激素的刺激,糖皮质激素、生长素、孕激素和甲状腺素也起一定的协同作用。在妊娠期,催乳素、雌激素和孕激素使乳腺进一步发育,具备泌乳的能力,但不分泌,因为此时血中高浓度的雌激素和孕激素抑制催乳素的泌乳作用。分娩后,血中雌激素和孕激素水平明显降低,催乳素才能发挥其始动和维持泌乳的作用。

(2)对性腺的作用:催乳素对卵巢黄体功能和性激素的合成有一定的作用。小剂量催乳素能促进排卵和黄体生长,并促进雌激素、孕激素分泌。对于男性,催乳素促进前列腺和精囊腺的生长,增强 LH 对间质细胞的作用,促进睾酮合成。

(3)在应激反应中的作用:机体处于应激状态时,血中催乳素水平升高,同时 ACTH 和 GH 的分泌也增加,是应激时腺垂体分泌的三大激素之一。

3. 促黑(素细胞)激素(MSH)　促黑激素的主要作用是促进皮肤、毛发、虹膜、视网膜色素层和软脑膜的黑素细胞合成黑色素,使皮肤、毛发等的颜色加深。

**(三)腺垂体激素的分泌调节**

腺垂体的分泌功能受下丘脑调节,同时也受外周靶腺激素的反馈调节。

1. 下丘脑对腺垂体的调节　下丘脑"促垂体区"的神经元能分泌多种调节性多肽,通过垂体门脉进入腺垂体,对腺垂体的分泌活动进行调节。

2. 外周靶腺激素对下丘脑-腺垂体系统的反馈调节　腺垂体分泌的 4 种促激素(TSH、FSH、LH、ACTH)分别有自己的靶腺(甲状腺、性腺和肾上腺皮质)。靶腺分泌的激素(甲状腺激素、性激素和肾上腺糖皮质激素)通过反馈联系对下丘脑和腺垂体进行反馈调节,从而使血液中有关激素的浓度保持相对稳定。

3. 反射性调节　内外环境变化等刺激,通过神经系统的活动,反射性地引起下丘脑和腺垂体分泌功能的改变。例如,吸吮乳头可反射性地引起下丘脑催乳素释放激素和腺垂体催乳素的分泌增加;创伤、手术、麻醉、大出血和剧烈运动等应激刺激可引起促肾上腺皮质激素(ACTH)分泌增加。

## 二、下丘脑-神经垂体系统

下丘脑视上核和室旁核细胞的轴突下行至神经垂体,形成下丘脑-垂体束,构成下丘脑-神经垂体系统。视上核和室旁核均能合成血管升压素(vasopressin,VP)或称抗利尿激素(antidiuretic hormone,ADH)和催产素(oxytocin,OXT),视上核以合成血管升压素为主,室旁核以合成催产素为主。合成的激素经轴浆运输至神经垂体并储存,在适宜的刺激作用下,由神经垂体释放进入血液循环。

血管升压素和催产素都是由 9 个氨基酸组成的多肽,它们的分子结构相似,生理作用也有交叉性。

**(一)血管升压素(抗利尿激素)的生理作用及其分泌调节**

生理剂量时只有抗利尿作用。但大出血时反射性地引起血管升压素大量分泌,血中该激素浓度明显升高,从而表现出收缩血管的作用,这对于维持血压具有一定的意义。

抗利尿激素的生理作用和分泌调节已在肾的排泄功能中论述。

#### (二)催产素的生理作用及其分泌调节

1. 催产素的生理作用

(1)对乳腺的作用:催产素可促进乳腺腺泡周围的肌上皮细胞收缩,促使乳汁的排放。

(2)对子宫的作用:催产素促进子宫平滑肌收缩,但对非孕子宫的作用弱。雌激素可提高子宫肌对催产素的敏感性,孕激素则相反。

2. 催产素分泌的调节

(1)吸吮乳头反射性地引起催产素分泌和释放,导致乳汁排放,称为射乳反射。射乳反射是典型的神经内分泌反射,极易建立起条件反射。

(2)临产或分娩时,宫颈和阴道受到扩张刺激可反射性地引起催产素的分泌和释放,有利于胎儿的娩出。

## 第三节 甲状腺

微课视频

正常成人的甲状腺重约 25g,是人体最大的内分泌腺。甲状腺由许多甲状腺腺泡组成,腺泡上皮细胞合成和释放甲状腺激素,合成的甲状腺激素储存于腺泡腔。甲状腺的腺泡旁细胞(又称 C 细胞)合成和分泌降钙素。

### 一、甲状腺激素的合成与运输

甲状腺激素主要有两种,一种是四碘甲腺原氨酸($T_4$),另一种是三碘甲腺原氨酸($T_3$)。在腺体和血液中以 $T_4$ 为主,$T_4$ 约占总量的 90%,但 $T_3$ 的生物学活性是 $T_4$ 的 5 倍,是甲状腺激素发挥作用的主要形式。

#### (一)甲状腺激素的合成

甲状腺激素由甲状腺腺泡细胞合成。合成甲状腺激素的主要原料是碘和酪氨酸。碘来自食物,人每天从食物中摄取的碘为 100~200μg,其中 1/3 被甲状腺摄取,甲状腺含碘量占全身总碘量 90%,任何原因引起的碘缺乏,都会导致甲状腺激素的合成减少。酪氨酸来源于腺泡上皮细胞合成的甲状腺球蛋白。甲状腺激素的合成过程包括 3 个步骤:

1. 甲状腺腺泡聚碘  肠道吸收的碘以 $I^-$ 的形式存在血液中,浓度为 250μg/L,而腺泡内的 $I^-$ 浓度比血液高 20~25 倍,且腺泡细胞的静息电位为 −50mV,因此腺泡细胞对碘的摄取是逆电化学梯度的主动转运过程。目前认为,$I^-$ 的转运是与 $Na^+$ 耦联的继发性主动转运过程。临床上利用甲状腺强大的聚碘能力,采用放射性碘来测定甲状腺功能和治疗甲状腺疾病。

2. 碘的活化  摄入腺泡上皮的 $I^-$,在过氧化酶的作用下被活化,$I^-$ 被活化后才能取代酪氨酸残基上的氢原子。活化的本质尚未确定,可能是 $I^-$ 变成 $I_2$,也可能是 $I^-$ 与过氧化酶形成了复合物。

3. 酪氨酸碘化和甲状腺激素的合成  腺泡上皮细胞能合成大分子的甲状腺球蛋白,碘化发生在甲状腺球蛋白分子的酪氨酸残基上,活化的碘取代酪氨酸残基上的氢原子,首先合成一碘酪氨酸(MIT)和二碘酪氨酸(DIT),然后两分子的 DIT 耦联形成四碘甲腺原氨酸。若一分子的 MIT 与一分子 DIT 耦联,则形成三碘甲腺原氨酸。一个甲状腺球蛋

白分子上 $T_4$ 与 $T_3$ 之比约为 20∶1。

碘的活化、酪氨酸碘化和耦联过程都是在甲状腺过氧化酶(thyroperoxidase，TPO)的作用下完成的，该酶系主要分布在腺泡上皮顶部微绒毛与腺泡腔交界处。硫脲类药物能抑制这一酶系，故可用于治疗甲状腺功能亢进。

**(二)甲状腺激素的储存、释放和运输**

腺泡上皮细胞合成的甲状腺激素以甲状腺球蛋白的形式储存于腺泡腔，其储存量很大，可供人体利用 2~3 个月。在适宜的刺激下，腺泡上皮细胞通过入胞作用将腺泡腔内的甲状腺球蛋白吞入细胞内，在蛋白水解酶的作用下释放出 $T_3$ 和 $T_4$ 并进入血液。血液中的 $T_3$ 和 $T_4$ 仅 1% 以游离形式存在血浆中，99% 与血浆蛋白结合的形式运输，只有游离的甲状腺激素才能进入组织，发挥生物学作用。临床上可通过测定血液中 $T_3$ 和 $T_4$ 的量来了解甲状腺的功能。

## 二、甲状腺激素的生理作用

甲状腺激素的作用广泛，主要是促进人体代谢和生长发育。

**(一)对代谢的影响**

1. 产热效应　甲状腺激素能增加体内绝大多数组织的耗氧量，使产热量增加，基础代谢率增高。研究表明，甲状腺激素能促进线粒体生物氧化过程，使耗氧量增加，又能增强 $Na^+$-$K^+$-ATP 酶的活性，使 ATP 的分解增加，产热量增多。因此，甲状腺功能亢进的患者产热增多、食欲增强、怕热多汗及基础代谢率升高，而甲状腺功能减退的患者则相反。

2. 对物质代谢的影响

(1)蛋白质代谢：甲状腺激素对蛋白质代谢的影响因其量的不同而不同。正常生理水平的甲状腺激素促进蛋白质的合成，过量时则蛋白质的分解增加。甲状腺功能减退的患者，蛋白质合成减少，肌肉无力，组织间隙中黏蛋白增多，形成水肿，称为黏液性水肿。

(2)糖代谢：甲状腺激素促进肠道吸收糖，增加糖原分解和糖异生，升高血糖；同时也增强外周组织对糖的利用，使血糖降低。甲状腺功能亢进患者在进食后血糖迅速升高，甚至出现糖尿，但随后又快速降低。

(3)脂肪代谢：甲状腺激素促进脂肪酸氧化，加速胆固醇降解，促进胆固醇转变为胆酸随胆汁排出，从而降低血胆固醇水平。

**(二)对生长发育的影响**

甲状腺激素是促进机体生长发育的重要激素，尤其是对婴儿脑和骨骼的生长发育影响极大。甲状腺激素对生长发育的影响，在出生后最初 4 个月最为明显。先天性甲状腺功能不足的患者，身材矮小、智力低下，称为呆小症(cretinism)。

甲状腺激素促进生长发育的机制与它能促进神经细胞的生长以及骨骼的生长有关。此外，在儿童生长发育中，甲状腺激素与生长素有协同作用。

**(三)其他作用**

1. 对神经系统　甲状腺激素可提高中枢神经系统的兴奋性。因此，甲状腺功能亢进患者表现为烦躁不安、多言多动、喜怒无常和失眠多梦等症状；而甲状腺功能低下患者则有反应迟钝、记忆减退、表情淡漠和少动思睡等表现。

2. 对心血管系统　甲状腺激素可使心率加快、心肌收缩力增强，心排出量增加，外周血管舒张。因此，甲状腺功能亢进患者可因心脏作功量增加而出现心肌肥大，最后导致充血性心力衰竭。研究表明,甲状腺激素兴奋心脏的作用是由于它直接作用于心肌,促使肌质网释放 $Ca^{2+}$ 所致。

### 三、甲状腺激素分泌的调节

甲状腺的功能活动主要受下丘脑-腺垂体-甲状腺轴的调节,此外,还有一定程度的自身调节和神经调节(图 11-1-4)。

**(一)下丘脑-腺垂体-甲状腺轴的调节**

1. 下丘脑促甲状腺激素释放激素的作用  下丘脑促垂体区的神经元合成和分泌促甲状腺素释放激素(TRH),经垂体门静脉至腺垂体,促进腺垂体合成和释放促甲状腺激素(TSH)。下丘脑神经元的分泌活动可受某些环境因素的影响,如寒冷刺激的信息传入中枢后,通过一定的神经联系使 TRH 分泌增多,结果导致 $T_3$、$T_4$ 的分泌量增加。

2. 腺垂体促甲状腺激素的作用  腺垂体分泌的促甲状腺激素(TSH)能刺激甲状腺腺泡细胞增生,并促进腺泡细胞合成核酸和蛋白质,使 $T_3$、$T_4$ 的分泌量增加。研究表明,TSH 对甲状腺合成、释放甲状腺素的每个环节均有促进作用。

3. 甲状腺激素的反馈作用  血液中 $T_3$、$T_4$ 浓度升高时,腺垂体分泌 TSH 减少;反之则增多。这种负反馈作用是维持体内 $T_3$、$T_4$ 水平相对稳定的重要机制。例如,饮食中长期缺碘造成甲状腺激素合成减少时,对腺垂体的负反馈作用减弱,TSH 的分泌量增多,刺激甲状腺细胞增生,甲状腺肿大,临床上称为单纯性甲状腺肿。

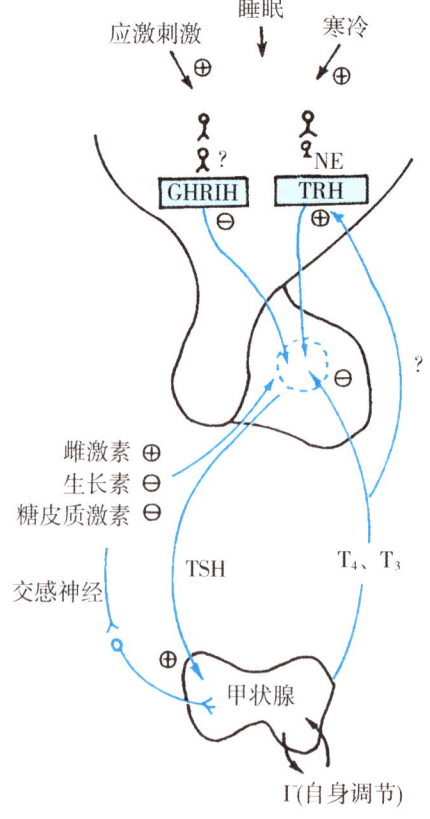

图 11-1-4  甲状腺激素分泌调节示意图

### (二) 自身调节

甲状腺能根据碘供应的情况,调整自身对碘的摄取、利用和甲状腺激素的合成与释放,这种调节不受 TSH 的影响,故称为自身调节。

外源性碘增加时,最初 $T_3$、$T_4$ 的合成增加,但超过一定限度后,$T_3$、$T_4$ 的合成速度反而下降。过量碘产生的抗甲状腺效应称为 Wolff-Chaikoff 效应,因此,临床上常用大剂量碘处理甲状腺危象和甲状腺手术前准备。

### (三) 神经调节

甲状腺受自主神经的支配。刺激交感神经甲状腺激素合成和分泌增加,刺激副交感神经则甲状腺激素的合成和分泌减少。

## 第四节 肾上腺

肾上腺由皮质和髓质两部分组成,两者在形态发生、组织结构和功能等方面各不相同,实际上它们是两个独立的内分泌腺。

知识拓展

### 一、肾上腺皮质

肾上腺皮质由外向内分球状带、束状带和网状带。球状带合成和分泌盐皮质激素,以醛固酮为代表;束状带合成和分泌糖皮质激素,以皮质醇(又称氢化可的松)为代表;网状带合成和分泌性激素,量少,主要是脱氢异雄酮和雌二醇。

关于盐皮质激素的作用和分泌调节已在第七篇第一章中介绍,有关性激素的内容将在生殖章加以介绍,这里着重讨论糖皮质激素。

#### (一) 糖皮质激素的生理作用

糖皮质激素的作用广泛而复杂,它是维持生命所必需的。

1. 对物质代谢的作用

(1) 糖代谢:糖皮质激素促进糖异生,升高血糖。这是因为它能增强肝内与糖异生有关酶的活性,同时促进蛋白质的分解,使较多的氨基酸进入肝,从而使糖异生作用大为增强。此外,糖皮质激素有抗胰岛素作用,使外周组织对葡萄糖的利用减少,促使血糖升高。

(2) 蛋白质代谢:糖皮质激素促进肝外组织蛋白质分解,加速氨基酸进入肝,生成肝糖原。

(3) 脂肪代谢:糖皮质激素促进脂肪分解,增强脂肪酸在肝内氧化,有利于糖异生。但全身不同部位的脂肪组织对糖皮质激素的敏感性不同:四肢的敏感性较高,而面部、肩、颈、躯干部位的敏感性较低。因此,肾上腺皮质功能亢进患者体内脂肪重新分布,呈向心性肥胖。

(4) 水盐代谢:皮质醇有促进肾远端小管和集合管的保钠排钾作用,但作用较弱。

2. 在应激反应中的作用 当机体遇到感染、创伤、缺氧、饥饿、疼痛、手术、寒冷及精神紧张等刺激时,体内产生一系列的非特异性反应,称之为应激反应。引起应激反应的刺激称为应激刺激。

应激反应时,下丘脑-腺垂体-肾上腺皮质系统活动增强,糖皮质激素分泌增多,从而提高机体对应激刺激的耐受能力和生存能力。此外,交感-肾上腺髓质系统也参与机体的应激反应,使血中儿茶酚胺含量增加。

3. 对其他器官组织的作用

(1)血细胞：糖皮质激素使血液中红细胞和血小板的数量增多,促使附着在小血管壁边缘的粒细胞进入循环,故血液中中性粒细胞的数量增多。此外,糖皮质激素抑制淋巴细胞 DNA 的合成,使淋巴细胞数量减少;增强巨噬细胞系统吞噬和分解嗜酸性粒细胞,使血中嗜酸性粒细胞的数量减少。

(2)循环系统：糖皮质激素能提高血管平滑肌对儿茶酚胺的敏感性,增加血管张力,有利于维持血压。此外,糖皮质激素还能降低毛细血管壁的通透性,使血浆的滤出减少,有利于维持血容量。

(3)消化系统：糖皮质激素能提高胃腺细胞对迷走神经和胃泌素的反应性,使胃酸和胃蛋白酶原的分泌增多,可加剧或诱发消化性溃疡。

(4)神经系统：糖皮质激素能提高中枢神经系统的兴奋性。少量应用可引起欣快感,大剂量时引起思维不能集中和烦躁不安、失眠等。

**(二)糖皮质激素的分泌调节**

糖皮质激素的分泌主要受下丘脑-腺垂体-肾上腺皮质轴的调节。

下丘脑促垂体区的神经元合成和分泌促肾上腺皮质激素释放激素(CRH),经垂体门静脉进入腺垂体,促使腺垂体合成和分泌促肾上腺皮质激素(ACTH),ACTH 促进肾上腺皮质合成和分泌糖皮质激素。ACTH 的分泌呈日周期变化,早晨 6~8 时达高峰,以后逐渐下降,下午 6~11 时最低,血液中糖皮质激素量也随之发生周期性变化。

在下丘脑-腺垂体-肾上腺皮质轴的调节过程中存在着反馈现象。腺垂体分泌的 ACTH 在血液中的浓度达一定水平时,可抑制下丘脑 CRH 神经元的分泌活动,通常称之为短反馈。同时,血液中糖皮质激素浓度升高时,也可对下丘脑和腺垂体分泌 CRH 和 ACTH 的活动进行负反馈,这种反馈称为长反馈。通过以上负反馈,可调节使血液中糖皮质激素的水平保持相对稳定。

因此,临床上患者长期、大量使用糖皮质激素时,由于糖皮质激素对下丘脑和腺垂体的负反馈作用,导致 ACTH 的分泌长期减少,患者的肾上腺皮质功能减退,甚至萎缩。如果突然停用糖皮质激素,容易导致血中糖皮质激素水平低下,出现肾上腺危象,甚至危及生命。因此,在治疗中最好与 ACTH 交替应用。停药时,应逐渐减量。

## 二、肾上腺髓质

肾上腺髓质分泌肾上腺素和去甲肾上腺素,均属儿茶酚胺类化合物。正常情况下肾上腺髓质分泌的肾上腺素与去甲肾上腺素之比约为 4∶1。

**(一)肾上腺髓质激素的生理作用**

肾上腺素与去甲肾上腺素的作用广泛,在有关章节中均有介绍。这里主要讨论其在应急反应中的作用和对代谢的影响。

1. 在应急反应中的作用 当机体处于恐惧、剧痛、失血、暴冷暴热和窒息等紧急情况时,通过中枢神经系统的活动,反射性地引起交感神经兴奋,肾上腺髓质激素大量分泌,它们使中枢神经系统的兴奋性提高,反应敏捷;心率加快,心缩力加强,心排出量增多;呼吸加快,支气管舒张,肺通气量增加;肝糖原与脂肪分解增加,提供能量增多。所有这些反应,有利于机体应对环境的急剧变化。因此,人们将环境急剧变化时,通过交感-肾上腺髓质系统活动发生的适应性反应称为应急反应。实际上,引起应急反应的刺激,也是引起应激反应的刺激,两者既有区别又相辅相成,使机体的适应能力更加完善。

2. 对代谢的作用　髓质激素促进糖原分解;加速脂肪分解,促使乳酸合成糖原;抑制胰岛素分泌,使血糖升高。此外,还增加组织耗氧量和产热量。

**(二)髓质激素的分泌调节**

肾上腺髓质受交感神经节前纤维支配,组成交感-肾上腺髓质系统。交感神经节前纤维兴奋时,释放乙酰胆碱,作用于 N 型胆碱能受体引起肾上腺素和去甲肾上腺素分泌增加。应急反应时的分泌量可以是基础分泌量的 1000 倍,长时间的交感神经兴奋还可使某些儿茶酚胺合成酶的数量和活性增加。

髓质激素的分泌也存在负反馈调节。当血液中的儿茶酚胺浓度达一定水平时,能反馈地抑制某些儿茶酚胺合成酶的活性,使儿茶酚胺合成减少,浓度下降。

## 第五节　胰　岛

胰岛是胰腺的内分泌组织,胰岛细胞可分为 5 种类型:A 细胞占 20%,分泌胰高血糖素(glucagon);B 细胞占 75%,分泌胰岛素(insulin);D 细胞占 5%,分泌生长抑素(GIH);PP 细胞数量很少,分泌胰多肽(pancreatic polypeptide);$D_1$ 细胞更少,分泌血管活性肠肽(vasoactive intestinal polypeptide,VIP)。这里主要介绍胰岛素和胰高血糖素。

### 一、胰岛素

胰岛素是由 51 个氨基酸组成的小分子蛋白质,正常人空腹时血清胰岛素的浓度为 35~145pmol/L。进入血液的胰岛素 10min 内迅速降解,主要在肝内灭活,肌肉和肾也能灭活胰岛素。

小案例

**(一)胰岛素的生理作用**

胰岛素是促进合成代谢、调节血糖的主要激素。

1. 对糖代谢的调节　胰岛素促进肝糖原和肌糖原的合成,加速全身组织特别是肝、肌肉和脂肪组织摄取和利用葡萄糖,抑制糖异生,从而使血糖降低。

2. 对脂肪代谢的调节　胰岛素促进脂肪的合成与储存。促进葡萄糖进入脂肪细胞,合成甘油三酯和脂肪酸。胰岛素还能抑制脂肪酶的活性,减少脂肪的分解。胰岛素缺乏时,脂肪分解增加,脂肪酸在肝内氧化生成大量酮体,引起酮血症和酸中毒。

3. 对蛋白质代谢的调节　胰岛素促进氨基酸进入细胞合成蛋白质,抑制蛋白质分解,还能促进核糖核酸和脱氧核糖核酸的合成。所以,胰岛素对机体的生长发育也有促进作用。

**(二)胰岛素的分泌调节**

1. 血糖的作用　血糖是调节胰岛素分泌的最重要因素。当血糖浓度升高时,胰岛素的分泌增加;血糖回降至正常时,胰岛素分泌也恢复正常水平。此外,血液中氨基酸、脂肪酸、酮体浓度升高时,胰岛素的分泌也增加。

2. 激素的作用　胰高血糖素可直接刺激邻近的 B 细胞分泌胰岛素,也可以通过升高血糖间接刺激胰岛素分泌。胃肠激素如促胃液素、促胰液素、缩胆囊素和抑胃肽等都有刺激胰岛素分泌的作用。生长素、糖皮质激素、甲状腺激素可通过升高血糖间接促进胰岛素分泌。肾上腺素则抑制胰岛素分泌。

3. 神经调节　胰岛受自主神经支配。迷走神经兴奋时,胰岛素分泌增多,交感神经兴奋则相反。

### 二、胰高血糖素

胰高血糖素是由 29 个氨基酸组成的多肽,正常人血清中的浓度为 50~100ng/L,半衰期 5min,主要在肝脏降解失活。

#### (一)胰高血糖素的生理作用

胰高血糖素与胰岛素促进合成代谢的作用相反,是体内促进分解代谢和能量动员的激素。它能促进肝糖原分解,加速糖异生,使血糖浓度升高;促进脂肪分解,酮体生成增多;促进氨基酸进入肝细胞转化为葡萄糖。

#### (二)胰高血糖素的分泌调节

胰高血糖素的分泌主要受血糖浓度的调节。血糖浓度升高抑制胰高血糖素的分泌,下降则相反。氨基酸可促进胰高血糖素的分泌。饥饿时胰高血糖素的分泌量比正常时高 3 倍,这对于防止低血糖、保证脑的能量供应具有重要意义。

胰岛素通过降低血糖间接刺激胰高血糖素的分泌,但可直接抑制邻近的 A 细胞分泌胰高血糖素。

此外,交感神经兴奋时,胰高血糖素的分泌增多,迷走神经兴奋则相反。

## 第六节　甲状旁腺和甲状腺 C 细胞

### 一、甲状旁腺

甲状旁腺激素(PTH)由甲状旁腺主细胞合成和分泌,它是由 84 个氨基酸组成的多肽。

#### (一)甲状旁腺激素的生理作用

甲状旁腺激素的主要作用是升高血钙,降低血磷。摘除动物甲状旁腺后,血钙水平下降,出现低钙抽搐、死亡。而血磷水平则呈相反的变化,逐渐升高。

1. 对骨的作用　骨是机体最大的钙储存库。PTH 提高骨细胞膜对 $Ca^{2+}$ 通透性,使骨液中的 $Ca^{2+}$ 进入骨细胞内,同时使骨细胞膜上的钙泵活动增强,迅速将 $Ca^{2+}$ 转移到细胞外液,使血 $Ca^{2+}$ 浓度升高。上述效应在 PTH 作用后数分钟就可发生,称为快速效应。PTH 也可加强破骨细胞的活动,使溶骨作用加快,钙与磷大量入血,血钙升高。上述效应在 PTH 作用后 12~14h 才出现,经几天或几周后方达高峰,称为延缓效应。

2. 对肾脏的作用　PTH 抑制近球小管对磷酸盐的重吸收,增加尿磷排出,同时促进远曲小管对钙的重吸收,减少尿钙排出,故导致血钙升高,血磷降低。

3. 对肠道的作用　PTH 间接促进肠道吸收钙。因为 PTH 能增强肾脏 β-羟化酶的活性,促使 1,25-二羟维生素 $D_3$ 的生成,通过它使肠道细胞合成一种与钙有高度亲和力的蛋白质,促进钙的转运,升高血钙。

#### (二)甲状旁腺激素的分泌调节

血钙浓度是影响 PTH 分泌的主要因素。血钙升高时,甲状旁腺活动减弱,PTH 分泌减少;血钙降低时,PTH 分泌增多。此外,血磷升高也可引起 PTH 的分泌,这是因为血磷升高可使血钙降低,间接引起 PTH 的分泌。降钙素也能促进 PTH 的分泌。

## 二、降钙素

降钙素(CT)主要由甲状腺 C 细胞或称腺泡旁细胞分泌的肽类激素,胸腺也有 C 细胞,亦能分泌降钙素。

### (一)降钙素的生理作用

降钙素的主要作用是降低血钙和血磷。

1. 对骨的作用　降钙素抑制破骨细胞的活动,使成骨细胞活动增强,促进骨盐沉积,使血钙和血磷浓度下降。

2. 对肾脏的作用　抑制肾小管对钙、磷、钠、氯的重吸收,增加它们在尿中的排出量。此外,还可抑制肠道吸收钙和磷。

### (二)降钙素的分泌调节

降钙素的分泌主要受血钙浓度的调节。血钙升高,降钙素分泌增加;反之则减少。促胃液素等一些胃肠激素也有促进降钙素分泌的作用。

# 第七节　其他内分泌

## 一、松果体

松果体细胞分泌的激素主要有褪黑激素(MLT)。褪黑激素的主要作用是抑制下丘脑-腺垂体-性腺轴和下丘脑-腺垂体-甲状腺轴的活动。切除幼年动物的松果体,出现性早熟,性腺重量增加,功能活动增强。近年研究表明,生理剂量的褪黑激素有促进睡眠作用,并参与昼夜睡眠节律的控制。

松果体分泌褪黑激素呈现明显的昼夜节律。白天分泌减少,黑夜分泌增加。

## 二、前列腺素

前列腺素(PG)广泛存在于人和动物的组织之中,由花生四烯酸经一系列酶的作用下合成,由于各组织的 PG 合成酶系不同,生成的 PG 在结构上也有差异,根据其分子结构的不同,可分为 A、B、C、D、E、F、G、H、I 等型。PG 在组织产生、释放并起局部调节作用,进入血流后迅速被降解。

PG 的作用广泛而复杂,对机体各组织和器官的功能几乎都有影响,但各种 PG 对不同的组织和细胞的作用各不相同,已在有关章节述及。

**思考题**

1. 何谓激素的允许作用?请举例说明。
2. 试述下丘脑与腺垂体和神经垂体在功能上的联系。
3. 试述生长素的生理作用及其分泌调节。
4. 甲状腺激素分泌过多或过少对机体有什么影响?
5. 长期缺碘时甲状腺的结构和分泌功能会发生什么影响?为什么?
6. 长期大量使用糖皮质激素的患者,突然停药会出现什么反应?为什么?

同步测试

7.胰岛素长期分泌不足的患者,为什么会出现多饮、多食、多尿及体重减轻(三多一少)的症状?

8.促进生长发育的激素有哪些?它们是如何发挥作用的?

(毛红娇　况　炜)

# 第二章 作用于内分泌系统的药物

## 第一节 肾上腺皮质激素类药物

**学习要求**

1. 掌握糖皮质激素类药的药理作用、临床应用、不良反应及应用注意事项。
2. 熟悉糖皮质激素类药的构效关系和体内过程。
3. 了解盐皮质激素和促皮质素的药理作用与临床应用。

思维导图

课 件

### 一、糖皮质激素

【体内过程】 本类药物口服、注射均易吸收。口服可的松或氢化可的松后 1～2h 血药浓度达峰值,作用持续 8～12h。吸收后,主要在肝中代谢,与葡萄糖醛酸或硫酸结合,结合型和未结合型一起由肾排出。

可的松和泼尼松在肝内分别转化为氢化可的松和泼尼松龙时才有活性,故严重肝功能不全的患者不宜选用可的松或泼尼松,只宜选用氢化可的松或泼尼松龙。糖皮质激素可分为短效、中效、长效和外用 4 类(表 11-2-1)。

表 11-2-1 常用糖皮质激素类药的分类及特点

| 类别 | 药物 | 抗炎作用（比值） | 糖代谢（比值） | 水盐代谢（比值） | 等效剂量（mg） | 半衰期（h） | 口服常用量（mg/次） |
|---|---|---|---|---|---|---|---|
| 短效 | 氢化可的松（hydrocortisone） | 1 | 1 | 1 | 20 | 8～12 | 10～20 |
| | 可的松（cortisone） | 0.8 | 0.8 | 0.8 | 25 | 8～12 | 12.5～25 |
| 中效 | 泼尼松（prednisone） | 3.5 | 3.5 | 0.6 | 5 | 12～36 | 2.5～10 |
| | 泼尼松龙（prednisolone） | 4 | 4 | 0.6 | 5 | 12～36 | 2.5～10 |
| 长效 | 地塞米松（dexamethasone） | 30 | 30 | 0 | 0.75 | 36～54 | 0.75～1.5 |
| 外用 | 氟轻松（fluocinolone） | 40 | | | | | |

【药理作用】 超生理剂量的糖皮质激素具有抗炎、抗免疫、抗毒和抗休克等药理作用。

1. 抗炎作用 糖皮质激素对各种原因所致炎症的各个阶段都有强大的非特异性抑制作用。在炎症早期可减轻渗出、水肿、毛细血管扩张、炎性细胞浸润及吞噬反应,从而缓解红、肿、热、痛等症状；在炎症后期可抑制毛细血管和成纤维细胞的增生，延缓肉芽组织的生成，防止粘连及瘢痕形成，减轻后遗症。但必须注意，炎症反应是机体的一种防御功能，糖皮质激素在抗炎的同时，也降低了机体的防御功能，可致感染扩散与伤口愈合迟缓。

2. 抗免疫作用　糖皮质激素对免疫过程的许多环节均有抑制作用。首先是抑制巨噬细胞对抗原的吞噬和处理；其次，可抑制细胞免疫和体液免疫，使血中淋巴细胞减少，抗体产生减少，能缓解过敏反应，抑制自身免疫反应和排异反应。

3. 抗毒作用　糖皮质激素能提高机体对细菌内毒素的耐受力，减轻其对机体的损害，减少内热原的释放，缓解毒血症的症状。但不能中和或破坏内毒素，对细菌外毒素无效。

4. 抗休克作用　大剂量糖皮质激素可用于各种严重休克，特别是感染中毒性休克的治疗。其作用机制是：①抗炎、抗毒、抗免疫的综合作用；②稳定溶酶体膜，减少心肌抑制因子的形成；③加强心肌收缩力，使心排出量增多；④降低血管对缩血管活性物质的敏感性，解除血管痉挛，改善微循环。

5. 对血液与造血系统的影响　糖皮质激素可使红细胞和血红蛋白量增加；大剂量可使血小板增多，并提高纤维蛋白原浓度，缩短凝血时间；使中性粒细胞增多，但会降低其游走、吞噬和消化功能；使淋巴细胞和嗜酸性粒细胞减少。

6. 其他　①提高中枢神经系统兴奋性，可引起欣快、激动、失眠等，偶可诱发精神失常和癫痫发作，大剂量对儿童可致惊厥；②刺激胃酸和胃蛋白酶分泌，增加食欲，促进消化，同时可使胃黏膜保护和修复能力减弱；③抑制成骨细胞活力，减少骨中胶原的合成，使骨盐不易沉着，出现骨质疏松。

【临床应用】

1. 严重感染及炎症后遗症

(1)严重急性感染：主要用于中毒症状严重的感染，如中毒性菌痢、中毒性肺炎、流行性脑脊髓膜炎、重症伤寒和败血症等，宜及早采用大剂量激素突击疗法，目的是发挥抗炎、抗毒、抗休克及对肾上腺皮质功能不全的补偿作用，使患者度过危险期，为抗菌药物发挥作用争得时间。因无抗菌作用，并降低机体防御机能，故必须合用足量有效的抗菌药物，以免感染病灶扩散。病毒性感染一般不用糖皮质激素，但对严重传染性肝炎、重症非典型性肺炎、流行性腮腺炎、麻疹和乙型脑炎等，也有缓解症状作用。

(2)防止某些炎症后遗症：如结核性脑膜炎、胸膜炎、心包炎等，早期使用糖皮质激素，可防止炎症后期粘连及疤痕形成。对虹膜炎、角膜炎、视网膜炎和视神经炎等非特异性眼炎，应用糖皮质激素有消炎止痛、防止粘连和疤痕形成的作用。

2. 各种休克　综合性治疗的同时，早期大剂量使用糖皮质激素有利于患者度过危险期。感染中毒性休克，需与足量有效的抗菌药物合用，应及早、短时间、大剂量突击使用，停药时应先停激素后停抗菌药物。过敏性休克可与肾上腺素合用。心源性休克和低血容量性休克也都可选用大剂量糖皮质激素作为辅助治疗。

3. 自身免疫性疾病和变态反应性疾病

(1)自身免疫性疾病：风湿热、风湿性及类风湿性关节炎、系统性红斑狼疮和肾病综合征等自身免疫性疾病，使用糖皮质激素可缓解症状，作为综合治疗措施之一。

(2)变态反应性疾病：荨麻疹、花粉症、血管神经性水肿、过敏性鼻炎、支气管哮喘和过敏性休克等，也可应用糖皮质激素治疗。

此外，还用于抑制器官移植时的排斥反应，常与环孢素等合用。

4.血液病　用于治疗急性淋巴细胞性白血病、粒细胞减少症、血小板减少症和过敏性紫癜等血液病,但停药后易复发。

5.替代疗法　用于急、慢性肾上腺皮质功能减退症(艾迪生病)、腺垂体功能减退症及肾上腺次全切除术后等。

6.局部外用　用于接触性皮炎、湿疹、牛皮癣等皮肤病,宜外用氟氢可的松、氟轻松等。对天疱疮及剥脱性皮炎等严重病例仍需全身用药。

【用法及疗程】

应根据治疗目的和病情,结合药物作用和不良反应特点来确定给药的制剂、剂量、给药方法及疗程。

1.大剂量突击疗法　适用于危重患者,以度过危险期,如严重感染和休克等。可短期大剂量使用,疗程一般不超过3天,常选用氢化可的松或地塞米松。

2.中等剂量长程疗法　适用于反复发作、累及多种器官的慢性病,如肾病综合征、支气管哮喘、淋巴细胞性白血病等。常选用口服泼尼松,并采用隔日疗法,支气管哮喘宜用吸入途径。

3.小剂量替代疗法　适用于慢性肾上腺皮质功能减退症、腺垂体功能减退症及肾上腺次全切除术后。每日给予维持量,常选用可的松或氢化可的松。

4.隔日疗法　肾上腺皮质激素的分泌具有昼夜节律性,每日上午8时为分泌高峰,随后逐渐下降,至午夜时最低,这是促肾上腺皮质激素的昼夜节律所引起。在长程疗法中对某些慢性病可将两日的总量在隔日早晨一次给予,此时恰逢皮质激素正常分泌高峰,对肾上腺皮质反馈性抑制最小,可减少停药反应。宜用泼尼松、泼尼松龙等中效制剂。

【不良反应及应用注意事项】　主要与长期大量用药或突然停药有关。

1.药源性肾上腺皮质功能亢进症　长期大量使用糖皮质激素可引起满月脸、水牛背、皮肤变薄、痤疮、多毛、水肿、高血压、高血糖、高尿糖和低血钾等,与脂质代谢和水盐代谢紊乱有关。停药后可自行消退,必要时采取低盐、低糖、高蛋白饮食及注意补充钾、钙和维生素D。用药期间应定期测量血压、体重,检查尿糖、血糖、血钾等。

2.药源性肾上腺皮质功能减退症　长期连续应用糖皮质激素,通过负反馈作用,可使腺垂体分泌促皮质素(ACTH)减少,肾上腺皮质萎缩,分泌内源性糖皮质激素减少,若骤然停药或减量过快,患者可出现肾上腺皮质功能减退的症状,表现为乏力、恶心、呕吐、低血压和低血糖等症状。故长期使用糖皮质激素应注意:①长期用药宜采用隔日疗法;②对长期用药的患者停药时应逐渐减量停药;③停药前后给予ACTH以促进皮质功能的恢复;④停药过程中出现上述症状或遇应激情况时,应立即给予足量的糖皮质激素,待症状控制后再逐渐减量停药。

3.反跳现象　指减量过快或突然停药时原病复发或加重的现象,是患者对激素产生依赖性或病情尚未完全控制所致。应加大剂量继续治疗,待症状缓解后再缓慢减量停药。

4.诱发或加重多种疾病

(1)各种感染:因糖皮质激素无抗菌、抗病毒作用,且能降低机体防御机能,故可诱发或加重感染,也可使体内潜在病灶扩散(如结核、真菌等),宜合用足量有效抗菌药物。

(2)消化系统:糖皮质激素能使胃酸、胃蛋白酶分泌增多,胃黏液分泌减少,故可诱发或加重胃、十二指肠溃疡。在合用非甾体类抗炎药(如吲哚美辛等)时尤易发生,甚至可致溃疡出血、穿孔。

(3)心血管系统:糖皮质激素有保钠排钾作用。水钠潴留可使高血压、慢性心功能不全加重;低血钾可致心律失常,且可加重强心苷对心脏的毒性;促进脂肪分解可加重动脉粥样硬化。

(4)中枢神经系统:糖皮质激素有中枢兴奋作用,可引起激动、失眠、欣快等症状,甚至诱发精神失常和癫痫。大剂量偶可致儿童惊厥。

(5)骨骼肌肉系统:糖皮质激素使蛋白质分解增加,抑制肉芽组织生成及促进排钙等致使骨质疏松、肌肉萎缩、自发性骨折及伤口不易愈合,并可抑制儿童生长发育。

(6)其他:血糖升高可致类固醇性糖尿病;孕妇可致畸胎,尤其在妊娠前3个月,妊娠后期可致胎儿肾上腺皮质功能不全;也可加重青光眼、白内障。

5. 禁忌证　活动性消化性溃疡、角膜溃疡、严重高血压、糖尿病、新近胃肠吻合术、骨折、创伤修复期、肾上腺皮质功能亢进症、严重的精神病和癫痫、妊娠早期及抗菌药物不能控制的感染如水痘、真菌感染的患者禁用。

## 二、盐皮质激素

### 去氧皮质酮和醛固酮

去氧皮质酮(desoxycortone)为合成醛固酮(aldosterone)的前体,两者均属盐皮质激素。它们可促进肾远曲小管对 $Na^+$、$Cl^-$ 的重吸收和 $K^+$、$H^+$ 的分泌排出,具有明显的留钠排钾作用,对维持机体正常水、电解质平衡起着重要作用。主要用于原发性慢性肾上腺皮质功能减退症,纠正失水、失钠和钾潴留,以恢复水、电解质平衡。

## 三、促皮质素与皮质激素抑制药

### (一)促皮质素

促皮质素(corticotrophin,ACTH)是从家畜腺垂体提取的无晶形多肽制剂。口服无效,只能注射给药。ACTH是维持肾上腺正常形态和功能的重要激素,它通过促进肾上腺皮质合成并分泌糖皮质激素而发挥作用,但只有在皮质功能完好时才有效。临床主要用于测定肾上腺皮质功能(ACTH兴奋试验)及长期使用皮质激素的停药前后,以防止发生肾上腺皮质功能不全。也可用于婴儿惊挛症的治疗。由于ACTH易引起过敏反应,现已少用。

### (二)皮质激素抑制药

皮质激素抑制药可代替外科的肾上腺皮质切除术,临床常用的有米托坦和美替拉酮。

#### 米托坦

米托坦(mitotane)能选择性地使肾上腺皮质束状带和网状带细胞萎缩、坏死,但不影响球状带。故可使血中氢化可的松及其代谢产物迅速减少,但不影响醛固酮分泌。主要用于不能切除的肾上腺皮质癌或皮质癌术后辅助治疗。可有厌食、恶心、腹泻、嗜睡及乏力等不良反应。

#### 美替拉酮

美替拉酮(metyrapone)能抑制糖皮质激素的合成,导致天然的糖皮质激素减少。临床可用于治疗肾上腺皮质肿瘤所致的肾上腺皮质功能亢进症;还用于检测腺垂体分泌ACTH的能力(垂体释放ACTH功能试验)。不良反应少见,可有眩晕、胃肠反应等。

#### 思考题

1. 简述糖皮质激素的临床应用。
2. 糖皮质激素治疗严重感染时,为什么要合用抗菌药物?
3. 长期应用糖皮质激素可诱发哪些疾病?
4. 长期应用糖皮质激素突然停药为什么会引起肾上腺皮质功能减退症?应如何防治?

同步测试

(林益平 朱一亮)

## 第二节 甲状腺激素与抗甲状腺药

#### 学习要求

1. 掌握硫脲类的药理作用、临床应用、不良反应及应用注意事项。
2. 熟悉碘和碘化物的药理作用、临床应用、不良反应及应用注意事项。
3. 了解甲状腺激素和其他抗甲状腺药的作用特点。

思维导图

### 一、甲状腺激素

课件

常用甲状腺激素类药有甲状腺片(thyroid tablets)、碘塞罗宁(liothyronine)和左甲状腺素(levothyroxine)等。

【药理作用】

1. 维持生长发育 适量甲状腺激素能促进正常生长发育,对神经系统和骨骼系统的发育尤为重要。甲状腺功能不足时,儿童可致躯体和智力发育均低下(即呆小病),成人可引起黏液性水肿。

2. 促进新陈代谢 甲状腺激素能促进糖、脂肪、蛋白质代谢,促进物质氧化,提高基础代谢率,使产热增多。

3. 提高机体对儿茶酚胺的敏感性 因甲状腺激素可增强机体对儿茶酚胺的敏感性,故甲状腺功能亢进时可出现交感神经兴奋的症状,如神经过敏、急躁、心率加快、多汗、震颤、失眠及心排出量增加等现象。

【临床应用】

1. 呆小病 甲状腺功能减退始于胎儿或新生儿,应尽早诊治。若治疗过晚则智力低下难以恢复。因此,呆小病重在预防。治疗应从小剂量开始,须终身治疗。

2. 黏液性水肿 一般服用甲状腺片,从小剂量开始,逐渐增大至足量。对垂体功能低下的患者宜先用糖皮质激素,再给予甲状腺激素,以防发生急性肾上腺皮质功能不全。对昏迷患者应立即静脉注射大剂量左甲状腺素,待苏醒后改口服。

3. 单纯性甲状腺肿 对缺碘所致者应适当补碘。对内源性激素不足者给予甲状腺激素,可抑制促甲状腺激素分泌,从而缓解甲状腺组织代偿性增生肥大。

【不良反应及应用注意事项】 过量引起药源性甲状腺功能亢进,表现为心悸、多汗、失眠、多食、消瘦和手震颤等症状,老年人和心脏病患者甚至出现心绞痛、心肌梗死等,应立即停药,并用β受体阻断药等进行对症治疗。

## 二、抗甲状腺药

目前常用的抗甲状腺药有硫脲类、碘和碘化物、放射性碘和β受体阻断药四类。

### (一)硫脲类

硫脲类包括丙硫氧嘧啶(propylthiouracil)、甲巯咪唑(thiamazole,他巴唑)、卡比马唑(carbimazole,甲亢平)等。

【药理作用】

1.抑制甲状腺激素的合成　硫脲类药物通过抑制甲状腺细胞内的过氧化酶阻止酪氨酸碘化和耦联,从而抑制甲状腺激素($T_3$、$T_4$)的生物合成。对已合成的甲状腺激素无影响,需待已合成的激素耗竭到一定程度才显效,故起效缓慢,一般用药2~3周后症状才开始减轻,1~3个月基础代谢率逐渐恢复正常。

2.抑制外周$T_4$转变为$T_3$　丙硫氧嘧啶还能抑制$T_4$转化为$T_3$,能较快控制血清中$T_3$水平,故可作为重症甲状腺功能亢进和甲状腺危象的首选药物。

3.免疫抑制作用　能抑制甲状腺免疫球蛋白的生成,对甲状腺功能亢进症有一定的病因性治疗作用。

【临床应用】

1.甲状腺功能亢进的内科治疗　适用于轻症、术后复发、不宜手术或放射性碘治疗者。开始治疗时给予大剂量,经1~3个月后症状明显减轻或$T_3$、$T_4$接近正常水平时,即可逐渐减量至维持量,疗程1~2年,有时长达数年。

2.甲状腺功能亢进手术前准备　甲状腺功能亢进手术前先服硫脲类药,使甲状腺功能接近正常水平,可防止患者在手术麻醉和术后发生甲状腺危象。但用药后可使促甲状腺激素(TSH)分泌增加,刺激甲状腺组织增生、充血、变脆,增加手术难度,故应在手术前2周加服大剂量碘剂,使腺体缩小变韧,减少出血,以利于手术。

3.甲状腺危象的综合治疗　甲状腺功能亢进患者在手术、外伤、感染和精神刺激等诱因的作用下,甲状腺激素突然大量释放入血,导致高热、虚脱、心力衰竭、肺水肿和电解质紊乱等现象,称为甲状腺危象。此时必须应用大剂量碘剂,并加用大剂量丙硫氧嘧啶,以阻断甲状腺激素的合成和释放以及抑制外周血中$T_4$转化为$T_3$。

知识拓展

【不良反应及应用注意事项】

1.粒细胞缺乏或白细胞减少　是本类药物最严重的不良反应,一般发生在用药后的2~3个月内,老年人较易发生。用药期间应定期查血常规,出现发热、咽痛等症状,应立即停药并用升白细胞药。

2.过敏反应　患者可出现皮疹、瘙痒、药热等过敏反应,可自行消失,严重者用抗组胺药对抗。

3.甲状腺肿及甲状腺功能减退　长期用药后,因血中甲状腺激素减少,通过负反馈增加了TSH分泌,腺体代偿性增生、肿大、充血,甲状腺功能减退。一旦发现及时停药可恢复。

4.消化道反应　恶心、呕吐、腹泻等,偶见严重肝损害。

5.因该类药物易进入乳汁和通过胎盘屏障,导致婴儿和胎儿甲状腺功能减退症及甲状腺肿,故孕妇慎用,哺乳期妇女禁用。有高度突眼、毒性结节性甲状腺肿及甲状腺癌患者禁用。

### (二)碘和碘化物

常用有碘化钾(potassium iodide)、复方碘溶液(compound iodine solution,卢戈液)。

【药理作用】 不同剂量的碘化物对甲状腺功能可产生不同的作用。

1. 小剂量碘为合成甲状腺激素的必需原料,参与甲状腺激素的合成。碘不足可导致甲状腺激素合成减少,引起单纯性甲状腺肿和呆小病。

2. 大剂量碘有抗甲状腺作用,主要通过下列 3 个方面起作用:①抑制甲状腺球蛋白水解酶,减少甲状腺激素的释放;②抑制甲状腺激素的合成;③拮抗 TSH 刺激腺体增生的作用,使腺体缩小、变韧,血管减少,利于手术。抗甲状腺作用快而强,但疗效不持久,一般只能维持 2 周。2 周后腺泡细胞内碘离子浓度达到一定程度,细胞摄碘能力自动下降,抑制甲状腺激素合成的作用也随之消失,导致甲状腺功能亢进复发,甚至加重,所以碘化物不能长期单独用于甲状腺功能亢进的内科治疗。

【临床应用】

1. 防治碘缺乏病 小剂量碘用于单纯性甲状腺肿和呆小病的防治。
2. 甲状腺危象 使用目的是抑制甲状腺激素释放,迅速缓解甲状腺危象症状,但必须同时应用大剂量硫脲类药物及其他综合治疗措施。
3. 甲状腺功能亢进手术前准备 一般在术前 2 周给予复方碘溶液,它能使甲状腺腺体缩小、血管减少、组织变韧,有利于手术进行及减少出血。

【不良反应及应用注意事项】

1. 慢性中毒 长期应用可出现咽喉不适、鼻炎、眼结膜炎等黏膜刺激症状,停药即可消退。
2. 过敏反应 表现为药热、皮疹或血管神经性水肿,甚至喉头水肿引起窒息,对碘过敏者禁用。
3. 诱发甲状腺功能紊乱 长期服用碘化物可产生甲状腺功能减退而致甲状腺肿大或诱发甲状腺功能亢进。碘可进入乳汁和通过胎盘,引起新生儿甲状腺功能紊乱,故孕妇和哺乳期妇女应慎用。

(三)放射性碘

### 放射性碘

临床应用的放射性碘(radioiodine)是$^{131}$I。

【药理作用与临床应用】 $^{131}$I 被甲状腺摄取后,可产生 β 和 γ 两种射线。β 射线占 99%,射程在 2mm 内,其辐射作用仅限于甲状腺实质内,使滤泡上皮破坏、萎缩、减少分泌,很少波及周围组织,可引起类似切除部分甲状腺的作用。γ 射线占 1%,穿透力强,可在体表通过仪器测定。作用快而强,适用于不宜手术、术后复发及硫脲类药物无效或过敏的甲状腺功能亢进症的治疗和甲状腺功能检查。

【不良反应及应用注意事项】 剂量过大易产生甲状腺功能减退,应严格控制剂量。30 岁以下患者、妊娠期及哺乳期的妇女不宜应用。哮喘及房室传导阻滞患者禁用。用药 1 个月内避免使用富含碘的食物与药物。

(四)β 受体阻断药

### 普萘洛尔

普萘洛尔(propranolol)等可通过阻断 β 受体和通过抑制脱碘酶减弱外周组织中 $T_4$ 转变为 $T_3$ 的作用,从而控制心悸、多汗、手震颤等甲状腺功能亢进症状。临床作为辅助治疗用于控制甲状腺功能亢进和甲状腺危象的症状;也可用于甲状腺功能亢进术前准备,减少甲状腺充血,利于手术,与硫脲类合用

小案例

可提高疗效；不能使用其他疗法的甲状腺功能亢进，可单用本类药物控制症状。

同步测试

**思考题**
1. 简述硫脲类的不良反应及应用注意事项。
2. 试述碘化物不同剂量对甲状腺的作用和临床应用。
3. 甲状腺功能亢进手术前如何进行药物准备？

（林益平　朱一亮）

## 第三节　降血糖药

思维导图

**学习要求**
1. 掌握胰岛素的药理作用、临床应用、不良反应及应用注意事项。
2. 熟悉口服降血糖药磺酰脲类和双胍类的药理作用与临床应用。
3. 了解其他口服降血糖药的作用特点。

课件

糖尿病是由于胰岛素分泌和（或）作用缺陷导致的糖、脂肪、蛋白质代谢紊乱，出现以高血糖为特征的慢性、全身性疾病。可分为 1 型（胰岛素依赖型）糖尿病和 2 型（非胰岛素依赖型）糖尿病。糖尿病药物治疗的目的是控制高血糖，纠正代谢紊乱，防止或延缓各种并发症，降低病死率，提高生活质量。临床常用降血糖药有胰岛素和口服降血糖药两大类。

### 一、胰岛素

胰岛素（insulin）是由胰岛 B 细胞合成、分泌的一种多肽类激素，药用胰岛素有动物胰岛素（从猪、牛的胰腺中提取）和人胰岛素（通过基因重组技术生产）两类。

知识拓展

**【体内过程】** 胰岛素口服易被消化酶破坏，故必须注射给药。皮下注射吸收快，与血浆蛋白结合率低于 10%。主要在肝、肾经水解灭活，半衰期短，但胰岛素与组织结合后，作用可维持数小时。为延长其作用时间，可用碱性蛋白质与之结合，并加入微量锌使其稳定，制成中效和长效制剂，它们均为混悬剂，不能静脉注射，只能皮下注射（表 11-2-2）。

表 11-2-2　常用胰岛素制剂作用特点比较表

| 分类 | 药物 | 注射途径 | 作用时间（h） | | 给药时间 |
|---|---|---|---|---|---|
| | | | 开始 | 维持 | |
| 短效 | 正规胰岛素<br>（regular insulin） | 静脉注射<br>皮下 | 立即<br>0.5~1 | 2<br>6~8 | 用于急救<br>饭前半小时，3~4 次/日 |
| 中效 | 低精蛋白锌胰岛素<br>（isophane insulin） | 皮下 | 3~4 | 18~24 | 早餐前半小时注射 1 次，必要时晚餐前加 1 次 |
| | 珠蛋白锌胰岛素<br>（globin zinc insulin） | 皮下 | 2~4 | 12~18 | 3~4 次/日，早餐前用量最多，午餐前次之，晚餐前又次之，夜宵前最少 |
| 长效 | 精蛋白锌胰岛素<br>（protamine zinc insulin） | 皮下 | 3~6 | 24~36 | 早餐前或晚餐前 1 小时 |

【药理作用】

1. 降低血糖　胰岛素可加速葡萄糖的无氧酵解和有氧氧化,促进糖原的合成及储存;抑制糖原分解及糖异生,从而降低血糖。

2. 促进脂肪合成　胰岛素能促进脂肪合成,抑制脂肪分解,减少游离脂肪酸和酮体的生成。

3. 促进蛋白质合成　胰岛素可促进氨基酸的转运和蛋白质的合成,抑制蛋白质的分解。

4. 促进钾离子转运　促进钾离子从细胞外进入细胞内,降低血中钾离子浓度,增加细胞内钾离子浓度。

【临床应用】

1. 糖尿病　胰岛素对各型糖尿病均有效,主要用于:①1型糖尿病;②2型糖尿病经饮食控制和口服降血糖药治疗无效者;③糖尿病有并发症,如酮症酸中毒、高渗性昏迷;④糖尿病有合并症,如严重感染、高热、创伤、手术及分娩等。

2. 纠正细胞内缺钾　与氯化钾、葡萄糖组成极化液(GIK),用于防治心肌梗死时的心律失常。此外,胰岛素还可与ATP、辅酶A组成能量合剂,用于心、肝、肾疾病的辅助治疗。

【不良反应及应用注意事项】

1. 低血糖反应　多为胰岛素过量或未能按时进餐所致,轻者出现饥饿感、出汗、心悸、震颤等症状,严重者可引起昏迷、惊厥及休克,甚至死亡。防治措施有:①用药与进餐配合;②应向患者宣传防治知识,以便及早发现;③发生低血糖时应及时处理,轻微者可进食少量饼干、面包等,严重者应立即静脉注射50%葡萄糖。长效胰岛素降低血糖作用缓慢,一般不出现上述症状,而主要表现为头痛、精神情绪失常和运动障碍。

2. 过敏反应　一般反应为皮疹、血管神经性水肿,偶有过敏性休克。因多数为牛胰岛素所致,可改用猪胰岛素或人胰岛素。

3. 局部反应　表现为红肿、皮下结节或皮下脂肪萎缩。见于多次皮下注射部位,人胰岛素则较少见。应有计划地更换注射部位,尽量减少组织损伤,亦可避免吸收不良。

4. 胰岛素耐受性　机体对胰岛素的敏感性降低称为胰岛素耐受性,又称胰岛素抵抗。分为两型:①急性型。常由于创伤、感染、手术及情绪激动等应激状态引起,血中抗胰岛素物质增多,需短时间内增加大剂量胰岛素,并纠正酸碱失衡和电解质紊乱,常可取得较好疗效。②慢性型。与体内产生胰岛素抗体或体内胰岛素受体数目减少等有关。宜更换胰岛素制剂或加用口服降血糖药。

5. 药物相互作用　糖皮质激素、噻嗪类利尿药、胰高血糖素等均可升高血糖浓度,合用时可降低胰岛素的降糖作用;普萘洛尔等β受体阻断药与胰岛素合用则可增加低血糖的危险,并可掩盖低血糖某些症状,延长低血糖时间,故应注意调整胰岛素用量。

6. 应用胰岛素时必须注意定期检查尿糖、血糖、肾功能、眼底视网膜血管、血压和心电图等,以便了解病情及并发症。

## 二、口服降血糖药

口服降糖药具有口服有效、使用方便的特点。临床上常用的有:①磺酰脲类,如甲苯磺丁脲、格列本脲等;②双胍类,如甲福明、苯乙福明等;③噻唑烷二酮类,如罗格列酮、吡格列酮等;④α-葡萄糖苷酶抑制药,如阿卡波糖、伏格列波糖等;⑤苯甲酸类,如瑞格列奈、那格列奈等。

### (一) 磺酰脲类

磺酰脲类第一代有甲苯磺丁脲(tolbutamide)和氯磺丙脲(chlorpropamide),第二代有格列本脲(glibenclamide)、格列齐特(gliclazide)、格列喹酮(gliquidone)、格列吡嗪(glipizide)和格列美脲(glimepride)等。

【体内过程】 口服吸收迅速而完全,与血浆蛋白结合率很高,故起效慢,维持时间长。多数药物在肝脏代谢并经肾脏排泄(表11-2-3)。

表 11-2-3 磺酰脲类的体内过程

| 药名 | 半衰期(h) | 24h肾排泄(%) | 蛋白结合率(%) | 作用时间(h) | 等效剂量(mg) | 日用次数(次/日) |
|---|---|---|---|---|---|---|
| 甲苯磺丁脲 | 5 | 100 | 95 | 6~12 | 1000 | 2~3 |
| 氯磺丙脲 | 35 | 80 | 90 | 24~72 | 250 | 1 |
| 格列本脲 | 6 | 65 | 99 | 16~24 | 5 | 1~2 |
| 格列吡嗪 | 4 | 75 | 95 | 12~24 | 705 | 1~2 |
| 格列齐特 | 12 | 59 | 85 | 12~24 | 80 | 1~2 |
| 格列喹酮 | 1.5 | <5 | 99 | 12~24 | 30 | 1~2 |
| 格列美脲 | 5 | 60 | 99.5 | 12~24 | 2 | 1~2 |

【药理作用】

1. 降血糖作用 其作用主要是通过促进已合成的胰岛素释放入血而发挥降血糖作用。对正常人和胰岛功能尚存的患者有效,对1型糖尿病及胰腺切除患者单独应用无效。

2. 抗利尿作用 氯磺丙脲能促进抗利尿激素分泌,减少水的排泄。

3. 对凝血功能的影响 格列齐特能降低血小板黏附力,刺激纤溶酶原的合成,改善微循环。对预防或减轻糖尿病患者微血管并发症有一定作用。

【临床应用】

1. 糖尿病 主要用于胰岛功能尚存且单用饮食控制无效的2型糖尿病。

2. 尿崩症 氯磺丙脲可使尿量减少,与氢氯噻嗪合用可提高疗效。

【不良反应及应用注意事项】

1. 消化道反应 常见胃肠不适、恶心、腹痛和腹泻等。

2. 过敏反应 出现皮疹、粒细胞减少、血小板减少、胆汁郁积性黄疸及肝损害。应定期检查血常规和肝功能。

3. 低血糖反应 药物过量可发生持续性低血糖,老年人及肝肾功能不全者易发生。格列本脲、格列齐特等第二代药物较少引起低血糖。

4. 中枢神经系统反应 大剂量氯磺丙脲可引起精神错乱、嗜睡、眩晕和共济失调等症状。

5. 其他 本类药大部分从肾排泄会加重肾负担,应注意多饮水。格列喹酮主要随胆汁经消化道排泄,所以轻、中度肾功能不全者应选用格列喹酮。

6. 磺酰脲类血浆蛋白结合率很高,因此与某些药物(如磺胺类药、青霉素、吲哚美辛和双香豆素等）合用时，可竞争结合血浆蛋白，使磺酰脲类游离型药物浓度上升而引起低血糖反应。

（二）双胍类

本类药有甲福明（metformine，二甲双胍）、苯乙福明（phenformine，苯乙双胍）等。甲福明 $t_{1/2}$ 约为2h，不与血浆蛋白结合，大部分以原形经肾脏排泄，作用维持8～12h；苯乙福明 $t_{1/2}$ 约为3h，约1/3以原形经肾脏排泄，作用维持4～6h。

【药理作用与临床应用】 对2型糖尿病有降血糖作用，对正常人血糖几无影响，不引起低血糖。作用机制是：①促进组织细胞对葡萄糖的摄取和利用，减少糖原异生；②减少肝脏产生葡萄糖；③抑制肠道对葡萄糖的吸收；④抑制胰高血糖素释放。

主要单独应用或与磺酰脲类联合应用于轻症2型糖尿病，尤其是肥胖、单用饮食控制无效以及单用磺酰脲类效果不佳者。

【不良反应及应用注意事项】

1. 胃肠反应 主要是食欲不振、恶心、呕吐、腹泻、口苦及金属味等，饭后服用可减轻，减量或停药后即消失。

2. 乳酸血症 因促进糖无氧酵解，产生乳酸，尤其在肝、肾功能不全和缺氧等情况下，易诱发乳酸性酸中毒。苯乙福明的发生率比甲福明高10倍，故前者已基本不用。肝、肾功能不全者禁用。

（三）噻唑烷二酮类

噻唑烷二酮类化合物又称格列酮类，常用药物有罗格列酮（rosiglitazone）、吡格列酮（pioglitazone）、曲格列酮（troglitazone）和环格列酮（ciglitazone）等，是一类新型的胰岛素增敏药。

【药理作用与临床应用】 本类药能特异性提高机体对胰岛素的敏感性，还可改善胰岛B细胞功能，有效降低血糖、血脂，对大血管亦有保护作用，是治疗伴有胰岛素抵抗的2型糖尿病的一线用药，无论是单独应用还是联合治疗（可与磺酰脲类或甲福明合用）都能取得较好的降糖效果，但无内源性胰岛素存在时无效。

【不良反应及应用注意事项】 主要不良反应有嗜睡、肌肉或骨骼痛、头痛和胃肠道反应等，低血糖反应发生率低。必须注意的是曲格列酮对极少数高敏人群有明显的肝毒性，可引起肝功能衰竭甚至死亡。用药期间应定期检查肝功能。

（四）α-葡萄糖苷酶抑制药

阿卡波糖（acarbose）、伏格列波糖（voglibose）为新型的口服降血糖药，其作用机制是通过竞争性抑制小肠葡萄糖苷酶的活性，使淀粉类转化为单糖的过程减慢，从而延缓葡萄糖的吸收，降低餐后血糖，单独使用不引起低血糖反应。临床主要用于治疗糖尿病餐后高血糖，既可单用，也可与其他降血糖药合用治疗2型糖尿病。

主要不良反应为胃肠道反应。服药期间增加饮食中碳水化合物比例，并限制单糖摄入量可提高疗效。孕妇、哺乳妇女禁用。

（五）苯甲酸类

瑞格列奈（repaglinide）和那格列奈（nateglinide）的作用机制同磺酰脲类，其特点是起效快，餐时或餐后立即服药，在餐后血糖升高时恰好促进胰岛素分泌增多，故又称速效餐时血糖调节药。本类药物作用维持时间短，在空腹时不再刺激胰岛素分泌，既可降低餐后血糖，又极少发生低血糖。适用于2

小案例

型糖尿病降低餐后血糖,与双胍类药物有协同作用。瑞格列奈经肾排泄仅 8%,主要随胆汁经消化道排泄,可用于糖尿病肾病者。

同步测试

**思考题**
1. 简述胰岛素治疗糖尿病的适应证和不良反应。
2. 试述口服降血糖药的分类及代表药。
3. 比较磺酰脲类与双胍类的降糖作用特点及临床应用有何不同?

(林益平　朱一亮)

## 第四节　组胺与抗组胺药

思维导图

**学习要求**
1. 熟悉 $H_1$ 受体阻断药的药理作用、临床应用、不良反应及应用注意事项。
2. 了解组胺受体分布和效应。

课件

### 一、组胺

组胺(histamine)是广泛分布于人体各组织内的自体活性物质,以皮肤、结缔组织、肠黏膜及肺中的浓度较高。组胺主要以无活性状态存在于肥大细胞及嗜碱性粒细胞中,在组织损伤、炎症、神经刺激及一些抗原抗体反应时,以活性形式释放进入血液循环,迅速与靶细胞上的组胺受体($H_1$、$H_2$、$H_3$)结合而产生多种生理及病理效应(表 11-2-4)。

微课视频

表 11-2-4　组胺受体分布和效应

| 受体类型 | 分布组织 | 效应 | 受体阻断药 |
| --- | --- | --- | --- |
| $H_1$受体 | 支气管平滑肌 | 收缩 | 苯海拉明 |
| | 胃肠平滑肌 | 收缩 | 特非那定 |
| | 子宫平滑肌 | 收缩 | 异丙嗪 |
| | 皮肤血管 | 扩张 | |
| | 冠状血管 | 扩张 | |
| | 房室结 | 传导减慢 | |
| $H_2$受体 | 胃壁细胞 | 分泌增多 | 雷尼替丁 |
| | 血管 | 扩张 | 法莫替丁 |
| | 窦房结 | 心率加快 | |
| $H_3$受体 | 中枢与外周神经末梢 | 负反馈调节组胺合成与释放 | 硫丙米胺 |

### 二、抗组胺药

抗组胺药是指能竞争性拮抗组胺作用的药物。根据其对组胺受体的选择性可分为 $H_1$、$H_2$ 和 $H_3$ 受体阻断药。

# 第二章 作用于内分泌系统的药物

### (一)H₁受体阻断药

H₁受体阻断药可分为两代,第一代常用药物有苯海拉明(diphenhydramine)、氯苯那敏(chlorphenamine)、异丙嗪(promethazine)等,对中枢抑制作用强,受体特异性差,有作用时间短、困倦、口鼻眼干等缺点。第二代药物有阿司咪唑(astemizole)、特非那定(terfenadine)、西替利嗪(cetirizine)等,具有作用时间长,无嗜睡作用,对清涕、喷嚏和鼻痒效果好等优点。

【药理作用】

1. H₁受体阻断作用　本类药物能竞争性的阻断 H₁ 受体,对抗组胺引起的胃肠、支气管平滑肌兴奋和毛细血管通透性增高等效应。对血压下降和心率加快只能部分对抗。不能阻断组胺增加胃酸分泌的作用。

2. 中枢抑制作用　第一代 H₁ 受体阻断药有镇静和催眠作用,以异丙嗪、苯海拉明作用最强。第二代药物不易透过血脑屏障,几乎无中枢抑制作用。

3. 抗晕、止吐作用　多数 H₁ 受体阻断药有一定的抗胆碱作用,其中枢抗胆碱作用表现为抗晕、止吐,外周抗胆碱作用表现为阿托品样作用。

【临床应用】

1. 变态反应性疾病　本类药物对组胺引起的荨麻疹、过敏性鼻炎和花粉症等皮肤黏膜变态反应效果较好。对昆虫咬伤引起的皮肤瘙痒也有效。对接触性皮炎和药疹有止痒效果。对支气管哮喘及过敏性休克几乎无效。

2. 晕动病及呕吐　异丙嗪、苯海拉明对晕动病、妊娠和放射病等所引起的呕吐有镇吐作用。防晕动病常选用茶苯海明(苯海拉明茶碱),在上车前 30min 服用。

3. 镇静、催眠　可用于失眠的治疗,特别适用于因过敏引起的失眠。常用药物是苯海拉明、异丙嗪。

【不良反应及应用注意事项】

1. 常见嗜睡、头晕、乏力等中枢抑制症状,以苯海拉明、异丙嗪最明显,用药期间避免驾驶和高空作业。第二代 H₁ 受体阻断药多数无中枢抑制作用。

2. 可见厌食、恶心、呕吐、便秘和腹泻等胃肠反应及视物模糊、口干、头痛等副作用。

3. 阿司咪唑可引起心律失常,有心脏病、甲状腺功能低下及电解质异常者应慎用。

#### 马来酸氯苯那敏

马来酸氯苯那敏(chlorpheniramine maleate)又名扑尔敏。口服吸收快而完全,1h 内起效,血药浓度 2.5～6h 达峰值,首过消除明显,生物利用度为 25%～50%,$t_{1/2}$ 为 30h,血浆蛋白结合率约为 70%。主要经肝脏代谢,代谢产物无活性,部分以原形经肾脏排泄。

马来酸氯苯那敏能竞争性地阻断 H₁ 受体,从而阻止变态反应的发生,解除组胺所引起的充血、毛细血管通透性增加等作用。本药还具有镇静作用。临床上主要用于各种皮肤过敏症,如:荨麻疹、湿疹、药疹、虫咬症、花粉症、神经性皮炎及日光性皮炎等,止痒效果明显;还可用于过敏性鼻炎、血管舒缩性鼻炎、药物及食物过敏等;此外还可与其他药物合用于上呼吸道感染,可消除或减轻鼻塞、喷嚏、流涕等症状。

主要不良反应有嗜睡、头晕、乏力、口干、多尿、视物模糊、出血倾向、心悸及咽喉痛等。高血压、甲状腺功能亢进、青光眼、消化性溃疡、膀胱颈梗阻、幽门十二指肠梗阻及前列腺肥大者慎用,孕妇及哺乳期妇女慎用。服药期间避免驾驶和高空作业。

小案例

同步测试

(二) $H_2$ 受体阻断药

本类药物有西咪替丁、雷尼替丁、法莫替丁等(见第五篇第二章第一节)。

**思考题**

1. 简述 $H_1$ 受体阻断药的药理作用与临床应用。
2. $H_1$ 受体阻断药的不良反应及应用注意事项有哪些?
3. 马来酸氯苯那敏为何可用于治疗上呼吸道感染,治疗中应注意什么?

(陈紫微　胡　珏)

# 第十二篇 生殖系统

# 第一章 生殖生理

**学习要求**
1. 掌握雄激素、雌激素、孕激素的生理作用。
2. 熟悉月经周期形成的机制。
3. 了解睾丸和卵巢的功能;胎盘的内分泌功能和妊娠维持的机制。

思维导图

课件

成熟的个体能够产生与自己相似的子代个体,这种功能称为生殖(reproduction)。人类的自然生殖过程由男、女两性共同完成,包括生殖细胞(精子和卵子)形成、受精、着床、胚胎发育和分娩等。本章主要讨论男、女两性生殖功能以及生殖的基本过程。

## 第一节 男性生殖

男性的主性器官是睾丸,附性器官有附睾、输精管、前列腺、精囊腺、尿道球腺、阴茎等。睾丸主要由曲细精管和间质细胞组成,前者是生精的部位,后者具有内分泌功能,可分泌雄激素。睾丸的功能受下丘脑-腺垂体-睾丸轴的调节。

### 一、睾丸的生精功能

曲细精管上皮由生精细胞和支持细胞构成。支持细胞围绕生精细胞,对生精细胞具有支持和营养作用。原始的生精细胞是精原细胞,青春期开始,在有关激素的作用下,进入分裂、分化,经历了初级精母细胞、次级精母细胞、精细胞,最后分化为精子。精子形成后,与支持细胞脱离进入管腔中。整个生精过程由曲细精管的基膜逐渐向管腔移动,历时约2个月。精子产生后被运送到附睾,在附睾中进一步成熟,并获得活动能力。精液是精子和精囊腺、前列腺、尿道球腺分泌液体的混合物,在性高潮时排出体外,称为射精。正常成年男性每次射精量为3～6ml,1ml精液中含精子2000万至4亿个,少于2000万个则不易受精。

精子的生成需要适宜的温度,阴囊内的温度比腹腔低1～8℃,适合精子生成。若出生后睾丸尚未下降到阴囊而仍留于腹腔(隐睾症),则影响精子的生成,是男性不育的原因之一。

## 二、睾丸的内分泌功能

睾丸的间质细胞分泌雄激素,支持细胞分泌抑制素。

### (一)雄激素

睾丸间质细胞分泌的雄激素主要是睾酮(testosterone,T),绝大部分睾酮在血液中与蛋白质结合,约2%处于游离状态。睾酮主要在肝脏被灭活,其产物经肾脏排泄。雄激素的生理作用有以下几个方面:

1. 刺激和维持男性特征　青春期开始,男性的外表出现一系列与女性不同的特征,称为副性征。表现为:喉结突出、嗓音低沉、胡须生长、毛发呈特征性分布、骨骼粗壮、肌肉发达等。睾酮不仅能刺激副性征的出现并维持之,还与性欲的产生和维持有关。

2. 促进男性附性器官的生长发育　睾酮能刺激前列腺、阴茎、阴囊和尿道球腺等附性器官的生长和发育。

3. 维持生精作用　睾酮自间质细胞生成后,透过基膜进入曲细精管,经支持细胞与生精细胞的相应受体结合,促进精子的生成。

4. 影响代谢　睾酮促进蛋白质的合成,特别是肌肉和生殖器官;促进骨骼的生长和钙、磷沉积;刺激红细胞的生成,使体内红细胞数量增多;影响水、盐代谢,有利于水、钠在体内保留。在青春期,睾酮与生长素的协同作用,导致生长高峰的出现。

### (二)抑制素

抑制素(inhibin)是由睾丸支持细胞分泌的糖蛋白激素。它对腺垂体FSH的分泌有很强的抑制作用,但对LH的分泌影响很小。

## 三、睾丸功能的调节

睾丸的生精功能和内分泌功能均受下丘脑-腺垂体-睾丸轴的调节,此外,还受局部因素、温度、光照等影响。

### (一)下丘脑-腺垂体对睾丸活动的影响

下丘脑分泌的促性腺激素释放激素(GnRH)经垂体门静脉到达腺垂体,促进腺垂体合成和分泌FSH、LH。FSH主要作用于曲细精管的各级生精细胞和支持细胞,促进生精活动和抑制素的分泌,LH主要作用于间质细胞,促进睾酮的分泌。

### (二)睾丸激素对下丘脑-腺垂体的反馈调节

血液中的睾酮对下丘脑-腺垂体具有负反馈作用。当血液中睾酮达到一定浓度时,将对下丘脑分泌GnRH和腺垂体分泌LH产生抑制作用,从而使血中睾酮浓度保持在一个相对稳定的水平。另外,支持细胞分泌的抑制素对腺垂体FSH的分泌具有负反馈调节作用,从而保证睾丸生精功能的正常进行(图12-1-1)。

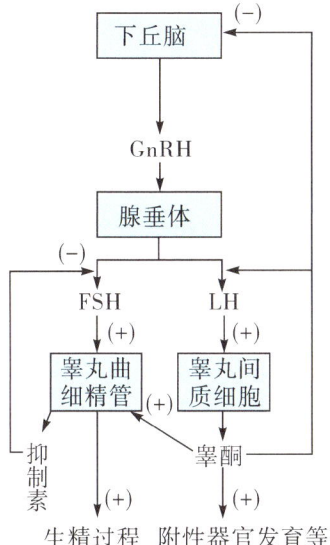

图 12-1-1　睾丸功能调节示意图

## 第二节　女性生殖

女性的主性器官是卵巢,附性器官有输卵管、子宫、阴道和外生殖器等。卵巢具有生卵功能和内分泌功能。

### 一、卵巢的生卵功能

微课视频

卵子(卵细胞)是在卵泡中生长发育的。青春期女性的两侧卵巢有 30 万～40 万个原始卵泡。在腺垂体分泌的促性腺激素的影响下,每月有 15～20 个原始卵泡进入发育,经历了初级卵泡、生长卵泡,最后形成成熟卵泡。但一般只有一个卵泡成为优势卵泡得以发育成熟并排卵,其余的则退化为闭锁卵泡。

成熟的卵泡破裂,卵细胞、透明带、放射冠与卵泡液一起排入腹腔,称为排卵(ovulation)。排卵后,残余的卵泡组织继续发育形成黄体。若排出的卵子未受精,黄体在排卵后 9～10 天开始退化,成为白体。若卵子受精,黄体在人绒毛膜促性腺激素的作用下继续生长并维持数月,成为妊娠黄体。

### 二、卵巢的内分泌功能

卵巢是一个重要的内分泌腺,分泌的激素有雌激素、孕激素以及少量的雄激素,它们均属类固醇激素。

#### (一)雌激素

雌激素有 3 种:雌二醇、雌三醇和雌酮,其中雌二醇的分泌量最多,活性也最强。雌激素的主要生理作用有以下几个方面:

1. 促进女性附性器官的发育并维持其正常功能　雌激素促进子宫平滑肌增生,提高子宫平滑肌对催产素的敏感性;促使子宫内膜增生,即血管和腺体增生、内膜增厚,但不分泌;使子宫颈分泌稀薄的黏液,有利于精子通过;促进输卵管的运动,有利于精子和卵子的运行;加快阴道上皮更新速率,糖原合成增加,有利于乳酸杆菌的生长,增强阴道对细菌的抵抗力。

2. 促进副性征的出现并维持之　雌激素刺激乳腺导管及其结缔组织增生,促进乳腺的发育;使全身脂肪和毛发分布具有女性特征,如音调变高、骨盆宽大、臀部肥厚等。

3. 影响代谢　雌激素对代谢的作用比较广泛,主要表现为:刺激成骨细胞活动,加速骨骼生长,同时促进钙盐沉积和骨骺的愈合;促进肾小管对水和钠的重吸收,增加细胞外液量,有利于水和钠在体内潴留;促进蛋白质合成,降低血浆胆固醇和β-脂蛋白含量。

(二)孕激素

小案例

孕激素主要是孕酮,在卵巢主要由黄体产生,又称黄体酮。

孕激素主要作用于子宫内膜和子宫平滑肌,以适应受精卵的着床和维持妊娠,但孕酮通常要在雌激素作用的基础上才能发挥作用。

1. 对子宫的作用　在雌激素的作用下,孕酮使子宫内膜呈分泌期的变化,即内膜进一步增生变厚,血管扩张充血并有腺体分泌,为受精卵着床作好准备。同时,孕酮降低子宫平滑肌的兴奋性,使之对催产素的敏感性降低,有利于维持妊娠。除此以外,孕酮能减少子宫颈黏液的分泌,使黏液变稠,不利于精子的通过;能抑制母体的免疫排斥反应,防止流产。

2. 对乳腺的作用　在雌激素作用的基础上,孕酮促进乳腺腺泡的发育,并在妊娠后为泌乳做好准备。

3. 产热作用　孕激素可促进机体产热,使基础体温升高。在月经周期中,排卵后体温的升高便是孕酮作用的结果。

### 三、卵巢功能的调节

卵巢的活动受下丘脑-腺垂体-卵巢轴的调节,而卵巢分泌的激素使子宫内膜发生周期性变化,同时对下丘脑和腺垂体进行反馈调节。这种调节结果使女性生殖器官的形态和功能呈现周期性。以下通过对月经周期及其形成机制的介绍,来认识女性生殖器官的周期性活动及其调节机制。

(一)月经周期的概念

女性从青春期开始,在整个生育期内(除妊娠和哺乳期),生殖系统的活动呈现规律性的月周期变化,称为生殖周期。在这个周期中,子宫内膜发生每月一次的脱落出血,经阴道流出,称为月经(menstruation)。月经的周期性出现与卵巢的周期性活动密切相关。因此女性的生殖周期又称为月经周期(menstrual cycle)。

月经周期的长短因人而异,平均28天,正常范围为20~40天。每个女性自身的月经周期相对稳定。通常我国女性成长到12~14岁出现第一次月经,称为初潮,初潮后的一段时间月经周期可能不规则,约1年左右才逐渐规律起来。到围绝经期(45~50岁),月经周期极不规则,然后停止,称为绝经。

(二)月经周期中卵巢和子宫内膜的变化

在月经周期中,卵巢的周期性活动导致子宫内膜呈现周期性的变化。卵巢的周期性活动包括卵泡期、排卵期和黄体期。子宫内膜在卵巢分泌的激素的作用下,经历了增殖期、分泌期和月经期的变化。

1. 增殖期　相当于月经周期的第5~14天,包括卵巢的卵泡期和排卵期。此期卵巢中的卵泡处于生长发育和成熟阶段,并不断分泌雌激素。在雌激素的作用下子宫内膜增生变厚,其中的血管和腺体增生,但腺体不分泌。此期末,成熟的卵泡出现排卵。

2. 分泌期　相当于月经周期的第15～28天,即卵巢的黄体期。此期排卵后的残余卵泡形成黄体,并不断分泌雌激素和孕激素。在这两种激素,特别是孕激素的作用下,子宫内膜进一步增厚,血管扩张充血、腺体分泌,使子宫内膜变得松软肥厚,为受精卵着床和发育作好准备。

3. 月经期　即月经周期的第1～4天,相当于卵巢的卵泡期。此期黄体退化、萎缩,分泌的雌激素、孕激素显著减少,子宫内膜失去这两种激素的作用,出现血管痉挛,导致内膜缺血、坏死、脱落和出血,形成月经。子宫内膜脱落形成的创面容易被细菌感染,故应注意经期卫生和避免剧烈运动。月经期的出血量为50～100ml,由于子宫内膜组织含有较丰富的纤溶酶原激活物,故月经血不会凝固。

(三)月经周期形成的机制

月经周期的形成主要受下丘脑-腺垂体-卵巢轴的调节。

1. 增殖期的形成　随着女性青春期的到来,下丘脑发育成熟,分泌GnRH增多,在GnRH的作用下,腺垂体分泌FSH和LH,FSH促使卵泡生长发育,在LH配合下,卵泡分泌雌激素。雌激素作用于子宫内膜,使之出现增殖期的变化。随着卵泡的生长发育,分泌的雌激素逐渐增多,在排卵前一天左右,血液中雌激素浓度达到最高水平,通过对下丘脑的正反馈作用使GnRH分泌进一步增加,从而使FSH和LH的分泌达到高峰。在大量LH的作用下,成熟的卵泡破裂排卵。

2. 分泌期的形成　排卵后,卵泡的残余部分在LH的作用下形成黄体。黄体分泌雌激素和孕激素,特别是孕激素,使子宫内膜出现分泌期变化。

3. 月经期的形成　随着黄体的生长,在排卵后第8～10天,血液中雌激素、孕激素水平达到高峰。高浓度的雌激素和孕激素对下丘脑和腺垂体产生负反馈作用,使GnRH、FSH、LH分泌减少,从而使黄体退化、萎缩,分泌的雌激素和孕激素迅速减少,子宫内膜突然失去这两种激素的支持,便脱落出血,进入月经期。

血中雌激素和孕激素浓度的降低,对下丘脑和腺垂体的抑制作用解除,GnRH、FSH、LH的分泌逐渐增多,卵巢中又有一批原始卵泡进入发育,下一个月经周期重新开始(图12-1-2)。

由此可见,子宫内膜的周期性变化受卵巢周期性活动的调控,而卵巢的周期性活动受下丘脑-腺垂体内分泌活动的控制。因此,内外环境的急剧变化、精神刺激等均可引起月经失调。

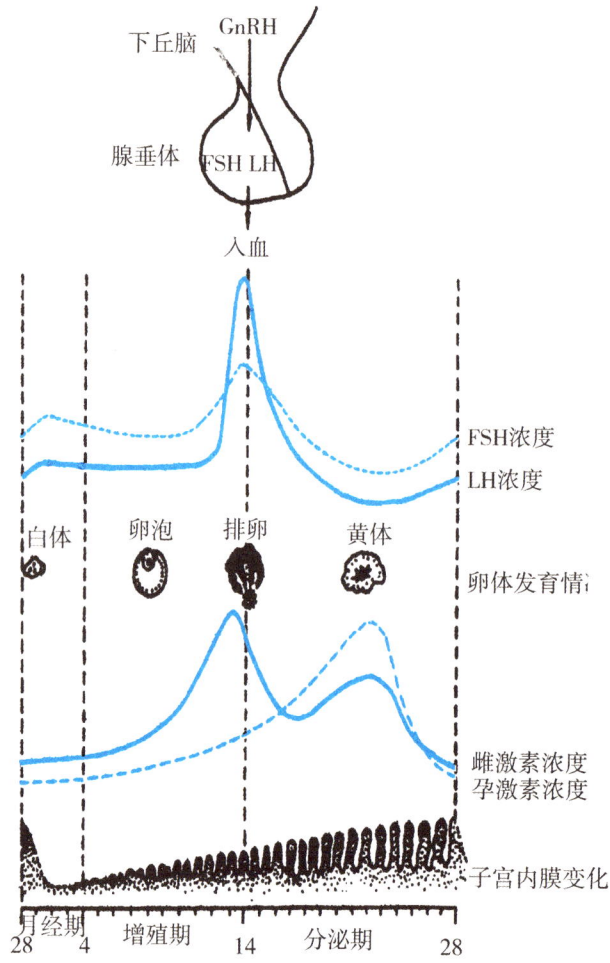

图 12-1-2 月经周期中子宫内膜、卵巢、血中激素变化示意图

## 第三节 妊娠与避孕

### 一、妊娠

妊娠是新个体产生的过程。包括受精、着床、胎儿的生长发育以及分娩。

#### (一)受精

受精(fertilization)是指精子与卵子结合的过程。在正常情况下,受精的部位在输卵管的壶腹部。

1. 精子的运行　精子射入阴道后,穿过子宫颈管和子宫腔,沿输卵管运行到达受精部位。精子运行的动力一方面来自自身尾部鞭毛的摆动,另一方面来自女性生殖道平滑肌的运动和输卵管纤毛的摆动。一次射出的精液中含有数亿个精子,但到达受精部位的仅数百或更少。这是因为精子在运行过程中,要受许多因素的影响,如阴道的 pH 值、子宫颈黏液的黏度等。精子从阴道运行到受精部位需要 30～90min。

2. 精子的获能　精子进入女性生殖道一段时间后,才能获得使卵子受精的能力,称为精子的获能(capacitation of spermatozoa)。精子在附睾内虽然已经发育成熟,具备使卵子受精的能力,但是在附睾和精浆中存在一种糖蛋白,它与精子结合后,使精子失去受精的能力。而女性生殖道,尤其是子宫与输卵管内,存在去除这种抑制作用的物质,使精子获得让卵子受精的能力。

3. 受精过程　卵子由卵泡排出后,很快进入输卵管伞端,依靠输卵管平滑肌的运动和上皮纤毛的摆动到达受精部位。当精子与卵子相遇时,精子的顶体释放顶体酶,溶解卵子的放射冠和透明带,使精子得以进入卵细胞,这一过程称为顶体反应。在一个精子穿越透明带后,激发卵细胞发生反应,封锁透明带,从而使其他精子难以进入。精子进入卵细胞后,立即激发卵细胞完成第二次成熟分裂,并形成第二极体。进入卵细胞的精子尾部迅速退化,细胞核膨大形成雄性原核,随即与雌性原核融合成一个具有46条染色体的受精卵。

(二)着床

胚泡植入子宫内膜的过程,称为着床(implantation)。受精卵在向子宫腔方向移动时,不断进行细胞分裂,大约于排卵后的第四天抵达子宫腔,此时,受精卵已经形成胚泡。大约在排卵后第8天,胚泡吸附在子宫内膜上,并通过与子宫内膜的相互作用逐渐进入子宫内膜,于受精后的第10～13天才完全埋入子宫内膜中。着床的关键是胚泡与子宫内膜的同步发育。

(三)妊娠的维持与胎盘激素

胚泡着床后,其最外层的细胞发育为滋养层,其他大部分细胞发育成为胎儿。滋养层细胞不久就形成绒毛,通过绒毛突起吸收母体血液中的营养成分供给胎儿。与此同时,子宫内膜也增殖成为蜕膜。属于母体的蜕膜和属于胎儿的绒毛膜共同形成胎盘。胎盘既是母体与胎儿进行物质交换的器官,又是内分泌器官,同时还有屏障作用。

人类胎盘可以产生多种激素,主要有人绒毛膜促性腺激素(human chorionic gonadotropin,hCG)、雌激素、孕激素和人绒毛膜生长素(human chorionic somatomammotropin,hCS)等。这些激素对于调节母体与胎儿的代谢活动和维持妊娠起重要作用(图12-1-3)。

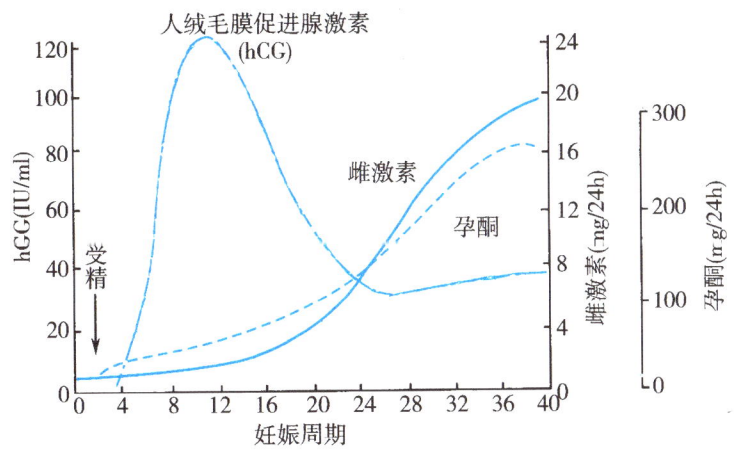

图12-1-3　妊娠期人绒毛膜促性腺激素、雌激素和孕激素水平的变化

1. 人绒毛膜促性腺激素　该激素是由滋养层细胞分泌的糖蛋白,其主要生理作用有:①与LH的作用相似,在妊娠早期刺激月经黄体转变为妊娠黄体,并使之分泌大量的雌激素和孕激素,以维持妊娠。②抑制淋巴细胞的活性,防止母体对胎儿的排斥反应,具有"安胎"的效应。

hCG在受精后第8～10天就出现在母体血中,随后其浓度迅速升高,至妊娠第8～10

周达高峰,然后又迅速下降,在妊娠 20 周左右降至较低水平,并一直维持至分娩。由于 hCG 在妊娠早期就出现在母体血中,并随尿排出,因此,测定血或尿中的 hCG 可作为早期妊娠的诊断指标。

2.雌激素和孕激素　胎盘与卵巢的黄体一样能分泌雌激素和孕激素。妊娠头两个月,雌激素和孕激素主要由妊娠黄体分泌。两个月后,由于 hCG 的分泌迅速减少,妊娠黄体萎缩,分泌的雌激素和孕激素也减少,此时胎盘接替妊娠黄体的功能,分泌雌激素和孕激素以维持妊娠,直至分娩。

在整个妊娠期,孕妇血液中的雌激素和孕激素保持在高水平,对下丘脑-腺垂体产生负反馈作用,因此,卵巢内没有卵泡发育和排卵,故妊娠期无月经。胎盘分泌的雌激素主要是雌三醇,其前体主要来自胎儿,因此,测定孕妇血或尿中雌三醇的水平,有助于判断胎儿是否存活。

3.人绒毛膜生长素　该激素是由滋养层细胞分泌的多肽。它的化学结构、生理作用均与生长素相似。主要作用是调节母体与胎儿的物质代谢,促进胎儿生长。

**(四)分娩**

分娩是指成熟的胎儿及其附属物从子宫娩出体外的过程。人类的孕期约为 280 天。妊娠末期,子宫平滑肌的兴奋性逐渐升高,最后出现强烈而有规律的收缩,驱使胎儿离开母体。分娩过程存在正反馈调节,子宫肌收缩,胎儿下降,子宫颈受刺激后可反射性地引起催产素的释放,催产素可使子宫肌的收缩进一步加强,直至分娩过程完成。但分娩发动的机制至今尚未明了。

## 二、避孕

知识拓展

避孕是指采取一定的措施使女性暂不受孕。避孕的方法应该安全可靠、简便易行。通常是通过控制以下几个环节来达到避孕的目的:抑制精子或卵子的生成;阻止精子与卵子相遇;干扰女性生殖道内的环境,使之不利于精子的生存和活动;使子宫内的环境不适于胚泡着床和生长等。

同步测试

**思考题**

1.试述下丘脑和腺垂体对睾丸的生精和内分泌功能的调节。
2.男性输精管结扎后,对性功能有影响吗?为什么?
3.月经周期中,子宫内膜有哪些变化?这些变化的产生机制如何?
4.为什么妊娠后无月经?

(毛红娇　况　炜)

# 第二章　作用于生殖系统的药物

**学习要求**
1. 掌握缩宫素的药理作用、临床应用、不良反应及应用注意事项。
2. 熟悉麦角生物碱和避孕药的作用特点与临床应用。
3. 了解其他影响生殖系统的药物的作用特点。

思维导图

课　件

## 第一节　子宫平滑肌兴奋药与抑制药

### 一、子宫平滑肌兴奋药

子宫平滑肌兴奋药是一类能选择性地兴奋子宫平滑肌，引起子宫收缩的药物。包括缩宫素、麦角生物碱和前列腺素等。

#### 缩宫素

缩宫素(oxytocin)又名催产素，目前临床使用的是人工合成品或从牛、猪的垂体后叶提取的制剂。

【药理作用】
1. 兴奋子宫平滑肌　缩宫素选择性兴奋子宫平滑肌，加强子宫收缩。其作用特点是：①作用快速、短暂；②对子宫体兴奋作用强，对子宫颈兴奋作用弱，有利于促使胎儿娩出；③小剂量引起子宫节律性收缩，大剂量则引起子宫强直性收缩；④雌激素增强子宫对缩宫素的敏感性，而孕激素则降低其敏感性。
2. 促进排乳　缩宫素可使乳腺腺泡周围的肌上皮细胞收缩，促进排乳。在喂奶前2~3min滴鼻，经黏膜吸收后，可促进乳汁分泌。也可肌内注射2~5U，催乳。
3. 其他作用　大剂量缩宫素能松弛血管平滑肌，有短暂的降压作用。此外，尚有轻度抗利尿作用。

【临床应用】
1. 催产和引产　对于胎位正常、无产道障碍的宫缩无力性难产孕妇，用小剂量(2~5U加入5%葡萄糖注射液500ml稀释)缩宫素缓慢静脉滴注，以加强子宫节律性收缩，促进分娩；对于死胎、过期妊娠及妊娠合并严重疾病(如心脏病等)，须提前终止妊娠者，可用小剂量缩宫素引产。
2. 产后出血　大剂量缩宫素(5~10U)肌内注射可使子宫产生强直性收缩，压迫肌层内血管而止血，用于产后止血。因缩宫素作用不持久，常需加用麦角新碱维持疗效。

【不良反应及应用注意事项】　偶见恶心、呕吐、心律失常等，使用过量可导致子宫持续性强直收缩，引起胎儿宫内窒息，甚至子宫破裂。因此，缩宫素用于催产、引产时必须注意：①严格掌握剂量，根据宫缩及胎心情况及时调整静脉滴注速度，避免子宫强直性收缩；

小案例

②严格掌握禁忌证,有产道异常、头盆不称、胎位不正、前置胎盘、三胎以上经产妇及剖宫产史者禁用,以防子宫破裂或胎儿宫内窒息。

### 麦角新碱

麦角新碱(ergometrine)属于麦角生物碱。口服吸收快而完全,10min 内起效,作用维持 3h;肌注 5min 内起效,静注立即起效,但维持时间均比口服短。本药经肝脏代谢,经肾脏排泄。

麦角新碱能选择性兴奋子宫平滑肌,使子宫收缩。其特点是:①作用快、强大而持久;②对妊娠子宫比未孕子宫敏感,尤以临产时和产后子宫最敏感;③剂量稍大即引起子宫强直性收缩,压迫血管而有止血作用;④对宫体和宫颈的作用无选择性。

临床主要用于:①治疗子宫出血,常选用肌内注射,使子宫平滑肌产生强直性收缩,机械地压迫肌层内血管而止血;②产后子宫复原,产后应用麦角新碱可促进子宫收缩,加速其复原。

不良反应较少。但静脉给药时可出现恶心、呕吐、头痛、头晕、耳鸣、腹痛、胸痛、心悸、呼吸困难及心率过缓等症状;也可能引起严重高血压,可用氯丙嗪缓解。如使用不当,还可能发生麦角中毒,表现为持久呕吐、腹泻、手足和下肢皮肤苍白发冷、心跳减弱和惊厥等症状。

胎儿及胎盘娩出之前禁用,以免引起子宫破裂、胎儿宫内窒息及胎盘滞留宫内。妊娠中毒症、高血压、冠心病患者禁用。

### 麦角胺

麦角胺(ergotamine)也属于麦角生物碱。口服吸收少且不规则。经肝脏代谢,代谢产物主要通过胆汁排泄,少量以原形随尿液和粪便排出。

麦角胺能通过对血管平滑肌的直接收缩作用,使脑动脉血管的过度扩张与搏动恢复正常,从而减轻头痛。临床上主要用于治疗偏头痛。与咖啡因合用可促进麦角胺的吸收并增强其对血管的收缩作用,故疗效更佳。

常见不良反应有手足麻木、下肢肿胀和肌肉疼痛等。大剂量反复使用还可损害血管内皮细胞,引起肢端坏死。

### 前列腺素

作为子宫兴奋药的前列腺素有地诺前列酮(dinoprostone)、地诺前列素(dinoprost)、米索前列醇(misoprostol)等。

【药理作用与临床应用】 对妊娠各期子宫均有明显的兴奋作用。对妊娠初、中期子宫的兴奋作用远比缩宫素强,临产前的子宫最为敏感。引起子宫收缩的特性与分娩时的阵缩相似,在增强子宫平滑肌节律性收缩的同时,尚能使子宫颈扩张。临床用于中期引产和足月妊娠引产,还可用于药物流产和抗早孕等。

【不良反应及应用注意事项】 常出现恶心、呕吐、腹痛、腹泻等。静脉滴注过量可引起子宫强直性收缩,故应严密观察宫缩情况,防止发生子宫破裂。青光眼、心脏病、支气管哮喘患者禁用。

## 二、子宫平滑肌抑制药

子宫平滑肌抑制药又称抗分娩药,主要用于防止早产。常用药物有 $\beta_2$ 受体激动药(利托君、特布他林、沙丁胺醇和克伦特罗)及硫酸镁等。

#### 利托君

利托君（ritodrine）主要激动子宫平滑肌 $β_2$ 受体，使子宫平滑肌松弛，从而使子宫收缩的强度和频率明显降低，减少子宫的活动而延长妊娠期，使分娩推迟。主要用于延长孕期，防止早产。一般先采用静脉滴注，获得疗效后再改用口服维持。

因本药同时激动 $β_1$ 受体，可引起心率加快、心悸、胸闷及心律失常等；静脉给药时还可见恶心、呕吐、震颤、头痛、高血糖及低血钾等。静脉滴注时，应密切监测母体及胎儿的心率、血压等情况。伴有严重心血管疾病者及妊娠不足 20 周的孕妇禁用。

## 第二节 避孕药

避孕药是指一类阻碍受孕或防止妊娠的药物，是目前避孕方法中一种安全有效、使用方便、较为理想的避孕方法。现有的避孕药大多为女性避孕药，是以孕激素为主，雌激素为辅的复方制剂。

知识拓展

### 一、主要抑制排卵的避孕药

本类药物由不同类型的孕激素和雌激素配伍组成，是目前常用的口服避孕药。主要通过抑制排卵发挥避孕效果。按规定服药，避孕效果可达 99% 以上，停药后生殖能力很快恢复（表 12-2-1）。

课件

表 12-2-1　主要抑制排卵的避孕药

| 制剂名称 | 成　分 | 用　法 |
| --- | --- | --- |
| 复方炔诺酮片（口服避孕片 1 号） | 炔诺酮、炔雌醇 | 从月经周期第 5 天开始，每晚服 1 片，连服 22 天，不可间断，如有漏服应在次晨补服。停药 2~4 天发生撤退性出血 |
| 复方甲地孕酮片（口服避孕片 2 号） | 甲地孕酮、炔雌醇 | 从月经周期第 5 天开始，每晚服 1 片，连服 22 天，如停药后 7 天仍不来月经，应立即开始下一疗程 |
| 复方甲基炔诺酮（口服避孕片） | 甲基炔诺酮、炔雌醇 | 从月经周期第 5 天午饭后服第一次药，间隔 20 天服第二次，以后每月服药一次，每次 1 片。一般在服药后 6~12 天来月经 |
| 复方己酸孕酮注射剂（避孕针 1 号） | 己酸孕酮、戊酸雌二醇 | 从月经周期第 5 天深部肌内注射 2 支，以后每隔 28 天注射 1 支 |

不良反应及应用注意事项有：①类早孕反应，如头晕、恶心、呕吐及食欲减退等反应，坚持用药 2~3 个月后可减轻或消失；②子宫不规则出血和闭经；③凝血功能亢进；④乳汁分泌减少等。肝炎、肾炎、高血压、糖尿病和哺乳期患者慎用。乳房肿块、子宫肌瘤及宫颈癌患者禁用。呕吐严重者可加服维生素 $B_6$。漏服会导致避孕失败。

### 二、抗孕卵着床避孕药

本类药物又称为探亲避孕药，能快速抑制子宫内膜的发育和分泌功能，干扰受精卵着床而产生避孕作用。主要特点是在使用时间上灵活方便，不受月经周期的限制，无论在排卵前、排卵期或排卵后服用都有效。夫妻探亲同居当晚或房事后服用，工具避孕失败或没有采取措施者，均可作为紧急避孕措施。常用的药物有甲地孕酮片、炔诺酮片和复方双炔失碳酯片等（表 12-2-2）。

表 12-2-2　抗孕卵着床避孕药

| 制剂名称 | 成　分 | 用　法 |
|---|---|---|
| 甲地孕酮片（探亲避孕片1号） | 甲地孕酮 | 在同居当天中午服1片,晚上加服1片,以后每晚服1片,直到探亲结束 |
| 炔诺酮片（探亲避孕片） | 炔诺酮 | 在同居当晚服1片,以后每晚服1片,直到探亲结束 |
| 复方双炔失碳酯片（53号探亲避孕片） | 双炔失碳酯 | 在同居当晚服1片,次日晨加服1片,以后每晚服1片,直到探亲结束 |

### 三、外用避孕药

本类药主要有壬苯醇醚（nonoxinol）、孟苯醇醚（menfegol）、烷苯醇醚（alfenxynol），为非离子型表面活性剂,是目前使用最普遍的外用杀精子药。通过降低精子表面张力,破坏精子膜结构而杀死精子,或使精子失去游动、穿透卵子的能力而无法受精。房事前置入阴道的药膜 5min 后起效,作用维持 2h；栓剂 10min 后起效,作用维持 2~10h。不良反应为阴道局部刺激反应,表现为分泌物多、外阴瘙痒,多次使用后可逐渐消失。

### 四、主要影响精子的避孕药

棉酚（gossypol）可影响精子的发生过程,使精子数量减少甚至消失,但不影响男性第二性征。一般停药 3 个月内精子的生成过程恢复正常。不良反应有乏力、食欲减退、恶心、呕吐和心悸等。

同步测试

**思考题**
1. 缩宫素和麦角新碱对子宫平滑肌的作用有何不同？
2. 缩宫素用于催产、引产时必须注意什么？
3. 简述避孕药的分类与代表药物。

（林益平　朱一亮）

# 第十三篇　化学治疗药

# 第一章　抗菌药物概述

**学习要求**
1. 掌握抗生素、抗菌谱、化疗指数、抗菌后效应及耐药性等概念。
2. 熟悉抗菌药物的作用机制、抗菌药物合理应用原则。
3. 了解机体、病原体和药物三者之间的相互关系及细菌耐药性产生的机制。

思维导图

课　件

微课视频

抗菌药物是一类能抑制或杀灭病原微生物，用于防治感染性疾病的药物，包括抗生素和人工合成抗菌药。抗菌药物、抗寄生虫药和抗恶性肿瘤药统称为化学治疗药。在应用化学治疗药时，应注意机体、病原体和药物三者之间的相互关系(图13-1-1)，注重调动机体的抗病能力，减少或避免药物的不良反应，防止或延缓耐药性产生，充分发挥药物的治疗作用。

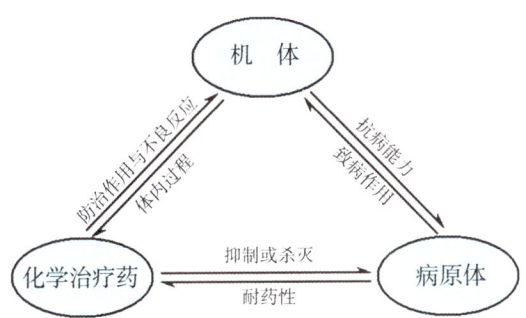

图 13-1-1　机体、病原体和化学治疗药相互作用示意图

## 一、常用术语

1. **抗生素**　某些微生物(如真菌、细菌、放线菌)产生的具有抑制或杀灭其他病原微生物作用的化学物质称为抗生素。包括天然抗生素和人工半合成抗生素两类，后者是对天然抗生素进行结构改造而获得的产品。

2. **抗菌谱**　抗菌药物的抗菌范围称为抗菌谱。药物仅作用于单一菌种或局限于某一菌属，称为窄谱抗菌药，如异烟肼只对结核分枝杆菌有作用。药物抗菌谱广，不仅对革兰阳性菌和革兰阴性菌有作用，而且对立克次体、支原体、衣原体等病原体也有效，称为广谱抗菌药，如四环素类抗生素。抗菌谱是临床选择抗菌药物的基础。

3. **抗菌活性**　药物抑制或杀灭病原微生物的能力称为抗菌活性。以下指标可用于评价抗菌药的抗菌活性：①最低抑菌浓度（minimal inhibitory concentration，MIC），即药物能够抑制培养基内细菌生长的最低浓度；②最低杀菌浓度（minimal bactericidal concentration，MBC），即药物能够杀灭培养基内细菌的最低浓度。

4. 抑菌药和杀菌药　具有抑制病原菌生长繁殖能力的药物称为抑菌药，如磺胺类和四环素类。具有杀灭病原菌能力的药物称为杀菌药，如青霉素类和氨基糖苷类。

5. 化疗指数　是衡量化疗药物安全性和临床应用价值的参数，一般以动物实验的 $LD_{50}/ED_{50}$ 或 $LD_5/ED_{95}$ 的比值来表示。通常化疗指数愈大，表明药物的安全性愈大，毒性越小。但化疗指数大者并非绝对安全，如化疗指数较大的青霉素却可发生过敏性休克。

6. 抗菌后效应　又称抗生素后效应，是指抗菌药物与细菌短暂接触，当血药浓度低于MIC或被消除之后，细菌生长仍受到持续抑制的效应。抗菌后效应通常以时间表示，如青霉素、头孢菌素对革兰阳性菌的后效应为2~4h，即药物脱离细菌后作用仍可维持2~4h。抗菌后效应长的药物，给药间隔时间可延长，且疗效不减。抗菌后效应为指导临床合理用药、制定合理给药方案提供重要的参考依据。

## 二、抗菌药作用机制

抗菌药主要是通过干扰病原体的生化代谢过程，影响其结构和功能，使其失去生长和繁殖能力而呈现抑菌或杀菌作用（图13-1-2）。

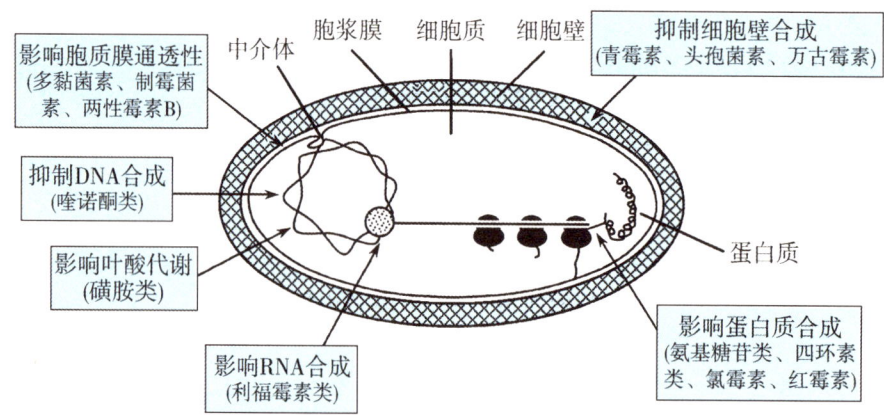

图13-1-2　细菌结构与抗菌药物作用机制示意图

1. 抑制细菌细胞壁合成　细菌胞体外有一层坚韧的细胞壁，主要成分为肽聚糖（亦称黏肽），具有维持细菌形态和功能的作用。抗菌药物可干扰黏肽合成的不同阶段而发挥杀菌作用。如β-内酰胺类抗生素作用于胞浆膜上的靶点青霉素结合蛋白（penicillin binding proteins，PBP），抑制转肽酶活性，阻止病原菌细胞壁黏肽的合成，使细胞壁缺损，最终可致细菌菌体破裂、溶解后死亡。

2. 影响细菌胞浆膜通透性　细菌胞浆膜位于细胞壁内侧，由类脂质双分子和镶嵌于其中的蛋白质组成。多黏菌素类药能与细菌胞浆膜中的磷脂结合形成复合物，使胞浆膜通透性增加，菌体内重要物质外漏，导致细菌死亡。

3. 抑制细菌蛋白质合成　细菌核糖体为70S，由30S和50S亚基组成。氨基糖苷类、四环素类抗生素可作用于细菌核蛋白体30S亚基，大环内酯类、氯霉素、林可霉素作用于细菌核蛋白体50S亚基，从而抑制细菌的蛋白质合成，产生抑菌或杀菌作用。

4. 抑制细菌核酸合成　磺胺类、甲氧苄啶分别抑制二氢叶酸合成酶和二氢叶酸还原酶活性,妨碍叶酸代谢,进而导致核酸合成受阻而产生抗菌作用。喹诺酮类抑制细菌的 DNA 回旋酶,阻碍细菌 DNA 复制而产生杀菌作用。利福平抑制细菌的 DNA 依赖性 RNA 多聚酶,阻止 RNA 的合成而杀灭细菌。

### 三、细菌的耐药性

耐药性又称抗药性,是指细菌与药物反复接触后,细菌对抗菌药物的敏感性降低甚至消失。反复使用抗菌药是形成耐药性的重要原因之一,耐药性已成为抗菌药物临床应用中的一个严重问题。耐药性产生机制如下:

1. 产生灭活酶　细菌产生改变药物结构的酶,包括水解酶和钝化酶。水解酶如 β-内酰胺酶,可水解青霉素类和头孢菌素;钝化酶如乙酰化酶,可改变氨基糖苷类药物的结构,使其失去抗菌活性。

2. 降低细菌胞浆膜通透性　细菌可通过多种方式阻止抗菌药物透过胞浆膜进入菌体内。如铜绿假单胞菌可改变胞浆膜非特异性功能,对广谱青霉素类产生耐药性。

3. 细菌改变药物作用的靶位结构　细菌通过改变靶位蛋白的结构,降低与抗菌药的亲和力,使抗生素不能与其结合;或通过增加靶蛋白数量,使未结合的靶位蛋白仍能维持细菌的正常结构和功能。

4. 细菌改变代谢途径　细菌通过改变自身代谢途径而改变对营养物质的需求。如对磺胺类药物耐药的细菌,自身可产生较多的对氨苯甲酸(PABA),或直接利用外源性叶酸。

### 四、抗菌药物合理应用原则

抗菌药物的应用涉及临床各科,正确合理应用抗菌药物是提高疗效、降低不良反应以及减少或延缓细菌耐药性发生的关键。临床应用抗菌药物时应考虑以下几个基本原则:

1. 明确应用指征及病原体　首先对感染进行定性,明确有无应用抗菌药物的指征。根据患者的症状、体征及血、尿常规等实验室检查结果,诊断为细菌性感染者,方有指征应用抗菌药物。缺乏细菌及病原微生物感染的证据,以及病毒性感染者,均无指征应用抗菌药物。如患者感染严重,急需治疗而病原体无法确定时,可在临床诊断的基础上预测可能的致病菌,选择适当的药物进行经验性治疗,同时进行药敏试验,根据药敏试验结果调整治疗方案。

2. 按照药物的抗菌作用和体内过程的特点选药　各种抗菌药有不同的抗菌谱,有相同抗菌谱的药物也存在药效学和药动学的差异。应用抗菌药物有效控制感染,必须在感染部位达到有效的抗菌浓度。如流行性脑脊髓膜炎时可选用在脑脊液中浓度高的磺胺嘧啶和青霉素 G;急、慢性骨髓炎可选用能渗入骨组织的克林霉素和林可霉素;泌尿道感染可选用主要以原形从肾排泄、泌尿道浓度高的氟喹诺酮类、头孢菌素类和青霉素类等。

3. 根据患者的机体状态及肝肾功能选药　在选择抗菌药物时,应注意患者的性别、年龄、生理、病理和免疫功能的不同,以及肝、肾功能的变化。对婴儿和老年人要考虑肝、肾功能尚未发育成熟或已衰退,常造成血药浓度增高和 $t_{1/2}$ 延长,要减少或避免使用对肝、肾有损害的药物;对儿童应避免使用对生长发育有影响的四环素类、氟喹诺酮类等;对妊娠期妇女要严禁使用致畸胎的药物;对哺乳期妇女要严格控制使用经乳汁分泌能影响乳儿生长的药物。此外,还要考虑病人的肝肾功能状态。肝功能减退时,应避免使用主要经肝代谢及对肝脏有损害的药物如红霉素、四环素类、利福平等；肾功能减退时，应避免使用主要经肾排泄或对肾脏有损害的药物如氨基糖苷类、多黏菌素类、万古霉素类等。

4.严格控制抗菌药物的预防性应用和局部应用　临床预防用药有明确指征的仅为少数情况，不合理预防用药可能造成二重感染或促进细菌耐药性的形成。因此，预防应用不但必须要有明确的指征，而且仅限于经临床实践证实确实有效的少数情况。如防止战伤、复杂外伤、血栓闭塞性脉管炎患者需进行截肢手术时，产气荚膜杆菌引起的气性坏疽；预防结肠或直肠手术后的多种需氧菌和厌氧菌感染；预防脑膜炎奈瑟菌引起的流行性脑脊髓膜炎；预防结核病、疟疾、破伤风等。

知识拓展

5.抗菌药物的联合应用

(1)联合用药的目的：利用药物的协同作用提高疗效、减少不良反应、扩大抗菌范围、延缓或减少耐药性的产生。

(2)联合用药的适应证：①单一抗菌药物不能控制的严重感染或混合感染，如感染性心内膜炎、败血症等；②未明病原菌的严重细菌感染，可先联合用药，待细菌诊断明确后即调整用药；③一般抗菌药物不易渗透进入的部位，如中枢神经系统的感染、骨髓炎等；④长期用药易产生耐药性的细菌感染，如结核病、慢性尿路感染等；⑤减少药物毒性反应，如两性霉素B和氟胞嘧啶合用治疗深部真菌感染，可减少前者用量，从而减少毒性反应。

(3)联合用药的效果：目前，一般将抗菌药物按作用性质分为四种类型：Ⅰ类为细菌繁殖期杀菌药，如β-内酰胺类等；Ⅱ类为静止期杀菌药，如氨基糖苷类、多黏菌素类等；Ⅲ类为快速抑菌药，如四环素类、大环内酯类和氯霉素等；Ⅳ类为慢效抑菌药，如磺胺类药物等。Ⅰ、Ⅱ类抗菌药物联合应用可获得增强作用，如青霉素与链霉素或庆大霉素配伍治疗肠球菌性心内膜炎；Ⅰ、Ⅲ类药物联合应用，Ⅲ类抗菌药因抑制蛋白质合成而使细菌处于静止状态，造成Ⅰ类抗菌药的抗菌活性减弱而产生拮抗作用，如青霉素与氯霉素或四环素类抗生素合用；Ⅰ、Ⅳ类抗菌药合用，Ⅳ类抗菌药对Ⅰ类抗菌药不会产生重要影响而往往产生相加作用，如青霉素与磺胺嘧啶合用治疗流行性脑脊髓膜炎可提高疗效；Ⅱ、Ⅲ类抗菌药合用，可产生相加或增强作用，如四环素与链霉素或庆大霉素合用治疗布鲁菌病；Ⅲ、Ⅳ类抗菌药合用，也可获得相加作用。此外，作用机制相同的同一类药物合用时，可能增加毒性反应，如氨基糖苷类抗生素之间不能合用；大环内酯类、氯霉素、林可霉素类因均作用于细菌核糖体的相同靶位，作用点相近，也会产生拮抗作用。

同步测试

**思考题**

1.名词解释：抗生素、抗菌谱、化疗指数、抗菌后效应、耐药性。
2.简述抗菌药物的作用机制，并举例说明。

（胡　珏　陈紫微）

# 第二章 抗生素

## 第一节 β-内酰胺类抗生素

**学习要求**
1. 掌握青霉素 G 的抗菌作用、临床应用、不良反应及应用注意事项。
2. 熟悉半合成青霉素、头孢菌素类的作用特点和临床应用。
3. 了解其他 β-内酰胺类抗生素的作用特点和临床应用。

思维导图

β-内酰胺类抗生素是一类化学结构中含有 β-内酰胺环的抗生素,包括青霉素类、头孢菌素类和其他 β-内酰胺类。

课件

### 一、青霉素类

青霉素类的基本结构是由母核 6-氨基青霉烷酸(6-APA)和侧链组成(图 13-2-1),按其来源不同,可分为天然青霉素和半合成青霉素两类。

图 13-2-1 青霉素类的基本结构

#### (一)天然青霉素

**青霉素 G**

青霉素 G(penicillin G)又名苄青霉素,从青霉菌培养液中提取获得。常用其钠盐或钾盐。其干粉末在室温中稳定,易溶于水,但水溶液极不稳定,也不耐热,在室温中放置 24h 大部分降解失效,并生成具有抗原性的降解产物,故应临用时配制。遇酸、碱、醇、重金属离子及氧化剂易被破坏,应避免配伍使用。

【体内过程】 青霉素 G 口服易被胃酸及消化酶破坏,肌内注射吸收迅速且完全,约 30min 血药浓度达峰值。广泛分布于细胞外液,不易透过血-脑脊液屏障、骨组织和脓液腔中。但脑膜炎时,大剂量青霉素可在脑脊液中达到有效浓度。90% 由肾小管分泌排出,半衰期为 0.5~1h,有效血药浓度可维持 4~6h。

为延长青霉素的作用时间,可采用难溶性的混悬剂普鲁卡因青霉素(procaine benzylpenicillin)和苄星青霉素(benzathine benzylpenicillin)。

【抗菌作用】 青霉素 G 的抗菌活性强,但抗菌谱较窄。对青霉素 G 高度敏感的病原体包括:①大多数革兰阳性球菌,如溶血性链球菌、草绿色链球菌、肺炎链球菌、不耐酶的金黄色葡萄球菌和表皮葡萄球菌等;②革兰阳性杆菌,如白喉棒状杆菌、破伤风梭菌、炭疽芽胞杆菌、产气荚膜梭菌等；③革兰阴性球菌，如脑膜炎奈瑟菌、淋病奈瑟菌；④梅毒螺旋体、钩端螺旋体、回归热螺旋体及放线菌。对肠球菌不敏感，对阿米巴原虫、立克次体、真菌和病毒无效。

青霉素 G 能与敏感细菌胞浆膜上的青霉素结合蛋白（penicillin binding proteins，PBPs）结合，从而抑制转肽酶的作用，阻止细菌细胞壁肽聚糖的交叉联结过程，使细胞壁合成受阻，造成细胞壁缺损。由于敏感菌菌体内渗透压高，使水分不断内渗，导致菌体膨胀、裂解、死亡。

青霉素 G 的抗菌作用特点：①对革兰阳性菌作用强，对革兰阴性菌作用弱；②对繁殖期细菌的抗菌作用强，对静止期细菌作用弱；③哺乳动物的细胞没有细胞壁，故对人和动物几乎无毒性；④多数细菌对青霉素 G 不易产生耐药性，但金黄色葡萄球菌较易产生耐药性。

【临床应用】　由于具有高效、低毒、价廉的优点，目前仍为治疗敏感菌感染的首选药。

1. 革兰阳性球菌感染　肺炎链球菌感染如大叶性肺炎、急性支气管炎、支气管肺炎和脓胸等；溶血性链球菌感染如咽炎、扁桃体炎、中耳炎、丹毒、猩红热和蜂窝织炎等；草绿色链球菌引起的心内膜炎；金黄色葡萄球菌感染如败血症、疖、痈和骨髓炎等。

2. 革兰阳性杆菌感染　如白喉、破伤风、气性坏疽和产气荚膜梭菌所致的败血症等，因青霉素 G 对细菌产生的外毒素无效，故必须加用相应的抗毒血清以中和外毒素。

3. 革兰阴性球菌感染　脑膜炎奈瑟菌引起的流行性脑脊髓膜炎；淋病奈瑟菌引起的淋病。

4. 其他感染　螺旋体感染如梅毒、回归热、钩端螺旋体病等；放线菌引起的放线菌病。

【不良反应及应用注意事项】

1. 过敏反应　是青霉素类最常见的不良反应，发生率为 0.7%～10%。以皮肤过敏反应和血清病样反应较多见，停药或服用 $H_1$ 受体阻断药可消失。严重者可发生过敏性休克，若抢救不及时，可致呼吸困难和循环衰竭，死亡率高达 10%。

为防止过敏反应的发生，应用青霉素 G 时应采取以下措施：①详细询问过敏史，有青霉素过敏史者禁用；②凡初次应用、用药间隔 3 天以上或用药过程中更换不同批号者均需做皮肤过敏试验（简称皮试），皮试阳性者禁用；③避免在缺乏急救药物（如肾上腺素）和抢救设备的条件下使用，避免在患者饥饿状态下注射青霉素 G，避免局部用药；④青霉素 G 最适 pH 为 5～7.5，pH 过高或过低都会加速其降解，故静脉滴注时最好选用 0.9% 氯化钠注射液稀释（pH 为 4.5～7.0）；⑤患者每次用药后需观察 30min，无不适感方可离去；⑥注射液需临用时现配；⑦一旦发生过敏性休克，应立即皮下或肌内注射 0.1% 肾上腺素 0.5～1ml，严重者应稀释后缓慢静脉注射或静脉滴注，必要时加入糖皮质激素和抗组胺药，同时采用吸氧、人工呼吸等其他抢救措施。

2. 赫氏反应　青霉素 G 治疗梅毒、钩端螺旋体病、炭疽等感染时可有症状加剧现象，表现为全身不适、寒战、发热、咽痛、肌痛及心跳加快等症状。可能与大量病原体被杀灭后释放的物质有关。

3. 其他不良反应　肌内注射青霉素 G 钾盐可产生局部疼痛、红肿或硬结。大剂量青霉素钾盐或钠盐静脉滴注，可引起明显的水、电解质紊乱，尤其在肾功能不全或心功能不全时，可引起高钾、高钠血症。

(二)半合成青霉素

青霉素 G 虽具有高效、低毒、价廉等优点，但其抗菌谱窄、不耐酸（胃酸）而不能口服、不耐酶(β-内酰胺酶)易被青霉素酶破坏,故临床应用受到一定限制。为弥补其不足,1959年开始在青霉素母核 6-APA 引入不同侧链,分别得到具有耐酸、耐酶、广谱、抗铜绿假单胞菌、抗革兰阴性菌等特点的半合成青霉素。半合成青霉素的抗菌机制、不良反应与青霉素 G 相同,并存在交叉过敏反应,用药前需用青霉素 G 做皮试,阴性者才能使用。常用半合成青霉素类的作用特点及临床应用见表 13-2-1。

表 13-2-1　常用半合成青霉素类的作用特点及临床应用

| 分类与常用药物 | 作用特点及临床应用 |
| --- | --- |
| 耐酸青霉素类 | |
| 　青霉素 V (penicillin V) | ①抗菌谱与青霉素 G 相似,但抗菌活性较弱;②耐酸,可口服;不耐 β-内酰胺酶;③仅用于革兰阳性球菌引起的轻度感染 |
| 耐酶青霉素类 | |
| 　苯唑西林(oxacillin)<br>　氯唑西林(cloxacillin)<br>　双氯西林(dicloxacillin)<br>　氟氯西林(flucloxacillin) | ①抗菌谱与青霉素 G 相似,但抗菌活性较弱;②耐酸,可口服;耐酶,对产酶金黄色葡萄球菌有效;③主要用于耐青霉素 G 的金黄色葡萄球菌感染 |
| 广谱青霉素类 | |
| 　氨苄西林(ampicillin)<br>　阿莫西林(amoxicillin) | ①抗菌谱广,对革兰阳性菌作用比青霉素弱,对革兰阴性菌作用较青霉素强,对铜绿假单胞菌无效;②耐酸,可以口服;不耐酶,对产酶金黄色葡萄球菌无效;③主要用于敏感菌所致的全身感染及伤寒 |
| 抗铜绿假单胞菌青霉素类 | |
| 　羧苄西林(carbenicillin)<br>　磺苄西林(sulbenicillin)<br>　替卡西林(ticarcillin)<br>　呋苄西林(furbenicillin)<br>　哌拉西林(piperacillin) | ①抗菌谱广,对革兰阳性和阴性菌均有效,对铜绿假单胞菌作用强大;②不耐酸,需注射给药;不耐酶,对产酶金黄色葡萄球菌无效;③主要用于铜绿假单胞菌、奇异变形杆菌、大肠埃希菌及其他肠杆菌引起的感染 |
| 抗革兰阴性菌青霉素类 | |
| 　美西林(mecillinam)<br>　匹美西林(pivmecillinam)<br>　替莫西林(temocillin) | ①对革兰阴性杆菌的作用较氨苄西林强,对革兰阳性菌作用弱,对铜绿假单胞菌无效;②不耐酸,需注射给药;耐酶,对产酶金黄色葡萄球菌有效;③主要用于革兰阴性菌所致的泌尿道、软组织感染等 |

## 二、头孢菌素类

头孢菌素类抗生素是从真菌培养液中提取的头孢菌素 C 水解得到母核 7-氨基头孢烷酸(7-ACA)接上不同侧链制成的一系列半合成抗生素,其化学结构中含有与青霉素相同的 β-内酰胺环(图 13-2-2)。

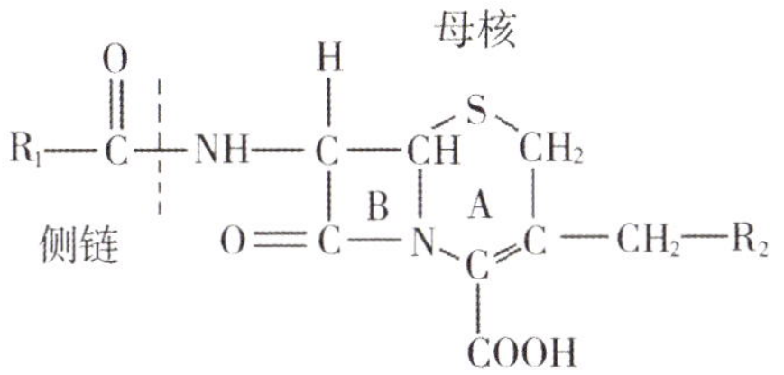

图 13-2-2　头孢菌素类的基本结构

【抗菌作用】 头孢菌素类的抗菌机制与青霉素相似,并具有抗菌谱广、杀菌力强、对β-内酰胺酶稳定及过敏反应少等特点。根据头孢菌素类研制应用的顺序、抗菌特点、对β-内酰胺酶稳定性等的不同,可将其分为四代(表13-2-2)。

表 13-2-2 头孢菌素类的分类及作用特点比较

| 分类与常用药物 | 作用特点及临床应用 |
| --- | --- |
| 第一代<br>头孢噻吩(cefalotin)<br>头孢氨苄(cefalexin)<br>头孢唑啉(cefazolin)<br>头孢拉定(cefradine)<br>头孢乙腈(cefacetrile)<br>头孢羟氨苄(cefadroxil) | ①对革兰阳性菌(包括耐青霉素的金黄色葡萄球菌)作用强,对革兰阴性菌作用弱,对铜绿假单胞菌无效;②对β-内酰胺酶稳定,但不及第二、三、四代;③有肾毒性,头孢拉定较轻;④主要用于治疗敏感菌所致呼吸道和尿路感染、皮肤及软组织感染 |
| 第二代<br>头孢孟多(cefamandole)<br>头孢呋辛(cefuroxime)<br>头孢克洛(cefaclor)<br>头孢替安(cefotiam)<br>头孢尼西(cefonicid)<br>头孢雷特(ceforanide) | ①对革兰阳性菌作用较第一代稍差,对革兰阴性菌作用较第一代强,对铜绿假单胞菌无效,部分药物对厌氧菌有效;②对β-内酰胺酶稳定性较第一代强,但不及第三、四代;③肾毒性较第一代小;④主要用于治疗敏感菌所致呼吸道、胆道感染、尿路感染和其他组织器官感染 |
| 第三代<br>头孢噻肟(cefotaxime)<br>头孢曲松(ceftriaxone)<br>头孢他定(ceftazidime)<br>头孢哌酮(cefoperazone)<br>头孢克肟(cefixime)<br>头孢特仑酯(ceferam pivoxil) | ①对革兰阳性菌作用不及第一、二代,对革兰阴性菌及厌氧菌作用较强,对铜绿假单胞菌有效;②对多种β-内酰胺酶更稳定;③对肾基本无毒性;④可用于治疗严重的败血症、脑膜炎、肺炎、骨髓炎、尿路感染 |
| 第四代<br>头孢匹罗(cefpirome)<br>头孢吡肟(cefepime)<br>头孢利定(cefalidin) | ①对革兰阳性菌、革兰阴性菌作用均较强,抗菌活性比第三代强;②对β-内酰胺酶高度稳定;③无肾毒性;④主要用于对第三代耐药的肠杆菌等细菌感染 |

【不良反应及应用注意事项】

1. 过敏反应 常见药热、皮疹、荨麻疹、哮喘等,严重者可发生过敏性休克,但发生率较青霉素低。对青霉素过敏者有5%～10%对头孢菌素有交叉过敏反应,故用药前应询问患者过敏史,对青霉素过敏者慎用。发生过敏性休克时处理方法同青霉素。

2. 肾毒性 第一代头孢菌素大剂量使用可产生肾毒性,表现为蛋白尿、血尿、血中尿素氮升高,甚至肾衰竭。应避免与其他有肾毒性的药物如氨基糖苷类抗生素合用,肾功能不全者禁用。

3. 胃肠道反应 可致恶心、呕吐、食欲不振等反应,饭后服用可减轻。

4. 二重感染 长期应用第三代头孢菌素可引起二重感染,如假膜性肠炎、念珠菌感染等,临床应严格掌握其适应证。

5. 其他 长期大量应用头孢哌酮、头孢孟多可致低凝血酶原血症,与抗凝血药合用时,可致出血倾向。一旦出现出血,可用维生素K防治。静脉给药可发生静脉炎。大剂量使用还应注意高钠血症及抽搐等中枢神经系统反应。

【药物相互作用】

1. 本类药物与其他有肾毒性的药物合用可加重肾损害,如高效利尿药、氨基糖苷类抗生素、多黏菌素类、万古霉素类等,应避免合用。

2. 头孢哌酮和头孢孟多与抗凝血药或非甾体抗炎药合用,可增加出血的危险。

3. 本类药物与乙醇或含乙醇的药物一起服用时,由于抑制乙醛脱氢酶,阻断乙醇氧化的第二步骤而致乙醛蓄积,表现出一系列与戒酒药双硫仑相似的不耐乙醇现象:如面部潮红、头痛、眩晕、腹痛、恶心及呕吐等症状。故应用本类药物期间及停药 3 天内应禁酒,并避免使用含酒精的饮料和药物。

### 三、其他 β-内酰胺类

其他 β-内酰胺类包括头霉素类、碳青霉烯类、氧头孢烯类和单环 β-内酰胺类。

(一)头霉素类

头霉素类有头孢西丁(cefoxitin)、头孢美唑(cefmetazole)、头孢替坦(cefotetan)等。其化学结构与头孢菌素相类似,在 7-ACA 的 $C_7$ 上增加了一个甲氧基,使其对 β-内酰胺酶的稳定性较头孢菌素高。本类药物抗菌谱与第二代头孢菌素相似,并对厌氧菌作用强。主要用于厌氧菌和需氧菌所致的盆腔、腹腔及妇科的混合感染。不良反应少,常见有皮疹、静脉炎、蛋白尿等。

(二)碳青霉烯类

碳青霉烯类抗生素有亚胺培南(imipenem)、美罗培南(meropenem)、帕尼培南(panipenem)等,是一类新型的 β-内酰胺类化合物。具有抗菌谱广、抗菌作用强、耐酶和毒性低等特点。

本类药物中常用的是亚胺培南,该药对 PBPs 的亲和力大,易透过细菌的细胞膜,有强大的杀菌作用。亚胺培南在体内可被肾脱氢肽酶水解失活,故临床使用的是与脱氢肽酶抑制药西司他丁(cilastatin)等量配比的复方注射剂,称为泰能(tienam)。主要用于多重耐药菌引起的严重感染、医院内感染、严重需氧菌与厌氧菌混合感染。美罗培南对肾脱氢肽酶稳定,不需与脱氢肽酶抑制剂合用。帕尼培南需与倍他米隆(betamipron)配伍使用时,后者可抑制帕尼培南在肾皮质的积蓄,减轻其肾毒性。

常见不良反应有胃肠道反应、药疹、静脉炎等,大剂量可致惊厥、意识障碍等严重中枢神经系统不良反应。

(三)氧头孢烯类

氧头孢烯类有拉氧头孢(latamoxef)和氟氧头孢(flomoxef)。其抗菌谱和抗菌活性与第三代头孢菌素相似。对多种革兰阴性菌有良好的抗菌作用,对厌氧菌作用强,对 β-内酰胺酶高度稳定,半衰期较长。临床主要用于敏感菌所致的泌尿道、呼吸道、胆道、妇科感染及脑脊髓膜炎、败血症。不良反应以皮疹多见,偶见低凝血酶原血症和出血症状,可用维生素 K 预防。

(四)单环 β-内酰胺类

单环 β-内酰胺类抗生素有氨曲南(aztreonam)和卡芦莫南(carumonam)。对革兰阴性菌包括铜绿假单胞菌有强大的杀菌作用,对革兰阳性菌、厌氧菌作用弱。具有对 β-内酰胺酶稳定、低毒,与青霉素类无交叉过敏、体内分布广的优点。临床常用于革兰阴性杆菌所致的下呼吸道、尿路、软组织感染及脑脊髓膜炎、败血症等。不良反应少而轻,主要有皮疹、荨麻疹、胃肠道不适等。

**思考题**
1. 青霉素 G 的不良反应有哪些？如何防治？
2. 简述半合成青霉素类药的分类及代表药物。
3. 简述头孢菌素类药的分类和每类的常用药物。
4. 简述头孢噻肟的抗菌作用特点和临床应用。

## 第二节　大环内酯类抗生素

课件

**学习要求**
1. 掌握红霉素的抗菌作用特点、临床应用、不良反应及应用注意事项。
2. 熟悉大环内酯类抗生素的共性。
3. 了解其他大环内酯类抗生素的抗菌作用特点和临床应用。

### 一、大环内酯类抗生素的共性

大环内酯类抗生素是一类含有 14～16 元大内酯环基本结构的抗生素。常用的有红霉素、麦迪霉素、乙酰螺旋霉素、罗红霉素、克拉霉素和阿奇霉素等。以红霉素为代表的第一代大环内酯类抗生素的抗菌谱与青霉素相似，疗效确定。但存在口服吸收不完全、生物利用度低、不良反应多、抗菌谱窄及易产生耐药性等缺点，限制了其临床应用。而罗红霉素、克拉霉素、阿奇霉素等第二代大环内酯类抗生素具有抗菌活性强、口服生物利用度高及不良反应少等优点。

【抗菌作用与临床应用】　大环内酯类抗生素抗菌谱较窄，主要对革兰阳性菌如溶血性链球菌、金黄色葡萄球菌、肺炎链球菌、白喉棒状杆菌、破伤风杆菌和炭疽杆菌，以及某些革兰阴性菌如脑膜炎奈瑟菌、淋病奈瑟菌、流感嗜血杆菌、厌氧菌等有效，对嗜肺军团菌、衣原体、支原体和弯曲菌等也有良好作用。治疗量产生抑菌作用，高浓度时也可产生杀菌作用，碱性环境中抗菌活性强。其作用机制是与细菌核糖体 50S 亚基结合，抑制细菌蛋白质合成。细菌对大环内酯类抗生素可产生耐药性，连续用药不宜超过 1 周。大环内酯类抗生素间存在交叉耐药性。

本类药物主要用于治疗革兰阳性菌感染，可用于对青霉素过敏患者或作为青霉素耐药时的替代药物。还可用于治疗肺炎支原体感染、军团菌病、衣原体感染、白喉和百日咳等。

【不良反应及应用注意事项】
1. 局部刺激性　口服红霉素可出现厌食、恶心、呕吐、腹泻等胃肠道反应，饭后服可减轻；静脉给药可引起血栓性静脉炎，宜缓慢静脉滴注。
2. 肝损害　以胆汁淤积为主，亦可发生肝实质损害，常见阻塞性黄疸、转氨酶升高等。酯化红霉素更易引起，发生率可高达 40%。肝病患者和孕妇慎用。
3. 过敏反应　偶见药热、皮疹、荨麻疹。大环内酯类抗生素之间存在交叉过敏反应。
4. 大环内酯类不宜与 pH 值较低的溶液配伍输液，不能用 0.9% 氯化钠注射液稀释，也不能与其他药混合输液，只能用 5% 葡萄糖液稀释后静脉滴注。

## 二、常用大环内酯类抗生素

### 红霉素

红霉素(erythromycin)的抗菌效力不及青霉素，主要用于对青霉素过敏患者或对青霉素耐药的革兰阳性菌如金黄色葡萄球菌、肺炎链球菌和其他链球菌引起的感染。是目前治疗军团菌病、百日咳、空肠弯曲菌肠炎和支原体肺炎的首选药，也能用于治疗厌氧菌引起的口腔感染和肺炎支原体等非典型病原体所致的呼吸系统、泌尿生殖系统感染。细菌对红霉素易产生耐药性，目前已逐渐被第二代大环内酯类抗生素取代。红霉素易被胃酸破坏，常制成肠溶片、琥乙红霉素、依托红霉素等制剂。静脉给药用乳糖酸红霉素。

### 罗红霉素

罗红霉素(roxithromycin)为第二代半合成大环内酯类抗生素。抗菌谱和抗菌作用与红霉素相似，对革兰阳性菌的作用比红霉素略差，对衣原体、肺炎支原体的作用与红霉素相仿，对嗜肺军团菌、流感嗜血杆菌、卡他莫拉菌的作用比红霉素强。空腹服用吸收良好，血液与组织浓度均高于红霉素，半衰期长达12~14h。不良反应较红霉素少，主要为胃肠道反应。

### 克拉霉素

克拉霉素(clarithromycin)为第二代半合成的14元大环内酯类抗生素。对酸的稳定性高，口服吸收迅速完全，有明显首关消除，生物利用度为55%，在体内分布广泛。抗菌活性比红霉素强，对革兰阳性菌的抗菌活性为大环内酯类抗生素中最强，对厌氧菌、嗜肺军团菌、衣原体和流感嗜血杆菌等作用也强于红霉素。可与阿莫西林等联合用于幽门螺杆菌感染。主要不良反应为胃肠道反应，偶见头痛、皮疹及皮肤瘙痒等。

### 阿奇霉素

阿奇霉素(azithromycin)是第二代半合成的15元大环内酯类抗生素。对酸的稳定性高，口服吸收迅速，生物利用度为37%，半衰期长达35~48h。组织渗透力强，体内分布广，组织细胞内浓度较同期血药浓度高10~100倍。抗菌谱较广，对革兰阴性菌的作用明显增强，对流感嗜血杆菌、淋病奈瑟球菌、卡他莫拉菌、弯曲菌属的作用强于红霉素。不良反应较轻。

**思考题**

1. 简述大环内酯类抗生素的主要不良反应及应用注意事项。
2. 常用大环内酯类抗生素有哪些？简述红霉素的临床应用。

小案例

# 第三节　氨基糖苷类抗生素

**学习要求**

1. 掌握氨基糖苷类抗生素的共性。
2. 熟悉庆大霉素、阿米卡星的抗菌作用特点、临床应用、主要不良反应及应用注意事项。
3. 了解其他氨基糖苷类抗生素的抗菌作用特点和临床应用。

课　件

# 第十三篇　化学治疗药

氨基糖苷类抗生素是由氨基糖分子和氨基醇环以苷键连接而成。目前常用的有阿米卡星、庆大霉素、妥布霉素、奈替米星、链霉素、西索米星和大观霉素等。

## 一、氨基糖苷类抗生素的共性

微课视频

【体内过程】　口服很难吸收,仅作肠道消毒用。全身感染必须注射给药,多采用肌内注射,吸收迅速而完全。血浆蛋白结合率低,主要分布于细胞外液,在肾皮质和内耳淋巴液中浓度高且下降很慢,与其肾毒性和耳毒性有关。体内不被代谢,约90%以原形经肾小球滤过排泄,尿液中药物浓度高。

【抗菌作用】　抗菌谱较广,对革兰阴性杆菌有强大抗菌作用,对革兰阴性球菌和革兰阳性菌作用较差,链霉素、卡那霉素还对结核分枝杆菌有效。抗菌机制主要是抑制细菌蛋白质的合成,属于静止期杀菌药,与β-内酰胺类药物有协同作用。在碱性环境中抗菌活性增强。细菌对本类药物可产生不同程度的耐药性,各药之间有部分或完全交叉耐药性。

【不良反应及应用注意事项】

1. 耳毒性　包括前庭神经和耳蜗听神经损伤。前者主要表现为头昏、视力减退、眼球震颤、眩晕、恶心、呕吐和共济失调等,多见于链霉素、庆大霉素;后者主要表现为耳鸣、听力减退和永久性耳聋,多见于卡那霉素、阿米卡星。为防止和减少耳毒性的发生,用药期间应经常询问患者是否有眩晕、耳鸣等先兆症状,并定期进行听力监测,一旦出现早期症状,立即停药。避免与其他有耳毒性的药物如呋塞米、甘露醇等合用。

2. 肾毒性　主要表现为蛋白尿、管型尿、血尿等,严重者可产生氮质血症、肾功能减退,甚至无尿。庆大霉素、阿米卡星、奈替米星较易发生。为防止和减少肾毒性的发生,临床用药时应定期进行肾功能检查,如出现管型尿、蛋白尿以及血液尿素氮、肌酐升高等现象应立即停药。老年人及肾功能不全者禁用。

3. 神经肌肉麻痹　常见于大剂量腹膜内或胸膜内应用后或静脉滴注速度过快时,表现为心肌抑制、血压下降、肢体瘫痪,甚至呼吸衰竭。一旦发生,应立即静脉注射新斯的明和钙剂。低血钙、重症肌无力患者禁用或慎用。

4. 过敏反应　可引起皮疹、发热、血管神经性水肿、嗜酸性粒细胞增多等。也可发生过敏性休克,尤其是链霉素,其发生率仅次于青霉素,但死亡率较高。应用前应询问过敏史,并做皮试,同时备好抢救药物肾上腺素和钙剂。

## 二、常用氨基糖苷类抗生素

### 链霉素

链霉素(streptomycin)是第一个应用于临床的氨基糖苷类抗生素,也是第一个用于治疗结核病的药物,对鼠疫和土拉菌病有特效,临床主要用于:①治疗鼠疫和土拉菌病;②治疗多重耐药的结核病;③与青霉素合用治疗溶血性链球菌、草绿色链球菌及肠球菌等引起的心内膜炎。细菌极易对链霉素产生耐药性,且停药后不易恢复。常见不良反应为耳毒性、神经肌肉阻滞、过敏反应等,也可引起过敏性休克,一旦发生应立即用肾上腺素和葡萄糖酸钙抢救。

### 庆大霉素

庆大霉素(gentamicin)抗菌谱广,对多数革兰阴性菌有杀灭作用,尤其对铜绿假单胞菌作用较强;对革兰阳性菌如耐青霉素的金黄色葡萄球菌及肺炎支原体也有效。临床应用有：①是治疗各种革兰阴性杆菌感染的常用药物；②可与青霉素或其他抗生素合用，协同治疗严重的肺炎链球菌、铜绿假单胞菌、肠球菌、葡萄球菌或草绿色链球菌感染；③用于泌尿系统疾病手术前及术后感染预防；④口服用于肠道手术前后预防感染；⑤局部用于皮肤、黏膜表面感染和眼、耳、鼻部感染。不良反应以肾毒性较多见，耳毒性以前庭功能损害为主，偶见过敏反应和神经肌肉阻滞。

### 妥布霉素

妥布霉素（tobramycin）抗菌谱与庆大霉素相似，对铜绿假单胞菌的抗菌作用为庆大霉素的2~4倍，且对庆大霉素耐药的菌株仍然有效。临床主要用于铜绿假单胞菌引起的感染及革兰阴性菌所致的严重感染。不良反应为耳毒性和肾毒性，但均比庆大霉素低。

### 阿米卡星

阿米卡星（amikacin）又名丁胺卡那霉素，是抗菌谱最广的氨基糖苷类抗生素，对革兰阴性杆菌和金黄色葡萄球菌均有较强的抗菌活性，其突出的优点是对革兰阴性杆菌和铜绿假单胞菌所产生的钝化酶稳定，故对一些氨基糖苷类耐药菌感染仍有效。临床用于耐庆大霉素、妥布霉素的肠杆菌属细菌和铜绿假单胞菌所致的严重感染，也可作为二线抗结核药用于结核病的治疗。主要不良反应为耳毒性，肾毒性较低。

### 奈替米星

奈替米星（netilmicin）抗菌谱广，对革兰阳性球菌、革兰阴性杆菌和铜绿假单胞菌有较强的抗菌活性。耐酶性能较强，对耐其他氨基糖苷类抗生素的革兰阴性杆菌及耐青霉素的金黄色葡萄球菌仍有效。临床主要用于治疗各种敏感菌所致的严重感染。耳毒性、肾毒性在氨基糖苷类抗生素中最小，但仍需注意。孕妇禁用。

### 大观霉素

大观霉素（spectinomycin）又名淋必治，是链霉菌产生的氨基环醇类抗生素，因作用机制与氨基糖苷类相似而列入本类。对淋病奈瑟菌有高度抗菌活性，包括产青霉素酶的淋病奈瑟菌，临床主要用于淋病的治疗。由于容易产生耐药性，仅用于对青霉素耐药或过敏的淋病患者。

**思考题**

1. 常用氨基糖苷类抗生素有哪些？简述它们的抗菌作用特点。
2. 氨基糖苷类抗生素的不良反应有哪些？如何防治？
3. 简述庆大霉素和阿米卡星的抗菌作用和临床应用。

## 第四节 四环素类、氯霉素和其他抗生素

**学习要求**
1. 熟悉四环素和氯霉素的不良反应及应用注意事项。
2. 熟悉常用半合成四环素的作用特点与临床应用。
3. 了解其他抗生素的药理作用与临床应用。

课件

### 一、四环素类

四环素类根据其来源可分为天然品和半合成品两类。天然品有金霉素（aureomyci）、

土霉素(oxytetracycline)、四环素(tetracycline)等,半合成品有多西环素(doxycycline)、米诺环素(minocycline)等。

### (一)天然四环素类

#### 四环素

四环素(tetracycline)口服易吸收,但不完全。同服牛奶、奶制品及含多价阳离子如 $Mg^{2+}$、$Ca^{2+}$、$Fe^{2+}$、$Al^{3+}$ 的食物,可使药物吸收减少。酸性药物如维生素C可促进四环素吸收,碱性药、$H_2$ 受体阻断药或抗酸药可降低药物溶解度而影响吸收。吸收后广泛分布于各组织和体液中,但不易透过血-脑脊液屏障,可沉积于骨及牙组织内,主要以原形由肾排泄。

【抗菌作用与临床应用】 抗菌谱广,对革兰阳性菌、革兰阴性菌、立克次体、支原体、衣原体、螺旋体及放线菌均有抑制作用,对阿米巴原虫有间接抑制作用。其中,对革兰阳性菌作用不如青霉素类,对革兰阴性菌作用不如氨基糖苷类。其作用机制是抑制细菌蛋白质的合成,为快速抑菌药。细菌对四环素产生耐药性较慢,天然品之间存在交叉耐药性,但四环素与半合成品之间无交叉耐药性。由于四环素的耐药株日渐增多,不良反应较常见,其临床应用已明显减少,可作为立克次体、衣原体、支原体及某些螺旋体感染等非细菌性感染的首选药。

【不良反应及应用注意事项】
1. 胃肠道反应 可刺激胃黏膜引起上腹不适、恶心、呕吐、腹胀及腹痛等,饭后服或与食物同服可减轻。

2. 二重感染(菌群交替症) 正常人的口腔、鼻腔、肠道等处有多种微生物寄生,由于相互竞争而维持相对平衡的共生状态。长期应用广谱抗生素时,敏感菌被抑制,不敏感菌乘机大量繁殖,由原来的劣势菌群变为优势菌群,造成新的感染,称为二重感染或菌群交替症。较常见的有两种:①真菌感染,如鹅口疮、真菌性阴道炎。一旦出现,应立即停药并用制霉菌素等抗真菌药治疗。②假膜性肠炎,免疫功能低下的老年患者及幼儿尤易发生,表现为肠壁坏死、体液渗出、剧烈腹泻甚至脱水或休克等。一旦发生,立即停药,并选用万古霉素或甲硝唑治疗。年老、体弱、免疫功能低下和合用糖皮质激素者应慎用。

3. 影响骨骼、牙齿生长 四环素与新形成的骨骼、牙齿中沉积的钙离子结合,造成恒齿永久性棕色色素沉着(俗称牙齿黄染),牙釉质发育不全,还可抑制婴儿骨骼发育。孕妇、哺乳期妇女及8岁以下儿童禁用。

4. 其他 长期大剂量应用,可引起肝、肾损害;还可引起光敏反应;偶见皮疹、血管神经性水肿等过敏反应。肝、肾功能不全者禁用。

### (二)半合成四环素类

#### 多西环素

多西环素(doxycycline)又名强力霉素,其抗菌谱与四环素相似,抗菌活性比四环素强2~10倍,抗菌作用具有强效、速效、长效的特点。对耐土霉素或四环素的金黄色葡萄球菌仍有效。口服吸收迅速且完全,不易受食物影响。分布广泛,在脑脊液的浓度高。大部分药物随胆汁进入肠腔排泄,肠道中的药物多以无活性的结合型或络合型存在,很少引起二重感染。由于肝肠循环明显,半衰期长达14~22h,属长效半合成四环素类,每日服药1次即可。临床已取代天然四环素类作为各种适应证的首选药。常见不良反应为胃肠道反应,偶见光敏性皮炎。

#### 米诺环素

米诺环素(minocycline)又名二甲胺四环素,其抗菌谱与四环素相似,对革兰阳性菌的作用优于革兰阴性菌,尤其对葡萄球菌作用更强。其抗菌活性是四环素类药物中最强的,且对耐四环素菌株仍有效。口服吸收快而完全,不受牛奶和食物的影响。组织穿透力强,分布广泛,在脑脊液的浓度高于其他四环素类。临床用于治疗尿路感染、胃肠道感染、呼吸道感染、骨髓炎及耳鼻喉感染等。除四环素类共有的不良反应外,米诺环素能引起可逆性前庭反应,表现为头晕、耳鸣、恶心、呕吐及共济失调等,停药48h后可消失。

### 二、氯霉素

#### 氯霉素

氯霉素(chloramphenicol)口服吸收迅速而完全,能广泛分布于全身组织器官,易通过血-脑脊液屏障,脑脊液中浓度较高,可进入乳汁和通过胎盘进入胎儿体内。大部分在肝脏内与葡萄糖醛酸结合而灭活,代谢物经肾排出,5%～10%以原形从肾小球滤过由尿液排泄,在尿中能达有效治疗浓度。

【抗菌作用】 抗菌谱广,对革兰阴性菌的抑制作用强于革兰阳性菌,一般为抑菌药,但对流感嗜血杆菌、脑膜炎奈瑟菌、肺炎链球菌有杀菌作用。对革兰阳性菌的抗菌活性不如青霉素类和四环素类。对立克次体、衣原体、支原体及螺旋体也有抑制作用,但是对结核分枝杆菌、真菌、原虫和病毒无效。主要通过抑制敏感菌蛋白质合成发挥抗菌作用,属于速效抑菌剂。耐药性产生较慢,但近年来耐药菌株呈增加趋势。

【临床应用】 由于氯霉素毒性反应严重及细菌对其耐药性的增加,临床已少用。可用于伤寒、副伤寒;也可用于脑膜炎、脑脓肿;局部外用治疗眼内外感染、全眼球感染及沙眼。

【不良反应及应用注意事项】

1. 骨髓抑制  为氯霉素最严重的毒性反应,包括可逆性血细胞减少和再生障碍性贫血。前者表现为各类血细胞减少,在治疗中可出现贫血或出血倾向,停药2～3周后可自行恢复,此毒性有显著剂量相关性;后者的发生与氯霉素的剂量大小、疗程长短无关,一旦发生死亡率高。故应严格掌握用药剂量及疗程,用药期间及用药后应勤查血常规,避免长期用药。

2. 灰婴综合征  新生儿或早产儿用药剂量过大可致血药浓度增高,出现循环衰竭、呼吸困难、进行性血压下降、皮肤苍白和发绀等症状,死亡率高。新生儿尤其是早产儿、妊娠末期、哺乳期妇女及肝功能不全者禁用。

3. 其他  胃肠道反应,长期用药可引起二重感染,少数患者有过敏反应、溶血性贫血等。

### 三、其他抗生素

#### (一)林可霉素类

##### 林可霉素和克林霉素

林可霉素(lincomycin)又名洁霉素,克林霉素(clindamycin)又名氯洁霉素。两者抗菌谱相同,与红霉素抗菌谱相似。克林霉素的抗菌活性比林可霉素强4～8倍。抗菌机制是作用于细菌核糖体50S亚基,通过抑制肽链的延长而抑制细菌蛋白质的合成。因与大环内酯类竞争同一结合位点而产生拮抗作用,故不宜与红霉素合用。林可霉素和克林霉素有完全交叉耐药性,与大环内酯类也有交叉耐药性。

主要用于治疗金黄色葡萄球菌引起的急、慢性骨髓炎,为首选药;还可用于治疗需氧革兰阳性球菌引起的呼吸道、骨及软组织、胆道等感染及败血症、心内膜炎等;也可用于厌氧菌引起的口腔、腹腔和妇科感染等。由于克林霉素口服吸收好、抗菌活性高、毒性小,故临床常用。

胃肠道反应较常见,表现为恶心、呕吐、腹泻。长期口服可致菌群失调而发生假膜性肠炎,可用万古霉素与甲硝唑治疗。偶见可逆性中性粒细胞减少、皮疹等。孕妇和哺乳期妇女禁用。

**(二)万古霉素类**

### 万古霉素和去甲万古霉素

**【抗菌作用与临床应用】** 万古霉素(vancomycin)和去甲万古霉素(norvancomycin)对革兰阳性菌具有强大杀菌作用,尤其是能杀灭耐甲氧西林金黄色葡萄球菌(MRSA)和耐甲氧西林表皮葡萄球菌(MRSE)。抗菌机制是与细胞壁前体肽聚糖结合,阻断细胞壁合成,造成细胞壁缺陷而杀灭细菌,为繁殖期杀菌药。临床主要用于严重革兰阳性球菌(如葡萄球菌、肠球菌、链球菌)感染,特别是对其他抗菌药耐药的 MRSA、MRSE 及肠球菌属所致的严重感染,如肺炎、心内膜炎、败血症和骨髓炎等有效。也可用于对 β-内酰胺类过敏的上述严重感染患者。口服给药对治疗难辨梭杆菌性伪膜性结肠炎有极好疗效。

**【不良反应及应用注意事项】**

1. 耳毒性  可引起耳鸣、听力减退甚至耳聋。老年、新生儿、早产儿、肾功能不全及大剂量、长疗程应用时更易发生。用药期间避免合用氨基糖苷类抗生素、高效能利尿药等有耳毒性药物。

2. 肾毒性  主要损伤肾小管,表现为蛋白尿和管型尿、少尿、血尿、氮质血症,甚至肾衰竭。

3. 过敏反应  偶见皮疹、药热等症状。静脉滴注速度过快或浓度过高可出现颈部及上身皮肤潮红、瘙痒和血压下降,与组胺释放有关,应用抗组胺药和肾上腺皮质激素治疗有效。

4. 其他  口服时可引起恶心、呕吐和眩晕,静脉注射时可引起血栓性静脉炎。

**(三)多黏菌素类**

### 多黏菌素 E 和多黏菌素 B

多黏菌素类是从多黏杆菌培养液中分离获得的一组多肽类抗生素。临床应用的是多黏菌素 E(polymyxin E)和多黏菌素 B(polymyxin B)。

**【抗菌作用与临床应用】** 多黏菌素类属窄谱抗生素,对革兰阴性杆菌如大肠埃希菌、肠杆菌属、克雷伯菌属和铜绿假单胞菌有强大杀灭作用;对志贺菌属、沙门菌属、不动杆菌属、流感嗜血杆菌、百日咳杆菌和嗜肺军团菌等也有效;对革兰阴性球菌、革兰阳性菌和真菌无作用。多黏菌素 B 的抗菌活性稍高于多黏菌素 E。对繁殖期和静止期细菌均有作用,为慢效杀菌药。不易产生耐药性。

该药物因毒性大,目前临床主要用于治疗铜绿假单胞菌引起的败血症、泌尿道和烧伤创面感染及对其他抗菌药耐药的革兰阴性菌的严重感染。

**【不良反应及应用注意事项】** 不良反应多见,总发生率可高达 25%。

1.肾毒性 是本类药物最主要的毒性反应,多黏菌素 B 的肾毒性比多黏菌素 E 多见。表现为蛋白尿、管型尿及血尿等,肾功能不全者应减量或禁用。不宜与氨基糖苷类、万古霉素等有肾毒性药物合用。

2.神经系统毒性 表现为头晕、面部麻木和周围神经炎,严重者可出现意识混乱、共济失调、昏迷及神经肌肉麻痹等,停药后可消失。用新斯的明无效,应采用人工呼吸辅助通气。

3.过敏反应 包括瘙痒、皮疹、药热等,吸入给药可引起支气管痉挛。

4.其他 偶见粒细胞减少与肝毒性。

### (四)磷霉素

#### 磷霉素

磷霉素(fosfomycin)抗菌谱较广,具有杀菌作用,对大多革兰阳性菌(包括部分 MRSA、MRSE)及阴性菌均有中等强度抗菌活性。其作用机制是抑制细菌细胞壁合成,为繁殖期杀菌药。与其他抗生素之间无交叉耐药性,与 β-内酰胺类、氨基糖苷类联合应用可起到协同作用。临床应用范围广泛,口服用于治疗敏感菌引起的轻、中度感染如呼吸道、肠道、泌尿系统感染,以及皮肤软组织、头面部五官感染;大剂量静脉给药可治疗金黄色葡萄球菌、大肠埃希菌、沙雷菌属、铜绿假单胞菌、肺炎克雷伯菌和产气杆菌等敏感菌引起的败血症、骨髓炎、肺部感染、脑膜炎等严重感染。

磷霉素最突出的特点是不良反应轻微,主要为轻度胃肠道反应如恶心、腹部不适等;偶可发生皮疹、转氨酶升高等反应;静脉注射过快可致血栓性静脉炎、心悸等。

**思考题**

1.四环素类药物的不良反应及应用注意事项有哪些?
2.简述氯霉素的不良反应及防治措施。
3.简述多西环素的抗菌作用和临床应用。

同步测试

(胡 珏 张 琦)

# 第三章 人工合成抗菌药

## 第一节 喹诺酮类药

思维导图

**学习要求**

1. 掌握常用喹诺酮类药诺氟沙星、环丙沙星、氧氟沙星和左氧氟沙星的抗菌作用特点与临床应用。

课件

2. 熟悉喹诺酮类药的共性。
3. 了解喹诺酮类药的作用机制。

微课视频

喹诺酮类药物按其化学结构、抗菌作用和体内过程的不同,分为三代。1962年研制的萘啶酸(nalidixic acid)为第一代喹诺酮类,现已淘汰。1974年合成了第二代药——吡哌酸(pipemidic acid),其抗菌活性强于萘啶酸,口服易吸收,因血中游离药物浓度低,而尿中浓度高,主要用于泌尿系统感染和肠道感染,但不良反应较多。1979年以来研制的氟喹诺酮类(fluoroquinolones)为第三代喹诺酮类药。因具有抗菌谱广、抗菌活性强、口服生物利用度高、体内分布广泛、血药浓度较高和不良反应轻等优点,已成为临床常用的人工合成抗菌药。20世纪90年代后期,新研制的氟喹诺酮类药莫西沙星、加替沙星为第四代喹诺酮类药,其抗菌谱进一步扩大,对包括部分厌氧菌、革兰阳性菌和铜绿假单胞菌的抗菌活性也明显提高。

### 一、喹诺酮类药的共性

【抗菌作用】 氟喹诺酮类属于广谱杀菌药,尤其对革兰阴性菌作用强,对大肠埃希菌、痢疾志贺菌、铜绿假单胞菌、奇异变形杆菌、伤寒沙门菌、流感嗜血杆菌及淋病奈瑟菌等有强大的抗菌作用;对革兰阳性球菌如金黄色葡萄球菌、链球菌、肺炎链球菌也有较强的抗菌活性;其中氧氟沙星、左氧氟沙星及环丙沙星对结核分枝杆菌和其他分枝杆菌有一定的抗菌作用;某些品种对厌氧菌、支原体、衣原体及军团菌也有作用。

本类药物通过抑制细菌 DNA 回旋酶和拓扑异构酶Ⅳ,影响 DNA 的正常转录与复制而产生快速杀菌作用。随着氟喹诺酮类药的广泛应用,其耐药菌株逐渐增多。常见耐药菌有金黄色葡萄球菌、肠球菌、大肠埃希菌和铜绿假单胞菌等。本类药物间有交叉耐药性,但与其他抗菌药无交叉耐药性。

【临床应用】 目前临床常用抗菌作用强、不良反应轻的氟喹诺酮类药,主要用于敏感菌所致的泌尿生殖系统感染、呼吸系统感染、消化道感染、皮肤及软组织感染等;对沙门菌引起的伤寒或副伤寒可首选氟喹诺酮类;急、慢性骨髓炎和化脓性关节炎也可首选本类药物;还可用于沙眼衣原体、支原体所致的传播性疾病治疗。

【不良反应及应用注意事项】 喹诺酮类不良反应发生率为3%~5%。

1. 胃肠道反应　较常见,表现为恶心、呕吐、上腹不适和腹泻等。

2. 中枢神经系统反应　轻者表现为失眠、头昏、头痛,重者出现精神异常、抽搐、惊厥等。常在用药剂量过大或与茶碱、非甾体抗炎药合用时出现。有精神病或癫痫病史者不宜使用。

3. 过敏反应　可见红斑、瘙痒、荨麻疹、血管神经性水肿。少数患者可出现光敏反应,用药期间应尽量避免皮肤直接暴露于阳光下。

知识拓展

4. 软骨损害　对多种幼龄动物负重关节的软骨有损伤作用,临床研究发现,儿童用药后可出现关节痛和关节水肿。妊娠期妇女、儿童及哺乳期妇女禁用。

5. 肝、肾损害　大剂量或长期应用易致肝、肾损害。

## 二、常用喹诺酮类药

### 诺氟沙星

诺氟沙星(norfloxacin)又名氟哌酸,是第一个用于临床的氟喹诺酮类药物。口服吸收差,生物利用度为35%~45%,食物可影响其吸收,空腹服用的血药浓度是饭后服用的2~3倍。临床主要用于敏感菌所致肠道、泌尿道感染和淋病,也可外用治疗皮肤和眼部的感染。

### 环丙沙星

环丙沙星(ciprofloxacin)又名环丙诺氟沙星。口服吸收不完全,生物利用度为50%,血药浓度较低,可采用静脉滴注给药。本药抗菌谱广,对多种致病菌均有很好的抗菌作用。对铜绿假单胞菌、奇异变形杆菌、流感嗜血杆菌、军团菌、产酶淋病奈瑟菌和耐药金黄色葡萄球菌等均有较强的抗菌活性,对多数厌氧菌无效。对革兰阴性杆菌的体外抗菌活性为目前临床应用的氟喹诺酮类中最高。主要用于治疗对其他抗菌药耐药的革兰阴性杆菌所致的呼吸道、泌尿生殖道、消化道、骨与关节和皮肤软组织感染。

### 氧氟沙星

氧氟沙星(ofloxacin)又名氟嗪酸。口服吸收快而完全,生物利用度高达89%。血药浓度高,体内分布广,80%的药物以原形由尿液排泄。抗菌谱广,对革兰阳性菌、阴性菌均有强大抗菌作用,对结核分枝杆菌、沙眼衣原体、支原体和部分厌氧菌也有效。临床主要用于敏感菌所致的泌尿生殖道、呼吸道、肠道、胆道、皮肤软组织、盆腔和耳鼻咽喉等部位的感染,与其他抗结核药无交叉耐药性,可作为二线药物治疗结核病。

### 左氧氟沙星

左氧氟沙星(levofloxacin)口服易吸收,生物利用度接近100%,85%的药物以原形由尿液排泄。其抗菌活性是氧氟沙星的2倍,对表皮葡萄球菌、链球菌和肠球菌的抗菌活性强于环丙沙星,对厌氧菌、支原体、衣原体及军团菌也有较强的杀灭作用。可用于敏感菌引起的各种急慢性感染、难治性感染,效果良好。不良反应发生率低于多数氟喹诺酮类药,主要是胃肠道反应。

### 洛美沙星

洛美沙星(lomefloxacin)口服吸收完全,生物利用度接近98%,70%的药物以原形由尿液排泄。对革兰阴性菌的抗菌活性与氧氟沙星相近,对 MRSA、表皮葡萄球菌、链球菌和肠球菌的抗菌活性与氧氟沙星几乎相同,对多数厌氧菌的抗菌活性低于氧氟沙星。用于敏感菌所致的呼吸道、泌尿生殖道、胆道、皮肤软组织、骨关节等部位的感染,还可用于伤寒、败血症等。该药光敏反应较同类药多发。

### 氟罗沙星

氟罗沙星(fleroxacin)又名多氟沙星。口服吸收完全,生物利用度接近 100%,半衰期约为 12h。具有广谱、高效和长效的特点,对多数革兰阴性菌和革兰阳性菌、厌氧菌、支原体及衣原体均有强大的抗菌活性。临床主要用于治疗敏感菌所致的呼吸系统、泌尿生殖系统、妇科、外科的感染性疾病或二重感染。不良反应发生率较高,与给药剂量有关,包括胃肠道反应、中枢神经系统症状及光敏性皮炎等。

**思考题**
1. 简述喹诺酮类药的抗菌作用机制。
2. 喹诺酮类药的不良反应及应用注意事项有哪些?
3. 简述环丙沙星的抗菌作用和临床应用。

## 第二节 磺胺类药

**学习要求**
1. 熟悉磺胺类药的抗菌作用、作用机制、临床应用、不良反应及应用注意事项。
2. 了解磺胺类药的分类和各类药的特点。

磺胺类药的基本化学结构为对氨基苯磺酰胺(简称磺胺),与对氨基苯甲酸(PABA)结构相似(图 13-3-1)。其分子结构中的氨基和磺酰氨基决定了药物的抗菌活性与理化性质。

$H_2N-\!\!\!\!\bigcirc\!\!\!\!-COOH$  $R_2\!\!-\!\!N(H)\!\!-\!\!\bigcirc\!\!\!\!-SO_2N(H)R_1$

对氨基苯甲酸(PABA)　　对氨基苯磺酰胺

**图 13-3-1　磺胺类药的基本结构示意图**

【**抗菌作用**】 抗菌谱较广,对大多数革兰阳性菌和阴性菌有良好的抗菌活性。对其敏感的革兰阳性菌有溶血性链球菌、肺炎链球菌,革兰阴性菌有脑膜炎奈瑟菌、淋病奈瑟菌、鼠疫耶氏菌、流感嗜血杆菌,其次是大肠埃希菌、痢疾志贺菌、奇异变形杆菌、肺炎克雷伯菌、放线菌及沙眼衣原体等。磺胺甲噁唑对伤寒沙门菌、磺胺米隆及磺胺嘧啶银对铜绿假单胞菌有选择性抑制作用。磺胺类药对支原体、立克次体和螺旋体无效。

微课视频

本类药物为抑菌药,其抗菌作用机制是与 PABA 竞争二氢叶酸合成酶,使二氢叶酸合成受阻,从而抑制细菌的生长繁殖(图 13-3-2)。人和哺乳动物能直接利用食物中的叶酸,故不受影响。

细菌对磺胺药易产生耐药性,尤其在用量不足时更易发生。磺胺药之间有交叉耐药性。

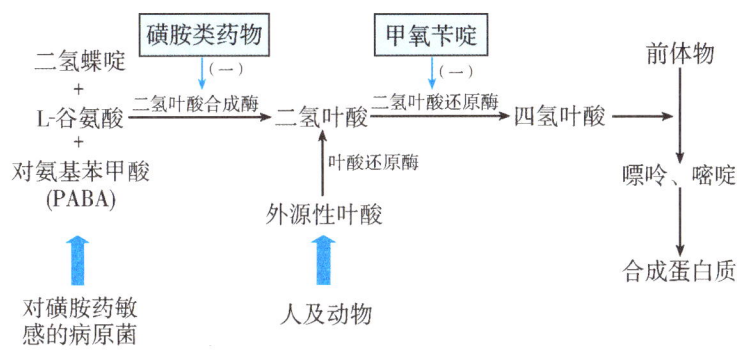

图 13-3-2　磺胺类和甲氧苄啶抗菌作用机制示意图

【分类与临床应用】　根据药物被肠道吸收的程度与临床应用,将磺胺药分为三类:

1. 用于全身性感染的磺胺药

(1) 磺胺嘧啶(sulfadiazine,SD):口服易吸收,血浆蛋白结合率低,易透过血-脑脊液屏障,在脑脊液中的浓度高,是防治流行性脑脊髓膜炎的首选药。

(2) 磺胺甲噁唑(sulfamethoxazole,SMZ):又名新诺明。口服易吸收,抗菌作用较强,尿中浓度较高。与甲氧苄啶合用,可产生协同抗菌作用。主要用于治疗泌尿道、呼吸道、肠道感染和流行性脑脊髓膜炎等。

2. 用于肠道感染的磺胺药　柳氮磺吡啶(sulfasalazine,SASP)口服不吸收,大部分药物进入远端小肠和结肠,在肠道碱性条件下和局部微生物作用下,分解为磺胺吡啶和 5-氨基水杨酸,前者有抗菌作用,后者有抗炎、抗免疫作用。常用于治疗溃疡性结肠炎、肠炎和其他肠道感染。

3. 局部外用的磺胺药

(1) 磺胺米隆(sulfamylon,SML):抗菌谱广,对铜绿假单胞菌、金黄色葡萄球菌和破伤风芽孢梭菌有效,且抗菌作用不受脓液和坏死组织中 PABA 的影响,能迅速渗入创面及焦痂中。适用于烧伤和大面积创伤后的创面感染。

(2) 磺胺嘧啶银(sulfadiazine silver,SD-Ag):具有磺胺嘧啶的抗菌作用和银盐的收敛作用。对多数革兰阳性菌和阴性菌有良好的抗菌作用,抗铜绿假单胞菌作用强于磺胺米隆。适用于烧伤、烫伤患者的创面感染,可促进创面干燥、结痂及愈合。

(3) 磺胺醋酰(sulfacetamide,SA):溶液呈中性,几乎无刺激性,局部应用穿透力强,可透入晶状体和眼内组织。可用于沙眼、结膜炎和角膜炎等眼科感染性疾病。

【不良反应及应用注意事项】

1. 肾脏损害　磺胺药及其乙酰化产物在尿中溶解度低,特别在酸性尿液中易析出结晶损伤肾小管,引起血尿、结晶尿、管型尿,甚至尿闭等。服药期间可采取以下防治措施:①同服等量碳酸氢钠以碱化尿液,增加磺胺药及其乙酰化产物在尿中的溶解度;②多饮水,稀释尿液;③定期检查尿常规,并避免长期用药;④老年人及肝、肾功能不全者慎用或禁用。

小案例

2. 过敏反应　可引起皮疹、药热,偶见剥脱性皮炎、多形性红斑,局部用药或服用长效制剂易发生。用药前应询问药物过敏史,用药期间若发现过敏反应须立即停药,并给予抗过敏治疗。

3. 造血系统反应　长期用药可能抑制骨髓造血功能,导致白细胞减少症、血小板减少症,甚至再生障碍性贫血,故用药期间应定期检查血常规。对葡萄糖-6-磷酸脱氢酶缺乏的患者可致溶血反应,应禁用。

4. 中枢反应　少数人可见头晕、头痛、乏力、精神不振等,服药期间不宜驾驶或高空作业。

5. 其他　尚可引起恶心、呕吐等消化道反应,餐后服或同服碳酸氢钠可减轻。可致肝损害甚至肝坏死,肝功能受损者避免使用。新生儿、早产儿、孕妇和哺乳期妇女禁用。

**思考题**

1. 简述磺胺类药物的抗菌作用和作用机制。
2. 磺胺类药是怎样造成肾脏损害的?防治措施有哪些?
3. 简述磺胺类药的分类、代表药物及各药的临床应用。

## 第三节　其他合成抗菌药

**学习要求**

1. 熟悉甲氧苄啶的抗菌作用、作用机制和临床应用。
2. 了解硝基咪唑类和硝基呋喃类的抗菌作用与临床应用。

### 一、甲氧苄啶

甲氧苄啶(trimethoprim,TMP)又名磺胺增效剂。抗菌谱与磺胺药相似,抗菌作用较强,对多数革兰阳性菌和阴性菌有效。抗菌机制是抑制二氢叶酸还原酶,使二氢叶酸不能还原为四氢叶酸,从而阻止细菌核酸的合成(图13-3-2)。单用易产生耐药性,与磺胺药合用,可使细菌叶酸代谢受到双重阻断,使磺胺药的抗菌作用增强数倍至数十倍,甚至呈现杀菌作用,并可延缓细菌耐药性的产生。TMP常与SMZ合用,其复方制剂为复方新诺明片,由于它们的半衰期和血药峰值浓度相近,有更好的协同抗菌效果。TMP与某些抗生素如庆大霉素、四环素、红霉素等合用,均能加强它们的抗菌作用,故又称抗菌增效剂。TMP与磺胺类药合用主要用于敏感菌所致的呼吸道感染、泌尿道感染、肠道感染、流行性脑脊髓膜炎和伤寒等。

本药毒性较小。长期大剂量应用,可致巨幼红细胞性贫血、白细胞减少及血小板减少等,故用药期间应注意检查血常规,必要时可用甲酰四氢叶酸钙治疗。胃肠道反应有恶心、呕吐等,偶有过敏反应。早产儿、新生儿、孕妇、哺乳期妇女、骨髓造血功能不全及严重肝、肾功能不全者禁用。

### 二、硝基咪唑类

硝基咪唑类药物对大多数厌氧菌具有强大的抗菌作用,但对需氧菌和兼性厌氧菌无作用。因对厌氧菌杀菌能力强、不易产生耐药性、价格低廉、疗效好,在临床得到广泛应用。此外,硝基咪唑类对原虫有独特的杀灭作用,与其他抗生素联合应用于临床的各个领域。

甲硝唑(metronidazole,灭滴灵)对革兰阴性和阳性厌氧菌具有较强杀灭作用,包括脆弱类杆菌及难辨梭菌等。临床广泛用于治疗敏感厌氧菌引起的败血症、腹腔和盆腔感染、口腔感染及牙周炎、鼻窦炎、骨髓炎等。对幽门螺杆菌感染的消化性溃疡和对四环素耐药的艰难梭菌所致的假膜性肠炎有特殊疗效,亦是治疗肠内外阿米巴感染和阴道滴虫病的重要药物。不良反应常见胃肠道反应、神经系统反应,少数病人可发生皮疹、白细胞减少等(详见本篇第六章)。

替硝唑(tinidazole,甲硝磺酰咪唑)为甲硝唑的衍生物,其半衰期较长,为12~14h。对脆弱类拟杆菌及梭杆菌属作用较甲硝唑强。为厌氧菌感染治疗的常用药物,对肠内外阿米巴感染的疗效与甲硝唑相当,也可用于阴道滴虫病。不良反应少而轻微,偶见恶心、呕吐、食欲下降、皮疹等。

奥硝唑(ornidazole)为硝基咪唑类衍生物,口服生物利用度约90%,体内分布广,主要在肝脏代谢,原形药半衰期为11~14h。临床用于由厌氧菌感染引起的多种疾病。与乙醇无相互作用。

### 三、硝基呋喃类

硝基呋喃类药抗菌谱广,对多数革兰阳性菌及部分革兰阴性需氧菌具有较强的抗菌作用,不易产生耐药性,与其他抗菌药无交叉耐药性。但因本类药物毒性较大,血中浓度低,不宜用于全身性感染。

呋喃妥因(nitrofurantoin)又名呋喃坦啶。口服吸收迅速,血药浓度低,尿中药物浓度高,在酸性环境中抗菌活性增强。主要用于大肠埃希菌、肠球菌和葡萄链球菌引起的泌尿道感染。不良反应轻微,以消化道反应多见,也可出现周围神经炎,偶见过敏反应。先天性葡萄糖-6-磷酸脱氢酶缺乏者可发生溶血性贫血。

呋喃唑酮(furazolidone)又名痢特灵。口服吸收少,肠道内浓度高。主要用于细菌性痢疾、肠炎、伤寒及霍乱等肠道感染,也可作为联合用药之一用于幽门螺杆菌所致的胃窦炎和溃疡病。不良反应与呋喃妥因相似,但较轻。

呋喃西林(furacilin)毒性大,现仅作局部用药,如鼻炎、化脓性中耳炎、结膜炎、压疮和创面感染的局部用药或膀胱冲洗等。

**思考题**

1. 磺胺类药与甲氧苄啶合用的机制和意义是什么?
2. 简述甲硝唑的作用和临床应用。
3. 硝基呋喃类药物有哪些?它们的主要临床用途是什么?

同步测试

(姜莉苑 张 琦)

# 第四章 抗结核病药

思维导图

**学习要求**

1. 掌握异烟肼和利福平的药理作用、临床应用、不良反应及应用注意事项。

课件

2. 熟悉乙胺丁醇的药理作用、临床应用和不良反应。

3. 了解其他抗结核病药的作用特点和抗结核病药的应用原则。

微课视频

结核病是由结核分枝杆菌感染引起的一种慢性传染病,可累及多个脏器。目前用于临床的抗结核病药分为两类:①一线抗结核病药。包括异烟肼、利福平、乙胺丁醇、吡嗪酰胺和链霉素等。其特点是疗效高、不良反应较少、患者较易耐受。②二线抗结核病药。包括对氨基水杨酸、丙硫异烟胺、卡那霉素和氨硫脲等,其特点是毒性较大、疗效较差,主要用于对一线抗结核病药耐药者或与一线抗结核病药配伍使用。近几年又开发出一些疗效较好,毒副作用相对较小的新一代的抗结核药,如利福喷汀、利福定和司帕沙星等。

知识拓展

## 第一节 常用抗结核病药

### 异烟肼

异烟肼(isoniazid,INH)又名雷米封。口服吸收快而完全,迅速分布于全身体液和细胞液中,其中脑脊液、胸腹水、关节腔、肾、纤维化或干酪样病灶及淋巴结中含量较高。主要在肝内被乙酰化而灭活,代谢物及部分原形药物经肾排泄。

微课视频

【药理作用与临床应用】 异烟肼对结核分枝杆菌具有高度的选择性,对其他细菌无效。抗菌机制可能是抑制细菌分枝菌酸的合成,低浓度抑菌,高浓度杀菌。具有疗效高、毒性小、口服方便、价格低廉等优点。单用易产生耐药性,但细菌致病力也下降,停药后可恢复敏感性。与其他抗结核病药联合应用,可延缓耐药性的发生。

本药是各型结核病的首选药。早期轻症肺结核或预防用药时可单独使用,规范化治疗时必须联合使用其他抗结核病药,以增强疗效并防止或延缓耐药性的产生。对粟粒性结核和结核性脑膜炎应加大剂量,延长疗程,必要时注射给药。

【不良反应及应用注意事项】 不良反应的发生率与严重程度取决于剂量和疗程,一般剂量时不良反应少而轻。

1. 周围神经炎 多见于大剂量长期使用者,表现为四肢麻木、反应迟钝、共济失调等,严重时可见肌肉萎缩。此作用是由于异烟肼的结构与维生素 $B_6$ 相似,使维生素 $B_6$ 排泄增加所致,可同服维生素 $B_6$ 防治。

2. 中枢神经系统毒性　表现为兴奋、失眠、精神失常或惊厥等,可能与维生素 $B_6$ 缺乏而使中枢神经抑制性递质 γ-氨基丁酸生成减少有关。癫痫和有精神病史者慎用。

3. 肝脏毒性　可见氨基转移酶升高、黄疸,甚至肝细胞坏死,多见于 50 岁以上患者和嗜酒者。

4. 其他　偶见皮疹、药热、粒细胞减少等。因可抑制乙醇代谢,故用药期间不宜饮酒。孕妇慎用。

【药物相互作用】

1. 异烟肼为肝药酶抑制剂,可使双香豆素类抗凝血药、苯妥英钠等的代谢减慢,血药浓度升高,合用时应调整剂量。

2. 与利福平、吡嗪酰胺、乙硫异烟胺等药物合用时,肝毒性明显增加。用药时应定期检查肝功能,肝功能不全者慎用。

3. 与肾上腺皮质激素合用,血药浓度降低。与肼屈嗪合用则毒性增加。

### 利福平

利福平(rifampicin)又名甲哌利福霉素,为人工合成的口服广谱抗菌药。口服吸收迅速,但食物和药物(对氨基水杨酸)能影响其吸收。本药穿透力强,体内分布广,能进入脑脊液、胸腹水、结核空洞、痰液及胎儿。主要经肝代谢,代谢产物可使尿、粪、泪液、痰液和汗液染成橘红色。

【药理作用与临床应用】　利福平具有广谱抗菌作用,对结核分枝杆菌有强大的抗菌作用,对金黄色葡萄球菌、麻风分枝杆菌及部分革兰阴性杆菌也有抑制作用。抗菌机制是特异性抑制细菌依赖 DNA 的 RNA 多聚酶,阻碍 mRNA 的合成。对人和动物细胞内的 RNA 多聚酶无明显影响。单用易产生耐药性,与异烟肼、乙胺丁醇合用有协同作用,并能延缓耐药性的产生。

利福平是治疗结核病联合用药中的主要药物,对各型结核病,包括初治和复治病例均有良好效果,也是治疗麻风病的主要药物。对耐药金黄色葡萄球菌及其他敏感菌引起的感染也有效。此外,局部用药可用于沙眼、急性结膜炎及病毒性角膜炎的治疗。

【不良反应及应用注意事项】

1. 胃肠道反应　常见恶心、呕吐、腹痛、腹泻,一般不严重。

2. 肝损害　长期大剂量使用可出现黄疸、肝肿大、肝功能减退等,与异烟肼合用时较易发生,老年人、营养不良者、慢性肝病患者、酒精中毒者也较易发生。用药期间应定期检查肝功能,严重肝病、胆道阻塞患者禁用。

3. 过敏反应　少数患者可出现药热、皮疹,偶见白细胞减少和血小板减少。

4. 其他　大剂量间歇疗法偶见发热、寒战、头痛、全身酸痛等流感样综合征。偶见嗜睡、乏力、头晕和运动失调等。有致畸作用,妊娠早期及哺乳期妇女禁用。

【药物相互作用】　利福平为肝药酶诱导剂,可加速自身及许多药物的代谢,降低其他药物的疗效,故需合用时注意调整其他药物的用药剂量。这些药物主要有:洋地黄类、奎尼丁、普萘洛尔、维拉帕米、环孢素、氨茶碱、茶碱、氯霉素、咪唑类、氯贝丁酯、肾上腺皮质激素、妥卡尼、普罗帕酮、甲氧苄啶、香豆素类、口服避孕药和甲苯磺丁脲等。

### 利福定和利福喷汀

利福定(rifandin)和利福喷汀(rifapentine)为人工合成的利福霉素衍生物。两者抗菌作用和临床应用与利福平相似,对结核分枝杆菌的作用比利福平强,与利福平之间有交叉耐药性，不良反应较少。肝功能不全及孕妇禁用。

### 乙胺丁醇

乙胺丁醇(ethambutol)对繁殖期结核分枝杆菌有较强的抑制作用，对其他细菌无效。抗菌机制可能是与二价金属离子 $Mg^{2+}$ 结合，干扰菌体 RNA 的合成。单用也可产生耐药性，但产生缓慢，与其他抗结核病药无交叉耐药性。临床可用于治疗各型结核病，常与其他一线抗结核病药异烟肼及利福平等合用，可增强疗效，延缓耐药性产生。

不良反应较少见。大剂量长期应用可致球后视神经炎，表现为视力下降、视野缩小、辨色力减弱、红绿色盲等，发现后及时停药可恢复，故用药期间应定期作眼科检查。偶见胃肠道反应、过敏反应和肝损害等。

### 链霉素

链霉素(streptomycin)的抗结核疗效不及异烟肼和利福平。穿透力弱，不易渗入纤维化、干酪样病灶，也不易透过血脑屏障和细胞膜；易产生耐药性，且长期使用耳毒性发生率高，目前仅与其他抗结核药联合应用治疗浸润性肺结核、粟粒性肺结核。

### 吡嗪酰胺

吡嗪酰胺(pyrazinamide, PZA)口服易吸收，体内分布广，细胞内和脑脊液中浓度较高。对结核分枝杆菌有抑制或杀灭作用，在酸性环境中抗菌作用增强，单用易产生耐药性，与其他抗结核病药无交叉耐药性，与异烟肼和利福平合用有协同作用。常与其他抗结核病药联用治疗结核病，以缩短疗程。长期大剂量使用可产生严重的肝损害，故用药期间应定期检查肝功能。肝功能不全者慎用，孕妇禁用。

### 对氨基水杨酸

对氨基水杨酸(para-aminosalicylic, PAS)仅对结核分枝杆菌有较弱的抑制作用，对其他细菌无效。耐药性产生缓慢，主要与异烟肼和链霉素等合用，以增强疗效，延缓耐药性产生。不良反应发生率较高，主要有胃肠道反应、肾损害和过敏反应。

### 氟喹诺酮类

知识拓展

本类药中的环丙沙星、氧氟沙星、司帕沙星等具有较好的抗结核病作用，耐药性产生较慢，且与其他药无交叉耐药性。给药方便，有良好的药动学特性，不良反应少而轻，是一类有发展前景的新型抗结核病药(详见本篇第三章第一节)。

## 第二节 抗结核病药的临床应用原则

小案例

结核分枝杆菌生长缓慢，病理变化复杂，病程较长，应用化疗药物必须遵循以下原则：

1. 早期用药 结核病变的早期多为渗出性反应，病灶局部血液循环良好，药物容易进入病灶内发挥作用。同时，机体的抗病能力和修复能力也较强，且细菌正处于繁殖期，对药物较敏感，故疗效显著。

2. 联合用药 单用一种药物时，结核分枝杆菌极易产生耐药性。联合用药可以延缓耐药性的产生、提高疗效、降低毒性。一般多在异烟肼的基础上加用 1~2 种其他抗结核病药，两药联合常加用利福平或利福定，严重结核病如粟粒性结核和结核性脑膜炎则应三药或四药联合应用。

3. 规律用药 患者不规律用药或不能坚持规定的疗程,是治疗失败的主要原因。用药方法有短程疗法、长程疗法和间歇疗法。目前广泛采用的是短程疗法(6~9个月),为一种强化疗法,疗效较好,毒性反应轻。其方法为:前2个月每日给予异烟肼、利福平与吡嗪酰胺,后4个月每日给予异烟肼和利福平;若病灶广泛、病情严重者,则前2个月采用四药联合(加乙胺丁醇或链霉素),以尽快控制病情。长程疗法(18~24个月)疗程长,不良反应多,患者常难以坚持全疗程,故主张在强化阶段每日用药,巩固治疗阶段改用每隔几日给药一次的间歇疗法。

4. 全程督导 是当今控制结核病的首要策略,即患者的病情、用药、复查等都应在医务人员的督导之下。

**思考题**
1. 简述异烟肼和利福平的药理作用、临床应用及药物相互作用。
2. 简述乙胺丁醇的药理作用和临床应用。
3. 试述抗结核病药的临床应用原则。

同步测试

(姜莉苑 张 琦)

# 第五章 抗真菌药和抗病毒药

思维导图

**学习要求**
1. 了解各类抗真菌药的临床应用和主要不良反应。
2. 了解各类抗病毒药的临床应用和主要不良反应。

## 第一节 抗真菌药

课件

真菌感染一般分为浅部真菌感染和深部真菌感染两类。前者常由各种癣菌引起,主要侵犯皮肤、毛发、指(趾)甲、口腔或阴道黏膜等,发病率高。后者多由白色念珠菌和新型隐球菌引起,主要侵犯内脏器官和深部组织,病情严重,病死率高。常用抗真菌药有两性霉素 B、咪唑类和三唑类抗真菌药等。

### 制霉菌素

制霉菌素(nystatin)为多烯类抗真菌药,对念珠菌属的抗菌活性较高,且不易产生耐药性。主要局部用于治疗口腔、皮肤及阴道念珠菌感染。口服吸收少,可用于肠道白色念珠菌感染。大剂量口服可有恶心、呕吐、腹泻等胃肠道反应,阴道用药可致白带增多。

### 特比萘芬

特比萘芬(terbinafine)为丙烯胺类抗真菌药。脂溶性高,口服易吸收,主要分布于脂肪、皮肤、毛发、汗腺等部位。对浅部真菌有强效杀菌作用,对念珠菌仅有抑制作用。主要用于治疗皮肤癣菌引起的体癣、股癣、手癣、足癣等,具有作用快、疗效高、复发率低、毒性小等优点。不良反应少而轻,主要有胃肠道反应及过敏反应。

### 两性霉素 B

两性霉素 B(amphotericin B)又名庐山霉素。因口服和肌注均难吸收,一般采用缓慢静脉滴注。

【药理作用与临床应用】 本药对多种深部真菌如新型隐球菌、荚膜组织胞浆菌、粗球孢子菌及白色念珠菌等均有强大抗菌作用,对浅部真菌无效。是治疗深部真菌感染的首选药,可治疗各种真菌性肺炎、心内膜炎、脑膜炎、败血症及尿道感染等,局部应用可治疗眼科、皮肤科及妇科真菌病。

【不良反应及应用注意事项】 毒性较大。静脉滴注时可出现寒战、高热、头痛、恶心和呕吐,有时可出现血压下降、眩晕等,滴注过快可出现心室颤动和心脏骤停。此外可致肝、肾损害,低钾血症和贫血,偶见过敏反应。用药期间应定期做血钾、血常规、尿常规、肝肾功能和心电图检查,且不宜用 0.9% 氯化钠注射液稀释。

### 唑类抗真菌药

唑类抗真菌药可分成咪唑类和三唑类。咪唑类包括酮康唑(ketoconazole)、咪康唑(miconazole)、益康唑(econazole)和克霉唑(clotrimazole)等,酮康唑等可作为治疗浅部真菌感染首选药。三唑类包括伊曲康唑(itraconazole)、氟康唑(fluconazole)和伏立康唑(voriconazole)等,可作为治疗深部真菌感染首选药。

### 酮康唑

酮康唑为第一个口服广谱抗真菌药,对多种深部真菌和浅部真菌均有强大抗菌活性,疗效相当于或优于两性霉素B。主要用于白色念珠菌病,也可治疗皮肤癣菌感染。不良反应较多,常见胃肠道反应、皮疹、头晕、嗜睡及畏光等,偶见肝毒性等。

### 氟康唑

氟康唑口服易吸收,体内分布较广,可通过血-脑脊液屏障,主要以原形经肾排泄。为广谱抗真菌药,对浅部、深部真菌均有抗菌作用,尤其对白色念珠菌、新型隐球菌具有较高的抗菌活性。主要用于:①白色念珠菌感染、球孢子菌感染和新型隐球菌性脑膜炎,是治疗艾滋病患者隐球菌性脑膜炎的首选药,与氟胞嘧啶合用可增强疗效。②各种皮肤癣及甲癣的治疗。③预防器官移植、白血病、白细胞减少等患者发生真菌感染。不良反应发生率低,可见轻度消化道反应、皮疹及转氨酶升高。对本药过敏者禁用,孕妇慎用。

### 伊曲康唑

伊曲康唑抗菌谱及作用与氟康唑相似,主要用于隐球菌病、全身性念珠菌病、急性或复发性阴道念珠菌病及免疫功能低下者预防真菌感染。不良反应较轻,主要为消化道反应,偶见头痛、头晕、红斑、瘙痒、血管神经性水肿和一过性转氨酶升高。肝炎、心肾功能不全者及孕妇禁用。

## 第二节 抗病毒药

病毒包括DNA及RNA病毒,是一种严格的胞内寄生菌,需寄生于宿主细胞内,并借助宿主细胞的代谢系统而进行繁殖。病毒感染性疾病的发病率高、传播快。抗病毒药可通过干扰病毒吸附、阻止病毒穿入和脱壳、阻碍病毒在细胞内复制、抑制病毒释放或增强宿主抗病毒能力等方式呈现作用。

### 阿昔洛韦

阿昔洛韦(aciclovir,ACV)又名无环鸟苷。具有广谱抗疱疹病毒作用,对单纯疱疹病毒、水痘带状疱疹病毒和EB病毒等均有效,是治疗单纯疱疹病毒感染的首选药。局部应用可治疗疱疹性角膜炎、单纯疱疹和带状疱疹,口服或静脉注射可治疗单纯疱疹脑炎、生殖器疱疹、免疫缺陷患者单纯疱疹感染等。不良反应较少,可见皮疹、恶心、厌食等。静脉给药者可见静脉炎。肾功能不全、小儿及哺乳期妇女慎用,孕妇禁用。

### 阿糖腺苷

阿糖腺苷(vidarabine,Ara-A)为嘌呤类衍生物。对多种病毒均有抑制作用,主要用于单纯疱疹病毒引起的感染、免疫缺陷合并带状疱疹感染及慢性乙型病毒性肝炎。不良反应有胃肠道反应、眩晕、体重减轻、白细胞减少和血小板减少等。肝、肾功能不全及孕妇禁用。

### 碘苷

碘苷(idoxuridine)又名疱疹净。可竞争性抑制胸苷酸合成酶,使DNA合成受阻,故能抑制DNA病毒,对RNA病毒无效。全身用药毒性大,仅局部应用治疗单纯疱疹病毒引起的急性疱疹性角膜炎及其他疱疹性眼病,对慢性溃疡性实质层疱疹性角膜炎疗效较差,对疱疹性角膜虹膜炎无效。长期应用可出现角膜混浊或染色小点等。

## 齐多夫定

知识拓展

齐多夫定(zidovudine)为脱氧胸苷衍生物,是第一个上市的抗人类免疫缺陷病毒(HIV)药。可抑制 HIV 逆转录过程,从而抑制 HIV 复制,产生抗病毒作用。该药为治疗艾滋病(AIDS)的首选药,可减轻或缓解艾滋病和艾滋病相关综合征。不良反应主要为骨髓抑制,发生率与剂量和疗程有关;也可出现喉痛、无力、发热、恶心、头痛、皮疹、失眠和肝功能异常等。

## 拉米夫定

拉米夫定(lamivudine,3TC)为胞嘧啶衍生物,抗病毒作用与齐多夫定相似。在体内外均具显著抗 HIV-1 活性,常与司他夫定或齐多夫定合用治疗 HIV 感染。也能抑制乙型肝炎病毒(HBV)的复制,有效治疗慢性 HBV 感染,是目前治疗 HBV 感染最有效的药物之一。不良反应主要为头痛、失眠、疲劳和胃肠道不适等。

## 司他夫定

小案例

司他夫定(stavudine)为脱氧胸苷衍生物,对 HIV-1 和 HIV-2 均有对抗作用,常用于不能耐受齐多夫定或齐多夫定治疗无效的患者,但不能与齐多夫定合用,因为齐多夫定能减少本品的磷酸化。主要不良反应为外周神经炎、胰腺炎、关节痛和转氨酶升高等。

## 金刚烷胺

微课视频

金刚烷胺(amantadine)为三环癸烷的氨基衍生物,能特异性抑制甲型流感病毒,主要用于甲型流感的预防和治疗。本药还具有抗帕金森病作用,可用于帕金森病的治疗。主要不良反应为紧张、焦虑、失眠及注意力分散等。

## 利巴韦林

利巴韦林(ribavirin)又名病毒唑,为广谱抗病毒药,对 DNA 和 RNA 病毒均有作用,包括流感病毒、呼吸道合胞病毒、腺病毒、疱疹病毒和肝炎病毒。主要用于甲型和乙型流感、呼吸道合胞病毒肺炎和支气管炎、疱疹、腺病毒肺炎及甲型和丙型肝炎等的治疗。本药吸入给药未见明显副作用,口服或静脉注射时有胃肠道反应、白细胞减少等。有较强的致畸作用,孕妇禁用。

## 干扰素

干扰素(interferon)是机体细胞在病毒感染或其他诱导剂刺激下产生的一类具有生物活性的糖蛋白,临床常用的是重组干扰素。具有广谱抗病毒作用,对 RNA 和 DNA 病毒均有效。此外,还有免疫调节和抗恶性肿瘤作用。主要用于治疗急性病毒感染性疾病如流感及其他呼吸道感染性疾病、病毒性心肌炎、流行性腮腺炎、乙型脑炎以及慢性病毒性感染如慢性活动性肝炎、巨细胞性感染等。不良反应少,常见倦怠、头痛、肌痛、全身不适,偶见骨髓抑制、肝功能障碍,停药后可恢复。

## 聚肌胞

聚肌胞(polyinosine polycytidylic acid)为干扰素诱导剂,在体内诱生干扰素而发挥抗病毒和免疫调节作用。主要用于治疗慢性乙型肝炎、流行性出血热、流行性乙型脑炎、病毒性角膜炎、带状疱疹、各种疣类和呼吸道感染等。因具有抗原性,可致过敏反应。孕妇禁用。

**思考题**

1. 简述两性霉素 B 的抗真菌作用和临床应用。
2. 咪唑类抗真菌药有哪些?
3. 简述阿昔洛韦的药理作用和临床应用。

同步测试

（姜莉苑　张　琦）

# 第六章 抗寄生虫病药

## 第一节 抗疟药

思维导图

课　件

微课视频

**学习要求**

1. 熟悉氯喹、青蒿素、伯氨喹和乙胺嘧啶的药理作用、临床应用、不良反应及应用注意事项。
2. 了解疟原虫的生活史及抗疟药的作用环节。

疟疾是由按蚊传播的疟原虫引起的一种传染病,根据临床表现分为良性疟和恶性疟。抗疟药是用于预防或治疗疟疾的药物。不同生长阶段的疟原虫对抗疟药敏感性不同,因此了解疟原虫的生活史以及抗疟药的作用环节,有利于临床合理使用抗疟药。

疟原虫的生活史可分为在雌性按蚊体内进行的有性生殖阶段和在人体内进行的无性生殖阶段(图 13-6-1)。抗疟药可作用于疟原虫生活史的不同环节,用以治疗或预防疟疾。

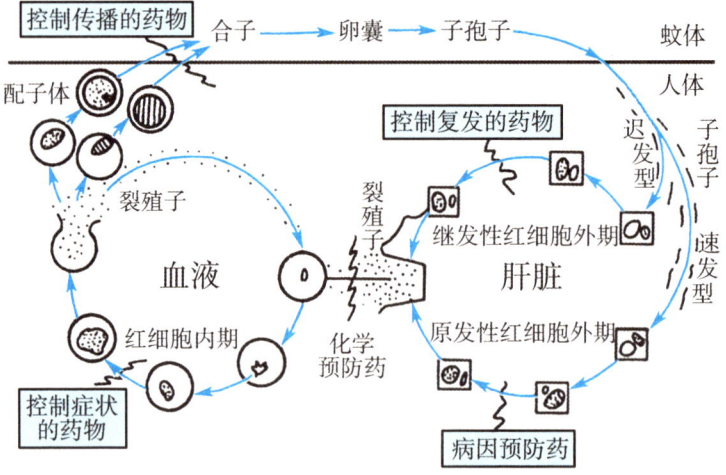

**图 13-6-1　疟原虫的生活史及抗疟药的作用环节**

1. 人体内的无性生殖阶段

(1)原发性红细胞外期:受感染的按蚊叮咬人时,将唾液中的子孢子输入人体,约 30min 后子孢子随血流侵入肝细胞进行发育和裂体增殖。经 6~14 天肝细胞破裂,释放出大量的裂殖子。此期不产生症状,为疟疾的潜伏期。乙胺嘧啶能杀灭此期疟原虫,可作为病因性预防药。

(2)红细胞内期:红细胞外期内形成的大量裂殖子进入血液,侵入红细胞,先发育成滋养体,再形成裂殖体,最后红细胞破裂,释放大量裂殖子及红细胞破坏所产生的大量变性蛋白,刺激机体导致寒战、高热等症状,即疟疾发作。从红细胞释放的裂殖子也可侵入新的红细胞进行裂体增殖,如此反复循环,引起临床症状反复发作。氯喹、奎宁、青蒿素等对此期疟原虫有杀灭作用,可控制疟疾临床症状。

(3)继发性红细胞外期:间日疟原虫的子孢子在遗传学上有不同的两种类型,即速发型子孢子和迟发型子孢子。在原发性红外期,速发型子孢子很快完成裂体增殖,从肝细胞释放入血。而迟发型子孢子则在相当长的时间内处于休眠状态,然后才完成红外期的裂体增殖,侵入红细胞,引起间日疟的复发。迟发型子孢子产生的继发性红细胞外期是引起疟疾复发的根源。伯氨喹对此期疟原虫有较强的杀灭作用,有根治间日疟的作用。

2. 按蚊体内有性生殖阶段　人体红细胞内疟原虫经裂体增殖3～4代后,部分裂殖子发育成雌、雄配子体。当按蚊吸取带有配子体的疟疾患者血液后,雌、雄配子体可在蚊体胃内进行有性生殖,成为疟疾流行传播的根源。伯氨喹能杀灭配子体,乙胺嘧啶能抑制配子体在蚊体中的发育,均可起到控制疟疾传播的作用。

### 一、主要用于控制症状的抗疟药

#### 氯喹

氯喹(chloroquine)是人工合成的4-氨基喹啉类衍生物。口服吸收快而完全。在红细胞中的浓度为血浆浓度的10～20倍,受感染的红细胞中浓度又比正常红细胞高约25倍。广泛分布于全身组织,在肝、脾、肾、肺等组织内的浓度是血浆浓度的200～700倍,在脑组织及脊髓的浓度是血浆浓度的10～30倍。大部分在肝内代谢,经肾排泄,酸化尿液可加快排泄。

【药理作用与临床应用】

1. 抗疟作用　氯喹对间日疟、三日疟以及敏感的恶性疟原虫的红细胞内期裂殖体有杀灭作用,能迅速有效地控制疟疾的临床发作,是控制疟疾症状的首选药物,并可根治恶性疟。其特点是疗效高、起效快、作用持久。一般服药1～2天后体温降至正常,症状迅速消退。2～3天后血中疟原虫消失。其在红细胞内尤其是被疟原虫入侵的红细胞内有浓集的特点,有利于杀灭疟原虫。氯喹对红细胞外期疟原虫无效,对配子体无直接作用,故不能用于病因性预防,也不能根治间日疟。

2. 预防性给药　氯喹能预防性抑制疟疾症状发作,在进入疫区前1周和离开疫区后4周期间,每周服药一次即可。

3. 抗肠外阿米巴作用　氯喹能杀灭阿米巴滋养体,口服后肝中浓度高,适用于治疗甲硝唑无效或禁忌的阿米巴肝脓肿,对阿米巴痢疾无效。

4. 免疫抑制作用　大剂量氯喹能抑制免疫反应,可治疗自身免疫性疾病,如类风湿性关节炎、系统性红斑狼疮等。但由于用量大,易引起毒性反应。

【不良反应及应用注意事项】　不良反应较少。常见的不良反应有头痛、头晕、胃肠道反应、皮肤瘙痒、耳鸣及烦躁等,停药后可自行消失。长期大剂量用药可引起缓慢型心律失常、视力障碍及肝肾损害。目前认为孕妇和儿童使用氯喹是安全的。

#### 奎宁

奎宁(quinine)是从金鸡纳树皮中提取的一种生物碱,为奎尼丁的左旋体。

【药理作用与临床应用】 奎宁对各种疟原虫的红细胞内期裂殖体有杀灭作用,能控制临床症状,但疗效较氯喹弱,毒性大,作用时间短,不作首选药。极少产生耐药性,与氯喹之间无交叉耐药性,故主要用于耐氯喹的恶性疟,尤其是严重的脑型疟。对红细胞外期疟原虫无效,对配子体也无作用。

【不良反应及应用注意事项】

1. 金鸡纳反应 每日用量超过 1g 或长期用药时可出现。主要表现为恶心、呕吐、头痛、耳鸣、视力减退及听力减退等症状,停药后可恢复。

2. 视网膜病变 每日用量超过 4g,可发生明显的视觉损害,常为可逆性。

3. 心脏抑制作用 用药过量或静脉滴注速度过快时可降低心肌收缩力,延长不应期,减慢传导,故心脏病患者慎用。静脉滴注时应慢速,并密切观察患者的心脏和血压变化。

4. 低血糖反应 奎宁可刺激胰岛素释放,疟原虫可消耗葡萄糖,严重恶性疟患者可发生低血糖反应,甚至昏迷。

5. 其他反应 极少数人可发生特异质反应如急性溶血、肾衰竭;对子宫有微弱的兴奋作用,孕妇禁用。

### 青蒿素

微课视频

青蒿素(artemisinine)是我国学者屠呦呦从菊科植物黄花蒿中提取的一种新型的倍半萜内酯过氧化物。口服吸收快,但代谢和排泄也较快,故有效血药浓度维持时间短,不利于彻底杀灭疟原虫,复发率较高。屠呦呦也因发现青蒿素的作用,于 2015 年获诺贝尔生理学或医学奖。

【药理作用与临床应用】 青蒿素能快速、有效杀灭各种红细胞内期疟原虫,对红细胞外期疟原虫无效。主要用于控制间日疟和恶性疟的症状,特别对耐氯喹虫株感染及抢救脑型疟疗效较好。疟原虫对青蒿素也会产生耐药性,与周效磺胺或乙胺嘧啶合用可延缓耐药性的产生。该药应用后复发率较高,与伯氨喹合用可降低复发率。

【不良反应及应用注意事项】 较少见,少数患者可出现轻度胃肠道反应。偶见四肢麻木、心动过速等。孕妇慎用。

### 蒿甲醚

蒿甲醚(artemether)是青蒿素的脂溶性衍生物,抗疟活性比青蒿素强,对红细胞内期裂殖体有杀灭作用,对恶性疟及凶险型疟的疗效较好,能迅速控制症状。近期复发率比青蒿素低,与伯氨喹合用可进一步降低复发率。不良反应较轻。

## 二、主要用于控制复发和传播的抗疟药

### 伯氨喹

伯氨喹(primaquine)是人工合成的 8-氨基喹啉类衍生物。

【药理作用与临床应用】 伯氨喹主要对良性疟的继发性红细胞外期裂殖体及各型疟原虫的配子体有较强的杀灭作用,是控制复发及传播的首选药。对良性疟红细胞内期作用弱,对恶性疟红细胞内期疟原虫无效,因此不能控制症状发作。通常与红细胞内期抗疟药氯喹等合用,能根治良性疟,减少耐药性的产生。

【不良反应及应用注意事项】 毒性较大,使用时应警惕。

1. 毒性反应 治疗量可引起头晕、恶心、呕吐、腹痛等,停药后可恢复。偶见轻度贫血、发绀、白细胞增多等。

2.特异质反应  少数特异质患者可出现高铁血红蛋白血症或急性溶血性贫血。其原因与患者红细胞先天性葡萄糖-6-磷酸脱氢酶缺乏有关。有蚕豆病病史及家族史者禁用。

知识拓展

### 三、主要用于病因性预防的抗疟药

#### 乙胺嘧啶

乙胺嘧啶(pyrimethamine)是人工合成的非喹啉类抗疟药。

【药理作用与临床应用】  乙胺嘧啶对恶性疟及良性疟的原发性红细胞外期有抑制作用,是目前用于病因性预防的首选药。因排泄缓慢,作用持久,服药1次可维持1周以上。对红细胞内期的未成熟裂殖体也有抑制作用,对已成熟的裂殖体则无效,因此不能迅速控制症状,必须到下一代红细胞内期出现时才能发挥作用。乙胺嘧啶不能直接杀灭配子体,但含药血液随配子体被按蚊吸入后,能阻止疟原虫在蚊体内的有性增殖,起控制传播的作用。

乙胺嘧啶的抗疟作用机制为抑制疟原虫的二氢叶酸还原酶,使二氢叶酸不能还原为四氢叶酸,从而阻碍疟原虫的核酸合成,抑制疟原虫的生长繁殖。与磺胺类或砜类合用,可对叶酸合成起双重阻断作用,增强疗效,减少耐药性的产生。

小案例

【不良反应及应用注意事项】  毒性低,较安全。长期大剂量服用可干扰人体叶酸代谢,引起巨幼红细胞性贫血或白细胞减少,应及时停药,并用甲酰四氢叶酸治疗。此药略带甜味,易被儿童误服而中毒,表现为恶心、呕吐、发热、发绀、惊厥,甚至死亡。中毒时应立即洗胃、输液、静脉注射巴比妥类对抗惊厥等。

知识拓展

**思考题**
1.简述抗疟药的分类并写出各类的代表药物。
2.为什么氯喹可根治恶性疟而不能根治间日疟?
3.伯氨喹的不良反应及应用注意事项有哪些?

## 第二节　抗阿米巴病药与抗滴虫病药

**学习要求**
1.掌握甲硝唑的药理作用、临床应用、不良反应及应用注意事项。
2.了解其他抗阿米巴病药与抗滴虫病药的药理作用和临床应用。

课件

### 一、抗阿米巴病药

阿米巴病是由溶组织阿米巴原虫感染引起,包括肠内阿米巴病和肠外阿米巴病。阿米巴原虫生活史包括滋养体和包囊两个时期。大滋养体为致病因子,包囊为传播因子,小滋养体可转变成包囊或大滋养体。目前应用的抗阿米巴病药主要杀灭滋养体,但消灭小滋养体即可杜绝包囊的来源。根据药物的作用部位,抗阿米巴病药可分为三类。

### (一)抗肠内、肠外阿米巴病药

#### 甲硝唑

甲硝唑(metronidazole)又名灭滴灵,为人工合成的 5-硝基咪唑类化合物。口服吸收迅速而完全,能迅速分布于全身,并可渗入全身组织和体液,包括脑脊液。主要在肝脏代谢,由肾脏排泄,小部分经阴道、乳汁、唾液及粪便排泄。

【药理作用与临床应用】

1. 抗阿米巴原虫作用  甲硝唑对肠内及肠外阿米巴大、小滋养体均有强大的杀灭作用,是治疗肠内、外阿米巴病的首选药。治疗急性阿米巴痢疾和肠外阿米巴病效果最好。但该药在肠道吸收完全,在结肠内浓度低,因而治疗阿米巴痢疾时需与抗肠内阿米巴药合用,可提高疗效,降低复发率。

2. 抗滴虫作用  甲硝唑能直接杀灭阴道毛滴虫,是治疗阴道滴虫病的特效药,夫妻同服可提高疗效。

3. 抗厌氧菌作用  甲硝唑对革兰阴性厌氧杆菌、革兰阳性厌氧芽孢杆菌及所有厌氧球菌均有较强的抗菌作用,对脆弱类杆菌感染尤为敏感。主要用于厌氧菌引起的产后盆腔感染、口腔急性感染、胃肠外科手术后感染,较少引起耐药性。

4. 抗贾第鞭毛虫作用  甲硝唑为目前治疗贾第鞭毛虫感染的最有效药物,治愈率达 90%。

【不良反应及应用注意事项】  常见不良反应有恶心、呕吐、食欲减退等胃肠道反应,一般较轻微。极少数患者出现头昏、眩晕、惊厥、共济失调和肢体感觉异常等神经系统症状,一旦出现,应立即停药。甲硝唑干扰乙醛代谢,如服药期间饮酒可致乙醛中毒,故服药期间应禁酒。此外,还可能引起过敏、白细胞减少、口腔金属味、致畸致癌等,孕妇、哺乳期妇女禁用。

#### 替硝唑

替硝唑(tinidazole)是甲硝唑的衍生物。与甲硝唑相比,血浆半衰期长,口服一次有效血药浓度可维持72h。对阿米巴痢疾和肠外阿米巴病的疗效与甲硝唑相当,而毒性略低。亦可用于阴道滴虫病和厌氧菌感染的治疗。

### (二)抗肠内阿米巴病药

#### 二氯尼特

二氯尼特(diloxanide)是目前最有效的杀阿米巴包囊药,口服后肠道未吸收部分产生杀灭包囊作用,对无症状或仅有轻微症状的排包囊者有良好疗效。单用对慢性阿米巴痢疾有效,但对急性阿米巴痢疾疗效差,可先用甲硝唑控制症状后再用本品,以肃清肠腔内包囊,有效防止复发。对肠外阿米巴病无效。不良反应轻微,偶见胃肠道症状和皮疹。

#### 卤化喹啉类

卤化喹啉类包括喹碘仿(chiniofon)、氯碘羟喹(clioquinol)、双碘喹啉(diiodohydroxyquinoline)等。

本类药物口服吸收较少,在肠腔中浓度较高,能有效地杀灭肠腔内的阿米巴滋养体。可用于治疗轻型、慢性阿米巴痢疾和无症状排包囊者。对急性阿米巴痢疾患者可与甲硝唑、依米丁合用,以提高根治率。毒性较小,主要不良反应是腹泻,其次是恶心、呕吐和甲状腺轻度肿大,个别患者会产生碘过敏反应。大剂量长期应用可引起严重的视觉障碍。

### 巴龙霉素

巴龙霉素(paromomycin)属于氨基糖苷类抗生素。口服后不易吸收,肠腔浓度高,有直接杀灭阿米巴滋养体的作用,还能抑制阿米巴滋养体生长繁殖所必需的共生菌,间接抑制肠道阿米巴原虫的生存。临床用于治疗急性阿米巴痢疾,对肠外阿米巴病无效。不良反应轻,仅有胃肠不适和腹泻。

#### (三)抗肠外阿米巴病药

### 依米丁和去氢依米丁

依米丁(emetine)又名吐根碱。其衍生物去氢依米丁(dehydroemetine)与依米丁的作用相似,毒性较低。依米丁局部刺激性很强,一般采用深部肌内注射,吸收良好。分布到肝内的浓度较高,其次为肺、肾、脾,在肠壁中浓度较低。

两药对组织中的阿米巴滋养体有直接杀灭作用,但对肠腔内阿米巴滋养体无效。临床上主要用于治疗肠外阿米巴病和急性阿米巴痢疾,能迅速控制临床症状。毒性大,除严重的胃肠道反应外,还对心肌有较强的抑制作用,能引起心脏损害,故仅用于甲硝唑治疗无效或禁用甲硝唑的患者。

### 氯喹

氯喹为抗疟药(见本章第一节),亦有杀灭阿米巴滋养体的作用。口服后吸收迅速完全,分布到肝、肾、脾等浓度比血浆浓度高数百倍,而很少分布在肠壁组织。故氯喹对阿米巴肝脓肿和肺脓肿有效,而对阿米巴痢疾无效。可用于甲硝唑治疗无效或禁忌的阿米巴肝脓肿,应同时与抗肠内阿米巴病的药物合用,以防复发。

## 二、抗滴虫病药

滴虫病主要是由阴道毛滴虫所致的滴虫性阴道炎和尿道炎,多数通过性接触而传染。甲硝唑是目前治疗阴道滴虫病最有效的药物,如遇耐药虫株可考虑选用乙酰胂胺局部给药。

### 乙酰胂胺

乙酰胂胺(acetarsol)是五价胂剂,其复方制剂称滴维静。外用有杀灭阴道滴虫作用,治疗时先用低浓度1∶5000的高锰酸钾溶液冲洗阴道,然后将乙酰胂胺片剂放入阴道穹隆部,直接杀灭滴虫。该药有轻度局部刺激作用,使阴道分泌物增多或产生皮疹。

**思考题**

1. 简述抗阿米巴病药的分类及代表药。
2. 治疗阿米巴痢疾及阿米巴肝脓肿,首选何药,为什么?若需根治应加用何药,为什么?
3. 试述甲硝唑的药理作用与临床应用。

## 第三节 抗血吸虫病药与抗丝虫病药

**学习要求**

1. 了解吡喹酮的药理作用、临床应用、不良反应及应用注意事项。
2. 了解乙胺嗪的药理作用与临床应用。

课件

## 一、抗血吸虫病药

### 吡喹酮

吡喹酮(praziquantel)是人工合成的吡嗪异喹啉衍生物。

【药理作用与临床应用】 吡喹酮为广谱抗吸虫药,兼有抗绦虫作用,是一种高效、低毒、疗程短、口服方便的广谱抗血吸虫病药。作用机制主要是能增强生物膜通透性,激活慢钙通道,使钙离子内流增加,细胞内钙离子明显增多,导致虫体产生痉挛性麻痹,失去吸附能力,使虫体"肝移",在肝内被网状内皮细胞吞噬消灭。临床可用于各型血吸虫病,也可用于华支睾吸虫病、卫氏并殖吸虫病、姜片吸虫病、肺吸虫病和绦虫病等。

【不良反应及应用注意事项】 不良反应轻微而短暂。主要有腹痛、恶心、头昏、头痛、乏力、肌肉酸痛及肌束颤动等。个别患者可出现步态不稳,共济失调,驾驶、高空作业者禁用。少数患者有心电图异常等。

## 二、抗丝虫病药

### 乙胺嗪

乙胺嗪(diethylcarbamazine)又名海群生。对班氏丝虫、马来丝虫的微丝蚴均有杀灭作用,但需宿主体液免疫与细胞免疫的参与。对成虫作用弱,需要较大剂量或较长疗程方能彻底杀灭。其作用机制为乙胺嗪使微丝蚴的肌肉组织发生超极化,产生弛缓性麻痹而从寄生部位脱离,迅速"肝移"被网状内皮细胞吞噬消灭。乙胺嗪还能改变微丝蚴表面膜的特性,暴露抗原,使其易遭宿主防御机制的攻击和破坏。乙胺嗪是抗丝虫病的首选药。

本药毒性较低,胃肠道反应较常见。在治疗过程中,因大量微丝蚴和成虫死亡,释放出大量异体蛋白可引起过敏反应,表现为皮疹、寒战、高热、血管神经性水肿和哮喘等,用地塞米松可缓解症状。

**思考题**

血吸虫病与丝虫病分别可选用何药治疗?为什么?

# 第四节 抗肠道蠕虫病药

课件

**学习要求**
1. 熟悉阿苯达唑的药理作用、临床应用和不良反应。
2. 了解其他抗肠道蠕虫病药的作用特点。

在人类肠道寄生的蠕虫有肠道线虫、肠道绦虫和肠道吸虫三类。抗肠道蠕虫病药是驱除或杀灭肠道蠕虫的药物。近年来,高效、低毒、广谱的抗肠道蠕虫病药不断问世,使多数肠道蠕虫病得到有效治疗和控制。

### 阿苯达唑

阿苯达唑(albendazole)又名肠虫清。

【药理作用与临床应用】 阿苯达唑是一高效、广谱、低毒的驱肠虫药。对蛔虫、蛲虫、钩虫、鞭虫、绦虫和粪类圆线虫感染均有驱虫作用。由于血药浓度高,体内分布广,在肝、肾和肺等组织中均能达到高浓度,并能进入棘球蚴囊内。因此,对肠道外寄生虫病如棘球蚴病(包虫病)、囊虫病、旋毛虫病以及华支睾吸虫病、肺吸虫病、脑囊虫病等也有较好疗效。

阿苯达唑是抗肠道线虫病的首选药。临床主要用于治疗蛔虫、钩虫、蛲虫、鞭虫的单独感染和混合感染,疗效优于甲苯达唑。也可用于治疗各种类型的囊虫病、包虫病。

【不良反应及应用注意事项】 不良反应较少。常见恶心、头昏、失眠、食欲减退等一般反应,数小时后可自行缓解,不必停药。有致畸和胚胎毒作用,孕妇及2岁以下儿童禁用。

### 甲苯达唑

甲苯达唑(mebendazole)抗虫谱广,对蛔虫、钩虫、蛲虫、鞭虫、绦虫和粪类圆线虫等肠道蠕虫均有效。主要用于蛔虫、蛲虫、钩虫、鞭虫、绦虫等感染,有效率在90%以上,尤其适用于上述蠕虫的混合感染。不良反应较少,有胃肠道反应,大剂量偶见转氨酶升高、粒细胞减少、脱发等。有致畸作用,孕妇、哺乳期妇女及肝、肾功能不全者禁用。

### 噻嘧啶

噻嘧啶(pyrantel)主要通过抑制胆碱酯酶,使神经肌肉接头处的乙酰胆碱堆积,引起肌张力增高,虫体由于痉挛性麻痹而无法附壁,最终被排出体外。临床上主要用于治疗蛔虫、钩虫、蛲虫感染及混合感染。

由于其口服很少吸收,故全身不良反应较轻,主要为胃肠反应如恶心、呕吐、腹泻、腹痛等,其次是晕眩、发热、畏寒等。严重心脏疾病、急性肝炎或肾炎、发热病人应暂缓给药。孕妇、冠心病及有严重溃疡病史者慎用,肝功能不全者禁用。

### 左旋咪唑

左旋咪唑(levamisole)对多种线虫有杀灭作用,对蛔虫的作用较强。可用于治疗蛔虫、钩虫、蛲虫感染及混合感染,对丝虫病和囊虫病也有一定疗效。本药还具增强免疫能力的作用,可提高机体抗感染能力。临床适用于类风湿性关节炎、红斑性狼疮及肿瘤辅助治疗等。不良反应较轻且短暂。有胃肠道反应,偶见粒细胞减少、肝功能减退等。肝、肾功能不全者禁用。

### 哌嗪

哌嗪(piperazine)对蛔虫和蛲虫有较强的驱虫作用。主要用于驱除肠道蛔虫,可治疗蛔虫所致的不完全性肠梗阻和早期胆道蛔虫。治疗蛲虫病因疗程长而应用受限。不良反应轻,偶见胃肠道反应,过量可致短暂性震颤、共济失调等神经系统反应。肝、肾功能不全和神经系统疾病者禁用。

### 氯硝柳胺

氯硝柳胺(niclosamide)又名灭绦灵。对各种绦虫均有杀灭作用,尤以牛肉绦虫最敏感。由于不能杀死虫卵,为防猪肉绦虫死亡节片被消化后,释出虫卵逆流入胃继发囊虫病的危险,服药1~3h内应服硫酸镁导泻。此外,氯硝柳胺对钉螺和日本血吸虫尾蚴也有杀灭作用,可防止血吸虫传播。该药口服不易吸收,故不良反应少,偶见消化道反应。

小案例

### 思考题

简述阿苯达唑和噻嘧啶的驱肠虫作用和临床应用。

(叶夷露 姜莉苑)

同步测试

# 第七章 抗恶性肿瘤药

思维导图

**学习要求**
1. 熟悉常用抗恶性肿瘤药的药理作用、临床应用、不良反应及应用注意事项。
2. 了解抗恶性肿瘤药的分类与基本作用。

恶性肿瘤常称癌症,是当前严重危害人类健康的重要疾病之一。肿瘤的化学治疗、外科治疗与放射治疗构成肿瘤治疗中的三大重要组成部分,免疫治疗、内分泌治疗、中西医结合治疗与基因治疗等方法也不断发展,不同治疗手段的治疗效果取决于肿瘤的类型和发展的阶段。

## 第一节 概　述

课件

知识拓展

### 一、抗恶性肿瘤药的基本作用

正常组织细胞是以分裂方式进行增殖的。细胞从一次分裂结束到下次细胞分裂完成,这段时间称为细胞增殖周期。细胞增殖动力学是研究细胞群体的生长、繁殖和死亡的动态规律。

**(一)细胞增殖动力学**

根据细胞生长繁殖特点,将肿瘤细胞群分为增殖细胞群和非增殖细胞群两种类型(图13-7-1)。

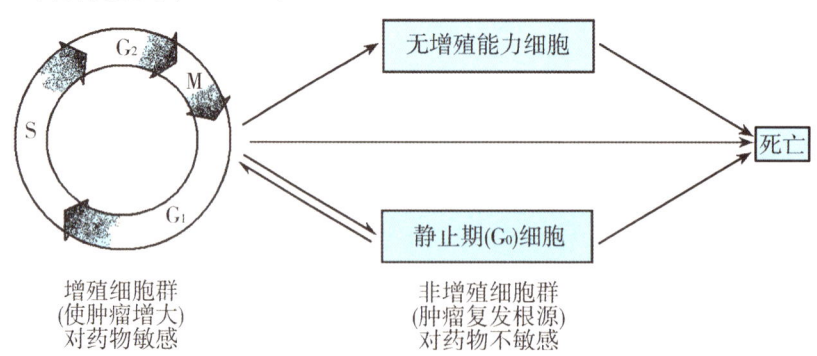

图13-7-1　细胞增殖周期示意图

1. **增殖细胞群**　按细胞内DNA含量变化,可分4期:DNA合成前期($G_1$期)、DNA合成期(S期)、DNA合成后期($G_2$期)、有丝分裂期(M期)。增殖期细胞呈指数方式生长,生化代谢活跃,对药物敏感。

2. 非增殖细胞群 主要是静止期（$G_0$）细胞，有增殖能力，但暂不分裂。当增殖周期中对药物敏感的细胞被杀灭后，$G_0$期细胞可进入增殖期，是肿瘤复发的根源，对药物不敏感，应设法消灭。此外，尚有一部分无增殖能力的细胞群，在化疗中无意义。

### （二）抗恶性肿瘤药基本作用

1. 细胞周期特异性药物 仅对细胞增殖周期的某一期敏感，有较强的抑制作用，而对$G_0$期细胞不敏感的药物。如作用于 S 期的药物甲氨蝶呤、氟尿嘧啶等；作用于 M 期的药物长春碱、长春新碱等。

2. 细胞周期非特异性药物 能杀灭处于增殖周期各时相的细胞甚至包括$G_0$期细胞的药物。如直接破坏 DNA 结构以及影响其复制或转录功能的药物烷化剂、抗肿瘤抗生素等。此类药物对恶性肿瘤细胞的作用往往较强，能迅速杀死肿瘤细胞。

## 二、抗恶性肿瘤药的分类

### （一）按作用机制分类

1. 抑制核酸合成药 通过不同环节阻止核酸合成，影响细胞分裂增殖，又称抗代谢药。如甲氨蝶呤、氟尿嘧啶、巯嘌呤、羟基脲和阿糖胞苷等。

2. 直接破坏 DNA 结构与功能药 如烷化剂、丝裂霉素、博来霉素和顺铂等。

3. 嵌入 DNA 干扰 RNA 转录的药物 如放线菌素 D 和多柔比星等。

4. 干扰蛋白质合成与功能药 如长春新碱、三尖杉酯碱、门冬酰胺酶等。

5. 影响体内激素平衡的药物 主要通过影响激素平衡从而抑制某些激素依赖性肿瘤。如糖皮质激素、雌激素、雄激素等（图 13-7-2）。

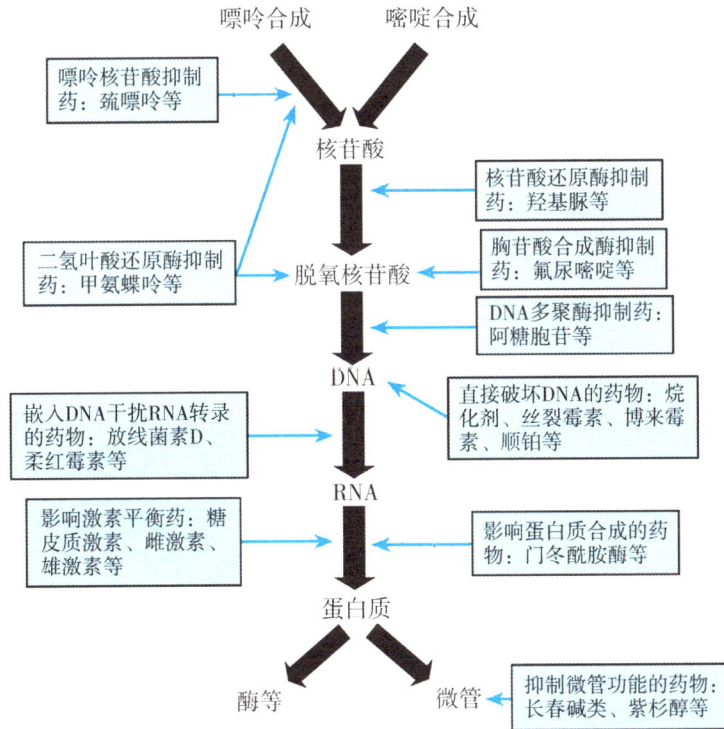

图 13-7-2 抗恶性肿瘤药主要作用机制示意图

### (二)按药物来源和化学结构分类

1. 烷化剂  如环磷酰胺、塞替派等。
2. 抗代谢药  如甲氨蝶呤、氟尿嘧啶等。
3. 抗肿瘤抗生素  如柔红霉素、丝裂霉素等。
4. 抗肿瘤植物药  如长春碱、高三尖杉酯碱等。
5. 抗肿瘤激素类药  如雌激素、雄激素等。
6. 其他抗肿瘤药  如顺铂、门冬酰胺酶等。

## 三、抗恶性肿瘤药的不良反应及应用注意事项

微课视频

大多数抗恶性肿瘤药安全范围小,选择性差,在杀伤肿瘤细胞的同时,对机体增殖旺盛的正常组织细胞,如骨髓、胃肠道黏膜、淋巴组织和毛囊等也同样引起不同程度的损害。主要不良反应及应用注意事项有以下几方面:

1. 骨髓抑制  大多数抗恶性肿瘤药有此毒性,常见白细胞、血小板减少,甚至发生再生障碍性贫血。长春新碱骨髓毒性小,博来霉素、门冬酰胺酶及甾体类激素无骨髓毒性。预防感染和出血是化疗期间骨髓抑制的用药监护重点。必须严格执行无菌操作,密切监测患者的体温、血常规等感染先兆和出血倾向,并作好各种抢救准备。

2. 胃肠道反应  几乎所有的抗肿瘤药物均可引起不同程度的食欲减退、恶心、呕吐等胃肠道反应,严重者可引起胃炎、胃肠溃疡,导致腹痛、腹泻、便血等。宜饭后给药,并给予易消化、少油腻的清淡食物。

3. 毛囊毒性  大多数抗肿瘤药都损伤毛囊上皮细胞,特别是环磷酰胺、氟尿嘧啶、长春新碱和甲氨蝶呤等;脱发常出现于给药后1~2周,1~2个月后脱发最明显,停药后毛发可再生。应对患者做好思想疏导,说明脱发的可逆性,解除其精神压力。

4. 肾毒性及膀胱毒性  顺铂及大剂量甲氨蝶呤可直接损伤肾小管上皮细胞,表现为急性或慢性的血尿素氮升高,血清肌酐及肌酐酸升高。大剂量静脉注射环磷酰胺可引起急性出血性膀胱炎。

5. 心肌毒性  多柔比星、丝裂霉素、顺铂及环磷酰胺有心肌毒性,表现为心肌损伤、心肌炎、心肌缺血及充血性心功能不全等。

6. 肺毒性及肝毒性  博来霉素、甲氨蝶呤等可引起肺纤维化,表现为干咳、呼吸困难,严重时可致死。环磷酰胺、长春新碱、氟尿嘧啶和阿糖胞苷等对肝有毒性,表现为血清天门冬氨酸氨基转移酶(AST)升高及肝炎等。

7. 神经毒性及耳毒性  长春新碱、紫杉醇及顺铂有周围神经毒性,可引起手足麻木、腱反射消失及末梢神经感觉障碍;顺铂有耳毒性,可致耳聋。

8. 免疫抑制  抗肿瘤药物对机体的免疫功能都有不同程度的抑制,主要因为参与免疫功能的细胞增殖、分化较快,易受抗肿瘤药物的攻击,这也是接受抗肿瘤药患者易于继发感染的重要原因之一。

9. 局部刺激  大多数化疗药有较强的刺激性,外漏可致难愈性组织坏死和局部硬结。同一处血管反复给药可致静脉炎。护理人员应制订合理的静脉给药计划,由远端小静脉开始,经常更换注射部位。如不慎药液溢出,局部应立即注射0.9%氯化钠注射液稀释,同时使用大剂量糖皮质激素局部浸润注射,冰敷4h以上。

# 第二节　常用抗恶性肿瘤药

## 一、烷化剂

烷化剂能与DNA起烷化反应,形成交叉联结或脱嘌呤作用,使DNA链断裂或者DNA复制时出现碱基配对错误,导致DNA结构和功能损害,甚至细胞死亡。属于细胞周期非特异性药物。

### 氮芥

氮芥(chlormethine,$HN_2$)为最早用于临床的烷化剂。作用起效快、维持时间短。由于毒性大,目前主要用于霍奇金病、非霍奇金淋巴瘤。局部刺激性大,接触皮肤和黏膜可致组织发疱、糜烂和坏死,不能口服、皮下注射和肌内注射,只能静脉注射或腔内注射。

### 环磷酰胺

环磷酰胺(cyclophosphamide,CTX)为氮芥的衍生物。体外无活性,进入人体内后经肝微粒体细胞色素P450氧化,裂环生成中间产物醛磷酰胺,并最终在肿瘤细胞内分解出磷酰胺氮芥而发挥作用。抗瘤谱广,为目前临床应用最广泛的烷化剂。对恶性淋巴瘤疗效显著,对多发性骨髓瘤、急性淋巴细胞白血病、肺癌、乳腺癌、卵巢癌、神经母细胞瘤和睾丸肿瘤等均有一定疗效。不良反应以骨髓抑制及脱发常见。出血性膀胱炎是本药较特殊的不良反应,系其代谢产物丙烯醛经泌尿道排泄刺激膀胱所致,同时应用美司钠可预防发生,应鼓励患者多饮水。

### 塞替派

塞替派(thiotepa,TSPA)的作用机制与氮芥类似,但选择性高、抗瘤谱广、局部刺激性小,可肌内注射。多用于乳腺癌、卵巢癌、肝癌和膀胱癌等实体瘤的治疗。主要不良反应为骨髓抑制。

### 白消安

白消安(busulfan)又名马利兰,在体内解离后起烷化作用,主要用于治疗慢性粒细胞白血病效果显著,首次疗程治疗后缓解率可达85%~90%,但对该病的急变期或急性粒细胞白血病无效。长期应用除骨髓抑制外,可引起肺纤维化、闭经及睾丸萎缩等。

## 二、抗代谢药

本类药物的化学结构大多与细胞生长繁殖所必需的代谢物质如叶酸、嘌呤碱、嘧啶碱等相似,能竞争与酶的结合,从而以伪代谢物的形式干扰核酸中嘌呤、嘧啶及其前体物的代谢,故称为抗代谢药。属细胞周期特异性药物,主要作用于S期细胞。

### 甲氨蝶呤

甲氨蝶呤(methotrexate,MTX)的化学结构与叶酸相似,属于二氢叶酸还原酶抑制药。通过抑制二氢叶酸还原酶,干扰叶酸的代谢,主要抑制脱氧胸苷酸合成,继而影响S期的DNA合成代谢。主要用于治疗急性白血病,儿童疗效尤佳。对绒毛膜癌、骨肉瘤、乳腺癌和肺癌有一定的疗效。也可作为免疫抑制剂用于器官移植和自身免疫性疾病的治疗。主要不良反应为骨髓抑制和胃肠道反应。

### 氟尿嘧啶

小案例

氟尿嘧啶(5-fluorouracil,5-Fu)可在细胞内转变为 5-氟尿嘧啶脱氧核苷酸,抑制胸苷酸合成酶,从而影响 DNA 的合成,导致细胞死亡。主要用于治疗消化道癌(食管癌、胃癌、肠癌、胰腺癌、肝癌)和乳腺癌。对宫颈癌、卵巢癌、绒毛膜癌、膀胱癌、头颈部鳞癌和皮肤鳞癌等也有效。主要不良反应为骨髓抑制和胃肠道反应。

### 替加氟

替加氟(tegafur)为氟尿嘧啶的四氢呋喃衍生物,在体外无抗肿瘤作用,在体内经肝微粒体酶 P450 催化,转变为氟尿嘧啶而起效。化疗指数为氟尿嘧啶的 2 倍,毒性仅为氟尿嘧啶的 1/7~1/4。

### 巯嘌呤

巯嘌呤(6-mercaptopurine,6-MP)是常用的嘌呤核苷酸抑制药,可抑制腺嘌呤、鸟嘌呤的合成代谢,或直接掺入 DNA、RNA 发挥细胞毒作用。主要用于急性淋巴细胞白血病和绒毛膜癌,亦可用于自身免疫性疾病。主要不良反应为骨髓抑制和胃肠道反应。

### 羟基脲

羟基脲(hydroxycarbamide,HU)是核苷酸还原酶抑制药,通过阻止核糖核酸还原为脱氧核糖核酸而抑制 DNA 的合成。主要用于治疗黑色素瘤和慢性粒细胞白血病。主要毒性为骨髓抑制。

### 阿糖胞苷

阿糖胞苷(cytarabine,Ara-c)是 DNA 多聚酶抑制药,通过与三磷酸脱氧胞苷竞争,抑制 DNA 多聚酶的活性,影响 DNA 合成;也能掺入 DNA 和 RNA 中,干扰 DNA 的复制和 RNA 的功能。主要用于成人急性粒细胞白血病或单核细胞白血病,对恶性淋巴瘤有一定疗效。主要不良反应为骨髓抑制和胃肠道反应。

## 三、抗肿瘤抗生素

本类药物系从微生物培养液中提取得到的具有抗癌作用的代谢物,通过直接破坏 DNA 或嵌入 DNA 干扰转录而抑制细胞分裂增殖,属细胞周期非特异性药物。

### 丝裂霉素

丝裂霉素(mitomycin,MMC,自力霉素)化学结构中的烷化基团可与 DNA 双链交叉连接,阻止其复制并使其断裂。抗癌谱广,对消化道癌如胃癌、结肠癌、肝癌和胰腺癌等疗效好,对肺癌、乳腺癌也有效。不良反应主要是骨髓抑制和胃肠道反应。偶见心、肝、肾和肺损害。

### 博来霉素

博来霉素(bleomycin,BLM)为含多种糖肽的复合抗生素,能与铜或铁离子络合,使氧分子转化为氧自由基,导致 DNA 单链及双链断裂,阻止 DNA 复制,干扰细胞分裂繁殖。主要用于各种鳞状上皮细胞癌的治疗。对骨髓抑制轻,常见过敏性休克样反应,严重者可致间质性肺炎和肺纤维化。

### 放线菌素 D

放线菌素 D(dactinomycin,DACT,更生霉素)为放线菌中提取到的抗癌抗生素,能嵌合于 DNA 双链,抑制 DNA 依赖的 RNA 聚合酶功能,干扰细胞的转录过程,抑制 mRNA

合成。对霍奇金病、神经母细胞瘤、绒毛膜癌和肾母细胞瘤有较好疗效，对睾丸肿瘤、横纹肌肉瘤等也有缓解作用。主要不良反应为骨髓抑制和胃肠道反应。

### 多柔比星

多柔比星（doxorubicin，ADM）又名阿霉素，能嵌入 DNA 碱基对之间，抑制 DNA 复制和 RNA 合成，对 S 期作用最强。此外，对免疫功能有较强的抑制作用。抗癌谱广，主要用于对常用抗恶性肿瘤药耐药的急性淋巴细胞白血病或粒细胞白血病，还可用于恶性淋巴瘤、乳腺癌、软组织肉瘤、卵巢癌、小细胞肺癌、胃癌、肝癌及膀胱癌等。主要不良反应为骨髓抑制、消化道反应和心脏毒性。

### 柔红霉素

柔红霉素（daunorubicin，DNR）又名正定霉素，抗恶性肿瘤作用机制和不良反应与多柔比星相同。心脏毒性较大，可表现为进行性、隐伏性、致死性心肌损害。

## 四、抗肿瘤植物药

本类药初始来源于植物，主要通过干扰肿瘤细胞生长所必需的蛋白质合成而发挥作用，属于细胞周期特异性药物。

### 长春碱类

长春碱（vinblastine，VLB，长春花碱）和长春新碱（vincristine，VCR）为夹竹桃科植物长春花所含的生物碱，后者作用更强。长春地辛（vindesine，VDS）和长春瑞宾（vinorelbine，NVB）均为长春碱的半合成衍生物。长春碱类作用机制主要为与微管蛋白结合，抑制微管蛋白的聚合，从而使纺锤丝不能形成，细胞有丝分裂停止于中期。属细胞周期特异性药物，主要作用于 M 期细胞。

长春碱主要用于治疗恶性淋巴瘤、急性单核细胞白血病、绒毛膜癌等。长春新碱主要用于急性白血病、恶性淋巴瘤、小细胞肺癌和乳腺癌等，尤其对儿童急性淋巴细胞白血病疗效显著。长春地辛主要用于治疗肺癌、恶性淋巴瘤、乳腺癌、食管癌和黑色素瘤等。长春瑞宾主要用于治疗乳腺癌、肺癌、卵巢癌和恶性淋巴瘤等。

长春碱类毒性反应主要包括骨髓抑制、神经毒性、胃肠道反应、脱发以及注射局部刺激等。

### 三尖杉生物碱类

三尖杉酯碱（harringtonine）和高三尖杉酯碱（homoharringtonine）是从三尖杉属植物中提取的生物碱。可抑制蛋白质合成的起始阶段，并使核糖体分解、蛋白质合成受阻及有丝分裂停止，对 S 期细胞作用明显。主要用于急性粒细胞白血病，也可用于急性单核细胞白血病及慢性粒细胞白血病等的治疗。

### 紫杉醇

紫杉醇（paclitaxel，PTX）是由短叶紫杉或我国红豆杉的树皮中提取的有效成分。能促进微管聚合，同时抑制微管的解聚，从而使细胞有丝分裂终止。对卵巢癌和乳腺癌有显著疗效，对肺癌、食管癌、黑色素瘤、头颈部癌和淋巴瘤也有一定疗效。不良反应有骨髓抑制、神经毒性、心脏毒性、胃肠道反应和过敏反应等。

### 喜树碱类

喜树碱（camptothecine，CPT）是从我国特有的植物喜树中提取的一种生物碱。羟喜树碱（hydroxycamptothecine，10-OH-CPT）为喜树碱羟基衍生物。拓扑替康（topotecan，

TPT)和伊立替康(irinotecan,CPT-11)为喜树碱的新型人工半合成衍生物。

喜树碱类主要通过特异性抑制 DNA 拓扑异构酶 I,产生 DNA 断裂,使肿瘤细胞死亡,主要作用于 S 期。主要用于胃癌、肠癌、直肠癌、肝癌、头颈部癌、膀胱癌、卵巢癌、肺癌以及急、慢性粒细胞白血病的治疗。不良反应有胃肠道反应、骨髓抑制、泌尿道刺激症状及脱发等。

### 五、抗肿瘤激素类药

某些具有激素依赖性的肿瘤的生长均与相应的激素失调有关。应用某些激素或其拮抗药可以抑制这些肿瘤生长,且无骨髓抑制等不良反应,但激素使用不当也有危害。

#### 糖皮质激素类

临床上用于治疗恶性肿瘤的糖皮质激素主要为泼尼松(prednisone)、泼尼松龙(prednisolone)、地塞米松(dexamethasone)等。糖皮质激素可使血液淋巴细胞迅速减少,对急性淋巴细胞白血病和恶性淋巴瘤有较好的短期疗效。与其他抗癌药少量短期合用,可减少血液系统并发症以及肿瘤引起的发热等症状。但因其有免疫抑制作用,可因抑制机体免疫功能而引起感染和肿瘤扩散,应合用有效的抗菌药和抗癌药。

#### 雄激素类

临床上常用于治疗恶性肿瘤的雄激素有甲睾酮(methyltestosterone)、丙酸睾酮(testosterone propionate)和氟羟甲酮(fluoxymesterone),可抑制脑垂体前叶分泌促卵泡激素,使卵巢分泌雌激素减少,并可对抗雌激素对肿瘤细胞的促进作用,引起肿瘤退化。临床主要用于晚期乳腺癌,尤其是对骨转移者疗效较佳。

#### 雌激素类

临床上常用于治疗恶性肿瘤的雌激素是己烯雌酚(diethylstilbestrol),其不仅直接对抗雄激素,尚可反馈性抑制下丘脑和垂体释放促间质细胞激素,从而减少雄激素的分泌。临床用于前列腺癌和绝经期乳腺癌的治疗。

#### 孕激素

临床上常用于治疗恶性肿瘤的孕激素有甲羟孕酮(medroxyprogesterone)和甲地孕酮(megestrol),可通过负反馈作用,抑制垂体前叶,减少促黄体激素、促肾上腺皮质激素及其他生长因子的产生。主要用于治疗乳腺癌、子宫内膜癌、前列腺癌和肾癌。

#### 他莫昔芬

他莫昔芬(tamoxifen,TAM)为人工合成的抗雌激素药,是雌激素受体的部分激动药,在体内雌激素水平较高时表现为抗雌激素效应。主要用于雌激素受体阳性的乳腺癌患者及其他雌激素依赖性肿瘤的治疗。不良反应轻微,少数患者可出现消化道反应及月经失调的症状,长期大量应用可出现视力障碍等。

### 六、其他抗肿瘤药

#### 顺铂和卡铂

顺铂(cisplatin,DDP)能进入细胞内,解离出二价铂与 DNA 交叉联结,破坏 DNA 结构和功能,属细胞周期非特异性药。抗瘤谱较广,对睾丸癌最有效,对头颈部鳞状细胞癌、卵巢癌、膀胱癌、前列腺癌、恶性淋巴瘤及肺癌有较好疗效。主要不良反应为胃肠道反应,此外还有骨髓抑制、耳毒性、肾毒性等。卡铂(carboplatin,CBP)为第二代铂类化合物,其作用机制、适应证与顺铂相同，但抗恶性肿瘤活性较强，毒性较低。

### 门冬酰胺酶

L-门冬酰胺是细胞蛋白质合成不可缺少的氨基酸。某些肿瘤细胞因缺乏门冬酰胺合成酶而不能自己合成 L-门冬酰胺，需从细胞外摄取。门冬酰胺酶（asparaginase，ASP）可将血清中的门冬酰胺水解，使肿瘤细胞缺乏门冬酰胺供应，生长受到抑制，属细胞周期非特异性药物。主要用于急性淋巴细胞白血病的治疗。常见不良反应为胃肠道反应、出血和精神症状。

## 第三节　抗恶性肿瘤药临床用药原则

为提高疗效、降低毒性及延缓耐药性的产生，临床上常根据药物特性和肿瘤类型设计合理的用药方案。临床用药基本原则如下：

1. 依据细胞增殖动力学规律　设计细胞周期非特异性药物和细胞周期特异性药物的序贯疗法，可驱动更多 $G_0$ 期细胞进入增殖周期，以增强杀灭肿瘤细胞作用。对增长缓慢的实体瘤，先用细胞周期非特异性药物，再用细胞周期特异性药物。相反，对于增长快速的肿瘤如急性白血病等，则先用细胞周期特异性药物，再用细胞周期非特异性药物。

2. 依据抗肿瘤药的作用机制　不同作用机制的抗恶性肿瘤药物联合应用，可增强疗效。将抑制核酸合成的药物与直接损伤生物大分子的药物配合，阻止 DNA 的修复，如多柔比星与环磷酰胺的合用。

3. 依据抗肿瘤药的抗瘤谱　不同抗肿瘤药物有不同的抗瘤谱，如胃肠道腺癌宜用氟尿嘧啶、环磷酰胺、丝裂霉素等，鳞癌可用博来霉素、甲氨蝶呤等。

4. 依据抗肿瘤药的毒性　多数抗肿瘤药可抑制骨髓，而长春新碱、博来霉素、激素类药物则无明显抑制骨髓作用，它们合用，可提高疗效并减少毒性。

5. 给药方法的设计　由于大剂量一次用药所杀灭的瘤细胞数远超过将该剂量分为数次小剂量用药所能杀灭瘤细胞数之和，并且大剂量一次比小剂量数次用药更有利于造血系统和消化道等正常组织修复。因此，无论是联合用药还是单药治疗，一般采用大剂量间歇疗法。大剂量间歇疗法可大量杀灭瘤细胞，减少耐药性产生，且间歇期可诱导 $G_0$ 期细胞进入增殖期，减少肿瘤复发机会，并有利于机体造血系统及免疫功能的恢复。

**思考题**

1. 简述抗肿瘤药根据药物来源和化学结构的分类及其代表药物。
2. 抗恶性肿瘤药物有哪些不良反应及应用注意事项？

同步测试

（叶夷露　姜莉苑）